现代泌尿
肿瘤学

Contemporary Urological Oncology

主　审　周四维　叶章群

主　编　曾　进　陈　忠

编　者　（以姓氏笔画为序）

王　涛　　王少刚　　王志华　　叶章群　　庄乾元
刘　征　　刘继红　　李　凡　　杨　竣　　杨为民
余　虓　　宋晓东　　陈　园　　陈　忠　　陈　亮
陈志强　　胡广原　　胡志全　　袁晓奕　　袁慧星
徐　浩　　郭小林　　曾　进　　蓝儒竹　　詹　鹰
管　维

人民卫生出版社
·北京·

图书在版编目（CIP）数据

现代泌尿肿瘤学 / 曾进，陈忠主编 .—北京：人民卫生出版社，2023.4

ISBN 978-7-117-34164-6

Ⅰ. ①现… Ⅱ. ①曾…②陈… Ⅲ. ①泌尿系肿瘤 – 诊疗 Ⅳ. ①R737.1

中国版本图书馆 CIP 数据核字（2022）第 229440 号

人卫智网	www.ipmph.com	医学教育、学术、考试、健康，购书智慧智能综合服务平台
人卫官网	www.pmph.com	人卫官方资讯发布平台

现代泌尿肿瘤学

Xiandai Miniao Zhongliuxue

主　　编：曾　进　陈　忠

出版发行：人民卫生出版社（中继线 010-59780011）

地　　址：北京市朝阳区潘家园南里 19 号

邮　　编：100021

E - mail：pmph @ pmph.com

购书热线：010-59787592　010-59787584　010-65264830

印　　刷：北京华联印刷有限公司

经　　销：新华书店

开　　本：787 × 1092　1/16　　印张：46

字　　数：1119 千字

版　　次：2023 年 4 月第 1 版

印　　次：2023 年 4 月第 1 次印刷

标准书号：ISBN 978-7-117-34164-6

定　　价：298.00 元

打击盗版举报电话：010-59787491　E-mail：WQ @ pmph.com

质量问题联系电话：010-59787234　E-mail：zhiliang @ pmph.com

数字融合服务电话：4001118166　　E-mail：zengzhi @ pmph.com

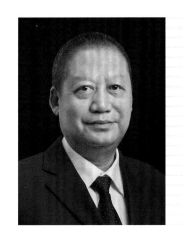

主/编/简/介

曾进,医学博士、主任医师、副教授。1976年毕业于武汉医学院医疗系,于1994年获德国海德堡大学医学博士学位。大学毕业后长期就职于华中科技大学同济医学院附属同济医院,从事临床医疗工作46年。曾担任《临床泌尿外科杂志》《现代泌尿生殖肿瘤杂志》编委。数十年来从事泌尿系肿瘤等疾病的临床和研究工作,发表论文近40篇、文献综述及专家论谈20余篇、译文10余篇。主编《现代泌尿肿瘤学》,参编《泌尿外科手术学》《泌尿系恶性肿瘤的综合治疗》《不孕与不育》《泌尿外科手册》等。《尿石成因的研究》于1990年获湖北省卫生科技厅成果一等奖,《精索静脉曲张不育症基础实验研究》于1998年获湖北省卫生科技厅成果三等奖。

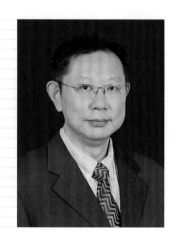

主/编/简/介

　　陈忠，医学博士、主任医师、教授、博士研究生导师。现就职于华中科技大学同济医学院附属同济医院，任泌尿外科党总支书记、副主任。曾赴意大利国家肿瘤中心及巴勒莫大学泌尿外科研究所、美国加州大学旧金山分校和美国哈佛大学医学院附属麻省总医院学习。现任世界中医药学会联合会盆底医学专业委员会副会长，中华医学会泌尿外科学分会国际交流委员会副主任，中华医学会泌尿外科学分会尿控学组秘书长，中华医学会激光医学分会外科与妇产科学组副组长，湖北省医学会泌尿外科学分会委员，湖北省医师学会泌尿外科分会委员，湖北省性学会副理事长，湖北省性学会性医学专委会主任委员，湖北省泌尿外科研究所尿动力学研究室主任，武汉市医学会泌尿外科学分会副主任委员，《现代泌尿生殖肿瘤杂志》常务副主编暨编辑部主任，《中华腔镜泌尿外科杂志》（电子版）、《临床泌尿外科杂志》编委，《中华实验外科杂志》通信编委。从事泌尿外科临床工作 20 余年，承担国家自然科学基金、湖北省自然科学基金等各项课题 10 项，曾获国家科学技术进步奖二等奖，湖北省科技进步奖一等奖等多个奖项。主编《神经源性膀胱》《间歇性导尿》《现代泌尿肿瘤学》，参加《黄家驷外科学》《吴阶平泌尿外科学》等 10 余部专著的编写，以第一作者或通信作者发表论文 60 余篇，其中 SCI 论文 20 余篇。

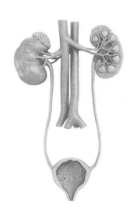

序

近年来，中华医学会泌尿外科学分会主导推出了多种泌尿及男性生殖系统肿瘤的诊断治疗指南，国内还出版发行了泌尿及男性生殖系统肿瘤领域的亚专业杂志《现代泌尿生殖肿瘤杂志》，这些工作都极大推动了泌尿及男性生殖系统肿瘤诊断与治疗的规范化，并提高了诊治水平。

本书主编曾进教授早年求学德国，陈忠教授曾分别到意大利和美国学习，两位主编在泌尿及男性生殖系统肿瘤诊治方面有较深的造诣，且治学严谨。曾进教授组织我科一批从事泌尿及男性生殖系统肿瘤临床诊治工作多年的中青年专家，查阅大量文献，在详细介绍泌尿及男性生殖系统肿瘤共性和个性特征的基础上，补充和完善了本领域的研究、诊断与治疗最新进展。全书条理清晰，内容全面，图文并茂。本书的出版，必将对推动泌尿及男性生殖系统肿瘤的基础和临床研究，提高同道诊疗水平发挥极大促进作用。

谨此，我们向曾进教授等所带领团队的辛勤工作致以由衷的感谢。

祝贺本书的顺利出版。

周四维　叶章群

2022 年 5 月

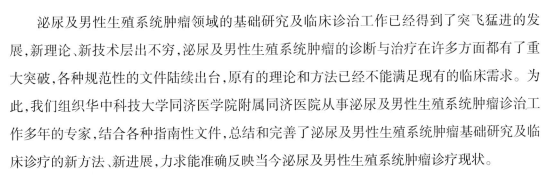

前　言

　　泌尿及男性生殖系统肿瘤领域的基础研究及临床诊治工作已经得到了突飞猛进的发展,新理论、新技术层出不穷,泌尿及男性生殖系统肿瘤的诊断与治疗在许多方面都有了重大突破,各种规范性的文件陆续出台,原有的理论和方法已经不能满足现有的临床需求。为此,我们组织华中科技大学同济医学院附属同济医院从事泌尿及男性生殖系统肿瘤诊治工作多年的专家,结合各种指南性文件,总结和完善了泌尿及男性生殖系统肿瘤基础研究及临床诊疗的新方法、新进展,力求能准确反映当今泌尿及男性生殖系统肿瘤诊疗现状。

　　全书分为 2 篇 25 章,分别介绍了泌尿及男性生殖系统肿瘤的免疫学、分子生物学,以及带有共性的治疗方法,如肿瘤的系统分期、基因治疗、放射治疗、化学治疗及肿瘤的疼痛治疗等,并按器官详细介绍了各个脏器良、恶性肿瘤的类型、临床特点及治疗方案的选择。全书注重收集肿瘤类型完整性,包括一些少见、罕见的肿瘤都进行一定篇幅的介绍,并力求图文并茂,补充了大量影像学及实物图片,特别注重内容的适用性,对于常见肿瘤的诊断及鉴别诊断方法,不遗余力进行了详细介绍。主编曾进教授曾在德国海德堡大学学习,书中补充引进了大量德文文献,这也是本书特色之一。

　　由于篇幅所限,本书可能没有完全囊括泌尿及男性生殖系统肿瘤基础研究、诊断与治疗的所有内容。又因我们的经验及水平有限,本书尚有许多不足之处,恳请各位读者不吝赐教,提出宝贵意见。

曾　进　陈　忠

2022 年 5 月

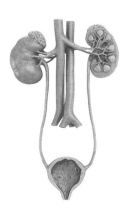

目 录

第一篇 基 础 篇

第二篇　常见泌尿男性生殖系统肿瘤篇

第一篇
基 础 篇

第一章

泌尿系统肿瘤免疫学

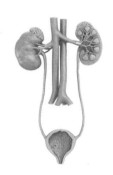

　　20世纪免疫学理论和技术开始应用于肿瘤学研究,虽然早在20世纪初就有人提出恶性转化细胞具有抗原性,并可引起机体免疫反应的设想,但是由于缺乏令人信服的科学依据,长期以来这一概念并未被人们所接受。直到20世纪50年代末期,有人用化学致癌剂诱发纯系小鼠肉瘤,进而开展同基因小鼠对移植肿瘤免疫排斥反应的实验,证明了肿瘤特异抗原的存在,这才初步奠定了肿瘤免疫学基础。

　　随着分子生物学和免疫学的迅速发展及多学科的交叉渗透,对肿瘤和免疫的关系有了深入的认识。免疫系统和肿瘤之间的关系极其复杂,免疫系统一方面具有监视清除肿瘤的能力,同时又能促进免疫原性弱的肿瘤细胞逃避机体免疫系统的攻击,传统的肿瘤免疫监视学说已经不能完全解释这一现象。因此Schreiber和Dunn等于2002年提出了"肿瘤免疫编辑学说"。它反映了在免疫系统和肿瘤的相互作用中,免疫系统发挥了双重作用,既具有抵抗肿瘤的保护性功能,同时对肿瘤细胞施加免疫选择压力,使肿瘤细胞免疫重塑,弱免疫原性细胞得以进一步生长,导致肿瘤的发生。该学说对于解释在肿瘤发生发展的不同阶段中,肿瘤与机体免疫系统之间的相互作用关系具有重要指导意义,可以更深入地了解机体抗肿瘤的免疫学机制,为肿瘤的免疫诊断和免疫治疗提供理论依据。

　　近年来,肿瘤免疫已开始运用于临床诊断和治疗等方面,每一名泌尿外科医生必须掌握肿瘤免疫的有关理论知识,因为泌尿系统肿瘤的免疫诊断和免疫治疗在临床工作中已经处于十分重要的地位,如卡介苗(Bacille Calmette-Guérin,BCG)膀胱灌注、单克隆抗体治疗膀胱肿瘤、前列腺特异性抗原(prostate specific antigen,PSA)的检测在前列腺癌中的应用等。

第一节　肿瘤抗原

　　肿瘤抗原是指细胞癌变过程中出现的新抗原(neoantigen)物质的总称。只存在于某种癌变细胞表面而不存在于相应正常细胞或其他种类肿瘤细胞表面的新抗原,我们称之为肿瘤特异性抗原(tumor specific antigen,TSA)。TSA的存在是通过近交系小鼠间进行肿瘤移植的方法证明的。在对小鼠移植肿瘤的研究中发现,小鼠体内可触发保护性抗肿瘤的免疫应答。而由于此类抗原是通过动物肿瘤移植排斥实验所证实，因此将其称为肿瘤排斥抗原（tumor rejection antigen，TRA）。进一步实验揭示，肿瘤抗原诱导的主要是特异性 T 细胞免疫，并能被所诱导产生的特异性细胞毒性 T 细胞（cytotoxic T lymphocyte，CTL）所识别，故又称为TSA。通过这种方法，人类已经发现多种肿瘤抗原。物理或化学因素诱生的肿瘤抗原、病毒诱导的肿瘤抗原及自发性肿瘤抗原多属于 TSA。

肿瘤相关抗原（tumor associated antigen，TAA）是指非肿瘤细胞所特有的、正常细胞上也存在的抗原，只是在细胞癌变时其含量明显增加。因此 TAA 更多表现为量的变化而无严格的肿瘤特异性，也称为共同肿瘤抗原（shared tumor antigen）。某些细胞恶性变后，可使处于隐蔽状态的抗原决定簇暴露出来而成为 TAA。TAA 难以刺激机体产生细胞免疫应答，但可被 B 细胞识别并产生相应的抗体，因此 TAA 在肿瘤的临床实践中有很重要的作用，不但可作为肿瘤早期诊断的辅助指标及靶向治疗的靶点，而且对疗效的评估、复发转移及预后的判断都有一定的指导意义。目前所发现的肿瘤抗原多为 TAA，胚胎性抗原以及分化抗原均属此类抗原。在人类乳腺癌、肺癌和卵巢癌等多种肿瘤中检测出抑癌基因高表达产物 P53 蛋白和相应抗体，而在健康人中难以测出，这些过度表达的 P53 蛋白和抗体也已经成为肿瘤早期诊断的手段之一。

第二节　机体抗肿瘤的免疫效应机制

机体的免疫功能与肿瘤的发生有密切关系，当宿主免疫功能低下或受到抑制时肿瘤发生率增高。机体抗肿瘤免疫主要通过包括 T 淋巴细胞、NK 细胞和巨噬细胞等免疫细胞介导的特异性或非特异性细胞免疫，以及 B 细胞介导的体液免疫和补体、细胞因子的抗肿瘤作用。这些免疫效应机制相互影响，相互调节，共同杀伤肿瘤细胞。目前认为机体抗肿瘤的免疫功能主要由细胞免疫主导，体液免疫通常仅在某些情况下起协同作用。

一、体液免疫反应

（一）激活补体系统溶解肿瘤细胞

体外试验证明，抗体与肿瘤细胞结合后，在补体参与下，能溶解分散的悬浮肿瘤细胞，但此种效应机制对实体瘤的作用不大。体内实验中，将具有细胞毒性作用的抗体注入白血病小鼠体内，能抑制白血病细胞的生长，对少量经体液扩散转移的实体瘤细胞也可能有作用，但对实体瘤则无作用。一般来说，肿瘤细胞膜表面抗原的分布和密度，肿瘤细胞诱导细胞毒抗体（IgM 和 IgG）的能力，抗体与肿瘤细胞的亲和力，肿瘤细胞修复补体介导的膜损伤能力等因素均影响着肿瘤细胞溶解的敏感性。

（二）抗体依赖性细胞介导的细胞毒作用

IgG 抗体能使各种效应细胞，如巨噬细胞、K 细胞、NK 细胞、中性粒细胞等，发挥抗体依赖的细胞介导的细胞毒作用（antibody dependent cell-mediated cytotoxicity，ADCC），使肿瘤细胞溶解。

（三）抗体的调理作用

吞噬细胞在有抗体存在的情况下，可通过调理作用而增强吞噬肿瘤细胞的细胞毒作用。

（四）抗体封闭肿瘤细胞的某些受体

如抗体可封闭转铁蛋白受体，阻碍其功能，从而抑制肿瘤细胞增殖。

（五）抗体使肿瘤细胞的黏附特性丧失

抗体与肿瘤细胞抗原结合后,可修饰其表面结构,从而干扰肿瘤细胞的黏附特性。这对某些肿瘤细胞的生长不利,因为肿瘤细胞彼此之间的黏附及与宿主组织的黏附,都是肿瘤细胞建立克隆所必需的。此外,肿瘤细胞扩散之前,循环中的肿瘤细胞需先与血管内皮细胞发生黏附,故抗体与肿瘤细胞结合,干扰其黏附能力,可防止肿瘤的血行转移,这在抗肿瘤作用中是很重要的。

抗体虽有以上诸多作用,但抗体并不是抗肿瘤的主要因素。

二、细胞免疫反应

在抗肿瘤免疫反应中,细胞免疫比体液免疫起着更为重要的作用。以下几种细胞在肿瘤免疫中起杀伤、溶解肿瘤细胞的作用。

（一）致敏 T 细胞

一般认为,在排斥肿瘤的免疫反应中细胞毒性 T 细胞(cytotoxic T lymphocyte,CTL 或 cytotoxic T cell,Tc)发挥重要作用,将细胞毒性 T 细胞在体外培养增殖后,输给肿瘤患者作为免疫治疗,具有一定的疗效。细胞毒性 T 细胞破坏肿瘤的机制是,通过其抗原受体识别肿瘤细胞上的特异性抗原,并与之结合而直接杀伤或通过释放淋巴毒素杀伤肿瘤细胞。此外,活化的 T 细胞可产生和释放白细胞介素 2(IL-2)、γ-干扰素(IFN-γ)、巨噬细胞活化因子(macrophage activating factors,MAF)和特异性巨噬细胞活化因子(SMAF)等细胞因子增强机体抗肿瘤能力,这种效应机制除能破坏分散的肿瘤细胞外,也可破坏实体瘤细胞。但是由于某些自发肿瘤的抗原性较弱,使特异性 T 细胞效应的发挥受到一定的限制。

（二）NK 细胞

NK 细胞是细胞免疫中的非特异成分。大量研究证实,NK 细胞具有抗肿瘤作用,能对肿瘤细胞产生非特异性的杀伤作用,活化的 NK 细胞能迅速分泌大量细胞因子,如 IFN-γ、IFN-α,IL-2,GM-CSF 等,不需要事先致敏,即能迅速溶解肿瘤细胞。NK 细胞杀伤肿瘤细胞的机制,与细胞毒性 T 细胞作用机制类似。

（三）巨噬细胞

巨噬细胞是一类重要的抗原递呈细胞(antigen presenting cell,APC),表面有 Fc 受体、补体受体以及细胞因子受体,它们与相应配体结合后使巨噬细胞发挥特异性和非特异性免疫反应,可通过吞噬功能、抗体依赖的细胞介导的细胞毒作用(ADCC),直接杀伤肿瘤细胞,也可通过分泌细胞因子对免疫反应进行调节。

巨噬细胞的抗肿瘤机制可能有以下几种:①活化的巨噬细胞与肿瘤细胞结合后,通过溶酶体酶直接杀死肿瘤细胞;②直接杀伤肿瘤细胞;③处理和提呈抗原,激活 T 细胞,产生特异性抗肿瘤细胞免疫应答;④通过 ADCC 作用杀伤肿瘤细胞;⑤通过分泌 TNF、NO 等细胞毒性因子间接杀伤肿瘤细胞。

临床病例活检的资料表明,患者的肿瘤组织周围若有明显的巨噬细胞浸润,肿瘤转移扩散的发生率较低,预后也较好;反之,肿瘤转移扩散率较高,预后较差。在荷瘤动物模型中,应用卡介苗或短小棒状杆菌激活巨噬细胞后,肿瘤的生长受到抑制。临床上已经将 IFN-γ 活化的自体巨噬细胞用于治疗浅表性膀胱肿瘤,可明显改善患者的预后。

（四）K 细胞

K 细胞是一类在体外可通过 ADCC 杀伤肿瘤细胞的淋巴细胞,但在体内的实际抗肿瘤效应尚难确定。有报道白血病小鼠以及淋巴瘤宿主的抗肿瘤效应中,可能有 K 细胞的 ADCC 作用参与。

（五）LAK 细胞

即淋巴因子激活的杀伤细胞(lymphokine-activated killer cell, LAK cell),为非特异性的杀伤细胞,可以杀伤多种对 CTL、NK 细胞不敏感的肿瘤细胞,其前体是 T 细胞和 NK 细胞。

（六）肿瘤浸润淋巴细胞(tumor infiltrating lymphocyte, TIL)

早在 20 世纪,病理学研究就发现肿瘤部位的淋巴细胞浸润可能与机体的免疫抗肿瘤机制相关,并发现淋巴细胞浸润的程度与预后呈正相关。1986 年 Rosenberg 等从肿瘤组织中分离出浸润淋巴细胞,使其在 IL-2 扩增达一定数量后回输给荷瘤小鼠,可引起肿瘤消退,这种淋巴细胞被称为 TIL 细胞。TIL 细胞是继 LAK 细胞后人们发现的又一类具有抗肿瘤效应的免疫细胞。由于 TIL 细胞的杀瘤效应较 LAK 细胞强 54~100 倍,且其杀瘤作用具有特异性,因而 TIL 细胞的抗肿瘤作用日益受到人们的重视。

三、肿瘤免疫逃逸的机制

尽管机体内具有一系列的免疫监视机制,但是仍然难以阻止肿瘤的发生和发展,原因在于肿瘤细胞具有逃避机体免疫攻击的能力。肿瘤免疫逃逸是指恶性肿瘤逃脱机体的免疫监视,使得肿瘤免受宿主免疫系统的攻击而存活的现象(图 1-2-1)。

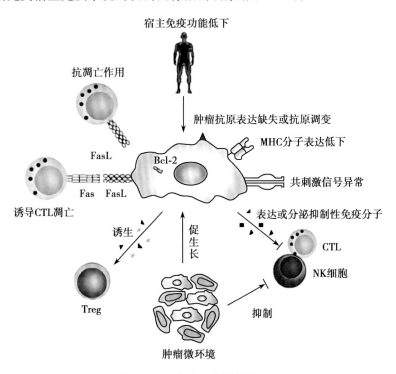

图 1-2-1　肿瘤免疫逃逸的机制

（一）缺乏抗原表达

肿瘤生长过程中,免疫原性较强的亚克隆选择性地被机体免疫系统清除,而不表达或弱表达免疫原性的亚克隆因不能诱发有效的特异性免疫应答,而能继续生长形成肿瘤,这些弱肿瘤抗原的亚克隆可能存在抗原加工能力的缺陷,或改变了抗原加工的途径,使 T 细胞难以识别。

（二）抗原调变

宿主对肿瘤抗原的免疫应答导致肿瘤细胞表面抗原减少、减弱或消失,从而使免疫系统不能识别,得以逃避宿主的免疫攻击,这种现象称为抗原调变。研究发现小鼠白血病细胞系经抗体、补体处理后,缺失了细胞表面的胸腺白血病抗原(TL 抗原)。抗肿瘤细胞表面抗原的抗体可诱导肿瘤抗原的细胞内化作用或抗原抗体复合物脱落,导致抗原分布改变直至该抗原消失。实验中发现,将肿瘤细胞与肿瘤抗原特异性抗体或者 CTLs 共同培养可以迅速诱导抗原调变。抗原调变现象在快速生长的肿瘤细胞中普遍存在。

（三）抗原遮蔽

肿瘤细胞膜普遍存在唾液酸含量显著增高的现象,唾液酸糖链可能遮蔽肿瘤细胞表面抗原,使免疫效应细胞无法识别肿瘤抗原,同时也阻止免疫效应细胞与肿瘤细胞的接触,从而妨碍了效应细胞对肿瘤细胞的捕捉与攻击。

（四）低表达 MHC-I分子

MHC 基因主要分为 I、II 类,其编码的蛋白质分子在免疫应答过程中具有多种生物学功能。其中 MHC-I 类分子是 CTL 细胞识别肿瘤抗原和发挥功能所必需的。在多数肿瘤中,MHC-I 类分子表达明显减少或丢失,致使 CTL 对肿瘤细胞上的抗原不能识别,从而使得肿瘤细胞可以逃脱宿主的免疫攻击。实验已经证明,用抗 MHC-I 类分子单抗可阻断 CTL 对肿瘤细胞的攻击,各种组织类型的肿瘤中 MHC-I 类分子表达的减少或缺失,可造成肿瘤在宿主体内持续性生长,转移性增强和预后不良。

（五）肿瘤抗原诱导免疫耐受

肿瘤细胞在宿主体内长期存在和不断扩增的过程中,其肿瘤抗原可作用于处在不同分化阶段的抗原特异性淋巴细胞,其中处于幼稚阶段的淋巴细胞接触肿瘤抗原后,即可被诱发免疫耐受。肿瘤抗原可以诱发特异性免疫耐受,其结果是促进肿瘤生长。肿瘤抗原作为自身抗原被 APC 摄取、加工、呈递给 T 细胞,由于缺乏共刺激分子,导致 T 细胞对该肿瘤抗原耐受。

（六）封闭因子

肿瘤细胞抗原脱落或释放出可溶性抗原在血液循环中,这些游离抗原与抗体结合形成复合物。后者能封闭肿瘤细胞表面的抗原决定簇,保护肿瘤细胞不受宿主免疫效应细胞的攻击,故有人称这类抗原抗体复合物为封闭因子。封闭因子也可通过抗体的 Fc 段与淋巴细胞、NK 细胞、巨噬细胞等效应细胞的 Fc 段受体结合,阻断效应细胞对肿瘤的攻击作用。

（七）免疫抑制性细胞功能增强

在成功清除感染的病原体或者恶变细胞之后,为了避免过度免疫反应引起的免疫损伤,机体存在一群抑制性 T 细胞(Treg),使得机体恢复免疫稳态。CD8$^+$Treg 细胞是第一个被鉴定的抑制性 T 细胞。CD8$^+$Treg 细胞经抗原刺激活化后,参与耐受性调节的途径主要是通过分泌细胞因子发挥抑制作用。免疫抑制细胞和肿瘤细胞可产生各种免疫抑制因子,如TGF-β、IL-10、前列腺素 E2 等,抑制机体的抗肿瘤免疫反应。

（八）肿瘤细胞表达 Fas 配体(Fas ligand,FasL)

CTL 杀伤肿瘤细胞途径之一是通过诱导细胞凋亡。CTL、NK 细胞在活化后既能表达FasL,又能表达 Fas,而肿瘤细胞表面一般都有 Fas。效应细胞表面的 FasL 与肿瘤细胞表面的 Fas 结合,会迅速发出死亡信号,导致细胞凋亡。M Hahne 发现一些肿瘤细胞也表达 FasL,反向作用于免疫效应细胞,使其失活。肿瘤细胞表达 FasL 对削弱机体抗肿瘤免疫有重要影响。

第三节 泌尿系统肿瘤的免疫

在肿瘤抗原存在的情况下,机体会产生抗肿瘤抗体和细胞介导的抗肿瘤免疫反应,这已被临床和基础研究所证实。

一、肾细胞癌

肾细胞癌患者表现出许多自然免疫的特征,大约 0.1%~1% 的转移性肾细胞癌可自然消退,同时肾细胞癌也表现出一些生长特征,如原发于肾脏的肿瘤可在体内其他部位形成转移。有转移的肾细胞癌患者平均生存时间为 11 个月,其中 20% 的患者可生存 3 年以上,而肾细胞癌原发灶切除后,11% 的患者在 10 年后复发。有报道部分肾细胞癌侵犯下腔静脉的患者手术切除后预后较好,双侧肾细胞癌姑息性切除后的患者,生存时间也较长。这类施行双肾部分切除的肾癌患者 5 年生存率为 70%,复发率为 10%,而一侧肾肿瘤行根治性肾切除术的患者也有 10% 的复发率。由此可见,在肾细胞癌患者体内存在肿瘤免疫机制。

肾细胞癌患者通过体液免疫和细胞免疫发挥抗肿瘤效应。Hakala 等发现,肾细胞癌转移患者体内存在补体依赖的肿瘤特异性细胞毒性抗体,这种抗体对肾细胞癌相关抗原有特异性,因为该细胞毒性抗体可与自体肾脏肿瘤细胞结合,而不能与自身肾脏正常细胞结合。他们同时发现补体结合抗体滴度在肾细胞癌转移患者体内较高,肿瘤切除后该抗体滴度下降,而肿瘤复发时该抗体滴度升高。此外,肾细胞癌患者的细胞免疫状况也可用白细胞迁移抑制试验来确定。

二、膀胱尿路上皮细胞癌

膀胱尿路上皮细胞癌的宿主免疫已通过多种途径得到证实。在过去,皮肤实验通常用来评价临床治疗情况。在 Catanola 的一项研究中,对 38 名具有治疗可能的膀胱肿瘤患者行二硝基氯苯(DNCB)皮肤实验,19 名弱阳性反应者中 13 人复发,其中 11 人最终死于膀胱肿瘤,而 19 名强阳性反应者,5 人复发,无一人死亡。但是,也有研究展现出与上述结果相悖的结论。目前,BCG 灌注治疗非肌层浸润性膀胱肿瘤被多个国家指南推荐。BCG 膀胱灌注可以产生全身和局部反应,全身效应是指 BCG 灌注前结核菌素试验(PPD)阴性的患者在 BCG 灌注后可变为阳性,在 BCG 灌注过程中 PPD 转阳多提示预后良好,局部效应是指膀胱 BCG 灌注后出现炎症反应以及肉芽肿形成。

膀胱肿瘤患者的细胞免疫反应也可通过细胞毒性试验来证实,这种细胞毒性反应在膀胱肿瘤患者中是存在的,而正常人不会产生细胞毒性反应。同时体液免疫已为膀胱肿瘤患者血清中的补体依赖性抗体所证实。

三、前列腺癌

前列腺癌患者的免疫状态较难评价,主要是因为肿瘤生长缓慢,而且患者年纪较大。在一项研究中,所有前列腺癌的 DNCB 抗原反应都是降低的,无论其肿瘤的分级和分期都是如此。在体外细胞毒性试验中,结果仍难以解释,目前针对前列腺癌的免疫研究仍需要深入研究。

四、睾丸肿瘤

睾丸肿瘤免疫研究开展较少,原因在于:①该类肿瘤发病率较低,占整个泌尿生殖系肿瘤的 3%~9%;②睾丸肿瘤中最常见的类型-精原细胞瘤的肿瘤细胞在体外较难培养;③睾丸肿瘤对化疗或放疗敏感。因此,免疫治疗方面较少考虑。

第四节 泌尿系统肿瘤的免疫诊断

泌尿系统肿瘤的免疫学诊断方法可分为:①宿主细胞和体液免疫的测定;②肿瘤相关抗原的血清学和组织化学测定。大部分细胞和体液免疫的测定属于实验室阶段,很少应用于临床,而肿瘤相关抗原的测定则在临床诊断和治疗方面发挥着重要作用,尤其是近些年来针对前列腺癌的免疫治疗获得重大进展。

一、细胞免疫检测

细胞免疫检测可分为:①标准回忆抗原如 DNCB、PPD 检测的迟发型超敏反应;②外周血淋巴细胞转化实验,如淋巴细胞混合培养、自体肿瘤细胞刺激实验、淋巴细胞增殖实验,均用来测定 T 细胞对肿瘤细胞的反应性;③T 细胞亚群和比率测定,绵羊红细胞 E 受体玫瑰花结实验,以及使用 OKT 单克隆抗体进行的实验;④细胞毒实验,如 T 细胞抗体依赖性细胞毒性实验及 NK 细胞非抗体依赖性细胞毒性实验;⑤趋化细胞抑制试剂用于检测淋巴细胞激活的程度,通过体外实验来观察淋巴细胞对中性粒细胞、巨噬细胞移动的抑制情况;⑥白细胞黏附抑制试验,用于检测肿瘤细胞提取物对激活的白细胞的黏附抑制情况。

由于上述实验需要较高的实验技巧和复杂的设备,因此在临床上无法广泛应用,因此多应用于实验室阶段。

二、体液免疫检测

体液免疫的检测较难进行,因为抗体的多克隆性以及分离提纯这些抗体的难度较大,但一些经典的血清学检测如补体结合试验、免疫扩散、对流免疫电泳、放射免疫试验以及酶联免疫测定仍在使用,但是这些检测的敏感性和特异性较低。Old 等证明了不同种类的肿瘤血清学免疫反应的存在,并将肿瘤抗原分为三类:①I 类抗原:仅存在于特定的肿瘤组织中,而不存在于患者其他组织结构相同的肿瘤中;②II 类抗原:存在于组织结构相似的肿瘤及其他一些肿瘤中,但不存在于正常细胞中;③III 类抗原:同时存在于肿瘤细胞和正常细胞表面的抗原。目前单克隆抗体的制备成功将进一步阐明体液免疫的作用和意义。

三、肿瘤相关抗原的检测

肿瘤相关抗原可用血清学方法检测,也可用免疫组织化学方法检测,它在泌尿系统肿瘤疾病的诊断和治疗中有重要意义,最常用的为甲胎蛋白、人体绒毛膜促性腺激素的检测,两者均为发育抗原,约 60%~80% 的睾丸肿瘤细胞有所表达。

(一) 甲胎蛋白

甲胎蛋白(α-fetoprotein,α-FP)是一种糖蛋白,分子量 7 000kD,可由胚胎肝脏、卵黄囊和泌尿系所产生,Abelev 于 1963 年首先发现其在肿瘤中有高表达。正常成人,α-FP 水平低于 11ng/ml,半衰期 5~7 天。α-FP 在大部分肝癌患者和约 75% 的非精原细胞瘤患者中是升高的,偶尔在胃肠肿瘤和肝炎患者中也是升高的。血清 α-FP 水平在睾丸肿瘤患者的临床治疗中有重要价值,如作为观察疗效和肿瘤复发的重要指标,运用免疫组织化学方法进行 α-FP 染色可以区分精原细胞瘤和非精原细胞瘤,以及鉴别诊断生殖腺外的胚胎瘤。

(二) 人体绒毛膜促性腺激素

人体绒毛膜促性腺激素(human chorionic gonadotropin,HCG)是一种糖蛋白,分子量 38kD,在妊娠的头 3 个月升高。其由 α 和 β 亚基组成,其 α 亚基与 LH、FSH、TSH 的 α 亚基相同,而 β 两个亚基则不具有任何免疫交叉性,因而具有检测价值。正常人的 β-HCG 低于 3ng/ml,半衰期为 24~36 小时。Zondak 与 1930 年首先发现 β-HCG 在绒毛膜癌中是升高的,在睾丸肿瘤中,β-HCG 由合胞体滋养层细胞产生,并在 50%~60% 的非精原细胞瘤和 10% 的精原细胞瘤中升高,β-HCG 既可经血清学检测,也可由免疫组织化学测定。

(三) 前列腺特异性抗原和前列腺特异性膜抗原

前列腺特异性抗原(prostate specific antigen,PSA)是近年来发现的前列腺癌的生物学标记物,其在前列腺癌的诊断和预后判断中具有重要价值。前列腺特异性膜抗原(prostate specific membrane antigen,PSMA)是一种存在于前列腺癌细胞膜表面,较 PSA 更具有特异性的糖蛋白。它的作用不仅限于前列腺癌的诊断和治疗,还可以选择性地与肿瘤相关性血管系统发生反应,是多种肿瘤诊断和治疗措施中首选的理想靶点。总之,PSMA 是一种具有重要意义的糖蛋白,仍有更多的研究正在进行中,尽管方法不同,但是结果都预示了 PSMA 的广阔的应用前景。同时,以 PSMA 为靶基因的诊断和治疗势必会得到很大的发展。

(四) 其他肿瘤标记物

其他的一些血清学和免疫组织化学肿瘤标记物也用于泌尿系统肿瘤的诊断,如胎盘碱性磷酸酶,ABO 血型抗原,血清受孕相关抗原,但由于测定技术复杂及低灵敏度而限制了它们的使用。

(王志华)

参 考 文 献

[1] CROCE C M. Oncogenes and cancer[J]. N Engl J Med,2008,358(5):502-511.

[2] DU W,POGORILER J. Retinoblastoma family genes[J]. Oncogene,2006,25(38):5190-5200.

[3] HANAHAN D,WEINBERG RA. The hallmarks of cancer[J]. Cell,2000,100(5):57-70.

[4] 徐可.浅表性膀胱癌免疫治疗研究现状及进展[J].泌尿外科杂志,2015,7(2):7-10.

[5] 王伟,张杰.晚期肾癌免疫治疗新进展[J].医药专论,2014,35(2):65-68.

[6] 马勇.肾癌免疫治疗研究进展[J].现代诊断与治疗,2012,23(5):440-442.

第二章

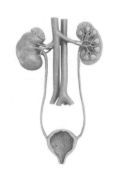

泌尿系统肿瘤的分子生物学

细胞癌变是一个多因素、多步骤的复杂过程,但是关键在于基因的变化。单独一个基因的突变通常不足以致癌,多种基因变化连续突变的积累导致控制细胞生长和分化的机制紊乱,使细胞的生长失控而癌变。20世纪80年代,应用分子杂交等技术,研究人员发现在动物和人类细胞的基因组中存在一类参与细胞生长和代谢,调节细胞增殖、分化的基因,被称为原癌基因(proto-oncogenes)。在正常情况下,原癌基因不表达或低表达,当出现诱发因素导致其激活后高表达,可以诱导正常细胞转化甚至癌变,被称为癌基因(oncogene)。

此外,细胞内还存在一类控制细胞生长、增殖和分化,并能抑制肿瘤生长的基因,被称为肿瘤抑制基因(tumor suppressor gene),又称为抑癌基因(cancer suppressor gene)。

第一节 癌 基 因

癌基因可分为病毒癌基因(viral oncogene,*v-onc*)和细胞原癌基因(cellular proto-oncogene,*c-onc*)两大类。根据现代的癌基因学说,病毒癌基因是反转录病毒基因组中可使被感染动物细胞癌变的基因。细胞原癌基因则是所有动物细胞基因组中与*v-onc*有相似结构和功能的基因。

一、病毒癌基因

病毒癌基因的发现可以追溯到动物致癌病毒的研究。Rous于1911年首次发现了鸡肉瘤病毒(rous sarcoma virus,RSV)能使鸡胚成纤维细胞在培养中转化,也能在接种鸡后诱发鸡肉瘤。研究证实,RSV是一种RNA反转录病毒。它除了含有病毒复制所必需的基因(如*gag*,*pol*及*env*)外,位于3′端的长约2kb的一段特殊的核苷酸序列与转化有关,能导致培养的细胞转化成恶性表型,也能在动物中引起恶性肿瘤,被称为*RSV*的转化基因,是第一个被发现的病毒癌基因,后来被命名为*v-src*。病毒癌基因按照其功能可分为生长因子家族、跨膜酪氨酸激酶、膜相关酪氨酸激酶、丝氨酸-苏氨酸激酶、RAS家族和核蛋白家族几类。

目前已经鉴定出20多种反转录病毒癌基因(表2-1-1),发现的细胞原癌基因已经超过

60 种,其中约半数存在于反转录病毒及动物细胞中,而另外半数在病毒中并不存在。近年来仍不断有新的癌基因发现,目前已知的人类癌基因有 100 多种。

表 2-1-1　常见反转录病毒的癌基因及有关肿瘤

v-onc 类型	来源病毒	宿主疾病	可能有关人类疾病
v-src	Rous 肉瘤病毒	鸡肉瘤	
v-abl	Abelson 白血病毒	小鼠白血病	人白血病
v-sis	Simian 猴肉瘤病毒	猴肉瘤	
v-myc	MC29 髓性白血病毒	鸡白血病	人淋巴瘤
v-erb-B	成红细胞增多症病毒	鸡白血病、肉瘤	
B-Har-ras	Harvey 肉瘤病毒	大鼠肉瘤、白血病	人癌
v-Ki-ras	神经母细胞瘤病毒	大鼠肉瘤、白血病	人肉瘤、白血病
v-N-ras	神经母细胞瘤病毒		人肉瘤、白血病

反转录病毒癌基因一般用三个斜体小写英文字母命名,表明其所在病毒的名称或该病毒的特性,并在名称前标以小写字母 v(virus),如 *v-src* 等。而相对应的细胞原癌基因则在名称前标以小写字母 c(cellular),如 *c-abl* 等。病毒癌基因不是病毒复制周期中的组成部分,从生物进化上看,*v-onc* 和 *c-onc* 可能本来就是同源的。反转录病毒在感染动物细胞后,很可能是通过重组整合到细胞原癌基因附近,与之融合,才成为有转化能力的癌病毒。Varmus 和 Bishop 等于 1976 年证实 *src* 基因的 cDNA 探针能与正常鸡成纤维细胞 DNA 杂交,以后发现其他脊椎动物和人类的细胞中也存在 *src* 基因同源的序列,证明病毒癌基因与细胞原癌基因存在关联性,表明病毒的癌基因是在病毒转导过程中从细胞"捕获"了细胞原癌基因 DNA 序列,形成了病毒癌基因。

二、细胞原癌基因

细胞原癌基因本是正常细胞中固有的基因,正常情况下参与细胞增殖与分化的调控,对维持细胞的正常功能,调节生长或分化有重要作用。原癌基因在通常情况下,具有极低的转录活性,只有当 *c-onc* 在不恰当的时间和空间被激活而发生异常表达时,才具有使细胞发生恶性转化能力,这样的基因被称为癌基因(oncogene),癌基因依赖其表达产物(通常称为转化蛋白)通过不同的途径和方式,改变细胞的生长和分化程序,引起细胞的癌变。

原癌基因是细胞基因组的正常成分,通常具有极低的转录活性。在不同的致癌因素作用下可被激活,转变为癌基因诱导细胞癌变。原癌基因激活的机制主要有点突变、染色体重排、基因扩增、启动子插入和甲基化改变等。

三、癌基因的分类与功能

研究证实,在哺乳类包括人类的细胞中鉴定出与病毒癌基因高度同源的细胞原癌基因,根据基因产物在细胞内的定位和生物学功能可将其分为生长因子、生长因子受体、非受体蛋白激酶、信号转导分子、转录因子、细胞凋亡基因和细胞周期蛋白等(表 2-1-2)。

表 2-1-2 人类肿瘤代表性癌基因

分类	癌基因	染色体定位	激活机制	相关肿瘤
生长因子类	*Sis*	22q12-13	过表达	脑肿瘤、肉瘤等
	Hst-1	11q13.3	扩增、过表达	食管癌、乳腺癌等
	Int-2	11q13.3	扩增	乳腺癌等
生长因子受体类	*erbB-1*	7q11-13	扩增	鳞状上皮癌等
	Neu(*erbB-2*)	17q21	扩增、点突变	乳腺癌等
	Ros	6q22	过表达	脑肿瘤等
	Trk	1q25-31	染色体易位、重排	大肠癌等
非受体蛋白激酶类	*Src*	20q12-13	过表达	大肠癌等
	Abl	9q34	染色体易位、重排	CML、AML 等
	Raf	3p25	染色体易位、重排	肺癌、肾癌等
信号转导分子类	*H-ras*	11p15.5	点突变、扩增	膀胱癌等
	N-ras	1p22(1-13)	点突变、扩增	AML 等
转录因子	*Myc*	8q24	染色体易位、重排扩增	淋巴瘤、肺癌等
	Myb	6q22	扩增	AML 等
	c-fos	14q21-24	过表达	多种
其他	*Bcl-2*	18q21.3	染色体易位、重排	B 细胞淋巴瘤等
	cyclinD1	11q13	染色体易位、过表达	胃癌、食管癌等
	Mdm2	12q13-14	扩增	

（一）*sis* 基因

人类 *sis* 基因是编码 PDGFβ 链的基因。血小板源性生长因子(platelet derived growth factor,PDGF)是重要的细胞有丝分裂原,P28 蛋白与 PDGFβ 链有很大的同源性,因而具有 PDGF 的生物学特性,P28 蛋白与 PDGF 受体结合后,使受体内酪氨酸磷酸化,启动细胞有丝分裂信号传入,使得细胞生长失控。

（二）*neu* 基因

也称 *Her-2* 或 *c-ErbB-2* 基因,位于人类 17 号染色体,编码分子量为 185kD 的跨膜糖蛋白,该蛋白属表皮生长因子受体,其结构包括胞外区、跨膜区和胞内区。胞外区是与配体结合区,胞内区具有酪氨酸激酶活性,该受体在细胞生长信号转导中扮演重要角色。在许多肿瘤中,*neu* 基因可发生点突变、基因扩增和过表达,导致患者预后差。在乳腺癌中,约 30% 的患者有 *neu* 基因扩增和过表达,其预后比无过表达的患者要差,这种过表达的蛋白已成为肿瘤治疗的靶点之一。

（三）*ras* 基因家族

分为 *H-ras*,*K-ras* 和 *N-ras* 三类。*ras* 基因在正常细胞中有重要作用。每一种 *ras* 基因分别编码一种尿苷酸结合蛋白,分子量为 21kD,可与 GTP 结合,生化与生物学特性极其类似 G 蛋白。在细胞内信号转导中,Ras 蛋白在激活的跨膜受体与下游蛋白激酶的信号传递中起作用。ras 基因第 12,13 及 61 位点的点突变可以降低 Ras 蛋白自身内源性鸟苷三磷酸酶（guanylate triphosphatase,GTPase）活性,同时突变的 Ras 与 GTPase 活化蛋白的结合能力也下降。其结果是导致 Ras 蛋白与 GTP 的持续结合而促进细胞生长。因而 ras 基因点突变与肿瘤的发生和发展有关,据估计 15%~20% 的肿瘤有 ras 基因的激活,它在肿瘤的诊断中具有重要意义。

（四）myc 基因家族

分为 N-myc,L-myc 和 R-myc 三类。该基因最初发现于人类 Burkitt 淋巴瘤,位于 8 号染色体上,通过染色体易位而活化。最常见的是通过 8 号染色体与 14 号染色体间易位,使 myc 基因或其相邻区域与 14 号染色体的编码免疫球蛋白重链的基因融合而被活化。Myc 蛋白可与特定的 DNA 序列相结合而起转录因子作用。在人类肿瘤中,除了染色体易位,DNA 扩增也是 myc 基因的主要改变。在神经母细胞瘤和胶质细胞瘤中有 N-myc 的扩增,并且与患者的病程和预后有关,有重要的预后指示意义。

（五）bcl-2 基因

是从 B 细胞淋巴瘤中鉴定出的癌基因。该基因编码蛋白分子量约为 26kD,位于核膜、部分内质网及线粒体外膜上。在绝大多数结节型非霍奇金淋巴瘤中均可发现该基因由于易位而活化,由染色体 t(14∶18)(q32∶21) 易位而激活,14q 为免疫球蛋白重链基因区,这一易位使得 bcl-2 基因序列与 Ig 基因位点的强调控元件相结合,导致易位细胞中 bcl-2 基因过表达。bcl-2 基因与细胞凋亡密切相关,是细胞凋亡抑制基因。其活化能抑制淋巴细胞的程序性死亡,导致某些淋巴瘤的发生。在肿瘤形成过程中,细胞过度增殖和细胞凋亡受阻,均可导致肿瘤的发生。Bcl-2 蛋白抑制细胞凋亡作用的机制尚未完全明了,部分作用可能是作为抗氧化剂而抑制细胞膜脂质的过氧化,对细胞起保护作用。Bcl-2 在发挥功能时尚需同其他蛋白的相互协同作用,如 Bax 等。

（六）mdm2 基因

mdm2 基因是一种进化保守基因,转录产物为 5.5kb 的 mRNA,编码一个 491 个氨基酸的锌指蛋白质。基因定位在 12q13-14 染色体区域,蛋白质定位于细胞核,半衰期很短。Mdm2 蛋白可与抑癌基因产物 P53 蛋白和 Rb 蛋白相结合而使后者功能失活,这是 Mdm2 蛋白促进癌细胞生长的重要机制之一,有研究显示 Mdm2 蛋白可能是 p53 抑癌基因的负性调控因子。

第二节 抑 癌 基 因

抑癌基因的生物学功能与癌基因相反,在细胞增殖、分化和凋亡等生命过程中,癌基因调控属正信号,而抑癌基因调控属于负信号,正常时起抑制细胞增殖和肿瘤发生的作用,因为通常情况下只有当其两个等位基因丢失或失活时,才会使细胞恶性生长,因此又称隐性癌基因（recessive oncogene）,许多肿瘤均发现抑癌基因的两个等位基因缺失或失活,目前认为肿瘤的发生与癌基因激活和抑癌基因失活密切相关,两类基因信号调控紊乱是导致肿瘤发生的主要原因。

一、抑癌基因的发现和鉴定

抑癌基因存在的根据最早来自细胞融合实验。Harris 于 1969 年发现,正常细胞与肿瘤细胞融合所产生的杂交细胞不再具有致瘤性,提示从正常细胞来的某种基因起抑制肿瘤发生作用。而当融合细胞丢失了含有这种特殊基因座的染色体时,则又恢复了其致瘤性,从而证明在正常细胞的染色体上存在有抑制细胞恶性表型或阻止肿瘤形成作用的基因。抑癌基因存在的另一根据来自 Kundson 对散发性和遗传性视网膜母细胞瘤(retinoblastoma,RB)的遗传学分析,提出了著名的肿瘤发生的两次打击学说。位于染色体 13q14 的 *Rb* 基因是第一个被发现和鉴定的抑癌基因。在家族性病例中,首次打击(突变)发生在种系细胞中,从亲代遗传一份有缺陷的 *Rb* 基因拷贝,而另一份是正常的拷贝。单份 *Rb* 拷贝的缺陷本身并不足以激发肿瘤的发生。发生在体细胞的第二次打击(突变),导致了另一个 *Rb* 等位基因的丧失。细胞遗传学研究发现,在某些视网膜母细胞瘤患者的细胞中有染色体 13q14 的缺失,提示缺失 *Rb* 基因可能导致肿瘤的发生。第三个证据是在肿瘤中经常发现有等位基因的杂合性丢失(loss of heterozygosity,LOH)现象,精确的染色体位点的 LOH 分析可提供抑癌基因存在的重要线索。基因转移实验也证明引入正常 *Rb* 基因到培养的视网膜母细胞瘤的细胞中可逆转其成瘤性。

抑癌基因的确定必须具备下列 3 个条件:①该基因在恶性肿瘤相应的正常组织中有正常表达;②该基因在肿瘤细胞中有结构改变和/或功能丧失,或基因丢失;③该基因导入缺失此基因的肿瘤细胞,可部分或全部抑制其恶性表型。

二、抑癌基因的种类及产物

从肿瘤发生过程来看,由随机突变导致抑癌基因失活,要比诱发原癌基因激活的概率大,因此,从理论上推测,在致癌变过程中抑癌基因的作用显得更重要。目前研究表明,抑癌基因具有以下重要的生物学功能:①控制细胞增殖;②控制细胞分化;③保持细胞染色体稳定。一旦抑癌基因发生突变、缺失、重排等,将导致其功能失活。以下为研究较多的抑癌基因:

(一) *Rb* 基因

Rb 基因是第一个被克隆的抑癌基因(图 2-2-1)。此基因存在于染色体 13q14,全长 180kb,编码分子量 150kd 的核内磷酸化蛋白。该蛋白具有抑制细胞增殖和细胞转化的作用,其磷酸化状态为 *Rb* 基因调节细胞生长分化的主要形式。在细胞周期的不同阶段,Rb 蛋白的状态不同。在 G₁ 期,Rb 蛋白为去磷酸化状态,当细胞开始进入 S 期,磷酸化状态急剧增加,并持续到 G₂ 期和 M 期。Rb 蛋白磷酸化受其他蛋白激酶的调节,一旦 Rb 蛋白出现异常,可使细胞摆脱 Rb 蛋白的负调节作用,使细胞表型发生变化。

Rb 基因的异常主要表现为等位基因缺失和基因突变,导致 mRNA 和蛋白的异常。*Rb* 基因的异常与肿瘤发生的关系已在视网膜母细胞瘤等多种肿瘤中得以证实。同时也发现在肿瘤发生过程中,*Rb* 基因与 *p53*,*c-myc*,*c-fos*,*TGF* 等存在相互调节的作用。

(二) *p53* 基因

是目前研究最深入和广泛的抑癌基因(图 2-2-2)。*p53* 基

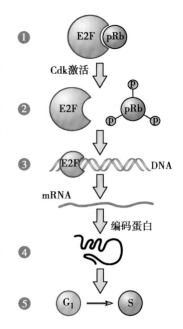

图 2-2-1　*Rb* 基因的作用

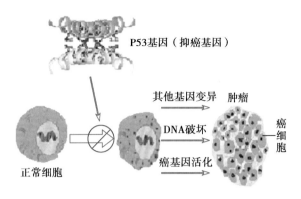

P53基因（抑癌基因）

其他基因变异 肿瘤

DNA破坏

癌基因活化

正常细胞

癌细胞

图 2-2-2 *p53* 基因抑制细胞癌变示意图

因定位于人类染色体 17p13.1，全长 20kb，编码 393 个氨基酸组成的分子量 53kD 的核内磷酸化蛋白，具有蛋白质-DNA 和蛋白质-蛋白质结合的功能。现已明确 P53 蛋白是细胞生长周期的负性调控因子，与细胞周期的调控、DNA 修复、细胞分化、细胞凋亡等生物学功能相关。*p53* 基因分为野生型和突变型两种，其产物也有野生型和突变型。野生型 P53 蛋白极不稳定，半衰期仅数分钟，并具有反式激活功能和广谱的肿瘤抑制作用。P53 蛋白具有转录调节作用。

p53 基因除了可以与某些病毒癌蛋白结合而使后者失去致癌活性外，还可与细胞内的转录因子结合，起活化和调节基因转录的作用。如 P53 蛋白可上调 *p21* 基因的表达，*p21* 基因的上游调节区含有 P53 蛋白结合位点，*p21* 基因转录产物具有抑制细胞周期蛋白（cyclin）/细胞周期依赖性激酶（cyclin dependent kinase，CDK）的底物磷酸化作用，导致 G_1 期阻滞。当细胞受到损伤后，P53 蛋白通过与 *p21* 基因的上游调节区相应位点结合，上调 *p21* 基因的表达，使细胞阻滞于 G_1 期，在进入 S 期前修复损伤的 DNA。含野生型 P53 的细胞，在 DNA 受到损伤时，可使细胞停滞于 G_1 期，在 DNA 开始合成前进行损伤的修复，若损伤的 DNA 被修复，则可进入 S 期；若损伤严重而不能修复，则启动细胞凋亡；而缺乏野生型 P53 功能的细胞则不能被阻滞于 G_1 期以修复损伤的 DNA。

p53 基因的缺失或突变已被证实是许多肿瘤发生的原因之一。其突变类型多样，在肿瘤中发生频率多达 50%~60%，并广泛分布在许多类型肿瘤之中，突变大多集中在第 5~8 外显子，其结果多引起蛋白功能改变的错义突变，表现为突变型蛋白过表达，其半衰期可延长至 6~12h，导致蛋白在细胞内聚集。

（三）*p16* 基因

p16 基因定位于人类染色体 9p21，全长 8.5kb，由 2 个内含子和 3 个外显子组成，编码 CDK4 的抑制蛋白，分子量为 15.8kd，简称 P16。P16 既是细胞周期有效调控者，又是影响肿瘤细胞生长的关键因子，P16 与细胞周期蛋白 D（cyclin D）竞争与 CDK4 结合，当 P16 与 CDK4 结合后能特异性地抑制 CDK4 活性。CDK4 可使 Rb 蛋白磷酸化，从而解除 *RB* 基因对转录因子的抑制，促进细胞生长、增殖。Cyclin D 与 CDK4 结合占优势，其结果使细胞生长失控，细胞表型产生变化。人类肿瘤大部分类型均有 *p16* 基因的异常，主要表现为基因缺失，占实体瘤的 70%。由于 *p16* 基因片段较小，有专一的作用靶点 CDK4，因而已成为基因治疗和抗肿瘤药物的研究目标。

(四) BRCA 基因家族

分为 *BRCA1*、*BRCA2* 两类。*BRCA1* 位于人类染色体 17q21，基因全长 100kb，包含 24 个外显子，外显子 11 较长，占整个编码序列的 60%。BRCA1 为 1 863 个氨基酸编码，含有 1 个锌指结构的 190kd 蛋白质，提示 BRCA1 蛋白可能是一种 DNA 结合蛋白，在细胞核内有重要的转录调控功能。BRCA1 在细胞周期的 G_1~S 期的临界点呈现高度磷酸化状态，当细胞暴露于一些 DNA 损伤物质如紫外线、过氧化氢等同样可以提高 BRCA1 的磷酸化水平，这也说明 BRCA1 与 DNA 损伤修复有关。周期素依赖性激酶 2（CDK2）和其他激酶以及细胞周期蛋白 D 和 A 可以与 BRCA1 结合并使之磷酸化，这表明 BRCA1 生物活性可能是 CDK 调控的。*BRCA2* 位于人类染色体 13q12，长度约为 *BRCA1* 的 2 倍，由 26 个外显子组成，其编码产物蛋白含有 3 448 个氨基酸。BRCA2 与 BRCA1 蛋白结构差异较大，但在生物学功能，肿瘤发生机制等方面有很多相似之处。*BRCA1*、*BRCA2* 突变与遗传性乳腺癌，卵巢癌有密切关系。

(五) nm23

nm23 基因定位于人类染色体 17q21.3，编码区为 533bp，产物是由 153 个氨基酸残基组成的，分子量为 17kd 的核内和胞质蛋白。*nm23* 基因家族中有两个成员：*nm23H1* 和 *nm23H2*，两者高度同源。*nm23* 基因编码蛋白具有核苷二磷酸激酶（ribonucleoside diphosphate kinase，NDPK）的活性，还有与嘌呤结合的能力。因而，它是一种具有 NDPK 功能的基因。NDPK 可能通过两种途径参与细胞调节：一是影响微管聚合以调节细胞运动；二是影响 G 蛋白的信号转导发挥负调节作用。*nm23* 基因是一种肿瘤转移抑制基因。将 *nm23* 基因转染到高转移性肿瘤细胞中，可使癌细胞转移潜能降低。目前研究发现，*nm23* 基因参与乳腺癌、肺癌等多种恶性肿瘤的转移过程。

第三节 RNA 干扰

近年来对基因调节的认识有了巨大进步。细胞内的基因表达不仅可以通过转录调节因子调节转录过程，还可通过非编码 RNA（ncRNA），以 RNA 干扰的形式在转录后水平调节转录过程。这些 ncRNAs 能够结合并降解 mRNA，这个过程称为 RNA 干扰（RNAi）。最初 RNAi 是在线虫（C.elegans）模型中发现，现在知道它们实际上存在于所有物种中，包括人类。这也是病原体入侵机体后能够控制宿主细胞转录的机制，也是科学家控制靶基因表达的有力工具，并正以此为基础开发出新的治疗方法。

具有 RNAi 功能的 RNA 是从细胞内基因或感染的病原体转录而来的双链 RNA。这些初始的双链 RNA 经特异性的核糖核酸酶Ⅲ（RNase Ⅲ）切割后，变成长度为 21~23 个碱基对并在 3' 端有两个核苷酸突出的产物，称为小或短干扰 RNA（siRNA）。

在 RNAi 的执行阶段，siRNA 反义链与 RNA 诱导的沉默复合物（RNA induced siliencing complex，RISC）相结合，然后与互补序列的靶 RNA 结合。RISC 相关的 RNA 酶属于 *Ago2* 基因家族，能够切割同源基因中的靶片段，导致其降解。

后来学者研究发现了微小 RNA（microRNA，miRNA）也具有在转录后水平抑制基因表达的调控作用。长的 microRNA 含有自身互补区域，形成发卡结构，可被 2 个 RNase Ⅲ 连续降解，其中第一个酶称为 Drosha，使长发夹 RNA 产生短发夹 RNA（shRNA），之后 shRNA 经细胞内 Dicer 作用，产生能结合并破坏靶基因转录的 RNA，在转录后水平发挥作用的单链 miRNA。

RNAi 分子生物理论与泌尿外科临床医生关系密切，它的应用已不局限于实验室，而是着眼于肿瘤分子诊断和治疗的相关领域。在实验室，RNAi 技术已被广泛地用于研究基因功能。合成的 siRNA 和 shRNA 能够准确抑制特定基因的表达。这让科学家们能够评价单个基因缺失对细胞功能的影响。例如针对前列腺癌，研究雄激素受体在前列腺癌激素非依赖进展中的作用是持续的关注热点，Chen 和他的同事们利用针对雄激素受体的 shRNA，抑制了激素非依赖前列腺癌异种移植物和细胞系中雄激素受体（AR）的表达，证实雄激素受体是肿瘤生长的必要和充分条件，说明正常的雄激素受体功能是激素依赖和激素非依赖前列腺癌生长的根本原因。RNAi 技术不仅扩展了分子生物学知识，也开辟了生物工程学新领域，已经有许多研究小组正将患者 AR 作为 RNAi 抑制的目标。尽管将这项技术应用于人类还很复杂，但是可以预见的是，基于 RNAi 技术的新药物终将上市，就像现在反义 RNA 技术和单克隆抗体技术作为特异靶基因靶向治疗手段用于临床一样。

第四节　RNA 激活

肿瘤的发生、发展与基因的异常表达或失活有关。2006 年李龙承等在研究针对基因启动子 DNA 序列的小双链 RNA（dsRNA）分子对基因表达的调控过程中，发现特定序列的 dsRNA 可以特异性地将某些沉默或低表达基因激活，其将这个现象称之为"RNA 激活（RNA activation，RNAa）"，具有激活功能的 dsRNA 分子称之为小激活 RNA（saRNA）。这种小分子 ncRNA 对基因表达的正向调控机制引起了越来越多学者的关注和认可。

P21 蛋白为一种细胞周期依赖性激酶的抑制蛋白，参与细胞增殖、分化、衰老、凋亡以及 DNA 损伤修复等多种功能的调节。众多研究已证实 p21 基因是非常重要的抑癌基因，与肿瘤的发生发展密切相关。通过 saRNA 激活细胞内 P21 蛋白的表达，能够诱导前列腺癌和膀胱癌细胞周期停滞于 G_1/G_2 期，从而抑制细胞增殖和肿瘤进展。肠富集 Kruppel 样因子（KLF4）是带有锌指蛋白的 Kruppel 样因子亚家族的成员，其在多种肿瘤中呈低表达水平。saRNA 介导的 KLF4 过表达能够调节其下游的细胞循环调节因子，如 P21、P27 和 P53 等，使得前列腺癌细胞在 G_0/G_1 期比例增加，同时 S 期比例降低。这种对肿瘤细胞周期的抑制作用促使癌细胞增殖减少，易于凋亡。在另一项采用前列腺癌体外培养细胞和体内荷瘤模型研究中，转染 saRNA 诱导特异性的前列腺癌抑制因子 NKX3-1 表达，结果可明显地导致细胞 G_0/G_1 期停滞，抑制细胞增殖。体内实验同样证实 saRNA 能在前列腺癌、膀胱癌和胰腺癌等多种肿瘤异体模型中发挥强大的抗肿瘤生长效应。侵袭/转移是肿瘤进展的重要促动因素。E-cadherin 的缺失在上皮间质转化（EMT）过程中发挥关键作用，并且在多种实体肿瘤中和肿瘤细胞的侵袭性增加密切相关。应用 RNAa 能够恢复 E-cadherin 表达，抑制前列腺癌和膀胱癌的侵袭迁移。

RNAa 在自然界是一个普遍现象，而非人类基因调节所独有。文献报道来自非人类的灵长类动物非洲绿猴、黑猩猩的细胞株 COS1 及 WES，采用 RNAa 手段可以显著激活两种细胞株中 p53、PAR4、WT1 和 NKX3-1 基因的表达。同样，saRNA 也能激活来自啮齿动物小鼠细胞株 TRAMP C1 和 NIH/3T3 中 Ccnb1 基因的表达。

同为 ncRNA 对基因表达调控方式,RNAa 的时效性明显与 RNAi 不同。由 siRNA 介导的 RNAi 在转染哺乳动物细胞 6 小时后就开始发挥作用,24~48h 达到最大效应,持续 5~7d,当外源性 siRNA 耗尽后 RNAi 作用逐渐消失;而 RNAa 在 saRNA 转染 48h 才开始发挥作用,72h 达到最大效应,并可维持 3~7d 的最大效应期间,持续时间可达 10d 左右,有些细胞株甚至可以长达两周。推测可能的原因是 RNAa 主要通过调节转录作用发挥作用,其作用的部位在细胞核,且可能还涉及染色体结构改变,因此显示出效应的时间较 RNAi 晚。而长时效的特性可能是 RNAa 导致细胞表观遗传学特性改变所致。

近年的研究发现细胞内某些内源性的 miRNA 分子也能激活基因的表达。Place 及 Jopling 报道细胞内可能也存在针对基因启动子区域 DNA 序列的 miRNA 分子,具有上调基因表达的功能。Place 采用 RegRNA 在线软件检索了 E-钙粘连素(E-cad)基因启动子 1kb 区域,发现内源性 miRNA 分子 miR-373 与距 E-cad 基因转录起始位的-645 处的 DNA 序列高度互补,再外源性引进 miR-373 分子能明显激活前列腺癌细胞系 PC3 中 E-cad 基因表达;且设计合成与 miR-373 假定结合位点完全吻合的 dsRNA 分子 dsEcad-640,导入细胞后,取得了与 miR-373 相似的 RNAa 效应,同时导入 miR-373 和 dsEcad-640,RNAa 效应并无显著增加,进而推测两者有相同的靶位点。miRNA 的参与使得小 ncRNA 从转录水平调节基因表达的机制更为丰富和完善。

RNAa 作为一种新发现的基因表达调控方式,和 RNAi 结合在一起,可以特异性抑制癌基因或激活抑癌基因表达,并成为一种新的抗肿瘤治疗策略。

第五节 DNA 甲基化

DNA 甲基化(DNA methylation,图 2-5-1)是最早发现的人类细胞表观遗传学修饰,是继基因突变和基因缺失之外,致抑癌基因失活的第三种机制。现已证实,DNA 甲基化是癌变过程的早期事件,存在于多种肿瘤中。DNA 甲基化只发生在双核苷酸序列 CG 中的胞嘧啶核苷酸上。在基因组中,启动子区域的 CpG 岛甲基化常伴有转录活性减退,也就是说,DNA 甲基化/去甲基化可以调节某些基因激活(或转录)和某些基因的失活。

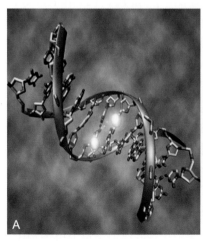
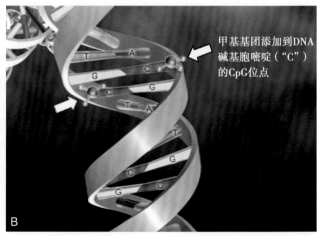

甲基基团添加到DNA
碱基胞嘧啶("C")
的CpG位点

图 2-5-1 DNA 甲基化

甲基化是正常过程,甲基化引起的基因沉默是机体稳态的重要调节机制。而在肿瘤中,CpG 岛甲基化可引起肿瘤抑制基因的失活,例如肿瘤抑制基因 *CKDN2A* 甲基化引起转录降低和致癌。在前列腺癌中,已发现一些基因甲基化。其中最常见的改变是谷胱甘肽 S-转移酶 *pi* 基因 5′CpG 岛区域甲基化,可见于 91% 的被研究肿瘤。另一个例子是内皮素 β 受体基因的 5′CpG 岛甲基化,可见于 70% 的被研究肿瘤。这些位点的甲基化高频率发生在前列腺癌,有可能作为前列腺癌的一个有效的生物学标志物。在癌症发生时,抑癌基因启动子区域表现为高甲基化,基因启动子甲基化以后基因表达就会减弱甚至关闭。恶性肿瘤中大多数基因的开关由 DNA 甲基化调控,几乎所有肿瘤发生时都会伴随 DNA 甲基化的异常发生,通常情况下高甲基化与低甲基化并存。如肿瘤细胞中抑癌基因启动子通常为高甲基化,抑制抑癌基因表达使其丧失抑癌功能,从而促进癌症的发生。而低甲基化则通常是整个基因组低甲基化或原癌基因启动子的低甲基化,前者染色体结构稳定性降低,导致癌变发生,后者则激活原癌基因,诱导细胞癌变。

由于 DNA 甲基化是表观遗传学改变,没有发生 DNA 序列的改变,逆转甲基化可使正常基因重新表达。因此去甲基化和再表达可能成为癌症治疗的一个有效策略。

第六节 泌尿系统肿瘤的癌基因与抑癌基因研究进展

一、膀胱癌的分子生物学研究进展

遗传性非息肉病结直肠癌(hereditary nonpolyposis colorectal cancer,HNPCC)也称为 Lynch 综合征,患大肠癌和子宫内膜癌风险增加,这种综合征是由错配修复酶缺陷所致。最初认为该综合征增加患膀胱尿路上皮细胞癌的风险,现在已经明确只增加上尿路尿路上皮细胞癌的风险。但这并不意味着,这些酶在散发性泌尿生殖系恶性肿瘤中不起作用。错配修复酶缺陷与散发性前列腺癌和膀胱癌相关。

Hollstein 等发现 P53 在 DNA 修复、细胞周期停滞和细胞凋亡中起关键作用,是人类恶性肿瘤中最常见的突变基因,在全部肿瘤中有约 50% 有 *p53* 突变。*p53* 突变失活在膀胱癌中频发,且与高分级的肌层浸润性病变相关。免疫组织化学结果显示 P53 在尿路上皮细胞癌的细胞核内聚集,能够预测复发和死亡的风险,而与分级、分期、淋巴结转移情况无关。P53 不仅是确定的肿瘤进展标志物,也是一个治疗靶点。因为大部分膀胱癌有 P53 缺失,将野生型 *p53* 基因导入有 P53 缺失的膀胱癌细胞中,具有在分子水平治疗肿瘤的可能性。由于 *p53* 突变率高而且载体可经膀胱直接与癌细胞接触,因此很有希望用于治疗膀胱癌。

研究发现 *RB* 基因突变存在于许多散发肿瘤中,尤其是肺癌和膀胱癌。膀胱肿瘤患者约 1/3 有 *RB* 基因突变。在膀胱癌细胞系中导入 *RB* 基因可以抑制细胞生长和肿瘤形成。

膀胱癌手术后的复发率比较高,约 50%~70%。一组研究通过收集 37 例膀胱癌患者样本,其中有 20 例原发性膀胱癌和 17 例术后复发膀胱癌,进行全外显子测序,发现了 *MLL*、*EP400*、*PRDM2*、*ANK3*、*CHD5* 五个基因有显著的突变发生,其中原发性膀胱癌患者中并未检出 *MLL* 基因突变,而复发性膀胱癌患者则检测出 *MLL*、*EP400*、*PRDM2* 基因有显著的高频突变。研究认为,膀胱肿瘤复发可能与 *MLL* 基因突变有关。研究结果表明,*MLL* 基因突变能够成为复发膀胱肿瘤诊断及临床治疗的生物靶标,但 *MLL* 突变细胞的表达谱及 GATA4/ETS1

诱导膀胱癌细胞抗药性机制尚有待进一步探讨。

对膀胱癌的研究发现,细胞凋亡水平与高分级侵袭性进展性疾病相关,但是与无瘤生存率下降无关。外照射治疗可提高凋亡率高的肿瘤患者生存率。

二、肾细胞癌的分子生物学研究进展

希佩尔-林道病(Von Hippel-Lindau,VHL)是一个遗传性肿瘤综合征,患者易患肾透明细胞癌、视网膜血管瘤、嗜铬细胞瘤、中枢神经系统血管瘤、附睾囊肿和胰岛细胞瘤。Von Hippel 于 1904 年首次描述了该疾病综合征。20 世纪 70 年代后期,在 VHL 家族中发现了 3 号染色体核型异常,因此认为与 VHL 相关的基因位于 3 号染色体。后来发现 3 号染色体短臂是散发性透明细胞癌和肾细胞癌染色体常发生缺失的区域,这提示与 VHL 病相关的基因也与散发性透明细胞癌相关。对患病和未患病 VHL 家族成员进行连锁分析,在染色体 3p24 上发现一个小区域即含有 VHL 肿瘤抑制基因。

表皮生长因子(EGF)及其家族成员 TGF-α 通过酪氨酸激酶起作用。EGF 在泌尿系统肿瘤中的作用被广泛研究,肾癌中 TGF-α 和 EGF 受体过表达,类似胚胎中的表达方式。针对 EGF 受体的抗体,阻断肿瘤中 EGF 活性是一种有前景的治疗策略。

转化生长因子 β(TGF-β)促进基质细胞生长,刺激细胞外基质的产生,也能诱导上皮细胞和造血细胞的细胞周期停滞,而且还是强效免疫抑制剂。多种恶性肿瘤产生 TGF-β,包括前列腺癌和肾癌。TGF-β 能够抑制正常上皮细胞生长,但大多数情况下,上皮细胞来源恶性肿瘤细胞的生长不受 TGF-β 抑制。通过刺激细胞外基质的产生和更新,肿瘤来源的 TGF-β 为恶性肿瘤生长和侵袭提供条件。

透明细胞癌(clear cell carcinoma)和乳头状细胞癌(papillary carcinoma,PCC)I 型和 II 型占肾细胞癌(renal cell carcinoma,RCC)的大部分。研究表明,约 60% 肾透明细胞癌及其细胞系都有 VHL 相关的基因突变,而乳头状肾细胞癌与 VHL 相关的基因突变关系不大。已知,肾细胞癌是一类多基因相关的肿瘤,不同组织学类型的肾细胞癌有不同的基因改变,肾透明细胞癌的发生涉及 VHL 相关的基因如 *PBRM1* 基因,I 型乳头状肾细胞癌涉及 *MET* 基因;II 型乳头状肾细胞癌涉及 *FH* 基因;肾嫌色细胞癌涉及 *BHD* 基因。

乳头状肾细胞癌(papillary renal carcinoma,PRCC)占肾细胞癌的 15%~20%。近来,癌基因组图谱(cancer genome atlas,图 2-6-1)确定了 PRCC I 型和 II 型两类的分子特征,I 型和 II 型之间存在一些特异的分子差异以及 II 型 PRCC 的 3 种不同亚型。而且,每一种以不同的分子改变为特征,其中一种亚型的特点为整个基因组数千基因超甲基化。DNA 甲基化是一种 DNA 分子修饰,控制了基因的开启或关闭,当它出错时会导致肿瘤形成。这种 II 型 PRCC 的新亚型叫作 CpG 岛甲基化表型(CIMP),在所有 PRCC 类型中其总生存率最低,可能与参与代谢的某基因发生改变密切相关,从而导致了 CIMP 肿瘤细胞代谢发生变化,由此支持了它们的快速生长与存活。

近期研究发现,约 34%(88/257)肾细胞癌患者都存在 *PBRM1* 基因变异(图 2-6-2),这是自 VHL 相关的基因变异最重要的发现,认为绝大多数的肾细胞癌都与这两个基因的变异相关。然而,*PBRM1* 基因为何损坏或被关闭的确切原因至今尚不清楚。

三、前列腺癌的分子生物学研究进展

前列腺癌是一种病因复杂的多基因遗传型疾病。遗传性前列腺癌(hereditary prostate

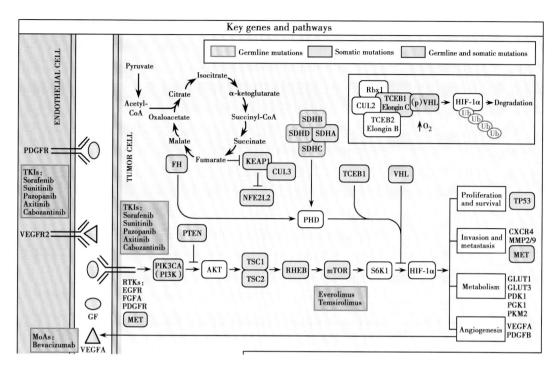

图 2-6-1　肾细胞癌的关键基因和通路

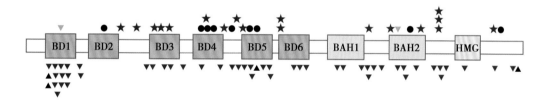

图 2-6-2　*PBRM1* 基因突变

carcinoma，HPC）是指在一个核心家庭中出现三个前列腺癌患者聚集的现象，或者连续三代人中都有前列腺癌患者，或者亲属中出现两个 55 岁以下的前列腺癌患者。Tavtigian 和同事对 Utah 家族进行全基因组筛选研究，发现 17p（HPC2）连锁。对候选基因进行突变分析，发现 *ELAC2* 与这个基因座的 *HPC* 基因相关。ELAC2 是一种新蛋白，可能对细胞周期进展起调节作用。目前尚不清楚 *ELAC2* 是不是 HPC 的易感基因，因为后来的研究未能证实 17p11 与 HPC 连锁，在 HPC 家族中也没有发现 *ELAC2* 突变。

前列腺癌中 *p53* 突变已在细胞系水平得到证明。研究显示，在原发灶和转移瘤中都有 *p53* 突变，而且随着疾病的进展，突变率有明显升高的趋势，在未经治疗的原发前列腺癌标本突变率为 10%~35%，而在激素抵抗性的转移性前列腺癌为 40%~50%。免疫组织化学方法检测 P53 表达异常能否作为诊断侵袭性前列腺癌的工具已经进行了广泛的研究，再次证实了 P53 过表达与进展期病变密切相关。但在预测生存率方面，免疫组织化学不如 PSA 指标准确。

在高级别前列腺上皮内瘤变（high-grade prostatic intraepithelial neoplasia，HGPIN）和前列

腺癌中,细胞凋亡水平显著高于正常前列腺上皮,复制水平也显著增高,但是其凋亡活性水平低于其他恶性肿瘤。雄激素剥夺可诱导前列腺癌细胞凋亡,但是当肿瘤进展至雄激素非依赖时,雄激素抵抗细胞的凋亡率是上升还是下降尚有争议。这可能与肿瘤动力学和治疗效果有关。由于可以免受凋亡的影响,进展期肿瘤细胞有明显的生存优势。但是快速浸润性生长的进展期肿瘤,由于血供不足和 DNA 突变,凋亡率依然很高。

Bcl-2 家族成员在泌尿生殖系肿瘤中的作用已有较多研究。大多数激素抵抗性前列腺癌中 Bcl-2 水平升高,提示进展期肿瘤能够相对抵抗凋亡。文献报道,局限性前列腺癌中,Bcl-2 水平有升高也有降低,少数研究结果显示 Bcl-2 水平与分级、分期以及进展相关。除了 Bcl-2 表达上调之外,存活肿瘤细胞中还有簇集蛋白和 HSP27。簇集蛋白或 TRPM2 在激素剥夺后的患者标本和激素敏感肿瘤异种移植模型中表达上调。簇集蛋白的具体功能还不清楚,但大量证据表明,应激诱导簇集蛋白表达,簇集蛋白能够使细胞在应激过程中保持稳定,其功能与热休克蛋白相似。用反义簇集蛋白处理激素抵抗细胞后,细胞凋亡增加。HSP27 可能会成为一个治疗激素抵抗型前列腺癌的靶点,并能够与细胞毒性药物联合使用。

10 号染色体长臂上的杂合性缺失(LOH)是前列腺癌中常见基因突变。最近,抑癌基因 *PTEN* 被鉴定出来并定位于 10q23。*PTEN* 编码一种蛋白/脂类磷酸酶,在很多肿瘤中(如成胶质细胞瘤和子宫内膜癌)有突变或缺失。*PTEN* 突变与 Cowden 病也有关,该病是一种家族性肿瘤综合征。在局限性和转移性前列腺癌中都检测到 *PTEN* 突变。有报道 PTEN 表达缺失后其功能丧失。Whang 和同事报道,50% 的人晚期前列腺癌异种移植瘤中 PTEN 表达下降或不表达,但不存在基因失活突变或等位基因缺失。最近一项研究提示,PTEN 表达缺失可能比突变和杂合性缺失更常见。PTEN 缺失为前列腺癌进展所必须,目前集中于探索 PTEN 缺失的下游作用分子。Trotman 和同事研究了前列腺癌中 PTEN 不同表达程度的小鼠模型,结果显示在肿瘤发生和潜伏过程中对 PTEN 表达量敏感。PTEN 缺失越严重肿瘤的侵袭性就越强。

E-钙黏蛋白的作用是介导细胞间的黏附和维持组织的完整性。E-钙黏蛋白的 Ca^{2+} 依赖的嗜同种受体反应依赖于它与连环蛋白的相互作用,连环蛋白将 E-钙黏蛋白连接到细胞骨架肌动蛋白。该环节任一部分缺失都会导致黏附功能丧失。E-钙黏蛋白紊乱在肿瘤进展和转移中起重要作用。在前列腺癌中,Gleason 评分升高、肿瘤特异性死亡率增加和 E-钙黏蛋白表达下降或缺失显著相关。在很多肿瘤,E-钙黏蛋白表达缺失通常伴有 N 和 P-钙黏蛋白表达,这些间质钙黏蛋白能够促进肿瘤浸润和转移。细胞表现出更多间质细胞特征的过程被称为上皮间质转化,是肿瘤转移的一种主要方式。

近期研究发现了驱动前列腺癌发生的一种新型基因亚群。结果表明,甚至很小的肿瘤都会包含可以改变患者预后的恶性癌细胞。在许多致死性癌症患者中,超过 90% 的患者死亡都是因为癌细胞的转移,寻找干扰癌细胞转移的关键路径对于开发新型疗法来抑制肿瘤扩散非常关键。近期研究发现一种抑制前列腺癌转移特殊蛋白,即 FOXO4 蛋白(图 2-6-3)。*FOXO4* 基因可以关闭那些控制恶性肿瘤细胞发生特

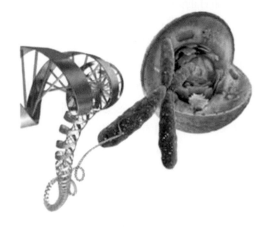

图 2-6-3　抑制前列腺癌转移基因-FOXO4 蛋白

殊转移行为的基因表达。FOXO4 可以通过结合并抑制 RUNX2 蛋白的表达来抑制肿瘤的扩散。研究提示,RUNX2 蛋白在促进癌症转移中的重要作用,而抑制 RUNX2 蛋白的药物可以抑制前列腺癌的转移(图 2-6-4)。

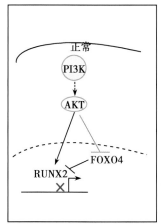 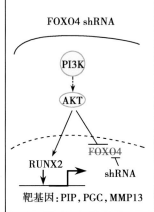 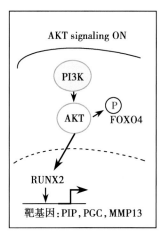

图 2-6-4　RUNX2 受 AKT 调控

DNA 甲基化通过阻止转录因子与启动子结合而使基因无法表达,许多肿瘤疾病中可以发现异常的 DNA 甲基化(图 2-6-5)。近期文献报道,DNA 甲基化是癌症的通用指纹。在其他癌症中对同一表观基因组指纹(apparent genomic fingerprints)进行的研究表明,均存在一个共同的途径,可帮助改善各种肿瘤晚期患者的诊断和治疗。表观基因组指纹在转移性肿瘤的疾病中,身体往往会误解健康的遗传信息,从而产生有毒的细胞,与人体正常功能发生冲突。而且,独特的甲基化"指纹"有助于人们在无害的细胞生长中区分出癌症早期癌细胞的发展,甚至可

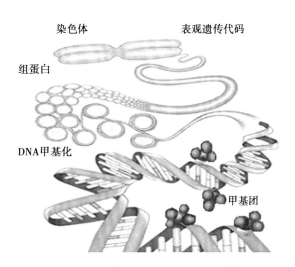

图 2-6-5　表观遗学改变:DNA 甲基化

以想办法阻止致癌性的表观遗传学改变,阻止癌症的发生。根据新发现的表观基因组指纹 H3K36me3 缺失可以帮助我们识别更多的侵袭性癌症,或为每位患者的进一步个性化治疗找到最好的药物。

(王志华　曾　进)

参 考 文 献

[1] BRUGAROLAS J. Molecular genetics of clear-cell renal cell carcinoma [J]. J Clin Oncol,2014,32(18):

1968-1976.

[2] SAPRE N,HERLE P,ANDERSON PD,et al. Molecular biomarkers for predicting outcomes in urothelial carcinoma of the bladder [J]. Pathology,2014,46(4):274-282.

[3] 石玮,董莉.前列腺癌相关分子研究进展[J].中华男科学杂志,2015,21(4):357-362.

[4] 孙飞达,王东文,米振国.肾癌分子靶向治疗的现状及研究进展[J].现代泌尿生殖肿瘤杂志,2012,4(1): 1-3.

[5] GARG M. Urothelial cancer stem cells and epithelial plasticity:current concepts and therapeutic implications in bladder cancer [J]. Cancer Metastasis Rev,2015,34(4):691-701.

[6] GILLARD M,TOM W R,ANTIC T,et al. Next-gen tissue:preservation of molecular and morphological fidelity in prostate tissue [J]. Am J Transl Res,2015,7(7):1227-1235.

[7] GRIVAS P D,MELAS M,PAPAVASSILIOU A G. The biological complexity of urothelial carcinoma:insights into carcinogenesis,targets and biomarkers of response to therapeutic approaches [J]. Semin Cancer Biol, 2015,35:125-132.

[8] LI J,GREGORY S G,GARCIA-BLANCO M A,et al. Using circulating tumor cells to inform on prostate cancer biology and clinical utility [J]. Crit Rev Clin Lab Sci,2015,52(4):191-210.

[9] MORRIS K V,CHAN S W,JACOBSEN S E,et al. Small interfering RNA-induced transcriptional gene silencing in human cells [J]. Science,2004,305(5688):1289-1292.

[10] 曾进,陈忠.肾细胞癌基因改变和相关肿瘤疫苗治疗进展[J].现代泌尿肿瘤杂志,2015,7(6): 321-323.

第三章

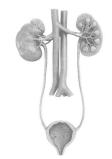

泌尿系统肿瘤的发生、浸润、复发和转移

20 世纪后半叶,分子生物学的飞速发展进一步深化了人们对生命本质的理解,对肿瘤的认识推进到了前所未有的高度。癌基因、抑癌基因、周期相关基因及蛋白质、凋亡相关基因及分子、信号转导系统、转移相关基因、耐药相关基因等研究乃至人类基因组计划和癌症基因组图谱(the cancer genome atlas,TCGA)研究的蓬勃开展,使人们从分子水平的不同侧面观察和理解肿瘤成为可能。尽管如此,人们对癌症的本质以及如何控制恶性肿瘤的认识却仍未产生质的飞跃,若干推论仍属假想。对此,被普遍接受的解释是,技术的发展及人们对肿瘤细胞分子突变的理解,还没有达到应有的水平。由于肿瘤细胞基因组结构的高度不稳定性,这些基因突变又总是处于时间依赖性、空间依赖性和个体依赖性的变化之中,如何从成千上万的基因突变中找出真正有意义的、肿瘤共性而又是肿瘤特异性的改变并非易事。通常,肿瘤的产生实际上是在组织和细胞水平发生了异常,肿瘤的本质是组织结构异常性疾病,基因的变化可能只是一种伴随状况。因此,组织微结构的异常和/或致癌物的存在干扰组织内细胞与其微环境的正常交流,是肿瘤产生的前提之一。近年来研究发现,肿瘤中存在肿瘤干细胞,是肿瘤中的一群特殊细胞,相当于肿瘤的种子。它们能通过自我更新和分化,启动并维持肿瘤的发展,能抵抗放疗、化疗或靶向治疗并在多年后导致肿瘤复发。肿瘤干细胞的重要机制为进一步深入了解肿瘤的发生、浸润和转移机制提供了全新的线索。

一、泌尿系统肿瘤的发生

肿瘤是机体在各种因素作用下,局部组织和细胞在基因水平上失去了对其生长的正常调控,导致细胞的异常增殖而形成的新生物,它的发生、发展是一个多步骤过程。正常细胞变为恶性肿瘤有三大表型的改变:①恶性转化:恶性转化包括癌基因激活、抑癌基因及癌转移抑制基因失活,各种生长因子的调控等,均与肿瘤进展有关;②侵袭:瘤细胞通过细胞表面受体与细胞外基质(extracellular matrixc,ECM)的黏附蛋白结合,脱离原细胞群,然后分泌蛋白溶解酶水解基质,最后移入增殖即为侵袭;③转移:瘤细胞渗透血管内皮基底膜进入血流,易位增殖则为转移。上述改变均与瘤细胞表面受体,ECM 及细胞迁移等因素有关。

（一）肿瘤发生的分子生物学基础

1. **基因突变** 恶性肿瘤的形成往往涉及多个基因的改变,与癌基因、原癌基因表达异常,以及基因突变有关。目前,已经发现 500 个基因突变与恶性肿瘤发生有关,而且这个数字正在不断增加。

（1）原癌基因产物:原癌基因的产物主要包括:①生长因子(growth factor),如 sis;②生长因子受体(growth factor receptors),如 fms、erbB;③蛋白激酶(protein kinases)及其他信号转导组分,如 src、ras、raf;④细胞周期蛋白(proteins that control cell cycle),如 Bcl-1;⑤细胞凋亡调控蛋白(proteins that affect apoptosis),如 Bcl-2;⑥转录因子(transcription factors),如 myc、fos、jun;⑦蛋白激酶激活蛋白(proteins that activate protein kinases)等。近来发现,癌基因 *Myc* 是一种转录调节基因,在人类几种癌症中过度表达,在阻止免疫细胞高效地攻击肿瘤细胞中发挥直接的作用,能够促进癌细胞中的免疫逃避分子表达。*Myc* 增加两种免疫关卡蛋白 CD47 和程序性死亡配体 1(programmed death-ligand 1,PD-L1)的水平,有助于阻止宿主免疫反应,从而部分地维持肿瘤生长。PD-L1 是一种正常条件下有助于免疫反应结束后停止 T 细胞激活的信号通路的参与蛋白。CD47 也是一种细胞表面蛋白,这种表面蛋白抑制携带它细胞被巨噬细胞和其他免疫细胞吞噬(图 3-0-1)。

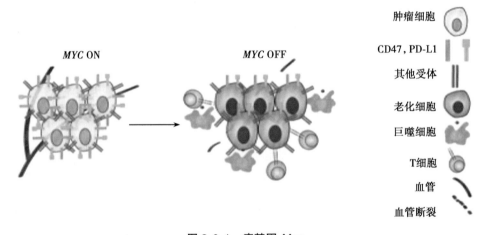

图 3-0-1 癌基因 *Myc*

（2）原癌基因的激活:激活有两种方式:①发生结构改变(突变),产生具有异常功能的癌蛋白;②基因表达调节的改变(过度表达),产生过量结构正常的生长促进蛋白。基因水平的改变导致细胞生长刺激信号的过度或持续出现,使细胞发生转化。原癌基因激活的机制主要有基因突变(点突变、移码突变)、DNA 重排、基因扩增、基因插入和甲基化改变等。癌症是原癌基因激活和抑癌基因失活双重因素导致的,并涉及多个基因的改变,使细胞过度增殖,形成肿瘤。

2. **抑癌基因** 抑癌基因与原癌基因不同,抑癌基因是隐性癌基因。如果亲代传递给后代的某一抑癌基因中有一个等位基因无功能,这个后代个体就容易患癌症。抑癌基因的产物主要包括:①转录调节因子,如 *Rb*,*p53*,*Rb* 基因失活可见于前列腺癌等泌尿及男生殖系肿瘤。*Rb* 基因定位于染色体 13ql4,*Rb* 基因的两个等位基因必须都发生突变或缺失才能产生肿瘤,故 *Rb* 基因是隐性癌基因。*p53* 基因异常缺失包括纯合性缺失和点突变,超过 50% 的肿瘤存在 *p53* 基因突变。肾细胞癌、膀胱癌和睾丸肿瘤的发生均与 *p53* 基因突变有关;②负调控转录因子,如 Wilms 瘤基因(*WT-1*);③周期蛋白依赖性激酶抑制因子(CKI),如 P15、P16、P21;④信号通路的抑制因子,如 Ras GTP 酶活化蛋白(NF-1),磷脂酶(PTEN);⑤DNA 修复因子,如 BRCA1、BRCA2 等。文献报道,磷脂酰肌醇-5-磷酸盐-4-激酶 α 和 β(PI5P4Kα 和/或 β)对于正常细胞的生长并不重要,但对于 *p53* 突变或丢失的细胞生长却是必不可少的元素。如果 *p53* 基因突变或丢失,那么肿瘤细胞就能非常高速地进行增殖。然后,PI5P4Kα 和/或 β 导致活性氧(reactive oxygen species,ROS)产生并损伤基因,后者导致癌细胞更加具有侵袭性(图 3-0-2)。研究发现,PI5P4Kα 和/或 β 在 *p53* 表达正常的细胞中是沉默的,P53 的关键作用之一就是"拯救"产生过量 ROS 的细胞(ROS 是细胞增长过快的副产品)。ROS 引起的氧化应激会破坏细胞结构。因此,P53 可减少受影响细胞内的 ROS。但如果 ROS 水平超过了 P53 的处理能力,那么 P53 就会启动第二个功能——杀死细胞。

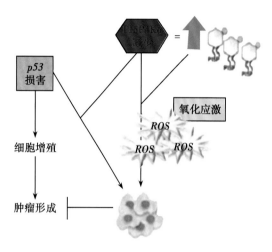

图 3-0-2　PI5P4K 与突变基因 *p53* 相关

3. **凋亡调节基因和 DNA 修复调节基因**　在肿瘤发生上除了原癌基因的激活及抑癌基因的失活外,调节细胞凋亡的基因及其产物在某些肿瘤的发生上也起着重要的作用。如 Bcl-2 蛋白可抑制凋亡,Bax 蛋白促进细胞凋亡。致癌物如果引起轻微的 DNA 损害,正常细胞内的 DNA 修复机制可及时修复,这对维持基因的稳定十分重要。如果 DNA 错配修复基因的缺失使 DNA 损害不能及时被修复,积累起来造成原癌基因和肿瘤抑制基因的突变,则形成肿瘤。

4. **端粒、端粒酶与肿瘤**　端粒与两种端粒结合蛋白组成染色体功能区域—端粒小体,具有防止染色体末端丢失及解决末端复制难题的功能。一种由蛋白和 RNA 组成的反转录酶—端粒酶的激活,能防止端粒进一步缩短。端粒短缩和端粒酶失活被称为端粒危机,它是肿瘤细胞克隆繁衍的强大驱动力,促进了肿瘤的发展。肿瘤细胞存在某种不会缩短的机制,几乎能够无限制地复制。研究证实,绝大多数的恶性肿瘤细胞都含有一定程度的端粒酶活性。端粒酶激活和端粒稳定对肿瘤干细胞演进是必需的,端粒酶激活是肿瘤干细胞自我更新和不定向分化的必要条件,端粒的动力学代表肿瘤干细胞的恶性来源和有丝分裂历史,分析肿瘤干细胞端粒长度、端粒酶活性和细胞遗传学特性有助于揭示肿瘤干细胞起源和肿瘤形成历史,从而深化对肿瘤病理的认识,为恶性肿瘤治疗提供依据。

5. **慢性炎症与肿瘤的相关性(图 3-0-3)**　临床和流行病学的研究已经证实,慢性炎症是导致肿瘤发生和进展确切的因素之一,在启动、维持、促进肿瘤生长中发挥重要的作用。持续的或低强度的炎症刺激使靶组织处于长期或过度反应而反复修复时,炎症表现为"非可控性"。通常,在肿瘤的发生过程中,肿瘤干细胞、基质细胞和炎性细胞等形成了复杂的调控网络,通过这些路径,可以释放细胞炎症因子和重要的介质,它们对肿瘤细胞增殖和维持炎症同样重要。然而,一旦肿瘤形成,则按照自己的规律进展。

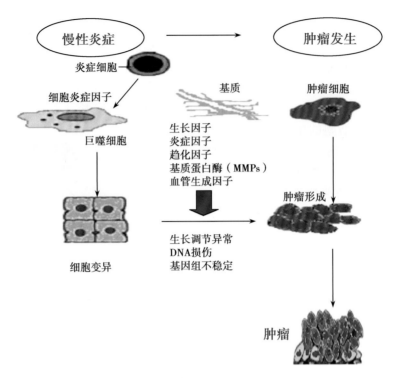

图 3-0-3　慢性炎症与肿瘤的相关性示意图

持续存在的炎症细胞及各种因子能将炎症相关性肿瘤微环境转化为免疫抑制微环境，从而促进肿瘤发生、进展。通常，炎症细胞的浸润是加速癌变的充分条件，炎症微环境是肿瘤发生的必要条件。研究发现，前列腺癌组织中除肿瘤细胞外还存在多种大量炎性细胞，如肥大细胞、巨噬细胞等，这些炎性细胞可分泌多种细胞因子，促进炎性细胞聚集，而大量炎性细胞聚集后也可分泌蛋白溶解酶和细胞因子。通过 Toll 样受体（TLRs）等多种信号通路复杂的调控机制，ROS、TNFα、TNFR、IL-6、转录因子 NF-κB 等参与构成肿瘤微环境，在炎症演变为肿瘤的过程中发挥重要作用。一般认为，浸润炎症细胞持续产生的 ROS 是癌变的主要原因。一定条件下，ROS 可引起 DNA 损伤、癌基因激活以及基因突变的积累，进而导致肿瘤发生。此外，持续性的炎症微环境可以加速表观遗传学的改变，导致炎症相关性肿瘤的发生和进展。临床发现，某些泌尿系炎症相关性肿瘤发生前或发生时与慢性炎症有密切的关系，如膀胱慢性炎症→腺性膀胱炎→膀胱癌；前列腺慢性炎症→增殖型炎症性萎缩→前列腺上皮内瘤→前列腺癌。

6. 多步癌变的分子基础　恶性肿瘤的发生是一个长期的、多因素形成的分阶段的过程。近年来的分子遗传学研究从癌基因和抑癌基因的角度为此提供了更加有力的证明，单个基因的改变不能造成细胞的完全恶性转化，而是需要多个基因的转变，包括几个癌基因的突变和两个或更多抑癌基因的失活以及凋亡调节和 DNA 修复基因的改变，关键性的步骤是癌基因以及抑癌基因的失活或突变。如腺性膀胱炎从尿路上皮增生到恶变至腺癌或鳞状细胞癌的发展过程中，发生了多个步骤的多种癌基因突变和肿瘤抑制基因的失活。

（二）环境致癌因素

环境污染往往具有使人或哺乳动物致癌、致基因突变和致畸的作用，统称"三致作用"。

"三致作用"的危害,一般需要经过比较长的时间才显露出来,有些危害甚至影响到后代。恶性肿瘤高发的主要原因是环境污染正日益严重,如雾霾天、大气污染、水污染和土壤污染。随着环境污染日益加重,食品添加剂的增多,近年来泌尿系统肿瘤发病率居高不下,尤其是肾细胞癌、前列腺癌、膀胱癌的发病呈现直线上升且越来越呈现年轻化的趋势。

目前,对于遗传影响不可避免性地存在宿命论,如果一个个体有家族遗传病史,个体发生肿瘤的概率大大增加。虽然,一些癌症遗传倾向明显,并不意味着都有可能遗传,即癌症没有遗传的必然性。对遗传易感性和环境因素的作用仍需要进一步的研究,因为两种因素同时存在,不能简单地归因于完全的先天或后天影响。通常,癌症的发生取决于外在因素和内在因素或两者叠加,环境因素和生活方式的选择可能比遗传因素的影响更大。如果机体内部的某些条件或状况适合外界环境中致癌物质的作用,致癌基因被激活,则具备了癌症发病的内因,此乃人体细胞发生癌变的根本原因(图 3-0-4)。

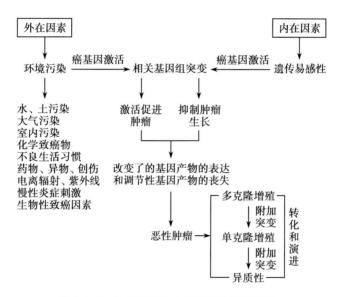

图 3-0-4　外在因素和内在因素致癌示意图

1. 化学致癌因素　化学致癌物引起人体肿瘤的作用机制很复杂。少数致癌物质进入人体后可以直接诱发肿瘤,这种物质称为直接致癌物;而大多数化学致癌物进入人体后,需要经过体内代谢活化或生物转化,成为具有致癌活性的最终致癌物,方可引起肿瘤发生,这种物质称为间接致癌物。

(1) 间接作用的化学致癌物:多环芳烃,芳香胺类与氨基偶氮染料,亚硝胺类,真菌毒素等。其中多环芳烃类化合物的生成主要与有机物的不完全燃烧有关。目前已发现的多环芳烃类化合物共有 400 余种,其中约 20 种对实验动物有致癌作用,苯并(a)芘是最重要且最常见的一种。食品中苯并(a)芘主要来源于烧烤类食物、食品加工及包装污染等。

(2) 直接作用的化学致癌物:这些致癌物不经体内活化就可致癌,如烷化剂与酰化剂:①亚硝胺类,这是一类致癌性较强,能引起动物多种癌症的化学致癌物质。在变质的蔬菜及食品中含量较高,能引起消化系统、肾脏等多种器官的肿瘤;②多环芳香烃类,这类致癌物以苯并芘为代表,将它涂抹在动物皮肤上,可引起皮肤癌,皮下注射则可诱发肉瘤。汽车废气、煤烟及熏制食品和过盛的脂肪食物等。

肾盂肿瘤的病因和输尿管、膀胱等尿路上皮肿瘤相似,与环境因素包括咖啡、烟草、染料以及制革工业中使用的有机溶剂等化学致癌物质有关。50%~65% 的男性膀胱癌以及 30% 左右的女性膀胱癌都与吸烟有关,吸烟者患膀胱癌的概率是不吸烟者的 4 倍。

2. 物理致癌因素 电离辐射可引起各种癌症。长期的热辐射也有一定的致癌作用,辐射可能与肾细胞癌的发生有一定的关系。放射线可引起泌尿系统肿瘤,如宫颈癌放疗后患者发生膀胱癌的概率比正常女性高 2~4 倍。某些元素镍、铬、镉、铍、砷等对人体有致癌作用,它们主要来自大气污染、水污染、土壤污染、食品加工过程污染等。食品以及食品加工过程污染是食品中最难控制的一类环境污染物,如鱼类、海鲜、水产品、高脂肪的肉类、某些被工厂废水、废气和废渣污染的蔬菜、粮食等。镉与前列腺癌发生有一定的关系,对镉的接触增多,发生前列腺癌的危险性越大。有研究认为环境污染严重地区的前列腺癌发病率明显高于其他地区。临床上有一些肿瘤与创伤有关,如睾丸癌、睾丸肉瘤患者常有创伤史。

3. 环境雌激素、类雌激素与相关肿瘤

(1) 具有雌激素活性的环境化学物质:广泛存在于环境之中的弱雌激素是常见的污染物,主要包括:①杀虫剂,如 DDT、氯丹等;②多氯联苯 PCBs 和多环芳烃 PAHs;③非离子表面活性剂中烷基苯酚类化合物;④塑料添加剂,如塑化剂;⑤食品添加剂,如抗氧化剂等。

(2) 天然性激素和合成性激素:天然性激素是从动物和人尿中释放出来的一些性激素,如黄体酮、睾酮等。人工合成化合物"异雌激素(xenoestrogen)",具有类雌激素功能,广泛存在于周围环境,如二联酚 A(BPA)。合成激素包括与雌二醇结构相似的类固醇衍生物,这些物质主要来自口服避孕药和促家畜生长的同化激素。大气、水和土壤中无处不在的多氯联苯和二噁英是最常见的环境污染物,主要集中(富集作用)于动物的脂肪组织。研究证实,二噁英类雌激素作用复杂多样,有明确的致癌活性,可诱发多部位的肿瘤,国际癌症研究中心已将其列为人类一级致癌物。

(3) 植物雌激素:某些植物产生的并具有弱激素活性化合物,以非甾体结构为主。这些化合物主要有异酮类、木质素和拟雌内醇,产生这些化合物的植物有豆科植物、茶和人参等。

环境雌激素与睾丸肿瘤、前列腺癌密切相关,发病率且有逐年上升的趋势。近年来,睾丸肿瘤发病率增长 41%、前列腺癌发病率增长高达 126%,类雌激素环境污染物可能与前列腺癌不断增高的发生率有关。研究显示,在男性胎儿前列腺的发育过程中接触低剂量环境雌激素易导致前列腺癌的发生。

4. 大气污染致癌 环境污染是导致癌症发生的一个极其重要的原因,大气污染已到了严重危害人类健康的程度,已和香烟烟雾一起被正式列为"致癌物",是人类致癌的主要环境致癌因素。最新研究结果显示,因工农业生产、交通、发电等人类行为导致的污染,已使户外空气成为致癌物质的混合物,增加了人们罹患癌症死亡的危险。有充足的证据显示,空气污染会增加膀胱癌的风险。

5. 水污染致癌 研究发现,在内陆河湖地区存在一种普遍的饮水污染物质,其罪魁祸首乃藻类植物中含有致癌的节球藻毒素和促癌微囊藻毒素。此毒素能够激活人体内的癌基因,同时抑制抑癌基因,使抑癌基因失活,导致癌症发生的可能性提高近 10 倍。饮水中有机污染物暴露与肿瘤有统计学相关意义的器官依次为:胃、直肠、膀胱、食管、肺、肝和胆、结肠、胰、乳房、小肠等。由此可见,癌症高发与水污染直接相关。

6. **土壤污染致癌**　研究证实,土壤中的重金属污染给人们生活带来重大隐患,即生命安全受到严重的挑战。大部分重金属如汞(Hg)、铅(Pb)等对生物体的生命活动有毒害作用。生态环境中的 Hg、Pb 等重金属,同样可以通过生物富集作用在生物体内大量浓缩,从而产生严重的危害。进食从污染的土壤中生长出来的农产品严重地威胁着人体健康,特别是致癌、致畸、致突变及对后代的影响。土壤中的有机污染物可促进肿瘤生长和增殖。研究发现,有机农药很难分解,它在人体内的蓄积与前列腺癌的发生有相关性。

7. **慢性炎症刺激与泌尿系统肿瘤的关系**　慢性炎症,是导致肿瘤发生和进展确切的因素之一,而这类肿瘤一般被称为是"炎症相关性肿瘤"。炎症作为肿瘤发生、发展的诱发因素,引起人们越来越多的关注。急性炎症往往是自限性的,而持续的慢性炎症刺激是肿瘤干细胞转化为肿瘤的始动和持续促进因素。持续的或低强度的炎症刺激使靶组织处于长期或过度反应而反复修复时,炎症表现为"非可控性"。肿瘤的发生过程中,肿瘤干细胞、基质细胞和炎性细胞等形成了复杂的调控网络,通过这些路径可以释放促炎因子和重要的介质,它们对肿瘤增殖和维持炎症同样重要,某些泌尿系统炎症是一个可以导致肿瘤的重要危险因素,肿瘤的发生和发展依赖于炎症的刺激。近期研究发现,炎症环境可以加速表观遗传学的改变,可能导致炎症相关性肿瘤的发生。

(1) 腺性膀胱炎:腺性膀胱炎和膀胱癌的发生存在一定关系。许多学者认为,腺性膀胱炎本身是一种良性病变,但可以转变成恶性病变,是一种癌前病变,最常见的是腺性膀胱炎发展为腺癌。研究表明,炎症细胞能影响膀胱细胞核仁染色体上基因移位,进一步探索发现膀胱细胞内的氧自由基损伤染色体,基因移位,从而使细胞发生转化成为癌细胞。在原位癌或者其他侵袭性膀胱肿瘤周围约有 10%~42% 的病例伴有腺性膀胱炎。目前认为,腺性膀胱炎与肿瘤的关系有下列几种可能:①黏液增生性改变先于肿瘤存在;②两者同时发生;③肿瘤发生于黏液增生性改变之前;④肿瘤的刺激,导致肿瘤区域及周围组织的膀胱黏膜异型增生和形成腺性炎症,或者是在腺性膀胱炎的基础上发生恶变。研究发现,腺性膀胱炎与腺癌、移行细胞癌和鳞癌有关。俞建军等报道 104 例腺性膀胱炎患者,其中 80 例为单纯腺性膀胱炎;伴癌变的 24 例中,11 例为腺性膀胱炎演变成尿路上皮细胞癌。Donald 等报道了两例腺性膀胱炎同时伴有膀胱腺癌和尿路上皮细胞癌。Peter 等报道了 3 例膀胱腺癌和尿路上皮细胞癌共存患者,认为其中的腺癌有可能是腺性膀胱炎演变而来。已有研究表明长期慢性炎症可以导致膀胱黏膜形成腺性膀胱炎、鳞状化生和尿路上皮不典型增生等改变,所以上述腺癌、鳞癌、尿路上皮细胞癌和腺性膀胱炎可能同时存在,起源和相互关系可能极其复杂,尚需进一步探讨。

(2) 包皮过长:包皮垢是一种化学性致癌物质,具有强烈的诱发肿瘤的作用:①慢性长期炎症刺激和包皮垢的直接刺激是阴茎肿瘤的原因之一;②包皮过长造成阴茎头部恶劣的环境,可诱发许多阴茎肿瘤的癌前病变,如阴茎乳头状瘤、尖锐湿疣、阴茎白斑等。

(3) 泌尿生殖系统炎性肌成纤维细胞瘤(inflammatory myofibroblastic tumor):人体局部组织在慢性炎症的作用下,增生形成肿块的良性瘤样病变称为炎性肌成纤维细胞瘤,组织学由具有平滑肌细胞和成纤维细胞特征的梭形肿瘤细胞、大量慢性炎细胞和黏液血管样背景构成。泌尿生殖系统炎性肌成纤维细胞瘤临床上较为罕见。泌尿生殖系统中可发生于肾脏、尿道、前列腺、睾丸、附睾等器官,如肾脏炎性肌成纤维细胞瘤、膀胱炎性肌成纤维细胞瘤、前列腺、睾丸及附睾炎性肌成纤维细胞瘤等。

（4）慢性前列腺炎：近年来研究发现，慢性前列腺炎症与前列腺癌的发生密切相关。长期慢性刺激以及有性传播疾病或前列腺炎病史的男性的前列腺癌发病危险增高，但其致癌机制仍有待进一步的研究验证。

8. 生物性致癌因素 生物性致癌因素包括病毒、细菌、真菌等。其中以病毒与人体肿瘤的关系最为重要。

（1）RNA致瘤病毒：通过转导和插入突变将遗传物质整合到宿主细胞DNA中，并使宿主细胞发生转化，存在两种致癌机制：急性转化病毒和慢性转化病毒。

（2）乳头状瘤病毒：常见的有人类乳头状瘤病毒（HPV），有50余种亚型，与生殖道肿瘤的发生有密切关系，尤其是阴茎鳞状细胞癌发生密切相关，归因于HPV相关的致癌作用。

9. 不良生活习惯 个人不健康的生活方式如吸毒及性生活混乱等都会导致前列腺癌的发生。前列腺癌不再只是一种老年病，40岁左右的男性也有可能患前列腺癌。一项新的研究发现，与体重正常的人相比，肥胖男性患前列腺癌的危险会增加一倍。临床数据显示，重度吸烟者的肾肿瘤和膀胱肿瘤发病率比轻度吸烟者的发病率更高，吸烟时间长短与患病率直接相关，主要是因为烟草中的有害成分可能会导致肾肿瘤和膀胱肿瘤的发生。

（三）影响肿瘤发生、发展的内在因素（遗传易感性）

癌症不直接遗传，致癌因子易感性可能与遗传有关。生活在相同环境中癌症的发病概率有很大差异，这一事实表明每个人的遗传背景不同，对癌的易感性或倾向性也不同，而易感性本质与DNA有密切关系。

1. 常染色体显性遗传的肿瘤 VHL病（Von Hippel-Lindau disease） VHL病是一种常染色体显性遗传病，其可表现为RCC、嗜铬细胞瘤、肾囊肿等。RCC在VHL病中的发生率高达28%~45%，病理类型全部为透明细胞癌。遗传性乳头状肾癌，肿瘤的病理类型全部为I型乳头状肾癌。遗传性平滑肌瘤病RCC，病理类型多为II型乳头状RCC。BHD综合征（Birt-Hogg-Dube syndrome），为一常染色体显性遗传综合征，15%~25%患者伴有肾肿瘤，包括嗜酸细胞瘤、嫌色细胞癌、透明细胞癌及乳头状癌，还可能出现肾囊肿。肾恶性肿瘤以嫌色细胞癌最多见，其次为透明细胞癌。

Mawrer1979年研究了双胞胎小儿的肾母细胞瘤（Wilms瘤）。结果表明，先天性基因可以遗传，使其处于向Wilms瘤发展的状态。其发病特点为早年（儿童期）发病，肿瘤呈多发性，常累及双侧器官，双侧同时发生Wilms瘤的发生率为4.4%。一些癌前疾病，如前列腺上皮内瘤等本身并不是恶性疾病，但有一定的恶变率。

2. 遗传易感性 遗传易感性与环境污染在肿瘤发生中起协同作用，而环境致癌因素占主导地位。肿瘤的遗传易感性是多基因决定的，目前发现不少泌尿系统肿瘤有家族史，如RCC、前列腺癌、睾丸癌等；RCC有遗传的倾向，是确定的致病因素。

（四）肿瘤生长的生物学基础

1. 肿瘤生长的动力学

（1）肿瘤的生长方式：肿瘤是由一个转化细胞不断增生繁衍形成的，一个典型的恶性肿瘤的自然生长史可以分为几个阶段：一个细胞的恶性转化→转化细胞的克隆性增生→局部浸润→远处转移。在此过程中，恶性转化细胞的内在特点（如肿瘤的生长分数）和宿主对肿瘤细胞及其产物的反应（如肿瘤血管形成）共同影响肿瘤的生长和演进。肿瘤可以呈膨胀性生长、外生性生长和浸润性生长。膨胀性生长是大多数良性肿瘤所表现的生长方式，肿瘤生长缓慢，不侵袭周围组织，往往呈结节状，有完整的包膜，与周围组织分界明显，对周围的器官、组织主要是挤压或阻塞的作用。一般不明显破坏器官的结构和功能。因为其与周围组织分界清楚，手术容易摘除，摘除后不易复发。外生性生长发生在体表、体腔表面或管道器官如泌尿生殖道表面的肿瘤，常向表面生长，形成突起的乳头状、息肉状、菜花状的肿物，良性、恶性肿瘤都可呈外生性生长。但恶性肿瘤在外生性生长的同时，其基底部也呈浸润性生长，且外生性生长的恶性肿瘤由于生长迅速、血供不足，容易发生坏死脱落而形成底部高低不平、边缘隆起的恶性溃疡。

(2) 肿瘤的生长速度：各种肿瘤的生长速度有较大差别，主要取决于肿瘤细胞的分化程度。一般来讲，分化好的良性肿瘤生长缓慢，可长达几年甚至十几年。但短期内生长突然加快，应考虑有恶变的可能。分化差的恶性肿瘤生长较快，短期内即可形成明显肿块，并且由于血管形成及营养供应相对不足，易发生坏死、出血等继发改变。肿瘤的生长速度与以下三个因素有关：①肿瘤细胞倍增时间：肿瘤群体的细胞周期也分为 G_0、G_1、S、G_2 和 M 期。多数恶性肿瘤细胞的倍增时间并不比正常细胞更快，而是与正常细胞相似或比正常细胞更慢；②增殖指数：指肿瘤细胞群体中处于增殖阶段（S 期 +G_2 期）的细胞的比例。恶性转化初期，增殖指数较高，但是随着肿瘤的持续增长，多数肿瘤细胞处于 G_0 期，即使是生长迅速的肿瘤增殖指数也只有 20% 左右。在肿瘤生长的早期，大多数都呈现出指数增长的特征，但是在以后的增长速度会逐渐变慢；③肿瘤细胞的生成与丢失：肿瘤细胞增多 = 生成 – 丢失；肿瘤细胞丢失：凋亡、坏死。营养供应不足、坏死脱落、机体抗肿瘤反应等因素会使肿瘤细胞丢失，肿瘤细胞的生成与丢失共同影响着肿瘤能否进行性长大及其长大速度。肿瘤的生长速度决定于增殖指数和肿瘤细胞的生成与丢失之比，而与倍增时间关系不大。目前化疗药物几乎均针对处于增殖期细胞。因此增殖指数高的肿瘤（如高度恶性淋巴瘤）对于化疗特别敏感。常见的实体瘤，如 RCC 增殖指数低，对化疗不敏感。

2. 肿瘤血管生成 从现有的血管形成新血管的细胞机制被称为血管生成。新血管生成是决定肿瘤生长、浸润、转移的关键因素之一。肿瘤血管生成是一个极其复杂的过程，一般包括血管内皮基质降解、内皮细胞移行、内皮细胞增殖、内皮细胞管道化分支形成血管环和形成新的基底膜等步骤。肿瘤细胞释放血管生成因子激活血管内皮细胞，促进内皮细胞的增殖和迁移；肿瘤细胞本身和浸润到肿瘤组织内及其周围的巨噬细胞等能产生一类血管生成因子，如血管内皮生长因子（vascular endothelial growth factor，VEGF）和碱性成纤维细胞生长因子（bFGF），具有促进血管内皮细胞增殖、诱导毛细血管芽生，增加毛细血管通透性，促进细胞移行和抑制细胞凋亡等多种功能。通常，肿瘤新生毛细血管是在原有的血管基础上延伸扩展而形成的，这些新生血管为不断浸润生长的原发肿瘤提供营养；反过来，肿瘤细胞在生长过程中又分泌多种物质以加速肿瘤新生毛细血管的形成。

VEGF 通过重塑肿瘤微脉管系统导致肿瘤新血管形成，新血管形成既为肿瘤生长提供营养，又为肿瘤的生存、生长、进展、侵袭和转移提供了有利条件（图 3-0-5）。一般，整合素簇引发了细胞间信号分子的激活，如黏附斑激酶（FAK）。研究发现，在生长因子介导的血管生成中，半乳糖凝集素-3（galectin-3）、整合素 αVβ3 可能共同参与了由半乳糖凝集素-3 介导的血管生成。半乳糖凝集素-3 与整合素 αVβ3 的复杂 N 聚糖相互作用，激活了影响 VEGF 和 bFGF 介导血管生成的信号通路。激活的整合素 αVβ3 随后影响了 VEGF 和 bFGF 诱导的血管生成。由此可见，血管生成活性依赖整合素与生长因子受体的协调作用。在配体结合时，

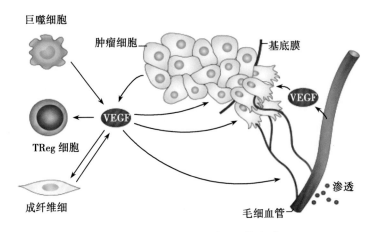

图 3-0-5　VEGF 诱导肿瘤血管生成

整合素 αVβ3 与 VEGF R2 和 FGF R1 形成复合物。半乳糖凝集素-3 参与了 VEGF 和 bFGF 诱导的血管生成(图 3-0-6)。肿瘤通过血液供应获取营养,肿瘤中的毛细血管芽生对其生长至关重要。此外,Serpine2 和 Slpi 可以使肿瘤细胞形成血管样的网状结构,从而促进了肿瘤细胞的渗透和转移。

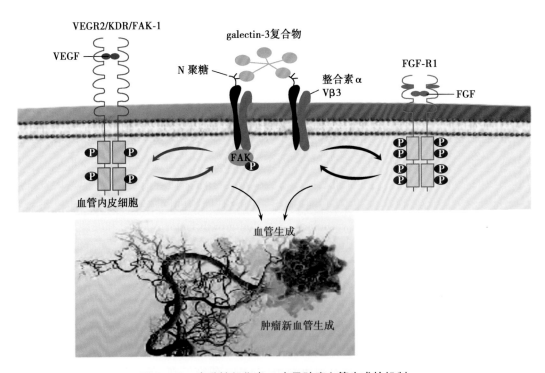

图 3-0-6　半乳糖凝集素-3 介导肿瘤血管生成的机制

3. **肿瘤微环境**　恶性肿瘤周围正常组织对肿瘤的发生、发展具有协助作用,没有来自周围组织细胞微环境的支持,肿瘤并不能单独生存。肿瘤微环境由癌细胞和多种基质细胞、ECM、细胞因子、趋化因子、转录因子等组成。肿瘤转移过程复杂,在转移过程中,肿瘤细胞的游离、迁移、侵袭、适应和重新黏附涉及基质降解酶和各种细胞因子的活动,每一步的进行都有微环境的参与。不同部位肿瘤微环境的相互作用,与癌症的发生、生长进展和转移有着密切的关系。

肿瘤的形成通常伴随着瘤床的形成及周围结缔组织和基质的深度改变,最终形成适合肿瘤细胞生存的微环境。瘤微环境中基质的关键组分有利于肿瘤细胞的生长与转移,近来发现肿瘤基质同时也影响抗肿瘤的免疫效应和免疫调节作用。

(1) 肿瘤微环境基质细胞类型:①血液及淋巴中的内皮细胞:是对肿瘤宿主免疫反应的关键调节因素;②间充质干细胞:成纤维细胞和周细胞的来源,也是免疫调节细胞,能够抑制有效的抗肿瘤免疫;③肿瘤相关成纤维细胞:是一类通过多种途径促进肿瘤细胞生长和转移的细胞,同时具有抑制抗肿瘤免疫反应的功能;④周细胞:能够防止恶性损伤处的淋巴细胞外溢和激活。

(2) 免疫细胞浸润的调节:①肿瘤微环境的基质成分与肿瘤细胞相互作用,影响肿瘤的生长,转移和耐药性。肿瘤基质中的 CAF、MSCs 等相关细胞分泌注入 HGF、FGF 等细胞因子促进血管的形成。此外,源于基质相关因子诸如 ISF-1,IGF-2 等促进肿瘤细胞的浸润,实体瘤大量的 ECM 通过 PI3K 等细胞信号途径调节肿瘤的生长;②肿瘤基质也有利于肿瘤的转移扩散,如肿瘤周围的基质细胞分泌的 TGF-β 诱导内皮细胞向瘤性间质细胞方向转化从而有利于肿瘤细胞浸润,特别是实体瘤扩大的淋巴管的形成与潜在的肿瘤转移密切相关,与此同时,VEGFC 和 VEGFD 的表达是淋巴管形成的关键因素;③基质细胞的存在有利于肿瘤细胞的生存的另一条途径是给传统的化疗制造障碍,使其无法到达肿瘤细胞,从而提高肿瘤细胞的耐药性。组织间隙液压(interstitial fluid pressure,IFP)的基质调节影响化学药物的跨越毛细血管的能力,降低了药物治疗的疗效。另外,基质细胞能够直接降低肿瘤细胞对化学药物、酪氨酸激酶抑制剂的敏感性。

正常组织中,基质细胞存在于不同器官实质的细胞间隙,分泌细胞生长因子等维持组织的完整。血管内壁细胞(BEC)和周细胞等维持血管完整的同时,提供组织生长需要的氧和其他营养成分;淋巴管运输细胞间液同时,成纤维细胞不断的重构,与结缔组织相互作用,重构细胞外基质,从而维持组织的正常功能。通常,肿瘤的发生常伴随着瘤床的形成及周围结缔组织和基质的深度改变,促血管和抗血管因子的不平衡导致异常血管的生成。大量的细胞外溢,不断升高的细胞间液压及淋巴液的排放也时有发现,从而导致循环 MSC 的归巢,CAF 的激活和 ECM 的聚集。最后,在肿瘤微环境中各类趋化因子和细胞因子吸引激活的 T 细胞和髓系细胞到达肿瘤损伤处,肿瘤微环境处细胞结构的变化影响着肿瘤的生长,转移和药物耐受性。

(3) 肿瘤微环境与细胞因子:肿瘤脉管系统的结构和分子表达的异常是免疫细胞浸润微环境的主要障碍,周细胞成熟度降低及异常的分布导致脉管系统不严密,不利于淋巴细胞归巢。肿瘤相关成纤维细胞分泌的细胞因子调节基质的结构。肿瘤的发生是多因素、多机制参与的结果,涉及一系列信号转导分子的改变。肿瘤-宿主界面微环境中的转化生长因子-β(TGF-β)/丝裂原活化蛋白激酶(MAPK)信号转导通路与肿瘤的发生密切相关。TGF-β/MAPK/SMAD 信号转导通路是复杂的网络系统,是干细胞更新、分化的重要通路,在细胞增殖、生长、凋亡、侵袭、转移以及血管形成的过程中发挥着重要的作用;而且,TGF-β 在肿瘤微环境中具有双重作用,既在正常和癌变前细胞中充当了肿瘤抑制因子,也在晚期癌症中发挥了转移促进因子的作用。研究显示,在肿瘤的微环境中,酶 MMP13 下调巨噬细胞移动抑制因子(macrophage migration inhibition factor,MIF)可介导表皮生长因子受体(EGFR),促进肿瘤细胞扩增。近来研究发现,肿瘤干细胞在肿瘤的发生以及肿瘤转移、耐药、复发等过程中均起关键作用,而肿瘤干细胞(tumor stem cell,TSC or cancer stemcell cell,CSC)微环境则在 TSC 维持、分化以及肿瘤发生、发展中发挥着极为关键的调控作用。

(4) 抗肿瘤免疫反应的调节:血管内皮细胞抑制 T 细胞的功能:BEC 可以发挥抗原呈递功能展示多肽-MHC 复合体,表达免疫调节共受体,同样的过程发生在肿瘤,肿瘤 BEC 表达 PD1 配体 PDL1 和 PDL2 及其他 CD28-CTLA4 家族的受体,引起 CD8$^+$T 细胞耐受,导致肿瘤患者预后差;同时从淋巴瘤患者淋巴结分离出的 BECs 表达共抑制分子和 TIM3,通过抑制 TH1 细胞极化促进淋巴瘤的生长和扩散。此外,淋巴系内皮细胞的免疫调节,周细胞激活的免疫细胞的调节剂、肿瘤微环境基质内间充质干细胞发挥的抗肿瘤免疫及肿瘤相关成纤维细胞在免疫调节过程中发挥的多向性功能等均影响着肿瘤微环境的变化。

此外,肿瘤微环境的器官特异性差异也可能影响免疫反应。通常,淋巴结转移与肝或骨转移的免疫微环境有很大不同。在发生肝转移的去势抵抗性前列腺癌中,抗凋亡通路上调使得生物学行为更差,因此对免疫介导的凋亡的反应性差。临床观察发现,大多数前列腺癌患者在接受内分泌治疗 18~24 个月后,几乎所有患者均出现复发并进展演变为激素难治性前列腺癌。

4. **失巢凋亡抗性和细胞凋亡** 细胞的趋化性与趋触性迁移皆依赖于 ECM,ECM 可以控制细胞迁移的速度与方向。真核细胞,除成熟血细胞外,大多须黏附于特定细胞外基质上才能抑制凋亡而存活,称为锚着依赖性。上皮细胞及内皮细胞一旦脱离了 ECM 则会发生程序性死亡,这种因细胞与 ECM 之间失去交互作用而诱导的凋亡形式称为失巢凋亡。正常的贴壁细胞如果长时间失巢凋亡对维持机体组织稳定状态是不可缺少的,它的主要作用是防止细胞异常生长或黏附到异常的 ECM 上。因此,转移细胞必须对失巢凋亡以及凋亡本身产生抗性,以使自身在播散和异位定植的过程中得以存活。有研究显示,肿瘤细胞中多种有效的抗凋亡基因(如 *bcl-2*,*bcl-XL*)出现异位过表达,使它们对死亡刺激信号产生高度抗性,且往往伴随存活素途径的激活、基质金属蛋白酶(MMP)的上调、局部黏着斑激酶(FAK)的过表达以及 P53 的失活,从而增加了转移效率。研究发现,凋亡的细胞能促进肿瘤细胞的生长、肿瘤相关巨噬细胞(tumor-associated macrophages,TAM)的聚集和血管发生,细胞凋亡微环境影响促肿瘤通路。TAM 在趋化因子作用下移向肿瘤内部乏氧区,为肿瘤进展、转移提供营养。TAM 表达造血因子招募造血细胞(肥大细胞与中性粒细胞)以促进血管生成,产生朊酶类分解细胞基底膜以促进肿瘤浸润;还可趋化到炎症部位或坏死组织周围,通过合成雌激素和产生诱变剂导致肿瘤发生。研究表明,细胞死亡有两种形式,一种是病理性死亡,即细胞坏死;而另一种是生理性死亡,又叫作程序性死亡,即细胞凋亡。凋亡的细胞会被吞噬细胞吞噬,随后被溶酶体降解。巨噬细胞是吞噬细胞的一种,参与组织重建,炎症和免疫反应。研究证实,TAM 在肿瘤发生、生长、血管和淋巴管形成过程中发生作用。肿瘤细胞也发生凋亡,肿瘤内部的细胞凋亡似乎和 TAM 以及肿瘤生长之间存在一定的密切关系。巨噬细胞对细胞凋亡的响应,是正常组织发育和修复过程中,保持一定稳态所必需的一种机制。而这种正常的机体反应可能被肿瘤细胞"劫持",用来促进肿瘤的生长。

5. **肿瘤休眠** 肿瘤细胞离开原发灶到达转移靶器官定居后可继续生长,短期内形成新的肿瘤灶,但并不是所有的具有形成转移能力的肿瘤细胞到达转移靶器官后就立即开始进入增殖的细胞周期,而是部分作为静息期的细胞定居下来,在相当长的时间内处于稳定状态而不会形成新的转移灶,即肿瘤细胞休眠,休眠的全能干细胞(TSC)是导致癌症复发的重要因素。临床统计发现,患者原发肿瘤根治性切除后,可在数年乃至数十年后再次增殖形成转移灶。目前研究发现,免疫逃逸是肿瘤休眠发生或激活的关键机制之一。研究发现,*NR2F1*作为肿瘤细胞生长的主要调节基因,其影响着决定细胞是否处于休眠的许多基因的表达。当 *NR2F1* 基因开启后会重编程肿瘤细胞使其处于休眠状态;而当该基因的表达关闭后肿瘤细胞就会开始分裂并且发生异常生长,从而使潜在的休眠中的 TSC 迅速生长成为肿瘤,并且发生全身性的转移。

6. **肿瘤的演进和异质化**　恶性肿瘤在生长过程中变得越来越有侵袭性的现象称为肿瘤的演进,包括生长加快、浸润周围组织和远处转移等。这些生物学现象的出现与肿瘤的异质化有关。肿瘤的异质化是指一个克隆来源的肿瘤细胞在生长过程中形成在侵袭能力、生长速度、对激素的反应、对抗癌药的敏感性等方面有所不同的亚克隆的过程。由于这些不同,肿瘤在生长过程中得以保留那些适应存活、生长、浸润与转移的亚克隆。

7. **肿瘤遗传异质性**　Fidler 等提出了肿瘤细胞的异质性学说,该理论认为在遗传表型各异的原发肿瘤内,大多数的原发肿瘤细胞转移能力很低,只有极少数细胞(估计少于千万分之一)由于突变而获得转移必需的表型,而这些细胞具备形成转移的必要条件,如细胞迁移能力、侵袭能力、蛋白溶解酶活性、促凝血、促肿瘤血管生成等。DNA 突变、染色体重排和表观遗传学改变构成了肿瘤细胞基因组的内在不稳定性。细胞内在的基因组不稳定性和外部微环境适者生存的进化选择共同作用,导致肿瘤细胞对正常内环境的生长调控、免疫监视和环境抑制产生抗性,在此基础上发生连续突变和异常分化,形成肿瘤的异质性,通过有丝分裂在细胞间世代传递,且转移瘤往往比原发瘤中的细胞显示出更强的生长特性,细胞分裂指数增高。肿瘤的遗传异质性是肿瘤细胞逃避免疫监视、产生化疗抗性、形成转移复发的根源,是抗转移治疗中不可忽视的重要环节。研究发现,肾上腺碰撞瘤具有同质或异质性的癌基因改变,表现为两种完全不同的组织学分化潜能,发展为并列的两种组织类型的肿瘤。

8. **全能干细胞(totipotent stem cell,TSC)**　在细胞分化的过程中,细胞往往由于高度分化而完全失去了再分裂的能力,最终衰老死亡。机体在发展过程中为了弥补这一不足之处,保留了一部分未分化的原始细胞,称之为干细胞。干细胞的主要特性有:①无限的自我更新能力;②分化潜能;③异质性;④自我保护能力;⑤高致瘤性。文献报道,前列腺癌、肾细胞癌、肾上腺皮质癌以及睾丸肿瘤等实体瘤中均存在 TSC。而且,前列腺癌的异质性与 TSC 和雄性激素非依赖性密切相关。研究发现,TSC 对肿瘤生长过程中肿瘤细胞的存活、增殖、生长、转移及复发有着重要的作用(图 3-0-7,图 3-0-8)。从本质上讲,TSC 通过自我更新和无限增殖维持着肿瘤细胞群的生命力,其运动和迁徙能力又使肿瘤细胞的转移成为可能;TSC 可以长时间处于休眠状态并具有多种耐药分子而对杀伤肿瘤细胞的外界理化因素不敏感。因此,肿瘤往往在肿瘤标准治疗方法消灭大部分普通肿瘤细胞一段时间后复发,而且复发的部位随着时间会有所改变。

目前,关于 TSC 的起源尚有争议,推测癌细胞与正常干细胞有相同起源,来源于正常干细胞突变(图 3-0-8)。近来研究认为,多种不同类型的肿瘤细胞来源于同一干细胞。而且,这些干细胞是肿瘤进展的驱动力。正常干细胞转化为 TSC 需要经历漫长的基因突变积累过

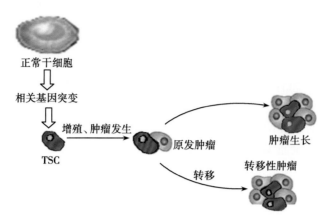

图 3-0-7 肿瘤干细胞增殖、肿瘤发生、生长和转移示意图

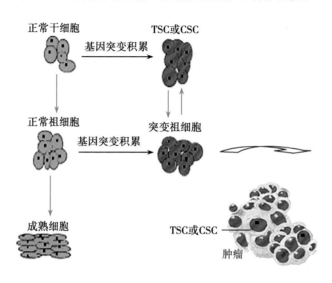

图 3-0-8 TSC 或 CSC 起源示意图

程,诱导重编程形成多潜能干细胞是体细胞产生肿瘤干细胞的可能途径之一;瘤细胞返分化为 TSC 是 TSC 来源之一;上皮-间充质转化(EMT)是细胞可塑性的重要机制,在肿瘤细胞转移和 TSC 形成中起重要作用,细胞融合诱导 EMT 可能是肿瘤干细胞形成的另一重要机制。然而,人体中的癌细胞是从哪里来的? TSC 是如何演变成的,却依然是个谜。文献报道,当转录因子 Oct4 和 Akt 两种关键蛋白质"失控"发生越位碰撞后,就会引发一系列变化,将一个正常的干细胞变成 TSC。

　　近年来,科学家们发现在许多肿瘤组织中存在少数细胞小群体,它们有着与干细胞十分相似的特性,能自我更新,也能分化;同时,它们还有一项特殊的本领,就是"逃逸"。正常的干细胞,在遇到损伤刺激或不良条件时,会很快分化或"自杀",而肿瘤细胞中的这些干细胞不但不会"自杀",反而会先"潜伏"起来,然后再更为迅速地进行增殖。研究发现,转录因子 Oct4 和蛋白激酶 Akt 之间可能有直接的联系。Oct4 就像一个开关,调控着干细胞中几百个重要蛋白质的合成;而 Akt 作为一个蛋白激酶,是维持肿瘤细胞生存和增殖最重要的蛋白之一。在胚胎癌细胞中两者的相互作用就明显增强,Akt 能将 Oct4 "变异",变成自己的帮凶,更容易地定位在细胞核内,并促进它与另一干细胞转录因子 Sox2 形成复合物,增强胚胎癌细胞的自我更新能力。在胚胎癌细胞中,Oct4 和 Akt 间彼此结盟,形成了一个相互促进的调控机制,即 Oct4-Akt 正反馈回路系统,这可能是 TSC 比正常干细胞具有更强的自我更新能力和抗凋亡能力,导致肿瘤生长的一个重要原因(图 3-0-9)。

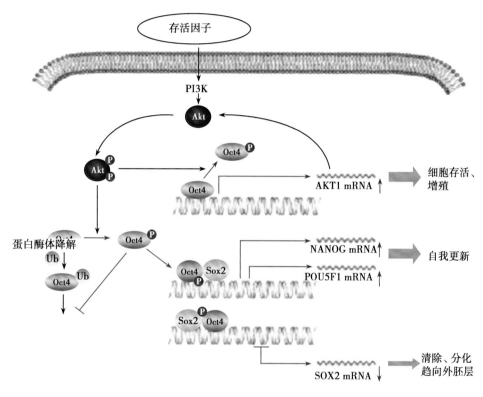

图 3-0-9　Oct4 对 TSC 的调控

二、肿瘤浸润、转移机制

局部浸润和远处转移是恶性肿瘤最重要的特点,并且是恶性肿瘤致人死亡的主要原因。文献报道,90% 以上的恶性肿瘤患者最终死于肿瘤转移或复发。恶性肿瘤对宿主组织具有侵袭特性,浸润和转移是恶性肿瘤两个突出的生物学特征,转移必须先有浸润,它又是浸润的严重后果,两者密切相连。浸润是指肿瘤细胞具有侵入其周围正常组织的能力。肿瘤细胞在生长过程中沿组织间隙移动,侵袭邻近组织或器官并继续生长。伸展出去的瘤组织与原发瘤相连者称为直接蔓延。癌细胞通过血液和淋巴系统入侵机体的其他部位,从原发的部位到其他器官形成新的肿瘤的过程被称为转移。转移是肿瘤具有在原发瘤以外的身体其他部位或器官发生继发肿瘤的能力。肿瘤细胞从原发瘤脱落后,通过各种途径抵达不相连续的部位,归巢、植入、实质的浸润、新环境的适应和继发瘤并继续生长形成新的同样性质的转移瘤。目前,恶性肿瘤浸润、转移的分子调控机制已经取得突破性进展,但其具体机制尚未完全阐明。

(一)浸润、转移相关学说

恶性肿瘤浸润、转移的分子机制比较复杂,涉及细胞、分子、酶和基因等多方面的因素,

况且不同肿瘤在各个阶段有不同的分子机制。关于肿瘤发生转移的机制学说,目前主要有五种观点:

1. **"种子和土壤"学说** 肿瘤转移的形成,是具有旺盛分裂功能的细胞作为"种子",只能在为其提供舒适微环境的相对特异的器官组织(土壤)中,才能生长增殖、发生肿瘤的转移。正是由于扩散的肿瘤细胞与特定部位微环境之间的相互作用,使得恶性肿瘤在第二器官发展为转移癌,这种"土壤"能进一步调节"种子"细胞的生长和分化。

2. **"解剖动力学机制"学说** 某些原位肿瘤细胞随着血流或淋巴流在其最先到达脏器的毛细血管或毛细淋巴管发生机械性滞留,并穿过血管在局部增殖,从而形成转移灶。肿瘤细胞所遇到的第一个器官,也就是肿瘤转移发生的部位。一些肿瘤的转移没有组织、器官的特异性,肿瘤细胞所遇到的第一个点就是将要转移的位点,发生就近转移;但也有一部分肿瘤细胞的转移具有明显的组织、器官的特异性,可绕过就近的器官,发生远处转移。但该学说不能解释某些肿瘤对转移器官具有亲和性,而不是就近原则,也不能解释肿瘤休眠、肿瘤遗传异质性、失巢凋亡抗性等现象。

3. **基因突变理论** 基于基因改变导致肿瘤形成的理论称为基因突变理论。特定的基因突变引起了增殖和凋亡这一对矛盾的不平衡,信号转导和周期相关基因、凋亡相关基因的突变是问题的关键;肿瘤细胞几乎所有特点,包括低分化状态、自主性增殖、侵袭转移及多药耐药等,都可归因于特定基因的异常。

4. **组织结构场理论** 组织微结构和细胞微环境的改变,细胞外间质成分是各种致癌因素首先作用的靶点,这一改变所引发的细胞与细胞、细胞与间质信号交流的异常,便成了细胞失控性增殖、浸润和转移的原因。

5. **TRC 学说** 肿瘤再生细胞(tumor-repopulating cell)或称作 TRC,在前列腺癌、睾丸肿瘤等多种恶性肿瘤中已成功分离出了 TRC。TRC 定义为"存在于肿瘤组织中的具有无限自我更新能力并能产生不同分化程度的肿瘤细胞,称为 TRC"。TRC 学说是"种子与土壤"学说的深化,TRC 是肿瘤发生的种子细胞,而 TRC 的原发部位及转移部位的微环境就是其生长的"土壤",目前被普遍认可。一般,肿瘤起源于正常干细胞的非正常分化并无限增殖,最后形成肿瘤。TRC 所具备的吞噬能力可使肿瘤细胞获得额外的染色体,随后便可能产生核型的异常或染色体结构的突变。结局有二:①引发自身凋亡;②进一步获得自主性克隆优势,此时在不依赖生长因子的作用下,也可表现出旺盛的增殖能力和侵袭、转移能力。能在远处转移生长的 TRC 仍维持其部分分化状态,具有相似于来源组织的结构和生化标志,其生长则有赖于微环境信号分子的特异性选择。TRC 虽然数目极少,但有高度的成瘤性,有可能是肿瘤发生、发展及转移的根源。

TRC 具有四个重要特征:①自我更新的能力:自我更新能力是 TRC 保持分化为前体细胞的能力;②多分化潜能:多分化潜能使 TRC 能够产生不同分化程度的子代肿瘤细胞,在体内形成新的肿瘤。同一肿瘤组织中,分化成熟的肿瘤细胞恶性程度较低,而分化差的肿瘤细胞恶性程度高;③高增殖能力:大量实验表明,癌症干细胞(cancer stem cell,CSC)/TRC 比普通肿瘤细胞具有更高的增殖能力;④耐药性:多药耐药性(multidrug resistance,MDR)是导致肿瘤治疗失败的主要原因之一。TRC 细胞膜上多数表达 ABC 转运体家族膜蛋白,能够运输并排出代谢产物、药物等物质,使得许多对肿瘤非干细胞具有抑制或杀伤作用的化疗药物在 TRC 上发挥不了杀伤作用,或作用明显减弱。TRC 的存活依赖其微环境,微环境对于 TRC 的自我更新和分化都有调节功能,并抵抗过多的干细胞产生,从而避免癌症的发生。

　　TRC 学说以其独有的特性成功解释了肿瘤转移的休眠现象、失巢凋亡抗性、遗传异质性等现象,为恶性肿瘤转移的治疗提供了更多新的靶点与诊疗思路。随着 TRC 研究进程的推进,转移肿瘤干细胞、癌前干细胞、静止肿瘤干细胞、迁移的肿瘤干细胞等概念被提出,对 TRC 的分类更细致,功能定位更明确,认为迁移的 TRC 是诱发复发、转移的主要因素。由于耐药机制使 TSC 能在标准的肿瘤治疗后适者生存,虽然肿瘤细胞被清除,但残留的 TRC 具有自我更新及多向分化功能,在适宜的条件下又可以再度增殖导致肿瘤的复发和转移,这也就是很多肿瘤患者数年或 10 年之后仍会转移的原因。一般认为,TRC 微环境在肿瘤的发生和转移中起了十分重要的作用,故 TRC 微环境可能成为肿瘤治疗的新靶标(图 3-0-10)。研究发现,转移性前列腺癌具有干细胞样特征,恶性前列腺癌 TRC 同正常前列腺组织中的组织特异性干细胞共享了某些遗传特性。浸润性越强的前列腺癌越表现出干细胞样的基因表达模式,故靶向干细胞信号通路有可能成为治疗晚期前列腺癌的可行方法。

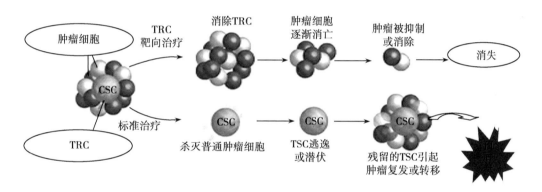

图 3-0-10　标准治疗(包括手术、放疗、化疗和靶向药物)后残留 TSC 引起肿瘤复发或转移

（二）浸润、转移的过程

　　通常,恶性肿瘤浸润、转移的过程主要有以下几个步骤:浸润(肿瘤细胞的黏附、蛋白降解、肿瘤细胞移动)、血管形成、内向侵袭、循环、附着、外向侵袭、生长。由于肿瘤转移是一个多因素、多基因参与的过程,其机制十分复杂。肿瘤的扩散、转移是恶性肿瘤的主要特征。具有浸润性生长的恶性肿瘤,不仅可以在原发部位生长、蔓延(直接蔓延),而且可以通过各种途径扩散、转移到身体其他部位。肿瘤转移过程非常复杂,转移的肿瘤细胞最终能否在转移器官植入成功并生长成瘤,不仅取决于肿瘤细胞的自身特点,还取决于肿瘤微环境的炎性特征以及肿瘤细胞与微环境之间的相互作用。

　　1. 局部浸润（图 3-0-11,图 3-0-12）　浸润能力强的瘤细胞亚克隆的出现和肿瘤内血管形成对肿瘤的局部浸润起重要作用。肿瘤细胞基底膜的主要组成是 ECM。肿瘤细胞对于基底膜的侵袭是一主动过程,局部浸润可分为四个步骤:①由细胞黏附分子介导的肿瘤细胞之间的黏附力减少,而肿瘤细胞与基质的附着力增加;②瘤细胞与基底膜紧密附着;③ECM 降解。在肿瘤细胞和基底膜紧密接触 4~8 小时后,ECM 的主要成分如 LN、FN、蛋白多糖和胶原纤维可被肿瘤细胞分泌的蛋白溶解酶溶解,使基底膜产生局部缺损;④肿瘤细胞的移

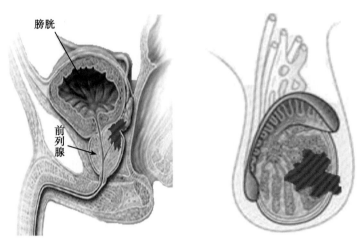

图 3-0-11　前列腺癌精囊浸润图　　　　3-0-12　睾丸肿瘤局部浸润

出:肿瘤细胞以阿米巴运动通过溶解的基底膜缺损处。肿瘤细胞穿过基底膜后重复上述步骤溶解间质的结缔组织,在间质中移动。到达血管壁时,再以同样的方式穿过血管的基底膜进入血管(图 3-0-13)。

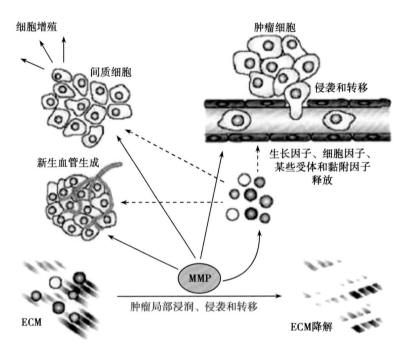

图 3-0-13　肿瘤微环境、肿瘤侵袭和转移

　　浸润后机制(图 3-0-14):浸润后还伴随血管形成、肿瘤细胞的内向侵袭、循环等:①血管形成:血管的形成发生在毛细血管后的静脉水平上,通过肿瘤细胞和基质细胞释放的血管生长因子而促进肿瘤新血管的形成;②内向侵袭:肿瘤细胞的内向侵袭是指肿瘤细胞进入到血流中。肿瘤细胞可通过进入新肿瘤血管或者浸润宿主组织中已存在的血管而进入到血流中;

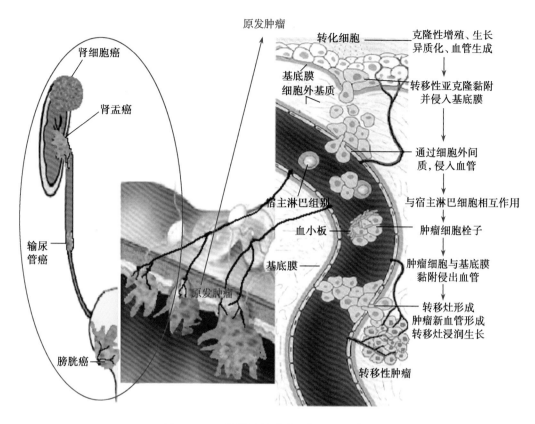

图 3-0-14　泌尿恶性肿瘤局部浸润示意图

③循环：肿瘤细胞进入血流，可以是单个细胞的形式，也可以是多个肿瘤细胞簇集一团，随着血流而循环。血液循环成为转移肿瘤细胞的一个暂时的栖息场所；④附着：处于血液循环的肿瘤细胞可以通过各种不同的途径附着在靶器官的血管壁上，不同的肿瘤细胞具有不同的黏附方式；⑤外向侵袭：肿瘤细胞与毛细血管或小静脉的血管内皮细胞发生黏附以后，利用肿瘤细胞的蛋白水解作用，对基底膜和 ECM 进行消化分解，实现肿瘤细胞从血管内向血管外的外向侵袭；⑥生长的微环境：外向侵袭成功的肿瘤细胞可呈集落性生长，多种宿主和肿瘤组织可以改变肿瘤存活和生长所必需的微环境。

2. **直接蔓延**　晚期前列腺癌可蔓延至精囊和膀胱（图 3-0-15），肾细胞癌可直接蔓延到肾上腺（图 3-0-16）。

3. **血行播散**　原发肿瘤部位的单个癌细胞进入血管后随血流到达到其他部位形成继发性转移肿瘤。肿瘤细胞在早期就会自发地或因诊疗操作脱落进入循环系统成为循环肿瘤细胞（circulating tumor cells，CTCs），绝大多数被机体的免疫细胞所消灭，只有极少数具有高度活力、转移潜能的 CTCs 在循环系统中存活下来，相互聚集形成微小癌栓，并在一定条件下发展成为转移灶。通常，EMT 促进 CTCs 产生和生存，CTCs 又通过 EMT 促进 CTCs 形成肿瘤转移灶。

泌尿及男性生殖系统恶性肿瘤均可发生血行播散，尤多见于前列腺癌、肾细胞癌、泌尿生殖肉瘤等。然而，转移的发生并不是随机的，而是具有明显的器官倾向性。血行转移的位置和器官分布与某些肿瘤有特殊的亲和性，如肺癌易转移到肾上腺，前列腺癌首发转移灶多

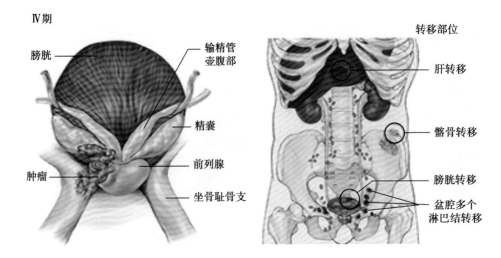

图 3-0-15　前列腺癌转移

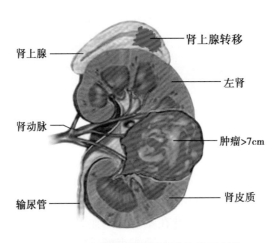

图 3-0-16　肾细胞癌肾上腺转移示意图

为骨转移(图 3-0-17),肾细胞癌除局部浸润外,易转移到肺、淋巴结、肝、骨和肾上腺等部位。产生这种现象的原因还不清楚,可能是这些器官的血管内皮上具有能与进入血液循环的癌细胞表面的黏附分子特异性结合的配体,或由于这些器官能够释放吸引癌细胞的化学物质。此外,侵入胸、腰、骨盆静脉的肿瘤细胞,也可以通过吻合支进入脊椎静脉丛(Batson 脊椎静脉系统),如前列腺癌就可通过此途径转移到脊椎,进而转移到脑。通常,脱落到外周循环系统的前列腺癌 CTCs,很可能与原发肿瘤或转移瘤组织中的肿瘤细胞有着不一样的生物学行为。

一般认为,肿瘤发生、进展是原发肿瘤发生侵袭、转移所致。近来文献报道,在血液中循环的癌细胞具有自我种植(self-seeding)的能力,即血液循环中的 CTCs 可以返回到原发肿瘤灶生长,这一过程称为"肿瘤自我种植"或"肿瘤自我播种"。癌症的进程包括第一阶段的癌细胞生长以及第二阶段的癌细胞转移。为了获得空间和生长因子,肿瘤细胞在原发部位进入体循环,并扩散到远处器官。即使手术切除原发肿瘤,肿瘤可能复发。为了解释肿瘤大小、局部复发和预后差异之间的关系,"肿瘤自我种植"的现象表明 CTCs 可以重新回到它们原

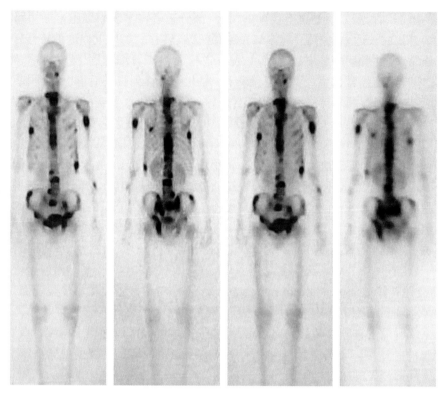

图 3-0-17　前列腺癌骨转移

来生长的肿瘤部位。研究发现,从原来的癌细胞所衍生出来的高转移性癌细胞,更容易具备渗透到原来就存在的肿瘤的能力。研究显示,"肿瘤细胞自我种植"通过释放一些信号,促使血管生成,从而使肿瘤生长、侵袭和转移。并藉由增加趋势化因子 CXCL1 吸引基质细胞浸润肿瘤,还可分泌某些相关因子帮助肿瘤生长、增殖。最后,进入循环系统的癌细胞可以重新回到肿瘤原来生长的地方,更加促进原来的肿瘤生长。由此可见,"肿瘤自我播种"或在肿瘤进展中起重要的作用(图 3-0-18)。

4. 淋巴结转移　淋巴结转移是肿瘤最常见的转移方式,是指浸润的肿瘤细胞穿过淋巴管壁,脱落后随淋巴液被带到汇流区淋巴结,并且以此为中心生长出同样肿瘤的现象。

通常,淋巴结转移首先到达距肿瘤最近的一组淋巴结(第一站),然后依次到达距离较远者(第二站、第三站),瘤细胞在每一站浸润生长的同时也向同

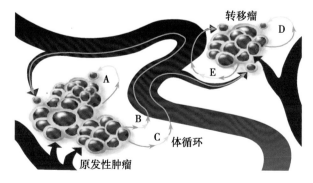

图 3-0-18　肿瘤细胞"自我种植",促使肿瘤进展途径示意图

A. 肿瘤细胞增殖:肿瘤细胞在原发部位移动和再附着;B. 肿瘤细胞移动,进入血管,然后溢出重新回到原来生长的地方;C. 肿瘤细胞移动,进入血管,经体循环到达转移部位;D 或 E. 肿瘤细胞在转移部位增殖、自我种植形成转移瘤。

组内邻近的淋巴结扩展。但是也有例外的情况,部分患者也出现瘤细胞可循短路绕过途径中的淋巴结直接向较远一组淋巴结(第二站或第三站)转移。临床上称这种转移方式为跳跃式转移。通常,恶性肿瘤多经淋巴道转移,泌尿肿瘤常见于肾细胞癌、睾丸肿瘤、阴茎癌、前列腺癌等,如肾细胞癌常发生局部淋巴结转移,睾丸癌转移到腹膜后淋巴结,阴茎癌转移到腹股沟淋巴结,前列腺癌多转移到盆腔淋巴结,这些特点增加了肿瘤转移的复杂性。肿瘤转移这一复杂的过程包括:原发瘤发展为侵袭性肿瘤,肿瘤细胞侵袭基底膜,肿瘤细胞进入淋巴系统和血液循环系统并随之在体内转移,在循环系统中形成瘤栓并转运到远处靶器官,滞留于靶器官微血管中,穿出血管并形成微小转移灶,肿瘤血管形成并在继发组织器官继续生长这几个阶段。肿瘤细胞进入血液、淋巴系统后就离不开血管与淋巴管,血管与淋巴管关系到肿瘤细胞能否在转移器官安家,因为没有血管与淋巴管提供充足的养分,肿瘤细胞无法增殖,转移灶自然无法继续长大。肿瘤生物学证据表明,肿瘤生长、侵袭与转移高度依赖新生血管的形成,当瘤体增长至 $2\sim3mm^3$ 时,如果没有新生血管形成,肿瘤组织将保持休眠或退化状态。

5. **种植性转移**(transcoelomic metastasis) 体腔内器官恶性肿瘤侵破表面,瘤细胞可以脱落并像播种一样种植在体腔内器官表面,形成转移瘤,这种转移的方式称为种植性转移。泌尿系统肿瘤的种植性转移是比较常见的,如肾盂肿瘤可以种植于输尿管或膀胱黏膜,种植于膀胱的肿瘤多位于输尿管口。手术创口的癌细胞种植是比较少见的临床现象,但是是导致肿瘤局部复发的原因之一。

此外,肿瘤细胞除了恶性增殖、局部浸润、蔓延和转移,另一个重要的特点是其低分化状态。无论肿瘤的组织来源如何,肿瘤总表现出低于其对应组织的分化程度,从未分化状态到高分化状态不等。简言之,肿瘤是处于部分分化状态的细胞所形成的组织,肿瘤的分化状态与浸润和转移有着密切的关系。

三、肿瘤浸润、转移的分子生物学基础

浸润和转移是恶性肿瘤的基本特征,侵袭是转移的前提和关键步骤,这是一个复杂的、多因素参与的生物学过程。浸润转移不仅与肿瘤细胞有关,更是肿瘤细胞和肿瘤组织微环境复杂的相互作用的结果,其过程涉及多个分子作用机制和信号转导途径。肿瘤转移由多种转移相关基因调控,不仅有转移促进基因的激活,还伴有转移抑制基因的失活。

(一) 肿瘤抑制基因 nm23

目前发现,肿瘤抑制基因 nm23 的表达水平与肿瘤的侵袭和转移能力之间存在相关性。人基因组中有两个亚型 nm23 基因,即 nm23-H1 和 nm23-H2。nm23-H1 基因定位于 17 号染色体着丝点附近约 p11-q11 间。研究表明,nm23-H1 和 nm23-H2 不仅为两个完全不同的基因,而且分别受两个独立的调控系统的调节,其中 nm23-H1 的 mRNA 水平似乎与肿瘤细胞转移关系更为密切。nm23 蛋白可能是正常组织发育所必需的,如果 nm23 蛋白失活或减少将导致一种有利于畸形分化和肿瘤转移的紊乱状态,在侵袭性强的肿瘤中出现 nm23 基因丢失。研究认为,nm23 蛋白可能控制细胞增殖相关的转录因子,在肿瘤转移抑制表型中起重要作用,其在肾细胞癌、肾盂输尿管肿瘤、膀胱肿瘤和睾丸肿瘤等肿瘤中的转移抑制作用已经得到证实。

(二) RKTG、EGFR、TGF-β 分子

文献报道,RKTG(raf kinase trapping to golgi,RKTG)分子是一个对 Ras 到 ERK 信号通路

进行空间调控的蛋白,RKTG 能通过空间调控 Raf 的分布抑制 Ras-Raf-MEK-ERK 丝裂原信号通路,它能将细胞外信号传递入细胞核内,引起细胞内特异蛋白的表达谱变化,从而影响细胞命运(图 3-0-19)。该通路可抑制细胞在分裂原刺激时的细胞增殖和恶性转化,具有协调和维持机体细胞正常增殖的生理功能。*RKTG* 和 *p53* 两个抑癌基因在肿瘤形成过程中具有协同功能,它们还参与了肿瘤细胞的上皮间质转化(epithelial-mesenchymal transition,EMT)过程,EMT 是介导肿瘤细胞浸润和转移的最重要环节。

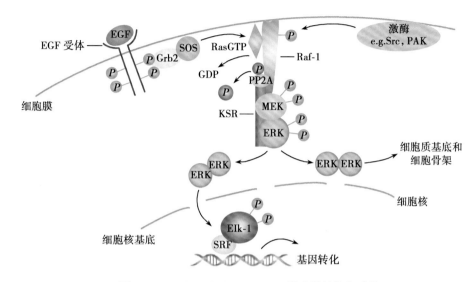

图 3-0-19　Ras-Raf-MEK-ERK 通路的结构和功能

研究发现,P53 是一个调控 EMT 的"关卡",只有在这一"关卡"功能丧失的情况下,肿瘤细胞才能有效地进行 EMT,进而参与肿瘤的浸润和转移。研究证实,EMT 是指上皮细胞在特定的生理和病理环境下向间充质细胞转变分化的现象,是细胞失去上皮细胞表型并逐渐获得间质细胞表型的过程,是一个复杂、有序、多基因、可调控的生物学过程。不但在胚胎发育过程中对组织器官形成至关重要,还参与创伤愈合、组织重建、肿瘤侵袭转移。EMT 除了对肿瘤起着重要的调控作用外,还提高了肿瘤细胞群体内的肿瘤干细胞对抗化学治疗的能力,并在营养缺乏等外界环境发生改变的情况下还能够存活下来。目前认为,EMT 是参与肿瘤进展的重要机制,膀胱肿瘤细胞生物学行为的潜在变化已被体外实验所证实。

表皮生长因子受体(epidermal growth factor receptor,EGFR)激活分为 3 个步骤:①EGFR 与配体结合后可导致受体形成同源二聚体,也可与其他 EGFR 家族形成异源二聚体;②二聚体的形成促使 EGFR 胞内区 6 个特异的受体酪氨酸残基磷酸化,分别依次将外界各种信号转导至胞内。主要通过两条途径将信号传递至细胞核,一条是 RAS/RAF/MEK/MAPK 通路;另一条是 PI3K/AKT 通路;③当信号转导至细胞核后,引起核内基因转录水平的增加,使细胞增殖、转化,EGFR 表达增加。研究表明,在许多实体肿瘤中存在 EGFR 的高表达或异常表达。EGFR 与肿瘤细胞的增殖、血管生成、肿瘤侵袭、转移及细胞凋亡的抑制有关。其可能机制有:EGFR 的高表达引起下游信号转导的增强;突变型 EGFR 受体或配体表达的增加导致 EGFR 的持续活化;自分泌环的作用增强;受体下调机制的破坏;异常信号转导通路的激活等。EGFR 的过表达在恶性肿瘤的演进中起重要作用,泌尿及男性生殖系统肿瘤中

RCC、前列腺癌和膀胱肿瘤等组织中都有 EGFR 的过表达,并与肿瘤侵袭有关。

现已发现多种 EGFR 突变型。突变型 EGFR 的作用可能包括:①具有配体非依赖型受体的细胞持续活化;②EGFR 的某些结构域缺失而导致受体下调机制的破坏;③异常信号转导通路的激活;④细胞凋亡的抑制等。突变体的产生是由于 EGFR 基因的缺失、突变和重排。EGFR 的配体对细胞内信号转导有很大影响,通过自分泌形式激活 EGFR 促进细胞增殖。此外,对 EGFR 与肿瘤的血管生成、高侵袭性及转移关系的研究发现,EGFR 可以通过 Ang-1 及 VEGF 等因子表达水平的调节而影响肿瘤新血管生成。

最近研究发现,EGFR 发生细胞核定位能够抑制肿瘤抑制因子 miR-1 的表达,从而促进肿瘤的骨转移,尤其是前列腺癌、肾细胞癌。EGFR 信号轴发生紊乱会增强许多实体瘤发生骨转移的能力已得到研究证实,但目前关于 EGFR 信号轴下游效应信号的研究仍然较少。研究显示,EGFR 转定位对 miR-1 的转录具有调控作用,而 miR-1 能够直接靶向调控 TWIST1 的表达,TWIST1 在诱导 EMT 发生以及细胞迁移方面具有重要作用。研究观察到,miR-1 的表达水平下降与激活型 EGFR 和 TWIST1 表达增强具有明显的相关性。研究结果表明,EGFR 转定位到核内发挥了转录抑制因子的作用,抑制了 miR-1 的肿瘤抑制功能,进而维持了癌基因 *TWIST1* 的激活。因此,这条信号轴对于加速前列腺癌发生骨转移具有重要作用。前列腺癌以骨转移占首位,50% 的病例获得诊断时发现有可疑骨转移。值得临床注意的是,前列腺癌为何容易早期发生骨转移。

转化生长因子-β(transforming growth factor,TGF-β)能够调节促进乳腺癌骨转移的相关基因的表达,但 TGF-β 与前列腺癌骨转移之间存在什么样的关系仍较少研究。TGF-β 是机体正常细胞及上皮性肿瘤细胞生长的负调控因子。大量研究表明,TGF-β 是重要的肿瘤抑制物,但也参与了肿瘤的发生、进展和转移等各个方面。其受体尤其是 TGF-β Ⅱ型受体的表达缺失是肿瘤发生的一个重要原因。TGF-β 在正常的血管发生和保持血管完整性有重要作用,对肿瘤的生长和浸润起重要作用的是肿瘤血管,血管提供肿瘤细胞营养和氧分。肿瘤细胞渗透到血液系统,导致肿瘤转移。TGF-β 在肿瘤细胞中可诱导表达血管内皮生长因子、金属蛋白酶 MMP-2 和 MMP-9,负调控金属蛋白酶抑制因子,从而为蛋白酶提供丰富的微环境,有利于肿瘤细胞的迁移和浸润适当的血管内皮细胞,直接或间接地纵容了肿瘤细胞的浸润和转移。文献报道,TGF-β 负调控因子 PMEPA1 能够通过抑制 TGF-β 信号途径抑制前列腺癌发生骨转移,并且这种抑制作用是通过不依赖蛋白酶体的泛素化途径实现的,这对于了解 TGF-β 与前列腺癌转移之间的关系具有重要意义。研究证实,TGF-β 能够上调一系列与前列腺癌侵袭性和骨转移相关的基因,其中上调最明显的是 PMEPA1 的基因(图 3-0-20)。PMEPA1 通过非蛋白酶体机制抑制 TGF-β 信号途径,能够降低促癌转移基因表达和前列腺癌骨转移。而且,抑制 TGF-β 信号途径在临床上未发生癌转移的前列腺癌患者生存率较低,也与 PMEPA1 低表达有关。近来研究发现,在前列腺癌等癌症中,虽然 TGF-β 信号通路的组分元件并未发生突变,但其抑制肿瘤细胞生长的功能消失,这表明肿瘤细胞能够通过其他的机制逃逸 TGF-β 信号的调控。在很多肿瘤环境中处于过度激活状态的 IL-6、EGF 等信号通路能够通过其下游的转录因子 STAT3 抑制 TGF-β 信号通路。STAT3 通过特异性地结合 TGF-β 信号通路中的 Smad3 蛋白,削弱 Smad3 与 Smad4 以及 DNA 的结合能力,从而最终抑制 TGF-β 信号的转导及其介导的细胞生长抑制、细胞凋亡以及 EMT 等重要的生物学过程。通常,Smad 是 TGF-β、BMP/Smads 信号通路中的关键蛋白,帮助控制干细胞多能性及其分化,

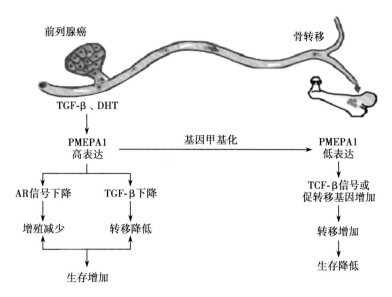

图 3-0-20　TGF-β/PMEPA1 通路与前列腺癌

并参与细胞生物功能的维持和正常发育。*Smads* 基因突变或功能失活与人类肿瘤的发生密切相关，TGF、BMP/Smads 信号通路的异常是肿瘤的发生发展以及肿瘤的浸润和转移的重要因素。TGF-β/Smad 信号通路与肾细胞癌密切相关，TGF-β1、Smad4 与 Smad7 蛋白三者表达的异常可能与肾细胞癌的发生、发展和转移相关。NEDD4-L 对内源的 TrkA 有泛素化作用，在前列腺癌 PC3 细胞中，TrkA 是 NEDD4-L 的底物之一。NEDD4-L 能介导 TrkA 的泛素化，促进其在蛋白酶体降解，而泛素化与 DNA 修复有关。前列腺癌患者中 Nedd4L 表达水平下调，TrkA 表达水平上调，表明 TrkA 泛素化水平的降低与前列腺癌发生、发展及转移密切相关。

（三）肿瘤抑制基因 *Maspin*

Maspin 定位于 18 号染色体（18q21.3），属于丝氨酸蛋白酶抑制剂超家族的成员，是一种肿瘤抑制基因。Maspin 蛋白具有抑制肿瘤细胞运动、侵袭、转移和肿瘤新血管生成等作用，在肿瘤浸润转移、血管生成及与其他抑癌基因的联合作用过程中发挥着重要的作用。Maspin 蛋白在前列腺组织中有高水平表达，而在相应的恶性肿瘤中表达下调或不表达，其表达下调或不表达与肿瘤细胞的过度生长和抗凋亡密切相关，且常常暗示其预后不良。研究发现，Maspin 蛋白可能与膀胱肿瘤的发生、发展有关。

（四）调控因子 mTOR、PI3K/AKT/mTOR 通路

mTOR（mammalian target of rapamycin，mTOR）是人类蛋白质合成的主要调控因子，它能够帮助正常细胞感受营养状态，调控细胞生长与代谢。但是在多种类型的癌症中，这一过程出现异常，mTOR 重新编程正常细胞使其发生异常分裂、侵袭和转移。在人体内，mTOR 是一种可帮助细胞对有利或不利环境作出应答的分子传感器，有助于细胞对有利或有害的环境做出反应。在正常条件下，mTOR 调控诱导细胞生长和分裂。当机体处于饥饿状态时，mTOR 会关闭合成蛋白质的大部分分子机器，以确保生物体能够保存能量。在癌症中，这一精细平衡被打破，mTOR 蛋白出现异常。变态的 mTOR 蛋白发生差错而变得高度活跃，给肿瘤细胞发送信号促使肿瘤细胞增长、分裂、转移及侵袭新的健康组织。研究发现，在肿瘤形成期间，mTOR 通过改变特异性蛋白的合成而导致肿瘤转移，此特异性蛋白可促进癌细胞移

动变得更易侵入正常器官。

文献报道,PI3K/AKT/mTOR 通路的功能有下列几个方面:①诱导缺氧诱导因子的表达和活性;②作为细胞内非常重要的信号转导途径;③参与调控细胞分化。其在细胞的代谢、生长、存活、增殖、凋亡、血管生成和自吞噬的过程中发挥着极其重要的生物学功能。研究显示,PI3K/AKT/mTOR 信号转导通路参与恶性肿瘤的浸润和转移。信号路径 PI3K/AKT 的激活可以诱导前列腺癌恶化进入到去势耐受阶段,这个阶段往往是前列腺癌最恶化的一个阶段,也是最为致命的。研究表明,PI3K/Akt/mTOR 信号通路与肾细胞癌、前列腺癌发生和进展关系密切。

（五）其他

1. *FOXO3a* 和 *FOXO4* 基因 FOXO 转录因子家族通过对其靶基因的调节作用,在细胞代谢、凋亡、增殖、应激反应、DNA 修复和免疫应答等生命活动中发挥着重要作用。该家族成员 *FOXO3a* 可调控靶基因启动子发生组蛋白磷酸化、乙酰化、甲基化等修饰从而影响其表达。*FOXO3a* 在泌尿系统肿瘤中存在异常的低表达,其蛋白质修饰状态和活性受到以 PI3K-AKT 为主的多条信号通路的复杂调控,对泌尿系统肿瘤的发生、发展和预后产生重要的影响(图 3-0-21)。

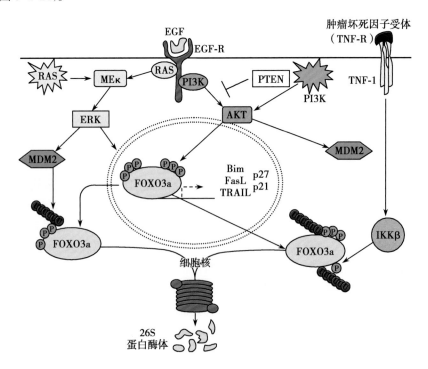

图 3-0-21 FOXO3a/PI3K/AKT 信号通路

研究发现,在正常的前列腺组织、良性的前列腺组织或前列腺炎患者机体中很少发现或未发现成骨转录因子 Runx2。然而,在前列腺癌细胞中 Runx2 异常表达,并与肿瘤转移发生有关。在骨发育过程中,Runx2 会受到 RAS/MAP 激酶途径激活,该信号途径能够对 Runx2 的多个丝氨酸位点进行磷酸化从而实现对 Runx2 的激活,而 RAS/MAP 信号途径通常在前列腺癌中也会出现较高活性。研究显示,Runx2 倾向于表达在侵袭性更强的前列腺癌细胞系中,Runx2 的磷酸化对于前列腺癌及其他一些转移性疾病的发生具有重要作用。相比原发性前列腺癌,*FOXO4* 在转移性的前列腺癌中处于关闭状态。FOXO4 可以关闭那些控制恶性肿瘤细胞发生特殊转移行为的基因的表达,如可以控制肿瘤细胞入侵其他组织随后在组织中生长并且增殖的基因。FOXO4 可以通过结合并抑制 Runx2 蛋白的表达来抑制恶性肿瘤的扩散,表明 Runx2 蛋白在促进癌症转移中起重要作用。

2. *KAI1* 基因　肿瘤转移抑制基因 *KAI1* 基因位于人染色体 11p11.2 上,*KAI1* 基因通过封闭肿瘤细胞表面的黏附受体,使肿瘤细胞不易脱离原发灶而抑制转移,对某些肿瘤转移起抑制作用。临床研究发现,在泌尿生殖系高转移性肿瘤细胞中 *KAI1* 基因表达减少或缺失,可能与基因的突变失活有关。如在晚期前列腺癌中,肿瘤的进展和转移与 *KAI1* 基因密切相关。*KAI1* 基因在晚期肾癌中表达降低,提示 *KAI1* 基因与肾细胞癌的进展有关,并可能参与了肾细胞癌术后转移。

四、肿瘤复发、转移的原因

肿瘤局部复发、转移是治疗失败最主要的原因。临床发现,泌尿系统肿瘤在标准治疗包括手术、放疗、化疗、分子靶向治疗一段时间后,又于原发部位或器官再次长出与原发瘤相同的肿瘤,甚至患者被确定治愈数年或 10 年后发生远处转移。肿瘤为什么会复发、转移?残存的肿瘤细胞怎么最终导致肿瘤复发或转移?肿瘤复发、转移的原因主要有下列几个方面:

(一)手术因素

泌尿系统肿瘤复发与肿瘤原发部位、组织学类型、TNM 分期和分级、治疗方式以及患者的体质等均有一定的关系。影响手术效果的常见因素有下列几种:

1. 局部复发　肾细胞癌局部复发不多见,手术创口的肿瘤细胞种植比较少见。膀胱肿瘤经尿道电切(TURBt)、肿瘤局部切除术或部分切除术后,仍有可能在膀胱范围内复发,或根治性膀胱切除术后残留尿道内发生肿瘤。膀胱肿瘤局部复发的主要原因有:①肿瘤多中心发生或原发瘤切除不彻底;②术中肿瘤细胞脱落种植;③来源于原已存在的尿路上皮增殖或非典型病变;④膀胱上皮继续受到尿内致癌物质的刺激;⑤术后未常规进行膀胱灌注治疗或未定期复查、随访。

2. 未行淋巴结清扫术或清扫不完全。

3. 未发现邻近器官微小转移灶或未同时行邻近器官转移灶切除术。

4. 因局部呈浸润生长,不易彻底切除致肿瘤组织残留,如前列腺癌尿道残端癌灶残留。

5. 保留器官的手术有一定的复发率,与肿瘤局部浸润或多中心病灶有关。

6. 未切除单个远处转移灶或难以切除远处转移灶(多发性)。

(二)放疗、化疗抗药性

1. **化疗间歇期**　文献报道,超过 90% 的化疗患者都会产生自发或获得性耐药,而肿瘤多药耐药性(MDR)则是肿瘤化疗失败的主要原因。化疗存在间歇期,即必须间歇治疗。每次化疗之间,会出现一大段治疗空白期,让患者休息,以恢复患者体力。由于在化疗间歇期没有药物持续治疗,导致肿瘤血管出现对抗性加速增生,癌细胞快速增殖。研究发现,化疗药物的癌细胞杀伤作用能够促使 M2 型巨噬细胞聚集在被药物杀伤的肿瘤的血管周围。M2 型巨噬细胞本身能够修复组织损伤,建立新的血管,而这一过程恰恰可以帮助受到化疗药物杀伤的肿瘤重新生长,导致癌症复发。

2. 放疗 当放疗将原发瘤杀死的同时,潜伏在其他器官的微小转移灶大量释放血管内皮细胞生成因子,快速形成与人体正常血管相连的肿瘤血管网,从中获取大量营养和氧气,肿瘤迅速生长。

文献报道,肿瘤对放、化疗敏感,但肿瘤特殊的微环境如乏氧和酸化等影响细胞的周期状态以及 DNA 双链断裂的修复能力,最终导致肿瘤细胞对放、化疗等治疗的抗药性增加,是导致肿瘤复发或转移的主要原因。通常,肿瘤放、化疗时导致的细胞死亡以肿瘤细胞凋亡为主。研究发现,作为细胞凋亡相关蛋白级联反应"终结者"的 Caspase3,一方面可以直接诱导细胞凋亡而抑制肿瘤进展,另一方面通过切割与其结合的蛋白并使其活化,刺激肿瘤再增殖。Caspase3 首先活化了不依赖钙的磷脂酶(Ca^{2+}-independent phospholipase, iPLA),活化的 iPLA 可刺激花生四烯酸(AA)产生,AA 是前列腺素 E2(PGE2)的前体,通过 PGE2 实现促进肿瘤细胞生长的作用。术前或术后放疗与化疗对肾细胞癌的治疗作用不肯定,因为肾癌细胞对放疗与化疗均不敏感,与肾癌细胞的生物学特性及多重抗药性有关。

(三) 免疫力低下

许多恶性肿瘤,治疗后仍有较高的复发率,死于肿瘤复发和转移的患者也为数不少。造成复发转移的因素很多,免疫力低下是其中很关键的因素,免疫系统可能在癌症复发方面发挥着一定的作用;手术有可能会影响患者的免疫系统,使免疫功能进一步下降。

(四) 靶向药物耐药

靶向药物治疗在泌尿系统肿瘤中也取得了突破性进展。尽管靶向治疗药物很可能改变肾细胞癌、尿路上皮癌和前列腺癌的治疗模式,但仅有小部分患者获益。与化疗药物一样,靶向药物治疗过程中不可避免地会出现耐药。分子靶向药物是通过抑制肿瘤细胞的生长,最后使其死亡来达到治疗目的的。然而,各种特定的分子靶向药物仅针对某种癌细胞的某一个蛋白、某一个分子起作用的,只能抑制肿瘤生长的一条通路而已。当一条通路受到抑制时,肿瘤细胞会不断自寻"生路",选择其他通路合成自身生长所需的物质,久而久之可使分子靶向药物失去作用,即产生耐药性。当靶向药物耐药时,可表现为下列几种情况:①缓慢耐药,即肿瘤体积未见减小,肿瘤标志物略有增高。此时只要定期观察,继续服药即可;②局部耐药,即原发灶控制很好,还有缩小迹象,但是远端发生转移,如骨转移、脑转移等,这时靶向药还是继续有效,只需要对局部症状进行治疗;③暴发性耐药,即肿瘤体积明显增大,肿瘤标志物上升较快,并伴随局部转移,患者症状加剧等情况,说明靶向药物没有效果或者药效难以控制肿瘤。

文献报道,肿瘤可以通过多种方式对靶向治疗耐药,可以划分为不同的种类:耐药性根据其发生原因可分为获得耐药性和天然耐药性两大类:天然性耐药是指患者本身虽然存在 EGFR 靶点突变,但由于天然存在 *KRAS* 基因突变,导致像易瑞沙和特罗凯一类靶向药治疗效果不好,有的患者使用 4、5 个月即产生耐药。而获得性耐药是指治疗初期患者对靶向治疗响应良好,后期响应性降低。在靶向药治疗过程中,由于该靶点信号通路持续受到药物抑制,肿瘤为了逃避药物作用产生其他基因突变,抑制靶向药物对 EGFR 靶点的治疗作用,从而导致耐药。一般耐药时,靶向药控制不住肿瘤生长,会导致肿瘤增大或者远处转移。

根据肿瘤对靶向治疗的耐药机制将肿瘤耐药分为三类:①通路冗余:HER2 信号通路冗余造成耐药。在靶向治疗时,信号通路仍可以保持激活状态;②规避通路:ER 信号通路是 HER2 耐药的一条规避通路。在信号通路被靶向治疗阻断后,细胞可以开启另一条替代性信号通路;③通路再激活:PI3K 分子、HER2 突变与再激活通路。在信号通路被抑制性治疗阻断后,细胞可以通过下游受体突变,将信号通路再次激活。耐药的实例在一定程度上也表明了针对单个基因靶向治疗策略的局限性。值得注意的是,几乎所有的靶向药都会耐药。通常,信号转导是多靶点、多环节的调控过程,单靶点抑制剂只能阻断一种信号通路,癌细胞可通过其他通路进行补救或逃逸,甚至激活其他肿瘤基因的快速扩增,最终导致肿瘤复发、转移,治疗失败。

目前,肾细胞癌靶向治疗耐药机制尚不完全明确。一些研究表明,血管生成的逃逸机制可能是耐药机制之一。耐药肿瘤细胞在 VEGF 仍然受到抑制的情况下,可出现血管的重新再生,而这些血管的新生往往不依赖或较少依赖于 VEGF。与血管生成抑制剂耐药相关的另一种可能途径是,肿瘤内一些其他通路被激活或出现其他相关蛋白表达上调,而这有时可促进甚至是不依赖于 VEGF 的肿瘤血管生成(图 3-0-22)。

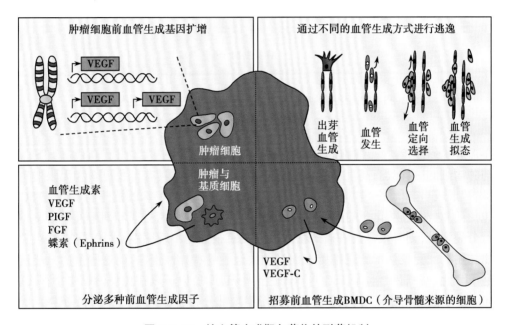

图 3-0-22 抗血管生成靶向药物的耐药机制

前列腺癌进行去势治疗后,肿瘤会对这一治疗敏感一段时间,随后产生耐药。应用新型雄激素受体(androgen receptor,AR)拮抗剂又可产生良好的治疗效果。然而,取得疗效一段时间后,耐药仍然不能避免,主要原因在于体内存在不依赖雄性激素的肿瘤细胞。大量临床研究揭示了 AR 拮抗剂耐药机制,主要分为三类:①AR 信号的恢复;②绕开 AR 信号的传递;③完全不依赖 AR 信号通路。人体内的多个转移灶肿瘤细胞克隆都会进入到人体的循环系统当中。随着病程的进展,慢慢发展到致死性的去势抵抗性前列腺癌(castration resistant prostate cancer,CRPC)期,肿瘤细胞克隆是导致患者产生耐药性的根本原因(图 3-0-23)。抗雄性激素治疗促使肿瘤细胞发生了基因组学层面的适应性改变,继续维持了 AR 信号通路的活性,所以才会出现耐药的情况。

（五）全能干细胞（totipotent stem cell,TSC）耐药性

TSC 是肿瘤发生的种子细胞,是化疗、放疗和靶向治疗耐药的根源。肿瘤组织中可能存

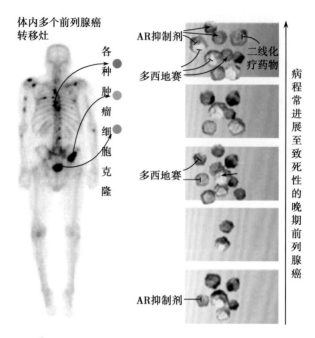

图 3-0-23　前列腺癌肿瘤细胞克隆是导致患者产生耐药性的根本原因

在一小部分 TSC,约占肿瘤细胞的 0.01%~1%,前列腺癌组织中大约只有 0.1% 的 TSC。TSC 本身与肿瘤细胞一样具有高度的异质性,与正常干细胞一样具有自我更新和无限增殖的能力,其增殖形成与亲代完全相同的肿瘤。而且,TSC 具有天然特殊的抗药性特点。TSC 的耐药性包括:①对常规放、化疗的耐药:TSC 同正常干细胞一样,常处于相对静止状态 G_0 期,很少进行分裂增殖,则对很多抗肿瘤药物或放疗具有很强的不敏感性,逃脱杀伤;②对免疫治疗药物的耐药。免疫治疗的靶细胞表面必须表达肿瘤特异性蛋白,而这些蛋白只能选择性地表达于分化的肿瘤细胞,而 TSC 并不表达这些抗原,所以可以在免疫治疗中幸存;③对分子靶向治疗耐药。临床应用中发现,靶向治疗出现部分肿瘤耐药,对药物产生抗性。肿瘤细胞获得对特异靶向药物抗性,在治疗结束后数月或几年内肿瘤复发或转移使得治疗更为困难。耐药性的存在使 TSC 能在标准治疗后残存。虽然肿瘤细胞被清除,但具有自我更新和多向分化功能的残留 TSC 耐药性形成,常导致对某些药物治疗的敏感性降低。传统的 TSC 抑制药物往往针对单个靶点,只能部分削弱而不能有效杀伤 TSC,却还明显增加对正常干细胞的毒性。如果治疗上不能彻底清除 TSC,以后会存在肿瘤生长失去控制的风险,在适宜的条件下再度增殖引起肿瘤的复发甚至转移。

（六）肿瘤耐药相关基因和相关蛋白

肿瘤耐药基因涉及多药耐药基因(MDR1)等,与肿瘤细胞药物摄取减少、排出增多,药物活化减少、失活增加,细胞 DNA 损伤修复增加和 DNA 甲基化、DNA 聚合酶、DNA 连接酶改变等的参与,以及基因信号转导通路异常等多种机制相关。多药耐药相关蛋白(MRP)、DNA 拓扑异构酶Ⅱ、多药耐药 P-糖蛋白、谷胱甘肽 S-转移酶(GSTs)、蛋白激酶 C(PKC)等与肿瘤耐药性密切相关。此外,肿瘤微环境的配体过表达也是耐药原因之一,如双调蛋白(amphiregulin)、上皮调节蛋白(epiregulin)、调蛋白(heregulin)等。对于大多数前列腺癌来说,

AR 基因会变得高度活跃并能够驱动肿瘤生长和转移。抗雄激素疗法能够延缓甚至抑制前列腺癌的发展,但往往只能维持一段时间,主要原因在于 AR 基因突变以抵抗治疗。

　　文献报道,肿瘤抑制因子 FBW7 在泛素-蛋白酶体介导的 MCL1 蛋白降解中发挥了关键性的作用,对抗微管药物易产生耐受。在 FBW7 缺失的情况下,细胞无法降解 MCL1,从而使得肿瘤细胞逃逸了凋亡。研究发现,损伤 DNA 的抗癌治疗诱导成纤维细胞在肿瘤微环境中快速产生 WNT16B 蛋白,高水平的 WNT16B 蛋白能刺激癌细胞生长、侵袭周围组织和抵抗化疗药物。近来研究发现,丝裂原活化蛋白激酶(mitogen-activated protein kinase,MAPK)诱发极光激酶蛋白-A(Aurora-A)的活性促进 EMT、干细胞和肿瘤进展,在肿瘤生长期间 MAPK 的持续激活导致 Aurora-A 的稳定和积累。异常的 Aurora-A 激活诱导 EMT 重新编程替代 Smad5 蛋白和 SOX2 转录因子。Aurora-A 在肿瘤中的异常细胞定位,增加了靶蛋白激酶的生物特性,产生非激酶活性依赖的促癌功能,即可作为核转录因子促进肿瘤干细胞重新编程、自我更新,使其对靶向药物产生抵抗导致肿瘤进展。通过纠正靶标激酶 Aurora-A 的异常细胞定位,抑制其核转录功能,有效阻断靶标的非激酶依赖性,Aurora-A 则是一种有希望的癌症治疗靶点(图 3-0-24),有可能使激素难治性前列腺癌等恶性肿瘤的靶向治疗多药耐药难题得到突破。

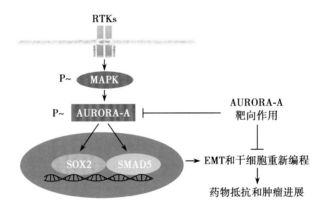

图 3-0-24　酪氨酸蛋白激酶(PTKs)/MAPK/AURORA-A 通路

(七)遗传性基因突变与抗 EGFR 耐药

　　多基因突变是 EGFR 治疗耐药的驱动因素,同样是先天性耐药和获得性耐药机制重叠的关键部分。最常见的单基因突变包括 KRAS(30%)、NRAS(7%)和 BRAF(7%)。约 10%~15% 患者出现 KRAS+PIK3CA 或 BRAF+PIK3CA 双突变,10% 患者出现 PIK3CA 或 PTEN 突变;尚有 T790M、c-Met、TP53、ALK 融合基因、MET 耐药基因等。此外,RAS 通路和 PIK3 通路双突变也是获得性耐药的原因(12%)。MET 基因扩增能激活 ERBB3/PI3K/AKT 信号途径,引发对 EGFR 激酶抑制因子的耐药性,而且 MET 配基 HGF 也能诱导耐药性,这个过程通过 GAB1 信号途径实现。近期在对 5 例肾细胞癌西罗莫司类似物疗效显著患者标本的分子特征分析时发现了两个基因 TSC1 和 MTOR 的基因组改变伴有 mTOR 信号的活化,类似的发现在其他肿瘤中也有报道。对治疗前与获得性依维莫司耐药的一例肾细胞癌肿瘤组织进行的全基因组测序发现了 TSC2 的突变,TSC2 是 mTOR 的负性调节因子。肿瘤进展后,耐药肿瘤组织出现了 mTOR 的特异性突变。

p53、*bcl-2* 和 *c-myc* 发生缺失、突变等导致表达异常(突变型)时,对凋亡过程调控异常,可抑制化疗药物诱导的凋亡从而导致耐药,同时也可特异性激活 MRP-1/P-gp,产生 MDR。*c-myc* 基因很可能参与了 *mdr1* 基因的调控。在许多癌细胞中,*p53* 基因丢失后细胞经历了一个自我更新的过程。在该过程中,MK2 通路可取代 *p53* 的部分功能。MK2 通路可使细胞对 DNA 损伤进行修复,并刺激癌细胞继续分裂;但如果伤害太大,它不会强迫细胞发生细胞自杀,这使得癌细胞在化疗后继续不受控制地增长。异质性胞核核糖核蛋白 A0(hnRNPA0)的 RNA 结合蛋白是 MK2 通路的关键参与因子,使肿瘤细胞对杀死它们的化疗产生了耐药性。

五、肿瘤复发、转移的机制

导致癌症相关的死亡,其中一个主要原因在于肿瘤的复发和转移。在成功迁移过程中,肿瘤细胞会侵入到原发肿瘤细胞的周围组织中,进入血液和淋巴管系统,转运到远处组织,再渗出,适应新的微环境,最终播种,增殖,定植,形成转移灶。然而,肿瘤转移机制目前尚缺乏足够的临床证据支持,可能与下列原因有关。

(一) 免疫逃逸

机体内具有一系列的免疫监视机制,免疫系统在靶向破坏癌细胞中起着极其重要的作用。然而,肿瘤细胞进化出一些途径来逃避免疫监视,从而能够逃脱 T 细胞、自然杀伤(NK)细胞的监视或通过一种或多种机制逃避免疫系统的攻击或不能激发特异性抗肿瘤免疫,使得肿瘤仍可发生和进展。一些接受标准治疗后无任何临床进展的癌症患者,往往在数年后复发和扩散到不同的器官中,这一过程称作潜伏性转移(latent metastasis)。在确诊和进行标准治疗前,原发肿瘤有可能释放了大量的癌细胞进入血液循环中。早期进入血液或健康组织中的癌细胞大多数会死亡,但仍有少数细胞可能作为潜伏种子在宿主组织中存活下来。碎裂和死亡的癌细胞将免疫细胞变成它们的搭档,从而为癌细胞下次到来形成新的转移灶铺平道路。因此,在癌症标准治疗后临床上认定为无瘤的患者有可能在骨髓和/或其他器官中携带了成千上万的散播肿瘤细胞(disseminated tumor cells)。由于肿瘤细胞下调了自然杀伤 NK 细胞识别的一些分子的表达水平,使得潜伏肿瘤细胞能够躲避免疫监视,直至条件允许它们形成转移灶。由于处于休眠期的肿瘤细胞或潜伏肿瘤细胞不发生活跃增殖,故临床标准治疗不能将其有效清除,从而对肿瘤的彻底治愈造成了极大的困难。

NK 细胞是天然免疫系统的主要效应细胞,具有广泛的生物学功能,位于机体抵抗肿瘤的第一道防线,与机体的抗肿瘤作用和免疫调节功能密切相关,能广泛识别、迅速溶解、杀伤、攻击摧毁癌细胞以及介导集群增殖细胞的清除(图 3-0-25)。研究表明,免疫监视与肿瘤休眠细胞现象或肿瘤细胞潜伏有关。免疫监视的"免疫选择"促使了肿瘤细胞得以逃避免疫攻击而休眠。机体免疫系统可清除机体中对免疫应答敏感的肿瘤细胞,而对免疫应答不敏感的肿瘤细胞则被"免疫选择"适者生存,并适时增殖形成潜伏性转移或休眠性转移(图 3-0-26),故原发性肿瘤经适当治疗后多年才显示出临床转移。然而,"免疫选择"的前提是肿瘤细胞获

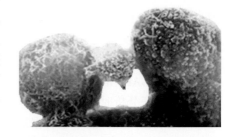

图 3-0-25 NK 细胞在两个癌细胞之间进行攻击,可非特异性直接杀伤

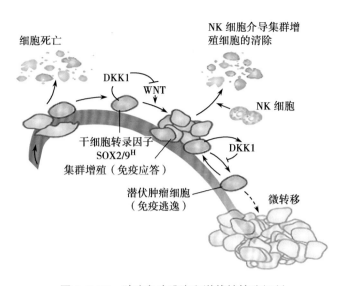

图 3-0-26 肿瘤免疫逃逸和潜伏性转移机制

得抵御免疫攻击和/或抑制机体免疫应答的能力,即获得免疫逃逸的能力。对泌尿系统肿瘤而言,高分期、低分级恶性程度高的肿瘤,如果免疫监视功能失常,就存在肿瘤复发和转移的风险。

(二) 休眠 TSC

肿瘤休眠是肿瘤发生、发展中的一个阶段,泌尿及男性生殖系统肿瘤常见于肾上腺皮质癌、肾细胞癌、前列腺癌、膀胱癌和睾丸肿瘤等恶性肿瘤术后。处于肿瘤休眠阶段中的患者无明显临床症状,肿瘤休眠期细胞可能出现在肿瘤早期、微转移期和肿瘤微残留中。肿瘤休眠期细胞能在静止阶段和增殖阶段之间转换,可能是肿瘤转移和复发的原因。目前对该转换的机制尚不明确,可能涉及血管生成、免疫应答、微环境中的各类因子和信号通路等。此外,肿瘤微环境也是导致肿瘤休眠的另一重要因素。肿瘤休眠分为肿瘤组织休眠和肿瘤细胞休眠,肿瘤休眠细胞就是休眠 TSC。前者可能是转移肿瘤细胞所处的主要状态:该种状态下的细胞增殖与凋亡达到动态平衡,因此肿瘤体积大小不发生改变。其原因可能是由于血液供应有限或受免疫监控所致。后者肿瘤细胞休眠是真正意义上的休眠状态,是指肿瘤细胞进入静止期,但仍具有增殖的潜能。放疗、化疗、分子靶向治疗杀死肿瘤细胞的时候,数量很少的 TSC 或远遁而去或就地潜伏逃避打击,随后就是快速地无限扩增,形成更严重的复发。休眠 TSC 是导致癌症复发的重要因素。通常而言,对癌症患者的化疗和放疗并不如计划那样有效。治疗初期肿瘤会缩小,但一段时间以后,那些幸存的肿瘤细胞会重新长出新的、更具侵袭性的肿瘤。当 TSC 处于静止状态时,治疗只能起部分效果。

在肿瘤治疗中,原发病灶被成功切除的数年甚至数十年后,仍可能发生肿瘤复发或转移。然而,肿瘤转移和复发发生之前,无法在患者体内发现肿瘤细胞的存在。TSC 被认为在体内处于几乎不增殖的"休眠状态"。标准治疗虽能遏制肿瘤细胞增殖,但对 TSC 却难以发挥作用。即使肿瘤看起来已经消失,但只要残留少量 TSC,就会导致肿瘤复发和转移。在肿瘤形成的初期,TSC 就已经转移到身体其他部位。因脱离瘤体保护使得受人体免疫机制监视或处于核分裂静止状态成为休眠 TSC 或只能在局部形成微小癌而无法发展壮大。一旦人体某器官在临床发现恶性肿瘤,那么在原发灶的周围器官、组织中甚至血液、淋巴系统里都已经存在休眠 TSC 和微小癌。由于休眠 TSC 和微小癌灶分布广泛而且极其微小,现有医学检查手段无法确定其部位,所以标准治疗对其无能为力,即使手术把原发灶肿瘤切除,但分散在各处的休眠 TSC 和微小癌无法在临床上发现和采取有效的手段进行干涉。休眠 TSC 和微小癌是肿瘤复发和转移的潜伏"种子",放疗、化疗在杀灭癌细胞同时改变了肿瘤微环境以及免疫力下降引起 TSC 激活,反而会促使肿瘤的复发或转移,故潜伏转移是临床上需要面对的一个主要问题。

目前的抗肿瘤治疗方法之所以不能彻底清除肿瘤细胞,一个原因就是这些疗法主要针对的是位于肿瘤外周的大多数非增殖细胞,而不能影响到肿瘤内部增殖细胞。如有些药物的有效性主要从瘤体缩小来衡量,瘤体的缩小主要靠清除增殖能力低下的非增殖细胞来实现,而 TSC 因为与成体干细胞有惊人的相似性,即它们更具有对药物耐受的特性。因此,TSC 在药物治疗后转变为休眠状态,即停止于细胞周期中的 G_0/G_1 期,以躲避药物的攻击从而得以存活。并且,在药物治疗后有可能激活 TSC 的增殖潜能,继续产生新的肿瘤细胞,从而引起肿瘤的复发。研究表明,经过标准治疗后,患者体内仍可残存一些"久经考验"的 TSC,一旦激活其生长能力为一般癌细胞的 200 倍,并更容易引起复发或转移。如前列腺癌干细胞(prostate cancer stem cell)激活,发生 DNA 重排而导致癌症复发。

(三) 肿瘤异质性

恶性肿瘤在生长过程中变得越来越有侵袭性的现象称为肿瘤的演进,包括生长加快、浸润周围组织和远处转移等,这些生物学现象的出现与肿瘤的异质性有关。肿瘤的异质性是指一个克隆来源的肿瘤细胞在生长过程中形成在侵袭能力、生长速度、对激素的反应、对抗癌药的敏感性等方面有所不同的亚克隆的过程。由于这些不同,肿瘤在生长过程中"免疫选择"那些适者生存、生长、浸润和转移的亚克隆。恶性肿瘤具有高度的异质性,包括肿瘤间异质性(不同肿瘤细胞之间的基因与表型不同)和肿瘤内异质性(相同肿瘤细胞以内的基因与表型也不同),其中肿瘤内异质性又有空间异质性(相同肿瘤不同区域不同)与时间异质性(原初肿瘤与次生肿瘤不同)之分。实际上,肿瘤异质性的基因结构与形态表现取决于遗传与环境的相互作用,肿瘤异质性的本质在于"外因"(环境)对"内因"(遗传易感性)的定型与重塑双重作用。大多数的原发肿瘤细胞转移能力很低,只有极少数细胞(少于千万分之一)由于突变而获得转移必需的表型,而这些细胞具备形成转移的必要条件,如细胞迁移能力、侵袭能力、蛋白溶解酶活性、促凝血、促肿瘤血管生成等。DNA 突变、染色体重排和表观遗传学改变构成了肿瘤细胞基因组的内在不稳定性。细胞内在的基因组不稳定性和微环境适者生存的进化选择共同作用,导致肿瘤细胞对微环境的生长调控、免疫监视和微环境抑制产生抗性,从而形成肿瘤的异质性。转移瘤往往比原发瘤中的细胞显示出更强的生长特性,细胞分裂指数增高。进入血液循环的肿瘤细胞与肿瘤本身一样,具有高度异质性,能在其他组织器官定居形成新瘤体,并在新环境生存下来,其适应能力主要依靠基因表达和相关细胞因子调节,而不是基因突变。对肿瘤间的遗传异质性而言,由于各自微环境的差异,自然选择可能起到更重要的作用。对于肿瘤而言,在患者首次被确认患上癌症的时候,其体内已经存在上千万个癌细胞,这些细胞之间存在异质性,这种差异涉及细胞分化程度、细胞增殖率、侵袭和转移能力以及治疗反应等众多方面。研究发现,前列腺癌发病率和异质性存在种族差异。

相比其他肿瘤存在明显的肿瘤异质性,不同亚型的前列腺癌患者在 DNA 水平、表观遗传学等分子水平上的存在巨大差异。而肿瘤是在演进的过程中失去了基因组稳定,发生随机变化而生成了不同生物特性的细胞亚型。对肾细胞癌的研究发现,大多数促癌变异并不存在于肿瘤的所有区域中,表明肿瘤异质性在不同癌症类型之间各不相同。肿瘤的异质性以及所导致的蛋白功能的多样性会导致肿瘤的进化、发展,适应能力增强,预后的差异也与肿瘤异质性有关。

(四) 失巢凋亡抵抗

失巢凋亡(anoikis)是一种形式的细胞程序死亡,由 ECM 和其他细胞脱离接触而诱发的;这种细胞死亡形式在 1994 年被首次命名为失巢凋亡。失巢凋亡对维持机体组织稳定状态是不可缺少的,主要作用是防止细胞异常生长或细胞黏附到异常的 ECM 上。失巢凋亡抵抗是肿瘤转移的一个特点,能使肿瘤细胞通过循环系统扩散到远处的其他器官。肿瘤细胞在脱离细胞外基质的黏附和细胞间的接触后,通过自分泌以及旁分泌机制抵抗凋亡得以存活,并重新获得附着能力得以扩散、侵袭和转移。文献报道,人表皮生长因子受体 2(HER2)、EGFR、类肝素酶(HPSE)和 Notch1 等与肿瘤细胞迁移相关,而失巢凋亡抵抗是具有迁移潜能的实体肿瘤细胞必须具备的重要生物学特性之一。研究发现,Aiolos 是生理状态下仅表达于淋巴细胞的转录因子,能够下调一系列细胞黏附相关蛋白的表达,破坏肿瘤细胞-细胞间连接、肿瘤细胞-ECM 黏附,促进肿瘤细胞从表皮细胞片层结构中游离,并通过破坏失巢凋亡关键蛋白 p66Shc 基因染色质高级结构来抑制 *p66Shc* 基因转录,使得游离的肿瘤细胞产生失巢凋亡抵抗,最终促使肿瘤细胞发生远处转移(图 3-0-27)。

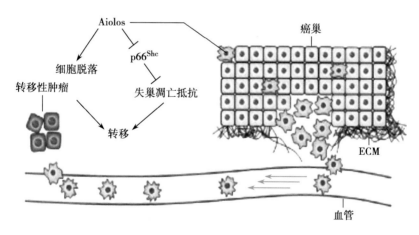

图 3-0-27　失巢凋亡抵抗机制

大多数学者认为,预防手术后肿瘤的复发或转移不能单纯依靠放疗、化疗或分子靶向治疗。因为肿瘤发病的根源在于内、外因素导致相关基因突变,肿瘤只是疾病的一种表现。多靶点分子靶向药物的"高选择性""有效阻断靶标通路"以及肿瘤疫苗治疗肿瘤将成为新主流,如 ProscaVax 疫苗是目前世界上对前列腺癌患者安全性和有效性唯一进行评估的 PSA 定向癌症疫苗。正在进行的Ⅱ期临床试验主要针对先前未经治疗的前列腺癌,以及复发性前列腺癌的二次治疗或激素难治性前列腺癌的治疗,展现出良好前景。应用新型纳米材料定向精准爆破术后残余的肿瘤细胞(图 3-0-28A、B),能够预防复发或转移,临床试

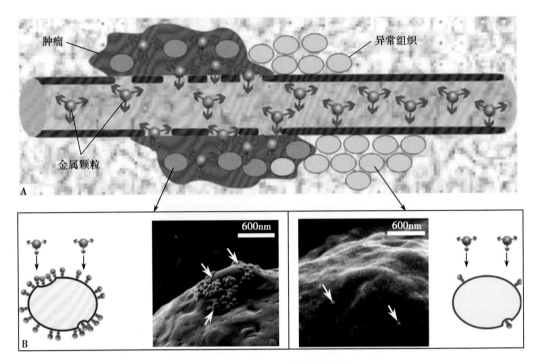

图 3-0-28 新型纳米材料的引用

A. 橙黄色的纳米金属颗粒带着绿色的抗体蛋白穿梭于血管和肿瘤组织中;B. 大量长了"眼睛"的纳米
金属颗粒聚集在左边的癌细胞表面,仅少量的纳米金属颗粒,聚集在右边的健康细胞表面。

验即将展开。此外,实验和临床证实,人参的有效成分人参皂苷 Rh2、Rg3、Rpl 等可以增强
机体免疫力,从而达到间接的抗肿瘤作用。作为术后的辅助治疗,有利于预防泌尿系统肿
瘤临床复发。

(曾 进 陈 忠)

参 考 文 献

[1] LI JY,YONG TY,COLEMAN M,et al. Bilateral renal inflammatory pseudotumour effectively treated with corticosteroid [J]. Clin Exp Nephrol [J].2010,14(2):190-198.

[2] STEPHANIE C,LING T,YULIN L,et al. MYC regulates the antitumor immune response through CD47 and PD-L1 [J]. Science,2016,352:227-231.

[3] TURLEY SJ,CREMASCO V,ASTARITA JL. Immunological hallmarks of stromal cells in the tumour microenvironment [J]. Nat Rev Immunol,2015,15(11):669-682.

[4] SCHILLING D,TODENHFER T,HENNENLOTTER T,et al. Isolated,disseminated and circulating tumour cells in prostate cancer [J]. Nat Red Urol,2012,9(8):448-463.

[5] 王志华,李恒,李有元,等. 前列腺癌干细胞的理论与技术新观念[J]. 现代泌尿生殖肿瘤杂志,2010, 2(6):368-370.

[6] WENYANG LI,YIBIN KANG. Probing the fifty shades of EMT in metastasis[J]. trends in cancer,2016,2(2): 65-67.

[7] KIM MY,OSKARSSON T,ACHARYYA S,et al. Tumor self-seeding by circulating cancer cells [J]. Cell,

2009,139(7):1315-1326.

［8］PHILIP H. Significance of tumor self-seeding as an augmentation to the classic metastasis paradigm［J］. Future Oncol,2010,6(5):681-685.

［9］曾进.肾细胞癌术后局部复发和肺转移的诊断和治疗［J］.临床泌尿外科杂志,2002,17(10):513-514.

［10］KYPRIANOU N. The fringe benefits of cloning cancer［J］. Sci Transl Med,2014,254(6):25-36.

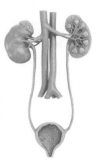

第四章

肿瘤 TNM 分期与组织学分级的一般规律

第一节　肿瘤的 TNM 分期

　　肿瘤手术前必须对病变作出正确的分期,以便选择恰当的治疗方法。要充分估计手术切除的可能性,选择根治性切除还是姑息性切除,以及与其他治疗方法的配合等。

　　分期是选择治疗方案的重要指标,也是比较各种治疗方法的效果以及正确估计预后的主要依据。若肿瘤已侵犯邻近器官或区域淋巴结转移时,手术常达不到有效的治疗目的。不同的恶性肿瘤有各自不同的分期标准,目前通用的分期方法是美国癌症协会(AJCC)与国际抗癌协会(UICC)的 TNM 小组合作提出的 TNM 分期系统。TNM 分期是基于 T、N、M 三个组成部分作出估计来说明恶性肿瘤的解剖范围,其中 T 代表原发肿瘤,根据肿瘤的大小、扩散的范围和程度分为 T_X、T_0、T_{is}、T_1、T_2、T_3、T_4;N 代表区域淋巴结,根据有无区域淋巴结转移分为 N_X、N_0、N_1(部分肿瘤又根据转移淋巴结的大小及数目进一步分为 N_2 和 N_3);M 代表远处转移,根据有无远处转移分为 M_X、M_0、M_1。在国际分期中尚有治疗前的临床 TNM 分期,以 TNM 或 cTNM 表示;手术后的病理分期是根据术后病理组织学检查原发灶的侵犯程度、淋巴结的转移部位和大小以及数目等,以 pTNM 表示。复发病例常不作分期,但有时可根据各项临床指标和病理检查重新作出分期。

　　1. TNM 分期是基于未治疗前体检、影像学、内镜、活检及其他各种有关检查和手术探查所获得的证据。

　　　　T—原发肿瘤(T 分期):

　　　　　　T_X 对原发肿瘤不能作出评估;

　　　　　　T_0 无原发肿瘤的证据;

　　　　　　T_{is} 原位癌;

　　　　　　T_1、T_2、T_3、T_4 根据原发肿瘤的大小或局部范围,按序递增。

　　　　N—区域淋巴结(N 分期):

　　　　　　N_X 无法确定区域淋巴结转移;

　　　　　　N_0 无区域淋巴结转移;

N_1 区域淋巴结转移 *。

M—远处转移（M 分期）：

M_X 不能确定有无远处转移；

M_0 无远处转移；

M_1 有远处转移。

*：某些肿瘤如膀胱癌和睾丸癌又根据淋巴结转移的数目、大小或部位进一步分为 N_2、N_3。

2. pTNM 分期（手术后组织病理学分期）　与 TNM 分期相符，是基于未经治疗前所获得的诊断依据，再由手术和病理检查所获得的其他依据予以补充或修正。对原发肿瘤的病理诊断（pT），需切除原发肿瘤或进行能最大范围地估计原发肿瘤的活组织检查；对区域淋巴结的病理诊断（pN），需清除足够数量的淋巴结，才能证实区域淋巴结无转移（pN_0）或 pN 的最严重级别；对是否有远处转移（pM）的病理诊断，需作组织学检查。

M_1 和 pM_1 分类的进一步说明：

肺	PUL	骨髓	MAR
骨	OSS	胸膜	PLE
肝	HEP	腹膜	PER
脑	BRA	皮肤	SKI
淋巴结	LYM	其他	OTH
肾上腺	ADR		

目前，2009 年第 7 版新分期去除了 M_X（有无远处转移不能评估）。M 分期包括：cM_0，临床无远处转移；cM_1，临床有远处转移，例如 CT 显示肾细胞癌肝转移；pM_1，显微镜下证实有远处转移，例如细针穿刺活检。如果 cM_1 病例的活检结果是阴性的，则为 cM_0、而不是 pM_0。

此外，2009 年第 7 版较 2002 年第 6 版的重大变化，即在页面左侧用黑色线条标注。

分期群和预后群：分期群指疾病的解剖学内容，由 T、N、M 组成。而预后群是由 T、N、M 分期和其他预后因素共同组成。对于大多数肿瘤，仅给出分期群。

第二节　肿瘤的病理分级

对于部分恶性肿瘤，还可以根据肿瘤的病理形态对肿瘤进行病理组织学分级以表示肿瘤的恶性程度，为临床治疗及预后提供依据。通常是根据肿瘤的组织结构和细胞分化程度、异形程度、核分裂象多寡、肿瘤的类型等来判断。一般，肿瘤的分级仅用于恶性肿瘤，目前国际上普遍采用的是 3 级分类法或 4 级分类法。3 级分类法既可用"Ⅰ、Ⅱ、Ⅲ"表示，也可用"高度分化""中度分化""低度分化"表示。4 级分类法则如下表示：

组织学分级：

G_X 细胞分化程度不能作出评估；

G_1 细胞高度分化；

G_2 细胞中度分化；

G_3 细胞低分化；

G_4 细胞未分化；

3 级和 4 级在某些情况下可以合并为"G_{3-4}，低分化或未分化"。

第三节 残余肿瘤(R)的确定

R_X 无法评估有无残余肿瘤

R_0 无残余肿瘤

R_1 镜下残余肿瘤

R_2 肉眼可见残余肿瘤

有些学者认为,R 分类仅仅适用于原发肿瘤及其局部或区域范围,其他学者则将它更广泛地应用到远处转移上。使用 R 分类时,应注明具体用法。

(管　维)

参 考 文 献

[1] 周清华,孙燕主译. 恶性肿瘤 TNM 分期[M].7 版. 天津:天津科技翻译出版公司,2012,268-270.

[2] EDGE S B,BYRD D R,CARDUCCI M A,et al. American Joint Committee on Cancer(AJCC). Cancer staging manual(7th ed)[M]. New York:Springer,2009,1-15.

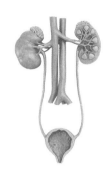

第五章

泌尿系统肿瘤的免疫治疗

　　随着肿瘤学、免疫学以及分子生物学等相关学科的迅速发展和交叉渗透,肿瘤免疫治疗的研究突飞猛进,以免疫学原理为基础、以免疫学技术为方法而建立起来的肿瘤免疫治疗,已经从实验室研究逐渐向有效、安全的临床试验过渡。随着对机体抗肿瘤特异性免疫应答的深入了解,以及对肿瘤免疫逃逸机制和肿瘤微环境的深入认识,肿瘤免疫治疗的新策略和新思路已得到进一步的研究、拓展,在临床上的逐步应用也已取得了可喜的成果。与现行的化疗和放疗方法相比,免疫治疗具有特异性高、疗效好的特点,能够特异性地清除具有抗原性的肿瘤组织,而不会对正常组织细胞产生毒副作用。经过近一个多世纪的努力,虽然尚未达到理想的目标,却不断取得令人鼓舞的进展,一些免疫治疗方案已逐渐在临床上得到应用,并显示出良好的效果,其中包括泌尿系统的一些肿瘤,如肾癌的免疫治疗是非手术治疗效果中疗效最好的;在浅表膀胱癌的治疗和膀胱癌术后预防复发方面,免疫治疗明显优于其他治疗。

第一节　免疫治疗发展历史和现状

　　肿瘤免疫治疗的历史可以追溯到 18 世纪,Jenner 发现人体接种牛痘病毒后可以抵抗天花病毒的感染。这是生物学和医学发展史上的一个重大革命。1891 年,Coley 报道一例复发性肉瘤的患者其原发肿瘤部位又感染了丹毒,后来这位患者不仅从这种当时是致命的链球菌感染中恢复过来,所患肿瘤也随之发生坏死并完全消退。Coley 发现,在以前的文献中也曾有类似报道。由此他推想,既然自然发生的链球菌感染可以引起肿瘤消退,那么人工的链球菌感染也会引起相同的结果。他开始应用瘤体内注射链球菌的方法治疗肿瘤,发现确有一些肿瘤明显消退。Coley 推测,起作用的可能是细菌的产物而不是细菌本身。于是,他又使用不含细菌的细胞滤液,开始只用链球菌滤液,以后又用混合细菌的滤液治疗肿瘤,当时被称为 Coley 毒素。这种疗法曾风行一时,直至后来临床应用逐渐减少。这一阶段的临床实践是在对人体免疫系统几乎一无所知的情况下进行的。

　　然而,在随后的几十年中,几乎没有使用该法治疗成功的案例,浅表性膀胱癌是个例外。

Frances,George,Helen 证实卡介苗可以刺激免疫反应,从而用来治疗膀胱癌。而在当时,除了卡介苗应用于膀胱癌的治疗,免疫治疗并不被肿瘤学家们接受。到了 20 世纪 70~80 年代,免疫学家开始关注细胞因子并在临床上大规模地试用该类产品。1982 年,首次有人报道用单克隆抗体成功地治疗了人类的 B 细胞淋巴瘤。1986 年,美国 FDA 批准 IFN-α 作为治疗ⅡB/Ⅲ期黑素瘤的佐剂。20 世纪 80 年代后期,随着体外细胞培养技术的成熟应用,淋巴因子诱导杀伤细胞(1ymphokine activated killer cells,LAK)和肿瘤浸润淋巴细胞(tumor infiltrating 1ymphocyte,TIL)等,迅速在临床得以应用,明显改善了临床肿瘤患者的疗效。随后,1998 年,IL-2 被批准用于肾细胞癌及黑素瘤的治疗。研究人员继而针对各种肿瘤特异性抗原,先后研发了 avastin、cetuximab 及 panitumumab 等一系列单克隆抗体。

进入 21 世纪,医学科学不断进步,新型的细胞免疫治疗技术得到迅速发展,为全世界成千上万肿瘤患者带来新的希望。2011 年美国洛克菲勒大学教授 Ralph M. Steinman 因"发现树突状细胞及其在获得性免疫中的作用"获得诺贝尔生理学或医学奖。目前树突状细胞免疫治疗已经广泛进入临床应用,治疗乳腺癌、肺癌、消化道肿瘤、前列腺癌、肾癌和恶性黑色素瘤等的临床研究超过 200 项。其中乳腺癌 23 项,肺癌 18 项,结直肠癌 16 项。DC 细胞免疫治疗应用范围广泛,无明显不良反应,安全性良好。2010 年 4 月 29 日,美国 FDA 批准了树突状细胞治疗晚期前列腺癌,这一历史性的突破使得这项经历 15 年的漫长临床研究、耗费了 60 亿美金的治疗技术进入临床应用阶段。该疗法治疗激素治疗失败的晚期前列腺癌的Ⅲ期临床试验显示,512 名患者中位生存期为 25.8 个月,对照组患者中位生存时间仅为 21.7 个月;3 年存活率为 32%,而对照组仅为 23%。由此可见,树突状细胞治疗癌症方面具有广阔的前景。

近年来,随着生物技术和细胞免疫学的发展,肿瘤的生物治疗已成为继手术、放疗、化疗后的第四种抗肿瘤治疗手段,成为攻克恶性肿瘤的希望。肿瘤免疫治疗是肿瘤生物治疗的基础,目的就是调动人体内各种防御因素,提高机体的免疫力,以消除手术或化疗后残余的肿瘤细胞,防止肿瘤的转移和复发。

肿瘤免疫治疗的最大优点是针对肿瘤细胞,即使是自然杀伤细胞等非特异性杀伤细胞对肿瘤细胞的杀伤性也比正常细胞要强。目前,由于肿瘤发生机制仍不清楚,除了少部分肿瘤的免疫原性较强外,绝大部分肿瘤的免疫原性极弱,且与正常组织有交叉,这都给免疫治疗带来很多困难。

肿瘤的免疫治疗研究主要有以下几个方面的进展:①刺激提高效应细胞活性和数量,尤其是肿瘤特异性杀伤细胞如 LAK、TIL 等,增加可溶性介质(如细胞因子等)的产生,从而直接加强宿主的抗肿瘤反应;②改变肿瘤细胞特征,增加其免疫原性,改变其转移模式,使之更容易被免疫机制杀伤;③用提纯肿瘤抗原作为疫苗对患者进行主动免疫治疗及用单抗结合毒素进行导向治疗;④利用基因工程进行基因治疗。

第二节 肿瘤免疫治疗的临床应用

一、干扰素

干扰素(interferon,INF)是由多种细胞产生的具有广泛生物活性的细胞因子。其主要功能有:①抑制病毒复制;②直接抑制肿瘤细胞增殖;③诱导淋巴细胞分化,增强 NK 细胞、LAK 细胞、ADCC 细胞以及单核细胞的细胞毒活性;④抑制癌基因表达;⑤抑制肿瘤血管形成,分解肿瘤细胞生长所必须的营养因子。干扰素有 INF-α、INF-β、INF-γ 三种。INF-α 主要由白细胞产生,INF-β 主要由成纤维细胞产生,INF-γ 是 T 淋巴细胞受 T 细胞丝裂原、特异性抗原及 IL-2 等刺激产生的。

INF 已被用于慢性粒细胞性白血病(CML)、Kaposi 肉瘤、淋巴瘤、肾细胞癌、黑色素瘤和骨髓瘤等疾病的治疗。其中对淋巴细胞白血病治疗效果最好,缓解率高达 80%~90%。INF-α 治疗高、中度非霍奇金淋巴瘤的完全反应率可高达 40%~80%,其中 30%~60% 实际治愈,对低度淋巴瘤总有效率为 48%,完全反应率为 11%。有报道使用 IFN-α2b 治疗 Kaposi 肉瘤,剂量为 3MU/ 次,每周 3 次,连续 6 个月,然后以维持剂量,每周 2 次,连续 14 月后停药。随访 7 年无复发。其他报道也证实 IFN 对转移性和进展性肾细胞癌具有很好的疗效。美国 Massey 癌症中心 Manjili 等发现,INF-γ 是引起肿瘤复发的信号蛋白之一。

常见的副作用有:①血清病样反应:发热、乏力、肌肉痛、关节痛等(60%~90%);②白细胞减少(40%);③血小板减少(25%~55%);④转氨酶增高(15%~25%);⑤其他少见反应:呕吐、低血压、高血压、心律不齐、知觉障碍、神经错乱、眩晕、运动失调、焦虑、抑郁、嗜睡、瘙痒、脱发等。

二、白细胞介素-2

白细胞介素-2(interleukin-2,IL-2)是近 20 年来免疫学和肿瘤学最受重视的细胞因子之一。在肿瘤治疗的临床应用研究中取得了十分可喜的成就。IL-2 的主要功能包括:①促进 T 淋巴细胞和 NK 细胞的增殖;②增强 T 淋巴细胞、NK 细胞和单核巨细胞的杀伤活性;③促进 T 细胞分泌 IL-2、IFN、集落刺激因子(clony stimulating factor,CSF)等细胞因子;④促进 T 细胞、B 细胞和单核巨噬细胞表达 IL-2 受体;⑤与其他细胞因子如 IL-1、IL-3、IL-4、IFN、TNF 等协同作用增强 NK 和 LAK 细胞的杀伤活性。

IL-2 的抗肿瘤效应主要是通过增强 T 细胞、NK 细胞、单核巨噬细胞的杀伤活性,促进 IL-2、IFN、TNF 等细胞因子的分泌,并通过与上述细胞因子的协同作用实现的。临床上 IL-2 常用于 LAK 细胞、TIL 细胞的体外扩增和激活培养,并与之联合用于肿瘤患者以保持这些细胞的杀伤活性。

IL-2 可静脉滴注,也可肌内注射、腹腔注射、肿瘤局部及瘤周注射。Klapper 等在美国国家癌症研究所外科分会回顾从 1986 年 1 月 13 日至 2006 年 12 月 31 日采用高剂量 IL-2 治疗转移性肾细胞癌(n=259),23 例完全缓解,30 例达到部分缓解,整体客观反应率达到 20%。尽管有毒副作用,但仅 4 例复发、2 例死亡的整体客观反应,证明了高剂量 IL-2 仍然是治疗转移性肾细胞癌患者的首选方法。目前,高剂量 IL-2 也是唯一被批准用于治疗肾细胞癌的免疫药物。中山医科大学肿瘤医院对按统一标准治疗各种类型肿瘤患者进行汇集,结果共 612 例多种类型恶性肿瘤患者进入了Ⅲ期临床试验,其中 27 例晚期肾癌和 15 例晚期黑色素瘤患者接受 IL-2 或 IL-2 加 LAK 细胞全身治疗,肾癌的有效率为 22%,黑色素瘤的有效率为 13%。IL-2 胸腔或腹腔内灌注治疗癌性胸水或腹水的有效率分别为 73% 和 53%。IL-2 瘤内注射的有效率为 37%。CD4+/CD8+ 比值和 NK 细胞活性在全身性 IL-2 治疗后均有显著升高。

何建平等报道的将高剂量白介素-2(每次 100 万~200 万 IUD)用 200mL 生理盐水稀释后静脉滴注或以 20mL 生理盐水稀释后腹腔注射或用 5~10mL 生理盐水稀释后瘤块局部注射。其应用流式细胞仪检测 T 淋巴细胞亚型和 NK 细胞比值,17 例晚期恶性肿瘤中显效(CR)0 例,有效(PR)5 例,好转(MR)4 例,无改变(NC)6 例,进展(PD)2 例,有效率(CR+PR)为 29.4%。应用高剂量白介素-2 后的 $CD4^+/CD8^+$ 和 CD56 的比值较应用前有所提高,经统计学处理有显著差异。Mittleman 用 IL-2/INF-γ 联合治疗 15 例肾细胞癌,有效率(CR+PR)为 27%,Atzpodian 等对 35 例其他治疗无效的晚期癌症患者(肾细胞癌、黑色素瘤、大肠癌、淋巴瘤)用 IL-2/INF 治疗,总有效率达 19%,其中 2 例肿瘤完全消退,4 例肿瘤缩小 50% 以上。Lipton 用 IL-2/IFN 治疗 31 例晚期 RCC,总有效率达 42%。Pittman 总结了 333 例 IL-2/IFN 治疗 RCC,平均总有效率为 18%,较 IL-2 或 IFN 单用效果好。

三、肿瘤坏死因子

肿瘤坏死因子(tumor necrosis factor,TNF)是由激活的巨噬细胞和活化型淋巴细胞产生,对肿瘤细胞有细胞毒性作用而不影响正常细胞的非种属特异性的细胞因子,主要包括 TNF-α、TNF-β。TNF-β 又称淋巴毒素(lymphotoxin,LT)。

TNF 的主要抗肿瘤机制包括:①直接杀伤肿瘤细胞;②抑制肿瘤细胞的增殖;③通过激活巨噬细胞和 NK 细胞,间接杀伤肿瘤细胞;④与 IL-1、IL-2 及 IFN 等细胞因子协同作用直接或间接杀伤肿瘤细胞。此外,TNF 还具有抗病毒、促分化诱导,以及损伤血管内皮细胞的结构和功能,促进凝血过程的作用。

80 年代后期,国内外研究出来基因重组 TNF 并大批量生产,为临床应用提供了可能性。Kemeay 等用静脉注射方法治疗 16 例复发或转移的大肠癌患者,未见确切的肿瘤缩小。Jakvbowsti 等用肌内注射给药治疗 19 例晚期肿瘤患者,8 例完成全疗程,亦未观察到 TNF 的抗肿瘤效应。

渡边等综合报道肿瘤局部注射用药方式的临床疗效如下:皮肤癌(包括黑色素瘤、菌状息肉瘤、棘细胞瘤等)有效率为 48.6%,消化系统肿瘤(胰腺癌、胃癌、食管癌)有效率为 33.3%,非霍奇金淋巴瘤有效率为 42.9%。渡边本人观察 15 例晚期癌症肿瘤局部注射的临床疗效,有效率为 26.7%。

瑞典的 Lejeune 通过分离肢体灌注技术(isolated limb perfusion)隔离病变肢体的血液循环,使用化疗 +TNF 治疗肢体局部的黑色素瘤和软组织肉瘤取得良好效果。

近 10 余年来,TNF 逐渐被纯化,基因克隆及均质重组产物不断被利用。对天然与 rhTNF-α 制剂已进行了人类临床试验。结果表明,rhTNF-α 有一定的抗肿瘤作用,且无严重不良反应。新型重组改构人 TNF(rmhTNF)即是以基因重组技术生产的高效低毒的 TNF 变构体,临床前研究证明 rmhTNF 对多种小鼠移植性肿瘤(肉瘤 S180、肝癌 H22、黑色素瘤 B16 及 Lewis 肺癌)生长的抑制作用明显强于 rhTNF-α,且呈良好的剂量效应关系。周清华等用 rmhTNF 联合化疗药物治疗非小细胞肺癌(NSCLC)的多中心Ⅲ期临床试验研究结果表明, rmhTNF 联合化疗药物治疗人 NSCLC 的疗效显著优于单纯化疗,且不良反应轻微,是一种治疗人 NSCLC 的新型基因工程药物。

TNF 的副作用较多但轻,同时可逆。主要有恶心、呕吐(69%),头痛(25%),寒战(69%~75.6%),白细胞减少(38%),血小板减少(13%),发热(68%~89%),疲倦(31%~89%),肾静脉栓塞(13%),以及脱发、肌痛、腹泻、嗜睡、末梢感觉异常、间质肾炎及转氨酶升高等。

四、LAK 细胞和 TIL 细胞

淋巴因子激活杀伤细胞(lymphokine activated killers,LAK)和肿瘤浸润淋巴细胞(tumor infiltrating lymphocyte,TIL)是细胞类的生物应答调节剂(biological response modifier,BRM)。这些细胞的抗肿瘤机制主要是对肿瘤的非特异性直接杀伤,如 LAK;相对特异性的直接杀伤,如 TIL。此外,这些细胞输入机体后还可以分泌 TNF 和 INF 等。

1980 年,Rosenberg 等首先报道了 LAK 现象。此后,大量体外实验证实 LAK 细胞可杀死多种培养的和新鲜肿瘤细胞,包括对自然杀伤细胞抵抗的肿瘤细胞。动物实验也证实,LAK 加 IL-2 治疗可抑制实验性肿瘤的发生、发展和转移。与此同时,有关过继免疫疗法的临床应用研究也在进行。1981 年,Mazuder 等成功地将大量的植物血凝素(PHA)激活的淋巴细胞转输给患者,未见严重不良反应。1983 年,Rosenberg 等将 PHA 激活的杀伤细胞和巨噬细胞安全地输给患者。1984 年,LAK 和 IL-2 均曾试用于临床治疗。但 IL-2 用量较大,造成了明显的副作用。1985 年,Rosenberg 等用 LAK 加 IL-2 治疗 25 例肿瘤患者,发现转移癌有消退表现。随后他们报道 LAK 加 IL-2 或单独大剂量 IL-2 治疗肾癌、黑色素瘤、直肠癌和肺癌等十种肿瘤患者 157 例,1988 年又用 TIL 加大剂量 IL-2 治疗转移性黑色素瘤 20 例,均取得较好的疗效。以后有越来越多的学者将此疗法用于临床,且应用途径多样化,如腹腔注射,肿瘤局部注射等。

Rosenberg 等报道 LAK 加 IL-α 方案治疗的 106 例可评估的患者中,8 例 CR,15 例 PR,10 例 MR,总有效率占可评估患者的 31%。美国国立癌症研究所院外 IL-α/LAK 工作组治疗 93 例实体瘤患者,在可评估的患者中,35 例肾癌 2 例 CR,3 例 PR;32 例黑色素瘤 1 例 CR,5 例 PR;22 例结肠癌中 1 例 CR,4 例 PR。Onishi 等应用 LAK 加 IL-2 疗法治疗不能切除的肝细胞癌 10 例,PR 1 例,MR 1 例,其余无变化。1987 年 Kradin 等用 TIL 加 IL-2 治疗 7 例肺转移性腺癌,其中 5 例显示肿瘤缩小,但缩小范围均小于 50%。以后该小组又用此方法治疗 28 例晚期肿瘤患者,包括 13 例恶性黑色素瘤,7 例肾癌和 8 例肺癌,结果无一例 CR,仅 PR 5 例,MR 1 例,无反应 9 例,进展 13 例。Hagakawa 等局部动脉注射 LAK,加全身小剂量 IL-2 治疗转移性肾癌,7 例患者的 7/12 个转移灶消退,其中 2 例 CR。Rosenberg 等报道用 TIL 加 IL-2 治疗黑色素瘤 20 例,1 例 CR,10 例 PR,有效率高达 53%。

Dudley 等发现,使用 TIL 过继治疗转移性黑色素瘤患者出现肿瘤消退现象。Tran 等发现,将体外扩增的 TIL 回输至转移性黑色素瘤患者可产生 51% 的客观反应率,而使用 IL-2 和达卡巴嗪治疗仅获得 12% 和 15% 的客观反应率。Peyton 等发现,黑色素瘤的 TIL 过继治疗的总体客观反应率达 56%。Goff 等研究发现,对恶性黑色素瘤患者进行 TIL 治疗取得 49%~72% 的客观疗效。吕同德等采用 LAK 细胞并联合化疗(部分患者加用直线加速器)治疗肺癌 18 例,结果 7 例完全缓解(CR),5 例部分缓解(PR),3 例病情平稳,3 例无效其中 1 例死亡,总有效率(CR+PR)达 66%。

除了将 LAK 和 TIL 用于治疗晚期肿瘤患者外,也有将其用于预防肿瘤复发。Une 等在行肝癌手术切除时,同时切除脾脏,用自体脾来源的淋巴细胞培养 LAK 细胞,用于术后预防肿瘤复发。随访两年,12 例中 1 例复发,复发率为 8.3%,而术后用多柔比星治疗的 12 例中复发率 50%。两组复发率差别显著,说明用 LAK 细胞预防术后肿瘤复发的效果良好。

Osband 等将肿瘤患者自体淋巴细胞分离后在体外去除免疫抑制性细胞后,再加自体肿瘤细胞提取物在体外培养三天,将培养后的淋巴细胞输给患者,治疗 80 例晚期肿瘤患者,仅有 1 例 CR,7 例 PR,3 例 MR,且病例主要限于肾癌和黑色素瘤。在 57 例肾癌中,5 例 PR,3 例 MR;7 例黑色素瘤,1 例 CR,1 例 PR;3 例乳腺癌中,1 例 PR;而对膀胱癌、大肠癌和胰腺癌等均未显示出疗效。

从肿瘤类别来看,肾细胞癌和黑色素瘤的治疗反应率较高,而肺癌、肝癌、大肠癌及肉瘤等的疗效较差。

第三节　肿瘤逃避机体免疫排斥的机制

肿瘤免疫的概念最早是由 Ehrlich 在一个世纪以前提出的,他认为免疫机制可能阻止早期肿瘤的发展,但这一观点并没有受到足够的重视。随着对肿瘤研究的深入和进展,越来越多的证据表明,肿瘤具有与正常细胞不同的抗原性,这些抗原可以引起机体的细胞免疫反应和体液免疫反应。正是这些发现激发了一次又一次肿瘤免疫治疗的高潮,期望能够借助机体的免疫系统排斥肿瘤。然而,迄今所研究过的各种方法,包括主动的和被动的,特异性的或非特异性的免疫治疗方法均未能达到满意效果,即使肿瘤像同种异体移植物一样被免疫系统排斥掉。有关肿瘤逃避机体免疫系统监视和排斥机制的解释有多种,其中主要的观点是免疫抑制学说,认为致癌因素或肿瘤生长诱发了荷瘤机体的免疫抑制状态,使得宿主的免疫系统不能排斥具有抗原性的肿瘤。该学说得到大量实验研究的支持,然而却不能解释另外的一些现象,如为什么带有肿瘤的机体能够像正常机体一样排斥同种异体移植物;当给动物移植两块不同来源的肿瘤时,动物能够很好地排斥主要组织相容性复合体(major histocompatibility complex,MHC)不同品系的肿瘤(有极少数例外的情况),却不能排斥来自 MHC 相同品系的肿瘤。由此可见,虽然肿瘤诱发了宿主免疫抑制状态的出现,但并没有阻止机体针对像 MHC 抗原这样具有强免疫原性的抗原产生有效的免疫排斥反应。即在同样的免疫状态下,决定组织是否会被免疫排斥的因素是该组织是否具有足够强大的免疫原性。充分了解肿瘤免疫原性的特点,了解荷瘤机体全身免疫功能状态和肿瘤局部的免疫功能状态,有助于理解肿瘤逃避机体免疫排斥的机制。

一、肿瘤抗原

肿瘤抗原指细胞在癌变过程中所出现的具有免疫原性的新抗原物质的总称。根据其特异性,可分为两大类:①肿瘤相关抗原(tumor associated antigen,TAA),指无严格的肿瘤特异性,即非肿瘤细胞所特有、正常细胞也可表达的抗原,但其在肿瘤细胞异位表达或出现量的改变(如某些糖蛋白、胚胎性抗原);②肿瘤特异性抗原(tumor specific antigen,TSA),指仅表达于肿瘤组织而不存在于正常组织的抗原。它的存在是在早期阶段借助动物肿瘤移植实验而被证实。早期的研究在这方面积累了丰富的资料。概括起来有以下几点规律:①化学物质诱发的肿瘤:可诱发肿瘤的化学物质很多,不同化学物质诱发的肿瘤其抗原性强弱不同。同一种化学物质浓度越高,肿瘤的抗原性越强。这种肿瘤抗原的特点是只有个体特异性,而对同系动物用同种物质诱发的肿瘤其抗原性无交叉反应性;②生物因素诱发的肿瘤:不管生物因素形态如何,由同一种生物因素在不同个体诱发的肿瘤,其抗原特异性相同,故能起交叉反应,但与另一种生物因素诱发的抗原特异性不同;③紫外线诱发的肿瘤:紫外线长期照射诱发的小鼠皮肤肿瘤具有很强的抗原性,多数由紫外线诱发的 C3H 小鼠纤维肉瘤和鳞状细胞癌均可被同系正常动物排斥,不同个体发生的肿瘤其抗原性无交叉反应。

从免疫遗传学的角度考虑,所有组织细胞表面的抗原可分为两大类,即主要组织相容性抗原(能引起强烈而迅速排斥反应的抗原)和次要组织相容性抗原(引起较弱和缓慢排斥反应的抗原)。在同种移植时,这两种抗原所引起的免疫排斥反应有明显的不同。早期的研究已经证明,所有肿瘤,不论是自发的还是诱发的,其主要组织相容性抗原总是与其来源的正常组织保持高度的一致。虽然近来的研究提示,有时肿瘤组织的 MHC 表达可能减弱,这种减弱使得少数几种肿瘤可以超越 MHC 屏障而在不同的品系内传代生长。因此,人和动物的自发性肿瘤不会像 MHC 不同的同种移植物那样诱发一个足够强大的免疫排斥反应。伴随细胞突变而产生的肿瘤抗原,其免疫原性较弱或无免疫原性,因此肿瘤的排斥规律类似于一个只有次要组织相容性抗原的同种组织移植物的排斥。

二、弱组织相容性抗原诱发的免疫排斥反应

移植免疫生物学研究发现,在只有次要的组织相容性抗原存在的情况下,移植物的存活时间(代表所诱发的免疫排斥反应速度)差异很大。例如:在只有 H-1 基因型不同的小鼠之间交换的皮肤移植物,半数生存期可以由于充当供体和受体的品系不同而相差达 200 天以上,移植物诱发的排斥反应开始越晚,完成过程所需要的时间也就越长。从而得出一条以经验为依据的重要原理:一个同种移植物保持其充沛活力越久,其继续存活的可能性也就越大。

在涉及弱的组织不相容性的情况下,移植物的大小或“剂量”与其预期的存活时间之间有一种虽然是弱的但却是明确的反比关系(小的移植物有比大的移植物存活得更久一些的倾向)。然而,在只涉及弱的不相容性的情况下,小的移植物可能最终被排斥,而大的移植物在相似的条件下却可能无限制地存活下去。这就提示一个既定大小的免疫反应(其强度依抗原性强弱而决定)在排斥一块靶组织的能力是有限的。一个缓慢的排斥过程可以允许发生相当大量的细胞修复和替换,而在没有免疫耐受的时候也出现持续存活的外表假象。

弱的组织相容性抗原在引发免疫排斥反应时有协同作用,当移植物与宿主之间存在着两种相异的组织相容性时,皮肤移植物的存活时间可比仅有一种因子相异时明显地短些。协同效应也在其他品系动物得到证实。

当人或动物的细胞发生恶变时,由于 MHC 没有发生改变,不能诱发像同种异体移植物所激发的急性排斥反应,而只能根据突变所产生的抗原的免疫原性强弱诱发出不同强度的免疫排斥。由此从理论上可以推测,通过增强肿瘤细胞的抗原性或增加抗原的种类以获得协同效应可能达到排斥肿瘤的目的。事实上已经有这方面的报道。Kobayashi 用病毒感染肿瘤细胞使其获得新的抗原,成功地使肿瘤被排斥。Burke 报道用氮芥、左旋苯丙酸氮芥等改变肿瘤细胞的抗原结构以增强其抗原性。

三、荷瘤机体的免疫功能

自从 1970 年 Burnet 提出免疫监视学说以来,文献大量报道了对荷瘤机体细胞免疫功能和体液免疫功能进行的研究。这些研究包括检测机体的迟发型皮肤过敏反应能力,抗体

形成能力,淋巴细胞转化功能,T 淋巴细胞计数和亚群分类,淋巴细胞的细胞毒功能,巨噬细胞功能,NK 细胞功能和抑制性淋巴细胞等。一般认为,对新抗原如二硝基氯苯(DNCB)、2,4-二硝基氟苯(DNFB)的迟发型皮肤过敏反应的测定,可以较好地反映机体的细胞免疫功能状态。

对 DNCB 的迟发型过敏反应性的研究开始于 20 世纪 60 年代中期,从积累的大量文献中可以得出如下结论:①DNCB 的阳性反应率随病情进展而降低,与肿瘤负荷的大小相关;②DNCB 反应性的损害程度与肿瘤的组织类型有关;③DNCB 反应性与肿瘤复发有关。这些结果提示,荷瘤机体的免疫功能是降低的,但这种降低是肿瘤生长的结果,而不是肿瘤生长的原因。也提示免疫功能状态可以影响肿瘤进展。

免疫抑制的研究是肿瘤免疫研究的热点之一。不同的作者分别报道荷瘤机体的血清、淋巴细胞、肿瘤细胞匀浆、肿瘤浸出液及去细胞的癌性腹水等可以消除正常动物对来自相同品系带有特异性抗原的肿瘤移植物的免疫排斥反应,提示肿瘤可以产生免疫抑制因子或诱导免疫抑制细胞的出现。还有一些研究指出,紫外线照射可以取消小鼠对带有特异性抗原的同系小鼠肿瘤的免疫排斥反应,提示致癌因素也有免疫抑制作用。

移植免疫的实验和临床研究表明,应用某些剧烈的处理(如异种抗血清,致死量 X 线照射)可以使不同物种间进行的器官移植存活;中等程度的处理(如常用的免疫抑制剂)可以抑制同种异体移植物的排斥反应;而在只有次要的组织不相容的情况下,消除排斥反应和诱导耐受性是比较容易的。即抗原性越强,消除其排斥反应越难;抗原性越弱,抑制其排斥反应越容易。因此,移植免疫极易受到各种免疫抑制因素的影响,使本来就不强的排斥反应进一步减弱或消失,或诱导出对肿瘤的耐受。

值得指出的是,在肿瘤的早期阶段或瘤体很小时,机体的全身免疫功能正常或接近正常,过去的研究证实了这种观点。那么,为何在肿瘤的早期阶段,正常的机体免疫功能仍不能排斥负荷很小的肿瘤或阻止其发展呢,对肿瘤局部免疫功能的研究可能有助于了解这一问题。

四、肿瘤局部的细胞免疫功能状态

癌在体内的反应中心是癌病灶局部,其重要性逐渐为许多学者所认识。观察发现,很多癌肿局部有不同程度的淋巴细胞浸润,并从这种淋巴细胞的浸润程度与患者预后的关系中推测出其功能可能是机体对癌肿的抵抗反应。近期的研究多集中在分析这些浸润淋巴细胞的亚群以及研究其在体外的细胞毒功能。还没有专门的研究报告像研究整体免疫功能那样研究一个新的抗原在肿瘤局部引起免疫反应的能力。久保田芳郎等研究大肠癌组织中浸润的细胞时发现 T 淋巴细胞占优势,早期癌组织中的淋巴细胞最多,随着癌的进展而减少,有转移的进展期癌组织中的淋巴细胞比无转移的少。Ioachim 也报道 T 细胞浸润在先发生增殖的部位最强,并且在癌早期显著。在肿瘤局部免疫治疗的研究报告中,可以间接地了解到引入瘤体局部的抗原(最常用的是 BCG)在肿瘤局部诱发免疫反应的情况。Lieberman 等应用瘤体内注射 BCG 治疗黑色素瘤时发现一个有趣的现象,早期阶段浸润的单个核细胞等炎性细胞仅限于肿瘤组织的周围,而不向癌组织内浸润,随着癌组织的大量变性坏死,肿瘤组织内才会出现免疫细胞的浸润反应。作者在应用 DNCB 溶液作瘤内注射局部免疫治疗小鼠实体瘤时也观察到类似现象。这些现象提示,已经形成结节的肿瘤或达到一定数量的肿瘤细胞群体可以在其局部形成一个有效的免疫抑制环境,使免疫反应无法在局部发生,或即使发生了一定强度的免疫反应,也会随肿瘤的逐渐长大,局部免疫抑制的逐渐增强而使免疫反应削弱或消失。

综合多方面的资料可以推测,肿瘤细胞通过分泌某一种或几种免疫抑制因子对机体免疫系统产生抑制作用。在早期阶段,肿瘤首先在局部建立起一个免疫环境,从而阻止了早期免疫功能相对正常的患者在肿瘤局部的免疫反应。这种由肿瘤抗原诱发的弱的免疫反应极易受免疫抑制的影响而消失。随着肿瘤长大,越来越多的免疫抑制因子释放入血液循环,导致全身免疫功能的逐步损害。

所谓的免疫抑制因子很可能就是伴随肿瘤细胞的去分化出现的一些胚胎性物质,如甲胎蛋白、癌胚抗原和免疫抑制性酸性蛋白等。很多研究证实,这些物质在体外有抑制 PHA 诱发的淋巴细胞增殖反应的功能。甲胎蛋白是胚胎时期重要的免疫抑制物质。Turner 的研究显示,血清中存在的免疫抑制因子在测定系统中具有与癌胚抗原相类似的行为,且在凝胶过滤时有相同的洗脱体积。

从已经积累的资料可看出,免疫抑制不仅抑制肿瘤抗原本身引起的免疫反应,也使得免疫治疗无法充分发挥作用。产生免疫抑制的根源是肿瘤本身,而去除这种抑制的有效方法是减少肿瘤负荷或抑制肿瘤细胞合成和分泌免疫抑制因子,手术可直接减少肿瘤负荷,化疗和放疗也可杀伤肿瘤或抑制肿瘤生长,进而减少免疫抑制因子的分泌。某些临床观察支持上述推论,如化疗有效的精原细胞瘤,其组织切片显示密集的淋巴细胞浸润,这种淋巴细胞浸润是临床判断疗效的指标之一。放疗有效的支气管肺癌也显示密集的淋巴细胞浸润取代肿瘤细胞。

综上所述,肿瘤逃避机体免疫排斥的机制是复杂的,其中起决定作用的因素有两个:①肿瘤抗原的弱免疫原性所决定的免疫应答反应开始迟缓,反应强度微弱,发展缓慢,易受抑制;②伴随细胞恶变和作为恶性细胞特征之一的免疫抑制因子的产生,首先在局部,进而在全身诱导出来的免疫抑制状态。两者共同构成了有抗原性的肿瘤逃避机体免疫排斥的机制。

第四节 泌尿系统肿瘤的免疫治疗

免疫治疗在泌尿系统最常见的两种肿瘤中的应用,即肾癌和非肌层浸润性膀胱癌的治疗以及膀胱癌术后预防复发中所显示出来的独特效果已得到公认。

一、肾细胞癌的免疫治疗

肾细胞癌的免疫治疗在肾癌的内科治疗中占有重要地位。不同的学者用不同的制剂和方案治疗肾癌,有效率在 15%~35%。这样的有效反应率远非理想,但因为肾癌对放疗、化疗和激素治疗都不敏感,转移性肾癌同样对联合化疗也有耐受性,因此免疫治疗便成了肾癌内科治疗的首选方案。最近几年的免疫治疗肾细胞癌有了显著进展。免疫治疗仍然被认为是具有治愈肾癌患者潜力的全身治疗方法。

肾癌免疫治疗常用的治疗方案:

(一) IFN-α

2014 版《中国泌尿外科疾病诊断治疗指南》中指出中、高剂量 IFN-α 治疗转移性肾细胞癌患者可以延长无疾病生存期,特别是对那些低中危肾细胞癌患者,其临床效果好。IFN 推荐治疗剂量(推荐分级 A):IFN-α 每次 9MIU,im 或 ih,3 次/周,共 12 周。可从每次 3MIU 开始逐渐增加,第 1 周每次 3MIU,第 2 周每次 6MIU,第 3 次以后每次 9MIU。治疗期间每周检查血常规 1 次,每月查肝功能 1 次,白细胞计数 $<3 \times 10^9/L$ 或肝功能异常及其他严重不良反应时应停药,待恢复后再继续进行治疗。如患者不能耐受每次 9MIU 剂量,则应减量每次 6MIU 甚至每次 3MIU。

虽然 IFN-α 联合 IL-2 可提高肾细胞癌治疗的有效率,但 IFN-α 联合 IL-2 治疗组与单独应用 IFN-α 组之间的 PFS 比较并无明显统计学差异。

(二)IL-2

高剂量 IL-2 适用于预后较好的复发/转移性或无法切除的Ⅳ期肾细胞癌患者。主要副作用有疲乏感、发热、注射部位皮下硬结、皮疹/脱屑、腹泻、呕吐、转氨酶升高、血肌酐升高、尿素氮升高、贫血、呼吸困难等,大多数不良反应为可逆性。

中国患者 IL-2 推荐剂量:

18MIU/d,ih,5d/周 ×1 周;9MIU,q12h,d1~2;9MIU,qd,d3~5×3 周,休息 1 周后重复(推荐分级 B)。

美国国家癌症研究所推荐 IL-2 的方案:

大剂量 IL-2 方案:$(6.0~7.2) \times 10^5$IU/[kg(体重)·8h],15 分钟内静脉注射,d1~5,d15~19,间隔 9 天后重复 1 次。大剂量应用 IL-2 有 4% 的死亡率。小剂量 IL-2 方案Ⅰ:IL-2 2.5×10^5IU/kg(体重),ih,5d/周 ×1 周;或 IL-2 1.25×10^5IU/kg(体重),ih,5d/周 ×6 周 ,每 8 周为 1 个周期。小剂量 IL-2 方案Ⅱ:IL-2 18MIU/d,ih,5d/周 ×5~8 周。

(三)免疫治疗与化疗联合应用

将免疫治疗与化疗联合应用的设想最先由 Fletcher 和 Goldstein 于 1987 年提出并在动物实验中得到证实。在给带瘤小鼠进行过继免疫治疗时如同时或预先给予化疗药物 CTX,则疗效会显著提高。Salup 和 Wiltrout 给带瘤小鼠注射经 IL-2 诱导的腹腔渗出杀伤细胞时,仅有 20% 的小鼠存活,而同时给予免疫细胞和 ADM 则可使存活率达到 90%。De Ries 等将过继免疫疗法与化疗结合用于临床治疗,目前常用的治疗方案有 IFN+IL-2、IFN +VLB 等,疗效明显优于单一制剂。IL-2 单用或联合 LAK 联用治疗肾细胞癌的报道较多,一般认为 LAK/IL-2 较单用 IL-2 效果更好。

近期有研究提示转移性肾细胞癌免疫治疗前切除原发灶,可以提高疗效。Fallick 等采用肾切除术 1~3 个月后输注 IL-2 治疗 26 例转移性肾透明细胞癌,结果 5 例 CR,6 例 PR,总有效率 39%。术后患者平均生存 20.5 个月(1~66 个月)。

细胞因子联合应用治疗肾细胞癌也有报道。Pittman 等总结 1 399 例可评估晚期肾细胞癌患者的治疗效果,CR、PR 分别有 24 例和 168 例,总有效率 14%。

(四)肿瘤疫苗

目前,肿瘤疫苗的研究获得了人们越来越多的关注,临床应用取得了令人满意的效果,而个体化新的疫苗靶向治疗成为肿瘤治疗的新思路。

1. 基因疫苗 又称 DNA 疫苗,是利用基因工程技术将编码肿瘤特异性抗原的基因结合于表达载体上(重组病毒或质粒 DNA),再将疫苗直接注入机体,借助载体本身和机体内的基因表达系统表出期望的抗原,从而诱导特异性的细胞免疫应答。因此,如何确定针对性强的肿瘤相关抗原编码基因,以及如何有效保证目的基因在体内充分表达,是基因疫苗的研究重点。

2. **多肽疫苗** 个体化多肽疫苗(personalized peptide vaccination,PPV)是指根据肿瘤患者的个体遗传基因结构和功能差异,从一系列候选多肽中选出至多四种与人类白细胞抗原A1亚型(HLA-A1)匹配的多肽,制作成肿瘤疫苗,从而激发患者体内对肿瘤的特异性免疫应答,延长其生存时间。肾细胞癌多肽疫苗IMA901由十种肿瘤相关多肽(TUMAPs)构成,通过激活体内T细胞来杀死肿瘤细胞,从而促使人体自身免疫系统抵抗癌症。Alexandra等发现,IMA901用于转移性肾细胞癌(metastatic renal cell carcinoma,mRCC)时,患者体内表达出一种特定抗原,能够在HLA-A抗原表达的患者体内诱发免疫应答。在第一阶段研究中,IMA901诱发了与调节性T细胞低数量有关的多重T细胞免疫应答(T细胞通常是对免疫应答起抑制作用)。研究表明,这种通过动员自身免疫反应对抗癌症的治疗和化疗有本质上的区别,成功率更高、患者寿命更长、副作用更小。

一系列的I期、I/II期、II期临床研究证明,PPV可以延长患者的总生存期,且安全、可靠,无疑为其他疗法无效的mRCC患者带来了新的希望。然而,PPV的研究尚存在下列有待解决的问题:①一是缺乏多中心大样本的临床试验;②尚无可以预测患者接种PPV后判断疗效的可靠指标。然而,设计更加合理的多中心大样本的III期临床研究有望尽快开展。

3. **树突状细胞疫苗** 树突状细胞(dendritic cell,DC)是体内最强大的抗原呈递细胞(antigen presenting cell,APC),DC在启动抗肿瘤免疫的抗原呈递中发挥出强大的功能。可在体内外向T细胞提呈肿瘤细胞的抗原,并诱发CTL的产生,从而发挥抗肿瘤作用。在体内外用现代分子生物学技术,将肿瘤细胞、裂解的肿瘤细胞成分或肿瘤细胞的凋亡产物、肿瘤mRNA或DNA等修饰DC制成瘤苗,为mRCC患者的治疗开辟了一种新的途径。

一项I期临床试验表明,树突状细胞疫苗没有剂量限制性毒性或疫苗相关副作用,包括自身免疫反应。7例患者中有6例患者可检测出肿瘤特异性T细胞扩增。疫苗诱导的T细胞反应直接针对肾肿瘤相关抗原(TAA),但不针对正常肾组织表达的自身抗原。该研究证实仅有很低的肿瘤相关死亡率。患者平均随访22个月后,3例患者因肿瘤进展死亡。

(五) 其他

近期研究证实,肾细胞癌的一种新型病毒基因疗法(Ad.5/3-mda-7/IL-24)不仅可以杀死原发肿瘤部位的肿瘤细胞,而且可以杀死未直接受到病毒感染的远端肿瘤细胞。目前,对mRCC患者已进入II期临床试验阶段。

二、膀胱肿瘤的免疫治疗

(一) 卡介苗(BCG)

BCG膀胱内灌注治疗表浅膀胱肿瘤是迄今已研究过的免疫治疗中少数几种成功的范例之一。以其疗效肯定,毒副作用少,被作为该种肿瘤的常规治疗方法之一,得以广泛应用。同时,膀胱内灌注BCG作为膀胱肿瘤术后预防肿瘤复发的措施也受到广泛重视。大量的临床研究表明,这是预防效果最好的方法之一。

BCG膀胱灌注免疫治疗的绝对适应证包括高危非肌层浸润性膀胱癌和膀胱原位癌,特别是原位癌,效果良好,有效率达70%左右,而且能够预防肿瘤复发,这也是人类癌症免疫治疗的成功典范。相对适应证是中危非肌层浸润性膀胱癌,而低危非肌层浸润性膀胱癌不推荐 BCG 灌注治疗。

BCG 膀胱灌注的剂量:BCG 治疗一般采用 6 周灌注诱导免疫应答,再加 3 周的灌注强化以维持良好的免疫应答。BCG 维持灌注可以使肿瘤进展概率降低 37%。需维持 BCG 灌注 1~3 年(至少维持灌注 1 年)。

BCG 膀胱灌注免疫治疗的最佳剂量目前尚无定论,BCG 灌注治疗的标准剂量为 81~150mg,治疗高危非肌层浸润性膀胱尿路上皮癌时,推荐采用标准剂量。对于中危非肌层浸润性膀胱癌,建议使用 1/3 标准剂量,其疗效与全剂量相同,副作用明显减少。

研究显示,BCG 膀胱灌注后尿液中有 IL-2、IFN-α,激活杀伤性 T 细胞产生 LAK 细胞样细胞毒作用。一组研究用 BCG/IL-2 治疗 13 例膀胱癌患者,其中 11 例平均 13 月内无复发。BCG/IL-2 疗法可减少 BCG 剂量,从而减轻 BCG 膀胱灌注并发症,改善患者对治疗的耐受性。

在免疫调节剂广泛应用于临床以前,膀胱肿瘤的灌注治疗以各种化疗药物为主,但由于化疗药物对人体较大的副作用,患者往往难以接受;而且化疗药物产生的耐受性会导致肿瘤细胞对药物敏感性逐渐降低,术后复发率升高。随着人类认识的提高以及技术的进步,以 BCG 为代表的免疫调节剂在抗肿瘤的临床应用中取得了良好的效果,但不良反应明显,最常见的不良反应是膀胱刺激症状和排尿困难(80%),血尿(40%),以及低热(30%),这些症状通常在 48 小时内得到缓解,但可能依然需要使用到药物(比如对乙酰氨基酚)来缓解症状,往往患者耐受性较差,一些患者甚至会在膀胱灌注 BCG 后罕见地出现急性呼吸衰竭和感染性休克而威胁到生命。BCG 膀胱灌注治疗的副作用主要包括膀胱刺激症状、血尿和全身流感样症状,少见的副作用包括结核性败血症、膀胱炎、前列腺炎、附睾炎、肝炎等。全身 BCG 反应和过敏反应罕见。膀胱有开放创面或有明显肉眼血尿时,不得进行 BCG 灌注,以免引起严重的不良反应;有免疫缺陷的患者均不宜行 BCG 的治疗,因为不会产生疗效;有活动性结核患者也不宜应用 BCG 灌注治疗,以免引起病情恶化。

(二) IFN

IFN 为膀胱内灌注最常采用的生物制剂,能够上调宿主的免疫反应,具有抗病毒、抗增生及免疫调节等作用。Torti 等报道,用 IFN 膀胱灌注治疗复发性膀胱癌和原位癌,副作用较轻,多认为 IFN-α2b 治疗膀胱癌较其他 IFN 效果更好。IFN 也可以用于肿瘤直接注射治疗膀胱癌。

经膀胱内灌注后,主要在局部发挥作用,经膀胱吸收很少,故毒性很低,没有全身流感样症状,个别患者用药后可出现轻微的膀胱刺激症状,但未发现膀胱痉挛或纤维化等腔内化疗药物常见的副作用。目前国外多采用 IFN-α 进行膀胱内灌注,推荐使用剂量为 10^7~10^8U/次。膀胱内应用 IFN-α 的毒副作用相对轻微,发生率为 27%,主要是类似流感症状的发热、寒战、疲乏和肌肉疼痛等。

(三) 沙培林(OK-432)

OK-432(Pkibanil,国产药物名:沙培林)是 1966 年 Okamoto 等人从人源 A 组溶血性链球菌 Su 株在 Bernheimer 基础培养基中培养,并经青霉素 G 与 45℃热处理后冻干的白色粉末制剂。沙培林为细菌来源制备的生物应答调节剂(BRM),具有明显的免疫学活性,起效主要机制为通过刺激膀胱黏膜局部的细胞免疫和体液免疫应答来起到间接杀伤肿瘤作用。美国国立癌症研究所(NCI)对比实验认为 OK-432 是已知作用最强的 BRM,而沙培林经过多年临床使用观察,其疗效及不良反应发生情况与 OK-432 相当,因此《新编药物学》第 14 版确认沙培林为 OK-432 的国产制剂。

沙培林在临床上的应用已经较为广泛。在相关的疾病研究中,沙培林治疗恶性体腔积液、肺癌、肝癌、胃癌、淋巴管瘤、头颈部肿瘤等恶性疾病方面均取得了肯定的疗效,但是到目前为止,国内对于浅表性膀胱肿瘤的膀胱内灌注治疗临床研究不多,以下为国内学者研究沙培林治疗膀胱肿瘤的相关临床应用资料。

梁荣江对 32 例表浅性膀胱癌患者行经尿道膀胱肿瘤电切术或膀胱部分切除术,术后定期用沙培林 3KE+40ml 生理盐水,膀胱内灌注,每周 1 次连续 6 周后改为每月 1 次连续 12 个月,每次药物膀胱内保留 2h,经随访 3~18 个月,无肿瘤复发 27 例(84.4%),复发 3 例(15.6%),全身不良反应未见,4 例在膀胱灌注后出现短时间轻度膀胱刺激症状。研究者认为沙培林膀胱内灌注预防表浅性膀胱癌术后复发疗效满意,患者耐受性好,副作用小。

周向军等为了研究沙培林(OK-432)膀胱内灌注预防表浅性膀胱癌术后的疗效及安全性,对 40 例表浅性膀胱肿瘤患者术后使用沙培林行膀胱灌注,方法及用量:术后 1 周开始常规灌注沙培林 5KE,膀胱内灌注保留 2h,每周 1 次连续 6 周,之后每月 1 次连续 8 个月。经过 6~36 个月随访,原发患者复发率沙培林组 2.7%,对照组(吡柔比星)10.8%,差异有统计学意义(P<0.05);在沙培林组,患者耐受性好,无不良反应,对照组 7 例患者在灌注后出现膀胱刺激症状或血尿,两组比较差异有统计学意义。沙培林膀胱内灌注对预防表浅性膀胱癌术后复发疗效比较满意,全身或局部不良反应少,患者易耐受,值得以后临床广泛推广应用。

袁润强等对 42 例(36 例原发膀胱癌和复发 6 例,处于 T_a、T_1 或 T_2 期的尿路上皮细胞癌)患者进行术后沙培林膀胱内灌注,灌注方案:开放手术患者在肿瘤切除后立即基底注射生理盐水 10ml+ 丝裂霉素 10mg 和 10ml+ 沙培林 3KE;TURBt 者术后立即用注射生理盐水 20ml+ 丝裂霉素 20mg 膀胱灌注,保留 40 分钟。术后 3~7 天开始进行沙培林(若手术创面较大或仍有严重肉眼血尿,可于手术后 2 周开始),常规消毒生理盐水 20ml+ 沙培林 5KE,留置导尿管,排尽尿液后进行灌注。每次至少保留 2 个小时,每周 1 次,连续 6 次;之后每月 1 次,连续 8 次,随访 8~24 个月,肿瘤仅 1 例复发,灌注过程中均未出现明显全身不良反应,2 例出现低热,1~2 天消退,血常规、肝肾功能、心电图均无明显异常,局部不良反应:5 例(11.9%)于灌注过程中出现 1~3 次的轻度尿频、尿急,经口服泌尿灵,普鲁苯辛,碱化尿液治疗后好转,所有患者均顺利完成治疗。IL-2 与 TNF 在灌注前后比较均有显著差异(P<0.05)。另外,进行免疫学 P53 检测、淋巴细胞浸润观察,发现 P53 表达均下降,淋巴细胞浸润情况时较术前增加。因此,沙培林膀胱灌注能通过提高机体免疫功能和直接杀伤肿瘤作用有效预防膀胱癌复发,并且无明显局部或全身不良反应,患者耐受性好,在临床上值得推广。

三、前列腺癌的免疫治疗

前列腺癌到后期几乎均发展为激素难治性前列腺癌(hormone refractory prostate cancer, HRPC),因对内分泌治疗不再敏感,因此又称之为去势抵抗性前列腺癌(castration-resistant prostate cancer,CRPC)。前列腺癌的死亡病例大多数为继发 CRPC 的转移性去势抵抗性前列腺癌(metastatic refractory prostate cancer,mCRPC)引起的转移病灶导致的。目前,前列腺癌治疗中最大的难题是如何防止肿瘤细胞的扩散。文献报道,在前列腺癌的发展进程中,晚期超过 90% 的 mCRPC 患者均伴有骨转移。如何进一步提高 mCRPC 疗效的同时降低治疗的不良反应,开发和研究 mCRPC 治疗新药物成为该领域的热点。目前,随着研究的不断深入,一系列前列腺癌疫苗和靶向药物相继进入Ⅲ期临床研究和临床应用阶段。

（一）Prostvac

Prostvac 是一种以重组痘病毒载体为基础的肿瘤疫苗，它包括两种成分，一种是重组的牛痘病毒，可刺激机体产生初始免疫反应，另一种是鸡痘病毒，用以增强以及维持这种免疫反应，两种载体均含有 PSA 和 3 种 T 细胞共刺激分子（T-cell costimulatory molecules），分别为 B7.1、ICAM-1（CD54）和 LFA-3（CD58），能够提高机体特异性抗前列腺癌免疫反应。痘病毒家族含有小片段双链 DNA（dsDNA），后者并不整合到宿主细胞基因组中，而是存在于感染细胞的细胞浆中。该疫苗通过皮下注射，每月 1 次。皮下注射的 Prostvac 被树突状细胞摄取，痘病毒固有免疫原性诱发针对病毒蛋白强有力的免疫反应，包括其内编码的肿瘤抗原 PSA 分子，结果导致抗 PSA 的细胞毒性 T 细胞攻击和杀死前列腺癌细胞，一些新的内源性肿瘤相关抗原暴露于免疫系统，形成一种抗原播散效应，随后激活更多新的 T 细胞产生广泛的抗肿瘤效应。

Prostvac 的安全性以及免疫活性已经在Ⅰ期临床试验中得到初步证实。一项由 43 个中心参与的Ⅱ期临床研究已经完成，在该试验中，82 例患者纳入 Prostvac 治疗组，40 例患者纳入对照组，虽然两组患者的无进展生存期差异无统计学意义（$P=0.6$），但治疗 3 年后发现，Prostvac 组病死率（69.5%）明显低于对照组（82.5%），转移性 CRCP 患者接受 Prostvac 的治疗后平均生存期明显延长（25.1 个月比 16.6 个月，$P=0.006\ 1$）。目前，对 Prostvac 的研究已进入Ⅲ期临床研究，以评价 Prostvac 单用或联合粒细胞-巨噬细胞集落刺激因子（GM-CSF）治疗 CRPC 的治疗价值。

（二）Provenge

Provenge 又称 Sipuleucel-T、APC8015，是一种自身细胞免疫治疗性疫苗，由自身外周血单核细胞组成，可激发患者自身免疫系统对前列腺癌做出反应，2010 年美国 FDA 批准 Provenge 进入临床，是目前唯一被许可治疗无症状或轻微症状 CRPC 的细胞主动免疫产品。大约 95% 的前列腺癌中表达前列腺酸性磷酸酶（PAP），而且主要限于前列腺组织，是前列腺癌肿瘤疫苗开发的靶点。Provenge 由包括抗原提呈细胞（APCs）在内的自体外周单核细胞组成。在输注前大约 3 天，通过标准的白细胞分离过程获得患者的外周血单核细胞。为能增加对 PAP 的免疫反应，在细胞培养的某一特定阶段通过添加 PAP 和免疫激活因子——GM-CSF 的重组融合蛋白（PAP-GM-CSF）使之激活。Provenge 的活性组分是自身 APCs 和 PAP-GM-CSF，此外，还有 T 细胞、B 细胞、自然杀伤（NK）细胞和其他细胞，可特异性结合前列腺癌组织中表达的 PAP，从而杀灭肿瘤细胞。Kantoff 等组织的由美国食品及药物管理局授权一项多中心、双盲及安慰剂对照治疗 CRPC 的Ⅲ期临床研究中，512 例 CRPC 患者分为 Provenge 组（n=341）和对照组（n=171）；中位年龄为 71 岁，其中 43% 患者有多于 10 处的骨转移。结果显示使用 Provenge 可以增加平均 4.1 月的总生存期（overall survival，OS），与安慰剂相比，两组患者的平均 OS 分别为 25.8 个月、21.7 个月，但两组间患者的反应率和无进展生存期（progression-free survival，PFS）是相似的。由 Small 报道的另外一个Ⅲ期临床研究也表明虽然 Provenge 不能延长无疾病进展期，但也改善了患者 OS 4.5 个月。

在另一个探索性的研究发现 PSA 的基线值可以作为 Provenge 疗效的预测因子。作者将 PSA 基线（ng/ml）分为四个区间，分别为≤22.1、>22.1~50.0、50.1~134.1 和 >134.1，Provenge 疗效最好的一组为最低 PSA 区间组，治疗组和对照组的中位 OS 值分别为 41.3 个月和28.3个月,而对于最高PSA区间组,治疗组和对照组的中位OS值为18.4个月和15.6个月。作者认为,虽然Provenge对所有患者均有效,但对预测有较低进展风险的患者效果最好,因此建议Provenge越早使用越好。

Provenge只能为患者自身使用,输注前需确认患者身份与输注袋上标记的患者身份符合。疗程为约2周间隔,给予3次,可使晚期前列腺癌患者的总体生存期有重大改善,平均存活时间延长超过4个月。最常见不良反应(发生率≥15%)包括发冷、疲劳、发热、背痛、恶心、关节痛和头痛。

(三) Denosumab(地诺单抗、狄诺塞麦)

研究显示,RANKL(receptor activator of nuclear factor-κB ligand,细胞核因子κB受体活化因子配基)/RANK(receptor activator of nuclear factor-κB,细胞核因子κB受体活化因子)/OPG(骨保护素)系统在破骨细胞的成熟和活化过程中起关键作用,维持着骨代谢平衡,也参与了恶性肿瘤骨转移导致的骨相关事件(SREs)的发生。因此,如果能破坏RANKL/RANKL/OPG信号转导系统,就可能阻止破骨细胞介导的骨组织破坏。采用DNA重组技术制备的全人源化免疫球蛋白G2单克隆抗体地诺单抗(又称为Denosumab、AMG-162),是基于对RANKL/RANK/OPG系统深刻认识基础上研发的新型骨质吸收抑制剂,可阻止RANKL的活化、阻止RANKL与其受体物质结合,具有高选择性抑制破骨细胞活化和发展,减少骨吸收、增加骨密度,从而抑制破骨细胞介导的骨破坏,且具有较好的安全性和有效性。而且,首次骨转移时间推迟4个月,并可显著延长SREs患者的无骨转移生存期。研究表明,前列腺特异性抗原倍增时间(prostate-specific antigen doubling time,PSADT)较短患者的骨转移或死亡风险较高,地诺单抗可改善较短PSADT以及患者的生物放大因子。对于进展风险较高的患者,地诺单抗可取得最佳治疗效果。

在前列腺癌中,地诺单抗能够阻断RANKL/RANK介导的恶性循环,对雄激素阻断治疗导致的骨丢失也有防治作用。Fizazi等报道了一项临床试验的结果,其选取静脉双磷酸盐治疗后骨吸收标记尿N-telopeptide(uNTx)没有降至正常的骨转移患者(前列腺癌50例,乳腺癌46例,多发性骨髓瘤9例,其他恶性肿瘤6例),按肿瘤类型和uNTx值分层,随机分成3组:第一组继续静脉双磷酸盐治疗,每四周一次;第二组接受地诺单抗180mg每四周一次;第三组接受180mg每12周一次。13周和25周时测定uNTx降至正常的比率,13周时两个地诺单抗组平均为71%(49/69例),双磷酸盐组为29%(10/35例)($P<0.01$);25周时两个地诺单抗组平均为64%,双磷酸盐组为37%($P=0.01$)。骨相关事件的发生率,两个地诺单抗组平均为8%,双磷酸盐组为17%。结果表明,在静脉双磷酸盐治疗后,uNTx未降至正常的骨转移患者中地诺单抗效果优于继续应用双磷酸盐。

Smith等报道了另一项为期3年的临床研究,其将1 468例接受雄激素阻断治疗的前列腺癌患者平均分成两组,分别接受每个月一次地诺单抗60mg皮下注射或安慰剂。治疗36个月后发现,与安慰剂相比,地诺单抗治疗组患者腰椎、髋骨和桡骨远端1/3的骨密度显著高于安慰剂组,且地诺单抗对包括老年男性、伴有骨折的患者、基础骨密度较低等骨相关事件易发人群在内的所有人群有效,不良反应与对照组相似。

地诺单抗的剂量和给药方法:在上臂、大腿或腹部皮下注射,120mg,每4周1次。若与化疗或放疗联合应用,可产生协同作用。其耐受性较好,安全性较高,不良反应少,但对于长期使用者,应注意监测和预防严重不良反应的发生,尤其是低钙血症和颌骨坏死。

(四) 个体化多肽疫苗

个体化多肽疫苗(personalized peptide vaccination,PPV)是指根据肿瘤患者的个体遗传基因结构和功能差异,从一系列候选多肽中选出至多四种与人类白细胞抗原 A1 亚型(HLA-A1)匹配的多肽,制作成肿瘤疫苗。PPV 可激发患者体内对肿瘤的特异性免疫应答,延长其生存时间,已开展了一系列的 I 期、I/II 期、II 期临床研究,应用于包括 CRPC 等在内的多种晚期肿瘤。

Noguchi 等报道将 PPV 应用于 CRPC 的 I 期临床试验,共计 15 个患者参与研究,每周皮下注射不同三种不同剂量的 PPV 持续 6 周,同时服用低剂量的磷酸雌二醇氮芥(EMP)。所有患者没有发现与治疗相关的严重并发症,最严重的不良反应为注射部位的二级皮肤反应。通过 γ 干扰素释放检测 67%(10/15)的患者有细胞毒性 T 淋巴细胞反应,通过酶联免疫吸附分析 IgG 阳性反应为 47%(7/15),部分患者 PSA 水平有所下降。Noguchi 报道的另一个于 2001 年 2 月到 2004 年 7 月开展的 I/II 期临床试验,58 名有转移病灶的激素难治性前列腺癌患者接受了 PPV 联合低剂量的 EMP 的治疗,结果显示,76% 的患者血清 PSA 水平有所下降,其中 24% 患者 PSA 降低值超过 50%,中位生存期为 17 个月(95% CI:12~25 个月)。这项研究证明,PPV 结合低剂量的细胞毒性药物能够产生额外的抗肿瘤作用。

另外一项II期临床研究比较了多烯紫杉醇(docetaxel,DOC)抵抗的 CRPC 患者 PPV 治疗组(n=20)和对照组(n=17)的中位生存时间(median survivaltime,MST),结果显示从接受疫苗的第一天到疾病进展(progressive disease,PD)的 MST,PPV 治疗组为 17.8 个月,而对照组为 10.5 个月。这些初步研究结果表明,PPV 可以作为 DOC 治疗后疾病进展的 CRPC 的新疗法。目前,PPV 应用于 DOC 抵抗的 CRPC 患者的 III 期随机临床试验正在开展。

近年来,前列腺癌的肿瘤疫苗的研究获得了人们越来越多的关注。现有的一系列的 I 期、I/II 期、II 期临床研究已经证明了这种方法可以延长传统治疗方法失效的晚期前列腺癌患者的生存期,改善其生存状态,并且安全可靠,这无疑为晚期前列腺癌患者带来新的希望。然而,目前相关研究也存在一些有待解决的问题,一是缺乏多中心大样本的临床试验,二是尚无可以预测患者接种肿瘤疫苗后疗效的可靠指标,因而还需要开展更为深入的基础和临床研究。

(陈 亮 宋晓东 曾 进)

参 考 文 献

[1] HAMMERSTROM AE,CAULEY DH,ATKINSON BJ,et a1. Canccr immunotherapy:sipuleucel-T and beyond [J]. Pharmacotherapy,2011,31(8):813-828.

[2] ELFIKY A. Sonpavde G. Novel molecular targets for the therapy of renal cell carcinoma [J]. Discovery Medicine,2012,13(13):461-71.

[3] SHINAGAREB,VIKRAM R,JAFFE C,et al. Radiogenomics of clear cell renal cell carcinoma:preliminary findings of the cancer genome atlas renal cell carcinoma(TCGA-RCC)imaging research group [J]. Abdominal Imaging,2015,40(6):1684-1692.

[4] 周向军,张茨,钱辉军等. 沙培林膀胱灌注对浅表性膀胱癌患者术后疗效观察[J].国际泌尿系统杂志,2011,31(3):282-284.

[5] 孙齐,陈忠. 沙培林在非肌层浸润性膀胱肿瘤患者术后治疗的应用. 现代泌尿生殖肿瘤杂志[J],2013,

5(3):182-185.

[6] MANDL SJ,ROUNTREE RB,CRUZ TBD,et al. Elucidating immunologic mechanisms of PROSTVAC cancer immunotherapy[J]. J Immunoth Cancer,2014,2(1):1-13.

[7] CHEEVER MA and HIGANO CS. Provence(Sipuleucel-T) in prostate cancer:the first FDA-approved therapeutic cancer vaccine [J]. Clin Cancer Res,2011,17(11):3520-3526.

[8] SMITH MR,EGERDIE BTN. Denosumab in men receiving androgen deprivation therapy for prostate cancer [J]. New England J Med,2009,361(8):745-755.

[9] HELO S,MANGER JP,KRUPSKI TL. Role of denosumab in prostate cancer.[J]Prostate Cancer & Prostatic Diseases,2012,15(3):231-236.

[10] NOGUCHI M,MORIYA F,SUEKANE S,et al. Phase II study of personalized peptide vaccination for castration-resistant prostate cancer patients who failed in Docetaxel-based chemotherapy [J]. Prostate,2012,72(8):834-845.

第六章

基因和转基因治疗

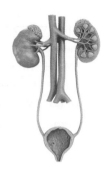

人类肿瘤的治疗包括手术、放疗、化疗、激素以及免疫治疗等。随着对肿瘤分子生物学和肿瘤免疫学研究的深入以及重组 DNA 技术(recombinant DNA technique)的发展,相继出现了肿瘤的基因治疗和转基因治疗。

基因治疗就是将 DNA 转移入细胞以达到治疗的目的,通常包括三个基本要素,即治疗基因、基因载体和靶细胞。治疗基因如免疫刺激细胞因子基因、药敏基因;基因载体有病毒性和非病毒性载体;靶细胞如肿瘤细胞、淋巴细胞。1990 年,人类进行了首例基因治疗,即用功能性腺苷酸脱氨酶(adenylic deaminase,ADA)基因取代编码 ADA 缺陷的基因,其结果极大地鼓舞了人们对基因治疗的探索。目前,泌尿系统肿瘤基因治疗已步入临床前和临床研究阶段,并且大多有积极的进展。

第一节 载 体

基因转移(gene transfer)指借助于载体(vector)将治疗基因(兴趣基因、目的基因)转移至靶细胞的过程。载体则是基因转移的工具。基因转移既可离体,也可以在体发生。基因转移的方法很多,包括显微注射法、微粒子轰击法(microprojectile bombardment)、动脉注射或脏器内移植、电穿孔(electroporation)、脂质体转染法、磷酸钙沉淀法(calcium phosphate precipitation)、DEAE-葡聚糖法、生物转染法以及基因枪(gene gun)。一般离体时基因转移方法有显微注射法、电击孔、磷酸钙沉淀法、DEAE-葡聚糖法、基因枪等,也不排除病毒性载体基因转移法。在体基因转移常见载体有病毒性载体(无特异性/特异性),如微小病毒载体、单纯疱疹病毒载体、牛痘病毒载体以及脂质体等。从某种意义上来说,载体是构建的含有治疗基因插入位点的 DNA 或 RNA 序列。

肿瘤基因治疗的载体分为病毒性载体和非病毒性载体两大类。病毒性载体虽然转染效率高,但其免疫原性、细胞毒作用、携带外源基因的大小受限和病毒滴度不易提高等问题促使国内外学者对非病毒性载体进行了大量研究,并取得了一些进展。非病毒性载体虽然转染效率较低,但是其突出的优点就是安全、制备简单和巨大的携带外源基因的容量。病毒载体包括:反转录病毒载体、腺病毒载体、单纯疱疹病毒载体、腺病毒相关病毒载体、痘病毒载体、慢病毒载体、杆状病毒载体、仙台病毒载体、杂交病毒载体等;非病毒载体包括:真核细胞表达质粒载体、非生物性的聚合物载体(聚赖氨酸、聚乙烯亚胺、壳聚糖、树枝状聚合物、明胶基系统、阳离子缩氨酸)、仿生性的人工重组基因治疗载体(脂质体、人工染色体、活菌载体、纳米粒)。

载体携目的基因应用于治疗时应具备以下特征:①靶细胞特异性:指载体只针对某一特定细胞,而别的细胞则不受染;②基因转移的高效性:指载体转移治疗基因至靶细胞的效能高,常通过受染细胞的百分率来反映。反转录病毒(retrovirus)载体系统转移基因效率在离体时为10%~70%,但在体时转移效率却极低。为了提高转移效率,现已有动物模型中研究使用别的载体系统和腺病毒相关病毒(adenovirus-associated virus)、腺病毒(adenovirus)、牛痘病毒和脊髓灰质炎病毒载体;③基因传导的持续性:指治疗基因能够稳定地整合到靶细胞染色体DNA中,并随着靶细胞DNA复制而复制,如反转录病毒载体;④基因表达的忠实性:指目的基因不会发生分子生物学上的改变如基因重排、缺失等,能忠实地表达mRNA和蛋白质(多肽);⑤高容性:指载体能转移大片段DNA序列,反转录病毒载体转移DNA序列限于10kb以下,而腺病毒则能转移较大的基因序列;⑥载体的安全性:不同载体必须经过基因工程的处理,使其复制缺损(replication-defective),以防在人体产生抗载体抗体或引起病毒感染。如使反转录病毒不能复制,必须破坏编码病毒产物gag和pol基因区(gag区编码病毒结构蛋白,pol区编码反转录酶)。

迄今为止,尚无一种载体具有上述特征,因此在选择载体时必须考虑各载体的相对重要性。总之,载体的选择依据治疗目的而异,同时有赖于载体的进一步完善。

第二节 治 疗 策 略

泌尿系统肿瘤的基因和转基因治疗和其他肿瘤的治疗策略一样,包括减细胞基因治疗和矫正基因治疗。

一、减细胞基因治疗

减细胞基因治疗总的治疗效应是选择性破坏恶性肿瘤细胞,导致恶性肿瘤细胞减少。大部分研究集中于肿瘤的免疫治疗,通过遗传修饰(genetical modification)的肿瘤细胞或淋巴细胞产生免疫刺激细胞因子(immunostimulatory cytokines,ISC)诱导、激活并增强人体抗肿瘤免疫反应,因此也称为诱导基因治疗(inductive gene therapy)。

根据治疗基因的不同,减细胞基因治疗有下列五种方式:

(一)免疫刺激细胞因子基因转移

细胞因子包括TNF、IL、INF以及粒细胞-巨噬细胞集落刺激因子(granulocyte macrophage colony stimulatingfactor,GM-CSF)等,其治疗途径有二:①获取肿瘤特异性的淋巴细胞,如TIL,而后在体外将细胞因子基因转导至TIL,培养后把经过修饰的TIL注入体内,增强对肿瘤细胞的杀伤力,这样TIL就能在原发处或转移灶产生大量的细胞因子。若成功,则能在靶细胞处产生高浓度的细胞因子,从而避免了细胞因子威胁生命的全身细胞毒性反应;②获取肿瘤细胞,建立肿瘤疫苗(tumor vaccine)。手术或活检获取肿瘤细胞培养后行细胞因子基因转移,这样可得到遗传修饰的肿瘤疫苗。注射前,须经过致死量的照射以防止继发性肿瘤生长。介导抗肿瘤免疫反应的细胞包括细胞毒性 T 细胞、辅助 T 细胞、NK 细胞和抗原提呈细胞等,随着肿瘤疫苗产生的细胞因子而激活,而后消灭或减慢肿瘤细胞的生长。在膀胱肿瘤、肾细胞癌和前列腺癌等肿瘤疫苗的动物试验中,其结果是令人兴奋的。

鼠 MBT-2 肿瘤是人膀胱癌的最佳模型,其病因学、组织学以及对治疗的反应与人膀胱癌极为相似,分泌 IL-2、MBT-2 的肿瘤疫苗能使 60% 的鼠原位种植的肿瘤完全消退,并且在治愈的动物中产生保护性的免疫记忆,而 IL-1、α、β 和 γ-INF 疫苗治疗作用较弱。在动物肾细胞癌和前列腺癌模型中,也可观察到遗传修饰 IL-2、IL-4 和 GM-CSF 肿瘤疫苗引起的全身免疫反应。因此肿瘤疫苗的应用还有待进一步的研究。

（二）自杀基因转移

自杀基因就是指将某些病毒或者细菌的基因导入靶细胞中,其表达的酶可催化无毒的药物前体转变为细胞毒物质,从而导致携带该基因的受体细胞被杀死,同时还通过旁观者效应(bystander effect)杀伤邻近未转染的肿瘤细胞。目前常用的自杀基因系统主要有单纯疱疹病毒I型胸苷激酶/丙氧鸟苷系统(HSV-TK/GCV)、胞嘧啶脱氨酶/5-氟胞嘧啶系统(CD/5-FC)、水痘带状疱疹病毒(VZV)胸腺嘧啶核苷激酶/6-甲氧嘌呤阿拉伯糖核苷(VIV-TK/AraAMP)、嘌呤核苷酸磷酸化酶(purine nucleoside phosphorylase,PNP)/氟达拉滨(fludarabine)系统。鉴于单一自杀基因的临床疗效尚不能令人满意,人们开始构建融合自杀基因,即两个作用机制不同的自杀基因用连接子或直接相连,使用一个开放阅读框,转录翻译产生一个嵌合的双功能融合蛋白。Barzon 等将 HSV-TK 与 IL-2 基因联合转染荷瘤裸鼠,给予前体药物 GCV(核苷酸抑制剂),观察其抗瘤疗效,结果发现联合转染 HSV-TK/IL-2 组的 GCV 具有明显的剂量和时间依赖性杀伤效应,且旁观者效应明显,在给予 GCV 处理后肿瘤完全消退,其作用显著强于两种基因治疗单独应用。由于其旁观者效应,其对肿瘤邻近的正常组织有明显的毒性作用,但是在病变区并非需要 100% 的转染率即可杀伤肿瘤细胞。

（三）组织特异性表达的药物敏感基因或细胞毒素基因转移

载体含有组织特异性启动因子,能限制转导基因的表达。此模式适合于前列腺癌,感兴趣基因表达受控于前列腺特异抗原(prostate specific antigen,PSA)启动因子和调节序列。仅有表达 PSA 的细胞才表达转导基因产物。通过前列腺癌细胞系的离体转染试验,将荧光素酶(luciferase)基因置于 PSA 启动因子下游获得成功,并检测到了荧光素酶的表达。

此外还有 Livin,其为新发现的一个人类凋亡抑制蛋白(inhibitor of apoptosis proteins,IAPs)家族成员,通过抑制细胞凋亡而致细胞异常增生及其向恶性转化。研究表明,Livin 与膀胱癌、肾癌、前列腺癌的发生、发展有明显的相关性,高表达 Livin 的肿瘤侵袭力强、易转移和复发。Crnkovi 等应用针对 Livin 基因序列设计的特异性小干扰 RNA 可有效阻断肿瘤细胞内源性 Livin mRNA 的表达,并使 caspase-3 活化以增强肿瘤细胞对各种促凋亡因素(如肿瘤坏死因子、多柔比星、紫外线照射)的敏感性;还能通过 RNA 干扰技术对 Livin mRNA 进行基因封闭以促进肿瘤细胞发生凋亡。

（四）多药耐药性基因治疗

多药耐药性是一种重要的耐药形式,其基因(MDR1)表达产物是一种能量依赖性跨膜药物外输泵(P-糖蛋白),能降低多种天然抑癌物在细胞内蓄积而抑制其对细胞的毒性作用。人们应用抗性修饰物(RMA),如钙通道阻滞剂维拉帕米、环孢菌素 A、奎尼丁等与 P-糖蛋白作用抑制 MDR,同时用细胞因子与化疗联合应用也取得一定的疗效。另一方面,由于 *MDR* 基因可使细胞免受化疗损伤,人们设想通过将 *MDR* 基因转入骨髓细胞,从而避免大剂量化疗导致的骨髓抑制。Galski 等将人 *MDR1* cDNA 导入转基因小鼠骨髓细胞,使之产生对柔红霉素所致粒细胞缺乏症的抵抗性,将转有 *MDR1* 基因的骨髓移植到致死剂量照射小鼠,使其骨髓造血重建,达到抗药性移植的目的,从而可以减少化疗的副作用并使有效的化疗剂量增大。目前在泌尿系统肿瘤方面还未有此种研究的报道,但是这为泌尿系统肿瘤的基因治疗提供了一个新的研究方向。

二、矫正基因治疗

矫正基因治疗是通过取代或灭活癌前病变或癌细胞缺陷的基因(如激活的癌基因、失活的抑癌基因)来减慢或逆转细胞失控制生长。

泌尿系统肿瘤的基因治疗是一个复杂的问题,主要是因为癌基因或抑癌基因在肿瘤发生中的确切机制尚未明了。目前针对此两类基因提出两种治疗途径,即反义疗法(antisense therapy)和替代疗法(replacement therapy):

(一) 反义疗法

反义核酸技术是利用反义核酸与靶 RNA 通过碱基互补配对的原理,使反义核酸参与基因的表达调控,因其调控基因表达具有高度选择性与高度特异性,因此该技术已成为肿瘤基因治疗的一个研究热点。其作用机制为引起癌基因的下调,打断旁分泌或自分泌的信号环路。反义核酸可以特异性地阻断致癌基因的过度表达而不影响其他基因的正常功能,为肿瘤的基因治疗提供了一个新的思路。目前,应用反义核酸在治疗膀胱癌的研究中已取得一定的疗效,并且以反义寡核苷酸(antisense oligonucleotide, AS-ODN)药物的应用最为广泛有效。反义寡核苷酸类药物是人工合成并经化学修饰的寡核苷酸片段,能通过自身设计的特定序列与靶 mRNA 结合,在转录水平干扰致病蛋白的产生,由于其高度的选择性和较低的副作用,AS-ODN 类药物已成为近年来药物研究和开发的热点,是目前最常用的反义核酸技术。

(二) 替代疗法

是用正常的野生型(wild-type, W-T)基因取代遗传性或缺陷性 DNA。目前,替代矫正的主要靶基因是缺陷性肿瘤抑制基因(tumor suppression gene, TSG)。TSG 存在于正常基因组中,其失活可能导致肿瘤的发生进展。TSG 失活包括等位基因丢失,启动子或外显子区的点突变以及 mRNA 和蛋白表达的减少。近来了解较多的是 *Rb* 和 *p53* 基因,两者在细胞周期中起着关键的作用。W-T P53 蛋白被视为"分子警察"(molecular policeman),能够捕捉 DNA 受损细胞。W-T *Rb* 和 *p53* 基因转染人肿瘤细胞后能抑制其生长。

在高分级、浸润程度深的膀胱移行细胞癌中,TSG 如 *p53*、*Rb* 和 *DCC*,其等位基因的丢失较低分级、浅表性多见。在浸润性膀胱尿路上皮细胞癌,*p53* 基因点突变发生频率高。W-T *Rb* 基因导入浸润性膀胱尿路上皮细胞癌细胞系后,可引起肿瘤细胞的减少。W-T *DCC* cDNA 转染膀胱肿瘤细胞后,呈现抑制效应。已有采用膀胱灌注腺病毒介导的 *p53* 基因转染治疗鼠非肌层浸润性膀胱尿路上皮细胞癌的在体研究报道。

体外研究表明,在前列腺癌细胞中转入 W-T *p53* 后,其合成 DNA 明显减少,仅 7% 表达 P53,表明 W-T P53 在体外可抑制前列腺癌细胞生长。另一种抑癌基因 *K-re-1* 编码鸟嘌呤核苷酸结合蛋白,将其转入前列腺癌细胞,可抑制前列腺癌细胞的生长和恶变表现。目前,科学家们已经开发出一种独特的疗法，使用微气泡，将病毒基因疗法结合的靶向驱动癌症发展的特定基因的试验药物，直接呈递到患者癌症部位，这种疗法具有较好的临床应用前景。

泌尿系统肿瘤的矫正基因治疗刚刚起步，矫正的基因有待进一步确认，并且要求肿瘤组织中 100% 癌细胞都应进行基因矫正（图 6-2-1）。

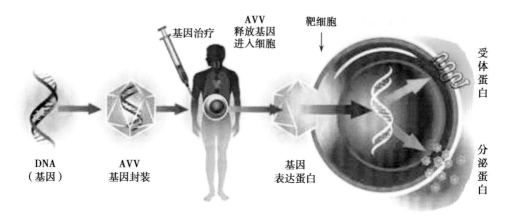

图 6-2-1 肿瘤矫正基因治疗

（袁晓奕 杨为民）

参 考 文 献

［1］JENKS SJ. Gene therapy advances：slowly into the clinic［J］. J Natl Cancer Inst,1993,85(15)：1186-1188.

［2］BREWSTER SM,SIMONS JW. Gene therapy in urological oncology：principles,strategies and potential［J］. Eur Urol,1994,25(3)：177-182.

［3］ANDERSON WF. Human gene therapy［J］. Science,1992,256(5058)：808-813.

［4］DRANOFF G,JAFFEE E,LAZENBY A,et al. Vaccination with irradiated tumor cells engineered to secret murine GM-CSF stimulates potent,specific and long-lasting anti-tumor immunity［J］. Proc Natl Acad Sci USA,1993,90(8)：3539-3543.

［5］VIEWEG J,ROSENTHAL FM,Bannerji R,et al. Immunotherapy for prostate cancer in the dunning rat model：use of cytokine gene modified tumor vaccines［J］. Cancer Res,1994,54(7)：1760-1765.

［6］CARTTER G,LEMOINE NR. Antisense technology for cancer therapy：does it make sense［J］. Br J Cancer,1993,67(5)：869-876.

［7］WERTHMAN P,DRAZAM KF,CSETE ME,et al. Adenoviral-medieted transfer of human P53 tumor suppressor gene to rat bladder in vivo［J］. J Urol,1994,151：389A.

［8］GROESEMBACH U,CASSADY RL,FERRARI S,et al. The nasal epithelium as a factory for systemic protein delivery［J］. Mol Ther,2002,5(2)：98-103.

［9］答嵘,王伟,楚雍烈. 肿瘤基因治疗载体的类型和特点. 现代肿瘤医学［J］,2006,14(2)：237-240.

［10］BARZON L,BONAGURO R,CASTAGLIUOLO I,et al. Gene therapy of thyroid cancer via retrovirally-driven combined expression of human interleukin-2 and herpes simplex virus thymidine kinase［J］. Eur J Endocrinol,2003,148(1)：73-80.

第七章

放射治疗

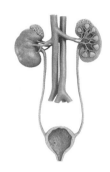

第一节　临床放射肿瘤学的生物基础

一、临床放射生物学的基本概念

(一) 放射线对生物体的作用

电离辐射(粒子或光子)作用于生物体后,被组织吸收而发生一系列的电离生物化学效应,使机体呈现生理生化、病理和形态上的变化。射线对生物体的作用包括直接作用与间接作用两种:①直接作用是指射线作用于生物机体组织中,引起光电效应、康普顿效应、电子对效应等电离激发作用,直接使细胞内的蛋白质、DNA、RNA 等生物大分子中的原子发生电离或激发从而启动一系列的事件,导致生物分子发生结构和功能的改变,造成细胞死亡;②间接作用是射线通过对生物体中大量存在的水分子电离,产生自由基,自由基是因原子之外层有不成对的电子而形成,它们可以扩散一定距离达到一个关键的靶点并造成正常分子结构的损伤。

从生物学的角度看,直接作用和间接作用所造成的分子损伤并没有区别,均使得细胞中的蛋白质、DNA、RNA 等生物大分子的结构和功能被破坏,其区别在于高 LET 射线(如快中子等)中直接作用处于显著地位。而低 LET 射线(如 X 线、γ 射线、β 射线等)中对生物体的作用以间接作用为主。LET 是传能线密度的简称,是指射线粒子在单位长度运动径迹上消耗的平均能量,它是物质对具有一定电荷和一定速度的带电粒子的阻止本领,或单位长度的射程上带电粒子的能量损失。

肿瘤细胞受照射后会发生一系列形态和机能的变化,细胞核出现染色质聚集,凝固浓缩,裂解,溶解消失。胞浆的黏稠度发生改变,形成空泡,线粒体破碎,溶酶体破裂,细胞自溶。照射后首先出现胞膜消失,变成合体细胞。细胞活动力迟钝,甚至停止活动,即死亡。部分细胞受照射后失去分裂能力,或分裂一次或数次后死亡。细胞的新陈代谢紊乱,其特殊机能丧失如腺体的分泌功能停止。

(二) 放射敏感性和放射可治愈性

放射敏感性是指肿瘤或其他组织对照射的反应性(肿瘤缩小的速度和程度),据此可以将肿瘤分为放射敏感、中等敏感或放射抗拒等类型。放射可治愈性是指从肿瘤的原发部位或区域把肿瘤清除掉。从生物学的角度讲，就要求所有的恶性肿瘤细胞失去增殖能力，这反映了照射的直接作用，但不一定是即时的效果。这一要求在实践中是很难达到的。然而，放疗能够使肿瘤细胞在很长的时间后才恢复增殖能力，以致在患者的自然寿命期内不再表现出肿瘤的生长，也就被认为是治愈了肿瘤。放疗可使肿瘤逐步缩小，最后少数残存的肿瘤细胞被纤维组织包围，成为长时间内失去增殖能力的细胞。放射敏感性和放射可治愈性之间没有什么固定的相互关系。放射敏感的肿瘤并不一定都能治愈，而放射中等敏感或抗拒的肿瘤也可能治愈。这是因为放疗敏感的肿瘤往往是分化较差，恶性程度较高的肿瘤，这些肿瘤很容易复发和转移。反之，对放疗敏感性稍低的肿瘤，其恶性程度较低，复发和转移的发生相对较慢。过去曾有一个"Bergonie-Tribondean"定律，认为组织的分裂象越多，分化越差，对放疗就越敏感。然而，现在发现增殖活跃的肿瘤组织并非都是放疗敏感的，而放疗敏感的肿瘤并非都是增殖活跃的。如黑色素瘤分裂象多，血供丰富，但对放疗不敏感。值得注意的是，肿瘤大小与放疗敏感性和可治愈性密切相关，肿瘤越大，需要杀灭的细胞越多，缺氧细胞的比例越大，因此需要较大的放射剂量，放射敏感性相对降低，治愈的可行性就减少了。

(三) 细胞存活曲线

是用来定量描述射线吸收剂量与"存活"细胞数量相关性的一种方法。放射生物学认为对于已分化不再增殖的细胞，如神经细胞、肌肉或各种分泌细胞，只要丧失其特殊机能便可认为死亡。而对增殖性细胞只有在其丧失完整的增殖能力时被认为是死亡。

对于 X、γ 射线等电离辐射，它们的细胞存活曲线有一个初始肩区，随后是直线部分，其特征是有多个生物学参数：D_0 值(直线部分斜率的倒数)，外推值 n 和准阈剂量 D_q，以及初始斜率 D_1。Chapman 等提出线性二次方程模式(LQ 模式)：$S=e^{-(\alpha d+\beta d2)}$，这里 S 是细胞在剂量 d 的存活率，α 和 β 是系数。在低剂量区，即起始阶段细胞杀灭与剂量呈线性关系($e^{-\alpha d}$)；随着剂量增加，存活曲线开始向下弯曲，此时细胞存活和剂量成平方关系($e^{-\beta d2}$)，α/β 值是当单靶击中和多靶击中杀灭相等时的剂量。α/β 值越小，曲线弯曲越快。早反应组织和肿瘤组织的 α/β 值较大，在 10Gy 左右；晚反应组织的 α/β 值在 1.5~4Gy 之间。对于同一组织用不同生物效应作观察指标所获得 α/β 值可以不相同。

(四) 治疗增益比(therapeutic gain fact, TGF)

$$TGF=\frac{某一措施对肿瘤的影响}{同一措施对正常组织的影响}$$

评价某一措施是否有应用价值，TGF 必须大于 1，值越大越好。

二、组织或肿瘤增殖和放射反应

(一) 细胞增殖周期与放射敏感性

在细胞周期中，以细胞死亡为标准，有丝分裂期对放射最敏感，而 DNA 合成期敏感性最差。此外，放射线可延缓细胞周期各期进程的时间。这一作用与剂量有明显的关系。

(二) 早反应组织与晚反应组织

根据增殖动力学及线性二次方程将正常组织分成早反应组织和晚反应组织，一般认为更新快的组织在放疗中是早反应组织，而更新慢的组织属于晚反应组织，肿瘤组织基本上是属于早反应组织。早反应组织在照射后主要表现为急性反应,如皮肤、造血系统、小肠及睾丸等。在放射过程中,早反应组织都有显著的再增殖,表现为在一定程度上减少放射损伤,如果缩短放射时间,则放射损伤增加。晚反应组织在照射后损伤的表现为晚期反应,一般为纤维细胞和其他结缔组织的过度生长,形成广泛的纤维化。此外,由于血管内皮细胞的损伤导致血供减少及器官特殊功能的缓慢丧失,如脊髓、膀胱及肾组织等。

（三）照射后正常组织与肿瘤组织的恢复与生长

由于正常组织有自动稳定系统,因此,每次照射后正常组织与肿瘤组织的恢复和生长情况都不相同,包括:①正常组织受照射后细胞增殖周期的恢复较肿瘤细胞快;②受照射后肿瘤组织可能有暂时的加速生长:但这种生长速度比不上正常组织为填补损伤而出现的增殖加速;③肿瘤组织群内的生长比例原来就较正常组织大,处于细胞周期活动的细胞多,受致死损伤的就比正常组织多,受其他不同程度损伤的也较正常组织多。

临床上采用分次照射正是利用了正常组织和肿瘤组织放射效应及恢复和生长的不同来达到杀灭肿瘤细胞保护正常组织的目的。

三、放射损伤

哺乳动物细胞放射损伤可分为三种类型:①亚致死损伤(sublethal damage,SLD),细胞受照射后,在一定时间内能完全修复的损伤;②潜在致死损伤(potentially lethal damage,PLD),细胞受照射后,如有适宜的环境或条件,这种损伤就可以修复;如果得不到适当的环境或条件,这种损伤将转化为不可逆的损伤,从而使细胞最终丧失分裂能力;③致死损伤(lethal damage,LD):是指细胞受照射后所受的损伤在任何情况下都不能修复,细胞完全丧失分裂增殖的能力。

四、分次照射后的组织反应

20世纪30年代以来被公认标准的分割放射治疗方式是每周5次,每次2Gy。这种分割放射方式对肿瘤有一定效果而同时对正常组织的损伤又较小,治疗反应可以通过4个"R"来考虑:亚致死损伤的修复(repair of sublethal damage),再增殖(repopulation),细胞周期时相的再分布(redistribution within the cell cycle)及肿瘤乏氧细胞的再氧合(reoxygenation)。

（一）亚致死损伤的修复

影响分次照射反应最普遍的生物现象是亚致死损伤的修复能力。不同组织的亚致死损伤修复能力是不同的。晚反应组织始终比早反应组织有较大的修复能力。临床上利用早、晚反应组织的修复差异达到治疗的目的,如用较大的分次剂量对晚反应组织的损伤较大,在用较小的分次剂量治疗时,可使晚反应组织比早反应组织和肿瘤组织受的损伤小,从而可使晚反应组织的耐受剂量"增大",这样在肿瘤组织出现相同杀灭效果的同时,保护了晚反应正常组织。临床中为了获得最大的放射效益,晚反应组织的亚致死损伤修复必须完全,因此当每天分多次放疗时,两次照射的间隔至少应有6小时。

（二）再增殖

组织受照射后开始再增殖的时间差异与其他方式的损伤不同,在大部分情况下,只有当细胞企图分裂时损伤才表达出来,而且不同组织之间的差异也很大。有些组织可在放疗开始后1~2天就有再增殖,而有些组织甚至过了2个月也没有任何再增殖的征象。由于再增殖现象,临床上应注意:①总疗程超过标准疗程时,疗效可能下降;②因各种原因中断放疗时,中断时间不能过长;③对于增殖周期短的肿瘤可考虑用加速分割放疗。

(三) 细胞周期时相的再分布

细胞处于不同增殖周期相时对放疗的敏感性是不同的。在受照射后对射线敏感的 M 期细胞明显减少,而对射线相对不敏感的 S 期细胞比例增加。使细胞群处于相对同步化进程,但由于照射后肿瘤内增殖细胞的增殖速度有很大的变化,这种差异又使部分同步化的细胞很快走向非同步化混合群,随时间延伸处于周期中敏感时相(G_2M)的存活细胞比例更大,但不会影响正常晚反应组织内非增殖性的靶细胞。

(四) 乏氧细胞的再氧合

实验证明在肿瘤组织内存在一定量的乏氧细胞。在肿瘤体积较小时,没有乏氧细胞。肿瘤增大后乏氧细胞的比例保持一个恒定数值。在一次照射后肿瘤内氧合好的细胞明显减少,而乏氧细胞减少程度较小。因此在照射刚结束时乏氧细胞比例明显上升。但随着时间的推移,细胞从乏氧转向氧合好的状态,乏氧细胞的比例又下降到照射前的水平,有时甚至更低。人肿瘤内再氧合的速度不清楚,在动物肿瘤中变动很大,一般进行得很快,大多数在 6~24 小时内完成。

第二节 临床放射物理基础

一、临床放射物理的基本概念

1. **电离辐射的吸收剂量** 即电离辐射给予质量为 dm 介质的平均能量 de。数学表达式为:$D—d\varepsilon/dm$。单位为戈瑞(Gray),符号表示 Gy,$1Gy=1J/kg$。

2. **射野中心轴** 表示射线束的中心对称轴线。临床上一般用放射源穿过照射野中心的连线作为射野中心轴。

3. **照射野** 表示射线束经准直器后垂直通过模体的范围,用模体表面的截面大小表示照射野的面积。临床剂量学规定模体内 50% 等剂量曲线的延长线交于模体表面的区域定义为照射野的大小。

4. **参考点** 规定模体表面下射野中心轴上某一点为剂量计算或测量参考的点,表面到参考点的深度称为 do。400kv 以下 x 线,参考点取在模体表面(do=0),对高能 X 线或 γ 射线参考点取在模体表面下射野中心轴上最大剂量点位置(do=dm),该位置随能量变化。

5. **源皮距(SSD)** 表示射线源到模体表面照射野中心的距离。

6. **源瘤距(STD)** 表示射线源沿射野中心轴到肿瘤内所考虑点的距离。

7. **源轴距(SAD)** 表示射线源到机架旋转轴或机器等中心的距离。在等中心治疗时 STD=SAD。

二、射野中心轴百分深度剂量

(一) 百分深度剂量的定义

百分深度剂量(percentage depth dose,PDD)定义为体膜内射线中心轴上某一深度 d 处的吸收剂量 Dd 与参考深度 d0 处吸收剂量 D0 之比的百分数,是描述射线中心轴不同深度处相对剂量分布的物理量。即:PDD=(Dd/Dd0)×100%。在小于400KV X线,因参考深度取在模体表面,则 PDD=(Dd/D0)×100%;在高能 X(γ)射线,因参考深度取在最大剂量深度 dm 处,则 PDD=(Dd/Dm)×100%。

最大剂量点的深度 dm 随射线能量的增加而增加,如在钴60γ射线,最大剂量深度为 5mm,8Mvx 射线,最大剂量深度为 20mm 左右。

(二)影响百分深度剂量的因素

1. **射线的能量**　随着射线能量的增大,其穿透能力增加,百分深度剂量也增加。但其表面剂量 Ds 下降。

2. **源皮距**　随着源皮距的增加,百分深度剂量也增加。由于射线的能量是一定的,延长源皮距可使照射时间延长。

3. **照射野大小和形状**　随着照射野增大,百分深度剂量也增加。这是由于当照射野的面积增大时,散射线增多,则 Dd 也随之增加。照射野的形状不同对百分深度剂量也有一定的影响。临床上用列表的方法将各种大小方形野的百分深度剂量变化表示出来。当用矩形或不规则野照射时将其换算成等效方形野大小。在使用矩形野时,当矩形野与某一方形野面积/周长比值相同,则认为两种射野等效,即射野中心轴上百分深度的剂量相同。S=2ab/(a+b),这里 a、b 分别为矩形长和宽,s 为方形野的边长。在使用圆形野时,只要其面积与某一方形野相同,即可认为是等效。s=$(\pi r^2)^{1/2}$,这里 r 为圆形野的半径。

4. **深度的变化**　在最大剂量点以后,百分深度剂量随深度的增加而下降。

三、等剂量分布

百分深度只是射野中心轴上的剂量,在临床治疗中还要了解体模中射野中心轴以外的剂量。将体模中深度剂量相同的点连接起来,形成等剂量曲线。X(γ)射线等剂量曲线的特点:①在同一深度处,射野中心轴上的剂量最高,向射野边缘剂量逐渐减少。但在加速器中,为了使在较大深度处剂量分布较平坦,均整器设计有意使其剂量分布在靠近体膜表面处,中心轴两侧的剂量分布偏高一些;②在射野边缘附近(半影区)剂量随离轴距离急剧减少;③射野几何边缘以外的半影区的剂量主要由体膜的侧向散射、准直器的漏射和散射线造成。

射野平坦度和对称性;是描述射野剂量分布特征的一个重要指标。平坦度和对称性均要求不超过 ±3%。

四、高能电子束剂量学的基本特性

(一)中心轴深度剂量

高能电子束的深度剂量分布大致由三个部分组成,即剂量建成区、剂量跌落区和 x 线污染区。与高能光子射线相比,高能电子束的剂量建成效应不明显;表现为表面剂量高,随深度的增加,剂量很快达到最高点,形成一高剂量"坪区",之后剂量跌落较快,最后出现 X 线污染区。临床上利用这一剂量分布特点来达到治疗肿瘤,并保护正常组织的目的。

(二)能量对高能电子束深度剂量的影响

其基本特征是随射线能量的增加,表面剂量增加,最大剂量点后移,高剂量坪区变宽,剂量梯度减小,X 线污染增加。

（三）射野大小对深度剂量的影响

一般规则是：①射野较小时，随深度增加中心轴深度剂量迅速减少。当射野增大时，深度剂量随射野的增大而增加。但当射野增大到接近散射电子的射程时，深度剂量不再依赖射野的增加而变化；②等剂量曲线：高能电子束等剂量曲线的显著特点为：随深度的增加，低值等剂量线向外侧扩张，高值等剂量线向内侧收缩，并且随电子束能量而变化。

第三节　放射治疗的分类及原则

一、放射治疗的分类

（一）按治疗的目的分类

1. 根治性放疗　即通过放疗可能达到治愈目的的放疗。根治性放疗的范围除包括原发病灶外，还需包括原发病容易出现的扩散及转移淋巴结区域，照射野面积要大，所给的剂量必须足够。

2. 姑息性放疗　是以姑息治疗为目的，只需控制肿瘤生长，减轻疼痛和一些症状即可。因此，照射野不宜太大，剂量也不必太高。但在有些情况下，经过姑息性放疗后疗效显著，估计可能达到根治的，应改为根治性放疗。

（二）按照射的方式分类

1. 外照射　又称远距离放疗。如钴 γ 线，加速器 x 线及电子束的放疗。

2. 内照射　又称近距离放疗。将放射源放入人体的自然腔道或直接插入肿瘤组织内进行放疗。

（三）放射治疗与手术联合

分为术前放疗、术中放疗和术后放疗。

二、临床剂量学的原则

（一）临床要求

临床放射治疗的要求是给予肿瘤区域很高的治愈剂量而使周围正常组织和器官接受的剂量最小。实践证明，肿瘤的治愈率和正常组织的放射反应并发症随剂量的增加而变化。各种不同组织及组织来源的肿瘤，曲线的斜率、位置可能有所不同。因此在临床治疗过程中，选择一个最佳剂量，使正常组织和器官的并发症最小，并尽可能提高肿瘤局部的控制率。如果治疗剂量超过最佳剂量，虽然肿瘤局部控制率有所提高，但正常组织的并发症的发生率则明显增加。在两条曲线靠近时，放射剂量不能给得很高，否则可能产生严重的放射损伤。

（二）临床剂量学的原则

1. 肿瘤剂量要求准确，放射治疗和手术治疗一样，是局部治疗方式。因此肿瘤区的剂量一定要准确。

2. 治疗的肿瘤区域内，剂量分布要均匀，剂量变化梯度不能超过 ±5%，即要求达到 90% 的剂量分布。

3. 射野设计应尽量提高治疗区域内剂量，降低照射区正常组织受量。

4. 对同一个患者在不同的治疗阶段，应当根据病情的变化对治疗计划作相应调整，即对同一疾病不能千篇一律,对同一患者不能一成不变。

5. 保护肿瘤周围重要器官免受照射,至少不能超过其允许的耐受量范围。

三、放射线的合理选择

为了达到以上临床剂量学的原则,在工作中对射线的合理选择和应用很重要。根据 X、γ 射线和电子束的物理特征,对于浅表肿瘤一般选择低能 X 线或电子束治疗。对于偏侧的深部肿瘤,可选用高能 X 线或高能电子束,当用高能 X 线治疗时皮肤剂量较小,但肿瘤后剂量较高;当用高能电子束治疗时,肿瘤后剂量较小,但肿瘤前皮肤剂量较高,为了达到最佳效果可将两者联合进行,使肿瘤前后的正常组织受量均不致过高。对于靠近体中线的肿瘤一般采用高能 X 线对穿野照射。

除以上因素外,在选用哪一种或几种射线时,还要综合考虑照射野的半影、骨吸收、肺和空腔的影响等。

第四节 常见肿瘤的放疗

一、肾癌

一般认为肾癌患者不能靠放射治疗而治愈,这是由于肾癌对放射线敏感性较低,且由于肾脏的解剖位置较深,其周围的一些重要脏器如小肠、肝脏、脊髓等易受放射损伤,限制了放疗剂量,为了使邻近组织不受损伤很难给予足够的剂量。但放射治疗作为对晚期不能切除肾癌的姑息治疗,能达到减轻局部疼痛,缓解血尿等其他一些症状的目的,以改善患者的生活质量。

(一) 适应证

1. **术前放疗** 主要用于较晚期的肾脏肿瘤,估计切除较困难者,为了提高手术切除率可行放疗。术前放疗可以使肾脏肿瘤体积缩小,减少术中瘤细胞的扩散,并使局部水肿减轻,有助于术中组织分离。对于肿瘤已扩散至邻近器官而无法完整切除者,术前放疗可以减少术后复发。国外一组资料表明,手术前给予放疗可将 10 年生存率由 23% 提高到 50%。但另一组资料则表明,手术前给予 30~40Gy/3~4 周的放射剂量,虽可提高手术切除率但并不能改善生存率。

2. **术后放疗** 主要适应于 T_3、T_4 期肾癌患者,其作用在有包膜和肾盂侵犯的病例最明显。有研究报道在 CT 精确定位下对肾癌切除术后瘤床进行照射,可以有效提高患者术后生存率。也有研究报道手术后放疗对有肾静脉癌栓病例的生存率无改善。而对早期尚无包膜、肾盂、局部淋巴结侵犯的病例其作用尚存在一定争议。有学者对肾癌切除术后复发的患者进行了以术前照射辅以术中照射,术后再次进行照射的系统治疗研究,认为进行过积极的肾切除术后,孤立的局部复发患者进行以上治疗是有效的;而对于分化程度较高的转移癌,考虑到放疗对身体其他组织器官的损害,治疗上应考虑辅以化疗。

3. **姑息性治疗** 放射治疗似乎更适合于肾癌转移灶的治疗,特别是单个转移灶,经过积极的治疗后可明显改善生存率。研究报道应用立体定位技术,对于单发的肾癌脑转移灶进行放射治疗,可有效降低复发率,对于有多处脑转移灶的患者,在定位放疗后辅以正面的全脑照射,亦可以使患者受益。

目前肾癌的放射治疗,只是临床上一种辅助性和姑息性的治疗手段,研究者一直希望能够找到增强肾癌放射敏感性的方法,使肿瘤细胞表达某一种细胞因子或局部提高某种可以使肿瘤细胞对放射敏感性增加的物质的浓度,以提高放射治疗对目前中、晚期肾癌治疗的效果。有研究发现表皮生长因子(EGF)除了可以抑制上皮肿瘤细胞的生长,还能增加其对放射线的敏感性。有学者用 IFN-α 基因对肾癌细胞进行转染,使这些肿瘤细胞自分泌 IFN-α,这些细胞经 500~1 000Gyγ 射线照射后完全失去生长能力,但其机制目前尚不完全清楚。同时,研究者也在不断寻找能使肾癌对放射治疗敏感性增加的药物。细胞内非蛋白巯基特别是谷胱甘肽(GSH)对细胞的放射敏感性起重要作用,丁胱亚磺酰亚胺(BSO)作用于肿瘤细胞后可以减少瘤细胞内 GSH,使其对细胞的保护作用减弱而增强肿瘤细胞对放射线的敏感性。Stephen 等将 BSO 作用于体外肾癌细胞,发现药物组细胞内 GSH 较对照组明显降低,经过放射线照射后有效减弱了癌细胞的克隆能力。

(二)方法

术前照射一般使用前后两野,靶区包括患侧肾脏及区域淋巴结,注意避开健侧肾脏,中平面的肿瘤剂量 30~40Gy/3~4 周。在放疗后 1~2 周手术。对于 T_3、T_4 期肾癌或病变已扩展到邻近器官和肿瘤切除不彻底的病例,行术后照射的范围应根据肿瘤残余或侵犯的范围确定,剂量为 45~50Gy/6 周。在照射野设计时应保护周围正常组织和器官在其允许的耐受量范围以内,如脊髓、小肠及肝脏等。

二、膀胱肿瘤

(一)适应证

肌层浸润性膀胱肿瘤患者如拒绝接受根治性膀胱切除术、肿瘤已转移无法根治性切除时或患者全身条件不能耐受根治性膀胱切除手术,可选择放射治疗。对于晚期或复发的病例,姑息性放疗也能取得一定疗效。

(二)方法

1. **体外根治性放疗** 主要适合于少数不适宜手术的患者。研究报道膀胱肿瘤根治性放疗的局部控制率约为 30%~50%,肌层浸润性膀胱癌患者 5 年总的生存率约为 40%~60%,肿瘤特异性生存率为 35%~40%,局部复发率约为 30%。有关文献报道,对于肌层浸润性膀胱癌患者保留膀胱的治疗,放疗联合化疗不但不会增加不良反应,还能有效提高局部控制率。目前常用的根治性放疗日程为:50~55Gy,分 25~28 次完成(>4 周)或 64~66Gy,分 32~33 次完成(>6.5 周)。

2. **术前辅助性放疗** 对于 T_2 期的膀胱癌,肿瘤直径大于 3~4cm 的病例和 T_3 期膀胱癌多数人认为应术前辅助性放疗,通过术前 4~6 周的辅助性放疗,可使 40%~65% 的患者肿瘤降期,使 10%~42% 的患者局部肿瘤控制率得以提高,但根治性膀胱切除术前放疗是否有益于延长患者生存时间尚无明确定论,因此对此类患者不推荐术前放疗。术前辅助性放疗剂量 40~50Gy/4~5 周。

3. **术后辅助性放疗** 适用根治性膀胱切除或膀胱部分切除手术未切净的残存肿瘤或术后切缘病理阳性的患者。先用全盆腔放疗,剂量 40Gy/4~4.5 周,如还有残留肿瘤可用小照射野并适当提高剂量。由于术后患者放疗容易出现并发症,剂量应控制在 50Gy/5 周以内。

4. **姑息性放疗** 适用于减轻因肿瘤巨大造成如血尿、尿急、疼痛等无法控制的症状。姑息性放疗可改进患者的生存质量,缓解症状,延长生命。通常采用短程放疗,剂量控制在7Gy/3d 或 3~3.5Gy/d。但应注意这种治疗会增加急性肠道并发症的危险,包括腹泻和腹部痉挛疼痛。

5. **体外放射治疗的计划设计** 体外照射可全盆腔照射和全膀胱照射。膀胱癌的靶体积包括膀胱、全部膀胱肿瘤体积、近端尿道(男性全部前列腺尿道)和与膀胱相邻的淋巴结区,如下腹远端、髂外、闭孔淋巴结组。全盆腔照射上界一般为骶髂关节的中部,个别病例也可上延至 L5 下缘,下界在闭孔下缘,如肿瘤向下扩散,则下界向下延伸直至包括受侵部位。侧界在真骨盆外 1.5cm 处。一般使用前后两相对野;有时也可使用三野照射(前一野、后二野),四野照射(前后左右各一野)或旋转照射。全膀胱照射范围包括膀胱外 2cm 的范围。可使用两相对野照射,三野照射或旋转照射。在三野照射时膀胱前壁剂量偏高,直肠受量偏低,在临床上应合理掌握其应用原则。目前膀胱癌放射治疗多结合 CT 扫描,在模拟机下定位。如果不结合 CT 图像,有近 60% 的病例不能充分覆盖膀胱,特别是背侧部范围。

6. **膀胱癌的近距离放疗** 膀胱具有自然的腔道,为近距离放疗提供了有利条件。近距离放疗可以单独使用,也可与外照射配合使用。可通过膀胱镜将放射源置于膀胱内肿瘤处,使肿瘤局部剂量提高,而对周围正常组织的剂量很小,这对于不能接受手术的患者具有很好的疗效。对于部分 T_1/T_2 期的小肿瘤患者可以在膀胱切开显露肿瘤后置入放射性碘、铱、钽或铯行组织内近距离照射,再联合外照射和保留膀胱的手术以达到治疗目的。

三、前列腺癌

(一) 适应证

放射治疗是前列腺癌的主要治疗方法之一。对于 T_1 和 T_2 期患者以根治性手术为主,辅以其他治疗。但由于多数前列腺癌患者年老体弱,对于不能耐受手术的患者,放射治疗也能取得较好的疗效,也是前列腺癌的根治性治疗手段之一。T_3 期的患者放射治疗是其主要适应证。对于局部晚期的患者姑息性放疗也能取得一定的效果。

(二) 方法

1. **体外放疗** 前列腺癌外放射治疗根据治疗目的可分为三大类:①根治性放疗,是局限期和局部进展期前列腺癌患者的根治性治疗手段;②术后放疗,分为术后辅助放疗和术后挽救放疗;③转移性前列腺癌的姑息性放疗,用以延长生存时间,提高生活质量。

前列腺癌的体外放疗应准确定位,可在 CT 或模拟定位机上进行。原发病灶侵犯盆腔、膀胱或超出前列腺包膜时,应照射盆腔,然后缩小照射野至前列腺局部。如腹主动脉旁淋巴结有转移或可疑转移时,照射野应包括上腹部。照射盆腔一般采用前后对穿野照射或四野照射。前列腺局部照射可用旋转照射或会阴野照射。上腹部一般采用前后对穿野,然后改侧野照射以保护脊髓。体外照射的照射野应根据患者肿瘤的侵犯范围和具体情况来选择。体外照射的剂量为 65~70Gy/6~8 周。腹主动脉旁淋巴结阳性时,剂量为 40~55Gy/4~6 周。盆腔淋巴结阳性时,剂量应达 50~55Gy/5~6 周,淋巴结阴性时,剂量 40Gy/4 周,然后缩野至前列腺局部,使前列腺局部剂量达 70Gy。前列腺癌常规放射治疗时直肠和膀胱对高剂量的照射耐受力有限,限制了前列腺原发灶放疗剂量的提高,远期疗效不尽如人意,且患者放疗反应较大,目前此方法已基本被更先进的放疗方法所取代。

三维适形放疗(three-dimensional conformal radiotherapy,3D-CRT)的特点是高剂量区分布形状在三维方向上与靶区形状一致,与常规放疗相比明显减小了周围正常组织和器官受照体积,在增加靶区照射剂量的同时,不增加周围正常组织受量,提高了肿瘤局部控率和远期生存率。20世纪90年代后期又发展了调强放疗(intensity-modulated radiotherapy,IMRT)技术,调强放疗不仅在照射方向上照射野的形状与靶区的形状一致,而且射野内诸点的输出剂量能按临床要求进行调整,即在改变束流形状的同时还能对束流强度进行调节。虽然3D-CRT比常规放疗提高了靶区适形度,但直肠和膀胱的受量仍难以降低,且存在靶区剂量热点。IMRT与3D-CRT相比,能更好地把剂量集中到不规则的肿瘤靶区,更好地保护邻近重要的正常组织和器官。Zelefsky等研究应用IMRT对561例前列腺癌患者进行治疗,照射剂量为81Gy,8年无PSA复发率在预后好、中、差组分别为85%、76%和72%;8年晚期直肠反应2级1.6%、3级0.1%;泌尿道晚期反应2级9%、3级3%。

影像引导调强适形放疗(image-guided radiation therapy,IGRT)是继IMRT之后又一新的放疗技术,可借助于图像引导来提高肿瘤的照射精度。治疗前采集CT图像,利用骨性标记进行位置验证,确保了放疗精度。断层放疗(tomotherapy)是IGRT的一种,其在位置验证基础上还做到了剂量曲线验证,是目前最为精确的IGRT,在治疗开始前行兆伏级CT(megavoltage computed tomography,MVCT)扫描,并与计划千伏级CT(Kilovoltage Computed Tomography,KVCT)的图像比较,从三维方向修正摆位误差,在此基础上与计划CT剂量曲线分布对比,进行剂量验证,进而实现了剂量引导下的放疗。Madsen等总结了40例前列腺癌断层放疗的治疗结果及急、慢性毒副反应,随访期21~60个月,结果显示:1~2级胃肠道和泌尿系急性毒副反应为8.5%和39%,仅1例3级胃肠道毒副反应;1~2级胃肠道和泌尿系慢性毒副反应为45%和37%,没有3级以上的毒副反应。

2. 近距离放疗　前列腺癌近距离照射治疗包括短暂插入治疗和永久粒子种植治疗。后者即为放射性粒子的组织间种植治疗,其通过直肠双平面双实时三维治疗计划系统的准确定位,将放射性粒子植入前列腺内,提高前列腺的局部剂量,而减少直肠和膀胱的放射剂量。放射性粒子植入治疗的适应证为:预后好的早期前列腺癌 T_1/T_2,Gleason 评分≤6分,PSA≤10ng/mL。目前有两个适合于前列腺癌植入治疗的放射活性粒子:^{125}I 和 ^{103}Pd。多项研究表明对于局限性前列腺癌患者放射性粒子植入治疗与前列腺癌根治术相当。有研究报道在局限性前列腺癌患者生化指标的5年控制率上,粒子植入与根治性前列腺切除术、外照射相当。Sharkey等回顾性分析对比了1993年至2002年1 305例 T_1/T_2 期的前列腺癌患者进行粒子植入与根治术后的局部肿瘤控制率,结果表明这两种方法无明显差异,认为粒子植入与根治术均可用于 T_1/T_2 期的局限性前列腺癌患者。同时,粒子植入治疗的不良反应相对较小。Franca等报道了 ^{125}I 治疗105例 T_1/T_2 期前列腺癌患者的研究结果,平均随访70个月,结果显示在低、中、高危组的无生化复发生存率为79%、71%和52%,0~2级的急性和晚期泌尿系毒副反应为88.5%和94.2%;消化道毒副反应为100%和97.7%,没有5级以上的毒副反应。研究表明 ^{125}I 粒子植入治疗早期前列腺癌取得了很好的无生化复发生存率和可接受的毒副反应。

四、睾丸肿瘤

睾丸肿瘤分为生殖细胞肿瘤和非生殖细胞肿瘤二大类。生殖细胞肿瘤占所有睾丸肿瘤的大约 95% 以上,非生殖细胞肿瘤不到 5%。在生殖细胞肿瘤中有精原细胞瘤、胚胎癌、畸胎瘤和绒毛膜癌。睾丸肿瘤病理类型可为单一细胞类型,也可由一种以上细胞类型组成混合细胞类型,其中以精原细胞瘤最为常见。

(一)适应证

睾丸恶性肿瘤的手术治疗只是综合治疗的方法之一,单纯手术治疗的疗效远不及综合治疗好。任何睾丸肿瘤应先行根治性睾丸切除术,然后根据病理类型和临床分期选择治疗方案。睾丸精原细胞瘤是睾丸恶性肿瘤中放射最敏感,疗效最好的肿瘤。睾丸恶性肿瘤术后放疗主要的适应证有:①早期睾丸恶性肿瘤手术切除后,因为即使是Ⅰ期患者,仍有10%~13% 的患者有亚临床转移,单纯手术切除疗效不满意,合并放疗后其 5 年生存率可达90% 以上;②Ⅱ期睾丸恶性肿瘤手术切除后,放疗可取得满意的疗效;③原发于腹膜后的睾丸恶性肿瘤或因肿瘤巨大而手术切除不满意时,可行放射治疗。此外,由于局部肿瘤较大,不易手术切除时可行术前放疗及晚期肿瘤姑息性放疗。术前放疗时由于病理类型不清,放疗可使敏感的细胞成分完全消失,使术后病理类型诊断困难,不利于下一步治疗和预后的判断。因此,一般情况下多不主张术前放疗。

(二)方法

睾丸恶性肿瘤的放疗对于Ⅰ期患者,应对同侧髂淋巴结和腹膜后淋巴结进行预防性照射。布野方式:上界在第 10 胸椎下缘,二侧各距中线 4~5cm,患侧由上向下延伸至第 4 腰椎水平,健侧为第 5 腰椎水平,内侧为患侧闭孔内缘垂线与耻骨联合上 2cm 交点的连线,外侧为髋臼外缘连线,而后两侧垂直向下,下界为闭孔下缘。对于腹膜后淋巴结转移者,还应行纵隔预防性照射。如果腹部广泛转移应行全腹照射或腹腔大野照射,然后再缩野。

照射剂量:一般精原细胞癌Ⅰ期以 25~30Gy/3~4 周为宜。ⅡA、B 期 35Gy/4~5 周。ⅡC期全腹照射 20Gy 后缩野,使局部肿瘤量达 35~40Gly/4~5 周。纵隔淋巴结转移时为35~40Gy/4~5 周。锁骨上淋巴结转移时为 40Gy/4 周。

由于睾丸恶性肿瘤放疗的范围较大,放疗时出现胃肠道反应也较重。此外,放疗时应注意保护脊髓、肾脏及健侧睾丸。为尽量减少睾丸肿瘤放疗的不良反应,目前三维适形放疗也应用于睾丸癌患者。

五、阴茎癌

放射治疗是阴茎癌主要的治疗方法之一。而且有时可能超过手术的疗效。单纯放射治疗不但能取得很好的疗效,而且能保留阴茎的功能,大多数患者可保留性生理功能。

(一)适应证

1. **根治性放疗** 患者一般情况良好或中等,无淋巴结或远处转移,局部病变最大直径在 2cm 左右,浅表、外生型、无浸润或轻度浸润,可选做根治性放疗。对于局部病变最大直径在 2~5cm 之间,有轻度浸润;有单侧淋巴结肿大,但是单个、活动的,直径在 2cm 以下的可争取行根治性放疗。

2. **姑息性放疗** 原发灶直径大于 5cm,已近阴茎根部,有深层浸润及邻近组织受累,双侧腹股沟淋巴结转移已固定或皮肤红肿,有卫星结节,可选作姑息性放疗。

3. **腹股沟淋巴结预防性放疗** 对于腹股沟淋巴结无转移者,是否需要进行预防性放疗,有不同意见。大多数学者不赞成预防性放疗。但是,由于腹股沟淋巴结转移与阴茎癌局部病灶大小及浸润情况密切相关,阴茎癌局部病期越晚,腹股沟淋巴结转移率越高。因此对 T_3、T_4 的病例虽然治疗前少数病例未发现腹股沟淋巴结转移,也应考虑行腹股沟淋巴结的预防性放疗。

（二）方法

1. **局部病灶的放疗**　一般选用浅层到中层线及低能电子X线照射。对于病灶最大直径小于 2cm 者,照射范围超出病灶 1cm。病灶最大直径 2~5cm 者,照射二分之一阴茎或全阴茎。病灶最大直径大于 5cm 者,应照射全阴茎。照射剂量为 60~70Gy/6~7 周。除外照射外,对于无浸润或轻度浸润的局部病灶可选用近距离放疗。

2. **腹股沟淋巴结转移的放疗**　对于有腹股沟淋巴结转移者,除作全阴茎照射外,还应对双侧腹股沟淋巴引流区进行照射。一般用钴 60 射线、高能 X 线或电子线照射。照射剂量为 60~70Gy/6~7 周。

3. **姑息性放疗**　姑息性放疗的方法同上。但照射剂量约为根治量的 2/3。如果肿瘤明显缩小和改善时,应将剂量增加到根治剂量。

4. **放疗中的注意事项**　因为睾丸对射线高度敏感,在照射时必须保护好睾丸,特别是年轻患者尤为重要。放疗时注意阴茎的固定及预防感染。

（陈 园　陈 忠）

参 考 文 献

［1］JACOBSOHN K M,WOOD C G. Adjuvant therapy for renal cell carcinoma［J］. Semin Oncol,2006,33（5）: 576-582.

［2］PETROVICH Z,JOZSE FG,BRADE LW. Radiotherapy for carcinoma of the bladder:a review［J］. Am J Clin Oncol,2001,24（1）:1-9.

［3］THARIAT J,ALUWINI S,PAN Q,et al. Image-guided radiation therapy for muscle invasive bladder cancer［J］. Nat Rev Urol,2011,9（1）:23-29.

［4］SANDLER H M,MIRHADI A J. Current role of radiation therapy for bladder cancer［J］. Semin Oncol,2012, 39（5）:583-587.

［5］GHILEZAN M,YAN D,MARTOMEZ A. Adaptive radiation therapy for prostate cancer［J］. SeminRadiat Oncol,2010,20（2）:130-137.

［6］MENDENHALL W M,HENDERSON R H,NICHOLS R C,et al. Postprostatectomy radiotherapy for prostate cancer［J］. Am J Clin Oncol,2009,32（5）:529-534.

［7］PATEL P,LEE W R. Radiotherapy following radical prostatectomy［J］. Expert Rev Anticancer Ther,2012,12（7）: 973-979.

［8］RAIS-BAHRAMI S,VIRA M A,POTTERS L. Radiation therapy approaches to the treatment of high-risk prostate cancer［J］. Curr Urol Rep,2009,10（3）:187-193

［9］BARTKOWIAK D,BOTTKE D,WIEGEL T. Radiotherapy in the management of prostate cancer after radical prostatectomy［J］. Future Oncol,2013,9（5）:669-679.

［10］ZELEFSKY M J,CHAN H,HUNT M,et al. Long-term outcome of high dose intensity modulated radiation therapy forpatients with clinically localized prostate cancer［J］. J Urol,2006,176（4Pt1）:1415-1419.

第八章

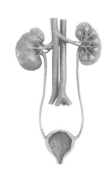

化疗药物治疗

第一节　化疗的发展历史及其治疗地位

　　人类与恶性肿瘤斗争的历史可以追溯到数千年前。公元前 16 世纪在古埃及就开始用砷化物油膏治疗表浅的皮肤癌。1886 年 Lissauer 应用亚砷酸溶液治疗慢性白血病，被认为是第一次使用化学药物治疗恶性肿瘤。20 世纪的前 25 年中，许多种无机和有机物被试用于动物实验和临床，如砷、铅、钙、镁、银、铜、锇和碘等金属和非金属物质，以及生物碱、染料、类脂质等有机物。但都因疗效不可靠或毒性太大而未能获得实质性进展。到了 20 世纪 30 年代后期，磺胺和青霉素等抗菌药物的发现及其在治疗感染性疾病中的巨大成功，启示并激发了研究寻找抗癌药物的热潮。激素首先被发现对某些恶性肿瘤有治疗效果。1939 年和 1941 年分别出现了雄激素治疗乳腺癌和雌激素治疗前列腺癌有效的报道，令人鼓舞。1942 年，由"巴里灾难"得到启示，Gilman 在耶鲁发现了氮芥的抗肿瘤活性，同年氮芥被成功地用于淋巴瘤的治疗，从而标志了近代恶性肿瘤化学治疗的开始。

　　此后一段不长的时间内，许多种类的化疗药物被合成和试验成功，其中一些很快被用于临床。抗菌药物的研究对抗癌药的发展有直接的启示和促进作用。1940 年，Waksman 等在寻找抗结核药物时发现了放线菌素。接着博来霉素和丝裂霉素在日本被发现，多柔比星及柔红霉素在意大利被发现。1947 年叶酸抗代谢剂被合成，包括氨基蝶呤和甲氨蝶呤。1954 年 Hitchings 等研究了嘌呤和嘧啶拮抗剂，1957 年 Heidelbergez 等合成了第一个抗嘧啶药物氟尿嘧啶。1950 年和 1952 年分别合成了噻替哌和环磷酰胺。Rosenberg 等于 1969 年研究发现了一个重要的化疗药物顺铂。

　　近些年来，肿瘤化疗发展迅速，新发现的抗癌药物越来越多。随着对细胞动力学及药物动力学的逐步深入研究，对药物作用机制的亚细胞水平和分子水平的认识，化学治疗实施方案的不断改进和完善，联合用药、大剂量间歇用药、辅助化疗的发展及双途径化疗的引入，使恶性瘤的化学治疗取得了奇迹般的进展。化学治疗远非仅仅作为缓解症状的一种姑息疗法或辅助治疗手段，而已成为一种根治性的治疗方法，与手术和放疗并称为恶性肿瘤的三大治疗手段。已有 10 余种恶性肿瘤可通过化学治疗获得治愈的机会，20 余种肿瘤得以缓解（表 8-1-1）。

表 8-1-1 常见恶性肿瘤化疗效果

肿瘤	对化疗的反应率/%	辅助化疗的反应	疗效/%
子宫绒癌及恶性葡萄胎	70~90	最佳	治愈(70~90)
皮肤癌	63~97	最佳	治愈(90)
伯基特淋巴瘤	50~60	最佳	治愈(50)
睾丸精原细胞瘤	90~95	最佳	治愈(50~60)
胚胎细胞瘤	90~95	最佳	治愈(40~50)
Wilms 瘤	60~80	最佳	治愈(70~80)加放疗
Ewing 瘤	50	最佳	治愈(70)加放疗
急性淋巴细胞白血病	90	最佳	治愈(50)
急性粒细胞白血病	70		治愈(25)
霍奇金淋巴瘤	70	最佳	治愈(20~40)
非霍奇金淋巴瘤	70	最佳	治愈(20)
成人恶性组织细胞病	40	一般	治愈(10~20)加放疗
小细胞肺癌	50	良好	延长存活期
乳腺癌	50~70	良好	延长存活期
儿童淋巴瘤	90	最佳	延长存活期
神经母细胞瘤	50~90	最佳	延长存活期
前列腺癌	70	良好	延长存活期
慢性淋巴细胞性白血病	50	无效	延长存活期
骨肉瘤	20~70	最佳	延长存活期
多发骨髓瘤	60	一般	轻度延长存活期
大肠癌	20~46	一般	轻度延长存活期
慢性粒细胞白血病	90		可能延长存活期
卵巢癌	50~70	一般	可能延长存活期
子宫内膜癌	25	一般	可能延长存活期
软组织肉瘤	30	一般	可能延长存活期
胃癌	30~60	一般	可能延长存活期
非小细胞肺癌	30~40	一般	轻度延长存活期
头颈肿瘤	20~30	一般	短暂缓解
胰腺癌	20~48	一般	短暂缓解
肝癌	10~25	一般	短暂缓解
宫颈癌	20~60	一般	短暂缓解
恶性黑色素瘤	20~60	一般	短暂缓解
肾上腺皮质瘤	20	不良	短暂缓解
膀胱癌	30~70	一般	短暂缓解
肾癌	10~37		短暂缓解

　　影响化学治疗效果的主要因素是药物的选择性、毒副作用和肿瘤抗药性的产生。几乎所有的抗癌药物在杀灭肿瘤细胞的同时也杀伤正常的组织细胞，特别是增殖旺盛的骨髓造血细胞和肠道黏膜细胞。这一方面限制了抗癌药物的剂量，另一方面使患者的免疫功能降低，或出现难以忍受的胃肠道反应而被迫中断治疗，导致治疗失败。这些问题和障碍已经在近年来的研究中得到一定程度的解决。首先是在抗癌药物的选择性方面取得可喜的进展。亲肿瘤物质及高分子抗癌药物的研究，脂质体及单克隆抗体载药靶向治疗的研究，化学栓塞疗法和化疗泵的引入及抗癌药物局部应用的研究，细胞动力学和药物动力学的亚细胞水平和分子水平的研究均取得了快速的进展，大大提高了药物对肿瘤细胞的毒性作用。在预防治疗和对抗化疗药物的毒副作用，亦取得实质性进展，强效的止吐药（如盐酸昂丹司琼）的开发成功和临床应用，基因重组的骨髓细胞刺激因子（如粒细胞刺激因子）的研究成功，使患者对化疗的耐受性大大地提高。

第二节　恶性肿瘤细胞的增殖动力学

一、基本概念

　　癌组织是由癌细胞和间质构成的。从细胞动力学的角度看，癌组织中的癌细胞可分为三大群：①增殖细胞群：指按指数分裂繁殖的癌细胞，其占整个癌细胞总数的比率称为生长比率（growth fraction，GF），不同肿瘤及同一肿瘤的不同时期 GF 都不同，GF 高的肿瘤，瘤体生长快，对化疗的敏感性亦高；②静止细胞群（G_0 期细胞）：暂不进入细胞周期但有增殖能力，它是后备细胞，当增殖期细胞被药物杀灭后，G_0 期细胞就可进入增殖期。G_0 期细胞对化疗药物的敏感性低，是肿瘤治疗后复发的根本原因；③无增殖力细胞群：这部分细胞完全失去了增殖能力，此类细胞很少，在化疗中无重要意义。正是由于对恶性肿瘤细胞的增殖动力学原理的深入理解，设计出了许多高质量的化疗方案，显著提高了化疗效果，降低了化疗毒副反应。

二、细胞周期概念

　　细胞周期是指癌细胞从 DNA 合成前期开始到有丝分裂结束的整个过程。细胞周期可分为以下四个阶段：①G_1 期：即 DNA 合成前期，是经过有丝分裂形成的细胞继续生长，合成mRNA 和蛋白质，为向 S 期过渡作物质上的准备。此期可由数小时到数日；②S 期：即 DNA合成期，是细胞进行 DNA 复制的时期，也合成其他的物质如组蛋白、RNA、微管蛋白等。S期的持续时间为 2~3 小时；③G_2 期：即 DNA 合成后期或分裂前期、此期继续合成有关的蛋白和微管蛋白为细胞分裂做准备。持续时间为 2~3 小时；④M 期：即有丝分裂期，每个细胞一分为二成为两个子细胞。此期很短，所占时间仅 1~2 小时。G1+S+G2+M 之和即为细胞周期时间。氚标胸苷法测定的人类急性骨髓细胞性白细胞白血病的细胞周期为 50~80 小时。小鼠 L_{1210} 白血病的细胞周期为 12.8 小时。

三、数量概念

　　前已提及，肿瘤越是早期接受化疗，化疗效果越好，当体内的肿瘤细胞数量最少时，化疗效果最好。化疗的效果与肿瘤细胞的数量成反比,因一定数量的化疗药物在体内只能杀灭一定比例(而非一定数量)的肿瘤细胞。因此,在肿瘤细胞数量较少的条件下尽早开始化疗或应用手术和放疗等手段减少肿瘤细胞的数量常可为化疗成功创造必要的条件。临床上一个肿瘤患者在开始治疗时肿瘤细胞数量往往在 $10^{10\sim12}$ 个(即 10~1 000g)以上。如果能使细胞减少 1~3 个数量级,就可得到完全缓解。此时残存的肿瘤细胞数仍有 $10^{9\sim10}$ 个(即 1~10g)。而这些亚临床的肿瘤如不加妥善处理,在一段时间之后必然复发。因此,在化疗的诱导阶段促使患者得到完全缓解只是根治的第一步。继续给予强化治疗,使残存细胞的数量进一步降低到 10^6 以下,使机体的免疫系统可以将其杀灭或控制,是十分必要的。20 世纪 50 年代末,就已发现许多患者,甚至是早期患者的血液中就已经有肿瘤细胞的存在,因此,辅助化疗受到重视,在根治术前、术后应用化疗以杀灭血液循环中的癌细胞,减少发生转移的机会,提高治愈率。近年来,随着对早期患者存在微小转移灶的认识,辅助化疗已更为合理而有效,这已在乳腺癌、骨及软组织肉瘤和小细胞肺癌取得初步的成功,并逐渐推广到很多其他的早期肿瘤。

四、化疗根治的概念

如前所述,目前化学治疗正在从姑息性治疗向根治性治疗过渡。根治的概念非常重要,非洲儿童淋巴瘤在一个疗程内即可治愈。其他的肿瘤一般需要更多的疗程才能将肿瘤细胞降到 10^6 以下从而被机体的免疫系统消灭。诱导缓解-强化治疗-巩固治疗的模式已经逐步应用到实体肿瘤的治疗中。当然,强化治疗在一定的条件下包括采用手术和化疗,清除残余肿瘤细胞的治疗,近年来已成为肿瘤中的一个重要原则,如睾丸肿瘤和小细胞肺癌先行化疗再做手术已成为一些医院的常规。对肿瘤异质性的研究表明,肿瘤体积越大,细胞数量越多,出现变异和耐药细胞株的可能性越大。所以,最大限度地消除肿块,降低肿瘤负荷,也是现代肿瘤治疗的原则之一。如采用切除肿块-化疗-二次手术的方法治疗晚期患者已经取得相当的成功。

五、治疗周期和治疗时限

实践表明,一个合理的疗程一般应包括几个细胞周期。对于增殖周期时间短的肿瘤,如绒毛膜上皮癌、急性淋巴细胞性白血病、非洲儿童淋巴瘤、部分小细胞肺癌以及一些增殖周期相对较短的肿瘤,如恶性淋巴瘤和睾丸肿瘤,一般在 6~8 周内给药 3~4 次较为合理。对于这些细胞增殖时间短的肿瘤,在一个细胞周期内反复给药 2~3 次,可以大大提高疗效。由于治疗周期时间短,相对来说对正常组织细胞的毒性较小。然而,对于细胞增殖周期与正常细胞接近的肿瘤,在疗程安排上很难避免毒性反应,因此疗效亦差。

对一些疗效较好的肿瘤,随着治愈率的不断提高,人们越来越注意对传统的治疗方案和给药方法进行研究和完善,以期进一步提高疗效,降低毒副反应。实验肿瘤学的发展已改变了过去凭经验决定给药浓度和时间的落后状况,而代之以先进行实验研究,进而在临床上探索的一套完整科学程序。总的来说,药物的剂量和时间与疗效的关系,根据药物的作用机制不同表现出一定的规律性。多数周期非特异药物的瞬时高浓度对于提高疗效特别重要,可以迅速与肿瘤细胞的 DNA 结合而起作用;多数周期特异性药物的给药时间非常重要,以便在最有利的时间有效地抑制和阻断 DNA 的合成。如周期非特异的药物环磷酰胺,最初每日给药的方法已被废弃,而代之以间断大剂量给药。只有在器官移植等情况下以抑制免疫为治疗目的时，环磷酰胺才每日给药。临床研究资料表明，肾母细胞瘤在手术后给予 6 个周期的化疗疗效与过去化疗 12 个周期相同，从而摒弃了过去辅助化疗或巩固治疗要间断给药 2 年的常规。Bonadonna 的研究认为，给药 6 周已足够消灭可能存在的敏感肿瘤细胞；剩下的不敏感的肿瘤细胞，再给予更多的化疗亦无效。实体瘤的化疗一般仅仅包括诱导缓解→清除残存→巩固治疗，一般不给予维持治疗。有资料表明，睾丸肿瘤如进行维持化疗是有害无益的。

第三节　抗肿瘤药物的分类和作用机制

在过去的几十年中，全世界共对约 50 万种化合物和植物提取物的抗癌作用进行了筛选，其中约 60 种成为临床常用药。传统的分类方法根据药物的化学结构、来源和作用原理将抗癌药分为 6 类：烷化剂、抗代谢药、抗生素、植物药、激素等。由于上述分类未能充分反映药物作用机制及其与细胞动力学的关系，给临床用药带来不便，近来提出了按细胞动力学分类的方法：①细胞周期非特异性药物（cell cycle nonspecific agents，CCNSA）：肿瘤细胞对该类药物的敏感性与增殖状态无关，可杀伤细胞周期中各阶段的细胞。烷化剂及抗生素多属此类；②细胞周期特异性药物（cell cycle specific agents，CCSA）：该类药物特异地作用于细胞周期的某一个阶段或时相，主要有 M 期特异药物和 S 期特异药物。常用抗肿瘤药物的分类及周期特异性见表 8-3-1。

表 8-3-1　常用抗肿瘤药物的分类及周期特异性

周期分类	传统分类	药物名称	在细胞周期中的作用
细胞周期非特异药物	烷化剂	氮芥	作用于细胞增殖各期，但对 M 期和 G_1 期最敏感
		环磷酰胺	作用于细胞增殖各期，但对 S 期和 G_2 末期最敏感
		白消安	作用于细胞增殖各期
		苯丁酸氮芥	作用于细胞增殖各期
		L-苯丁酸氮芥	作用于细胞增殖各期
		噻替哌	作用于细胞增殖各期
		达卡巴嗪	作用于细胞增殖各期，在体内延缓 G_2 期
		顺氯胺铂	作用于细胞增殖各期，体外 G_1 期最敏感
		卡莫司汀	作用于细胞增殖各期，延缓 S 期
		洛莫司汀	作用于细胞增殖各期，对 S 期及 G_2~S 期边界敏感
		司莫司汀	作用于细胞增殖各期
		甲基苄肼	作用于细胞增殖各期
	抗生素	放线菌素 D	作用于细胞增殖各期
		多柔比星	作用于细胞增殖各期，对 S 期及 G_1 期最敏感，延缓 G_1 期，S 期，G_2 期
		博来霉素	作用于细胞增殖各期，对 G_2 期最敏感
		丝裂霉素 C	作用于细胞增殖各期，对 G_1 期晚，S 早期最敏感
		柔红霉素	作用于细胞增殖各期
		链佐星	作用于细胞增殖各期，对 S 期最敏感

续表

周期分类	传统分类	药物名称	在细胞周期中的作用
细胞周期特异药物	抗代谢药	甲氨蝶呤	对 S 期特异活性,对 G_1 期有作用,延缓 G_1~S 期
		6-巯基嘌呤	对 S 期特异活性,有自限作用,对其他各期有一定作用,对 G_1 期有延缓作用
		硫鸟嘌呤	对 S 期特异活性,延缓 G_1~S 期
		氟尿嘧啶	对 S 期特异活性,有自限作用,延缓 G_1~S 期,S~G_2 期
		阿糖胞苷	对 S 期特异活性,延缓 G_1~S 期,S~G_2 期
		氮杂胞苷	对 S 期特异活性
		羟基脲	对 S 期特异活性,延缓 G_1~S 期
		六甲嘧啶	对 S 期特异活性
	植物药	长春新碱	对 M 期特异活性,高浓度时对 S 期有活性
		长春碱	对 M 期特异活性,高浓度时对 S 期和 G_1 期有活性
		依托泊苷	对 M 及 G_2 期特异活性
	其他	L-门冬酰胺酶	对 G_2 期有特异活性

CCNSA 类药物能够杀死处于各个时相的肿瘤细胞,包括 G_0 期细胞。这类药物包括烷化剂,抗癌抗生素和激素。然而,这一规律并非绝对,CCNSA 也可能对细胞周期中某一时相有更为突出的作用。例如,放线菌素 D 属于 CCNSA 类抗生素,小剂量应用对 S 期最敏感,其作用方式与 CCSA 类药物相似,但大剂量时则为细胞周期非特异性药物。CCNSA 类药物的作用特点呈剂量依赖性(dose dependent),其疗效和剂量成正比,其量效曲线呈指数性下降。这提示在使用 CCNSA 时应大剂量给药,但因大剂量给药时毒性反应也同时增加。间歇大剂量给药便成为最佳选择。

CCSA 类药物主要杀伤处于增殖期的肿瘤细胞,G_0 期细胞对其不敏感。在增殖期细胞中 S 期和 M 期细胞对该类药物最为敏感。此类药物有抗代谢药(S 期)和植物药(M 期)。其中阿糖胞苷和羟基脲等主要干扰 DNA 分子的合成,而不抑制 RNA 和蛋白质的合成,是典型的 S 期特异性药物。6-巯基嘌呤、氟尿嘧啶和甲氨蝶呤在干扰 DNA 合成的同时也抑制 RNA 和蛋白质合成,使细胞分裂速度减慢,因而使处于 S 期的细胞减少,故不是典型的 S 期药,有称之为 S 期自限药。长春新碱和秋水仙碱等植物药干扰微管蛋白的装配,阻断纺锤丝形成,使恶性细胞处于分裂中期而不能继续增殖。CCSA 的作用特点是呈给药时机依赖性,开始时疗效和剂量成正比,量效曲线也指数性下降,但到一定剂量时即向水平方向转折,形成一个坪。CCSA 类药物体现在治疗策略上,最好的给药方式为持续小剂量给药。

值得强调的是,所有的抗癌化疗药对癌细胞的杀伤都服从一级动力学原理。即一定剂量的药物只能杀死一定比例的癌细胞。如急性白血病在诊断时约有白血病细胞 10^{12},重约 1 公斤。4 个对数杀伤可使白血病细胞数目减少至 10^8,重约 100mg,此时达到缓解。即使有一个疗效卓越的方案大剂量反复给药,总是有一部分肿瘤细胞不敏感。例如杀灭了 99% 的癌细胞,仍然有 10^6 个癌细胞存在。虽然化疗药在杀伤癌细胞时属于一级动力学,无法完全消灭癌细胞使癌症治愈,但是当癌细胞数目降到 10^5 以下时,和免疫治疗配合有可能使残余的瘤细胞得到彻底消灭,从而治愈癌症。

第四节　化疗的适应证和禁忌证

一、适应证

恶性肿瘤的化学治疗从治疗目的来讲有根治性化疗和辅助性化疗之分。根治性化疗适应于一些对化疗非常敏感的肿瘤,如睾丸精原细胞瘤、胚胎细胞癌、Wilms 瘤、白血病,淋巴瘤等约十余种肿瘤。辅助性化疗包括:①放射治疗前后的化疗,可使肿瘤缩小,以缩小照射范围,提高放疗的敏感性,消除照射野之外的癌细胞,提高治愈率;②手术前后的化疗,目的在于消灭进入循环中的癌细胞减少转移灶的形成;消灭术野外的癌细胞减少术后复发;缩小瘤体,减小切除范围,提高切除率;③姑息性化疗,晚期肿瘤已失去手术和放疗的时机,可通过姑息化疗缓解症状,控制恶病质病状,延长生命。

在泌尿系统肿瘤中,具体的适应证有以下诸方面:①睾丸肿瘤:在早期病例行睾丸切除后应首选化疗,对晚期病例只要无禁忌证,均可应用化疗;②膀胱肿瘤:在行保留膀胱的任何一种手术之后都应当行膀胱内药物灌注以预防或减缓复发。术前可行辅助化疗,晚期患者可行姑息治疗;③肾癌:早期有全身播散倾向的患者及晚期患者一般情况尚可时可行辅助化疗或姑息化疗。此外,对晚期患者行肾动脉化学药物栓塞或安装化疗泵治疗已越来越普遍;④前列腺癌:早期行根治性前列腺切除术后可辅以雌激素治疗,晚期患者可选用化学和激素类药物作姑息治疗;⑤肾母细胞瘤:早期行根治手术后加放疗和辅助化疗,晚期行姑息化疗。

二、禁忌证

禁忌证包括:①年老体弱,营养状态差,有恶病质或生存时间估计少于 2 个月的患者;②白细胞计数低于 4 000/mm³,血小板低于 10 万/mm³,或既往多程化疗或放疗使血细胞减少者;③有骨髓转移或既往对骨髓进行过广泛照射者;④有感染、发热或其他并发症者;⑤有心、肝、肾功能障碍者。尤其应注意,对有心肌病变者,避免用多柔比星、柔红霉素和金属类抗癌药。有慢性支气管炎者禁用博来霉素。

实施化疗时应当注意以下问题:

1. 首要的问题是要在化疗正式开始之前明确诊断,一般通过手术标本的病理检查,穿刺活检,脱落细胞学检查等手段获得组织学诊断。这样不仅明确了诊断,也可指导化疗药物的选择。

2. 在确定进行化疗后,应制订出具体的治疗计划,选择合适的药物、剂量、配伍、疗程等,禁止盲目加大剂量和延长疗程,化疗过程中应密切注意药物的效果和毒性。

3. 在化疗期间及化疗前后,应检查血象,在化疗期间一般每周检查血象一次。

4. 化疗期间,如出现下列情况应及时停药:①用药时间已超过通常的显效时间,或积累剂量已过可能显效剂量及显效后肿瘤复发;②血象下降,白细胞低于 2 000~3 000/mm³、血小板计数低于 8 万/mm³;③出现不能控制的频繁呕吐或腹泻;④患者感染发热,体温超过 38℃;⑤出现严重的肝、肾及神经系统疾患或其他的毒性反应。

第五节　效果评价和毒性监测

泌尿系统肿瘤均为实体瘤(血液系统肿瘤在泌尿系统器官的转移除外)。世界卫生组织(WHO)统一制订的实体性肿瘤疗效评价标准:①完全缓解(complete response,CR):指所有靶病灶完全消失。如果靶病灶包括淋巴结,那么所有淋巴结的直径都应 <10mm。②部分缓解(partial response,PR):与基线最大径之和比较,靶病灶最大径之和至少缩小 30%。③稳定(stable disease,SD):指变化介于缓解和进展之间。④进展(progressive disease,PD):靶病灶最大径之和较基线最大径之和增大≥20% 或出现新病灶。增加的绝对值需 >5mm。由于脱氧葡萄糖-正电子发射断层显像(FDG-PET)不能用于确定可评价病灶,当基线 FDG-PET 为阴性,而随访过程中出现 FDG-PET 阳性时,为进展的表现,认为是新病灶。⑤疗效无法评价:由于肿瘤或毒副反应造成患者早期死亡,无法评价疗效。

有些肿瘤病变是无法测量的,包括成骨性或硬化性的骨转移病灶、浆膜腔积液、肺或皮肤的淋巴血管浸润以及发生中心坏死或囊性变的病灶。骨病灶只有在包含有可测量的软组织时才被认为是可评价病灶。

对于实体瘤化疗的毒性监测,由世界卫生组织制订的毒性反应分度标准目前已在临床上得到广泛的应用(见表 8-5-1)。

表 8-5-1　化疗药物的急性和亚急性毒性反应的分度标准

	0度	I度	II度	III度	IV度
血液系统					
血红蛋白(g/L)	≥110	95~109	80~94	65~79	<65
白细胞(10^9/L)	≥4.0	3~3.9	2~2.9	1.0~1.9	<1.0
粒细胞(10^9/L)	≥2.0	1.5~1.9	1.0~1.4	0.5~0.9	<0.5
血小板(10^9/L)	≥100	75~99	50~74	25~49	<25
出血	无	瘀点	轻度失血	明显失血	严重失血
消化系统					
胆红素	≤1.25 × N	~2.5 × N	~5 × N	~10 × N	>10 × N
SGPT/SGOT	≤1.25 × N	~2.5 × N	~5 × N	~10 × N	>10 × N
口腔	正常	红斑,疼痛	红斑,溃疡	溃疡可进流食	不能进食
恶心呕吐	无	恶心	暂时性呕吐	呕吐需治疗	顽固呕吐
腹泻	无	<2 天	>2 天	需治疗	血性腹泻
泌尿系统					
尿素氮	≤1.25 × N	~2.5 × N	~5 × N	~10 × N	>10 × N
血尿酸	≤1.25 × N	~2.5 × N	~5 × N	~10 × N	>10 × N
肌酐	≤1.25 × N	~2.5 × N	~5 × N	~10 × N	>10 × N
蛋白尿	无	<0.3g/dl	0.3~1g/dl	>1g/dl	肾病综合征
血尿	无	镜下血尿	肉眼血尿	血块	尿路梗阻

续表

	0 度	I 度	II 度	III 度	IV 度
呼吸系统					
药物热	无	<38℃	38~40℃	>40℃	发热并低血压
过敏	无	水肿	支气管痉挛 不需治疗	支气管痉挛 需要治疗	过敏反应
头发	无变化	轻度脱发	中度脱发或 斑状脱发	完全脱发 可再生	完全脱发 不可再生
皮肤	无变化	红斑	干性脱皮 或有水疱	湿性脱皮 或有溃疡	剥脱性皮炎 或有坏死
感染	无	轻度感染	中度感染	重度感染	感染伴低血压
循环系统					
心律	正常	窦性心动过速 静息心率 110 次/min	单灶 PVC 房性心律失常	多灶 PVC	室性心律不齐
心功能	正常	无症状 有异常心脏体征	心功能不全 无需治疗	心功能不全 治疗有效	心功能不全 治疗无效
心包炎	无	有心包积液 但无症状	积液有症状 但无需抽水	心脏压塞 需抽水	心脏压塞 需手术
神经系统					
意识	清醒	暂时清醒	嗜睡时间少于 清醒时间	嗜睡时间多于 清醒时间	昏迷
周围神经	正常	感觉减退或 腱反射减退	严重感觉异常 或轻度无力	不能耐受的感觉 异常或运动障碍	瘫痪
便秘	无	轻度	中度	重度,腹胀	腹胀呕吐
疼痛	无	轻度	中度	重度	难治

第六节　泌尿男性生殖系常见肿瘤的化学治疗

一、肾癌

　　肾癌是肾脏最常见的恶性肿瘤,占肾脏恶性肿瘤的 82%。一般认为,它发生于肾近曲小管上皮细胞,但近来的病理生化免疫组织化学研究提示,肾脏的近曲小管、远曲小管、集合管等均可发生肾癌。据流行病学资料统计,近年来肾癌的发病率明显升高。虽然由于现代影像诊断技术的完善和卫生知识的普及,早期肾癌病例的发现越来越多,但是仍有大约25%~57% 的患者在诊断时即有转移,常见的部位是肺、淋巴结、肝和骨骼。脑、对侧肾脏、甲状腺和腹膜后间隙亦为好发部位。肾癌的治疗原则是：

I期（$T_1N_0M_0$）：根治性肾切除术，术后一般不需作化疗或放疗，可辅以免疫治疗。

II期（$T_2N_0M_0$），III期（$T_{1-2}N_1M_0$，$T_{3a-3b}N_{0-1}M_0$）：根治性肾切除术，加区域淋巴结清扫术，术前化疗，术后放疗加化疗，辅以免疫治疗。由于肾细胞癌具有相对放疗抵抗性，辅助性放疗并不能提高生存率。

IV期（T_4 和/或 N_{2-3} 和/或 M_1）：姑息性肾切除，免疫治疗，放疗，化疗或分子靶向治疗及抗血管生成治疗，特别是介入性治疗。单个孤立的转移灶可行手术切除，也可行放射治疗。

复发病例：以免疫治疗和化疗为主，配合放疗。

（一）化学药物栓塞疗法

这是一种建立在现代影像学诊断和介入治疗技术基础上的化学治疗方法。所用药物为丝裂霉素微胶囊。丝裂霉素微胶囊是一种由占 80% 的丝裂霉素为核心，以占 20% 的乙醛纤维素作外壳制成的直径为 225μm 的微型胶囊，当其与体液接触时，丝裂霉素分子即持续缓慢地释放出来，不断地扩散到周围的组织中去。将这种微胶囊通过动脉导管注入患肾动脉内行动脉栓塞，可产生强烈的抗癌作用，显著提高肾癌的化疗效果。这一治疗既阻断肿瘤的血液供应，使肿瘤组织缺血坏死，又可在肿瘤局部释放高浓度的抗癌药物以杀灭癌细胞，而全身的毒副作用又相对较低。

化学药物栓塞疗法的方法是：经股动脉穿刺插管，行动脉造影，以明确诊断。了解肾脏有无动静脉瘘及血管畸形，确定栓塞区。将动脉导管选择性地插入肿瘤的供血血管内，将预先配制好的丝裂霉素微胶囊生理盐水混悬液 20ml 由动脉导管注入，再次造影，观察栓塞效果，如不满意可重复栓塞一次。丝裂霉素微胶囊的用量以丝裂霉素计为 20~40mg。栓塞后 1 个月是抗癌效果的最有效时间，故第二次栓塞可在 2~4 周之后进行。总量可达 60~80mg。

化学药物栓塞疗法可产生下列疗效：①部分缓解达 65%，缩小原体积 1/5 者达 90%；②控制瘤体大出血，有效率达 100%；③提高肿瘤切除率，对高度浸润的肾肿瘤行栓塞后约有 80% 的患者可完成根治性肾切除术；④肾癌细胞受到高浓度丝裂霉素的杀伤后不易再被活化，使癌细胞在远隔脏器内的转移变得困难。丝裂霉素微胶囊栓塞疗法，除具有一般动脉栓塞疗法可能引起的发热、肾区痛、血压升高和偶尔发生的急性肾衰竭外，还有少数病例可出现骨髓抑制和肝功能损害，经对症处理可恢复。

化学药物栓塞疗法适用于作肾癌术前栓塞治疗，也可作为肾癌合并大出血或晚期肾癌不能手术时的一种治疗手段。但当患者有心脑血管疾病、肾血管畸形、肾脏动静脉瘘、血液系统疾病、严重骨髓抑制及全身情况衰竭者，应禁忌进行该治疗。

（二）化疗方案

化学药物采用全身给药方法治疗晚期肾癌的疗效很不理想。可选用的化疗药物有：VLB、UFT、BLM、ADM、5-FU、HU、MMC、CTX、PDD 等。单一用药疗效很差，联合用药的疗效略优于单一用药。根据历史经验，长春碱、醋酸甲羟孕酮以及他莫昔芬最多也只有 5% 的有效率，因此不推荐使用。

二、肾母细胞瘤

肾母细胞瘤（Wilms 瘤）是婴幼儿最常见的泌尿系统恶性肿瘤，约占小儿恶性肿瘤的

20%,仅次于神经母细胞瘤和白血病居第三位,绝大多数发生于 6 个月至 3 岁,男女发病率相似,成年人发生本病少见。该瘤来源于胚胎的肾组织,其恶性程度高。近十年来,由于采用手术、放疗和化疗的综合治疗方案,治愈率达到 80% 以上。

肾母细胞瘤的治疗原则是:尽可能通过外科手术切除肿瘤,生存率取决于肿瘤切除率。如肿瘤过大,估计切除有困难者,应于术前通过化疗和放疗使肿瘤缩小再行手术。对 I 期患者应尽早彻底切除肿瘤,根据术中情况决定是否行放疗或化疗。如术中无肿瘤破溃和残留则 5 年生存率为 85%。对于 II 期和 III 期患者术后必须行化疗和放疗,其 5 年生存率分别为 73% 和 37%。对 IV 期患者可依次行化疗→手术→放疗→化疗,5 年生存率为 32%。对双侧肾母细胞瘤患者可根据两侧肿瘤浸润情况,化疗或放疗后行一侧肾切除和对侧肾部分切除术,也可行双侧肾部分切除术,对复发转移的肿瘤也应依病灶的部位、数目和患者的体质进行综合治疗。

治疗肾母细胞瘤有效的常用药物为 VCR、ACD、ADM、CTX、VP-16,其中单一用药治疗的有效率分别为 71%,40%,61%,33%,28%,联合用药的疗效优于单一用药。

（一）适用于I期和II期的化疗方案

1. VCR　1.5mg/m^2,每周 1 次,8 周后在第 3、6、9、12、15 个月时各静注相同剂量 2 次,2 次间隔 4 天,18 次为 1 个疗程。

2. ACD　8~15μg/kg,每日 1 次静注,共 5 天,第 42 天再重复一次,以后在 3、6、9、12、15 个月时各静注 1 次,每次 15μg/kg。

3. VCR+ACD 联合用药,方法同上,但第一次不用 VCR。

（二）适用于 III 期、IV 期和复发病例的化疗方案——AVA 方案。

1. ADM　60mg/m^2,iv,每 3 个月 1 次,共 15 个月。

2. VCR　1.5mg/ m^2,iv,每周 1 次,连用 8 周。

3. ACD　0.015mg/kg,iv,每月 1 次,连用 3 次,以后每 3 个月 1 次,连用 4 次。

（三）术前化疗方案

如肿瘤不太大,则于术前一日或手术当日给 ACD,术后持续使用一周,酌情放疗,以后每 3 个月给 ACD 一疗程,共 8 个疗程。一岁前儿童慎用该方案,因该药有严重的骨髓抑制和肝损害,如肿瘤很大,估计不能切除,则术前给 VCR3~4 次,肿瘤可明显缩小,再行手术,该药毒性比 ACD 小,常可耐受。

三、尿路上皮细胞癌

肾盂、输尿管、膀胱和尿道的黏膜上皮均为尿路上皮细胞,具有相同的组织来源,又处于相同的尿液接触环境中。因此,当尿路上皮系统的某一部位发生肿瘤时,无论是单发还是散在的病灶,都不仅仅是一个孤立的病变,而是意味着整个尿路上皮系统均处于异常的增生状态。肾盂癌、输尿管癌、膀胱癌、尿道癌常常合并存在,或先后发生。在治疗尿路上皮系统某一部位肿瘤时,不应遗漏另一部位存在的肿瘤,同样重要的是在术后应采用化疗或免疫治疗的方法预防整个尿路上皮系统发生肿瘤。

（一）膀胱癌的治疗原则

0 期、I 期(T_{is}-$T_1N_0M_0$):行保留膀胱的手术,术后行膀胱灌注化疗药,以预防肿瘤复发,必要时可加术后放疗。

Ⅱ期及Ⅲ期肿瘤（T_{2a}-$T_{4a}N_0M_0$）：选择行膀胱部分切除术或全膀胱切除术，有临床研究显示术前联合铂类的化疗可以提高生存率，术后化疗的疗效优于新辅助化疗，对于一些有不良预后因素的患者局部可以补充辅助放疗。

Ⅳ期肿瘤（$T_{4b}N_0M_0$，$T_xN_{1-3}M_0$，$T_xN_xM_1$）：主要以全身化疗及加入临床试验为主，联合化疗优于单药化疗。

（二）膀胱灌注治疗

化疗药物膀胱灌注疗法是将化疗药物直接注入膀胱腔内的一种局部治疗方法。开始该治疗的时机是手术后1~14天，开始越早，效果越好。灌注前排空膀胱，按常规方法插导尿管，把配置好的抗癌药经导尿管注入膀胱内，应避免将药物用注射器对着尿道口注入，因为化疗药物多具有刺激性，易导致化学性尿道炎和尿道狭窄。常用的药物有：丝裂霉素（MMC）、多柔比星（ADM）、吡柔比星等。

丝裂霉素：20~40mg，每周一次，共6~8周，之后维持灌注，每月1次，维持6~12个月。

多柔比星（又称阿霉素）：50~60mg，每周一次，共6~8周，之后维持灌注，每月1次，维持6~12个月。

吡柔比星：30~50mg，每周一次，共6~8周，之后维持灌注，每月1次，维持6~12个月。

化疗方案的选择：BCG膀胱灌注为免疫治疗，针对中高危非肌层浸润性膀胱肿瘤，是首选治疗方案。两项独立的研究显示，在预防复发方面，BCG优于噻替哌和多柔比星。已发表的两项Meta分析研究显示，与丝裂霉素相比，BCG可以显著减少膀胱癌的复发。另外，BCG还表现出对原位癌较高的有效率。

疗效：Ta或T1期膀胱肿瘤患者，BCG膀胱灌注治疗大约可以减少50%的复发率。BCG膀胱灌注化疗治疗原位癌的完全缓解率大约为70%~80%。尽管有效率较高，但BCG灌注治疗的好处仍有争议，膀胱灌注治疗能否阻止肿瘤发展为浸润性或转移性膀胱癌也仍不清楚。

治疗的并发症：上述所有治疗方案均可导致膀胱刺激征（尿痛、尿急、血尿）以及过敏反应。噻替哌可全身吸收，有时可以导致骨髓抑制，而丝裂霉素和多柔比星则很少见骨髓抑制。故对于接受噻替哌治疗的患者应该密切观察其血细胞计数。丝裂霉素能够导致会阴区及双手的皮炎。BCG有时可导致全身症状，包括发热、寒战、关节疼痛以及皮疹等，败血症及播散性结核的感染罕见。

（三）全身化疗

浸润至肌层的膀胱癌在行全膀胱切除术时，约有40%~50%的患者已有远处转移灶（微小转移灶），3年生存率仅40%左右。采用局部放疗、化疗、免疫治疗和手术的综合治疗可提高生存率，目前仍在继续探索。术前采用MVP、M-VAP方案作辅助化疗已显示其作用，该方案逐渐受到重视。晚期无法手术的患者以全身化疗和放疗为主。新的综合治疗方案使得治疗有效率提高到71%，CR率为50%，患者生存期明显延长。

化疗药物单剂和联合用药治疗膀胱癌的疗效见表8-6-1。

1. 单剂的使用方法

PDD每日$20mg/m^2$，静脉滴注，每隔3周连用5日，共用3个周期。

ADM每日$30~50mg/m^2$，静脉注射，连用2日，每周重复，用3个周期。

2. 联合用药方案

M-VAP 方案（Stemberg 1985）MTX　30mg/m²，静滴，第 1 日

VLB　3mg/m² ⎫
ADM　30mg/m² ⎬ 静脉注射，第 2 日
PDD　70mg/m² ⎭ 静脉注射

VLB ⎫
　　 ⎬ 用法，剂量同上，第 15 和 22 日
MTX ⎭ 　　　　　　 每月重复一次

PVM 方案（Meyers 1985）　PDD　100mg/m²，静脉注射，第 2 天（配合水化）

VLB　4mg/m²，静脉注射，第 1、8 天

MTX　40mg/m²，静脉注射，第 1、8 天

每 3 周重复，共 2~4 个周期

GP 方案　　　　　　　　GEM　1 000mg/m²，静脉注射，第 1 天

PDD　70mg/m²，静脉注射，第 2 天

如果白细胞计数 >2.0 × 10⁹/L，血小板 >50 × 10⁹/L，第 8、15 天重复用 GEM，每 28 天为 1 个周期。

CBP/GEM　　　　　　　CBP　AUC 5，第 1 天

GEM　1000mg/m²，第 1、8 天；每 21 天为 1 个周期。

CBP/TAX　　　　　　　CBP AUC=6

TAX　225mg/m²，每 21 天为 1 个周期

Gabrilove 等近年来将粒细胞集落刺激因子（G-CSGF）与 M-VAP 方案连用，有效降低了 M-VAP 方案的血液系统毒性，使 91% 的患者减少了粒细胞绝对计数少于 1 000/ml 的天数，减少了因粒细胞减少所致感染使用抗生素的天数，并使机会性真菌感染率从 44% 降低到 11%。该因子引入 M-VAP 方案后可望通过增加化疗药物的剂量进一步提高 CR 率。粒细胞-巨噬细胞集落刺激因子的应用亦具有类似的作用。

表 8-6-1　单剂和联合用药治疗膀胱癌的疗效（Richie 1989）

药物/方案	例数	有效率（CR+PR%）
PDD	320	30
MMC	42	13
ADM	248	17
CTX	26	7
5-FU	105	15
VLB	38	16
MTX	236	29
M-VAP	83	67
PVM	50	56
PDD+ADM	140	51

(四)动脉灌注化疗

通过动脉插管的化疗接入方法或手术植入化疗泵的方法从一侧或双侧髂内动脉间断或持续灌注化疗药物,可进一步提高局部控制率。有报道显示这一方法可使直径大于 10cm 的肿瘤完全消退,无瘤生存 2 年。常用药物有 PDD、CBP、ADM 及 MMC。

四、睾丸肿瘤

(一)临床病例特点

睾丸肿瘤的原始生殖细胞有向性细胞方向分化发展为精原细胞瘤的可能,也有向多能性方向发展为胚胎癌、畸胎癌、畸胎瘤或绒毛膜上皮癌的可能性,或两种方向兼而有之。因此,睾丸肿瘤可混有两种或两种以上的组织成分。单一组织类型占 60%,混合型占 40%。由于不同的肿瘤组织类型在临床上的治疗和预后均有很大区别,且多种组织成分常常混合存在,因此对睾丸肿瘤手术切除标本应作多部位、多层次的病理切片检查,以作出全面正确的病理诊断,作为下一步治疗的依据。

睾丸肿瘤的大小与转移的发生无关。而肿瘤的扩散范围既决定治疗方案的制订,也对预后有重要影响。因此,对睾丸肿瘤进行正确的临床分期有重要意义。

(二)治疗策略

睾丸肿瘤的治疗应是综合治疗。无论肿瘤属于哪一种类型,都要先行患侧根治性睾丸切除术,再根据肿瘤的组织类型和临床分期制订综合治疗方案,对于混合型肿瘤则按恶性程度最高的一种制订治疗方案。

1. **精原细胞瘤** 对精原细胞瘤患者,应先行患侧根治性睾丸切除术,然后对其淋巴引流途径包括纵隔淋巴结和锁骨上淋巴结区域进行照射,I期患者手术加放疗的治愈率为 95%,II期患者达 75%~90%,III期患者仅为 22.1%。一些学者认为,这可能是由于精原细胞瘤内混合有非精原细胞瘤的成分所致,以及放疗区域外有肿瘤的存在影响了治疗效果。对精原细胞瘤患者行腹膜后淋巴结清扫术利多弊少,其依据如下:

(1)睾丸生殖细胞肿瘤中有两种或两种以上肿瘤组织类型的占 40%。常规的病理切片检查,由于切片取材的局限性,有时不能得出全面的病理诊断,如在精原细胞瘤中含有对放疗不敏感的胚胎癌或畸胎癌的成分,不作腹膜后淋巴结清扫术而仅行放疗必然影响疗效。一项研究纳入了 30 例精原细胞瘤II期患者,术后行 PEP 方案化疗,其 5 年生存率为 95.4%,而对同类患者采用根治性睾丸切除术加放疗的 5 年生存率为 83%。

(2)睾丸肿瘤在精索上具有跳跃式转移的特点,在行睾丸切除的精索残端标本病理检查结果为阴性的病例中,可能在中上段的某一部位有癌的浸润。有作者报道,在 40 例精原细胞瘤I~II期患者,作腹膜后淋巴结清扫术后发现,精索残端癌浸润阴性的 30 例中,在精索中段有癌浸润 1 例,上段 2 例。

(3)腹膜后淋巴结清扫术可切除腹膜后转移癌,减少宿主的肿瘤抗原负荷,有利于化疗,并调动机体的抗肿瘤免疫功能。

(4)目前的影像学和临床诊断技术尚不能作出准确的临床分期,进行腹膜后淋巴结清扫术后可使分期准确,有利于正确制订治疗方案和估计预后。

(5)随着腹膜后淋巴结清扫技术的提高,手术并发症显著减少,且患者多为青壮年,手术耐受性良好。术中保护健侧腹主动脉旁的交感神经不受损伤,可防止发生术后性功能障碍。

2. **睾丸胚胎癌和畸胎瘤(癌)** 睾丸胚胎癌和畸胎瘤(癌)患者,在行患侧根治性睾丸切除术后应先行化疗而后视情况作腹膜后淋巴结清扫术,胚胎癌和畸胎瘤(癌)的肺内孤立转移灶,经观察一段时间无新的转移灶出现,也可做手术切除,仍有治愈希望。对于晚期病例,在行淋巴结清扫术前宜先作放疗。

3. **绒毛膜上皮癌** 行睾丸肿瘤切除术后进行化学药物治疗的适应证是明确的,而不需行腹膜后淋巴结清扫术或放射治疗,因为在确诊时大多数已有远处转移,再行腹膜后淋巴结清扫术是有害无益的,精原细胞瘤合并绒毛膜上皮癌的病例,术后可做放射治疗,剂量为4 000Gy/4 周。

(三) 几种主要的化疗方案

对睾丸肿瘤治疗有效的药物有 PDD、BLM、VLB、ADM、IFO、CTX 等,由于单一药物的应用有效率低,易于复发,一般都采用联合用药。

近年来,对于睾丸肿瘤相关的临床试验证明,所有需行化疗的Ⅱ期或Ⅲ期肿瘤患者都应该接受基于顺铂的 BEP 化疗方案,具体如下:

顺铂:$20mg/m^2$ 静脉滴注,第 1~5 天(注射时间 >30 分钟)

足叶乙苷(又称依托泊苷):$100mg/m^2$ 静脉滴注,第 1~5 天

博来霉素:30U 静脉滴注,第 1 天、8 天、15 天

如不考虑血细胞计数,可每 21 天重复 1 次。作为辅助化疗,可重复 2 个周期;如为低风险患者,可重复 3 个周期;如为中等或高风险患者,则需重复 4 个周期。

如果患者出现因粒细胞减少所致的发热,应该继续下一周期的化疗(不减小药物剂量)同时每天皮下注射粒细胞集落刺激因子(非格司亭或培非司亭),单次给药。其他化疗方案如 VIP(足叶乙苷,异环磷酰胺,顺铂)并不能提高疗效,而且毒性更大。用卡铂替代顺铂是较差的方案而不应采用。

对一线化疗敏感而后复发的患者仍可通过解救化疗方案得到治愈,如 VIP 或 TIP 方案。

VIP 方案:

长春碱:$0.11mg/kg(4.1mg/m^2)$,静脉注射,第 1 天、2 天;

异环磷酰胺:$1.2g/m^2$,静脉注射 30 分钟,第 1~5 天;

顺铂:$20mg/m^2$,静脉注射 30 分钟,第 1~5 天。

TIP 方案:

紫杉醇:$250mg/m^2$,持续静脉输注 24 小时,第 1 天;

异环磷酰胺:$1.5g/m^2$,静脉注射,第 2~5 天;

顺铂:$25mg/m^2$,静脉注射,第 2~5 天。

每 21 天重复一次,共 4 个周期。任何在解救化疗后仍然存在的影像学异常都应该考虑手术切除。

对于需要进行解救性化疗的患者,可考虑用卡铂、足叶乙苷加或不加环磷酰胺/异环磷酰胺的大剂量化疗方案,然后进行自体干细胞移植(autologous stem cell transplantation,ASCT)。总的来说,这些患者中有 15%~25% 可长期生存。ASCT 在一线解救性治疗中的地位仍在进行评估,没有达到完全缓解、肿瘤标记物水平较高、肿瘤体积较大以及新近复发的患者可能最适合于进行一线挽救性 ASCT 化疗。

五、前列腺癌

(一) 临床病理特点

前列腺癌在西方国家的发病率很高,占男性恶性肿瘤的 18%。在北欧各国,前列腺癌的发病率为男性癌的第一位。在我国其发病率较低,约占泌尿外科住院患者的 0.6%,但近年来发病率有增加的趋势。

前列腺癌可发生于前列腺的增生腺体和正常腺体内,在早期缺乏典型症状和明显体征,早期诊断困难,在初次确诊时 80% 的病例已发生转移。通过淋巴转移到髂内、髂外、腹主动脉旁、纵隔的淋巴结和锁骨上的淋巴结,经血行转移到骨、肺、肝、肾、脑。

影响前列腺癌预后的主要因素是肿瘤的临床分期和病理分级,Ⅰ、Ⅱ期患者的 5 年生存率为 70%,Ⅲ期患者的 5 年生存率为 50%,Ⅳ期患者的 5 年生存率仅为 25%。同一期内,细胞分化好的预后好,有淋巴结转移者预后很差。

对判断前列腺癌疗效和预后有重要价值的肿瘤标记物是前列腺酸性磷酸酶和前列腺特异性抗原。前列腺酸性磷酸酶和前列腺特异性抗原在前列腺癌时增高,治疗有效时下降,复发时又增高,经治疗后不降低提示预后差,血清碱性磷酸酶在有骨转移时 90% 升高,内分泌治疗后可有一过性升高随即下降。

(二) 治疗原则

1. 除了较年轻的患者(65 岁以下)外,T_{1a} 期的前列腺癌患者可以随访观察而无需进一步治疗;对于(T_{1b},T_{1c},T_2)的局限期前列腺癌患者行根治性前列腺切除术,术后辅以内分泌治疗和/或化疗。

2. Ⅲ期患者主要以放射治疗为主,对于中高危患者可以考虑放疗前先进行内分泌治疗,而对于非激素依赖型患者考虑行全身化疗。

3. Ⅳ期患者以内分泌治疗和化疗为主。

(三) 化疗方案

1. **米托蒽醌** 随机研究表明,与单用泼尼松相比,米托蒽醌($12mg/m^2$,每 3 周 1 次)和泼尼松($5mg$,每日 2 次)联合应用可以提高控制疼痛的能力从而减少止痛剂的使用,但并不能改善总生存期。此方案仍在使用且毒性相对较低。

2. **多西他赛** 两项大样本的随机试验第一次证实了基于多西他赛的化疗在改善生存期上优于米托蒽醌加泼尼松的化疗方案。中位生存期的延长并不显著(约 3 个月)。然而,与米托蒽醌或最佳支持治疗相比,多西他赛治疗后有更多的患者在第 1、2、3 年得以存活。多西他赛,$75mg/m^2$,每 3 周 1 次,泼尼松 $5mg$ 每日 2 次或多西他赛,$60mg/m^2$ 静脉注射,第 2 天;雌莫司汀,$280mg$ 每日 2 次口服,第 1~5 天;泼尼松 $5mg$ 每日 2 次,每 3 周为 1 周期。

(宋晓东 胡广原)

参 考 文 献

[1] 孙燕,韩锐. 肿瘤化学治疗新进展[M],济南:山东科学技术出版社,1987,11-19.

[2] 李振. 恶性肿瘤的化学治疗与免疫治疗[M],北京:人民卫生出版社,1990,1-9.

[3] RINI BI,CAMPBELL SC,ESCUDIER B. Renal cell carcinoma [J]. Lancet,2009,373(9669):1119-1132.

［4］PANDIT-TASKER N,BATRAKI M,DIVIDI CR. Radiopharmaceutical therapy for palliation of bone pain from osseous metastases［J］. J Nucl Med,2004,45(8):1358-1365.

［5］LOEHRER PJ,GONIN R,NICHOLS CR,et al. Vinblastine plus ifosfamide plus cisplatin as initial salvage therapy in recurrent germ cell tumor［J］. J Clin Oncol,1998,16(7):2500-2504.

［6］BOSL GJ,MOTZER RJ. Testicular germ-cell cancer［J］. N Engl J Med,1997,337(4):242-254.

［7］ADVANCED BLADDER CANCER META-ANALYSIS COLLABORATION. Neoadjuvant chemotherapy in invasive bladder cancer:a systematic review and meta-analysis［J］. Lancet,2003,361(9373):1927-1934.

［8］POTTERS L,MORGENSTERN C,CALUGARU E,et al.12-year outcomes following permanent prostate brachytherapy in patients with clinically localized proatate cancer［J］. J Urol,2008,179(5 Supp1):S20-24.

［9］CHALASANI V. CHIN JL,IZAWA JI. Histologic variants of urothilial bladder cancer and nonurothelial histology in bladder［J］. Can Urol Assoc J,2009,3(6 Supp1 4):S193-198.

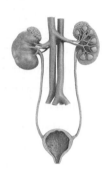

第九章

支持疗法

癌症需行化疗或放疗,其对机体的副作用常需要采取支持措施,包括输血、输血液制品以及营养。为了避免癌症治疗(手术、放疗、化疗)的危险性和并发症,支持措施亦是必要的。近年来在治疗化疗并发症方面已取得了显著的成绩,特别是血源性生长因子的应用以及不断得到改进的止吐药。总之,应用支持疗法是很重要的,不仅可以完善癌症的治疗手段,而且可最大限度地提高患者的生活质量。

第一节　血液及血液制品的替代

血液方面的支持疗法在癌症领域中经常被采用。因为随着肿瘤疾病的进展,例如前列腺癌,骨髓组织逐渐被转移的肿瘤组织所代替,无法产生足够的血细胞。此外,放疗或化疗等癌症治疗措施也给血液系统带来很多的不良反应。然而,输用血液制品也有一定的危险性,如输血反应、同种变态反应和传染病的传播,如在我国输血是肝炎的主要传播途径,所以输用血液制品应有明确的适应证。另外,反复输血可能刺激肿瘤生长,故除非贫血已引起明显呼吸、循环及神经精神症状,应首先着眼于其他改善贫血的治疗。

一、红细胞

红细胞输入的指征取决于贫血程度,患者的身体状况和贫血的原因。当 Hb 为 10g/dl 时大多数患者可以耐受。对于年轻人,如果没有心血管、肾或肝脏的伴随症状,Hb 为 6~7g/dl 时尚可耐受。正常情况下,贫血的癌症患者通过输入红细胞可维持 Hb 在 9~10g/dl,否则易引起心脏负荷过重。需要指出的是,在输入以前应排除肿瘤患者贫血的其他原因。

经常输入浓缩的红细胞,可减少输液量,而供血者的血小板和新鲜血浆可另作他用。浓缩的红细胞液中,供血者血液红细胞约占 90%,白细胞和血浆各占 5%。由于白细胞易使输血者致敏,故应尽量减少白细胞的比例。且输入多种成分的血液制品,可以使 80% 患者产生同种抗体,从而导致不可耐受的不良反应如寒战和发热。

此外,输入白细胞可以造成机体的免疫抑制。目前可以通过一种特殊的过滤器除去白细胞而使之得以控制,对于应用化疗获得缓解的患者很有帮助,且由于不再存在被感染的白细胞和淋巴细胞,因而可以避免巨细胞病毒的感染。

尽管采取这些措施,输血后仍然会出现发热,此时必须考虑免疫球蛋白或其他血浆蛋白所产生抗体的存在。在这种情况下,先过滤白细胞,再输入洗脱后的红细胞则可避免发热,因为这时免疫球蛋白和血浆蛋白实际上已完全被清除掉。

二、血小板

恶性疾病易致血小板减少,原因是肿瘤扩散浸润到骨髓,表现为弥漫性血管内凝血或血栓性微血管病。血小板减少的其他原因有化疗和放疗的副作用。

血小板计数 <10 万/μl 时,出血时间延长;血小板计数在 10 万~1 万/μl 时,出血时间直线增加,低于 1 万/μl 时就不能确定具体出血时间。血小板减少所致出血表现为皮肤和黏膜出现瘀斑和血肿。即使很轻的机械性损伤也可以造成牙床出血,所以血小板减少的患者不能进食坚硬的食物和刷牙。大量的鼻出血可以引起显著的失血。血小板减少症最大的危险是颅内出血。Gaydos 等研究了出血和血小板数目之间的关系,发现血小板计数大于 1 万/μl 时,不会引起颅内出血。

表 9-1-1　输入红细胞的指征

慢性贫血

a. 无明显的心肺限制,病情稳定的患者;当 Hb>6~7g/dl 时,无紧急输血的指征

b. 有不能解释的身体衰弱、心动过速、发绀,Hb<9~10/dl;建议输血

c. 心肺疾病、发热、手术者,Hb 至少应维持 10g/dl

d. 长年规则性输血应注意继发性血色素沉着病

表 9-1-2　输入血小板的指征

由于生成减少的血小板减少症

a. 血小板数 <20 000/μl 但无出血的患者,预防性输入血小板;如血小板减少是慢性的,则只是在出血时输入血小板

b. 血小板 <50 000/μl 时,患者有出血情况,采取措施局部控制出血,检查凝血机制,尽可能了解其他的出血原因,将血小板提高到 50 000/μl 以上直到出血停止

c. 如输入浓缩血小板无效,则改输入 HLA 适合的血小板

因为机体能够产生针对所输入血小板的同种抗体,进而影响血小板的继续输入,所以血小板输入也有明确的适应证。因为输入 HLA 类型不相容的血小板浓缩物时可产生同种抗体,为了避免同种抗体的产生必须输入 HLA 相容的血小板。如果输入 2 个单位的血小板浓缩液后,在一个小时内血液中的血小板不升高,就要考虑到这种抗体的存在。

血小板计数在 1 万~2 万/μl,且有化疗并发症时,应输入血小板。当其值在 2 万~3 万/μl 之间,如果仅存血小板减少症作为可能病因,而没有其他原因引起出血,且局部止血措施又不能实施(胃肠道出血),此时也要考虑输入血小板。预计要做手术的患者血小板数应大于 5 万/μl(表 9-1-1,表 9-1-2)。

三、粒细胞

粒细胞对防御由细菌和真菌引起的感染有非常重要的意义。1996 年 Boday 等报道,急性白血病患者的感染率在粒细胞少于 1 000/μl 时升高。粒细胞减少症最常见的原因是化学治疗。

至今还没有明确的输粒细胞适应证。因为还没有充分的证据证实输粒细胞对粒细胞减少有好处。由于强有力的抗生素可使感染得到有效的控制,故发热和粒细胞减少症时应用抗生素已形成了一套行之有效的治疗方法。

输入粒细胞有一定的副作用,所产生的同种免疫作用常成为输入其他血液成分的阻碍。此外,输淋巴细胞可以造成少见但常可致死的移植物抗宿主反应(graft versus-host reaction,GVHR)。而且输入的粒细胞和淋巴细胞可以携带多种病毒进而引起感染,例如巨细胞病毒感染,这在免疫抑制的患者常可以见到。巨细胞病毒感染的危险性也可见于血清反应阴性的供血者。总之,对于中性粒细胞减少的患者还没有确定的输入粒细胞适应证。

第二节 血源性生长因子

血源性生长因子或集落刺激因子近来已应用于临床。肝癌患者应用集落刺激因子来治疗化疗所致的中性粒细胞减少已被肯定为具有实用价值。目前临床上正在对生长因子的剂量与化疗剂量之间的关系进行探讨。血细胞生成时生长因子的作用见图 9-2-1。

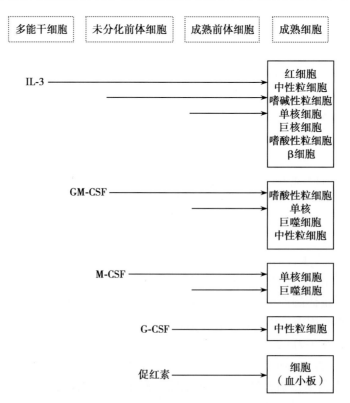

图 9-2-1 血细胞生成时生长因子的作用

一、促红细胞生成素

目前在肿瘤学领域使用促红细胞生成素来治疗由于肿瘤或化疗所致的贫血尚有争议。促红细胞生成素不仅可以刺激骨髓产生大量的红细胞,而且还可以促进骨髓瘤细胞或白细胞增殖,因而其在血液肿瘤治疗方面的应用仍受到限制。1991 年 Berdel 等和 1980 年 Mundt 等证实促红细胞生成素对从实体瘤上采取的肿瘤细胞株没有生长刺激作用;而 1990 年 Ludwig 用重组人类促红细胞生成素治疗 13 例多发性骨髓瘤患者化疗所致的贫血,结果 11 例疗效满意。Pecherstorfer 等在 5 例应用 IFN-α2b+ 促红细胞生成素的患者中,发现仅一例患者有效,而单独使用促红细胞生成素的 7 例患者没有达到生成红细胞的效果。

总之,目前恶性肿瘤患者使用促红素尚无明确的适应证。在德国允许应用人类重组促红素来治疗肿瘤患者的贫血。

二、人类集落刺激因子

人类集落刺激因子对血液系统细胞的作用是不同的。IL-3 是一多潜能的集落刺激因子,作用谱较广,而粒细胞集落刺激因子(G-CSF)的作用谱则仅限于粒细胞群。

粒细胞-巨噬细胞集落因子(GM-CSF)可促进粒细胞和巨噬细胞的生成,但 GM-CSF 的副作用明显多于 G-CSF,可能是它的作用谱比 G-CSF 的更为广泛的缘故。当 IL-3 和巨噬细胞集落因子(M-CSF)尚处于临床实验研究阶段时,GM-CSF 和 G-CSF 的应用已获得了较多的经验,包括在泌尿系统肿瘤中的应用研究。

Logothetis 等对 32 例化疗不敏感者提高重组人类 GM-CSF 的剂量,约 40% 的患者通过逐步增加粒细胞和巨噬细胞数而得到缓解,其中 7 例(23%)完全缓解。并且,在化疗期间中性粒细胞减少的持续时间可以缩短 4~6 倍。

应用 G-CSF 的指征为:①化疗期间出现发热和粒细胞减少者;②化疗期间白细胞计数 <1 000/μl 者,在下一个化疗周期应使用 G-CSF。应用 G-CSF 治疗期间,至少每周检查血象两次。G-CSF 最常见的副作用是中度的骨髓疼痛,应用镇静剂可以控制。Hollinghead 和 Goa 报道,应用 G-CSF 治疗 500 多余例,均未出现发热、寒战、体液潴留和变态反应。

第三节　中性粒细胞减少时不明原因发热的治疗

感染在粒性白细胞减少的癌症患者中发病率很高,是癌症患者死亡的重要原因之一。不明原因发热(fever of unknown origin,FUO)的定义由美国感染性疾病协会 Hughes 等 1990 年提出,即一次性体温升高达到 38℃或 38℃以上超过 12 小时且没有直接感染的证据,化疗期间中性粒细胞明显减少,低于 1 000/μl。此外,中性粒细胞下降的速度和中性粒细胞减少持续的时间也是危险因素。

发热且白细胞计数少于 1 000/μl 时,要对患者进行综合评定见表 9-3-1。包括病史采集和体格检查,特别要注意常见的感染灶,如牙、颈区域、咽喉、肺、胸膜、肛周、皮肤损伤及所有进行过创伤性诊断措施的部位。

每个患者必须进行至少两次血培养,以检查细菌和真菌。如果有中心静脉导管,必须从导管的入口抽血进行培养和从外周静脉血抽血培养。尽管咽喉部和直肠培养很少能够获得典型的感染证据,但这些检查确实有助于诊断和鉴别诊断。有可能引起感染的常见病原体见表 9-3-2,只有约 5% 的病例是厌氧菌所致。高危患者院内感染的原因见图 9-3-1。

表 9-3-1 中性粒细胞减少者不明原因发热的评定(发热≥38.3℃ + 白细胞计数 <1 000/μl)

评定
详细的体格检查(包括皮肤、指甲、口腔牙齿、可能的轻微创伤)
两次血培养
必要时变换导管位置
胸片
实验室检查

表 9-3-2 不明原因发热最常见的病原体

G⁻	G⁺	厌氧菌
铜绿假单胞菌	金黄色葡萄球菌	少见,5% 的感染
大肠埃希菌	表皮葡萄球菌	
肺炎克雷伯菌	肺炎链球菌	
	化脓链球菌	
	草绿色链球菌	
	粪肠球菌	
	腐烂棒状杆菌	

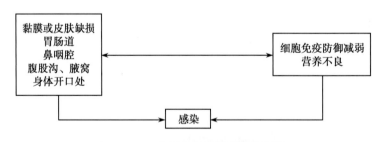

图 9-3-1 高危患者院内感染的原因

　　一般抗生素的应用,必须或尽可能依据病原学的检查、药敏试验和联合药敏的结果做决定。

　　不明原因发热的治疗,美国传染性疾病协会推荐的治疗方法可以通过不同治疗所得资料进行评价(图 9-3-2A~C),加强支持疗法对 FUO 来说是一个有成效的治疗。

　　在用含顺铂的化疗方案行细胞抑制治疗时,应禁止同时使用肾毒性抗生素如氨基苷类。对于不明原因的发热和中性粒细胞减少的患者,其初期治疗使用抗生素时应首先考虑常见病原菌所致的感染,特别要注意初始联合抗生素治疗的效果。

　　对 FUO 和中性粒细胞减少者若不进行治疗,将会出现明显的并发症,所以必须进行彻底地治疗。图 9-3-2A~C 是由美国传染病协会根据当今治疗经验所制订的最可靠的联合使用抗生素的治疗方案。此外,用 G-CSF 治疗中性粒细胞减少和发热也列入了治疗计划。

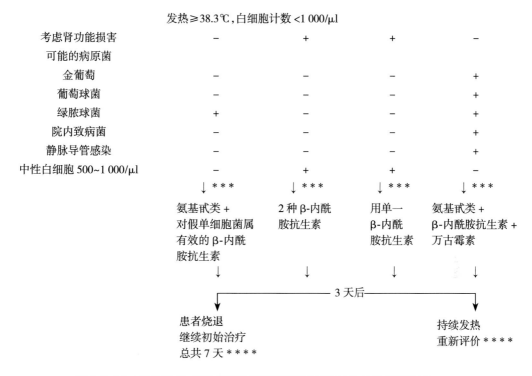

图 9-3-2A　初始治疗,根据病原体不同选择的最佳治疗,也是广泛治疗

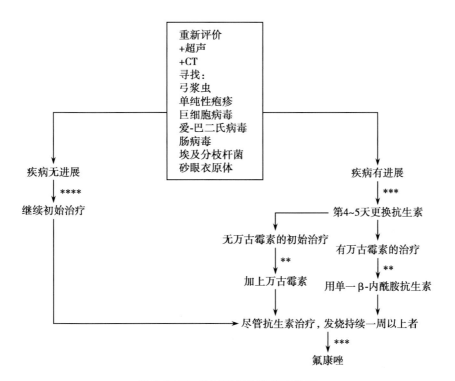

图 9-3-2B　3 天后仍在发烧的治疗

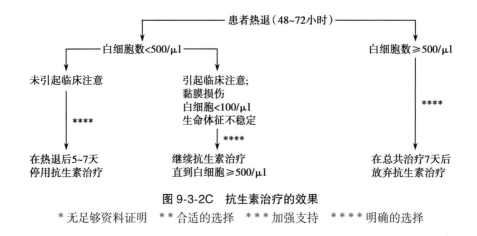

图 9-3-2C　抗生素治疗的效果

＊无足够资料证明　＊＊合适的选择　＊＊＊加强支持　＊＊＊＊明确的选择

第四节　营 养 不 良

　　营养不良是癌症疾病的一个并发症,它可以促进肿瘤患者的死亡。体重减轻是恶性肿瘤正在发展的首发症状。根据 Warren 1932 年尸体解剖的研究,恶病质是癌症死亡的首位原因。然而,许多研究资料表明,体重减轻并不影响生存的预后。迄今为止,尚没有确切的资料证实,通过特别的营养支持治疗可以明显地影响恶性肿瘤的最终进展。

　　目前还不明确恶病质减低患者生活质量的病理生理机制,可能与多种因素作用有关,包括味觉发生变化、厌食、嗅觉发生变化、放疗或化疗引起的营养不良。此外,还有因肿瘤引起的体内激素变化和异常的糖、脂肪和蛋白质代谢紊乱的因素。Balkwill 等研究表明,肿瘤患者体内肿瘤坏死因子(TNF)的增加有显著的副作用,TNF 可促进分解、代谢和减少营养吸收。肿瘤患者营养不良的原因见图 9-4-1。

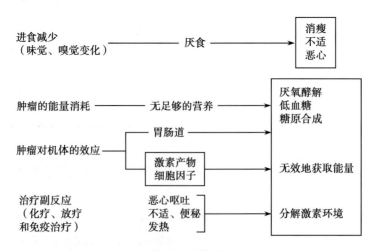

图 9-4-1　癌症患者营养不良的原因

　　癌症患者的营养必须与个体的需要相适应。此时治疗其伴随症状显得很重要,例如化疗期间的呕吐。由于患者常常对各种食物产生厌恶,故克服营养不良的最好方法是高能量的胃肠道营养,因特殊途径的营养对生活质量有明显的影响,这种提供营养的方式不能为其他方法所替代。恶病质的患者在手术前需要高能量营养,可通过胃肠道外静脉营养补给。治疗营养不良常用的几种方法:①提高能量的补给,饮食疗法或胃肠道外营养;②药物刺激食欲,③治疗伴随症状(如呕吐)。

研究证实,正常情况下癌症患者不需要额外的能量,只需要相应的营养即可。进行大手术前可适当补充高能量,但有明显营养不良时应控制能量。晚期患者胃肠道外营养是不适宜的。

(胡志全)

参 考 文 献

[1] 林在楷,殷保兵 . 中晚期肿瘤患者营养支持治疗的临床进展[J]. 上海医药,2015,36(4):3-6.

[2] 李增宁 . 肿瘤患者营养支持[J]. 中国实用内科杂志,2011,31(3):189-190.

[3] 余早勤,于世英,孙蕾 . 恶性肿瘤患者姑息治疗的营养支持[J]. 药物流行病学杂志,2014,23(10):629-632.

[4] PREVOST V,GRACH MC. Nutritional support and quality of life in cancer patients undergoing palliative care [J]. European Journal of Cancer,2012,21(5):581-590.

[5] 杨红,匡毅 . 恶性肿瘤患者营养支持的研究进展[J]. 中国误诊学杂志,2011,11(25):6082-6084.

[6] GRIMM S,JENNEK S,SINGH R,etal. Malignancy of bladder cancer cells is enhanced by tumor-associated fibroblasts through a multifaceted cytokine-chemokine loop [J]. Exp Cell Res,2015,335(1):1-11.

[7] MATSUMOTO K,HAYAKAWA N,NAKAMURA S. Granulocyte colony-stimulating factor-producing upper urinary tract carcinoma:systematic review of 46 cases reported in Japan [J]. ClinOncol(R CollRadiol),2014,26(12):781-788.

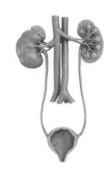

第十章

泌尿系统肿瘤疼痛的治疗

镇痛治疗对进展性肿瘤患者具有十分重要的意义,可有效地维持患者的生活质量。由于恶性肿瘤的诊断已经使患者处于一种高度的精神紧张状态,所以迫切需要得到有经验的医师或肿瘤心理学家的帮助。

第一节　疼痛的原因

为了能对肿瘤患者的疼痛进行有效的治疗,应尽可能详细地了解疼痛的原因并制定相应的治疗措施。通常约60%肿瘤患者有不同程度的慢性疼痛,严重影响了患者的生活质量。疼痛的增加、绝望和抑郁导致恐惧,反过来又进一步加剧疼痛(图10-1-1)。因此止痛治疗不仅需要接诊医师具有专科知识,而且也要尽可能地结合病情对患者进行心理治疗;此外,肿瘤心理学家的指导对患者起着很大的帮助作用。

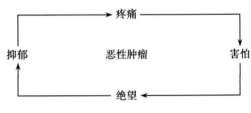

图 10-1-1　癌症患者疼痛加重

一、受体疼痛

在大多数器官敏感的神经末梢上分布着特别的痛觉感受器,如皮肤、肌肉、肌腱、胸膜、器官包膜和脑膜。组织损伤时,机体自身物质和介质的释放,包括组织胺、血清素、血浆激肽、前列腺素和其他物质等,刺激疼痛感受器,疼痛经过传入神经纤维向神经中枢传导。外周镇痛药的作用是阻滞或拮抗这些体内物质和介质,进而直接作用于痛觉感受器。

二、外周或中心神经节损伤引起的疼痛

外周或中心神经节的损伤可以引起疼痛,疼痛的特征是放射痛。肿瘤引起的疼痛是由于肿瘤过度生长、浸润和压迫器官所致。此外,疼痛也可能是副肿瘤综合征引起,如神经痛和肌痛。

第二节　治　疗

首先须确定疼痛的原因,再决定其治疗方法(图 10-2-1)。对因治疗是可能的,并有其优越性。根据治愈或姑息治疗的目的,可采用手术切除肿瘤、化疗、放疗,晚期前列腺癌患者的激素治疗等。

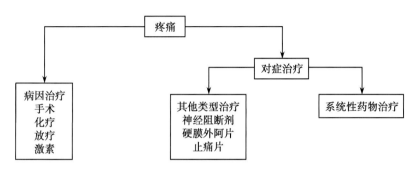

图 10-2-1　疼痛治疗的类型

WHO 癌痛三阶梯止痛治疗方案的基础是用药方法的"阶梯"概念(图 10-2-2),并同时遵循以下 5 项基本原则:①口服用药:首选口服及无创途径给药。口服用药不仅安全有效,而且无创、方便、经济。口服缓释制剂进一步方便了癌症疼痛患者的长期口服用药。②按阶梯用药:按阶梯用药是指止痛药物的选用应根据疼痛程度由轻到重,按顺序选择不同强度的止痛药。③按时用药:按时用药是指止痛药应该按药物在体内代谢的半衰期及药物在体内持续止痛作用时间规律,有计划地按时给药。④个体化给药:不同患者个体间存在较大的个体差异,因此在止痛治疗过程中,应对每一位患者进行个体化止痛治疗。⑤注意具体细节:止痛治疗期间,注意观察患者的疗效及不良反应等具体细节,并及时给予纠正和调整,将有利于安全有效地进行止痛治疗。

对症治疗包括药物治疗和其他方法的治疗等,如四肢痛采用神经节阻断剂,硬膜外阿片类药物和特殊情况下进行的皮下脊髓束切断术。药物治疗一般采用 WHO 推荐的三级治疗计划。一级治疗是给予外周镇痛药,如有必要,可加用辅佐药物,包括皮质类固醇、抗抑郁药、镇痛剂和抗惊厥药。二级治疗是弱作用的阿片类药物,必要时联合应用外周镇痛药和辅助药。三级治疗是给予强作用的阿片类药物,在有些情况下可联合使用一级治疗中的药物(图 10-2-2)。

如果需要较长时间应用外周镇痛药物,则必须了解它的副作用。如有必要,应熟悉相应的防治措施。止痛治疗过程中疼痛的预防和无痛治疗是特别重要的,也就是说应用镇痛药是必要的,以便不再有疼痛产生。用药剂量和给药间隔时间则根据所记录的疼痛曲线决定(表 10-2-1)。

总之,临床上适当的剂量和联合用药能够取得较好的效果,从而战胜疼痛,但是特别要注意阿片类制剂的阈剂量。因此,当患者疼痛加剧时,应调整用药剂量和联合用药,使患者尽可能过着无痛生活。需要强调的是,疼痛的治疗除了药物治疗外,也要进行心理治疗。

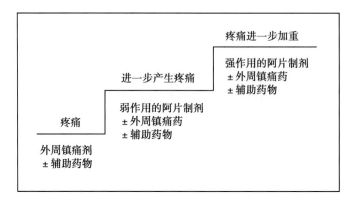

图 10-2-2　疼痛治疗的三级方案（WHO 1986）

表 10-2-1　常用癌症镇痛的治疗原则

I	从针对一定疼痛的特定物质开始
II	必须了解该种物质的药学机制如该药物的相对潜力、镇痛效果的持续时间、药物剂量
III	有规律地给予镇痛药（预防疼痛）
IV	给药的方式与患者的需求相适应（联合治疗达到相加的作用）
V	伴随症状的治疗，如气急、便秘、恶心、呕吐
VI	注意其他的可能性！ 放射痛？ 姑息性化学疗法？

（胡志全）

参 考 文 献

［1］ RAU K M,CHEN J S,WU H B,et al. The impact of pain control on physical and psychiatric functions of cancer patients：a nation-wide survey in Taiwan ［J］. Jpn J Clin Oncol,2015,45(11)：1042-1049.

［2］ 陈立平,申文,韩茜,等. 硫酸吗啡缓释片联合加巴喷丁胶囊治疗癌性疼痛的临床观察［J］. 中国疼痛医学杂志,2015,21(9)：679-683.

［3］ ARAI Y C,MATSIBARA T,SHIMOK,et al. Low-dose gabapentin as useful adjuvant to opioids for neuropathic cancer pain when combined with low-dose imipramine ［J］. J of Anesthesia,2010,24(3)：407-410.

［4］ 周进,卢俊,石莉,等. 癌性疼痛规范化治疗共识解读. 中国医刊,2015,50(9)：18-22.

［5］ SILVER J K,BAIMA J,MAYER R S. Impairment-driven cancer rehabilitation：An essential component of quality care and survivorship ［J］. CA A Cancer Journal for Clinicians,2013,63(5)：295-317.

［6］ MERCADAMTE S.Pharmacotherapy for Breakthrough Cancer Pain ［J］. Drugs,2012,72(2)：181-190.

［7］ 章玲玲,曹福勤. 癌性疼痛对肿瘤患者生活质量的影响［J］. 医学理论与实践,2015,28(16)：2242-2243.

［8］ 刘琳. 癌性疼痛规范化治疗的原则及研究进展［J］. 中国现代药物应用,2013,7(22)：231-232.

［9］ HUI D,BANSAL S,STRASSER F,et al. Indicators of integration of oncology and palliative care programs：an international consensus ［J］. Ann Oncol,2015,26(9)：1953-1959.

［10］ RUBIN R.Improving the quality of life at the end of life ［J］. JAMA,2015,313(21)：2110-2112.

第二篇
常见泌尿男性生殖系统肿瘤篇

第十一章

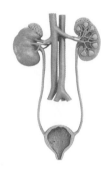

肾上腺肿瘤

第一节 肾上腺解剖、生理和肿瘤分类

一、肾上腺解剖、生理

肾上腺位于肾上极内侧,左右各一,单侧重约 4~5g。左侧肾上腺似三角形或半月形;右侧肾上腺为三角形,略小于并低于左侧(图 11-1-1)。

肾上腺血供极丰富,每侧有上、中、下 3 支动脉供应,分别来自膈下、腹主和肾动脉;动脉进入腺体之前再分成数十细支呈"梳齿状"入肾上腺被膜。皮质无引流静脉,髓质毛细血管汇成小静脉,最后汇入中央静脉,左侧入左肾静脉,右侧入下腔静脉(图 11-1-2)。因而肾上腺的大部分血液是经过皮质到达髓质的,血液中含有皮质激素,其中的糖皮质激素可增强肾上腺素细胞内 N-甲基转移酶的活性,使去甲肾上腺素甲基化为肾上腺素。

肾上腺分为内外两层(图 11-1-3A,B),两者的组织发生、结构与功能各不相同。外层的皮

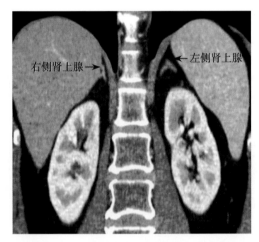

图 11-1-1 正常肾上腺冠状位 CT 解剖图

质较厚,起源于中胚层,占腺体的 90%;内层为髓质,位于肾上腺的中央部,周围有皮质包绕。起源于外胚层,占腺体的 10%。根据肾上腺皮质的形态结构和功能,肾上腺皮质细胞的排列分三层:自外向内分别是球状带(zona glomerulosa)、束状带(zona fasciculata)和网状带(zona reticularis)。球状带占皮质的 15%,束状带占皮质的 75%,网状带占皮质的 10%。皮质分泌类固醇激素,主要有球状带分泌的盐皮质激素醛固酮、去氧皮质酮;束状带分泌的糖皮质激素皮质醇、皮质酮;网状带分泌的雄激素及少量的雌激素、孕激素。所有类固

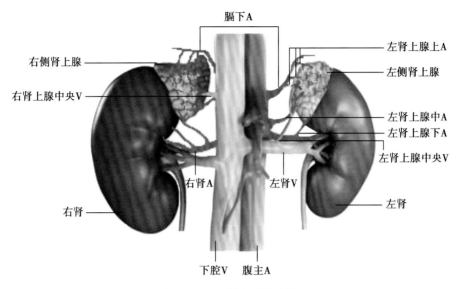

图 11-1-2 肾上腺解剖图

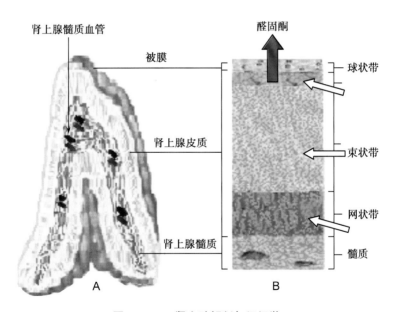

图 11-1-3 肾上腺解剖与组织学

醇激素的基本结构都是从环戊烷多氢菲(cyclopentanoperhy drophenanthrene)衍生而来(图 11-1-4),均以胆固醇为原料,通过一系列的酶促过程,使其具有各自不同的生物作用和功能。

糖皮质激素受垂体促肾上腺皮质激素(adrenocorticotrophic hormone,ACTH)以及下丘脑促肾上腺皮质激素释放激素(corticotropin releasing hormone,CRH)的调节。醛固酮分泌主要受血管紧张素Ⅱ、血钾和血钠浓度的调控,其次是 ACTH。

由肾上腺皮质细胞产生的腺瘤或腺癌通常表现为肾上腺皮质功能亢进,称为功能性

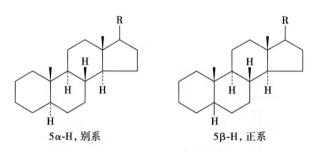

图 11-1-4　环戊烷多氢菲

肾上腺皮质肿瘤(functional adrenal cortical tumor)。也有部分肿瘤不产生上述皮质激素,不表现出肾上腺皮质功能亢进,无内分泌生化检查异常,称为无功能性肾上腺皮质肿瘤(non functional adrenal cortical tumor)。肿瘤可产生内分泌活性物质,只是其分泌量不足以产生明显的临床症状和体征,则为亚临床型肾上腺皮质肿瘤(subclinical adrenal cortical tumor),如亚临床型皮质醇增多症、亚临床型原发性醛固酮增多症(图 11-1-5)。

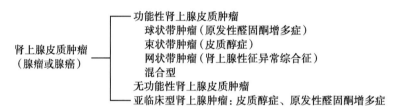

图 11-1-5　肾上腺皮质肿瘤分类

　　肾上腺皮质肿瘤可来自一种或多种肾上腺皮质细胞,因而产生一种或多种过量的类固醇激素,在临床上出现单纯的皮质醇症、原发性醛固酮增多症、肾上腺性征异常综合征或它们的综合表现。肾上腺皮质癌更多地表现为非单一激素引起的临床征象。

　　肾上腺髓质起源于外胚层的神经嵴,与交感神经同源,由交感神经系统的原始细胞衍化而来。这些细胞以对铬盐亲和为特征,称之为交感神经元细胞。它们沿两方面分化,形成交感神经母细胞(由它们发展成成熟的交感神经节细胞)和嗜铬母细胞(由它们发展成嗜铬细胞)。肾上腺髓质的主细胞即为嗜铬细胞,经铬盐处理后,胞质内可见黄褐色的嗜铬颗粒,故称为嗜铬细胞。肾上腺髓质肿瘤包括由上述这些细胞产生的肿瘤(图 11-1-6)。

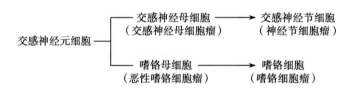

图 11-1-6　肾上腺髓质肿瘤的发生

　　肾上腺髓质分泌儿茶酚胺(CA),包括多巴胺(DA)、肾上腺素(E)和去甲肾上腺素(NE)。酪氨酸是合成儿茶酚胺的前体,肾上腺素和去甲肾上腺素是由多巴胺直接衍生而来。外周交感神经末梢和中枢神经也分泌儿茶酚胺,但以去甲肾上腺素为主,肾上腺髓质分泌的儿茶酚胺中 80% 是肾上腺素,20% 为去甲肾上腺素,两者有不同的受体和浓度依赖性,对各自靶器官起作用。肾上腺素的主要功能是作用于心肌,使心跳加快、加强;去甲肾上腺素的主要作用是使小动脉平滑肌收缩,从而使血压升高。

肾上腺素和去甲肾上腺素主要在肝脏降解灭活,代谢产物为香草扁桃酸(vanillylmandelic acid,VMA),中间代谢产物主要有变肾上腺素和去甲变肾上腺素,这些产物从尿中排出。尿中排出的儿茶酚胺及其代谢产物,不仅来自肾上腺髓质,还来自交感神经系统(图 11-1-7)。

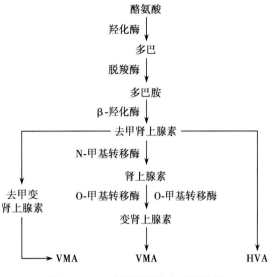

图 11-1-7　儿茶酚胺的合成和代谢

肾上腺髓质肿瘤根据有无分泌功能,分为:①功能性肾上腺髓质肿瘤(functional adrenal medullary tumor):发生在髓质的肿瘤引起相应的内分泌功能紊乱和相关临床症状体征;②亚临床型肾上腺髓质肿瘤(subclinical adrenal medullary tumor):肿瘤可产生内分泌活性物质,只是其分泌量不足以产生明显的临床症状和体征,如静止性(silent)嗜铬细胞瘤;③无功能性肾上腺髓质肿瘤(non functional adrenal medullary tumor):无内分泌生化检查异常、无相应的内分泌功能紊乱的症状和体征的肾上腺髓质肿瘤。某些病例可以出现与肿瘤增大或出血、坏死有关的非特异性症状如腰痛、食欲减退、消瘦、发热等。

二、肾上腺肿瘤组织学分类

按内分泌功能状态可分为功能性和非功能性,其中多个内分泌器官受累者称为多发性内分泌肿瘤综合征。2004 年 WHO 肾上腺肿瘤组织学分类如下(表 11-1-1)。

表 11-1-1　WHO 肾上腺肿瘤组织学分类

肾上腺皮质肿瘤	肾上腺皮质良性肿瘤	其他肾上腺肿瘤	腺瘤样瘤
	肾上腺皮质癌		髓性脂肪瘤
肾上腺髓质肿瘤	良性嗜铬细胞瘤		畸胎瘤
	恶性嗜铬细胞瘤		神经鞘瘤
	混合性嗜铬细胞瘤/副神经节瘤		节细胞神经瘤
肾上腺外副神经节瘤	交感神经性		血管肉瘤
	副交感神经性		性索-间质肿瘤
			生殖细胞肿瘤
		继发性肿瘤	转移癌

(曾　进)

参 考 文 献

［1］那彦群,叶章群,孙颖浩,等.2014 版中国泌尿外科疾病诊断治疗指南［M］.北京:人民卫生出版社,
　　2013,521-522.

［2］AVISSE C,MARCUS C,PATEY M,et al. Surgical anatomy and embryology of the adrenal glands. Surg Clin
　　North Amer,2000,80(1):403-415.

［3］TMELMED S.Williams textbook of endocrinology ［M］. 12th ed,Saunders 2011.

第二节　肾上腺皮质癌

一、流行病学与病因

肾上腺皮质癌(adrenocortical carcinoma,ACC)是一种发生于肾上腺皮质的恶性肿瘤,肿瘤细胞分化不良,恶性程度高,侵袭性强,临床较为罕见。肾上腺皮质癌的年发病率0.5~2/100 万人,约占全部恶性肿瘤的 0.02%,癌症死亡原因的 0.2%。近年来文献报道,肾上腺皮质癌的发病率有增加的趋势,约为 4~12/100 万人。儿童肾上腺皮质癌年发病率为0.3/100 万人;但巴西例外,发病率为 3.4~4.2/100 万人,10 倍于全球平均水平,可能与 p53 基因的 10 号外显子 R377H 突变有关。

肾上腺皮质癌主要发生于 40~69 岁的成年人,发病年龄呈双峰分布:<5 岁和 50 岁左右两个高峰,平均 45 岁。女性的发病率略高于男性(1.5∶1),约占 59%。单侧多见,双侧约占2%~10%。随着影像学检查方法改进及普及,肾上腺皮质癌常在健康体检或因其他疾病就诊时偶然发现,约占肾上腺偶发肿瘤的 10%~20%,故近年的实际发病率有所提高。

肾上腺皮质癌的发病原因目前尚不清楚,可能与抑癌基因的失活(p53、MEN-1、p57、H10)、原癌基因(Gas、Ras)及 ACTH 受体缺失,或生长因子过度表达,以及 β-Catenin 基因异常激活有关。绝大多数为散发性,极少数与家族性常染色体显性遗传性疾病相关:①利-弗劳梅尼综合征(Li-Fraumeni syndrome,LFS):家族成员患肾上腺皮质癌的概率是普通人群的100 倍,而 70% 的家族性利-弗劳梅尼综合征患者有染色体 17p13 的 p53 基因突变;②贝-维综合征(Beckwith-Wiedemann syndrome):染色体 11p15 的 IGF-2、H19、P57kip2 突变;③多发性内分泌肿瘤综合征-1 型(MEN-1)(又称 Werner syndrome):染色体 11q13 的 MEN-1 基因突变;④家族性腺瘤性息肉病:WNT/β-Catenin 信号通路异常激活;⑤神经纤维瘤病 1 型:常染色体 17q11.2 位点缺失。

多项研究显示,胰岛素样生长因子(insulin-like growth factors,IGF)可以影响肾上腺皮质功能的发生与发展,大约 90% 肾上腺皮质癌患者存在 IGF-2 过表达。此外,许多研究表明,在肾上腺恶性肿瘤中基因的改变较肾上腺良性病变常见,常见染色体获得主要在染色体 4、5、12 及 19,染色体丢失主要发生于染色体 1、2、3、4、6、9、11、13、15、17、18、22 和 X。

目前发现,p53 基因在许多癌症中都发生了突变,但 R337H 的 p53 突变只与肾上腺皮质癌有关。

二、临床分类

肾上腺皮质癌分无功能性和功能性两类，其中以无功能肾上腺皮质癌为多。根据有无内分泌异常症状分为"症状性"与"无症状性"两种。

肾上腺皮质癌有症状的功能性肿瘤主要有 Cushing 综合征、Conn 综合征（原发性醛固酮增多症）、肾上腺性征异常综合征（adrenogenital syndrome，AGS）和类癌综合征（表 11-2-1）。

表 11-2-1　肾上腺皮质癌激素功能分型

功能分型	发病率（%）
Cushing 综合征（肾上腺皮质癌）	30%
Conn 综合征（原发性醛固酮增多症）	10%
肾上腺性征综合征	
男性患者女性化	10%
女性患者男性化	20%
混合型	30%

三、病理特征和分型

肾上腺皮质癌有症状的功能性肿瘤约占 50%，主要有库欣综合征、Conn 综合征（原发性醛固酮增多症）、肾上腺性征异常综合征（男性患者女性化；女性患者男性化）和混合型等（表 11-2-1）。

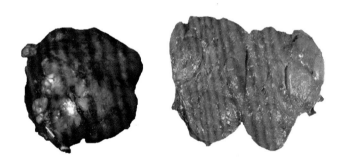

图 11-2-1　肾上腺皮质癌大体标本和剖面，肿瘤呈黄色、黄褐色

95% 肾上腺皮质癌的瘤体大多直径 >6cm（平均 10cm），多伴有出血、坏死，肿瘤重量多在 250~1 000g。肿瘤外形常不规则，小瘤体可有薄的被膜，大肿瘤常已侵犯包膜及周边组织，呈浸润性生长（图 11-2-1）。癌肿切面颜色呈黄色、黄褐色；质地较松脆，常见广泛出血和坏死，有时可见装满坏死物的假性囊肿，较大者可见钙化和灶性纤维化。

肾上腺皮质癌的组织结构、形态与正常肾上腺皮质相像，良、恶性鉴别困难，有时需结合临床表现、大体、镜下组织学形态和免疫组织化学（Ki-67、Cyclin E）综合判断。2004 年 WHO 推荐采用改良的 Weiss 提出的肾上腺皮质良、恶性肿瘤的 9 项组织学鉴别标准：①核异型大小；②核分裂指数≥5/50HP；③不典型核分裂；④透明细胞占全部细胞≤25%；⑤肿瘤细胞呈弥漫性分布;⑥肿瘤坏死;⑦静脉侵犯;⑧窦状样结构浸润;⑨包膜浸润。该系统将 9 个组织学标准各赋值 1 分,分数大于 3 分则被分类为恶性。其中核分裂数目、病理性核分裂象、血管或包膜侵犯以及坏死等是典型的病理组织学恶性指标。预后与肿瘤细胞核分裂指数和浸润的关系最为密切。不常见的肾上腺皮质癌亚型包括:嗜酸细胞性肾上腺皮质癌、黏液样型肾上腺皮质癌、肾上腺癌肉瘤。

四、TNM 分期

目前,肾上腺皮质癌的 TNM 分期主要应用国际抗癌联合会(UICC)发布的肾上腺皮质肿瘤 TNM 分期系统(表 11-2-2,图 11-2-2),此分期不适用于肾上腺髓质癌或肉瘤。

表 11-2-2　肾上腺皮质癌的 TNM 分期

T_x	对原发肿瘤无法作出评估
T_0	未发现原发肿瘤
T_1	肿瘤≤5 cm,局限于肾上腺内
T_2	肿瘤 >5cm,局限于肾上腺内
T_3	无论肿瘤大小,伴有肾上腺外局部浸润,但未侵犯邻近器官 *
T_4	无论肿瘤大小,肿瘤侵犯邻近器官 *
N_x	对区域淋巴结转移无法作出评估
N_0	无区域淋巴结转移
N_1	区域淋巴结转移 *
M_x	对有无肿瘤远处转移进行评估
M_0	无远处转移
M_1	远处转移
临床分期	
I	$T_1N_0M_0$
II	$T_2N_0M_0$
III	$T_{1\sim2}N_1M_0$ 或 $T_3N_0M_0$
IV	$T_3N_1M_0$ 或 $T_4N_{0\sim1}M_0$ 或 $T_{1\sim4}N_{0\sim1}M_1$

邻近器官包括:肾脏、横膈膜、下腔静脉、胰腺和肝脏;区域淋巴结为肾门、腹主动脉旁和下腔静脉旁淋巴结,单侧或双侧不影响 N 分期。

五、临床表现

肾上腺皮质癌常因症状缺乏特异性而延误诊断,约 30%~40% 患者因肿瘤侵犯区域淋巴结、肾上腺周围组织或器官引起症状而就诊。确定诊断时,约 40%~50% 患者已发生远处转移,最常见转移部位是腹膜后淋巴结、肝、骨、肺、胰腺或肾脏,并可在肾静脉和下腔静脉形成瘤栓。

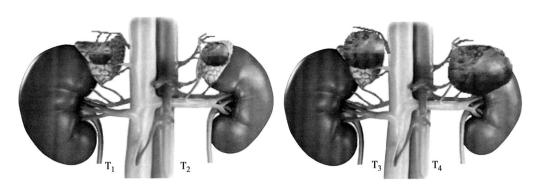

图 11-2-2　肾上腺皮质癌的 T 分期

临床表现取决于肿瘤的功能状态和体积大小。50%~79% 肾上腺皮质癌具有内分泌功能，可表现为皮质醇增多症典型症状、男性化、女性化或原发性醛固酮增多症症状（2%），更多地表现为非单一激素引起的临床征象。30%~50% 缺乏病理性参数的无功能性肾上腺皮质癌起病隐匿，多与肿瘤局部进展有关，出现症状时已属晚期。临床常以局部隐痛、乏力为首发症状，个别伴有发热；检查时约 50% 的病例腹部可触及肿块、质硬且有压痛。较大的肿瘤可引起相应的压迫症状；22%~50% 表现为转移症状。上述症状可独立存在或呈综合性表现，有的根本无症状，在体检或其他疾病检查时才偶然发现，约占 2%~3%。儿童肾上腺皮质癌约 90% 具分泌功能，绝大多数为雄激素，单一（55%）或混合分泌皮质醇（30%），单纯皮质醇增多症 <5%。多为男性化或假性青春期表现。

肾上腺偶发瘤约 2%~3% 为肾上腺皮质癌。

六、诊断

下列征象应高度怀疑肾上腺皮质癌：儿童皮质醇增多症、儿童性早熟、成年男子女性化、成年女子男性化。肾上腺皮质癌的诊断包括实验室内分泌检查，静脉尿路造影（intravenous urography，IVU）、B 超、CT 及 MRI 等定位诊断检查（图 11-2-3）。

1. **实验室内分泌检查**　所有肾上腺皮质肿瘤都应进行肾上腺功能测定，尤其是非功能性肾上腺皮质肿瘤。有时虽无明显临床症状，不一定是非功能性肿瘤；而实验室检查异常者，不一定都有相应的临床表现。检查包括血皮质醇、24 小时尿游离皮质醇、17-羟皮质类固醇（17-OHCS）、17-酮（17-KS）、CA、VMA 及血浆醛固酮、肾素活性、电解质、性激素（雄性酮、孕烯雌酮）、糖耐量试验以及小剂量地塞米松抑制试验等。非功能性肾上腺皮质肿瘤血、尿皮质醇多正常，因肿瘤过大，消耗过多，可发生低蛋白血症、低血糖。

2. **影像学检查**

（1）B 超：B 超是肿瘤定位的主要方法，大多数功能性肾上腺皮质癌常伴有明显的临床症状和阳性生化检查，B 超检查可以发现肿瘤、测量肿瘤的大小、位置及与周围组织的关系。肿瘤往往较大，边界清楚，多呈圆形，椭圆球状或分叶状，内部回声不均匀（图 11-2-4）。B 超对肾上腺占位病变的诊断与术后结果对照，其诊断符合率为 96%，定位准确率可达 100%。无论是功能性或非功能性肾上腺肿瘤，超声不能对其病理性质做出诊断。因此，超声显像鉴别肾上腺的良性肿瘤与恶性肿瘤有一定的困难，将有赖于 B 超或 CT 引导下的穿刺活检。疑有下腔静脉受浸润，多普勒超声检查可显示下腔静脉血流有变化的特征。

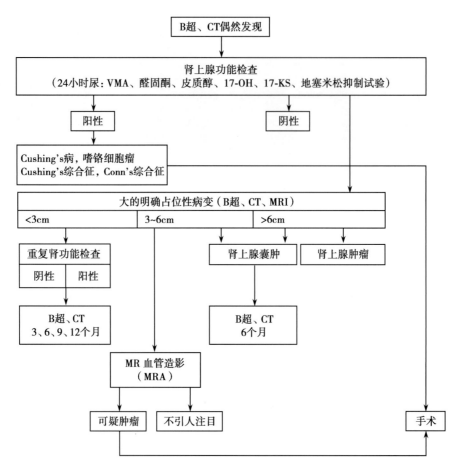

图 11-2-3 无症状肾上腺占位性病变的诊断流程

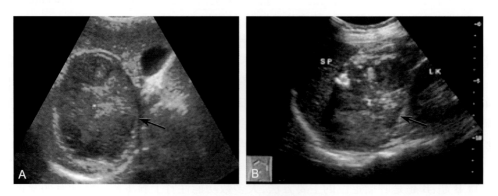

图 11-2-4 肾上腺皮质癌超声图像
A. 右侧；B. 左侧。

(2) IVU：作为常规检查是必要的，能显示患侧肾脏被压迫推移或浸润的程度，有助于鉴别诊断和估计手术范围。并且，能证实对侧肾功能正常与否，为手术时能否切除肾脏提供依据。

（3）CT（图 11-2-5）：目前普遍认为，CT 检查是诊断肾上腺皮质癌的首选影像学诊断手段：①肾上腺区较大肿块影，呈圆形、椭圆球状或分叶状不规则形，直径常超过 7cm；②肿瘤内部密度不均匀，可有液化坏死、出血和囊性变；③增强扫描呈不均一性强化；④下腔静脉瘤栓及淋巴结和/或其他脏器转移。对于 >4cm 的肾上腺皮质肿瘤，CT 诊断肾上腺皮质癌的灵敏度为 96%，特异度为 51%；>6cm 者，CT 诊断肾上腺皮质癌的灵敏度为 90%，特异度为 78%；>8cm 者，灵敏度为 77%，特异度为 93%。通常，>6cm 的肿瘤多为恶性；但 <6cm 的肾上腺皮质癌也不少见，甚至有小至 1cm 的报道。对于轮廓不规则、边缘模糊、有明显增强的肿块，即使 <4cm，也应高度怀疑恶性的可能。然而，当肿瘤体积较大，尤其是与周围结构分界不清时，CT 判断肿瘤起源有一定困难。

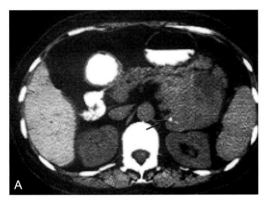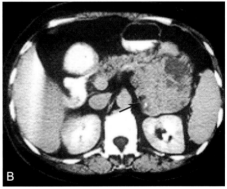

图 11-2-5　左侧肾上腺皮质癌
增强后不均匀轻、中度强化。

（4）MRI：MRI 具有多平面成像的特点，定位更为准确，能较好地观察肿瘤与邻近器官的关系，特别是在评估肾静脉或下腔静脉受侵时明显优于 CT。MRI 可提示肿瘤的大小、边界和密度，T1 和 T2 加权信号对良性肾上腺皮质肿瘤与肾上腺皮质癌、肾上腺转移癌的鉴别有一定价值。MRI 图像见肾上腺区巨大分叶状肿块，肿瘤形态不规则，边缘不光滑，矢状面与冠状面可将肾上腺癌与肾癌、肝癌区分（图 11-2-6）。肿块呈混杂信号，T1 和 T2WI 上以低信号和高信号为主；增强检查，肿块强化不均，75% 的肾上腺肿瘤可获得正确诊断，但不能鉴别原发性癌和转移癌以及肿瘤是否有功能。当下腔静脉受侵及时，其内流空信号影消失。MRI 检查也能敏感地显示淋巴结、脊椎和肝脏等部位转移。

（5）肾上腺动脉造影（图 11-2-7）：必要施行选择性肾上腺动脉造影，对多血管性肾上腺皮质癌有诊断价值：①肿瘤血供丰富，有大量不规则的新生肿瘤血管，肿瘤染色不均匀；②可见动静脉瘘及静脉早显；③一般仅有肾上腺血管供血，罕见肾血管参与供血。肾上腺静脉造影常与静脉取血测定激素水平结合应用，临床较少应用。

（6）放射性核素检查：腺瘤可显示呈均匀性放射性浓集，而腺癌呈不均匀放射性浓集表现。近年来，正电子发射断层显像（positron emission tomography，PET）技术也应用于肾上腺恶性肿瘤的诊断（图 11-2-8）。Becher 等用 [18] 氟代脱氧葡萄糖正电子发射扫描（[18]F-FDG-PET）技术扫描 10 例肾上腺皮质癌患者，发现所有原发病灶和转移病灶 FDG 的摄取均明显增强，

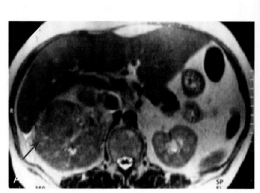
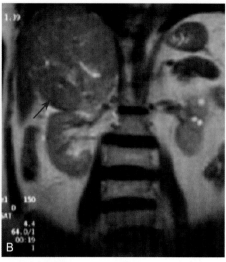

图 11-2-6 右肾上腺皮质癌

MRI 显示右肾上腺区类圆形巨肿块,边界清楚;增强后不均匀强化。

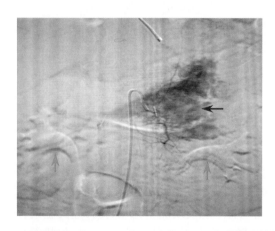

图 11-2-7 左肾上腺皮质癌

选择性肾上腺动脉造影显示不规则肿瘤血管和血管湖、"肿瘤染色"(红色箭头),两侧肾盂肾盏系统显影(绿色箭头)。

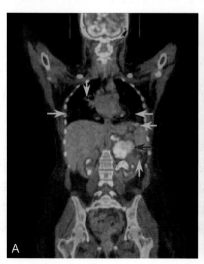
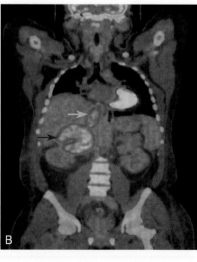

图 11-2-8 ^{18}F-FDG PET/CT 图像

A. 左侧肾上腺皮质癌 FDG 中度摄取(红色箭头)、多发性腹膜后和肺转移(绿色箭头);B. 右侧肾上腺皮质癌 FDG 中度摄取(红色箭头)、下腔静脉癌栓(绿色箭头)。

其敏感性和特异性分别达 100% 和 97%。在诊断肾上腺皮质癌中有一定价值,但目前国内临床较少应用。

七、鉴别诊断

1. **肾上腺皮质癌与肾上腺皮质腺瘤的鉴别**　症状性肾上腺皮质癌因有明显的内分泌功能而在临床上表现为皮质醇增多症,也可表现为原发性醛固酮增多症;因肾上腺皮质腺瘤也多表现为皮质醇增多症,故两者仅凭单一的临床表现、生化测定、影像学及组织学检查难以鉴别,将临床和病理指标结合起来,有助于区别良、恶性。下列几项可资鉴别:①肾上腺皮质腺瘤首发症状为体重增加、脂肪分布改变和乏力,在确诊之前症状持续时间较长;而肾上腺皮质癌最常见的症状是体重增加、多毛,且病情发展迅速,在数月内迅速恶化;②肾上腺皮质腺瘤常以高血压、乏力为主诉,而肾上腺皮质癌则为体重增加和水肿;③两者体征发生频率一般相似,但肾上腺皮质癌出现皮肤变薄和紫纹的频率要比肾上腺腺瘤低,而出现多毛症和女性男性化的频率又稍高;④24h 尿 17-酮类固醇(17-KS)对鉴别两者有特殊价值,肾上腺皮质腺瘤一般为正常或偏低,而肾上腺皮质癌可超过正常值数倍;此外,肾上腺皮质癌影像学上有特殊表现,若有转移则可确定为恶性;⑤病理变化:肾上腺皮质腺瘤包膜完整,体积较小,多数在 6cm 以下;重量一般为 10~40g,个别病例报道重量达 250g。镜下无血管侵犯;肾上腺皮质癌体积较大,重量可达 511~2 500g,平均 1 226g。形状常常不规则,呈分叶状,外面没有完整的包膜。镜下可见周围组织浸润;⑥肾上腺皮质腺瘤术后预后好,经治疗后大部分患者症状消失;肾上腺皮质癌恶性程度高,预后不良,术后可复发,较早时期就可发生区域淋巴结、邻近器官或远处转移。在功能性肾上腺皮质癌,结合临床和实验室检查所见,依据上述影像学表现,可做出明确诊断。然而,非功能性皮质癌的诊断常较困难,即使发现了转移灶,也仅能提示为恶性肿瘤。

2. **影像学须与下列疾病鉴别**

(1) 肝癌:右侧肾上腺较大肿瘤,往往从下面突向肝右叶,在切面图像上有时候易误认为肝右叶或尾状叶肿瘤,但在深呼吸运动时肾上腺肿瘤与肝脏上下移动没有一致性,以及肿瘤具有明亮边界以资鉴别。

(2) 肾肿瘤:较大的肾上腺肿瘤可压迫肾脏,使之移位和变形,有时易误认为肾上极肿瘤,但肾上腺肿瘤具有边界,而肾肿瘤则与肾实质无明确分界。

(3) 脾及胰尾肿瘤:左侧肾上腺肿瘤于背部纵切图上要与脾鉴别,并应与胰尾肿瘤鉴别,大的肾上腺肿瘤使脾静脉向前移位,胰尾肿瘤则使脾静脉向后移位。

(4) 胰头部肿瘤:右肾上腺肿瘤还应注意与胰头部肿瘤鉴别,前者使下腔静脉向前移位,后者使下腔静脉向后受压。

八、肾上腺转移癌

肾上腺转移癌比肾上腺原发性恶性肿瘤常见,所有转移性肿瘤约 8.3% 位于肾上腺。肾上腺血供丰富,可以极大程度地接收到可能含有癌细胞的血液,故肾上腺是恶性肿瘤转移的好发部位之一,仅次于肺、肝、骨骼组织,居第四位。临床发现,肾上腺转移瘤的发病率占所有肾上腺肿瘤的 26%~50%。肾上腺转移癌常为双侧转移;单侧转移时,右侧的发病率高于左侧。尸检发现,肾上腺转移癌占所有肾上腺肿瘤的 27%~36%。常见的原发肿瘤为恶性黑色素瘤(60%),乳腺癌(58%),肾细胞癌(45%),肝癌(42.7%)、肺癌(36%);其中肺癌因肺部有充分的毛细血管网,可以极大程度地播散癌细胞。其他依次为对侧肾上腺、膀胱、结肠、食管、胆囊、胆管、胰腺、前列腺、胃、卵巢、子宫和腹膜后等器官的恶性肿瘤以及恶性纤维组织细胞瘤、非霍奇金淋巴瘤等。原发肿瘤多分化不良,肝、肾恶性肿瘤可直接侵犯肾上腺。大多以血行转移为主,79.6% 伴有其他脏器或淋巴结转移。从发现原发肿瘤到肾上腺转移,平均时间为 9.5 个月。随着 ^{18}F-FDG-PET/CT 的广泛应用,检出率明显增加。值得注意的是,临床上常发现恶性肿瘤患者肾上腺有肿块存在,但不一定是转移病灶,有可能是并存的肾上腺良性肿瘤。

转移途径:①肾肿瘤,尤其是肾上极肿瘤的直接侵犯;或通过肾上极和肾上腺之间的小血管丛扩散转移;②癌栓由肾静脉或下腔静脉逆行蔓延至肾上腺静脉,最终达肾上腺;③区域淋巴结扩散转移;④主要途径为血行转移,肿瘤细胞的全身血液循环播散。

肾上腺转移癌患者有原发癌或肿瘤治疗病史。然而,一旦发现肾上腺转移癌,很可能还存在有其他部位的转移病灶,说明原发癌病情已属晚期,常表现贫血、消瘦、恶病质以及其他转移病灶部位的相应症状。但亦有原发病灶不明显者。B 超、CT 或 MRI 发现单侧或双侧肾上腺肿瘤以及肝、淋巴结转移时,即可诊断为转移癌(图 11-2-9,图 11-2-10)。必要时行 B 超

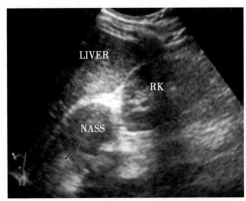
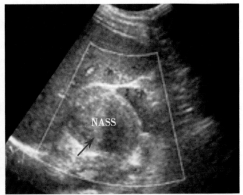

图 11-2-9　右肾上腺转移癌肿瘤内及其周围未见血流信号

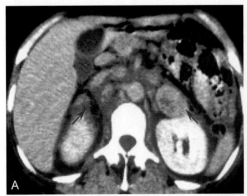
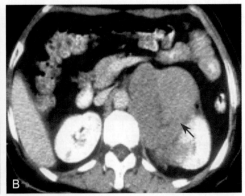

图 11-2-10　肾上腺转移癌
A. 双侧;B. 左侧。

或 CT 导引下的细针穿刺活检有助于明确肿瘤的性质。

九、治疗

1. **手术治疗** 手术适应证:①临床Ⅰ~Ⅲ期肿瘤;②姑息性减瘤,目的在于缓解皮质醇高分泌,并有利于其他治疗发挥作用;③术后复发、转移:即使完全切除肿瘤,仍有超过 50% 的患者可能存在肿瘤复发并转移。再次手术切除,可延长生存时间。

无论有无内分泌功能的肾上腺皮质癌,治疗以手术为主,完全切除肿瘤是获得长期生存的基础。对无转移者,行根治性肾上腺切除术(图 11-2-11);毗邻器官侵犯如同侧肾脏、胰尾、脾,应切除受累毗邻器官,同时行区域淋巴结清扫术(图 11-2-12)。肿瘤侵犯下腔静脉者,在确定癌栓类型、范围和大小后,行根治性肾上腺切除术的同时,积极予以手术切除或摘除下腔静脉癌栓。若癌栓已浸润下腔静脉,范围较小时,则应将受累的静脉壁切除。已有远处转移者,原发肿瘤仍然应尽可能切除,转移病灶亦应尽量切除,如肺转移的切除或局部复发肿瘤的切除,可改善患者的病情进展,并提高药物治疗和局部放射治疗的效果。值得注意的是,晚期病例因肿瘤体积大,血管丰富,手术时易发生肿瘤破碎和出血,应加倍小心。如有可能,对巨大的肾上腺肿瘤可先行肾上腺动脉栓塞,待

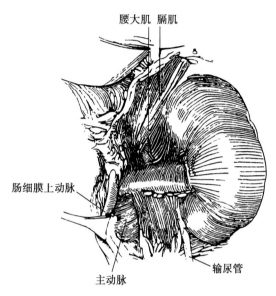

图 11-2-11 肾上腺肿瘤切除术后的局部解剖

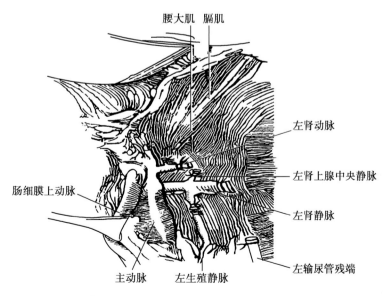

图 11-2-12 左侧肾上腺皮质癌切除术后(同时切除侵犯左肾)局部解剖示意图

48~72 小时后瘤体缩小、变硬，周围水肿，易分离时再手术，可提高手术切除率。

手术路径有多种切口供选择：①术前已明确肿瘤部位，且肿瘤较小者，经腰部 11 肋间或 12 肋切口。最好是经 11 肋间切口，一般没有必要切除 12 肋；②较大肿瘤，尤其是右侧肾上腺的大肿瘤，宜经胸腹联合切口。显露良好，但创伤太大，还可能有肺部与腹部并发症；③术前不能肯定肿瘤性质且肿瘤较大者，经上腹部"人"字形切口（Chevron-Typ 切口，图 11-2-13），便于探查，具有扩大视野、显露满意、肿瘤切除率高、并发症少等优点；亦有利于大血管的处理，进行淋巴结清扫比较方便、彻底；④合并肾静脉或下腔静脉癌栓者，应一并手术切除。选择经胸腹联合切口或上腹部 Chevron-Typ 切口，酌情使用心肺旁路低温体外循环技术。局部淋巴结清扫术可显著延长患者的生存时间。

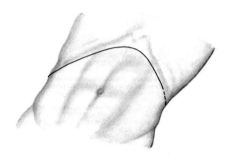

图 11-2-13　Chevron-Typ 切口

近年来，腹腔镜手术治疗良性肾上腺外科疾病具有微创、术后并发症少、恢复快等优点而被大力推广（图 11-2-14，图 11-2-15）。但腹腔镜手术治疗肾上腺皮质癌则存在争议，由于担心造成肿瘤组织残留，有人认为肾上腺皮质癌不适合腹腔镜手术。但随着腹腔镜技术的进展和经验的积累，也有学者力求对原发性肾上腺皮质癌在腹腔镜下能达到有效的根治性切除，但应严格掌握腹腔镜手术的适应证。一般只适于肿瘤体积较小，边界光滑者，并要求术者有一定的腹腔镜手术经验，若术中发现操作困难或肿瘤与周围组织粘连较重，有周围浸润倾向，考虑恶性可能的病例应果断转为开放手术。文献报道，与腹腔镜肾上腺切除术相比，腹腔镜手术术后复发率高（40%），开放性肾上腺切除术的复发率较低。

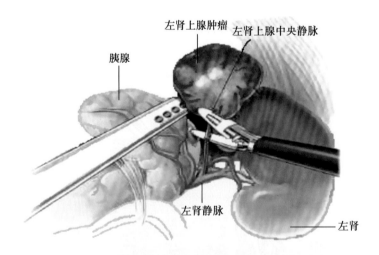

图 11-2-14　腹腔镜左肾上腺皮质癌肿瘤切除术示意图

肾上腺皮质癌术后易复发，一般对于局灶性复发肿瘤可再次行手术切除。肾上腺皮质癌转移灶最多见于肺、肝和骨。对于单发或孤立性的远处转移病灶，也应尽量采用手术治疗。与单纯采用化疗等姑息性治疗的患者比较，手术治疗可延长患者的生存时间，并可缓解皮质醇过度分泌产生的症状。有的患者甚至需要行第 3 次或第 4 次手术切除复发病灶。

肾上腺转移癌的处理按原发肿瘤的情况
而定。有指征时在切除原发病灶后切除肾上
腺转移癌病灶。

2. 放射治疗或化疗　一般来说,孤立的
肾上腺转移癌,患者全身情况允许时仍应积极
做好手术准备,切除原发肿瘤后,争取完整切
除有病变的肾上腺。放射治疗或选择对原发
肿瘤敏感的化疗药物可能有姑息治疗作用。
传统观念认为肾上腺皮质癌对放射治疗不敏
感,但近年来的研究结果表明肾上腺皮质癌对
放射治疗存在一定的敏感度。研究结果显示,
术后肿瘤床的辅助放疗(45~55Gy)可以有效
减少高危Ⅱ期及Ⅲ期肾上腺皮质癌患者的局部

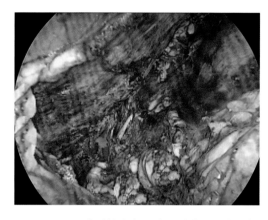

图 11-2-15　腹腔镜左肾上腺皮质癌切除术后肾
上腺窝局部示意图

复发,术后辅助放疗的给予时机在术后 3 个月内,而对于无法切除的复发性肾上腺皮质癌及
转移灶,均可行肿瘤床及转移灶的多点放疗。

3. 药物治疗

(1) 米托坦:对肾上腺皮质癌转移病例,手术切除后辅以化疗是必要的。皮质醇生物
合成抑制剂对肾上腺恶性肿瘤有一定的效果,其中以米托坦(mitotane)效果最好,因为它
不仅可抑制皮质醇的合成和缩小瘤体,还可对肿瘤组织有直接的破坏作用(图 11-2-16,图
11-2-17)。对肾上腺功能性和非功能性肿瘤均有效,治疗有效率可达 60% 以上。米托坦不
仅能改善患者的症状和体征,而且有助于改善生存率,对手术不能切除的病例,选择性肾上
腺动脉栓塞可起到姑息性治疗作用;对肿瘤未能完全切除和转移的病例,米托坦联合应用氟
尿嘧啶可阻止癌肿转移。通常,米托坦对骨转移无效,联合放射治疗可能有助于延缓病情恶
化。一般是分次给药,开始剂量为 2g/d,渐增量至血药浓度 14~20μg/dl(4~6g/d);每天 3~4 次,
逐渐增加剂量至 8~10g/d。几乎所有患者都有胃肠道反应如食欲减退、恶心、呕吐或腹泻;中

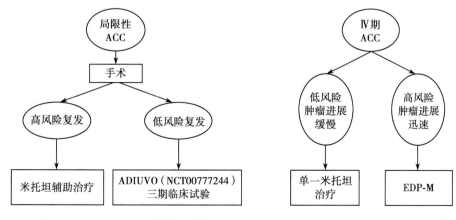

图 11-2-16　ACC 术后的治疗策略　　　图 11-2-17　晚期 ACC 的治疗策略
注:低风险指Ⅰ和Ⅱ期 ACC,肿瘤分别≤5cm、>5cm,局限于肾上腺;低-中度复发风险指Ⅰ~Ⅲ期
ACC,R0(切缘无癌细胞)和 Ki67≤10%;Ⅳ ACC 指远处转移,存在高复发风险。

枢神经毒性反应如嗜睡、昏睡、眩晕、视力模糊、言语不清及流涎等,其他少见的不良反应有皮疹和色素沉着等。该药作用缓慢,4 周后才有药物效应。用药时容易发生急性肾上腺皮质功能不足的危象,故服用米托坦的患者应长期给予肾上腺皮质激素替代治疗,部分患者还应给予盐皮质激素替代治疗。而且,监测并根据需要纠正甲状腺功能、血浆睾酮及血脂水平;提供强力抑吐药物及其他支持治疗。对许多病例米托坦仅抑制类固醇合成,并不能使转移肿瘤消退。对晚期肿瘤或术后有残留病灶的患者(Ⅱ~Ⅳ期),有效率约 35%,多为短暂的部分缓解,但偶有完全缓解长期生存者。文献报道,约 1/3 患者原发肿瘤和转移肿瘤消退,但长期存活者很少。

(2) 细胞毒药物:对于非外科治疗的患者来说,服用米托坦,单独使用或者和细胞毒类药物一起使用是最有效的治疗方法,EDP/M 方案(顺铂、依托泊苷、多柔比星、米托坦)和 Sz/M 方案(链脲霉素、米托坦)可用于治疗晚期 ACC,部分缓解率约 50%。

(3) 化学药物:肾上腺皮质癌组织能表达多药耐药基因 1(*MDR1*),后者导致 P-糖蛋白分泌,可加速细胞毒药物失效。米托坦能干扰 *MDR1* 和 P-糖蛋白功能,拮抗其耐药作用,因此目前临床使用化疗药物多和米托坦联合应用。常用药物包括多柔比星、环磷酰胺、氟尿嘧啶、顺铂、依托泊苷(又称足叶乙苷)等。判断化疗效果的标准同米托坦。Berruti 等用依托泊苷、多柔比星、顺铂联合米托坦治疗 28 例肾上腺皮质癌,54% 有治疗效果(完全效应 + 部分效应),最常见的副作用包括胃肠道和神经系统反应。Bonacci 等研究用依托泊苷、顺铂联合米托坦治疗 18 例肾上腺皮质癌患者,33% 有治疗效果。多药物化疗也仅属姑息性治疗,由于肾上腺皮质癌发病率低,临床研究尤其是化疗药物临床试验的样本量小,且肿瘤发现多属于晚期,肿瘤进展速度快,生存期短,故联合化疗的疗效尚不能肯定。

4. 其他治疗

(1) 射频消融治疗:适用于无法手术的肾上腺皮质癌或多发性转移病灶的病例,具有安全、微创等优点。Wood 等采用 B 超或 CT 引导下射频消融治疗肾上腺皮质癌及其转移病灶,发现所有肿瘤均体积减小、MRI 图像上增强信号消失,肿瘤由瘢痕组织所替代。对于直径小于 5cm,射频消融能使 67% 的肿瘤完全消融,缓解肿瘤局部症状并延长晚期患者生存期。近年来采用介入治疗栓塞肿瘤供血动脉,术后肿瘤体积明显缩小,分泌功能降低,缓解了原发病灶引起的局部症状,提高了晚期肿瘤患者的生存质量。

(2) 靶向治疗:目前,针对肾上腺皮质癌的相关靶向治疗药物备受关注。酪氨酸激酶抑制剂(舒尼替尼、索拉非尼等)有可能带来新的治疗前景,临床上宜首选舒尼替尼和其他的酪氨酸激酶抑制剂。研究表明,舒尼替尼在Ⅱ期临床试验中显示出了一定程度的抗肿瘤作用,结果显示 23% 的患者疾病稳定生存期达到 6 个月以上。

血管内皮生长因子(vascular endothelial growth factor,VEGF)受体抑制剂以及上皮生长因子受体抑制剂吉非替尼尚处于临床研究阶段。胰岛素样生长因子(insulin-like growth factor 1,IGF-1)信号肽抑制剂显示出潜在的治疗作用,但可能需要和其他药物联合才能发挥一定的疗效。

值得注意的是,早期靶向治疗可能会改善预后,但前提是这些靶向治疗的药物对后续细胞毒性药物的作用没有影响。研究证实,单独一种药物应用可能不足以诱导机体发生反应,只有在联合其他药物时才可能发挥出潜在的治疗作用。

总之,肾上腺皮质癌靶向治疗的药物效果不佳,可能与肿瘤转移性疾病控制不佳有关。

十、预后

肾上腺皮质癌的预后不良,原因可能与不易早期诊断、一旦发现已近晚期及转移较早有关。决定预后的主要因素包括:肿瘤的分期、肿瘤的大小、是否有转移、手术方式等。一般而言,I~Ⅱ期的肿瘤分期预后明显好于Ⅲ~Ⅳ期,I~Ⅳ期的 5 年生存率分别为 30%~45%、12.5%~57%、5%~18% 和 0%。肿瘤完全切除者,5 年生存率为 25%~40%,约 40% 7 年内不复发;肿瘤广泛转移者,70% 以上存活不到 9 个月。所有病例中,总的三年生存率只有 10%、50% 患者术后存活少于 12 个月。姑息性减瘤手术者预后差,生存期多 <12 个月。失去手术机会或存在肿瘤远处转移患者 5 年生存率少于 15%。对预后较为有利的因素有:出现症状半年内确诊、肿瘤重量小于 100g。预后较差的因素有:核分裂指数高、静脉浸润、重量超过 50g、肿瘤直径超过 6.5cm、Ki-67/MIB1 阳性指数超过 4%、P53 阳性、β-Catenin 异常激活。至于肿瘤是否有功能,以及年龄和性别等对预后的意义,目前尚有争议。有人认为功能性肿瘤预后良好,但未得到证实。然而,早期诊断、及时治疗无疑对改善预后起决定性作用。

十一、随访

肾上腺皮质癌术后复发比较常见,即使进行了肾上腺肿瘤全切除术,及时确定复发有利于后续的治疗方案。

对于临床分期I~Ⅲ期患者,若完整切除肿瘤,术后 2 年内每 3 个月进行一次影像学检查(肾上腺区域 B 超/CT、胸部 CT 和腹部的 CT 或者 MRI),血、尿液中皮质醇水平的检测等。2 年后每半年复查一次,并逐渐延长随访间期。对于未能完整切除肿瘤的I~Ⅲ期患者以及Ⅳ期患者,术后 2 年内应每 2 个月复查一次,2 年后根据肿瘤进展情况调整随访时间。要获取随访患者无病生存的证据,术后至少要随访 10 年。对于病情比较严重的患者,则需要制定个体化方案,根据治疗方案不同确定随访时间。

(曾进　陈园)

参 考 文 献

[1] 孔德波,谢立平.肾上腺皮质癌的分期进展[J].中华医学杂志,2012,92(6):429-431.

[2] SOON PS,MCDONALD KL,ROBINSON BG,et al. Molecular markers and the pathogenesis of adrenocortical cancer[J].Oncologist,2008,13(5):548-561.

[3] RODRIGUEZ-GALINDO C,FIGUEIREDO BC,ZAMBETTI GP,et al. Biology,clinical characteristics,and management of adrenocortical tumors in children[J].Pediatr Blood Cancer,2005,45(3):265-273.

[4] FRAIPONT F,El ATIFI M,CHERRADI N,et al. Gene expression profiling of human adrenocortical tumors using complementary deoxyribonucleic acid microarrays identifies several candidate genes as markers of malignancy[J].J Clin Endocrinol Metab,2005,90(3):1819-1829.

[5] FASSNACHT M,ALLOLIO B. Clinical management of adrenocortical carcinoma[J]. Best Pract Res Clin Endocrinol Metab,2009,23(2):273-289.

[6] LIBE R. Adrenocortical carcinoma(ACC):diagnosis,prognosis,and treatment[J]. Front Cell Dev Biol,2015, 3:45.

［7］RANVIER GG,INABNET WB. Surgical management of adrenocortical carcinoma［J］. Endocrinol Metab Clin North Am,2015,44(2):435-452.

［8］BAUDIN E. Adrenocortical carcinoma［F］. Endocrinol Metab Clin North Am,2015,44:411-434.

［9］TERZOLO M,DAFFARA F,ARDITO A,et al. Management of adrenal cancer:a 2013 a update［J］. J Endocrinol Invest,2014,37(3):207-217.

［10］Kavoussi LR,Partin AW,Novick AC,et al. Campbell-Walsh Urology. 10ᵗʰ［M］,Elsevier Inc,2012, 1685-1736.

第三节　恶性嗜铬细胞瘤/副神经节瘤

一、发病情况和病因

嗜铬细胞瘤特指肾上腺嗜铬细胞瘤(pheochromocytoma,PHEO),而将传统概念的肾上腺外或异位嗜铬细胞瘤统称为副神经节瘤(paraganglioma,PGL)。

恶性嗜铬细胞瘤/副神经节瘤(malignant pheochromocytoma/malignant paraganglioma)比较少见,尸检所见仅 0.005%~0.1%。恶性嗜铬细胞瘤/副神经节瘤约占所有嗜铬细胞瘤/副神经节瘤的 5%~20%,其中嗜铬细胞瘤 2%~11%为恶性;而副神经节瘤恶性率更高,29%~40%为恶性。儿童嗜铬细胞瘤/副神经节瘤,肿瘤发生于双侧、多发性或肿瘤位于肾上腺外者,则具有更大的恶性倾向性(图 11-3-1)。

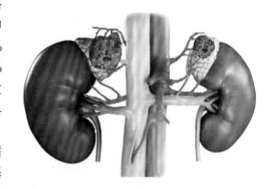

图 11-3-1　两侧 PHE 示意图

嗜铬细胞瘤/副神经节瘤的发生与致病基因的种系有关,目前已知有 17 个致病基因,根据基因突变涉及的细胞内不同信号转导通路,将这些基因分为两类:①Cluster1:通过激活缺氧诱导因子,促进与缺氧有关的生长因子表达,从而刺激肿瘤生长,包括 *VHL*、*SDHx*(*SDHA*、*SDHB*、*SDHC*、*SDHD*、*SDHAF2*)、*HIF2A*、*FH*、*PHD1*、*PHD2*、*HRAS*、*MDH2* 和 *KIF1Bβ* 等基因;②Cluster2:通过异常激活 RAS/RAF/MAPK 和 PI3K/AKT/mTOR 信号转导通路促进肿瘤生长,包括 *NF1*、*RET*、*MAX* 和 *TMEM127* 等基因(表 11-3-1)。约50% 嗜铬细胞瘤/副神经节瘤存在上述基因突变,其中 35%~40% 为胚系突变,表现为家族遗传性。*TMEM127* 和 *MAX* 基因突变与嗜铬细胞瘤密切相关,在 SDHx 系列基因突变中 *SDHB* 基因突变存在较高的发病率和死亡率。而且,40% 的恶性副神经节瘤与 *HDHB* 基因突变有关。部分散发性嗜铬细胞瘤/副神经节瘤的发病机制尚不完全清楚。

表 11-3-1　嗜铬细胞瘤/副神经节瘤基因突变和临床特征(Parenti G,2012)

综合征	基因	嗜铬细胞瘤(PHEO)/%	交感神经副经节瘤(PGL)	副交感神经副经节瘤(PGL)	两侧/多发	恶性/%
MEN 2A	*RET*	~50	非常罕见	极其罕见	+	<3

续表

综合征	基因	嗜铬细胞瘤（PHEO）/%	交感神经副神经节瘤（PGL）	副交感神经副神经节瘤（PGL）	两侧/多发	恶性/%
MEN 2B	*RET*	~50	非常罕见	极其罕见	+	<3
VHL	*VHL*	10~20	+	罕见	+	5
NF1	*NF1*	5	−	−	−	11
PGL1	*SDHD*	+	+	+	+	~5
PGL2	*SDHAF2*	−	−	+	+	未知
PGL3	*SDHC*	−	罕见	+	−	未知
PGL4	*SDHB*	罕见	+	罕见	+	~40
PGL5	*SDHA*	−	+	−	未知	未知
TMEM127 突变携带者	*TMEM127*	100	−	−	+	~5
MAX 突变携带者	*MAX*	100	+	极其罕见	+	~10

VHL 基因的体细胞系突变与所发生的肿瘤的恶性倾向有关,在多发性神经纤维瘤（Ⅰ型和Ⅱ型）中,嗜铬细胞瘤只与Ⅰ型有关,其基本的基因损害为 17 号染色体的 *RFl* 基因失活、突变;*RFl* 基因是一个肿瘤抑制基因,其失去表达后,可导致嗜铬细胞瘤的发生。基因芯片检测发现,恶性嗜铬细胞瘤组织中存在染色体 19q,三体 12 的获得和 11q 的缺失,而恶性副神经节瘤存在着染色体 1q 的获得。研究证实,ERBB 蛋白在恶性嗜铬细胞组织中明显增高,其信号通路参与恶性嗜铬细胞瘤的侵袭和转移。此外,IGF-1R 过表达在恶性嗜铬细胞瘤/副神经节瘤的发生、发展中起着重要的作用,与转移的高风险密切相关。ERBB2 在恶性嗜铬细胞瘤组织中表达明显上调,ERBB2 通过黏着斑（focal adhesion）信号通路参与恶性嗜铬细胞瘤侵袭和转移。

二、恶性嗜铬细胞瘤/副神经节瘤的判断

临床上大多数恶性副神经节瘤发生于腹膜后,常见于 30~50 岁。其他部位极少见。通常存在转移灶,最常见的转移部位为主动脉旁淋巴结、肝、肺、骨;其他还有局部转移,也有转移至肾、骨盆、胸膜、脑、肠、皮肤、肌肉、甲状腺、颈、胰、脾、卵巢、精囊或脊髓者。有相当一部分患者仅表现为骨转移,因此对有孤立的溶骨性转移病灶者,应考虑恶性嗜铬细胞瘤/副神经节瘤的可能性(图 11-3-2)。

恶性嗜铬细胞瘤/副神经节瘤的自然病程很不一致。有的病例一开始即呈明显恶性倾向,有的病例则隐匿多年后才因增长迅速而行手术根治切除。Scott 等报道的 9 例恶性嗜铬细胞瘤/副神经节瘤中,6 例于就诊时病程为 3~20 年;且肿瘤体积较大,80% 以上肿瘤直径>6cm。恶性嗜铬细胞瘤/副神经节瘤肿瘤平均大小分别为 7.7cm 和 4.5cm。多发性副神经节瘤若位于肝、淋巴结、骨等处,定性检查未发现嗜铬体存在,可暂按良性副神经节瘤处理。鉴别嗜铬细胞瘤/副神经节瘤的良性与恶性是一个困难的问题,无论是临床表现、生化测定及组织学检查(包括光镜和电镜)均难以鉴别,目前尚缺乏良性与恶性的判断标准。组织学上

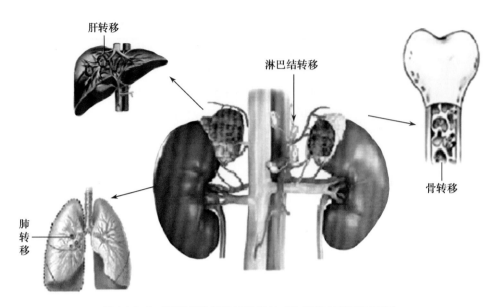

图 11-3-2　恶性嗜铬细胞瘤淋巴结、肝、肺和骨转移示意图

细胞染色深、核分裂象多、可见奇异有丝分裂象，以及肿瘤缺乏包膜或包膜受侵犯、小血管内有瘤栓等，在其他肿瘤可作为恶性肿瘤的标准，但也可见于生物学行为良性的嗜铬细胞瘤/副神经节瘤，故对嗜铬细胞瘤/副神经节瘤生物学特征的提示有一定局限性。不过，当肿瘤有上述表现时，应考虑有恶性倾向，须在随访中予以高度重视。

肿瘤体积大、肾上腺外病灶、*SDHB* 基因突变、PASS 评分 >6 分和 Ki-67 高指数仅能提示潜在恶性。因此，恶性嗜铬细胞瘤/副神经节瘤的可靠依据只能是肿瘤侵犯血管、周围组织浸润，或骨、淋巴结、肝、肺和肌肉等无嗜铬组织的部位继发出现副神经节瘤才能确诊为恶性。嗜铬细胞瘤/副神经节瘤肿瘤切除术后短期内复发属恶性嗜铬细胞瘤的可能性大，但术后肾上腺部位或交感链上又"复发"新的嗜铬细胞瘤/副神经节瘤，不能断定肿瘤的性质为恶性，也有可能是新的良性肿瘤病灶，因为多发性嗜铬细胞瘤/副神经节瘤可以是非对称的、同时或异时发生，可以相隔十多年甚至几十年后异时发生。此外，在恶性嗜铬细胞瘤/副神经节瘤，过氧化锰歧化酶明显降低，有助于鉴别嗜铬细胞瘤/副神经节瘤的良、恶性，并可作为肿瘤标记物。端粒酶活性增强提示肿瘤细胞中存在恶性的生物学行为，故端粒酶检测有助于良、恶性嗜铬细胞瘤/副神经节瘤的鉴别诊断。

2002 年，Thompson 利用细胞学及组织学来诊断嗜铬细胞瘤/副神经节瘤是否为恶性，命名为 PASS（pheochromocytoma of the adrenal scaled score，表 11-3-2）评分。根据 WHO 的诊断标准：恶性嗜铬细胞瘤/副神经节瘤是在没有嗜铬组织的区域出现嗜铬细胞（转移灶），如骨、淋巴结、肝、肺等。

病理组织学特征 PASS 评分 ≥6 分为恶性，<4 分为良性肿瘤，4~6 之间具有很高的生物学恶性潜能。大量的细胞结构、肿瘤组织坏死是潜在的恶性指标。然而，PASS 评分标准的广泛应用尚有待更多的临床病例不断进行修正。病理组织学检查也不能完全确定其良恶性，主要看其生物学行为是否有恶性倾向，肿瘤区域淋巴结转移或远处转移才是确诊恶性嗜铬细胞瘤/副神经节瘤最可靠的依据（图 11-3-2）。

表 11-3-2　嗜铬细胞瘤/副神经节瘤良、恶性 Weiss 组织学诊断评分标准（Thompson LDR，2002）

项目	评分
染色过深	1
核多形性	1
包膜浸润	1
血管浸润	1
周围脂肪组织浸润	2
非典型核分裂	2
有丝分裂象 >3/10HPF	2
梭形肿瘤细胞	2
细胞单一	2
大量的细胞结构	2
肿瘤局灶性或融合性坏死	2
细胞呈大的巢状排列或弥漫性生长（>10% 肿瘤体积）	2
总计	20

三、TNM 分期

恶性嗜铬细胞瘤/副神经节瘤 TNM 分期，目前尚缺乏独自的分期法，临床上参照美国国立癌症研究所流行病学和远期结果监测计划（SEER）简易分期系统，SEER 制定的"简易分期"适用于所有类型的癌症（表 11-3-3）。区域淋巴结为肾门、腹主动脉和下腔静脉旁淋巴结，单、双侧不影响 N 分期。

表 11-3-3　恶性嗜铬细胞瘤/副神经节瘤 SEER 简易分期（SEER，1977）

原位：异常细胞仅存在原发的细胞层
局部：癌症局限于其原发的器官，没有播散的证据
区域：癌症已经扩散原发器官邻近的淋巴结或组织器官
远处：癌症已经从原发器官蔓延到远处组织、器官或淋巴结
未知：没有足够的信息来确定癌症所处的阶段

文献报道，恶性嗜铬细胞瘤/副神经节瘤 SEER 分期肿瘤局限于肾上腺者，分别为 17.3% 和 49%。

四、临床症状和临床特点

1. **临床症状**　临床症状除高血压外，经常有头痛、出汗、焦虑、心悸、震颤、眩晕，还可能存在甲状腺毒症或类癌症状。

2. **临床特点**　恶性嗜铬细胞瘤/副神经节瘤的临床特点为：①恶性嗜铬细胞瘤/副神经节瘤的病程较长；②肿瘤体积较大，80% 以上肿瘤直径 >6cm；③副神经节瘤恶性发生率高，

占 29%~40%;④肿瘤部位多有自觉疼痛(66.67%),腹部可触及肿块(50%),质硬且有压痛;⑤影像学检查多表现为肿瘤界限不清,包膜不完整,肿瘤密度不均匀;⑥手术探查见肿瘤质硬,表面不平,浸润周围组织或脏器而致粘连固定。

五、诊断和鉴别诊断

(一)诊断(图11-3-3)

1. **实验室检查** 实验室检查发现血浆容量下降,红细胞增多,这是儿茶酚胺的作用或肿瘤存在促红细胞生成素所致;偶有白细胞增加。可能发现空腹血糖增高和脂肪分解的证据,由于同时存在甲状旁腺机能亢进,可能出现高血钙,这在家族性综合征中表现突出。尿儿茶酚胺排泄增多,特别是尿多巴胺及代谢产物 VMA 增高。

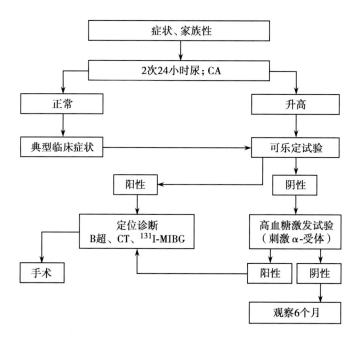

图 11-3-3 可疑嗜铬细胞瘤/副神经节瘤的诊断流程

2. **定位诊断** 嗜铬细胞瘤/副神经节瘤的发生部位可以从脑部到阴囊,但 95% 位于腹部。副神经节瘤具有多源性,故小肿瘤的诊断并非易事,有时需剖腹探查。肿瘤的定位诊断应结合具体情况选用下列影像学检查方法:

(1) B超:总的检出率为 95% 左右,由于检查方便且价格低廉,是肿瘤初筛的首选方法。

(2) CT:CT 是最常用的解剖定位方法,对于大的嗜铬细胞瘤诊断正确率为 90%,但对副神经节瘤定性效果较差(图11-3-4)。

(3) MRI:MRI 是一种较好的定位方法,适用于孕妇和副神经节瘤,图像清晰,可检出较小的肿瘤,并能准确地显示肿瘤扩展到棘孔或转移到椎体的情况。

(4) 间碘苄胍(^{131}I-MIBG)扫描:[131]I-MIBG 是诊断嗜铬细胞瘤/副神经节瘤的一种安全、灵敏、特异和无创伤性的新技术,既能定性、又能定位,一次注药,可做全身检查,假阳性率为 1%~2%。[131]I-MIBG 对家族性、肾上腺内或肾上腺外、复发或再发之嗜铬细胞瘤/副神经节瘤

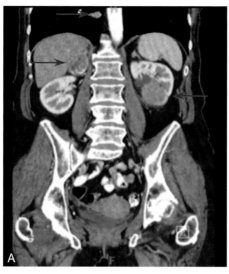

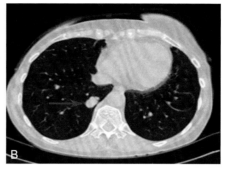

图 11-3-4 右肾上腺恶性嗜铬细胞瘤左肾转移、右肺转移

A. 术前 CT 显示右肾上腺肿块约 5.5cm×4.5cm×3.8cm，左肾转移瘤，肿块约 7.4cm×6.8cm×6.5cm；B. 右肺转移瘤。

伴转移灶恶性嗜铬细胞瘤/副神经节瘤及与神经嵴病理综合征有关的嗜铬细胞瘤/副神经节瘤均有定位能力，对骨转移能比 X 线更早发现，并对恶性嗜铬细胞瘤/副神经节瘤有治疗作用，其敏感性和特异性与使用剂量相关。不足之处是对肿瘤大小、结构及周围脏器的关系了解不够。为了全面检出、定位并了解肿瘤与周围脏器的关系，应根据具体情况选用 2~3 种方法联合检查。

（5）^{18}F-FDG PET/CT：用于嗜铬细胞瘤/副神经节瘤的定位诊断，多方位成像图像分辨率高，能更好地显示肿瘤与周围组织的关系（图 11-3-5）。PET 具有发现常规诊断技术不能找到的原发肿瘤的能力，临床疑为嗜铬细胞瘤/副神经节瘤者，FDG-PET/CT 可作为辅助诊断手段，

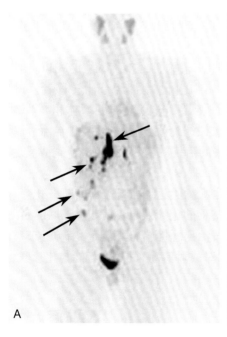

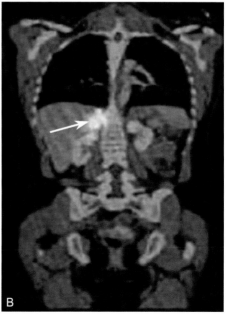

图 11-3-5 右侧恶性嗜铬细胞瘤 PET/CT 图像

A. PET/MIP；B.PET/CT。

减少漏诊率。

（二）鉴别诊断

1. 良性嗜铬细胞瘤/副神经节瘤　一般体积较小，无周围浸润和远处转移倾向，随访未出现复发和转移。

2. 家族性嗜铬细胞瘤/副神经节瘤　有家族发病的倾向，多见于儿童，一般为Ⅱ型多发性内分泌瘤的一部分，多伴有甲状腺髓样癌或甲状腺腺瘤等。

六、治疗

1. 手术治疗　手术是首选也是唯一疗效明确的治疗方法。术前需进行充分的准备将血压控制到理想水平以预防高血压危象或其他并发症，术前 1~2 周开始口服 α 肾上腺素能受体阻滞剂，部分快速心率的患者还需加用 β 肾上腺素能受体阻滞剂。

根治性肾上腺切除术的原则是肿瘤、肾上腺、周围脂肪组织和附近淋巴结一并切除。肿瘤广泛浸润者，可将同侧肾脏切除。手术方式可选择开放或腹腔镜下肿瘤切除术。开放手术切口宜选择经十一肋间切口、十二肋、上腹部"人"字形切口（Chevron-Typ 切口）或胸膜联合切口途径。手术时尽量先从内侧游离，切断血管阻断血供，以减少肿瘤内激素进入血液。切除右侧肿瘤时应特别注意防止损伤下腔静脉。手术死亡率约为 2%，且死亡率与高血压的严重程度相关。术后一周应测定儿茶酚胺水平以证实肿瘤被完全切除，如儿茶酚胺仍高，除肿瘤切除不彻底外，应注意肿瘤有其他部位多发或伴有转移灶的可能，需进一步检查。

对转移病灶，若肿瘤仅为个别转移灶且易于切除，手术切除可能有希望长期存活。对大的症状性肿瘤行姑息切除或减细胞手术，可能对减轻肠梗阻或脊髓压迫有好处。肿瘤不能切除，肿瘤转移或肿瘤局部浸润以及夹杂有其他疾病不能手术者需长期用药。当症状用肾上腺素能抑制剂不能满意控制时，需同时用 α-甲基-对位酪氨酸，抑制酪氨酸羟化酶，削减由肿瘤产生的儿茶酚胺，控制其引起的症状。口服苯苄胺以控制血压，长期应用虽可减轻症状，但易出现耐药。

2. 间碘苄胍(^{131}I-MIBG)治疗　由于嗜铬细胞瘤/副神经节瘤对 ^{131}I-MIBG 的摄取具有高度的敏感性和特异性，因此以往对于恶性嗜铬细胞瘤/副神经节瘤转移者，可使用高剂量 ^{131}I-MIBG 进行治疗，有研究显示 1/3 病例可达到部分缓解，即肿瘤体积减少 50% 以上或儿茶酚胺分泌减少 50% 以上。不过这种方法往往产生严重的骨髓抑制，而且缓解程度并不满意，因此临床应用价值较为局限。该疗法的治疗效应出现缓慢，若病情反复，再次用 ^{131}I-MIBG 治疗无效。

3. 化疗或放射治疗　恶性肿瘤可在腹膜后频繁复发，常向骨及肺转移，化疗往往是主要的治疗方法，但恶性嗜铬细胞瘤/副神经节瘤转移的化疗效果不肯定。Auerbach 等报道联合应用化疗药物环磷酰胺、长春新碱和氯烯咪胺治疗恶性嗜铬细胞瘤/副神经节瘤转移，肿块和生化指标治疗反应分别达 57%、79%。肿瘤对放射治疗有抗性，若能与化疗联合应用能成功地限制肿瘤生长。

化疗的副作用可能包括骨髓抑制，神经病变，便秘，恶心，呕吐，脱发等。多数患者可耐受化疗。化疗的时间取决于患者的耐受性，对生活质量的影响以及肿瘤的反应。许多对化疗有反应的患者可进行 6~9 个疗程的化疗，根据患者的耐受性可酌情延长疗程。

4. 分子靶向治疗　舒尼替尼是一种酪氨酸激酶抑制剂，目前被批准用于肾细胞癌和胰腺神经内分泌肿瘤的治疗。在一项回顾性研究中,47% 恶性嗜铬细胞瘤/副神经节瘤的患者对该药有反应,包括使肿瘤减小,稳定疾病,降低 FDG 摄取,改善症状,血压和疼痛控制。有些病例表现出了持续时间超过 36 个月的反应。剂量为每天 37.5mg,服用 3 周,停药 2 周。

Cabozantinib(卡博替尼)是另一种酪氨酸激酶抑制剂,可能比舒尼替尼更为有效,且可用于不适用舒尼替尼和其他靶向疗法的肿瘤。目前正处于临床试验阶段。

七、预后及随访

嗜铬细胞瘤/副神经节瘤术后复发者约 50% 为恶性,家族性、肾上腺外及右侧者更易复发。恶性嗜铬细胞瘤/副神经节瘤的预后以有无远处转移为依据,即使存在广泛转移,但只要用药控制过量的儿茶酚胺,仍可存活较长时间。总的 5 年生存率为 36%~44%,恶性嗜铬细胞瘤/副神经节瘤术后复发率为 5%~10%。肝、肺转移较骨转移者预后差,其中约 50% 于1~3 年死亡。MayoClinic 一组研究报道其 5 年生存率为 36%,多在发现转移后 3 年内死亡。

对于恶性嗜铬细胞瘤/副神经节瘤的随访极为重要,以便早期发现肿瘤复发或转移,有利于积极治疗。恶性嗜铬细胞瘤/副神经节瘤术后应每半年到一年做一次 ^{131}I-MIBG 检查,测定血压、儿茶酚胺及其代谢产物水平,持续至少 5~10 年;对有症状和高血压倾向者,持续时间应更长。随访的时间愈长,发现其恶性的百分率愈高。流式细胞仪和图像分析仪研究细针穿刺活检组织或切除肿瘤细胞中的 DNA 倍体类型,对于判别良性或恶性嗜铬细胞瘤/副神经节瘤很有帮助。正常 DNA 图像提示良性病变,30%~40% 呈现异倍体高峰、四倍体或多倍体提示为恶性肿瘤,应严密随访。对正常 DNA 倍体者近期和远期追踪随访检测可以发现早期恶性嗜铬细胞瘤/副神经节瘤。

(曾进　管维　袁慧星)

参 考 文 献

[1] 汤钊猷 . 现代肿瘤学[M]. 上海:上海医科大学出版社,1993,897-899.

[2] 那彦群,叶章群,孙颖浩 . 2014 版中国泌尿外科疾病诊断治疗指南[M]. 北京:人民卫生出版社,2013,524-536.

[3] 周清华,孙燕主译 . 恶性肿瘤 TNM 分期[M]. 天津:天津科技翻译出版社,2012,268-270.

[4] WAKABAYASHI H,TAKI J,INAKI A,et al. Prognostic values of initial responses to low-dose [131] I-MIBG therapy in patients with malignant pheochromocytoma and paraganglioma [J]. Ann Nucl Med,2013,27(9):839-846.

[5] HARTUNG - KNEMEYER V,ROSENBAUM - KRUMME S,BUCHBENDER C,et al. Malignant pheochromocytoma Imaging with [124]I mIBG PET/MR [J]. J Clin End Metab,2012,97(11):3833-3834.

第四节　皮质醇增多症

一、发病情况与病因

皮质醇增多症(hypercortisolism)又称库欣综合征(Cushing syndrome,CS),是由于肾上腺皮质长期分泌过多的皮质醇而引起。Cushing 于 1932 年首先详尽地描述了以向心性肥胖、高血压、疲乏无力、闭经、多毛、腹部紫纹、水肿、糖尿、骨质疏松和垂体嗜碱性细胞肿瘤为特征的综合征。现在已知产生皮质醇增多症的病因很多（图 11-4-1），由于垂体分泌过量促肾上腺皮质激素（adrenocorticotropic hormone，ACTH）而引起的肾上腺皮质增生症称为库欣病（Cushing's disease）。库欣病是指垂体性的皮质醇增多症，其内涵和库欣综合征不同，在概念上不能混淆。库欣病大多数是由于垂体嗜碱性细胞或嫌色 ACTH 腺瘤（垂体肿瘤或微腺瘤）分泌过多的 ACTH 引起双侧肾上腺皮质增生，并分泌大量的皮质醇引起症状。90% 以上的垂体依赖性肾上腺皮质增生患者可以发现垂体肿瘤，约 10% 患者临床检查有明显的垂体肿瘤。大多数垂体 ACTH 分泌过多患者有垂体微腺瘤（直径 <10mm，其中 50%≤5mm），垂体微腺瘤在垂体依赖性肾上腺皮质增生症患者中最常见；绝大多数是良性腺瘤；也可以发现直径 >10mm 的垂体肿瘤或 ACTH 的细胞弥漫性增生（下丘脑-垂体功能紊乱），比较大的垂体肿瘤具有向周围浸润的恶性倾向，可以向脑干、脊柱以及中枢神经系统的其他部位转移。

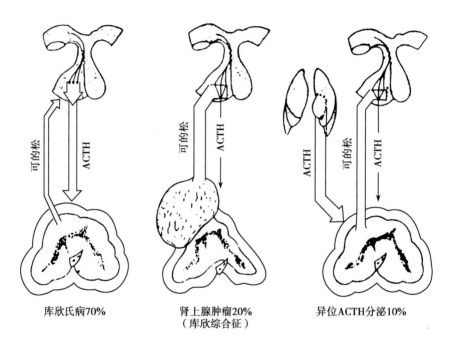

| 库欣氏病70% | 肾上腺肿瘤20%
（库欣综合征） | 异位ACTH分泌10% |

图 11-4-1　皮质醇增多症的病因分类

　　鞍内神经节细胞瘤少见，肿瘤细胞可分泌促肾上腺皮质激素释放激素（corticotropin releasing hormone，CRH）和 ACTH。肿瘤切除后，库欣病的临床表现可以获得缓解。

　　ACTH 非依赖性库欣综合征一般是由单侧肾上腺肿瘤造成的，约占内源性皮质醇增多症的 15%~20%。肿瘤能自主分泌大量的皮质醇和其他激素，而不依赖垂体分泌的 ACTH，皮质醇的升高可抑制 ACTH，所以患者体内 ACTH 水平明显下降。由于缺少 ACTH 的生理性刺激，肿瘤以外的肾上腺，包括同侧和对侧都呈萎缩状态。肾上腺皮质肿瘤引起的库欣综合征中，绝大多数是良性肿瘤；腺癌较少见，约占 2.6%~2.9%。良性肾上腺皮质肿瘤大多数仅分泌皮质醇；而肾上腺皮质癌除分泌皮质醇外，还可分泌雄激素、雌激素和盐皮质激素。

　　10% 的库欣综合征由垂体外异位的 ACTH 分泌所致，即异位 ACTH 综合征。垂体以外的恶性肿瘤组织分泌大量类似 ACTH 的物质,刺激肾上腺引起双侧肾上腺皮质继发性增生,导致皮质醇、性激素及盐皮质激素分泌增加,故患者除有典型或部分皮质醇增多症的临床表现外,常有盐皮质激素增高引起的高血压、低钾血症。异位分泌 ACTH 的肿瘤细胞中,合成 ACTH 的基因长度及碱基顺序和正常垂体前叶 ACTH 细胞中的基因是一致的,但其 mRNA 稍有区别,结果是异位分泌 ACTH 肿瘤细胞中 ACTH 前身物(N-POMC)的糖基侧链的长度和结构有差别。这种差异导致这些肿瘤细胞分泌大量未成熟的 ACTH 前身物及代谢产物,这些产物无 ACTH 的生物活性。此外,异位 ACTH 的分泌是自主性的,既不受 CRH 兴奋,也不受糖皮质激素的抑制。如果这种肿瘤细胞分泌 ACTH 的同时又分泌异位 CRH,则 ACTH 的分泌调节和垂体 ACTH 相似。该肿瘤极为少见,主要有肺燕麦细胞癌、支气管类癌、胸腺癌、胰腺癌、前列腺癌以及甲状腺癌。

肿瘤大部分为单侧性,腺瘤发生于左侧肾上腺皮质者较右侧多一倍,而腺癌左右两侧的发病率相等。正常人肾上腺分泌皮质醇有昼夜节律性,清晨最高,然后逐渐下降,至午夜达最低值。而皮质醇增多症此昼夜节律性丧失。

文献报道,先天性肾上腺皮质增生症(congenital adrenal hyperplasia,CAH),是由基因缺陷所致的肾上腺皮质多种类固醇类激素合成酶先天性活性缺乏引起的一组常染色体隐性遗传性疾病。由于肾上腺皮质激素合成有关酶缺陷,皮质醇合成部分或完全受阻,使下丘脑-垂体的 CRH-ACTH 代偿分泌增加,导致肾上腺皮质增生。本病新生儿发病率在欧美地区约为 1:15 000~1:16 000。最常见的酶缺陷是 21-羟化酶缺陷(21-OHD),约占 90% 以上,其余依次为 11-β 羟化酶缺陷症(11β-OHD),3β 类固醇脱氢酶(3β-HSD)缺陷症,17α-羟化酶缺陷症(17α-OHD)以及 StAR 缺陷症。本病是常染色体隐性遗传病,双亲是杂合子,患者则为纯合子,部分患者具有生育能力,子代出现纯合子患者的概率更高,近亲婚配也增加子女出现纯合子患者的概率。近来研究发现,7B2 基因为库欣病发病的一种新机制,该基因可能与库欣综合征的发生有关。

通过对肾上腺库欣综合征患者的肾上腺皮质肿瘤样本进行全基因组外显子测序和 RNA 测序,发现了与该综合征相关的一些潜在功能性突变基因。在 69.2%(24/39)的良性肾上腺皮质腺瘤中发现了带有 c.T617G/p.L205R 突变的一个 PRKACA 基因热区,并在另外总计 87 例肾上腺皮质腺瘤中证实 65.5% 的患者存在这一突变。研究显示,L205R 突变位于 PRKACA 基因高度保守的 P+1loop 功能域,该功能域对激酶和底物的结合具有重要作用。值得注意的是,在库欣综合征腺瘤文库一些与肿瘤相关基因呈高表达,如热休克蛋白90、金属泛调理素及腺苷酸转位因子等。而在正常肾上腺文库中表达的多种与抑制增殖或细胞凋亡相关基因在腺瘤文库未见表达。研究提示,腺瘤组织呈现旺盛的类固醇合成活性,肾上腺皮质腺瘤不仅有肿瘤相关基因的高表达,且存在凋亡相关及抑制增殖的基因低表达。

二、病理

1. **库欣病** 大部分库欣病患者表现为双侧肾上腺弥漫性皮质增生,增生的程度不一致,一般都能保持原来的形态,比正常肾上腺稍增大,其重量一般为 6~12g,最重者可达 30g。在切面上,皮质的内 1/3~1/2 为棕色,外带为金黄色。镜下见内侧为增宽的致密细胞,外带为透明细胞,而最外层的球状带一般是正常的。

少数库欣病患者,呈单侧或双侧比较大的肾上腺皮质结节或多个腺瘤样增生。约

20%~40% 库欣病患者表现为双侧肾上腺皮质结节性增生。结节可以是单个或多个,直径 0.5~5cm 属大结节增生类型,若结节直径在 2.5cm 以上即为腺瘤样增生;镜检显示肾上腺结节性增生,属微结节增生类型。这些结节主要含透明细胞,呈巢状或索状分布。结节周围的肾上腺皮质呈增生性改变。有些结节内细胞有细胞肥大及核多形性表现,这些结节的分泌功能可能有相对自主性。目前,肾上腺皮质结节性增生的发病机制尚未完全阐明,有人认为属于原发性肾上腺皮质功能紊乱;多数认为最大可能还是垂体性的:可能先因垂体过量分泌的 ACTH 使双侧肾上腺皮质增生,最终可导致结节形成。该结节既依赖 ACTH,又具有一定的自主分泌性即半自主分泌,有的则发展为自主分泌结节称之为"三发结节"。病变长期进展导致肾上腺对垂体 ACTH 依赖性发生变异,即这些结节在生长过程中逐步具备了自主分泌的能力,进而抑制了垂体 ACTH 的分泌,以上可能是自主分泌性结节形成的机制。

2. **ACTH 非依赖性库欣综合征**　一般良性腺瘤较小,多为单个,两侧发病的机会大致相等。肿瘤大小不等,大多数直径 2~4cm,重量 10~40g,个别病例重量可达 250g。形状多为圆形和椭圆形,有完整的包膜,质软脆。切面呈黄棕色,很少有坏死灶和出血灶(图 11-4-2)。在光镜下,腺瘤黄色部分细胞和正常肾上腺的束状带相似,棕色部分和网状带的致密细胞相似。腺瘤细胞呈索状或巢状排列。细胞多形性不多见。腺瘤周围的肾上腺呈萎缩状态,这是和肾上腺皮质结节性增生及正常功能的肾上腺皮质结节的重要区别。肾上腺皮质结节性增生者结节周围的肾上腺呈增生状态;正常功能的肾上腺皮质存在结节时结节周围的肾上腺组织既不萎缩也不增生。

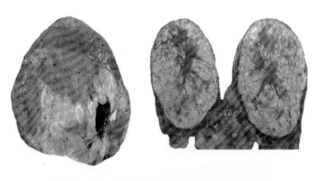

图 11-4-2　库欣综合征腺瘤标本及其剖面

肾上腺皮质腺癌瘤体较大,重量一般都超过 100g。腺癌的形状常常不规则,呈分叶状,没有完整的包膜。切面呈粉红色,常有出血或坏死灶,囊性变也不少见。腺癌细胞多像致密细胞,胞浆呈嗜伊红染色。细胞排列成较大的巢状、片状。细胞及胞核的大小常不一致,多形性很明显,细胞核中常有 1 个到几个核仁。有时可以看到核的有丝分裂。血管中或血栓中含有肿瘤细胞是肿瘤为恶性的有价值的指标。肿瘤在较早时期就可向区域淋巴结、纵隔淋巴结、骨、肺及肝等脏器转移。肿瘤周围及对侧肾上腺组织都处于萎缩状态。

3. **异位 ACTH 综合征**　肾上腺皮质的病理改变和库欣病相同,表现为双侧肾上腺皮质弥漫性增生或结节样增生。由于异位 ACTH 分泌,皮质醇水平较高且难以抑制,其肾上腺受到比垂体 ACTH 瘤更大的刺激,因而增生比较明显,且有细胞肥大和核多形性改变。

三、临床表现

皮质醇增多症女性发病高于男性,女性占 2/3,发病年龄多在 20~40 岁。不管何种病因临床表现相仿,约 80% 左右皮质醇增多症有比较典型的临床表现(表 11-4-1)。然而,临床表现不典型者并不能排除皮质醇增多症。一般皮质增生者病情发展缓慢,有的甚至不为患者和家属所觉察,出现典型症状常在 1 年以上。肾上腺皮质癌患者病情发展迅速,出现典型症状及体征时往往已发生转移。

表 11-4-1　皮质醇增多症的典型症状和体征

1. 体态改变	6. 骨质疏松、肌肉萎缩
满月脸	头痛
水牛背	背痛
向心性肥胖	疲劳、乏力
2. 体重增加	病理性骨折
3. 皮肤、毛发改变	7. 精神症状
多血质	8. 低钾血症
皮肤薄、痤疮	9. 水肿
多毛症	10. 糖尿病或糖耐量减低
脱发	11. 真菌感染
皮肤紫纹	12. 多尿症
4. 性腺功能紊乱	13. 高血压、动脉粥样硬化
月经紊乱或闭经	14. 肾结石
勃起障碍或其他性功能障碍	15. 周期性皮质醇增多症
5. 儿童生长发育迟缓	16. 其他:多尿、烦渴、阴蒂肥大

四、诊断

对临床症状典型的皮质醇增多症或怀疑皮质醇增多症的患者,其诊断步骤为:①定性诊断:确定是否为皮质醇增多症;②病因诊断:属于哪种病因引起的皮质醇增多症,即确定是肾上腺皮质增生还是肾上腺皮质肿瘤抑或异位 ACTH 综合征;③定位诊断:确定肿瘤的具体部位,若为肾上腺皮质肿瘤引起,则应进一步作出定性和定位诊断(图 11-4-3)。

1. 定性诊断　是否为皮质醇增多症除依据上述临床表现外,主要依据为:①血浆皮质醇浓度昼夜节律性变化丧失;②24h 尿肾上腺皮质类固醇排量增加,常用参数有 17-羟皮质类固醇和 17-酮皮质类固醇;③小剂量地塞米松试验不能抑制皮质功能,本法简易、敏感,约 98% 皮质醇增多症患者可获得阳性结果。方法:晚 11 时让患者口服地塞米松 1mg,次晨 8 时抽血测定血浆皮质醇水平,并收集 24h 尿测定尿游离皮质醇。若血浆皮质醇 $<0.14\mu mol/L$（$5\mu g/d1$),尿皮质醇正常则可排除皮质醇增多症;若血浆皮质醇不下降,24 尿皮质醇超过 331.2nmol（$120\mu g$),则提示皮质醇增多症。

2. 病因诊断(表 11-4-2)

(1) 肾上腺皮质结节性增生的诊断:肾上腺皮质结节性增生的临床表现及常规生化检

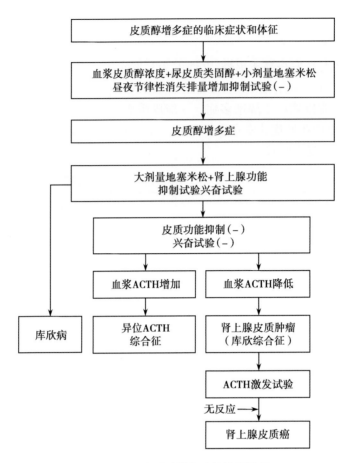

图 11-4-3　皮质醇增多症的诊断流程

测并无特异性,垂体-肾上腺功能试验可显示自主分泌特点,而肾上腺定位检查又常提示有占位性病变或腺瘤。因此容易误诊以致只行单侧肾上腺手术,造成不良后果。下列几点应引起注意:①大剂量地塞米松抑制试验不受抑制。对于 ACTH 兴奋试验无明显反应的患者,除考虑肾上腺皮质腺瘤或癌肿外,应警惕肾上腺皮质结节性增生的可能;②血浆 ACTH 低于 20ppg/ml 多提示腺瘤,但部分本症患者血浆 ACTH 亦可低于此值,故 ACTH 测定不能作为两者区别的可靠指标;③本症定位检查常易误为肾上腺占位性病变或腺瘤,而蝶鞍检查绝大多数呈阴性结果,故肾上腺 X 线片、B 超或 CT 检查对本症无定位诊断价值;④手术时应常规行快速冰冻切片检查,对结节较大者不应根据直观经验立即判断为腺瘤而满足于只行单侧肾上腺手术;⑤肾上腺皮质结节性增生之病理改变有时近似于弥漫性增生,但某些结节可含有致密的细胞灶和/或脂肪细胞聚积,有时细胞肥大呈多形性。最主要的病理特点是大部分与结节邻近的肾上腺皮质组织亦呈增生性改变,仅少数呈局灶性萎缩改变,故病理检查时应全面仔细,不可轻易诊断为腺瘤。对病理检查亦难定论的患者,术后应定期随访观察。

(2) 肾上腺皮质肿瘤与皮质增生的鉴别

1) 大剂量地塞米松抑制试验:用来区别肾上腺皮质肿瘤或增生,是病因鉴别诊断的最重要手段,可靠性约80%。方法:午夜口服地塞米松8mg,次晨8时抽血测定血浆皮质醇浓度。由于大剂量的地塞米松可抑制垂体分泌 ACTH,使增生的肾上腺皮质分泌皮质醇减少,因此

表 11-4-2　皮质醇增多症的病因诊断和鉴别诊断

试验项目	库欣病 （垂体肾上腺皮质增生）	库欣综合征 （ACTH 非依赖 性库欣综合征）	异位 ACTH 综合征（异位 ACTH 分泌）
血浆 ACTH 正常值：4.4~22.0pmol/ L （20~100pg/ml）	正常或中度增加 11~44.0pmol/L （20~200pg/ml）	降低	升高 2 倍或更高
大剂量地塞米松抑制试验（午夜口服 8mg，次晨 8 时测定血皮质醇浓度）	低于正常晨间值 50%	不被抑制	不被抑制
外源性 ACTH 试验 *	注射后 24h 尿 17-羟类固醇排出量上升 >50%	无反应	无反应
CRH 试验 * （ACTH 峰值比基础值增 50% 以上，血浆皮质醇峰值比基础值增 25% 以上为有反应的指标）	86% 有反应	100% 无反应	90.5% 无反应
甲吡酮试验 *	通过反馈抑制，增加垂体分泌 ACTH，导致尿 17-羟类固醇、17-酮类固醇排出量增加	无反应	无反应
加压素试验 *	尿类固醇排量增加	无反应	无反应
垂体 CT，肾上腺 B 超、CT 或 MRI	肾上腺增大；50% 病例发现垂体肿瘤	肾上腺肿瘤	肾上腺增大
岩窦抽血 ACTH 测定	$\dfrac{岩窦血\ ACTH}{静脉血\ ACTH}>1$	ACTH 降低	仅在定位不明确时，多次抽血

*：均为肾上腺功能兴奋试验。若肿瘤小、病程短或皮质癌发展迅速，肿瘤以外肾上腺组织尚未萎缩，兴奋试验也可能呈阳性反应。异位 ACTH 综合征，体内已有大量 ACTH 产生，肾上腺皮质已处于持久兴奋高限状态，对兴奋试验不起反应。

血浆皮质醇浓度低于正常晨间值 50%，则提示为双侧肾上腺皮质增生，而肾上腺皮质肿瘤不受垂体 ACTH 控制，故对本试验无抑制反应。

2）血浆 ACTH 测定：放射免疫法测定血浆 ACTH 浓度对于皮质醇增多症的病因鉴别诊断具有重要价值。垂体肿瘤所致的肾上腺皮质增生的血浆 ACTH 浓度升高；若无垂体肿瘤而血浆 ACTH 浓度升高，则提示为异位 ACTH 综合征；而肾上腺皮质腺瘤或腺癌的血浆 ACTH 浓度正常或偏低于正常值。ACTH 放射免疫测定因其浓度低，不稳定且难度较大。

3）岩窦插管 ACTH 测定：将导管插到直接引流垂体静脉血的双侧岩下静脉，并静脉注射 CRH，同时测定岩下静脉血中 ACTH 水平，以明确垂体 ACTH 微腺瘤位于左侧还是右侧，以便在经蝶窦探查未能发现微腺瘤时作垂体病侧半切除术。

（3）肿瘤性质的判断：对肿瘤的性质，下列几点倾向于恶性肿瘤的诊断：①同时有性激素增加引起的男性化或女性化，或醛固酮增多症引起的高血压和低钾血症性碱中毒者；②儿童皮质醇增多症经常是恶性的；③临床表现有非感染性发热和局部疼痛者；④临床检查腰腹部扪及到肿块者；⑤过高 17-OH 或 17-KS 皮质类固醇水平，尤其是后者；⑥ B 超、CT 检查发现肿瘤浸润周围组织者。此外，末梢血类固醇的测定有助于鉴别良性或恶性。肾上腺皮质腺癌以其蓄积的雄激素和皮质醇的前体物质阻滞 11-脱氧皮质醇转换成皮质醇，因此末梢血 17-羟孕酮、δ-4-雄烯二酮和脱氢异雄酮水平及 11-去氧皮质酮与皮质醇比率上升极其显著；肾上腺皮质腺瘤孕酮与 17-羟孕酮比率，17-羟孕酮与 11-去氧皮质酮比率则较高。

3. 定位诊断　常用的影像学诊断方法有 B 超、肾上腺 CT 扫描、MRI、蝶鞍正侧位体层摄片、头颅 CT 扫描、MRI 以及 ^{131}I-胆固醇肾上腺扫描。

（1）B 超：B 超作为一种简便的影像学检查方法，应用广泛。随着高分辨率超声诊断仪器的出现，90% 以上的正常肾上腺可在双肾的冠状切面中显示，甚至对一些正常肾上腺可分辨出肾上腺皮质与髓质。B 超对正常右侧肾上腺的检出率为 94%，平均长径为 3cm，厚度为0.3cm；左侧检出率为 66%，平均长径为 2.5cm，厚度为 0.3cm。B 超显示皮质肿瘤边界清楚，内部回声不均，对肾上腺皮质肿瘤的定位诊断，B 超诊断符合率可达 90%。但无论功能性或非功能性肾上腺皮质肿瘤，超声尚不能对其病理性质做定性诊断；目前，超声显像鉴别肾上腺良性肿瘤与恶性肿瘤有一定的困难，将有赖于 CT 引导下的穿刺活检。

（2）CT（图 11-4-4，图 11-4-5）：正常肾上腺左侧 80%，右侧 50% 左右可在 CT 上见到。左侧呈半月形，位于左肾上极内前方、胰尾后和腹主动脉外侧；右侧为一薄片组织呈三角形，位于右肾上极内上方，紧贴下腔静脉后。根据肾上腺腺体轮廓改变，通过 CT 可辨认直径<1cm 的病变。肿瘤的吸收系数值类似于肝、肾等周围组织（32+40EMI 单位），取决于它们血管丰富程度。在静脉注射造影剂后，肿瘤的吸收系数值可能提高。

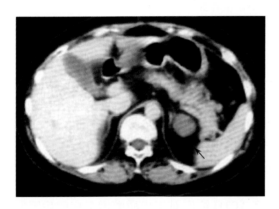 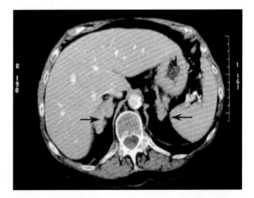

图 11-4-4　CT 显示左侧肾上腺腺瘤（1.6cm×1.6cm）　　图 11-4-5　CT 显示两侧肾上腺大结节增生

肾上腺肿瘤表现为肾上腺中边界清楚的肿块。如果肿瘤小，部分正常肾上腺仍可辨认；若肿瘤大则 CT 片上不能看到正常的肾上腺。有时肾上腺肿瘤脂肪含量高，其吸收系数值接近腹膜后脂肪，常给诊断造成困难，特别是对小病灶的诊断。因此在排除肾上腺疾病之前必须直接看到正常肾上腺。若肿瘤周围组织有浸润如肿瘤侵犯下腔静脉，则考虑为恶性。引起皮质醇增多症的肾上腺皮质肿瘤，其直径一般都超过 1.5cm，肾上腺皮质腺癌则更大。所以，CT 的诊断正确率可达 90% 以上，几乎没有假阳性。若肿瘤直径 <0.5cm 或缺乏腹膜后脂肪，假阳性率在 10% 左右。CT 和 B 超都难以判断肾上腺是否增生，很多库欣病患者肾上腺 B 超和 CT 扫描均可报告无异常发现。大的肾上腺结节可以在 CT 片上表现出来，约 1%~8%无症状性肾上腺腺瘤或无症状性肉眼可见的肾上腺结节增生的病例，CT 扫描时均能发现。目前，CT 已成为垂体微腺瘤诊断的重要手段，约 70% 手术证实的垂体微腺瘤可用 CT 检出，蝶鞍壁扭曲为最常见的现象。鞘内注射甲泛影酰胺后 CT 扫描，在诊断空蝶鞍征中可代替气脑造影检查。

　　(3) ^{131}I-胆固醇肾上腺扫描：^{131}I-胆固醇静脉注射后，肾上腺区显像对肾上腺皮质增生或肾上腺皮质肿瘤的正确诊断率可达 95% 以上。皮质增生者双侧对称显像，放射性集聚；皮质肿瘤者病侧放射性浓集，对侧不显像；皮质腺癌者与腺瘤相同，但也有癌肿侧不显像，可能是由于每单位重量的组织功能低下或内分泌合成产生旁路，摄取胆固醇较少，致放射性不浓集。此检查尚可用于手术后鉴定残留肾上腺组织。

　　(4) MRI (图 11-4-6)：MRI 对诊断垂体和肾上腺病变很有价值，如对鞍区进行局部薄层扫描，对垂体微腺瘤的发现率可达 90% 以上。

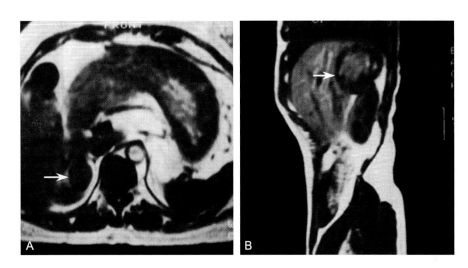

图 11-4-6　MRI：右侧肾上腺腺瘤（库欣综合征）

　　此外，腹部平片示肾上腺区域钙化影。IVU 示肾脏有被压迫推移征象，有助于肾上腺定位诊断以及与肾肿瘤的鉴别诊断。

　　对怀疑异位 ACTH 综合征的患者，应从多方面寻找肿瘤的线索。由于异位 ACTH 分泌瘤位于胸腔的比例很高，胸部检查应列为常规检查项目，必要时作断层或 CT 扫描，有时还需检查腹腔或盆腔。

五、外科治疗

　　皮质醇增多症的病因不同，其治疗方法各异。正确的病因诊断是治疗成功的先决条件，因此鉴别库欣病，异位 ACTH 综合征，ACTH 非依赖性库欣综合征（一般是单侧肾上腺肿瘤）非常重要。理想的治疗应是：①去除皮质醇增多症的病因；②将皮质醇的水平降到正常，以消除临床症状和生化代谢紊乱；③避免肾上腺或垂体功能低下，不需要终身替代治疗；④治疗方法简易，并发症少，一旦症状复发便于再次手术。

　　1. 库欣病——双侧肾上腺皮质增生的治疗　酌情考虑垂体手术与放疗，肾上腺手术或药物治疗，使肾上腺皮质激素分泌减少。

　　(1) 垂体肿瘤切除术：垂体肿瘤多为嫌色细胞腺瘤或嗜碱细胞瘤，约 1/4 的肿瘤为恶性。由于确信多数病例垂体存在微腺瘤，所以近年来经蝶窦切除垂体微腺瘤成为该症选择性手术。指征:①影像学检查有垂体占位;②视交叉压迫引起视野改变;③X线片显示蝶窦扩大或破坏。经蝶窦切除垂体微腺瘤后,80%~90%的病例可解除皮质醇增多症。有些病例术后可能会发生暂时性肾上腺皮质功能不足,须用皮质醇补充治疗3~12个月。若垂体手术效果不好时,应考虑行肾上腺切除手术。但在下丘脑分泌CRH过多所致的皮质醇增多症,垂体手术无效。

(2) 垂体照射:若垂体手术切除不彻底或不能手术切除者及儿童库欣病,可作垂体放疗。用钴60垂体外照射,总剂量为40~45Gy,缺点是部分病例完成照射后12~18个月皮质醇分泌亢进才获得纠正。电子感应加速器效果明显,但对成人疗效较差。

(3) 肾上腺皮质增生手术切除的径路、切除方法和范围

1) 手术径路:上腹部"人"字形切口,可同时探查双侧肾上腺,但因此类患者非常肥胖,皮下脂肪很厚,大网膜及肠系膜脂肪组织亦很厚,加之部位又深,操作非常困难。一般多用经腰部11肋间或切除12肋骨的胸膜外切口。需探查双侧肾上腺时,采用一次麻醉,先探查一侧,然后行另一侧肾上腺探查。如患者条件差,应在一侧手术2~3周后,再行另一侧手术。

可选择经(后)腹腔镜行一侧肾上腺全切除术(图11-4-7)。

2) 双侧肾上腺全切除术:优点是能立即纠正皮质醇分泌亢进,并可避免复发,但手术死亡率高达4%~10%,需要终身皮质激素替代治疗,且术后有8%~25%患者可能发生垂体肿瘤生长和Nelson综合征(垂体腺瘤+进行性的皮肤黑色素沉着;1958年Nelson等首先报道,故命名为Nelson综合征)。因此,目前双侧肾上腺全切除术不再作为首选的治疗方法,仅用于双侧肾上腺结节性增生和垂体手术或放疗后复发的病例。然而,对于肾上腺皮质结节性增生双侧肾上腺切除弊端太多,不宜首选,切除范围应按弥漫性增生

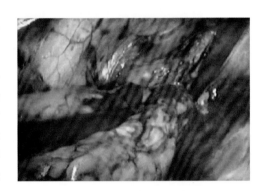

图 11-4-7　腹腔镜肾上腺切除术

对待。已具有自主分泌功能的结节,垂体手术不一定能控制病情,而且个别结节有癌变的可能,故先行肾上腺次全切除术,获取病变组织进行详细的病理检查以指导治疗。若病理因素在垂体,实验检查不能提示结节具有自主分泌功能,则可先行经蝶鞍垂体显微手术,术后密切观察有无缓解,再考虑行肾上腺次全切除术。

3) 肾上腺次全切除术:肾上腺皮质弥漫性增生通常行右侧肾上腺全切除术,左侧大部切除约90%~95%,保留的腺体应在肾上腺静脉处(靠近肾门处),大约保存1cm,相当于双侧肾上腺组织的10%左右。若腺体保留过多容易导致复发,万一复发,则左侧再次手术切除比右侧容易,因为右侧肾上腺残留腺体粘连,周围有肝脏、胆总管、十二指肠和下腔静脉等重要器官,再次手术比较困难。肾上腺次全切除术的优点是控制病情较好,术后一般不需要终身补充皮质激素。但复发率约30%,部分病例可能会出现肾上腺皮质功能不足或发生Nelson氏综合征,可能与残留的肾上腺组织太少或血供受影响有关。目前,多主张术前先进行垂体放射治疗,3~6个月后再作肾上腺手术;亦可先切除右侧肾上腺,缓解症状,术后辅以垂体放射治疗,3~6个月后再行左侧肾上腺大部切除术,疗效良好。

2. ACTH非依赖性库欣综合征——肾上腺皮质肿瘤的治疗　手术是首选治疗,但术前

必须对肿瘤准确定位。

肾上腺皮质腺瘤所致的皮质醇增多症,可酌情选择开放或腹腔镜肾上腺腺瘤切除术,手术疗效满意(图 11-4-8)。

绝大多数患者可以完全恢复健康,无需终身补充皮质激素,但应定期随访。

肾上腺皮质腺癌所致的皮质醇增多症以手术治疗为主,在根治性肾上腺切除术的同时,行区域淋巴结清扫术。由于肿瘤部位深,肿瘤较大,宜采用经上腹部"人"形切口或胸腹联合切口。

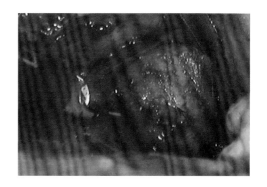

图 11-4-8 腹腔镜肾上腺肿瘤切除术

因早期确诊困难,肿瘤侵犯邻近器官并非罕见,故对不能切除或不能完全切除或已有远处转移的肾上腺皮质癌,抑制皮质醇生物合成的药物如米托坦、氨鲁米特、美替拉酮等可缓解症状,但不能延长患者生存期。由于预后不良,早期诊断与及时手术非常重要,术后应联合化疗,并加强随访。

3. 异位 ACTH 综合征的治疗 早期切除产生异位 ACTH 分泌的原发肿瘤。少数支气管癌或胸腺肿瘤能完全手术切除,可彻底治愈。极少数肺癌病例化疗获得成功。不能手术的病例,米托坦、氨鲁米特可暂时缓解皮质功能亢进症状。

4. 肾上腺手术治疗的有关问题

(1) 术前准备:①控制感染;②控制糖尿病;③纠正低钾血症,低氯血症,每日口服氯化钾 3~6g;④双侧肾上腺切除或肾上腺肿瘤切除不可避免会出现暂时或永久性肾上腺功能不足,故术前补充皮质激素至关重要。尤其是肾上腺肿瘤患者,由于肾上腺皮质萎缩,一般术前静脉滴注氢化可的松 100mg。

(2) 术后处理:由于肾上腺皮质肿瘤分泌大量的皮质醇,反馈性抑制垂体分泌 ACTH,导致患侧或对侧肾上腺皮质不同程度地萎缩。在切除肿瘤侧的肾上腺以后,体内皮质醇浓度骤降,若不及时给予皮质激素替代,则可诱发急性肾上腺皮质功能不足。所以,术前、术中、术后应注意皮质醇的保险储备和补充。通常,在除去过多 ACTH 来源或肾上腺肿瘤切除后,患者接受大剂量氢化可的松(超过每日产量 20mg),一般感觉良好。当补充剂量接近正常生理排出量时,患者可出现恶心或类似胰腺炎的腹痛(有时可发生胰腺炎)和极度软弱(肾上腺皮质除去综合征),因此,术后几天应逐渐减少皮质醇替代量。激素补充方法如下:①麻醉开始后,给予氢化可的松 100mg 加入 5% 葡萄糖或葡萄糖盐水中静脉缓慢滴注;手术完成后再给 100mg 持续静脉滴注;②术后第一天,根据恢复平稳性,氢化可的松以每天 50~100mg 剂量逐渐递减,过渡到口服强的松维持量,每日 10~20mg,2 周后改为每日 5~10mg,一般可持续服用 6~12 个月。若能寻找皮质激素的最少维持量,等待对侧肾上腺皮质功能完全恢复后,则停止皮质激素的替代治疗。为促使已萎缩的肾上腺皮质恢复功能,术前还可肌内注射 ACTH 25mg,每日 2 次;手术当日至 3 周内仍按上述剂量肌内注射 ACTH 或每日肌内注射长效 ACTH,2 周后逐渐减量,停用 ACTH 时应注意有无皮质功能不足的现象。一般对侧肾上腺皮质功能完全恢复,需 3~6 个月甚至更久。若肿瘤未能彻底切除,应在术后 1 周测定尿类固醇水平,若仍为高水平,应停用皮质激素并给予米托坦等药物治疗。此外,术后应长期密切观察,若有皮质功能低下或感染、损伤、发热时,应加大激素用量,待应激因素过后,再逐渐调节激素用量。

上述补充方法并不是一成不变的,若术中或术后出现皮质功能不足,应加大剂量。肾上腺皮质增生病例的一期手术一般不必补充激素,在二期手术时应按上述方法进行补充。

(3) 急性肾上腺皮质功能不足:常见于肾上腺皮质肿瘤切除或肾上腺全切除术后 24 小时内至 2 周,激素补充不足或在激素减量和停药过程中。表现为恶心、呕吐、乏力、肌肉疼痛、低血压,不明原因的高热甚至昏迷等。实验室检查:低血糖、低血钠、低血氯和高钾血症。血尿素氮升高,血皮质醇浓度降低。急性肾上腺皮质功能不足危象病程进展迅速,需紧急处理,难以等待肾上腺各种功能和血生化检查,可先作简单的血伊红细胞计数,超过 $150/mm^3$ 有诊断意义。

急性肾上腺皮质功能不足危象是一种严重的并发症,处理不当或不及时,均可导致严重的后果。处理:①密切观察血压、脉搏、中心静脉压、血容量和 24h 尿量的变化;②补充血容量,输血、血浆或右旋糖酐;③补充大量的肾上腺皮质激素。通常以 5% 葡萄糖生理盐水 500ml+ 氢化可的松 100mg,在 1~4 小时内静脉滴完,以后每 6 小时静脉滴注氢化可的松 100mg。为保持血中皮质激素的水平,同时肌注醋酸可的松 100mg。若病情缓解,第 2 天改为每 6 小时静脉滴注氢化可的松 50mg 维持 24 小时。若病情进一步稳定,可改为每 6 小时肌内注射可的松 25mg,逐步减少到每日 50mg 的维持量,以后则改为口服强的松的维持量;④纠正水、电解质平衡紊乱,并肌内注射醋酸去氧皮质酮;⑤血压较低者,除补充血容量外,可于 500ml 液体中加去甲肾上腺素 5mg 静脉滴注。

六、药物治疗

适应证:①晚期肾上腺皮质腺癌转移未能手术切除者;②患者全身情况不佳,手术危险过大者;③癌肿产生 ACTH 者。

1. **米托坦(mitotane)** 可使肾上腺皮质网状带和束状带细胞坏死。米托坦不仅能改善患者的症状和体征,而且有助于改善生存率,联合应用氟尿嘧啶可阻止癌肿转移。但米托坦主要用于无法根治切除的皮质癌和转移灶,可使皮质醇分泌减少。此外,米托坦也可用作肾上腺皮质癌手术切除后的辅助治疗。通常,药物治疗对骨转移无效,应进行放射治疗。

2. **氨鲁米特(amino-glutethamide)** 可阻止孕烯醇酮的合成,从而使全部活性皮质激素的合成都受到影响,但不破坏肾上腺皮质细胞。每天 1.5~2g 即可控制症状。其作用迅速,但不能阻止肿瘤生长。和米托坦联合应用,可提高疗效。判断疗效的标准是肿瘤的大小和激素水平。在药物效应达到后,定期测定 24h 尿类固醇水平,其水平升高,则病情进展。但也有少数患者,虽然病情进展并不伴有 24h 尿类固醇水平相应升高,因此激素指标不能作为单一的监视指标。

七、预后和随访

皮质醇增多症经手术治疗后数天或数周症状和体征可消失,腺瘤及年轻的皮质增生患者术后代谢紊乱引起的症候群及生化改变迅速好转,血压下降达完全正常者约占 2/3。皮质增生行垂体肿瘤切除后,预后良好,长期追踪有 10% 的复发率。腺瘤及病程持续较久而肾上腺皮质功能受损严重者,预后较差。

激素替代治疗期间不能判断肾上腺皮质分泌状况,因为有 1/3 替代治疗的可的松经尿内排出。若需测定 24h 尿 17-OH 和 17-KS 类固醇,必须停止替代治疗,给予高钠饮食;并给予地塞米松 1mg,共 2 天。一般,应每 3~6 个月测定 1 次 24h 尿 17-OH 和 17-KS。蝶鞍 X线片每 6 个月 1 次,直至患者无症状 1 年。

(管 维　叶章群)

参 考 文 献

［1］黄健.中国泌尿外科和男科疾病诊断治疗指南(2019 版)［M］.北京:科学出版社,2020,565-575.

［2］HARVEY AM. Hyperaldosteronism:diagnosis,lateralization,and treatment［J］. Surg Clin North Am,2014, 94(3):643-656.

［3］上海交大医学院附属瑞金医院内分泌科.遗传学研究揭示库欣综合征致病基因及机制［J］.浙江中西医结合杂志,2014,24(6):539-539.

［4］GHIZZONI L,CESARI S,CREMONINI G,et al. Prenatal and early postnatal treatment of congenital adrenal hyperplasia［J］. Endocr Dev,2007,11:58-69.

［5］EUGSTER EA,DIMEGLIO LA,Wright JC,et al. Height outcome in congenital adrenal hyperplasia caused by 21-hydroxylase deficiency:a meta-analysis［J］. J Pediatr,2001,138(1):26-32.

［6］VAN DER KAMP HJ,WIT JM. Neonatal screening for congenital adrenal hyperplasia［J］. Eur J Endocrinol, 2004,151［s3］:71-75.

［7］MERKE D,KABBANI M. Congenital adrenal hyperplasia:epidemiology,management and practical drug treatment［J］. Paediatr Drugs,2001,3(8):599-611.

［8］彭永德,顾彦杰,胡仁明,等.一例库欣综合征肾上腺皮质腺瘤的基因表达特征及与发病相关的分子机制［J］.中华内分泌代谢杂志,2001,17(4):213-216.

第五节　原发性醛固酮增多症

原发性醛固酮增多症(primary hyperaldosteronism,PHA)简称原醛症,是由于肾上腺球状带发生病变,使体内醛固酮分泌增加引起肾素分泌被抑制的综合征,典型的临床表现为高血压、低钾血症、低血浆肾素活性(plasma renin activity,PRA)、碱中毒和肌疲软无力或周期性麻痹。1955 年由 Conn 首次描述本病,故亦称为 Conn 综合征。

一、发病情况和病因

高血压患者中 PHA 占 2%~12%,平均 10%,是继发性高血压最常见的病因。由于大多数原醛症患者以高血压为主要表现在门诊诊治,故很难正确统计出其在高血压中所占的比例。在高血压住院治疗的患者中,原醛症约占 2%。Hiramatsu 在 384 例高血压病例中发现 9例肾上腺腺瘤型原醛症,约占 2.6%。另一组报道,2 825 例外科治疗的高血压病例中,13 例为原醛症,约占 4.6%,可见原醛症并非少见疾病。PHA 患病率与高血压严重度成正比,高血压Ⅰ级(145~159/90~99mmHg)者 PHA 约 1.99%;高血压Ⅱ级(160~179/100~109mmHg)者约 8.02%;高血压Ⅲ级(≥180/110mmHg)约 13.2%。顽固性高血压者 PHA 的发生率可达到17%~20%。高血压伴睡眠呼吸暂停患者甚至可高达到 33.9%。因此,熟悉和认识本症,有助于发现此类可以治愈的继发性高血压。各年龄组均可发病,但大部分发生在 30~50 岁之间,约占 87.5%~86.7%。女性发病率为男性的 2 倍。

二、病因和分型

病因不明，可能与遗传有关。

根据分泌醛固酮的病因和病理改变，原醛症有下列临床亚型：①特发性醛固酮增多症（idiopathic hyperaldosteronism，IHA）；②醛固酮腺瘤（aldosterone-producing adenoma，APA），亦称为腺瘤型原醛症；③原发性单侧肾上腺增生（unilateral primary adrenal hyperplasia，UNAH）；④分泌醛固酮的肾上腺皮质腺癌（aldosteroneproducing adrenocortical carcinoma，ACC），亦称为腺癌型原醛症；⑤家族性醛固酮增多症（familial hyperaldosteronism，FH）：FH-Ⅰ型糖皮质激素可抑制性醛固酮增多症、FH-Ⅱ型糖皮质激素不可抑制性醛固酮增多症、FH-Ⅲ型（KCNJ5）钾通道变异；⑥异位醛固酮分泌，亦称为异位醛固酮综合征。

1. **特发性醛固酮增多症（IHA）**　最常见的临床亚型，约占原醛症的 50%~60%。近年来 IHA 的发病率明显增加，如 Young 等报道 Mayo 医院的病例，1978 年之前，APA 型占 70%，IHA 型占 26%，但从 1978—1987 年的病例，APA 型占 54%，而 IHA 型占 45%。

临床表现为高血压、低钾血症、代谢性碱中毒，临床症状像原发性醛固酮增多症，但其血浆醛固酮水平很低，且盐皮质激素受体拮抗药螺旋内酯对其无效；手术时找不到单个腺瘤，通常表现为双侧肾上腺结节性增生，故称之为"假性"醛固酮增多症（利德尔综合征，Liddle syndrome）。

特发性醛固酮增多症或结节样增生，其病因未明，与 APA 比较，IHA 生化异常不明显，血浆肾素活性抑制也不完全，IHA 患者醛固酮和 ACTH 不存在平行关系，醛固酮对血管紧张素Ⅱ反应过度，这两点和 APA 正相反，这种对血管紧张素Ⅱ的高敏感性可能在 IHA 的病理生理中起作用，有一些物质为肾上腺兴奋剂和血管紧张素Ⅱ的增效剂，如 γ-MSH（γ-黑素细胞刺激因子），β- 内啡肽，ASF（醛固酮刺激因子）均能刺激特发性增生的皮质分泌醛固酮，血管紧张素转换酶抑制剂可使其高血压、低钾血症和其他生化指标异常复原是个证据，因此有人认为 IHA 病因在肾上腺。也有一些学者认为其不是一个独特的疾病，只是低肾素特发性高血压的严重型，表现肾上腺对血管紧张素Ⅱ应答增加，IHA 不同于原发性肾上腺增生，一侧肾上腺切除或次全切除抑或全切除术不能使患者血压恢复正常，仅不到 20% 的患者症状可得到控制，表明其病因不在肾上腺。

肾上腺皮质结节样增生有两种亚型：①微结节增生（micronodular hyperplasia）于肾上腺表面可见小如芝麻，大如黄豆的金黄色的结节隆起；②大结节增生（macronodular hyperplasia），增生的肾上腺体积增大，厚度及体积增加。一般，大结节增生直径约为 0.5~3cm，犹如肿瘤，和腺瘤的区别点在于结节无包膜，临床上称之为腺瘤样增生，结节的分布大都是散在性，亦可呈区域性，大的结节是否最终发展成腺瘤，尚无定论。一般认为，腺瘤和增生是两种不同类型的病变，似乎结节不可能发展成腺瘤。

2. **醛固酮腺瘤（APA）**　APA 是原发在肾上腺球状带产生和分泌醛固酮的良性肿瘤，约占原醛症的 70%~80%。随着 IHA 的诊断，APA 的比例有所下降，约占 40%~50%。腺瘤多为单侧，约占 95%，左侧略多于右侧，双侧肾上腺可发生腺瘤，约占 5% 或更少，男女发病无明显差异。引起 APA 的皮质腺瘤一般较小，直径大多为 1~3cm，平均 1.8cm，1cm 以下的肿瘤不到 20%，亦有大至 10cm 者，肿瘤大小与醛固酮产生速率无相关性，重量大多在 3~5g,超过 10g 者少见。肉眼和显微镜观察与其他肾上腺皮质肿瘤基本相似,腺瘤呈色黄质软的圆形或卵圆形球体,通常为单个,界限清楚,有完整的包膜,与周围组织有明显边界;肿瘤切面呈金黄色,中间可有纤维组织间隔(图 11-5-1)。一般,肿瘤同侧和对侧的肾上腺组织呈萎缩的病理改变,但都不严重。镜下见皮质组织显示正常或呈增生性改变,分泌醛固酮的细胞一般都来自球状带,有时有球状带和束状带的混合成分,电镜显示分泌醛固酮的球状带的特征,线粒体嵴呈小板状,醛固酮的产生为部分自主性,对血管紧张素Ⅱ不起反应,但对 ACTH 水平改变起反应,醛固酮分泌仍表现为昼夜节律性,和 ACTH 水平平行。

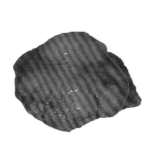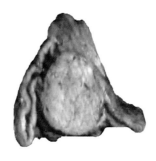

图 11-5-1　原醛症腺瘤大体标本和剖面

3. **分泌醛固酮的肾上腺皮质腺癌**(ACC)　ACC 罕见,仅占原醛症的 1%,迄今文献报道少于 60 例,癌肿细胞除分泌大量的醛固酮外,还分泌糖皮质激素和性激素,因而有相应的临床症状出现。一般肿瘤直径 >3cm,且发展迅速,组织学上腺瘤与腺癌的区别在于整个肿瘤中有特征性的厚壁血管,包膜常被浸润,尽管肿瘤良、恶性之间的组织学参数指标和有丝分裂活性存在差异,但 ACC 仅有的证据是存在转移灶,ACC 患者生化异常如低钾和高醛固酮比较明显,大部分病例对 ACTH 不起反应。

4. **原发性单侧肾上腺增生**(UNAH)　罕见。UNAH 具有典型的原醛表现,病理多为单侧或以一侧肾上腺结节性增生为主。UNAH 症状的严重程度介于 APA 和 IHA 之间,可能是 APA 的早期或 IHA 发展到一定时期的变型。发病率只占 1%~2%。单侧肾上腺全切术后,高血压和低钾血症可长期缓解(>5 年)。

5. **家族性醛固酮增多症**　罕见,发病率 <1%。

FH-I即糖皮质激素可抑制性醛固酮增多症(glucocorticoid remediable aldosteronism, GRA),是一种常染色体显性遗传病。高血压与低钾血症不十分严重,常规降压药无效,但糖皮质激素可维持血压和低钾血症正常。肾上腺皮质细胞内基因结构异常,8 号染色体的 11β-羟化酶基因结构发生嵌合改变,皮质醇合成酶的 5′-ACTH 反应启动子调节区(CYP11B1)与 3′-醛固酮合成酶(CYP11B2)的编码融合(CYP11B1/CYP11B2),产生两种酶的混合体,在球状带和束状带表达,醛固酮的分泌受 ACTH 的调节,而非肾素-血管紧张素系统,体内醛固酮分泌量明显增加。同时 CYP11B1/CYP11B2 还可将皮质醇作为底物合成具有皮质醇-醛固酮混合作用的 C18-羟皮质醇(18 羟皮质醇和 18 氧皮质醇)。肾上腺组织轻度弥漫性增生到严重的结节性增生,病理改变为微结节型增生。

近年来发现,GRA 可能会转化为特发性肾上腺皮质增生,其机制不明。此时,糖皮质激素治疗就不能再控制患者的高血压和生化指标异常。

FH-Ⅱ病因机制尚不完全清楚,但不同于FH-Ⅰ,糖皮质激素治疗无效,肾上腺切除可治愈或显著缓解高血压。可能与多个染色体位点异常改变如7p22有关。

FH-Ⅲ,内向整流型钾离子通道亚家族成员5(KCNJ5)变异导致细胞钾/钠通道选择性降低,减少钠内流,促进钙内流,增加醛固酮的分泌,造成家族型原发性醛固酮增多症。

6. 异位醛固酮分泌 异位产生醛固酮的肿瘤罕见。文献中仅报道卵巢癌3例,肾癌1例,为胚胎发育过程中残留在器官的肾上腺皮质组织发生的恶性肿瘤。通常,肿瘤组织具有分泌醛固酮的功能,但对ACTH及血管紧张素Ⅱ均不起反应,是低肾素醛固酮增多症6种亚型中唯一的完全自主性分泌醛固酮的病变。

三、病理生理

肾上腺皮质球状带分泌过量的醛固酮,作用于远曲小管和集合管的上皮细胞钠钾交换,潴钠排钾。一方面钠潴留引起血浆容量增加,引起血压增高,由于肾入球小动脉压力上升而肾球旁细胞受抑制,肾素分泌减少,为本症的特征之一。这有别于因肾上腺以外疾病包括充血性心力衰竭,肝硬化腹水期、不同程度水肿的肾病综合征和肾性高血压等引起的动脉灌注压下降,从而刺激肾球旁结构分泌过多肾素。肾素催化血管紧张素原转变为血管紧张素Ⅰ,血管紧张素Ⅰ在血管紧张素转换酶作用下,生成血管紧张素Ⅱ。血管紧张素Ⅱ刺激肾上腺皮质增加醛固酮的分泌。通过测定血浆肾素活性水平可以鉴别:原醛症血浆肾素活性低,而继发性醛固酮增多症血浆肾素活性高。另一方面,细胞内的钾离子被细胞外的氢离子替代而移出细胞外,继而经尿液中排出,可导致低钾血症、碱中毒,患者呈现出轻度肌无力或严重的肌麻痹。由于发生失钾性肾小管肾病,导致尿液浓缩和酸化能力降低,尿液pH值常在6.5或更高,尿量尤其是夜间尿量明显增加,以致失水而引起烦渴多饮征象。因此,高血压、低钾血症、碱中毒、低肾素血症是原醛症的特征性临床表现。

除肾上腺的病理改变外,肾脏可因长期缺钾引起近曲小管、远曲小管和集合管上皮细胞变性,严重者散在性肾小管坏死,肾小管功能重度紊乱。常继发肾盂肾炎,可有肾小球透明变性。长期高血压可致肾小动脉硬化。慢性失钾致肌细胞退变,横纹消失。

四、临床表现

1. 高血压 本症患者均有高血压征象,病程发展缓慢。高血压是原醛症最主要和最早出现的症状,其水平与醛固酮分泌增加及高血压持续的时间有关。高血压一般在中等或稍严重的水平,呈良性高血压,但在某些病例表现为长期严重高血压,恶性高血压少见,但在儿童较易出现恶性高血压。高血压的特点呈持续性,波动较小,少数为间歇性,极少数高血压升高不明显。收缩压在21~30.7kPa,舒张压在13~17.3kPa(1kPa=7.5mmHg),约占75%,大部分患者舒张压上升较高,且患者对一般抗高血压药物的反应甚差。头痛、乏力、视力模糊等是高血压常见的症状,但都不严重,高血压眼底,甚至视乳头水肿等病变,酷似高血压,且伴有血钾过低等征象。

2. 神经肌肉功能障碍

(1) 阵发性肌肉无力及麻痹:早期病例无神经肌肉的功能障碍。当病程发展到一定时期,则有典型的发作性肌肉无力和麻痹,形成本病的特征。全身无力,肌肉酸痛(78%),下肢麻痹(21%)。常有与高血压无关的双侧头痛与烦躁。心电图变化与低钾血症的程度有关,常提示有轻度心室肥大;常可见低钾的心电图表现,如 T 波增宽、低平或倒置,ST 段时间延长,P-R 间期延长及出现明显的 U 波,或 U 波与 T 波融合呈双峰状,以及其他心率紊乱的各种波形。

(2) 阵发性手足抽搐及肌肉痉挛:约 1/3 患者表现为手足抽搐及肌肉痉挛,通常伴以Trousseau 征及 Chvostek 征阳性,可持续数日至数周,可与阵发性麻痹交替出现,发作时各种反射亢进。

3. **失钾性肾病及肾盂肾炎**　患者常有多饮、多尿,夜尿增多,夜间排尿 1 000~3 000ml,个别病例可多达 4 000ml,尿比重偏低,很少超过 1.015,这种肾浓缩功能减退用垂体后叶素或抗利尿激素治疗往往不能奏效。不少患者尿中有少量蛋白,白细胞增多,并伴以红细胞、上皮细胞沉渣等慢性肾盂肾炎的证据,晚期可出现因肾小动脉硬化而发生的蛋白尿与肾功能低下的各种表现。该症的特点是患者不出现水肿,因为患者对盐皮质激素的潴钠作用表现"逃逸现象"(aldosterone escape phenomenon)。除非伴有充血性心力衰竭、肾衰竭或低蛋白血症,则可出现水肿。

此外,长期低钾血症也影响胰岛素的分泌和作用,原醛症患者约 25% 空腹血糖升高。

五、实验室检查

1. **尿液分析和 24h 尿激素测定**　尿液 pH 值在 6.5 或更高;24h 尿排钾量增高,超过30mmol/L(30mEq)以上。尿常规检查持续性或间歇性蛋白尿;尿量增多,比重偏低而趋向于固定,常在 1.010~1.020 范围内。

24h 尿 17-羟皮质类固醇(17-OHCS)及 17-酮类固醇(17-KS)均正常。24h 尿醛固酮值明显增高,其排出量超过 14μg 为阳性(参考值为 4~10μg)。醛固酮排出量受许多因素的影响,波动性较大,偶测一次的数据常不能做出诊断,需反复多次测定。

2. **血浆电解质与酸碱度测定**　低钾血症、高血钠、碱中毒是本症常见的实验室改变。血清钾含量平均为 2.7mmol/L(2.7mEq/L);血钠较高,大于 142mmol/L(142mEq/L);碱中毒几乎普遍存在,血 pH 可高达 7.6,平均 CO_2 结合力为 31mmol/L(31mEq/L),但严重碱中毒罕见。

3. **血浆肾素、醛固酮测定和血浆醛固酮/肾素比值**　所有原醛症患者无论在高钠或者低钠的情况下,血浆肾素活性均显著降低,与继发性醛固酮增多症血浆肾素活性增高显然不同,可据此帮助诊断,特别对本症中血钾正常或降低不明显者有确诊意义。在使用抗醛固酮药物或保钾利尿药物时测定肾素活性仍不上升,为本症的特征。虽然,血浆肾素活性在血容量减少时不能正常上升是原醛症的诊断标准之一,但约 25% 的原发性高血压患者也有肾素活性降低。故在诊断原醛症时,仅测定血浆肾素的反应性还不够,必须要有醛固酮分泌不受抑制的证据(图 11-5-2)。

测定血浆肾素的同时,需测定血浆醛固酮的水平和二者的比值。血浆醛固酮(pmol/L)/血浆肾素活性($mol \cdot L^{-1}/h$),若比值 >40,则可拟诊为原醛症;比值 >25 且 ≤40,应进一步检查证实原醛症。因原发性高血压和原醛症的比值有重叠现象,少数原发性高血压患者比值 >20,也有少数原醛症患者比值低于 25,甚至 20。因此,对于高血压患者若有下列两点者,必须进一步证实原醛症;①有自发性低钾血症,或易促发低钾血症,或低血压与高尿钾并存;②站立位血浆肾素活性低于 $2.46\text{mol}\cdot L^{-1}\cdot h(3.0\text{ng/ml}\cdot h)$;③站立位血浆醛固酮/血浆肾素活性比值 >20。

可疑家族性遗传倾向者尚需基因筛查。

六、诊断

确定原醛症的基本点包括低钾血症和高尿钾并存,血浆肾素活性低,高醛固酮血症,醛固酮抑制试验阴性及糖皮质激素分泌和排出量正常。临床若有下列情况时,应考虑原醛症的诊断:①儿童、青少年患有高血压,大都为继发性高血压,其中包括原醛症;②高血压经降压治疗后效果不明显者;③高血压伴有自发性低钾血症或容易促发低钾血症者;④高血压患者出现周期性麻痹,在麻痹发作以后仍有低钾血症或心电图有低钾血症表现者。通常,对所有伴有低钾血症的高血压病例均应考虑原醛症的诊断。在进一步诊断前,这些病例均应停用有关药物如螺内酯停用 6 周、β-阻滞剂停用 1 周,若患者仍有低钾血症或在正常低值(<4mmol/L(4mEq/L))或高钠饮食几天后出现低钾血症,则应怀疑原醛症。但血钾正常者,亦不能除外原醛症。

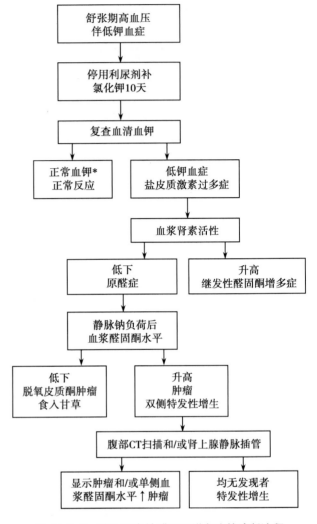

图 11-5-2 疑为原发性醛固酮增多症的诊断流程
* 部分原醛症患者,服用保钾利尿剂(螺内酯、氨苯蝶啶)或摄入低钠高钾饮食,血清钾可以正常。

文献报道,原醛症患者约为 7%~38% 血钾正常或在正常值的低限 3.6mmol/L(3.6mEq/L)以上。但原醛症患者为盐皮质激素依赖性高血压,肾脏排钾现象是恒定的,24h 尿钾一般都 >30mol/L(30mEq/L)。钾负荷试验呈钾负平衡,每日补钾 100mEq 后不易纠正,与其他原因引起的低钾血症对补钾反应显然不同。为了证实诊断应测定 24h 尿醛固酮水平或血浆醛固酮水平及血浆肾素活性。进一步确诊依据是醛固酮抑制试验和肾素激发试验。

原醛症的诊断标准是:①舒张期高血压不伴水肿;②肾素分泌减少(血浆肾素活性降低)。而且在血容量减少(直立姿势,钠降低)时不能适当增多;③醛固酮分泌过多而且在血容量扩张时(钠负荷)不能适当地被抑制。

1. 醛固酮抑制试验 原醛症的醛固酮分泌是相对自主性的,醛固酮分泌抑制试验不能被抑制或部分地被抑制,这就能与原发性高血压和继发性醛固酮增多症相鉴别,因此抑制试验是确定原醛症的重要环节。在测定之前先要了解患者的血容量状况及低钾血症程度,对血容量偏低者需要加以纠正,血钾太低者需纠正到 3.0mmol/L(3.0mEq/L)以上方能开始抑制试验,因血容量偏低可刺激醛固酮的分泌,而血钾太低则可抑制醛固酮的分泌。醛固酮抑制试验是通过口服氯化钠负荷,静脉滴注生理盐水或给予醋酸去氧皮质酮(desoxycorticosterone acetate)或者氟氢化可的松(fludrocortisone)以扩张细胞外液容量。随着细胞外液容量扩张,肾素释放减少,血浆肾素活性降低,醛固酮分泌和/或排出量减少。

(1)氯化钠负荷试验

1)口服氯化钠抑制试验:试验开始前先留 24h 尿测定醛固酮、钾、钠、肌酐、皮质醇,同时抽血测定血钾、醛固酮、皮质醇水平以及肾素活性值。试验开始,患者每餐增加 2~3g 氯化钠或每天氯化钠总量为 10~12g,共 4~5 天。最后一天抽血并收集 24h 尿重复测定上述各项数据,如尿钾排出量超过 200mmol/24h(200mEq/24h),则试验比较可靠,在整个试验过程中需继续补钾。有严重高血压者慎用此试验。

正常人因钠负荷,血容量扩张,肾素-血管紧张素-醛固酮系统受抑制,醛固酮分泌显著减少,尿醛固酮水平 <28mmol/24h(<10ug/dl)。而原醛症患者醛固酮分泌为部分自主性,不因血容量增加被抑制。仰卧位,血浆醛固酮水平至少为 277pmol/L(10ng/dl),80% 病例 >554pmol/L(20ng/dl);尿醛固酮水平 >38.8nmol/24h(14μg/24h)。

2)静脉滴注氯化钠抑制试验:每小时静脉滴注生理盐水 500ml,持续 4 小时。在限制钠盐者,血浆醛固酮水平被抑制至 220pmol/L(8ng/24h)以下,普通摄钠者醛固酮水平为 140pmol/L(5ng/dl)以下。严重高血压患者(舒张压 >115mmHg)或有心衰者,不宜选用此试验。此外,缺钾者不宜进行此试验,在试验前应纠正低钾血症。

Bravo 认为原醛症患者钠负荷试验的敏感性可高达 96%。但有 2% 左右的原醛症患者 24h 尿醛固酮水平也可被抑制到 <38.8nmol/24h(14μg/24h),其原因可能为试验前血容量偏低或严重低钾血症未予纠正、药物的影响或尿液收集不准确,也可能是由于患者的年龄较大之故,因为 60 岁以上的人,醛固酮的分泌较 30 岁左右的人减少 33%,故超过 50 岁的患者其醛固酮值需作年龄上的矫正。

(2)醋酸脱氢皮质酮试验:在测定 24h 尿醛固酮之前,要增加患者的钠负荷,以避免血容量偏低所引起的醛固酮升高。原醛症患者,用去氧皮质酮或氟氢化可的松抑制以后,24h 尿醛固酮水平 >10μg。

1)患者准备:①所有降压药物停用 1 周;②每天摄入氯化钠总量为 6g,共 3 天;③每天口服氯化钾 100mEq(7g),共 3 天。

2)试验程序:①试验开始前收集 24h 尿醛固酮水平作为对照;②每 12h 肌注醋酸去氧皮质酮 10mg,连续 3 天,或口服氟氢化可的松 1mg,每天 2 次,共 3 天;③试验第 3 天再收集 24h 尿测定醛固酮水平。

3)试验结果评价(表 11-5-1)

表 11-5-1　醋酸去氧皮质酮试验结果(μg/24h)

	正常	原发性醛固酮增多症	继发性醛固酮增多症
对照	9	18	25
抑制第 3 天	3	17	9

（3）卡托普利（开博通）抑制试验：卡托普利是一种血管紧张素抑制剂转换酶抑制剂，可减少正常人和原发性高血压患者的血管紧张素Ⅱ和醛固酮水平，原醛症患者则不被抑制。口服卡托普利 25mg，2h 后测定血浆醛固酮 >415pmol/L（15ng/dl）或血浆醛固酮与血浆肾素活性的比值 >50，提示为原醛症。

2. 肾素激发试验　低钠饮食 3 天后，应用呋塞米减少血容量并配合直立位姿势 4h。在正常肾素-血管紧张素-醛固酮系统被激活后，血浆肾素活性增加，血浆醛固酮也相应增加；而原醛症患者肾素-血管紧张素系统不被低钠低血容量激活。若试验结果血浆肾素活性值 <3μg/L（3ng/ml），则提示原醛症。然而，激发试验没有钠负荷试验敏感和具有特异性。但在严重高血压不能作钠负荷试验时，可以使用此激发试验。值得注意的是，虽然血浆肾素活性低下对原醛症的诊断极有价值，但血浆肾素活性未被抑制，亦不能排除原醛症的诊断。

总之，高血压患者，若醛固酮分泌过多，有自发性低钾血症和高尿钾并存，血浆肾素活性低，高醛固酮分泌不被高钠饮食抑制，而糖皮质激素水平正常者，可确诊为原醛症。

3. 定性和定位诊断

（1）体位试验和血浆 18-羟皮质酮（18-hydroxycorticosterone，18-OHB）

在正常生理条件下，ACTH、皮质醇与醛固酮的分泌是相平行的，其昼夜节律变化均在上午处于高值，其峰值在 8 时左右，以后逐渐回落，至午夜 24 时左右处于最低值，以后又逐渐回升。腺瘤型原醛症对 ACTH 较敏感，其醛固酮的分泌与 ACTH 不相平衡。

1）体位试验：测定晨 8 时平卧位血浆醛固酮和站立位 4h 后的血浆醛固酮、皮质醇、肾素活性、18-OHB 及钾的水平。正常人和非原醛症高血压患者，站立前血浆肾素活性及醛固酮水平正常，站立 4 小时后刺激肾素活性及血管紧张素轻微增加，但醛固酮可增加 2~4 倍；特发性醛固酮增多症患者的血浆醛固酮水平随体位改变，至少增加 33%，而腺瘤型者不增加。此试验常和高盐饮食同时进行，正确率 80%~90%，但需避免心理因素影响和外界干扰，除停用利尿和降压药物 3 周外，需提前 1 小时静脉插管以免可能应激增加 ACTH 分泌和醛固酮刺激。原发性肾上腺增生和糖皮质激素可抑制醛固酮增多症，体位试验也可阴性。

2）18-OHB 测定：18-OHB 是醛固酮的前体物质。在高钠饮食基础上，测定晨 8 时平卧位 18-OHB，腺瘤型原醛症其值 >100ng/dl（1μg/L），特发性醛固酮增多症其值 >100ng/dl（1μg/L）。两者鉴别正确率达 80%。

（2）肾上腺 B 型超声、CT 扫描和 MRI 检查

1）B 超：腺瘤型原醛症或原发性肾上腺皮质增生症 B 超可显示一侧肿瘤或两侧肾上腺增大。肿瘤直径平均为 1.7cm，圆形，边缘光滑，内部均匀回声。对于 <1cm 的肿瘤，超声检查有一定困难；>1cm 的肿瘤仔细超声扫查不难发现，肿瘤直径 >3cm 可疑腺癌。一般，B 超的正确性可达 90% 以上。特发性醛固酮增多症显示正常肾上腺或两侧结节性增生，诊断正确性为 70%。

2）CT：CT 定位率和图像优于 B 超检查。腺瘤都为单侧性，直径 >1cm，90% 可作出确切的定位诊断，但 <1cm 的肿瘤只有 60% 左右。目前，用分辨率高的 CT 及层距在 0.3cm，可检出 0.7cm 以上的肿瘤（图 11-5-3）。原醛症约有 2%~8% 存在有肾上腺皮质无功能腺瘤，但双侧肾上腺皮质肿瘤及一侧醛固酮瘤，另一侧为无功能肾上腺皮质肿瘤则少见。特发性醛固酮增多症 CT 扫描可显示双侧肾上腺大小正常或增大。

3）MRI：MRI 诊断原醛症，目前尚无足够的证据说明 CT 有更多的优越性。

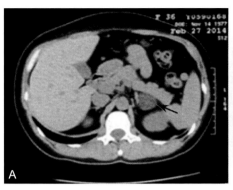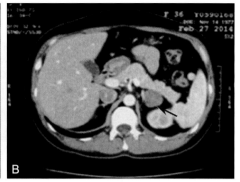

图 11-5-3　CT 显示左侧肾上腺外侧支直径约 2.5cm 结节,增强后均匀中度强化

（3）肾上腺同位素碘化胆固醇扫描:每日口服地塞米松 4mg,7 天后注射 ^{131}I-6-碘甲基-19-去甲基胆固醇,并在整个扫描期间持续应用地塞米松。扫描显像提示:皮质腺瘤比正常肾上腺摄取较多的放射性标志物,呈现一个放射性浓聚的热区,用地塞米松后不被抑制;但少数腺瘤也可被抑制或像正常肾上腺一样摄取稀疏。皮质腺癌摄取量下降或不显示。而皮质增生摄取量正常,可被地塞米松抑制;某些大结节增生,和腺瘤一样用地塞米松后不被抑制。该诊断技术是目前国内比较普遍采用的诊断方法,可提供解剖和功能性两方面的资料,正确率为 70%~90%。

（4）选择性左、右肾上腺静脉插管性肾上腺静脉造影以明确分泌醛固酮腺瘤的部位,并采集血标本测定醛固酮和皮质醇,一般患者血浆醛固酮水平较健侧高 2~3 倍;腺瘤型者醛固酮:皮质醇 >4∶1;增生型者醛固酮:皮质醇 <4∶1。肾上腺结节性增生所致醛固酮增多症患者,没有定位征象。肾上腺静脉定位和定性诊断正确率几乎高达 100%,但该技术是一种创伤性检查,需要很高的技巧,而且有 26% 的失败率。因此,只有在上述各项检查不能鉴别增生或肿瘤时才采用此方法。

（5）诊断性治疗:当生化测定和体位试验像腺瘤型原醛症而影像学又像增生,并有家族因素,应考虑糖皮质激素可抑制醛固酮增多症的可能,对可疑病例使用地塞米松 2mg/天,共 3 周,若血压、高钾血症及醛固酮水平恢复正常,则证实诊断,需终身服用地塞米松。

七、鉴别诊断

1. **继发性醛固酮增多症**　高血压伴低钾血症的患者有可能是原发性或继发性醛固酮增多症,有效的鉴别方法是测定血浆肾素活性,原醛症患者的血浆肾素活性降低,而进展性高血压患者有继发性醛固酮增多症是由于血浆肾素活性升高所致。

2. **病因鉴别**　一般,较难鉴别的是腺瘤型原醛症与特发性双侧肾上腺皮质结节性增生所致的醛固酮增多症。原醛症 95% 为腺瘤和特发性醛固酮增多症,故两者的鉴别非常重要,因为特发性醛固酮增多症所致的高血压手术治疗通常无效,而醛固酮分泌瘤所致的高血压在切除腺瘤后降低甚至恢复正常。一般,特发性双侧肾上腺皮质结节性增生患者低钾血症程度较轻,醛固酮分泌较少,血浆肾素活性较高,但单凭临床和/或生化检查难以鉴别诊断。大多数单侧病变患者血浆肾素水平随体位改变而降低,血浆 18-羟皮质酮(18-OHB)水平升高,但这些检查对个别病例的诊断价值也有限。CT 表现为等密度,与肾上腺相连为突出表面的腺瘤结节,与肾上腺皮质增生症的弥漫性增大或其间有结节物不同。确诊的最好方法是肾上腺静脉造影。

少数高血压伴低钾血症碱中毒患者发现是分泌去氧皮质酮的肾上腺皮质腺瘤,这类患者血浆肾素活性降低,醛固酮水平正常或减低,提示非醛固酮的盐皮质激素分泌过多,是由于皮质醇生物合成过程中特异性 17α-羟化酶反应缺陷。ACTH 水平升高,盐皮质激素 11-去氧皮质酮分泌增多。发现血或尿中皮质醇合成前体增多可作出诊断,糖皮质激素可以纠正其高血压和低钾血症。偶尔,虽不能确定羟化酶缺陷,但该病有家族性,诊断性用药给予糖皮质激素血压恢复正常,则有助于诊断。而且,这类患者醛固酮水平或轻度升高且钠负荷试验不能完全抑制,但给予 2~8 周地塞米松(1~2mg/天)后可抑制。

另一罕见的原因是 11β-羟类固醇脱氢酶(11β hydroxysteroid-dehydrogenase,11HSD)酶缺乏,有研究报道 11β-羟类固醇脱氢酶在可的松转化为皮质醇过程中的作用,该酶的缺乏导致可的松不能转化为皮质醇,因而不能与Ⅰ型盐皮质激素受体结合而发挥盐皮质激素效应。食糖或咀嚼含甘草的某种烟草可导致类似原醛症的综合征,这类物质中潴钠的成分甘草甜素能抑制 11-β 羟类固醇脱氢酶,从而使皮质醇发挥盐皮质激素作用而引起钠潴留、细胞外液容量扩张、高血压、血浆肾素活性降低并抑制醛固酮分泌。仔细询问病史可作出诊断。

八、治疗

1. **药物治疗**　药物治疗的适应证为:①术前准备;②腺癌型原醛症;③特发性肾上腺皮质增生症;④有手术禁忌证或拒绝手术的腺瘤型原醛症;⑤糖皮质激素可抑制的醛固酮增多症。

(1)螺内酯:醛固酮拮抗剂螺内酯对很多病例都有效,25~100mg 每 8 小时 1 次,通常能控制其高血压和低钾血症,待血压下降以后减量,维持疗效,有些病例病情可满意控制若干年。对于男性患者,这种长期治疗因可发生男性乳房女性化、性欲减退和阴茎勃起功能障碍而受到限制。

(2)氨鲁米特:对胆固醇转变为孕烯醇酮的裂解酶系具有抑制作用,从而阻断肾上腺皮质激素的合成。对皮质激素合成和代谢的其他转变过程也有一定抑制作用。垂体前叶分泌的 ACTH 能对抗氨鲁米特抑制肾上腺皮质激素合成的作用,所以使用本品的同时合用氢化可的松,以阻滞 ACTH 的这种作用。

(3)米托坦:用于不能手术或手术切除后复发的肾上腺皮质癌病例,能抑制醛固酮分泌,使其恢复正常水平,使患者高血压得到控制,用药后可使皮质组织坏死,可延长患者的生存期。

2. **手术治疗**

(1)治疗选择

1)腺瘤型原醛症:手术切除肿瘤效果好,几乎所有病例血钾可以恢复正常,2/3 病例血压恢复正常,1/3 病例高血压症状改善,为了完全控制高血压,术后需继续应用药物治疗。若腺瘤为多发性或伴随有增生,双侧肾上腺切除的疗效相似。术后血压是否恢复取决于:①术前对螺内酯的反应;②高血压的严重性和病程期限;③肾脏组织学改变的程度。

2)腺癌型原醛症:手术切除为主要治疗手段。术后辅助治疗以及肿瘤不能切除或术后复发的病例,有效的药物为米托坦,可抑制类固醇分泌及缩小瘤体分别达 5 和 10 个月,总临床效应为 45%。其他许多抗癌药物均无效。放射治疗通常无效,偶有个别病例可见瘤体缩小。

对骨转移者,放射治疗有姑息作用。

3) 原发性肾上腺皮质增生症:和特发性醛固酮增多症治疗效果不同,以外科治疗为宜。虽未双侧增生,但肾上腺次全切除术效果好,但仅在药物如螺内酯、氨苯蝶啶或阿米洛林(amiloride,也称氨氯吡咪)等药物治疗不能控制显著的有症状的低钾血症时才适宜于手术治疗。术前可试用地塞米松 1mg,每 12 小时 1 次共 4~6 周,以排除糖皮质激素可抑制的醛固酮增多症。如果术后仍有低钾血症,口服小剂量螺内酯或补钾可得到纠正。

4) 特发性醛固酮增多症:手术治疗无论是肾上腺次全或全切除术对此病所致的高血压通常无效,唯一可行的治疗措施是药物治疗。首选药物是醛固酮拮抗剂螺内酯,也可应用保钾利尿剂如氨苯蝶啶、氨鲁米特等药物。

5) 糖皮质激素可抑制的醛固酮增多症:药物治疗效果较好。对诊断肯定的病例应用地塞米松,剂量 0.5~1mg,可达 2mg/d,治疗 3 周,可使血钾、血压以及醛固酮水平恢复正常。儿童的治疗效果优于成人,成人可能与长期高血压导致肾脏继发性病变有关。大剂量地塞米松治疗有可能使患者产生皮质类固醇,可替代螺内酯、氨苯蝶啶或联合使用氨苯蝶啶和噻嗪类利尿药物治疗。对本病患者应密切随访,在地塞米松治疗期间应检测肾素-血管紧张素-醛固酮系统的生理变化。

6) 异位醛固酮分泌:异位产生醛固酮的原发肿瘤切除术。

(2) 外科治疗的有关问题

对于诊断肯定的病例,以手术治疗为宜,适应证为:①腺瘤型原醛症;②腺癌型原醛症;③原发性肾上腺皮质增生症。

1) 术前准备:目的是纠正低钾血症,降低血压。①口服氯化钾或枸橼酸钾 1~2g,每天 3 次;②口服螺内酯 40~60mg,一日 3 次,可不补钾或少量补钾,除恢复血钾水平外,还可以预防术后由于双侧球状带抑制引起的低醛固酮症;③低钠饮食,适用于血压特别高,代谢紊乱比较显著者;④手术时容易引起难以处理的低血压,术前一周需停用降压药物;⑤术前当晚肌内注射醋酸可的松 100mg 或术前肌内注射氢化可的松 100mg。

2) 手术径路和外科技术:采用硬膜外或全麻。手术径路选择主要是根据肿瘤定位明确与否以及手术视野显露是否满意为目的。

肿瘤定位明确者,首选经后腹腔镜行肾上腺肿瘤切除,或同侧肾上腺全切术。肿瘤定位不明确或怀疑原发性肾上腺皮质增生者,可采用经腹的腹腔镜技术,同时行双侧肾上腺探查术。两侧肾上腺无异常病变很少见,术中作两侧肾上腺活组织冰冻切片,病理证实为肾上腺皮质增生,一般采用肾上腺次全切除术,即右侧肾上腺全切除术,左侧切除术 80%~90%,亦可考虑先切除一侧肾上腺,并作系列切片找小肿瘤,术后用药物治疗并密切观察。若病情不能缓解,再探查对侧。

施行开放性肾上腺全切除术时,由于腺瘤较小,有时靠手感难以发现,应在直视下分离肾上腺周围脂肪,充分显露肾上腺以后不难寻找。为了避免出血而影响手术视野,不宜用器械直接钳夹肾上腺。在游离肾上腺时,应先分离下缘,外侧和上缘,而后处理内侧及中央静脉,其血管有时难以见到,故分离时应以多结扎为原则。如此操作,不但能防止大出血,而且可以避免肾上腺组织破碎。

腺瘤型原醛症通常肿瘤较小,大多 <3cm,诊断明确,定位确定。一般认为一侧肾上腺腺瘤应行患侧肾上腺全切除术;亦可行肿瘤剜除术,因为病理检查腺瘤侧的肾上腺皮质常呈萎

缩状态,可以不必完全切除。一侧肾上腺腺瘤伴有双侧肾上腺增生者,应行患侧肾上腺全切除术。

腺癌型原醛症少见,癌肿除分泌醛固酮外,还分泌糖皮质激素和雄激素,临床上可无表现。应行根治性肾上腺切除术,术后辅以化疗,以提高 5 年生存率。

3)术后处理:①一侧肾上腺肿瘤行患侧肾上腺全切除者,一般不需要补充肾上腺皮质激素,但对当侧肾上腺皮质球状带萎缩使分泌受到抑制,可短期应用氟氢化可的松治疗;②肾上腺次全切除或两侧肾上腺全切除者,参考皮质醇术前、术中及术后的激素用法补充肾上腺皮质激素;③术后数周至数月内患者的潴钠功能较差,故在饮食中需要补充氯化钠;④术后血钾偏低者,口服小剂量螺内酯 40~60mg/d。

九、手术疗效与预后

70% 的患者术后血钾很快恢复正常,25% 改善,仅 5% 无效。少数病例血压于术后很快恢复正常,但大多数病例术后 1~6 个月恢复正常。服用螺内酯等药物的 IHA 患者 19%~71% 血压能够控制,87% 的血压有所改善。术后血压显著改善的预后因素包括:①高血压病史 <5 年;②术前螺内酯治疗有效;③术前 <2 种降压药物能满意控制血压;④术前高 ARR 比值;⑤没有高血压家族史。

一般,术后血压的变化有下列几种情况:①逐渐下降到正常或接近正常;②一度下降复又上升,但较术前改善或用药物容易控制;③虽然低钾血症获得纠正,但血压不能恢复正常者,可能与高血压持续时间太长和年龄较大或同时伴有原发性高血压有关;长期高血压及低钾血症可能引起肾脏和肾血管发生器质性病变,即不属于类固醇性高血压,需加用一般降压药物控制。也可能是诊断或手术适应证选择不恰当,但最常见的原因是 PHA 合并原发性高血压。

文献报道,原发性肾上腺皮质增生术后治愈率为 38%;腺瘤型原醛症肿瘤剜除术后治愈率为 66%~69%,血压完全恢复正常者 65%;血压稍高于正常者,<20/12kPa(150~90mmHg)为 31%;血压明显高于正常者,>20/12kPa 不到 5%。

腺癌型原醛症在明确诊断时大都已发生血行转移,预后不良,但较其他肾上腺皮质癌的生存时间略长。在接受手术治疗的病例中,50% 的患者于术后 21 个月内死亡。单纯手术者,平均生存时间仅 10.3 个月;联合应用手术和米托坦可延长患者的生存时间,可达 74±33 个月。

十、随访

随访目的:①了解治疗效果、判断治疗方案是否合理;②了解可能的多发性醛固酮瘤;③了解药物治疗的副作用。

随访内容:①临床症状;②血压的评估;③常规血生化检查:电解质、肝肾功能(尤其螺内酯等药物治疗者);④内分泌学检查:血、尿醛固酮,血浆肾素活性水平;⑤腹部 CT 检查:了解对侧肾上腺和/或患侧残留腺体的情况。

随访方案:①术后短期内即可复查肾素活性和醛固酮,了解早期生化变化;②术后 4~6 周进行第 1 次随访,主要评估血压、血电解质以及有无手术并发症;③术后 3 个月待对侧肾上腺正常功能恢复后,酌情行可的松抑制试验等生化方法了解 PHA 是否治愈;④每 6 个月随访 1 次,持续 2 年以上,药物治疗者应长期随访。

（陈　忠　曾　进）

参 考 文 献

［1］PIADITIS G,MARKOU A,PAPANASTASIOUS L,et al. Progress in aldosteronism:a review of the prevalence of primary aldosteronism in pre-hypertension and hypertension ［J］. Eur J Endocrinol,2015,172:R191-203.

［2］郑崇达,张祖豹.原发性醛固酮增多症［M］.见:吴阶平.泌尿外科.第二版.济南:山东科学技术出版社, 2004,1655-1668.

［3］RUEBBEN H. Primaerer hyperaldosteronismus(Conn-Syndrom). In:AltweinJE,Ruebben H.Urologie ［M］. 4Auflage. Stuttgart:Enke,1993,S299-300.

［4］LUDIG G. Primaerer hyperaldosteronismus. In:Alken P,Walz PH.Urologie ［M］. Auflage.NY:VCH,1992, S286-292.

［5］张永康.原发性醛固酮增多症［M］.见:汤钊猷.现代肿瘤学.上海:上海医科大学出版社,1993, 890-892.

［6］FORSHAM PH. Disorders of the adrenal glands.In:Tanagho EA,Mcaninch. Smith's GeneralUrology ［M］. 12eds. Appleton&Lange,1988,473.

［7］GALATI SJ. Primary aldosteronism:challenges in diagnosis and management ［J］. Endocrinol Metab Clin North Am,2015,44(2):355-369.

第六节　肾上腺性征异常综合征

肾上腺性征异常综合征（adrenogenital syndrome,AGS）由先天性肾上腺皮质增生和肾上腺皮质肿瘤两大类疾病引起。先天性肾上腺皮质增生系由于皮质激素合成过程中的酶的缺陷,导致某些皮质醇合成不足,而其前驱物和雄性素类和中间产物在体内积聚,皮质醇合成不足导致 ACTH 分泌增加,进一步促使肾上腺皮质增生和肾上腺雄激素分泌增加,导致女性男性化和男性性早熟等各种临床症状。该疾病属常染色体遗传病,在此不作详细的描述,本章仅对由肾上腺皮质肿瘤引起的性征异常综合征作一介绍。

由肾上腺肿瘤引起的性征异常综合征在婴幼儿期,青春前期或成人期均可发病,但以幼儿期多见,女性男性化常见。Hayles 报道的 234 例小儿功能性肾上腺肿瘤中,女性患者多于男性患者,2/3 的患者为女性男性化表现,男性女性化只占少数病例。我国俞天麟统计肾上腺性征异常综合征 124 例,其中先天性肾上腺皮质增生 112 例,占 90%;肿瘤 12 例,占 10%;肾上腺皮质癌 9 例,腺癌 3 例。近年来,随着对本病的治疗水平提高,国内报道的病例数急剧增加。

一、男性化肾上腺皮质肿瘤

指能够产生大量的雄性激素使患者男性化的功能性肾上腺皮质肿瘤,女性发生率两倍于男性。

1. 病因和病理　正常情况下,肾上腺皮质网状带可分泌相当量的脱氢表雄酮和雄烯二酮,而只分泌很少微量的睾酮。脱氢表雄酮和雄烯二酮实际上是睾酮前体分子,本身的雄性激素活性很低,但可在体外组织中,如脂肪或肌肉组织中转化为睾酮,大部分雄性激素效应是由睾酮水平升高导致。据统计,成人肾上腺直接分泌或通过前体分子在脂肪或肌肉组织转化的睾酮约100μg/24h,约占女性睾酮日产量的50%,占男子日产量的2%。肾上腺所产生的雄性激素对青春期的发动有重要意义,在这些激素的作用下,可使青少年出现早期的阴毛和腋毛,并通过正反馈机制,促进下丘脑—垂体—性腺轴的成熟,使青春期发育接踵而至。正常情况下,肾上腺激素并不会引起女性男性化和男性性早熟;但在病理情况下,如分泌雄性激素的肾上腺肿瘤,则肾上腺激素的分泌会大幅增加,导致女性多毛和女性男性化以及男性的假性性早熟。

此类功能性肾上腺皮质肿瘤,幼儿期发病者,绝大多数为癌。据资料显示瘤体最大者为4 500g,最小33g,平均为500g;良性腺瘤多较小,未见有超过44g者。无论腺瘤还是癌,其显微镜下特点大致相似,细胞大小、形态多不规则,奇异纺锤形细胞及多核巨细胞多见,核不定型并见异常核分裂象,细胞为嗜伊红染色。其超微结构皆为局灶性基底膜缺乏。

肿瘤生长较快,中央可出现坏死、出血、液化或感染。瘤体内可见斑片状散在的钙化影。肿瘤向周围组织及器官浸润,同侧肾上极易受累,腹主动脉旁淋巴结为早期转移部位,下腔静脉常因癌栓而出现梗阻征象。远处器官转移以肺为最常见,其次为肝、脑、骨骼。本病最重要的病理学特点为,确定其良恶性,并不能完全依靠组织学。腺瘤细胞与癌细胞均可显示恶性形态,如大小不等的奇异核以及异常核分裂象,这与肿瘤的内分泌功能旺盛有关。只有非肾上腺组织器官发生同一类皮质癌转移时才是确诊癌的标准。

2. 临床表现,诊断和鉴别诊断(图11-6-1,表11-6-1)　女性男性化肾上腺肿瘤雄激素过多的症状和体征为多毛症、月经过少、痤疮和男性化,其次为阴蒂增大,声音低沉和乳房萎缩。文献报道,100%患者有多毛症,肾上腺皮质癌患者有阴蒂增大者占79%,腺瘤患者占62%;约50%患者有停经和声音低沉,并伴有乳房萎缩和性欲增加,20%病例有高血压症状。临床上鉴别单纯多毛症与伴有男性化的多毛症非常重要,大多数单纯多毛症毛发增多的原因还不清楚。但是,如果患者同时有男性化和多毛,则雄激素水平异常升高。尽管有例外情况,即睾酮分泌的微小变化可能导致明显的男性化表现。但一般来讲,男性化的程度反映出雄激素分泌过多的病程和程度。多毛患者如同时有月经过少,则雄激素过多的可能性更大。因此,对多毛患者应仔细询问其月经初潮,既往和现在的月经史,生育情况,并作仔细的体格检查,以明确有无雄激素过多的症状和体征。

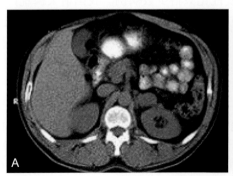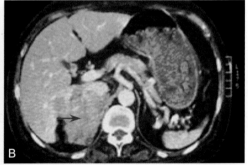

图11-6-1　肾上腺皮质腺瘤与皮质癌的影像学鉴别

表 11-6-1　肾上腺皮质腺瘤与皮质癌的鉴别

肿瘤种类	发病期	性别	瘤体	影像学特点	生化	病理特点
癌	8~10 岁前	女性多见	>75~95g 可摸到肿块	大,有坏死出血灶,肿瘤界限不清	尿 17-KS 类固醇明显上升	包膜浸润,远处转移
腺瘤	青春前期或成人	无性别差异	<44g	小,界限清楚	轻度或中度升高	组织像多变,但无局部浸润及远处转移

男性患者多表现为性早熟,阴茎增大并呈现半勃起状态,阴毛生长浓密,亦可表现为库欣综合征。

男性化肾上腺肿瘤可产生过多的脱氢表雄酮,因而患者尿中 17-酮类固醇(17-KS)排出增加,其值为 69.4~1 561μmol/24h。肾上腺皮质癌患者尿中 17-KS 排出增加更明显,可达 177~4 258μmol/24h,该指标有助于腺癌与腺瘤的鉴别诊断。此外,血浆睾酮、雄烯二酮、脱氢表雄酮、孕酮浓度升高,地塞米松抑制试验对鉴别男性化肾上腺癌与腺瘤无帮助。

根据上述临床症状,24 小时尿中 17-KS 明显增高,且不能被地塞米松抑制,并结合影像学检查结果,诊断可以确立。判断肾上腺肿瘤良、恶性,以下标准则可供参考:①性征异常越明显,血中性激素值,尿中脱氢异雄酮(DHEA)及 17-KS 越高,则恶性可能性越大;②瘤体直径超过 6cm,重量超过 100g 者,恶性可能性增大;③CT 检查肿瘤密度不均,有钙化,增强后 CT 值大于 20HU 者,应考虑恶性可能;④同时合并皮质醇增多症,有明显低钾血症和碱中毒者,有明显贫血者应考虑恶性可能;⑤手术中发现有包膜外浸润者应疑为恶性;⑥有转移证据(为肝、肺、骨的转移)可定为恶性。

肾上腺 B 超和 CT 扫描有助于肿瘤定位诊断。静脉插管抽血测定肾上腺和卵巢静脉的类固醇含量可确定病变部位,血管造影对诊断小肿瘤有帮助。

3. **治疗及预后**　诊断确立后,应及时手术治疗。单纯肿瘤摘除手术只限于肯定为良性肿瘤患者。恶性肿瘤应行根治性肾上腺切除术,切除范围应包括肿瘤侧的肾上腺、肾上腺周围组织,同侧肾脏、脾脏和胰尾。肿瘤较小者,宜选择腹腔镜肿瘤切除术。肿瘤较大腹腔镜肿瘤切除困难者,应选择开放性手术。手术径路可选择经 11 肋间切口或上腹部 Chevron-Typ 切口,孤立转移癌应一并切除。

肾上腺皮质腺瘤手术切除后即可治愈,各种症状可消失,预后良好。肾上腺皮质癌的预后多不良,有赖于早期诊断、早期治疗、肿瘤切除的彻底性、是否存在转移癌以及肿瘤侵犯的程度。皮质癌患者多于确定诊断后 2 年内死亡,3 年生存率 25% 左右。

二、女性化肾上腺皮质肿瘤

指能够产生大量的雌性激素使患者女性化的功能性肾上腺皮质肿瘤,以腺瘤多见。

1. **病因和病理**　某些肾上腺皮质肿瘤分泌雄烯二酮,在肌肉、脂肪等组织转化为雌激素,进而导致女性化各种临床表现。

肿瘤多为良性。Gbrilove 报道 53 例,良性肿瘤占 70%,癌在 30%。瘤体较大,腹部可触摸到包块。转移途径及部位与所致男性化肾上腺皮质肿瘤类似。

2. **临床表现及诊断**　本病多发于 25~50 岁的成人,最常见的临床症状为男性乳房发育

（图 11-6-2），约占 98%，其次为腹部可能触及包块，约占 60%；半数患者有睾丸萎缩和性欲降低。其他较少见的临床症状为肿瘤部位疼痛、乳房触痛、色素沉着和肥胖。生化检查：血浆雌二醇浓度升高，FSH 和 LH 浓度低；尿 17-KS 类固醇也可增高，尿内雄性酮和雌激素或雌激素前体物均可升高；血内 ACTH 含量不增加。地塞米松抑制试验及 ACTH 激发试验皆无阳性反应。

本症女性的女性化症状不易于识别，因而很难明确诊断。女性儿童表现类似性早熟，乳房发育，阴唇、阴道有雌激素化表现，阴毛可见，并有阴道不规则出血。

该疾病 B 超（图 11-6-3）、CT、MRI（图 11-6-4）扫描确诊率很高。此病应与肾上腺外疾病引起的女性化相鉴别，如睾丸间质细胞瘤、Klinefelter 综合征。

3. **治疗和预后**　所有确诊该疾病应手术治疗。诊断肯定者，良性肿瘤可行肿瘤切除术，而恶性肿瘤应行根治性肾上腺切除术，术式可选择开放性手术或腹腔镜手术。术前难以确定良、恶性肿瘤者，术中根据有无局部浸润、淋巴结及远处器官转移作为判断良、恶性肿瘤的依据，以决定手术方案。由

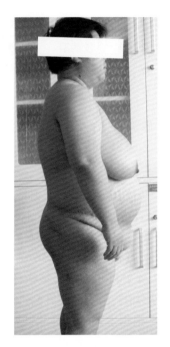

图 11-6-2　肾上腺皮质肿瘤所致女性化人体形态

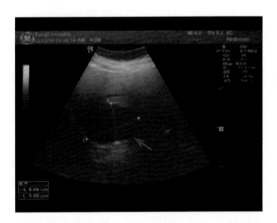

图 11-6-3　肾上腺皮质肿瘤所致女性化 B 超图像

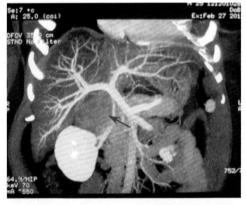

图 11-6-4　肾上腺皮质肿瘤所致女性化 MRI 检查图像

于肿瘤导致患侧或对侧肾上腺皮质不同程度地萎缩，肿瘤切除后体内皮质醇浓度骤降，若不及时给予皮质激素替代，则可诱发急性肾上腺皮质功能不足。所以，术前、术中、术后均应给予皮质激素替代治疗，等待对侧肾上腺皮质功能完全恢复后，则停止皮质激素的替代治疗。

对手术不能切除或切除不彻底以及术后转移复发者，可试用放射治疗。

良性肿瘤切除后，症状很快消失。尿内性激素及 17-KS 等恢复至正常水平。良性腺瘤的病程可长达 3 年；恶性肿瘤的病程多在 2 年以内，如合并皮质醇增多症，则预后更差。近年来，经手术治疗后长期无症状存活者也有报道。

（陈　忠　詹　鹰）

参 考 文 献

［1］KAVOUSSI LR, PARTIN AW, NOVICK AC, et al. Campbell-Walsh urology［M］. 10th.Elseviwer Inc. 2012. 1685-1736.

［2］VARAN A, UNAL S, RUACAN S, et al. Adrenocortical carcinoma associated with adrenogenital syndrome in a child［J］. Med Pediatr Oncol, 2000, 35（1）:88-90.

第七节　肾上腺偶发性肿瘤

一、发病情况

1982 年 Geelhoed 首次采用肾上腺偶发性肿瘤（adrenal incidentaloma）这一名词,并报道20 例。近年来随着高分辨率影像学技术的发展,其检出率显著增加,已成为并不少见的临床病症。目前,将这种因定期常规健康体检或其他疾病检查偶然发现的无症状和体征的肾上腺肿瘤称为肾上腺偶发瘤,包括:①良性或恶性无内分泌功能的肾上腺皮质腺瘤、肾上腺皮质腺癌或嗜铬细胞瘤;②肾上腺髓性脂肪瘤;③肾上腺转移瘤;④其他:肾上腺纤维瘤、腺瘤样瘤、血管瘤或囊肿等。

如果病史和体格检查明确提示有肾上腺疾病,如向心性肥胖,阵发性、恶性、难治性高血压,或伴有低钾血症的患者进行检查时发现的肾上腺肿瘤不属于偶发瘤。癌症患者为明确肿瘤分期进行检查时发现的肾上腺肿瘤也不属于偶发瘤。文献报道,肾上腺偶发性肿瘤约占肾上腺肿瘤的 30%,可以单独存在,也可与其他肿瘤并存。

肾上腺偶发瘤中最为常见的是无功能肾上腺皮质腺瘤,而亚临床皮质醇增多症和嗜铬细胞瘤是最为常见的功能性偶发瘤。有些患者还可发现双侧肾上腺偶发瘤,如双侧嗜铬细胞瘤,转移瘤、淋巴瘤、髓性脂肪瘤等。这些肾上腺肿瘤性病变最主要的特征就是在对非肾上腺疾病进行诊断和治疗过程中被偶尔发现的。

在对 26 组 3 868 例肾上腺偶发瘤研究报道综合分析发现,70% 为无功能腺瘤,5% 为肾上腺皮质癌,2% 为转移癌,15% 为功能性肾上腺瘤,8% 是其他类型的肾上腺瘤,如髓性脂肪瘤、囊肿等。一项 1 303 例肾上腺偶发瘤的回顾性研究也报道了类似结果,60% 为无功能腺瘤,嗜铬细胞瘤、亚临床皮质醇增多症、醛固酮瘤分别为 7.2%、6.6%、2.4%,8.6% 为肾上腺皮质癌,转移瘤为 3.1%,髓性脂肪瘤为 3.6%,其他类型为 8.5%。在另一项 2 000 多例的调查报道,82% 为无功能腺瘤,5.3% 为亚临床皮质醇增多症,5.1% 为嗜铬细胞瘤,1.0% 为醛固酮瘤,肾上腺皮质癌为 4.1%,转移瘤为 2.5%。

文献报道,大多数肾上腺偶发瘤单发于右侧,约占 50%~60%;左侧为 30%~40%,双侧约为 10%~15%,两侧发生率的差异可能是由于应用超声诊断的缘故。因为超声对左侧肾上腺肿瘤的检出率明显低于 CT 扫描,而在应用 CT 扫描诊断研究及实践资料中,左右两侧肾上腺偶发瘤的发生率并无明显差异。

肾上腺偶发性肿瘤瘤体很小时可无任何临床症状,部分病例终身无症状且未被临床所发现而在尸体解剖时发现。根据尸检资料,肾上腺偶发瘤的发病率为 1%~8.7%,无明显性别差异。但其发病率随着年龄增长明显上升,在年轻人中为 0.2%,>70 岁的老年人约为 6.9%。

部分研究显示,肾上腺偶发瘤在糖尿病、肥胖及高血压人群中有更高的发病率。

随着高分辨率影像学技术的应用,肾上腺偶发瘤的检出率明显增加,有学者称其为现代技术性疾病。日本学者统计了1980—1988年应用CT扫描或B超诊断的肾上腺偶发瘤资料,发现随着时间的推移其检出率明显增加,认为其主要原因就是CT扫描技术在临床检查中的逐渐推广,并且发现主要是非功能性肾上腺偶发瘤的检出率明显增高,由1980年受检病例的0%上升至1988年的80%,而皮质癌、功能性肿瘤如嗜铬细胞瘤、醛固酮瘤及皮质醇增多症的检出率并未随时间推移发生明显改变。根据1982—1994年CT扫描文献资料统计,肾上腺偶发瘤的发病率为0.35%~1.9%,此与尸检资料发病率之间的显著差异是由于影像学检查对<0.5cm的肾上腺肿瘤敏感性较差,易漏诊所致。随着更为先进的高分辨率CT扫描技术的应用,预计将有更多的肾上腺偶发瘤被发现。2005年Ferreira等报道,肾上腺偶发瘤CT检查发病率达到了2.5%,与尸检资料相近。Caplan等应用CT诊断也报道了更高的发病率,接近尸检发病率。

肾上腺偶发瘤随人群年龄和性别的不同,其发病率和性质均有差异。临床研究发现60~70岁的老年人群中肾上腺偶发瘤的发病率最高,平均诊断年龄为55岁。与尸检资料不同的是,临床报道女性肾上腺偶发瘤的发病率要高于男性,男女比例约1:1.3~1.5,这可能主要因为接受腹部CT检查的女性要多于男性。肾上腺皮质恶性肿瘤总的来说更多见于年龄相对较小的人群,而良性肿瘤更多见于年龄较大的人群。

二、诊断和鉴别诊断

临床医师所面临的问题是偶发性肾上腺肿瘤是否有功能,如何区别这类病变的性质,是否来源于肾上腺和选择恰当的处理方法(图11-7-1)。

1. **肾上腺功能测定**　肾上腺偶发瘤虽然缺乏相应的症状和体征,但不等于无分泌功能,少数仍具有激素分泌的功能活性,只是其分泌量还不足以产生明显的临床症状和体征,因此称之为亚临床(subclinical)或临床前期(preclinical)病变,健康体检所发现的肾上腺偶发瘤大多数属于此种情况。因此,对于非髓性脂肪瘤、肾上腺囊肿的肾上腺偶发瘤首先需要进行生化实验学检查,以评价其是否具有潜在的激素分泌活性。因此,对于所有肾上腺偶发性肿瘤均应测定肾上腺功能,包括24h尿VMA或CA、17-OHCS或17-KS;血浆皮质醇、肾素、雌二醇、雄烯二酮、睾酮、去氢异雄素酮、电解质;并进行糖耐量试验、小剂量地塞米松试验以及氯化钠试验等。Prize等报道9例肾上腺偶发性肿瘤中,3例各项生化测定正常,6例VMA或CA都有不同程度的增高;其中8例经手术切除肿瘤者,病理证实嗜铬细胞瘤1例,肾上腺皮质腺瘤4例,肾上腺囊肿2例,髓性脂肪瘤1例。

2. **B超和选择性动脉造影**　亦可用于肾上腺偶发性肿瘤的诊断(图11-7-2)。B超对诊断囊性病变有一定的价值。

3. **CT**　区别肾上腺偶发性肿瘤的良、恶性,CT是非常重要的影像学诊断检查。通常,良性肿瘤显示肿块呈圆形、类圆形或椭圆形、边界清楚且光滑、密度均匀、与周围组织不发生粘连;定期CT或B超随访检查,提示肿瘤大小无增大趋势。若肿块有斑点钙化或密度不均匀则提示恶性肿瘤的可能。恶性肿瘤瘤体较大,形态不规则,有周围组织浸润的倾向,边界不清楚,瘤体的血液循环较为丰富,常侵犯周围组织器官并有远处转移病灶。然而,CT诊断也有其局限性并缺乏特异性,可引起误诊。因为肾上腺肿瘤边缘钙化虽多见于恶性肿瘤,但

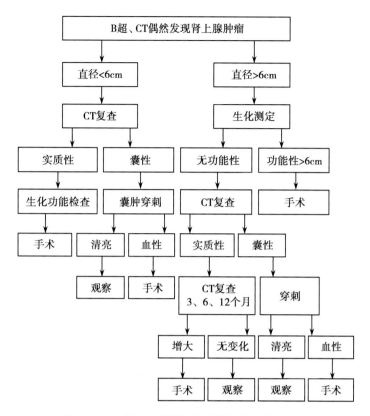

图 11-7-1 肾上腺偶发性肿瘤的诊断和治疗流程

也可见于良性病变;而低密度虽多见于良性病变,但也可能是恶性肿瘤的坏死灶。一般认为,良性病变密度均匀,恶性肿瘤造影剂强化较良性肿瘤更为常见。肾上腺同位素扫描显像对鉴别良恶性肿瘤有一定价值。

鉴别良、恶性肾上腺偶发性肿瘤除上述影像学特征外,还有两方面的因素有助于鉴别诊断:①肿瘤大小:肿瘤越大,恶性可能性越大,一般恶性肿瘤直径 >6cm;肿瘤直径 <6cm,多为良性病变;②年龄:肾上腺皮质腺癌很少发生在高年组。80% 以上肾上腺恶性肿瘤的病例,包括功能性、非功能性和偶发性,患者年龄均小于50 岁。

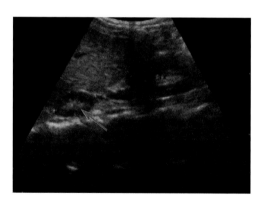

图 11-7-2 右肾上腺转移癌,椭圆形低回声,未见血流信号

有些肿瘤可通过 CT 确诊,如肾上腺髓性脂肪瘤、肾上腺囊肿、肾上腺转移癌等。

(1) 肾上腺囊肿:CT 特征是囊肿边缘锐利光滑,低密度,CT 值与水相似。有时可能与低密度结节性增生或低密度腺瘤相混淆。通常,囊肿无强化,低密度腺瘤则有一定程度的强化有助于鉴别。

(2) 肾上腺髓性脂肪瘤:CT 的特征是肾上腺区域显示低脂肪特性的类圆形肿块,瘤体大小不等,边缘光滑锐利;部分为团块状、条索状的软组织密度,增强扫描无明显强化现象。

(3) 肾上腺出血:肾上腺出血常发生于应激状态下,如手术、烧伤、脓血症、出血性素质和抗凝治疗后。CT可显示肾上腺体积增大,占位性病变呈圆形或卵圆形,直径1.5~3cm;在病程的不同阶段肿块的密度不同,早期较高,CT随访其密度进行性减低,增大的腺体体积亦变小。

(4) 肾上腺转移癌(图11-7-3,图11-7-4):大多数恶性肿瘤晚期都可发生肾上腺转移,转移灶大小各异,一般很少发生功能性改变。CT可发现已发生形态改变的肾上腺转移癌,但对于肾上腺形态学无变化者则难以发现。如果为双侧肾上腺肿块或有肝、淋巴结转移及其他器官的转移灶存在时,多提示肾上腺转移癌。

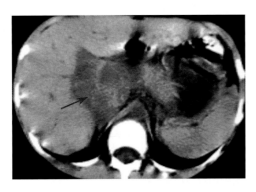

图 11-7-3　右侧肾上腺转移癌

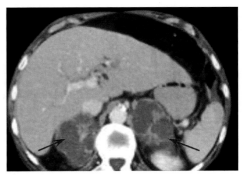

图 11-7-4　两侧肾上腺转移癌

对于所有肾上腺偶发性肿瘤都应考虑到肾上腺转移癌的可能,肾上腺转移癌多来源于恶性黑色素瘤、乳腺癌、肾细胞癌、肺癌、结肠癌、直肠癌等,其中恶性黑色素瘤最常见,约占60%。因此,发现肾上腺偶发性肿瘤后,必须详细询问肿瘤病史,常规检查皮肤、乳腺,直肠指诊以及必要的有关X线和影像学检查。值得注意的是,其他部位的恶性肿瘤者发现肾上腺偶发性肿瘤并不一定就是转移病灶,有可能是并存的肾上腺良性肿瘤。

4. MRI　MRI有助于进一步鉴别CT断层扫描仍无法明确性质的肾上腺偶发瘤(图11-7-5)。CT扫描中无功能腺瘤体积较大时可呈密度不均匀改变,而较小的恶性肿瘤亦能表现为密度均匀,从而给两者的鉴别带来困难。MRI可根据病灶的信号特点对这类肿块进行鉴别诊断,良性腺瘤信号均匀,T1WI和T2WI都类似于肝脏的信号强度,为低信号或等信号;而恶性肿瘤在T2WI上则呈高信号,与脂肪的信号强度相似,信号不均匀,有学者认为可能是由于肿瘤坏死、出血致含水量增加所致。两者间也有近21%~31%的病例信号上存在重叠,如少数腺瘤内出血和坏死可延长肿瘤的T2值,呈较高信号而类似于恶性肿瘤,应注意鉴别此种情况。不过一般情况下肾上腺皮质癌平扫信号不均匀,T1WI呈低信号,瘤体内有出血时呈高信号,有坏死时呈较低信号;T2WI见大片高信号或高低混杂信号,增强扫描呈不均匀强化,边缘强化较明显,不强化区为液化、坏死或出血。嗜铬细胞瘤在T1WI呈低信号,与肝脏信号强度相似,T2WI上呈明显高信号,信号均匀或不均匀,增强后可见明显、快速的强化,中央区低信号为出血坏死,此征象对鉴别嗜铬细胞瘤具有高度的敏感性。Honigschnabl等对

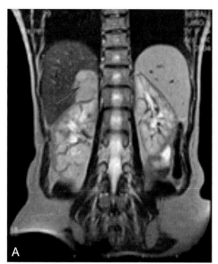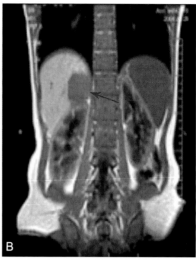

图 11-7-5　MRI 偶然发现右侧肾上腺肿瘤

照研究 204 例肾上腺肿瘤患者术前 MRI 检查结果与手术后病检结果发现 MRI 在鉴别肾上腺肿瘤良恶性时敏感性达 89.9%，特异性达 99%，准确性达 93.9%，认为 MRI 有助于肾上腺肿瘤鉴别定性。MRI 化学位移成像（chemical shift imaging，CSI）序列扫描技术对肾上腺良恶性肿瘤的鉴别也具有重要价值。

5. **肾上腺核素显像**　有助于肾上腺肿块良恶性质的鉴别。它借助于特定的同位素标记的示踪剂来提供病变的功能信息，弥补单纯影像学检查的不足。Maurea 等应用 NP59、MIBG、^{18}F-FDG 对 54 例非功能亢进性肾上腺肿瘤患者进行核素扫描，分析认为 NP59 诊断功能性/非功能性亢进性肾上腺皮质腺瘤、MIBG 诊断肾上腺髓质肿瘤、^{18}F-FDG 诊断肾上腺恶性肿瘤的敏感度、特异度、准确度、阳性预测值及阴性预测值均很高。Maurea 等还采用放射标记的生长抑素类似物来显示恶性肾上腺肿瘤，恶性肿瘤因含有该标记物的受体而显示该核素聚集。但是，肾上腺核素显像技术难以精确定位肿瘤的解剖位置和估计肿瘤的大小，存在一定的局限性。

6. **正电子发射断层扫描（positron emission tomography，PET）**　利用 ^{18}F-氟代脱氧葡萄糖（^{18}F-FDG）显像可以定量分析肿瘤组织对 FDG 的摄取速率及摄取量，可判断肿瘤葡萄糖代谢异常程度，从而鉴别肿瘤的良、恶性。但其对于肾上腺偶发瘤的诊断价值尚不明确，除了已知存在肾上腺外恶性肿瘤病变的患者，一般不推荐 PET。对于此类患者，PET 有助于在选择肾上腺切除术前了解有无肾上腺外的转移病变。

7. **细针穿刺抽吸细胞学检查（fine needle aspiration，FNA）**　在 CT 或 B 超引导下 FNA 活检的准确度较高，敏感性为 81%~100%，特异性为 83%~100%。但由于影像学技术的快速发展和广泛应用，外科医师一般根据肾上腺偶发瘤的影像学特征及大小来决定是否手术，因此一般很少推荐 FNA。必要时，对怀疑为肾上腺转移癌的患者可在 CT 或 B 超引导下行 FNA 活检，通过组织细胞病理学诊断判断其原发肿瘤来源及病理类型，从而指导治疗方案，并在活检前必须排除嗜铬细胞瘤，以免在操作过程中发生高血压危象。瑞典的一项关于肾上腺偶发瘤标准化诊断的前瞻性研究报道对 381 例患者中 14 例怀疑为肾上腺转移癌的患者进行了 FNA,其中 5 例选择了手术治疗,有 1 例术后组织学诊断与术前 FNA 细胞学诊断不符合,并有 1 例患者后被诊断为嗜铬细胞瘤,这是 FNA 的禁忌证,研究者认为 FNA 对于诊断肾上腺偶发瘤价值有限。FNA 的并发症主要包括肾上腺血肿、血尿、气胸、血胸、胰腺炎、肝脏和十二指肠的血肿等。有研究报道 888 例肾上腺穿刺活检中,36 例(4%)出现并发症,其中 26 例比较严重,9 例(1%)需要住院治疗。因此,FNA 不宜作为肾上腺偶发瘤的常规检查方法。

8. 选择性动脉造影　显示肿瘤血管丰富程度有助于判断肿瘤的性质。

三、治疗

对于肾上腺偶发瘤,临床医师必须在手术治疗和非手术治疗之间做出选择,主要根据肿瘤的影像学特征、是否存在其他内分泌疾病、肿瘤的分泌功能活性、肿瘤的良、恶性质及肿瘤大小等情况进行综合分析。如果肿瘤过量分泌肾上腺激素,或肿块较大,影像学上具有恶性肿瘤特征,就应该考虑肾上腺肿瘤切除手术,但不能因为腹腔镜肾上腺切除手术的推广而盲目扩大肾上腺偶发瘤的手术适应证。不具备以上特点的肾上腺偶发瘤,临床观察较为适宜。

1. 肾上腺偶发瘤的手术治疗　目前采用手术治疗功能性肾上腺肿瘤、原发性肾上腺恶性肿瘤及单纯肾上腺恶性转移瘤已达成共识,但对无功能性肾上腺肿瘤的治疗尚存在一定分歧。

肾上腺偶发瘤治疗的目的是切除恶性的和有功能活性的肿瘤,同时尽量避免非必要的手术。而肾上腺偶发瘤大部分为非功能性的良性肿块,很多学者都力图寻找针对此类偶发瘤更为特异性的手术指征。目前,认为肾上腺偶发瘤的大小是评价其是否具有恶性潜能的重要参数,也是决定是否采用手术治疗的重要指标。一般认为,瘤体直径 >6cm,肿瘤恶性机会较大,建议积极手术;3~6cm 的肿瘤多数学者主张手术切除;而瘤体直径 <3cm 者建议随访观察。不过单纯以肿瘤的体积来判断其良、恶性是不可靠的,还应该结合临床病史、年龄、CT 等影像学资料来作出判断。如年轻病例即使肿瘤直径在 2.5~5cm 之间,也应尽量考虑手术。

手术治疗可分为开放性手术和腹腔镜手术。首选腹腔镜手术,腹腔镜肾上腺切除术具有损伤小、出血少、术后疼痛轻、住院时间短和康复快等优点,被认为是治疗良性肾上腺肿瘤的金标准。但在选择腹腔镜手术时,必须严格掌握手术适应证,一般认为肾上腺肿瘤直径 <6.0cm 而影像学检查无粘连者,可选择腹腔镜手术;对肿瘤直径 >6.0cm 的肾上腺肿瘤或与周围脏器有粘连者,腹腔镜切除较为困难者,选择开放性手术为宜。

对于双侧肾上腺偶发瘤,选择切除哪一侧的肿瘤目前尚有争议。Kasperlik-Zaluska 认为应选择切除直径较大,生长迅速或 CT 扫描显示较高密度的一侧。

2. 肾上腺偶发瘤的随访观察　一般,小于 3cm 的肾上腺无功能肿瘤,应随访观察。但随着腹腔镜技术的不断提高,手术切除的比例越来越高,此类偶发瘤是否需要手术切除目前尚有争议。Barry 等对 224 例小于 4cm 的无功能腺瘤进行 CT 随访,仅 4 例肿瘤增大超过 1cm,术后病理证实为良性,无一例出现肾上腺功能亢进或恶变。因此,作者反对对小的无功能性肾上腺偶发瘤施行腹腔镜切除手术。Mirallie 等对 126 例平均大小为 3.6cm 的肾上腺偶发肿瘤进行随访,也得到类似结果。因此,对小于 3cm 肾上腺偶发瘤,要全面检查,具体分析,根据有无内分泌生化异常或潜在的肾上腺功能改变、肿块大小及影像表现(形态是否规则、密度是否均匀、有无钙化等)决定是否手术。若确无内分泌生化异常及临床表现,影像学检查显示形态规则、密度均匀、无钙化的肾上腺占位小于 3cm 的患者,密切随访观察。随访时间为首诊后 6 个月、12 个月和以后的每年一次,观察其发展变化;若影像学特征有变化或肿瘤增大,应及时予以手术治疗。

肾上腺偶发性肿瘤并不是一种单独的疾病,其处理应当慎重,对所有病例均应进行全面的检查和仔细的分析,以避免不必要的手术探查。

(陈 园 郭小林)

参 考 文 献

[1] BARZON L,SONINO N,FALLO F,et al. Prevalence and natural history of adrenal incidentalomas [J].Eur J Endocrinol,2003,149(4):273-285.

[2] ANAGNOSTIS P,KARAGIANNIS A,TZIOMALOS K,et al.Adrenal incidentaloma:a diagnostic challenge [J].Hormones,2009,8(3):163-184.

[3] FAVIA G,LUMACHI F,BASSO S,et al.Management of incidentally discovered adrenal masses and risk of malignancy [J].Surgery,2000,128(6):918-924.

[4] LUMACHI F,BORSATO S,TREGNAGHI A,et al.CT-scan,MRI and image-guided FNA cytology of incidental adrenal masses [J].Eur J Surg Oncol,2003,29(8):689-692.

[5] NORNBERY D.Ultrasound of adrenal gland tumours and indications for fine needle biopsy (uFNB) [J]. Ultraschall Med,2005,26(6):458-469.

[6] 严维刚,李汉忠.肾上腺意外瘤[J].基础医学与临床,2004,24(4):961-964.

[7] 杨玲,赵爽,胡雅君,等.CT 双期增强扫描在肾上腺偶发性肿瘤中的鉴别诊断价值[J].四川大学学报(医学版),2012,43(1):65-69.

[8] 赵军.肾上腺偶发瘤的诊断与外科治疗原则[J].临床泌尿外科杂志,2007,22(3):161-164.

[9] IOACHIMESCU AG,REMER EM,HAMRAHIAN AH.Adrenal incidentalomas:a disease of modern technology offering opportunities for improved patient care [J].Endocrinol Metab Clin North Am,2015,44(2):335-354.

[10] KASTELAN D,KRALJEVIC I,DUSEK T,et al.The clinical course of patients with adrenal incidentaloma:is it time to reconsider the current recommendations? [J].Eur J Endocrinol,2015,173(2):275-282.

第八节　嗜铬细胞瘤/副神经节瘤

嗜铬细胞瘤/副神经节瘤起源于肾上腺髓质、交感神经节或其他部位的嗜铬组织,肿瘤释放大量的儿茶酚胺,引起阵发性或持续性高血压和代谢综合征。2004 年,WHO 的内分泌肿瘤分类将嗜铬细胞瘤定义为来源于肾上腺髓质产生儿茶酚胺的嗜铬细胞肿瘤,即肾上腺内副神经节瘤;而将交感神经和副交感神经节来源者定义为肾上腺外副神经节瘤。目前比较统一的观点是嗜铬细胞瘤特指肾上腺嗜铬细胞瘤(pheochromocytoma,PHEO),而将传统概念的肾上腺外或异位嗜铬细胞瘤统称为副神经节瘤(paragangliomas,PGL),并按解剖部位加以命名(图 11-8-1)。

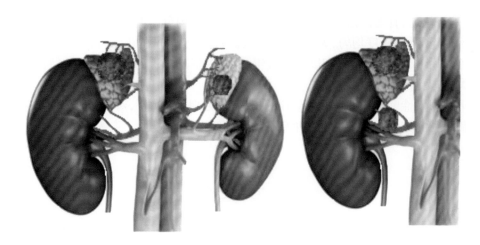

图 11-8-1 嗜铬细胞瘤/副神经节瘤示意图

一、流行病学与病因

1. **流行病学** 嗜铬细胞瘤/副神经节瘤占高血压患者的 0.1%~0.6%,年发病率 3~4/100 万人。尸检发现率约为 0.09%~0.25%,人群中约 50%~75% 的嗜铬细胞瘤/副神经节瘤未被诊断。目前约 25% 的病例系影像学偶然发现,占肾上腺偶发瘤的 4%~5%。男女发病率无明显差别,可以发生于任何年龄,多见于 40~50 岁。

嗜铬细胞瘤约占 90%。大多数较为明显,少数病例肿瘤体积较小,需仔细探查才能发现肿瘤的位置。成人中 80% 嗜铬细胞瘤为单侧、单个,且好发于右侧;双侧嗜铬细胞瘤占 10%;副神经节瘤占 10%。肿瘤部位分布较广,可发生于自颈动脉体至盆腔的任何部位。约 95% 以上的副神经节瘤位于腹部和盆腔,最常见于肾及肾上腺周围、腹主动脉两旁、输尿管末端的膀胱壁、胸腔、心肌、颈动脉及颅底等处(图 11-8-2);少见的有肾实质、脾、前列腺、膀胱、卵巢、阴道等部位。多发性嗜铬细胞瘤约占所有病例的 10%,表现为一侧嗜铬细胞瘤,同时其他部位存在副神经节瘤或双侧肾上腺肿块。有家族遗传性者常为双侧、多发,如 MEN-Ⅱ相关者约 50%~80% 为双侧。

男女发病率无明显差异。各年龄组均可发生,以中、青年最为常见,发病的高峰年龄是 20~40 岁。

目前发现,嗜铬细胞瘤/副神经节瘤患者存在多种遗传基因异常,可能与遗传有关,30% 有家族遗传背景,约占嗜铬细胞瘤的 6%~10%。特点包括:①常见于儿童,发病年龄较早;②多为双侧多发或两个以上的内分泌腺体受累,双侧发生率可

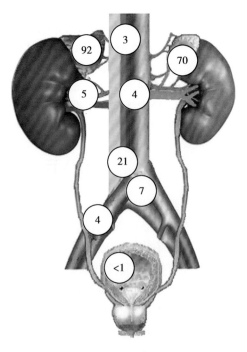

图 11-8-2 207 例手术证实的嗜铬细胞瘤/副神经节瘤定位

达 75%;③双侧性嗜铬细胞瘤中约 50% 为家族性,同一家族的发病成员,发病年龄和肿瘤部位往往相同;④恶性率较低;⑤和一些家族性综合征的基因改变有关。本病还可伴发其他少见的遗传性疾病,如多发性内分泌腺瘤综合征(MENⅡ型),神经纤维瘤病、Von Hipple-Lindau病等。

儿童嗜铬细胞瘤/副神经节瘤较成人嗜铬细胞瘤/副神经节瘤少见,约占全部病例的20%,发病率约为 2/100 万,可以发生在儿童的任何年龄阶段,但以 9~14 岁多发,可能与该时期生长激素分泌旺盛有关。男孩略多于女孩,约为 3∶2,女孩 62% 发生在初潮时。儿童患者中 1/4 为双侧病变,约 30% 病变位于肾上腺外。

恶性嗜铬细胞瘤/副神经节瘤比较少见,发病率约占所有嗜铬细胞瘤/副神经节瘤的5%~20%。肿瘤位于肾上腺者,2%~11% 为恶性;而副神经节瘤恶性率更高,29%~40% 为恶性。转移部位多见于淋巴结、肝、肺、骨等器官。通常,病理组织学特征本身不能预测恶性或转移,血管内出现癌栓或肿瘤侵犯包膜及邻近组织也常被认为是恶性的标志。

2. **病因** 目前,嗜铬细胞瘤/副神经节瘤的发病原因尚不清楚,可能与遗传有关,遗传学和表观遗传性学研究证实嗜铬细胞瘤/副神经节瘤是遗传性疾病。嗜铬细胞瘤/副神经节瘤的发生与神经外胚层细胞的发育生长有直接的关系。神经嵴细胞是各种内分泌腺体的始基,由于基因发育缺陷使神经嵴细胞发育生长紊乱,亦可发生与嗜铬细胞瘤/副神经节瘤同时存在的另外一些内分泌腺瘤;可因年龄、家族史等因素,遗传、病理、组织化学和细胞化学等特点形成特殊的临床类型,临床上称为特殊类型的嗜铬细胞瘤,即多发性内分泌腺瘤(multiple endocrine neoplasia ,MEN),亦称多腺性综合征(pluriglandular syndrom),约占 5%。根据各内分泌腺体并存肿瘤可划分为 MENⅠ型、Ⅱ型和Ⅲ型。

(1) MEN-Ⅰ型:又称 Werner 综合征(Werner syndrom),包括垂体腺瘤、甲状旁腺腺瘤和胰岛细胞瘤。

(2) MEN-Ⅱ型:分为 MEN-Ⅱa 型和Ⅱb 型。

MEN-Ⅱa 型:又称 Sipple 综合征(Sipple syndrom),包括嗜铬细胞瘤或肾上腺髓质增生、甲状旁腺增生或腺瘤,可伴有高钙血症。甲状腺髓样癌,此癌肿主要产生降钙素。

MEN-Ⅱb 型:除 MEN-Ⅱa 型的肿瘤外,可伴随有胃肠道神经节神经瘤和/或多发性皮肤及黏膜神经瘤(多见于眼、舌、唇)。有时会出现 Von Hippel-Lindau 病(VHL 病,视网膜血管瘤病、小脑血管母细胞瘤);其他肿瘤包括肾细胞癌、Sturge-Werber 综合征(大脑三叉神经血管瘤)以及结节性硬化症。

(3) MEN-Ⅲ型:甲状旁腺瘤和乳头状甲状腺癌。也有不分出 MEN-Ⅱb 型者,而把该型患者归纳入 MEN-Ⅲ型。

文献报道,至少有 1/3 的嗜铬细胞瘤/副神经节瘤患者有致病基因突变。有家族遗传背景者,已明确致病基因,由不同类型的基因缺陷造成:VHL 基因突变、多发内分泌肿瘤-Ⅰ型(MEN-1 基因突变)、多发内分泌肿瘤-Ⅱ型(MEN-2 RET 基因突变)、家族性 PHEO-PGL 综合征(SDHD、SDHB 或 SDHC 基因突变)、神经纤维瘤病-1 型(NF-1 基因突变)。成人散发性嗜铬细胞瘤/副神经节瘤基因突变率约 24%,儿童可达 36%。嗜铬细胞瘤/副神经节瘤的发生率在 MEN-Ⅱ为 70%~80%,VHL 病约 10%,NF-1 约 3%~5%。目前,人们还发现嗜铬细胞瘤患者存在多种基因的异常。研究表明,患者尚存在 1、3、10、17 和 22 号染色体基因突变或杂合性缺失。当基因发生突变时,细胞生长失去控制而形成肿瘤。目前,随着生物学技术的不断进展,应对所有嗜铬细胞瘤/副神经节瘤患者和确诊为转移性肿瘤的患者进行特定的肿瘤基因 *SDHB* 检测(图 11-8-3),尤其是有嗜铬细胞瘤/副神经节瘤阳性家族史和遗传综合征表现的患者可以直接检测相应的致病突变基因。

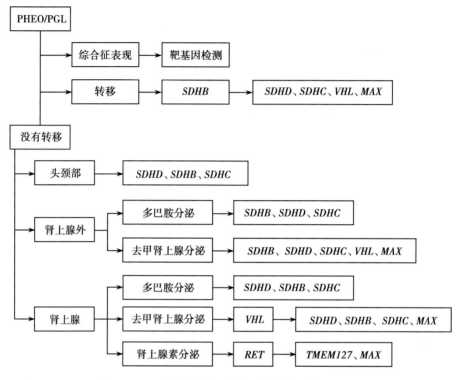

图 11-8-3　嗜铬细胞瘤、副神经节瘤基因检测流程图

在多发性神经纤维瘤(Ⅰ型和Ⅱ型)中,嗜铬细胞瘤只与Ⅰ型有关,其基本的基因损害为 17 号染色体的 *RFl* 基因失活、突变,*RFl* 基因是一个肿瘤抑制基因,其失去表达后,可导致嗜铬细胞瘤的发生。研究发现 *SDH5* 基因 2 号外显子突变和家族遗传性副神经节瘤密切相关,散发性嗜铬细胞瘤存在 *SDH5* 基因 2 号外显子突变。近来研究发现,嗜铬细胞瘤/副神经节瘤患者的肿瘤细胞中 *HIF2α* 基因突变(图 11-8-4)。此外,*ERBB-2* 基因通过局灶黏附信号通路参与恶性嗜铬细胞瘤/副神经节瘤的侵袭和转移,并与肿瘤细胞多药耐药性有关。而且,*ERBB-2* 过表达是恶性嗜铬细胞瘤/副神经节瘤的一个风险因子(图 11-8-5),肿瘤组织中 *ERBB-2* 过表达的患者有着更高的风险形成恶性嗜铬细胞瘤/副神经节瘤。

二、病理

肿瘤切面呈粉红、淡黄、棕黄或杂色相间,大部分肿瘤有散在性斑点或出血、坏死,部分呈囊性变,囊腔内常有暗红色液(图 11-8-6)。肿瘤大小不一,由小的结节状至巨大体积(3kg),但大多数肿瘤的重量小于 100g,直径小于 10cm。肿瘤有丰富的血液供应,可由正常肾上腺血液供应的三支动脉中的任何一支提供。显微镜下肿瘤的形态变异很大,即使同一种肿瘤组织的形态也可有明显差别。肿瘤细胞一般排列成实心扭曲的条索或细胞巢,其间隔以薄

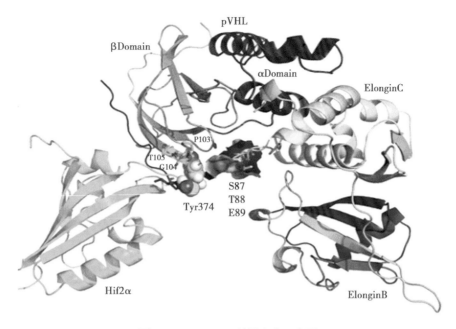

图 11-8-4 *HIF2α* 基因突变示意图

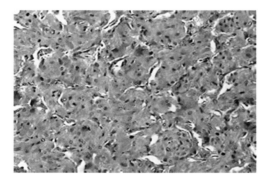

图 11-8-5 嗜铬细胞瘤、副神经节瘤 *ERBB-2* 基因过表达

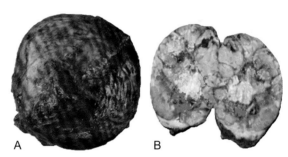

图 11-8-6 嗜铬细胞瘤大体标本及切面

壁血管,部分细胞排列成大小不等的片状,其间有富含血管的宽窄不等的纤维间隔。少数肿瘤细胞呈明显的腺泡样结构。肿瘤细胞和毛细血管的关系极为密切,并常突入血管腔中,因而肿瘤细胞的分泌产物很易进入血流。

肿瘤由大的、多面体的、多形性的嗜铬组织组成,细胞有以下几种形状:①小多边形,其大小形态与正常肾上腺髓质细胞相似;②大多边形,较正常肾上腺髓质细胞约大 2~4 倍;③梭形,其细胞界限不甚清楚,细胞浆丰富,多呈嗜碱性颗粒状,部分呈嗜酸性颗粒状或泡沫样空泡状。细胞核呈圆形或椭圆形,常稍偏于细胞的一侧,有时可见明显核仁。核的多形性常见,但核分裂少见,如同其他的内分泌肿瘤一样,不能单凭组织学表现来判断肿瘤是否为恶性,若有周围组织的浸润或远处转移提示为恶性肿瘤。

副神经节瘤平均重量多为 20g~40g,直径常小于 5cm,大多数位于腹内与腹腔肠系膜上及肠系膜下神经节相关联的部位,约 1% 在胸腔内涉及椎旁交感神经节,1% 在膀胱,<1% 在颈部联合的交感神经节或第 9 或第 10 对脑神经的颅外分支。

三、病理生理

在生理情况下,肾上腺髓质分泌的儿茶酚胺(CA)即多巴胺(DA)、去甲肾上腺素(NE)和肾上腺素(E)。一般,肾上腺髓质分泌的 E 量多于 NE 和多巴胺,肾上腺外嗜铬组织细胞中缺少将 NE 转化为 E 的苯基乙醇胺-N-甲基转移酶(phenylethanolamine-N-methyltransferase,PNMT),因而只分泌去甲肾上腺素和多巴胺。脑和其他交感系统的嗜铬细胞也分泌一定量的 CA。儿茶酚胺通过与效应细胞膜上的肾上腺素能受体相结合而发挥生理作用。肾上腺素能受体有 α 和 β 两大类,各类又分两个亚型。去甲肾上腺素和肾上腺素具有不同的加压作用,其中间产物也有一定的加压作用。肾上腺素兴奋 β 受体(尤其是 $β_2$ 受体)的作用大于 α 受体的作用,总的结果是血管扩张、心率加快、收缩压升高而舒张压不上升。去甲肾上腺素则相反,对 α 受体作用远大于 β 受体的作用(但对 $β_1$ 受体的作用与肾上腺素几乎相等),使全身血管收缩、外周阻力增高、心肌收缩力增强、收缩压和舒张压均增高。

嗜铬细胞瘤/副神经节瘤患者体内的血管紧张素及血管升压素均有增加,后者和儿茶酚胺又可刺激血管内皮素增多。

嗜铬细胞瘤/副神经节瘤还可分泌其他激素或多肽如 ACTH、舒血管肠肽、神经肽 Y、心房利钠素、生长激素释放因子、生长抑素、甲状旁腺素相关肽、白细胞介素-6 等而引起不同的病理生理和临床表现。

四、临床表现

嗜铬细胞瘤/副神经节瘤的临床表现取决于 CA 释放到血液循环中的浓度。CA 的影响是广泛的,涉及心血管、平滑肌以及众多的中间代谢过程,如糖原从肝脏动员、脂肪分解、代谢率增加、刺激胰高血糖素释放、抑制胰岛素分泌和抑制周围组织对胰岛素的敏感性等。大多数患者就医的原因是发作性癫痫和焦虑或常规药物治疗无效的高血压,较少见的是手术与创伤伴有不能解释的低血压或休克应考虑到嗜铬细胞瘤/副神经节瘤的可能。有些嗜铬细胞瘤/副神经节瘤主要分泌肾上腺素,另一些主要分泌去甲肾上腺素,临床表现各有其特点:①分泌肾上腺素型:肿瘤多位于肾上腺,以收缩压升高为主,由于心排出量增高所致,患者有明显的面红、多汗、焦虑、心动过速、震颤。由于周围血管扩张可发生低血压,肾上腺素能受体被兴奋后,可出现肠麻痹。糖原分解引起高血糖;②分泌去甲肾上腺素型:肿瘤可位于肾上腺或肾上腺外,收缩压和舒张压均高,但心动过速不甚显著,在高血压发作时,心率可缓慢,较少发生发作性焦虑或心悸,无明显糖代谢紊乱。

1. **高血压** 高血压是最常见的表现。约 60% 的患者高血压呈持续性升高,且不稳定,其中约 1/2 患者持续性高血压并有变化多端的危象或阵发性升高。其余 40% 患者,仅在发作期间血压升高,且较为严重,偶为恶性高血压,对原发性高血压的常规治疗药物具有抵抗性。按照血压升高的形式分为下列几种类型:①持续性高血压;②阵发性高血压;③持续阵发性升高型高血压;④急进性高血压;⑤无症状性静止型(silent)嗜铬细胞瘤/副神经节瘤。由于肾上腺素和去甲肾上腺素分泌的差异性,症状也有不同(表 11-8-1)。

表 11-8-1 嗜铬细胞瘤/副神经节瘤的临床症状

症状	百分比	症状	百分比
乏力	15%~35%	心悸	50%~70%
胸痛	10%~15%	面色苍白	30%~50%
视力模糊	5%~15%	神经质	30%~60%
头痛	70%~90%	恶心、呕吐	25%~40%
出汗	65%~70%		

2. 阵发性发作或危象 阵发性发作或危象是典型的临床表现,见于半数以上的患者。阵发性发作较为频繁,亦可有间歇几周或数月发作一次,但严重程度、间隔和持续时间则可有改变,其频率、持续时间及严重程度通常随病程时间而增加。发作常突然开始可持续几分钟到几小时或更长时间,50% 持续约 15 分钟,80% 少于 1 小时,很少超过一天。就同一患者而言,每次发作的症状基本相似,常有头疼、大汗、心悸、惊恐及濒死感、胸痛或腹痛伴有恶心呕吐。发作期间面色苍白亦可潮红,血压高达惊人水平。焦虑可于发作中出现,但精神和心理紧张不会激发危象。阵发性发作或危象的原因可能为:①腹部内容物发生突然而持续的活动性移位;②某种特殊的刺激,以某种特定的方式诱发发作,但这种突然发作并不能被清楚地解释;③拮抗药物的相互作用,阿片制剂、组织胺、ACTH 及升糖素可诱发严重而致命性的阵发性高血压发作。因此,对已知的或怀疑嗜铬细胞瘤/副神经节瘤的病例应避免应用上述药物,并仔细、谨慎地使用所有药物。

3. 其他特殊临床表现

(1) 代谢紊乱:由于胰岛素受到抑制及肝葡萄糖刺激性输出,半数以上的患者糖耐量降低,患者可有消瘦、甲状腺功能亢进的表现,并有血糖升高,甚至糖尿病的表现。由于高血糖的刺激,使胰腺大量分泌胰岛素,可诱发继发性低血糖甚至休克而突然死亡。这种糖耐量受损极少需用胰岛素治疗,在切除肿瘤后糖耐量可恢复正常。

代谢率增高的症状和体征有大汗、体重减轻等。直立性低血压与血容量的减少及交感神经的反射减弱有关,这两个因素使未被怀疑有嗜铬细胞瘤/副神经节瘤的患者在手术期间或严重创伤时容易发生低血压或休克。

(2) 腹部肿块与消化道症状:高血压患者伴有腹部肿块,应考虑到嗜铬细胞瘤/副神经节瘤的可能。较大的嗜铬细胞瘤/副神经节瘤可在腹部触及肿块,按压肿块时可引起高血症状的突然发作。体积较小的肿瘤虽不能触及肿块,但双手按压上腹部使肾脏向上压迫肿瘤可引起高血压的发作。由于 CA 的作用使内脏的动脉痉挛和胃肠道黏膜血管病变,可引起胃肠道黏膜散在性表浅溃疡、腹痛、恶心、呕吐等症状。

(3) 心脏的表现:可出现心律失常如窦性心动过速、窦性心动过缓、室上性心律不齐以及室性早搏。亦可出现心绞痛、急性心肌梗死、心衰或非心源性肺水肿。心电图的变化表现为非特异性 ST-T 波的变化,显著的 α 波,左室肥大、左或右束支传导阻滞。

(4) 血细胞比容:由于血容量较少,患者可出现血细胞比容增高,嗜铬肿瘤细胞产生促红细胞生成素引起红细胞增多症罕见。

(5) 其他:嗜铬细胞瘤患者中胆结石的发病率约 15%~20%。库欣综合征伴有嗜铬细胞瘤很罕见,通常是由于嗜铬细胞瘤/副神经节瘤本身或罕见伴存的甲状腺髓样癌异位分泌ACTH 的结果。

(6) 发热:嗜铬细胞瘤/副神经节瘤患者可有低热,可能与肾上腺素产热及血管收缩有关,肿瘤切除后体温可恢复正常。因此,在一些不明原因的低热病例中,应考虑嗜铬细胞瘤的可能。

此外,嗜铬细胞瘤在肾上腺偶发瘤的发生率约 5%。约有 8% 的患者无任何症状,多见于家族性发病者或瘤体巨大的囊性嗜铬细胞瘤。

五、诊断和鉴别诊断

1. 诊断(图 11-8-7)

嗜铬细胞瘤/副神经节瘤的诊断主要是根据临床表现对可疑患者的筛查、定性诊断、影像解剖和功能定位诊断等,对于有遗传倾向者尚需基因筛查。

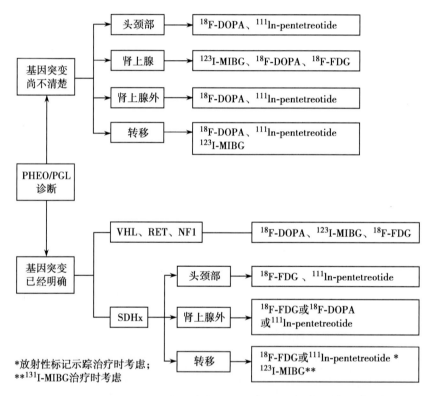

图 11-8-7　嗜铬细胞瘤、副神经节瘤影像核医学功能显像检查流程图

(1) 可疑病例的筛查指征:①伴有头痛、心悸、大汗等"三联征"的高血压;②顽固性高血压;③血压易变不稳定者;④麻醉、手术、血管造影检查、妊娠中血压升高或波动剧烈甚至高血压危象者,或者不能解释的低血压;⑤高血压合并糖尿病者;⑥高血压有嗜铬细胞瘤/副神经节瘤家族遗传病史者;⑦肾上腺偶发瘤;⑧特发性扩张性心肌病。

(2) 定性诊断:实验室测定血浆和尿的游离儿茶酚胺(catecholamine,CA)及其代谢产物如尿中的香草扁桃酸(vanillylmandelic acid,VMA)是传统诊断嗜铬细胞瘤/副神经节瘤的重要方法。肿瘤 CA 的释放入血呈"间歇性",直接检测 CA 易出现假阴性。但 CA 在瘤细胞内的代谢呈持续性,其中间产物甲氧基肾上腺素类物质(metanephrines,MNs)以"渗漏"形式持续释放入血,血浆游离 MNs 和尿分馏的甲氧肾上腺素(urinary fractionated metanephrines)的诊断敏感性优于 CA 的测定。MNs 包括甲基福林(metanephrine,MN)和甲基去甲福林(normetanephrine,NMN),进入循环的 MNs 为游离形式,主要来源于嗜铬细胞瘤/副神经节瘤肿瘤细胞,经消化道、脾、胰的相关酶修饰为硫酸盐结合的 MNs,消化道等本身也可合成大量的硫酸盐结合的 NMN,故结合型 MNs 特异性略差。

1) 24 小时尿 CA:仍是目前定性诊断的主要生化检查手段。敏感性 84%,特异性 81%,假阴性率 14%。结果阴性而临床高度可疑者建议重复多次和/或高血压发作时留尿测定,阴性不排除诊断。

2) 血浆游离 MNs:包括 MN 和 NMN。敏感性 97%~99%,特异性 82%~96%,适于高危人群的筛查和监测。阴性者几乎能有效排除嗜铬细胞瘤/副神经节瘤,假阴性率仅 1.4%,无症状的小肿瘤或仅分泌多巴胺者,可假阴性。

3) 24h 尿分馏的 MNs:须经硫酸盐的解离步骤后检测,故不能区分游离型与结合型,为二者之和。但可区分 MN 和 NMN。特异性高达 98%,但敏感性略低,约 69%,适于低危人群的筛查。

4) 24h 尿总 MNs(MN+NMN):敏感性 77%,特异性 93%。

5) 24h 尿 VMA:VMA 是 CA 代谢产物,尿 VMA 升高的意义在于确认过多的 CA 分泌入血液循环。24h 尿 VMA 检测的敏感性仅 46%~67%,假阴性率 41%,但特异性高达 95%。

6) 血浆 CA:检测结果受多种生理、病理因素及药物的影响。

7) 可乐定抑制试验——鉴别假阳性:血浆游离 MNs 和尿分馏的 MNs 升高≥正常值上限4 倍以上,诊断嗜铬细胞瘤/副神经节瘤的可能几乎 100%。临床疑诊但生化检查结果处于临界或灰区者应标化取样条件,推荐联合检测以提高准确率,必要时行可乐定抑制试验,但对持续性高血压或年龄较大的患者禁忌,以免发生心、脑血管意外。

(3) 定位诊断包括解剖影像学和功能影像学。

1) B超:嗜铬细胞瘤的二维声像图多表现为边界清楚、形态规则,周边见包膜回声,内部回声均匀或欠均匀的低回声肿块(图 11-8-8),占 82.8%。部分肿块内见不规则的无回声区,这与嗜铬细胞瘤的出血、坏死及囊变等有关。声像图呈边界不清、形态不规则或肿块较大时应

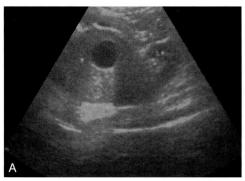 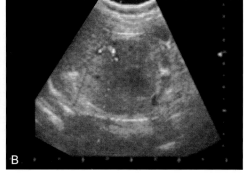

图 11-8-8　左侧嗜铬细胞瘤
A. 囊实的混合性类圆形肿块;B. 肿瘤内见点状血流信号。

警惕为恶性嗜铬细胞瘤。超声诊断的敏感性较低,有报道认为只有 60%,明显低于 CT、MRI。

2) CT 平扫 + 增强:优点是价格适中、敏感性高、扫描时间短。可发现肾上腺 0.5cm 和肾上腺外 1.0cm 以上的嗜铬细胞瘤/副神经节瘤。肿瘤内密度不均和显著强化为其特点,能充分反映肿瘤形态特征及与周围组织的解剖关系。

CT 主要表现为单侧肾上腺类圆形软组织密度肿块,平扫密度均匀或不均,边界清楚,直径 2.0~5.5cm,较小者密度多均匀,较大者容易发生坏死或囊变而密度不均,增强后肿块实体部分明显强化,坏死囊变区无强化(图 11-8-9)。部分肿瘤表现为囊性占位,增强后多可见强化的厚的囊壁与壁结节。动态增强 CT 有助于显示其富血供特点,表现为持续明显强化。

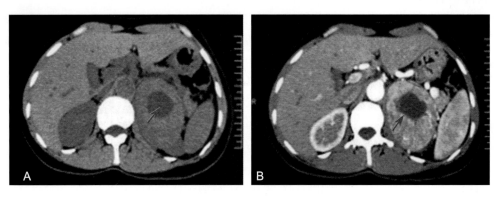

图 11-8-9 左侧嗜铬细胞瘤
A. 肿瘤中心见类圆形囊性低密度区;B.增强后明显强化。

多层螺旋 CT(MSCT)密度分辨率高,各向同性的多方位、多平面图像能更清晰地显示肿瘤与邻近结构的关系。多层螺旋 CT 较单排螺旋 CT 有明显优势,图像清晰,不间断持续扫描,可充分缩短扫描时间,能够有效地排除运动伪影的干扰。

3) MRI(图 11-8-10):MRI 具有无创、无放射性、可多方位成像、图像分辨率高、能更好地显示肿块及与周围组织关系等优点,尤其对于发现肾上腺外嗜铬细胞瘤具有重要意义。嗜

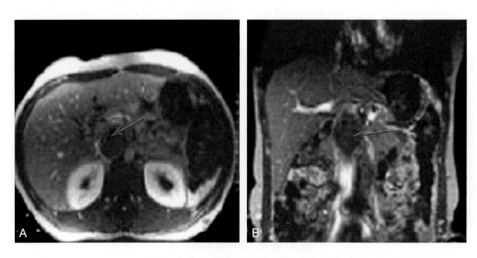

图 11-8-10 MRI 显示右侧嗜铬细胞瘤不均匀强化,中心液化、坏死区无明显强化

铬细胞瘤的 MRI 表现为 T1 加权像类似于肝脏信号影,T2 加权像呈明显高信号高于脂肪的信号强度。因 MRI 可任意选择断面及很好的分辨软组织和血管等,故可更为清晰地显示肿瘤的形态、大小以及与周围组织器官和血管的关系。推荐以下情况代替 CT 作为首选定位或补充检查:①儿童、孕妇或其他需减少放射性暴露者;②对 CT 造影剂过敏者;③生化证实儿茶酚胺升高而 CT 扫描阴性者;④肿瘤与周围大血管关系密切,评价有无血管侵犯;⑤全身 MRI 弥散加权成像有助于探测多发或转移病灶。

弥散加权成像是一种在体检测水分子扩散运动的无创性影像技术,近年来已逐渐用于身体各部位肿瘤良、恶性的鉴别诊断。弥散加权成像(diffusion-weighted imaging,DWI)提供的 3 种信息,弥散图、ADC 图和定量指标 ADC 值,较之常规 MRI 检查,更加形象、直观、详细显示肾上腺肿瘤内部的微观结构。研究显示,肾上腺肿瘤 ADC 与其细胞密度具有相关性,随着肿瘤细胞密度增加,其 ADC 亦减低,以 b 值取 $800s/mm^2$ 时,ADC 与肿瘤细胞密度的相关性最大。

CTA 和 MRIA 血流成像能明确地显示肿瘤部位、血供及血管的形态,为手术治疗提供充分的术前信息(图 11-8-11)。CTA、MRIA 和下腔静脉造影对嗜铬细胞瘤/副神经节瘤并下腔静脉瘤栓形成的诊断具有较高的价值。

4)功能影像学定位:不作常规检查,但对下列情况需行功能影像检查:①确诊定位并利于鉴别诊断;②检出多发或转移病灶(分泌 E 的嗜铬细胞瘤 >5cm;分泌 NE 的嗜铬细胞瘤;功能性副神经节瘤);③生化指标阳性和/或可疑,CT/MRI 未能定位;④术后复发者。

间碘苄胍(metaiodobenzylguanidine,MIBG)显像:MIBG 为去甲肾上腺素类似物,正常情况下肾上腺髓质摄取量少,静脉注射 ^{131}I-MIBG 18MBq 后 24h 一般不显影,而嗜铬肿瘤组织

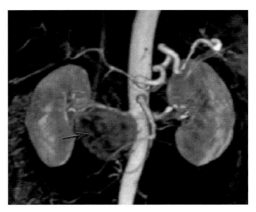

图 11-8-11 MRIA 血流成像显示副神经节瘤与腹主动脉、右肾动脉的位置关系

摄取率增加,24h 即在肿瘤处呈放射性明显浓聚,随时间延长而愈加清晰,提高了此类功能静止型嗜铬细胞瘤/副神经节瘤的术前定性诊断。[131]I-MIBG 和 ^{123}I-MIBG 可同时对嗜铬细胞瘤/副神经节瘤进行形态解剖和功能的定位,二者特异性均达 95%~100%,灵敏度分别为 77%~90% 和 83%~100%;但对副神经节瘤和恶性嗜铬细胞瘤敏感性较低(71% 和 56%)。假阳性罕见于肾上腺皮质癌和某些感染性疾病如放线菌病;假阴性见于某些药物影响(如三环类抗抑郁精神病药、钙拮抗剂、可卡因等)和肿瘤坏死或去分化。

MIBG 显像前必须使用卢戈液,5 滴 3 次/d × 3d,封闭甲状腺。

[131]I 标记的间碘苄胍(^{131}I-MIBG)显像定性诊断嗜铬细胞瘤/副神经节瘤具有很高的灵敏度和特异性。SPECT/CT 系统是在 ^{131}I-MIBG 显像的基础上使用图像融合显像,为嗜铬细胞瘤/副神经节瘤诊断提供了更为准确的解剖定位,为临床诊治嗜铬细胞瘤/副神经节瘤提供了极有价值的定性和定位信息。单纯用 ^{131}I-MIBG 平面显像,空间分辨率差,不能显示病灶与周围解剖结构的关系,准确定位困难。行 ^{131}I-MIBG 全身显像联合常规 48h 肾上腺区 SPECT/CT 图像融合断层,并对肾上腺外异常放射性浓聚区图像融

合断层,能提高探测敏感度,尤其对肿瘤体积小者和副神经节瘤的定位更具优势。同机融合较之异机融合最大的益处在于能最低程度减少融合的位相差异,使得一次检查能同时得到解剖和功能图像。充分发挥了两种检查方法的优势,又能互相弥补各自的不足。

生长抑素受体(somatostatin receptor)显像:生长抑素受体为 G 蛋白偶联的跨膜蛋白,有 5 种亚型。嗜铬细胞瘤/副神经节瘤主要表达 2 和 4 型(约 73%)。奥曲肽为生长抑素类似物,与生长抑素受体的亲和性依次为 2、5、3 型。^{111}In-DTPA-奥曲肽显像敏感性不及 MIBG,MIBG 阳性的嗜铬细胞瘤/副神经节瘤仅 25%~34% 奥曲肽阳性,但对恶性/转移性病灶的敏感性优于 MIBG(87% 和 57%)。

正电子断层显像(PET):^{18}F-FDG-PET、^{11}C-对羟基麻黄碱-PET、^{11}C-肾上腺素-PET、^{18}F-DOPA-PET 和 ^{18}F-DA-PET 均有报道用于嗜铬细胞瘤/副神经节瘤的定位诊断(图 11-8-12A,B,图 11-8-13)。PET 在嗜铬细胞瘤诊断中的应用得到发展,^{18}F-DA-PET 优于 MIBG,具有较高空间分辨率、较低的辐射剂量以及较短的检查时间等优点,并且对转移性病灶的敏感性也更高,对于根据前述建议诊断流程行 ^{131}I-MIBG 显像阴性的患者以及术后原位复发的患者可以

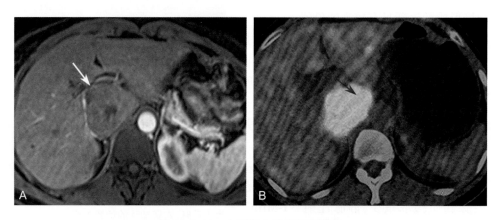

图 11-8-12　右侧肾上腺嗜铬细胞瘤
A. MRI 显示肿瘤不均匀强化;B. ^{18}F-FDG PET/C 显示肿瘤 FDG 摄取值 SUV=6.1。

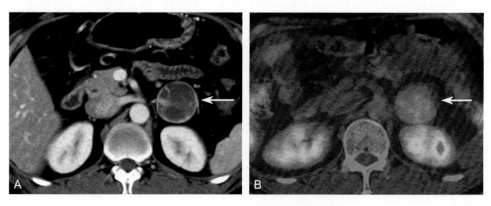

图 11-8-13　左侧肾上腺嗜铬细胞瘤
^{18}F-DOPA-PET 图像。

尝试该检查。该技术还可在治疗转移性肿瘤时应用。

（4）遗传性综合征的诊断和基因筛查

1）大约1/3的嗜铬细胞瘤/副神经节瘤有遗传因素参与。遗传性综合征和基因筛查的价值在于：①主动监测肿瘤复发或多发；②及早发现其他受累系统病变；③监测无症状的亲属，早期发现肿瘤；④致命性肿瘤的预防如 RET 突变患儿的甲状腺预防性切除。

2）下列情况应考虑遗传疾病：①嗜铬细胞瘤/副神经节瘤家族史者；②双侧、多发或肾上腺外嗜铬细胞瘤；③年轻患者（<20 岁）；④患者及其亲属具有其他系统病变：脑、眼、甲状腺、甲状旁腺、肾、颈部、胰腺、附睾、皮肤等。

3）筛查内容包括：①家族史的问询；②系统临床体征和辅助检查：皮肤病变（NF-1）；甲状腺病变和血降钙素升高（MEN-2）；影像学检查肾脏、胰腺、其他腹部肿瘤，术前常规眼底视网膜检查、脑脊髓 MRI 检查（VHL）；③基因检测筛查：选择性检测相应的 RET、VHL、SDHD、SDHB、SDHC 或 HIF2α 等致病突变基因。若阳性，一级亲属遗传咨询。

2. 嗜铬细胞瘤/副神经节瘤特殊类型的诊断　特殊类型嗜铬细胞瘤，包括：①家族性嗜铬细胞瘤/副神经节瘤；②嗜铬细胞瘤合并肾动脉狭窄；③妊娠期嗜铬细胞瘤；④膀胱副神经节瘤；⑤儿童嗜铬细胞瘤；⑥静止型嗜铬细胞瘤；⑦复发性嗜铬细胞瘤；⑧多发性嗜铬细胞瘤；⑨腹膜后肾上腺外副神经节细胞瘤。

（1）家族性嗜铬细胞瘤/副神经节瘤：嗜铬细胞瘤/副神经节瘤可为家族性，男、女皆可患病，男性稍多。约 5% 为常染色体显性遗传，既可为单独的嗜铬细胞瘤/副神经节瘤，亦可同时伴有其他异常如多发性内分泌肿瘤（multiple endocrine neoplasia，MEN）Ⅱa 或Ⅱb 型。家族性嗜铬细胞瘤/副神经节瘤的特点为：①发病年龄在 4~62 岁之间，平均年龄为 27.5 岁，较非家族性者为早；②家族性嗜铬细胞瘤/副神经节瘤发生率高，可达 47%，近来家族性嗜铬细胞瘤/副神经节瘤所占比例有逐渐增加的趋势；而非家族性者仅 6%~9%；③肿瘤为双侧性、多发性和肾上腺外的，且有较高的恶性率；④一个家族中发病的成员，发病年龄和肿瘤部位基本相同；⑤常并发其他的疾病，如小脑血管母细胞瘤、神经纤维瘤、甲状腺髓样癌。双侧嗜铬细胞瘤在家族性综合征中是最常见的，在多发性内分泌瘤的亲属中，嗜铬细胞瘤一半以上为双侧病变，故任何一个有双侧嗜铬细胞瘤的患者均应怀疑为家族性综合征。嗜铬细胞瘤/副神经节瘤和神经纤维瘤并存时容易识别，然而嗜铬细胞瘤/副神经节瘤合并不完全型神经纤维瘤者其临床表现较少，如果出现 5~6 个咖啡牛奶色斑、脊椎异常或脊椎后侧凸，应怀疑嗜铬细胞瘤/副神经节瘤的可能。在 Von Hippel-Lindau 疾病的家族中嗜铬细胞瘤/副神经节瘤的发病率高达 10%~25%，其中许多病例生前无症状而是死后尸检证实。因此，MEN Ⅱa 及Ⅱb 型家族中每一个成员均应进行 24h 尿 VMA、HVA 检查以及血浆 CA 测定。在家族性的多发性内分泌瘤Ⅱa 和Ⅱb 型中嗜铬细胞瘤/副神经节瘤合并有甲状腺髓样癌者，Ⅱa 型中伴有甲状旁腺机能亢进或一些嗜铬细胞瘤/副神经节瘤患者不伴有甲状旁腺疾病却有高钙血症者，经切除肿瘤后高钙血症随之消失。在施行甲状腺或甲状旁腺手术前，应先排除嗜铬细胞瘤/副神经节瘤。

（2）嗜铬细胞瘤合并肾动脉狭窄

1）病因：嗜铬细胞瘤合并肾动脉狭窄罕见，有下列几种病因：①肿瘤位于肾蒂附近，且瘤体大，压迫同侧肾动脉引起肾动脉狭窄，导致肾血管性高血压，肿瘤可来自肾动脉或肾动脉附近的交感神经节；②肿瘤虽然不大，因位于肾门，虽不起压迫的作用，但局部分泌的 CA

呈高浓度,长期刺激肾动脉导致其痉挛性收缩并进一步发生肾动脉壁纤维肌肉增生,纤维性狭窄形成;③嗜铬细胞瘤伴神经纤维瘤病,除了上述嗜铬细胞瘤对肾动脉的影响外,神经纤维瘤也可压迫肾动脉引起肾血管性高血压;④嗜铬细胞瘤和肾动脉狭窄同时存在;⑤嗜铬细胞瘤肿瘤切除后肾动脉周围粘连导致肾动脉狭窄,同时又并发嗜铬细胞瘤,但少见。

2) 诊断:嗜铬细胞瘤患者出现下列情况时应考虑合并肾动脉狭窄的可能:①背部和/或中上腹闻及血管杂音;②IVU 或 B 超提示同侧肾脏明显缩小;③肾同位素扫描提示同侧肾功能受损;④肾上腺素能 α-受体阻滞剂降压效果不理想,而加用血管紧张素转化酶抑制剂后降压效果明显增强;⑤肿瘤切除后血压恢复正常,以后又升高,但无 CA 性高血压的证据。

此外,对于肾血管性高血压患者,即使肾动脉狭窄的诊断已肯定,也应警惕其合并嗜铬细胞瘤的可能,并进行有关检查,若有下列情况时应明确有无嗜铬细胞瘤:①合并有神经纤维瘤病,表现为多发性皮下神经纤维瘤和皮肤色素沉着。文献报道,约 5% 神经纤维瘤病患者肾动脉受压,2%~8% 神经纤维瘤病患者合并嗜铬细胞瘤;②动脉造影显示狭窄的肾动脉受压移位;③肾血管性高血压患者常规测定 24h 尿 VMA 或血浆 CA 水平,约 30% 患者尿VMA 是正常的,但 CA 可升高;④血管紧张素转化酶抑制剂(ACEI)降压作用不满意,加用肾上腺素能 α-受体阻滞剂后,降压效果明显。

由于嗜铬细胞瘤和肾动脉狭窄两者均可产生高血压,若患者尿 VMA 或 CA 正常,而动脉造影显示肾动脉有明显狭窄时容易将嗜铬细胞瘤漏诊。这种情况尤易发生在血管少的肿瘤或在发现明显的肾动脉狭窄后没有仔细的阅片,忽视了嗜铬细胞瘤的存在,有时将肿瘤血管误诊为侧支循环。

(3) 嗜铬细胞瘤/副神经节瘤合并妊娠:妊娠后期由于子宫压迫肿瘤或肿瘤本身引起高血压等症状,一般在妊娠最后三个月变得明显,表现为头痛、多汗,可有恶心、呕吐、视力障碍、蛋白尿,往往被认为由妊娠毒血症引起,故容易忽视本病。妊娠合并嗜铬细胞瘤/副神经节瘤的危险性很大,产前、产后、分娩或麻醉过程中可因各种因素的刺激而骤然发生高血压危象或休克,或是高血压与低血压交替出现,出现休克者可被误诊为子宫破裂。妊娠合并嗜铬细胞瘤/副神经节瘤的诊断和定位较为困难,根据患者的症状和既往史,妊娠期高血压有糖尿病而无水肿,尤其是不可解释的高血压,应考虑嗜铬细胞瘤/副神经节瘤的可能性,需进一步检查,并反复测定血、尿 CA 或尿 VMA。

胎儿的死亡率较高,可达 30% 以上,主要原因为胎盘出血,与高血压及循环障碍等因素有关。

(4) 膀胱副神经节瘤:发生于膀胱的副神经节瘤少见,约占嗜铬细胞瘤/副神经节瘤的 0.38%~1.56%。膀胱副神经节瘤为膀胱非上皮性肿瘤,发病率约占所有膀胱肿瘤的0.06%~0.38%。

1) 病理:膀胱副神经节瘤来自膀胱壁副交感神经节或主动脉旁之副交感神经组织随交感神经埋于膀胱壁中,肿瘤在该组织的亲铬组织上发生。嗜铬细胞瘤/副神经节瘤良、恶性的鉴别,在生化方面及细胞学上并无明显特征,主要靠观察组织是否浸润包膜外,邻近组织及血管内有否瘤栓,或膀胱外的非嗜铬组织有否转移灶来鉴别。膀胱副神经节瘤恶性倾向性很高。

2) 症状:典型症状为排尿时或排尿后出现头痛、心慌、面色苍白、多汗和血压升高,甚至昏厥。肿瘤常在膀胱肌层内,小肿瘤在膀胱镜检时常不易发现。若肿瘤穿透膀胱黏膜,即可有膀胱刺激症状,约占 50%。也有以血尿为主诉,膀胱镜检时发现肿块而误诊为膀胱肿瘤。

3）诊断：VMA 和 CA 测定是诊断膀胱副神经节瘤的重要依据，特别是排尿前 3 小时及排尿后 3 小时尿 CA 水平的对比有诊断价值。血中多巴或多巴胺超过正常水平时，常提示为恶性肿瘤。

B 超、CT 扫描和 [18]FDG-PET/CT 可以确定肿瘤的大小及是否有转移灶，并可帮助确定手术方案（图 11-8-14~图 11-8-16）。

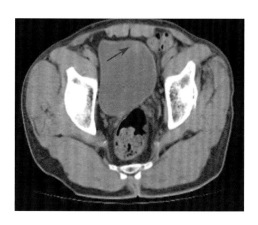

图 11-8-14　CT 显示膀胱顶部肿块（副神经节瘤）

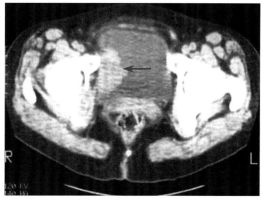

图 11-8-15　CT 显示膀胱右侧壁肿块，约 2.7cm，密度均匀（副神经节瘤）

膀胱镜检对膀胱副神经节瘤的定位诊断很重要。在膀胱镜下，肿瘤部位的膀胱黏膜可以正常，亦可向膀胱腔内突出，或见到局部扩张及怒张的血管。当肿瘤巨大，出现局部淋巴管阻塞时，可见到黏膜水泡状水肿。如果做膀胱镜有困难时，可做膀胱造影。值得注意的是，无论何种检查，均可引起血压升高。因此，在操作时应轻柔，并要有一定的预防措施。

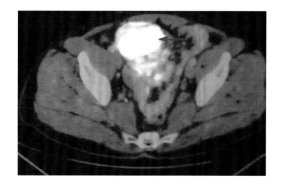

图 11-8-16　PET/CT 显示肿瘤高摄取，SUV 值 =94.9

（5）儿童嗜铬细胞瘤/副神经节瘤：儿童患本病者较少，约占 10%~30%，其中 10% 有家族性。临床表现非常明显，早期即可有血管病理变化。肿瘤常为多发性，可侵及两侧肾上腺，亦可发生于肾上腺外嗜铬组织、腹膜后肾上腺附近或在腹部大血管附近，主要表现为持续性高血压伴有阵发性高血压危象发作。血压甚高，需与肾脏疾患和肾动脉狭窄等相鉴别。尿及血中 CA 及其代谢产物测定具有诊断意义。

（6）静止型嗜铬细胞瘤：肾上腺静止型嗜铬细胞瘤（silent pheochromocytoma of the adrenal glang）指平时无高血压或其他症状，实验室亦无任何典型嗜铬细胞瘤的证据，常于术中发现，发生率约为 1.5%~23%。静止型嗜铬细胞瘤并不代表无功能，术前很难预测无高血压史的嗜铬细胞瘤患者在手术等应激状态下是否会出现急骤血压升高。一般，有两种表现形式：①隐匿功能性嗜铬细胞瘤：隐匿功能性嗜铬细胞瘤平时未表现出高血压等征象，但在严重外伤、感染、手术等应激条件下血压可急剧上升;②无功能性嗜铬细胞瘤:围手术期无血压波动。静止型嗜铬细胞瘤不产生临床症状,可能有以下原因:①瘤体不具有分泌功能或分泌功能低下;②大部分去甲肾上腺素分泌后储存在肿瘤的内部,很少进入血液循环中;③肿瘤分泌较多的多巴及多巴胺抢占了受体,由于多巴具有降压作用,对抗了肾上腺素和去甲肾上腺素的作用而不发生高血压;④机体对儿茶酚胺类物质具有耐受性;⑤静止型嗜铬细胞瘤相对较大,肿瘤内部更容易出血、坏死,其功能受到影响;⑥虽然肿瘤内含大量的儿茶酚胺类物质,但大多在肿瘤内部代谢,而相对少量的血管活性物质和大量的无活性代谢物分泌进入血液循环系统。

静止型嗜铬细胞瘤本质上属于肾上腺偶发瘤,影像学无特异性,术前明确诊断较困难。内分泌检查对静止型嗜铬细胞瘤的作用有限。对怀疑静止型嗜铬细胞瘤的患者,可以进行激发试验。文献报道,胰高血糖素刺激试验可以发现一些隐匿功能的嗜铬细胞瘤。一些 CA 正常的静止型嗜铬细胞瘤,FDG-MIBG 或 ^{18}F-FDG PET/CT 检查 FDG 可表现为高摄取,有助于诊断。对于瘤体较大、性质不明确的肾上腺肿瘤应高度警觉,无论有否高血压或有否阳性实验室检查结果,术前应按照非静止型嗜铬细胞瘤常规准备,以减少手术危险性。

(7) 复发性嗜铬细胞瘤:嗜铬细胞瘤术后复发率为 4.6%~10%,肾上腺外、儿童、多发性嗜铬细胞瘤复发率较高,平均复发年龄为 6 年。复发的部位既可发生于肾上腺组织,又可发生于肾上腺外嗜铬体中,但大多为肾上腺外组织,与肿瘤呈多中心发生、同时或异时发生有关,如一侧肾上腺嗜铬细胞瘤术后对侧出现肿瘤,或一侧肾上腺嗜铬细胞瘤术后出现肾上腺外副神经节瘤,有时病例可出现多次原位复发。

肾上腺外恶性嗜铬细胞瘤生物学特性活跃,易多发、复发、恶性变或发生转移,常见的转移部位为肝、骨等,切除后局部复发浸润者常为恶性。

复发性嗜铬细胞瘤大部分病例出现与原发病相同的临床症状。根据病史,24 小时尿 CA、VMA、B 超、CT、MRI、^{131}I-MIBG 和 ^{18}F-FDG PET/CT 不难作出诊断。通常,嗜铬细胞瘤转移癌无儿茶酚胺增多表现,^{18}FDG-PET/CT 具有较高的诊断价值。

(8) 多发性嗜铬细胞瘤:多发性嗜铬细胞瘤占嗜铬细胞瘤的 10% 左右,一般有两种形式:①肾上腺多发性嗜铬细胞瘤,表现为双侧肾上腺肿瘤或一侧肾上腺多个肿瘤;②肾上腺外多发性副神经节瘤,肿瘤都位于肾上腺外的嗜铬体中。家族性嗜铬细胞瘤为多发性内分泌肿瘤,Von Hippel-Lindau 病好双侧多发。

多发性嗜铬细胞瘤的诊断与一般嗜铬细胞瘤的诊断相同,但腹膜后肾上腺外多发性副神经节瘤由于发生范围广泛,肿瘤大小不一,B 超、CT 和 MRI 检查难以确定肿瘤的具体数目,^{18}F-FDG PET/CT 的功能优于 CT 和 MRI。

3. 鉴别诊断

(1) 腹膜后肿瘤:腹膜后副神经节瘤需与腹膜后其他肿瘤进行鉴别。腹膜后神经源性肿瘤多位于脊柱两侧,腹主动脉周围,境界清楚,可发生坏死、囊变,这与副神经节瘤相似,但神经源性肿瘤血供不及本病,CT 强化程度明显较低。

较大的腹膜后副神经节瘤的表现可与腹膜后肉瘤类似,侵袭性明显,境界不清,形态欠规则,增强亦呈现不均匀、延迟强化特点,术前鉴别诊断较为困难,需借助术后病理和免疫组织化学检查明确诊断。

(2) Castleman 病(Castleman disease,CD):是一种少见的原因不明的淋巴增生性疾病,它有很多描述性的类似名,包括巨大淋巴结增生、滤泡淋巴网状内皮细胞瘤、血管滤泡淋巴结增生、良性巨大淋巴瘤以及淋巴样错构瘤等。增大的淋巴结 CT 增强的强化方式与嗜铬细胞瘤相似，可见包膜延迟强化，但内部密度较副神经节瘤均匀，其形态多呈肾形。患者多无高血压及代谢异常方面的改变。

（3）原发性高血压：原发性高血压患者中有"高肾上腺素"的特征，如心动过速、出汗、心排出量增加和焦虑发作伴有血压增高的病例，CA 及其代谢产物测定和药理学实验有助于鉴别。

（4）颅内损害：尤其是后颅窝肿瘤或蛛网膜下腔出血可以伴有高血压，CA 及其代谢产物的增高。嗜铬细胞瘤可引起继发性蛛网膜下腔出血或颅内出血，需予以鉴别。间脑病变或自主性癫痫可能伴有阵发性小发作、高血压和血 CA 的增高，这种罕见情况很难与嗜铬细胞瘤鉴别，但异常脑电图以及对抗惊厥的药物反应良好可提示诊断。

此外，尚需与甲状腺功能亢进、糖尿病、围绝经期综合征、阵发性心动过速、冠状动脉供血不足、偏头痛及紧张性头痛相鉴别。

六、用于治疗嗜铬细胞瘤/副神经节瘤的药物

适应证：①作为术前准备控制高血压；②嗜铬细胞瘤/副神经节瘤有严重并发症不能耐受手术者；③恶性肿瘤已发生转移者。

1. 肾上腺素能受体阻滞剂：主要用于术前准备。

（1）α-肾上腺素能受体阻滞剂

指征：①血压 >200/130mmHg（>21/17kPa）；②血细胞比容 >50%（低血容量）；③频繁、严重和难以控制的高血压发作或危象。α-肾上腺素能受体阻滞剂可对抗 CA 的作用，从而缓解全身血管收缩所致的高血压，故可控制嗜铬细胞瘤/副神经节瘤引起的症状。

1）苯苄胺：选择性 α1-受体阻滞剂，对 α1-受体的作用比 α2 强 100 倍。初始常用剂量为每 12 小时 10mg，隔数日递增 10~20mg 直到血压控制和阵发性发作消失。大多数病例每日需要量为 40~80mg，血压正常后可改为维持量。术前苯苄胺至少用药 10~14 天。由于阻滞并不完全，术中仍有 75% 患者出现严重高血压。

2）酚妥拉明：对 α1 和 α2 受体具有等同的阻断效应，主要用于阵发性高血压发作、控制高血压危象以及术中应用。静脉注射 30 秒钟之内即起作用，高峰在 5 分钟之内，有效时间为 30~60 分钟。嗜铬细胞瘤高血压危象时，为了避免血压骤降，初始静脉注射 1~5mg，以后采用静脉滴注，每小时 20~50mg。常以 10mg 加入 5% 葡萄糖 500ml 中静脉滴注，滴注速度则根据血压调整。用药期间要密切观察患者的血压变化。

（2）β-肾上腺素能受体阻滞剂：应用 α-肾上腺素能受体阻滞剂后发生心动过速，可用 β-肾上腺素能受体阻滞剂。合理的初始剂量为心得安 10mg，每日 3~4 次。剂量根据心率调整，需要时可增加剂量，以维持心率在正常或接近正常。此外，对 CA 诱发的，尤其是麻醉药引起的心律失常效果很好。

β-肾上腺素能受体阻滞剂可加重支气管的痉挛，有哮喘史者不宜应用。β-肾上腺素能受体阻滞剂使心脏收缩能力降低，可诱发心衰，宜采用较小的必需量，对于有心衰或潜在心衰者更需注意。

（3）儿茶酚胺合成阻滞剂：α-甲基酪氨酸为酪氨酸羟化酶抑制剂（alphamethy-parathrosine）抑制酪氨酸羟化酶，使酪氨酸形成多巴受到抑制，从而直接减少或阻滞儿茶酚胺的合成。剂

量为 300~600mg,每日 2 次。最初数月效果显著,继续应用效果渐差。用药后,尿儿茶酚胺及其代谢产物排出量明显减少,出汗及便秘等各种症状均可消失,糖耐量改善。

(4) 钙阻滞剂:儿茶酚胺的释放取决于钙离子进入嗜铬细胞的浓度。正常情况下,儿茶酚胺与 ATP 嗜铬粒蛋白相结合储存于嗜铬细胞内,通过弥散与膜裂分泌向外释放时,需要 Ca^{2+} 向细胞内流,使细胞浆内的 Ca^{2+} 浓度增高,始能完成,故阻断 Ca^{2+} 进入嗜铬细胞可抑制儿茶酚胺的释放。常用的药物有硝苯地平、维拉帕米、尼卡地平等,若硝苯地平单独应用效果欠满意时,可加用氯噻酮,常能控制血压。

硝普钠是另一类抗高血压药物,用于嗜铬细胞瘤患者能可靠地降低血压,偶可应用。

七、外科治疗

凡已确定诊断者,手术切除肿瘤是治疗嗜铬细胞瘤/副神经节瘤的唯一的方法。随着麻醉技术的进步以及手术前、后处理的完善,手术死亡率和并发症显著下降。

对于一侧嗜铬细胞瘤,可行肿瘤切除术。肿瘤切除后,仔细探查肾上腺。外观正常,未发现其他肿瘤,应常规作肾上腺活检,以了解有无肾上腺髓质增生或是体积甚小的肾上腺肿瘤未使肾上腺外观变形。若活检为肾上腺髓质增生,则应切除一侧肾上腺,另一侧做肾上腺部分切除术。对多发性嗜铬细胞瘤,应切除所有病灶。双侧嗜铬细胞瘤需要行肾上腺全切除术,虽有原位保留部分肾上腺皮质成功的报道,但有可能因此导致局部复发,多为残留肿瘤或残留的髓质重新形成肿瘤。为了保存肾上腺皮质功能,可将部分肾上腺皮质移植到手术易于接近的部位,如腹壁、前臂或背部皮下。

1. **术前准备**　嗜铬细胞瘤/副神经节瘤患者术前准备的要求:①控制血压达正常或接近正常范围;②心率不超过 90 次/min;③血细胞比容 <45%。

由于受肿瘤分泌大量 CA 的影响,机体血管床处于持续收缩状态使血压升高,血容量也相应减少20%。为此术前在使用 α-受体阻滞剂时与足量盐类摄入的联合应用,可使减少的血容量恢复到正常,并适当补充血容量,使术中或术后不致于发生低血压的危险,以保证手术成功及术后平稳恢复。对心率过快者,同时应用 β-受体阻滞剂。

2. **术式选择**　根据病情、肿瘤的大小、部位及与周围血管的关系和术者的经验合理选择开放性手术或腹腔镜手术。充分暴露肿瘤及周围脏器,减少术中损伤和手术所致的各种并发症,是复杂嗜铬细胞瘤选择手术径路的关键。手术过程中,减少手术操作对肿瘤的刺激,避免产生大量儿茶酚胺而导致高血压危象的发生,是手术安全的重要保障。

术前 CTA、三维动态磁共振血管成像重建技术能显示肿瘤在各方位上的血供及其与大血管和周围脏器的关系,对手术切口的确定、术式的选择、麻醉的选择有极其重要的作用。根据三维影像提供的信息,术中在肿瘤的主要供应血管的相应部位放置无损伤血管钳阻断肿瘤的主要血供,使渗血量明显减少,避免患者失血过多,并能在术中保持清晰的视野,从而顺利切除肿瘤,避免损伤周围脏器及血管。

(1) 腹腔镜手术与开放手术相比,腹腔镜嗜铬细胞瘤切除术具有术中 CA 释放少、血压波动幅度小、创伤小、术后恢复快、住院时间短等优点,是嗜铬细胞瘤推荐首选的手术方式。其选择主要决定于肿瘤包膜是否完整,有无局部重要脏器、大血管浸润和粘连,以及手术者的经验。但肿瘤大小并非绝对限制,多数学者推荐肿瘤 <6cm,但也有肿瘤 >11cm 而施术成功者。

1）经腹膜后路径腹腔镜嗜铬细胞瘤切除术：腹膜后入路由于对腹腔的干扰较小，其术后的恢复时间较经腹入路短。但其存在手术空间相对狭小，视野受限，并且不能进行对侧肾上腺和其他部位的探察，因此，适用于单侧肾上腺的中、小肿瘤。Walz 等认为肿瘤若位于肾上腺区域则宜采用后腹腔镜手术；若肿瘤接近肾脏血管或位于肾脏以下部位，则应采用经腹腔的腹腔镜手术。

2）经腹腔路径腹腔镜嗜铬细胞瘤切除术：经腹入路由于相对于腹膜后入路的手术空间更大，视野更清楚，对肾上腺中央静脉的控制更早。因此，手术操作更方便，避免经后腹腔入路因肿瘤过大而产生的显露不清、术中可能过多地触碰或挤压肿瘤造成大量儿茶酚胺释放的。并且可以同时探察对侧肾上腺及主动脉旁，适用于体积较大、双侧或伴发肾上腺外的肿瘤。

（2）开放性手术：肿瘤巨大、疑恶性、肾上腺外副神经节瘤、多发病灶需探查者的复杂嗜铬细胞瘤，宜采用开放性手术，这是因为：①肿瘤分泌功能强，术中血压波动剧烈；②肿瘤体积大，二氧化碳气腹可引起肿瘤释放更多的儿茶酚胺；③肿瘤体积越大，与周围组织粘连越紧密，并且周围组织器官受肿瘤压迫移位，无法建立重要的解剖标识；④肿瘤血供丰富，术中渗血较多，无法保持清晰视野，很难全方位地控制出血；⑤肿瘤越大，恶性程度明显增高，切除时易出现肿瘤种植转移；⑥术后需要扩大切口取出肿瘤，故不宜行腹腔镜手术切除。

3. **手术中应注意的问题**　在手术过程中适当的监测包括连续的动脉压、中心静脉压以及心电图的记录。足量的补液非常关键，术中低血压对足量补充血容量的反应较应用缩血管药物反应更好。高血压和心律紊乱最容易发生在麻醉诱导期、插管及切除肿瘤的过程中，静脉应用酚妥拉明可有效地控制血压，但有时亦可能需用硝普钠。处理心动过速或室性异位节律可用普萘洛尔治疗。

在分离肿瘤时，手术操作要轻柔，避免挤压或粗暴地剥离肿瘤，以免引起大出血。手术时应尽量先从肿瘤内侧游离，切断结扎肾上腺中央静脉，以减少肿瘤内激素进入血液。切除右侧肿瘤时，应特别注意防止损伤下腔静脉。结扎肾上腺中央静脉前在酚妥拉明维持下将血容量补足并准备好升压药物，结扎后患者血压可在 1~3 分钟内由较高水平迅速下降至 90mmHg（12.0kPa），表明无另一种肿瘤存在，应立即采取升压措施，以免发生休克。如果肿瘤切除后血压不下降，应注意多发肿瘤或转移癌的可能，需进一步探查。

4. **术后处理**　待患者麻醉作用完全消失，血压、心律和呼吸平稳，调节好去甲肾上腺素溶液滴注速度后才允许轻巧地搬动患者，回监护室后应密切观察，发现问题及时处理。

术后去甲肾上腺素的应用：术后去甲肾上腺素静脉滴注在 6~12 小时内逐步降低浓度，减少用量，一般在 24~36 小时内停药。

术后血容量补充：随着肿瘤被切除，血中 CA 急剧下降，加上术前 α-受体阻滞剂的残留影响和术中失血等因素导致的术后低血容量应迅速充分补充。通过中心静脉压和患者对输液的反应调节输液的量和速度。若心率快、血压降低、尿量少、一般情况欠佳，可能是血容量不足，应予以补充，并给予氢化可的松 100mg。如血压略低，患者一般情况尚好，尿量正常，可不必用升压药，继续观察。

术后高血压：术后血压仍高，可能有残留的肿瘤存在、补液过多或有原发性高血压肾损害等，应进一步检查和处理。术后 2~3 天常规复查 24h 尿 VMA，如果在正常范围，血压也正常，则为手术治愈。

低血糖症：由 CA 调节的胰岛 β 细胞抑制被终止以及应用非选择性 β-肾上腺素能受体

阻滞剂,术后可能出现低血糖,因此术后应注意补充含糖液体。

糖皮质激素的补充:双侧肾上腺全切除者,术中及术后均应注意补充糖皮质激素。

八、嗜铬细胞瘤/副神经节瘤特殊类型的处理

1. **嗜铬细胞瘤/副神经节瘤合并肾动脉狭窄的处理**　术前准备除应用 α-肾上腺素能受体阻滞剂外,尚需应用巯甲丙脯酸口服。治疗原则为:①肾动脉狭窄明显且切除嗜铬细胞瘤和/或神经纤维瘤后仍有明显的压力梯度,可行肾血管体外成形术、自体肾移植或经皮腔内成形术;②若肾动脉近于闭塞、肾脏明显萎缩或肾动脉与肿瘤粘连难以解剖,可一并行肾切除术。

下列情况可无需肾脏手术:①动脉造影显示肾动脉轻度狭窄;②切除嗜铬细胞瘤和/或神经纤维瘤后腹主动脉与肾动脉远端无明显压力梯度;③嗜铬细胞瘤和/或神经纤维瘤切除后血压恢复或接近正常。

2. **妊娠嗜铬细胞瘤/副神经节瘤的处理**　妊娠早期发现嗜铬细胞瘤/副神经节瘤,确定诊断后即行肿瘤切除术,可不必终止妊娠,但手术过程本身可导致流产。第 3 个月左右可应用肾上腺素能抑制剂苯苄胺控制血压至足月,施行剖腹产并随之切除肿瘤。

如果在妊娠后期发现嗜铬细胞瘤/副神经节瘤,患者容易发生高血压危象或休克,对母婴均有很大危害,主张等候自行分娩,严密观察,避免剖腹产,待产后再切除肿瘤;亦可术前应用苯苄胺 2 周后手术,临产时采用剖腹产术,同时探查腹膜后,如有肿瘤即可切除;如未发现肿瘤,以后可重点检查肾上腺或其他部位。

妊娠嗜铬细胞瘤/副神经节瘤的死亡率高达 40% 以上,其中大部分是在分娩时或产后数天内死亡。

3. **膀胱副神经节瘤的处理**　膀胱副神经节瘤术前必须有充分的准备,应用 α 及 β-受体阻滞剂控制高血压和心律失常。如发生高血压危象时,除应用 α 及 β-受体阻滞剂外,还须留置导尿管,排空膀胱,不使充盈膨胀。

由于膀胱副神经节瘤的恶性倾向率很高,应按膀胱恶性肿瘤一样处理,行膀胱部分切除术;范围广泛或肿瘤位于三角区附近则行全膀胱切除术,不宜作单纯肿瘤切除术。对无法切除或已有广泛转移的膀胱恶性副神经节瘤,近年来应用 ^{131}I-MIBG,其机制是 ^{131}I-MIBG 进入恶性副神经节瘤的细胞内产生 β 射线,对肿瘤细胞起到内照射的作用,但疗效一般不理想。3β-甲基对位酪胺可缓解症状。

4. **儿童嗜铬细胞瘤/副神经节瘤的处理**　儿童嗜铬细胞瘤/副神经节瘤高血压较成人严重,易发生心力衰竭、脑病等并发症而死亡。手术死亡率较高,约为 10%~15%,手术时或手术后最重要的死亡原因是遗留未发现的肿瘤。因此,术前和手术过程中要有充分准备,以免发生意外。

5. **复发性嗜铬细胞瘤的处理**　局部复发性嗜铬细胞瘤,仍可手术切除包括切除淋巴结转移灶。不能完整切除的病灶,可用肿瘤动脉血管栓塞、射频消融等治疗。[131]I-MIBG 治疗可以缓解肿瘤转移所带来的骨骼疼痛。亦可酌情应用分子靶向药物治疗。

6. **多发性嗜铬细胞瘤的处理**　应该做好充分的术前准备,降压,扩充血容量。双侧肾上腺肿瘤的切除最好选择腹部切口。首先切除体积较小、安全且容易切除的肿瘤。术中应该注意保留正常肾上腺组织,以防止术后肾上腺皮质功能低下。对于双侧肾上腺嗜铬细胞

瘤,需切除双侧肾上腺者,应充分做好肾上腺功能不全的防治。腹膜后多发性副神经节瘤也应选择腹部切口,有利于术中探查。术中切除肿瘤之后,血压下降不明显的病例,要考虑到多发性嗜铬细胞瘤的可能,应常规探查腹膜后交感神经节、嗜铬体这些肿瘤好发部位。

九、预后和随访

手术死亡率低于 2%~3%,死亡原因为心搏骤停、不能控制的下腔静脉和髂总静脉大出血。嗜铬细胞瘤/副神经节瘤的预后与年龄,肿瘤的良、恶性以及有无家族史有关。肿瘤切除后,血压很快恢复正常,患者的一切代谢亢进症状均很快缓解。随着肿瘤切除血中 CA 水平急剧下降,但血和尿 CA 完全恢复正常水平需要 10~14 天。和遗传有关的双侧嗜铬细胞瘤以及副神经节瘤,对预后带来不利影响。

嗜铬细胞瘤/副神经节瘤的预后与年龄、良恶性、有无家族史及治疗早晚等有关。良性肿瘤术后 5 年生存率在 95% 以上,复发率低于 10%,家族性、肾上腺外及右侧者更易复发,复发者恶性率约 50%。

肿瘤完全切除者,约 3/4 患者高血压可完全治愈,未治愈者可能与合并原发性高血压或不可逆转的血管病变而引起的持续性高血压有关,但用常规的抗高血压药物能很好地控制。

术后 10~14 天复查血尿生化指标,判断肿瘤是否残留、有无转移等。散发病例单侧肾上腺切除者每年复查一次生化指标,酌情作 B 超或 CT 检查,以判定肿瘤是否复发或转移。当症状再度出现时,应测定 CA 及其代谢产物的水平。即使患者持续无症状,亦应每年检测 CA 水平,至少连续 10 年。高危群体(*SDHB* 突变、副神经节瘤、肿瘤体积巨大)和遗传性嗜铬细胞瘤/副神经节瘤者应每 6~12 个月复查一次临床和生化指标,终生随访。

(曾进　陈忠　叶章群)

参 考 文 献

［1］陈忠.肾上腺//苏泽轩,那彦群.泌尿外科临床解剖学［M］.山东:山东科学技术出版社,2010,101-114.

［2］VAGANOUS P,BOKUMS K,MIKLASEVICS E,et al. Von hippel-lindau syndrome:diagnosis and management of hemangioblastoma and pheochromocytoma［J］. Case Rep Urol,2013,2013:624096.

［3］CHOU A,TOON C,PICKETT J,et al. von Hippel-Lindau syndrome［J］. Front Horm Res,2013;41:30-49.

［4］王卫民,陈义加.^{131}I-MIBG 核素显像与多层螺旋 CT 对嗜铬细胞瘤的临床诊断价值［J］.东南大学学报(医学版),2011,30(5):762-764.

［5］LEUNG K,STAMM M,RAJA A,et al. Pheochromocytoma:the range of appearances on ultrasound,CT,MRI, and functional imaging［J］. AJR Am J Roentgenol. 2013,200(2):370-378.

［6］CASTELLANI MR,AKTOLUN C,BUZZONI R,et al.Iodine^{131} metaiodobenzylguanidine (I^{131} MIBG) diagnosis and therapy of pheochromocytoma and paraganglioma:current problems,critical issues and presentation of a sample case［J］. Q J Nucl Med Mol Imaging. 2013,57(2):146-152.

［7］潘东亮,李汉忠,罗爱伦,等.嗜铬细胞瘤诊治 50 年回顾总结［J］.中华泌尿外科杂志,2005,26(1): 725-727.

［8］LENDERS JW,DUH QY,EISENHOFER G,et al. Pheochromocytoma and paraganglioma:an endocrine society clinical practice guideline［J］. J Clin Endocrinol Medtabol,2014,99(6):1915-1942.

［9］WANG W,ZHONG X,YE L,et al. ERBB-2 overexpression as a risk factor for malignant phaeochromocytomas and paraganglinomas［J］. Clin Endocrinol(Oxf).2016,84(6):822-829.

［10］SHIN YR and KIM KA. Imaging features of various adrenal neoplastic Lesions on radiologic and nuclear medicine imaging［J］. AJR,2015;205(3):554-563.

第九节　神经母细胞瘤和神经节细胞瘤

神经母细胞瘤(neuroblastoma)又称成神经细胞瘤,来自交感神经系统,发生于肾上腺髓质或交感神经节的原始细胞,即未成熟神经母细胞(嗜铬母细胞或交感神经母细胞)的恶性肿瘤。

神经节细胞瘤(ganglioneuroma),起源于神经嵴,发生于胸、腹部的交感神经节,较少发生于肾上腺髓质,是神经母细胞瘤发展中的一个阶段,细胞成熟为良性肿瘤。在同一肿瘤中,见到未成熟和成熟细胞,称为神经节—神经母细胞瘤。实际上,单纯由一种类型细胞组成的肿瘤甚为少见,一般是按照以未成熟或成熟细胞为主而分类为神经母细胞瘤或神经节细胞瘤。

一、神经母细胞瘤

(一) 流行病学与病因

神经母细胞瘤是婴儿和儿童中仅次于白血病及中枢神经系统肿瘤的第三位常见恶性肿瘤,其发病率为 1/10 000,约占儿童恶性肿瘤的 8%~10%,新生儿恶性肿瘤的 1/5~1/2;约占 15% 的儿童肿瘤死亡率。对于 4 岁以下儿童,死亡率为 10/100 万;对于 4~9 岁儿童,死亡率为 4/100 万。一些高发地区如法国、以色列、瑞士、新西兰等的年发病率达 11/100 万(0~15 岁),美国为 25/100 万,中国和印度的报道低于 5/100 万。

初诊时约 2/3 病例已发生转移,80% 以上病例在确定诊断时年龄小于 2 岁,男性发病率略高。有时见于少年,偶尔发生于成人。偶为家族性,通常是同胞间多个发病,如果双子女中一人患此病,另一人也常患此病。

神经母细胞瘤属于神经内分泌性肿瘤,起源于交感神经系统的任意神经嵴部位,身体各个部位均可发生神经母细胞瘤,最常见的部位为肾上腺,约占 55%;约 25% 发生于腹部交感神经节以及肾上腺外;再其次是颈、胸交感神经节,约 20%。Berthold 等报道,神经母细胞肿瘤约 50% 位于肾上腺,其余各器官依次为腹膜后 28%、胸腔 13%、颈部 5%;多发性肿瘤或一侧、双侧肾上腺肿瘤伴一处或多处肾上腺外肿瘤。

神经母细胞瘤肿瘤细胞可以迅速地进展引起早期死亡。目前已知有少数几种人类肿瘤,可自发性地消退或经治疗后从未分化的恶性肿瘤退变为完全良性的肿瘤,神经母细胞瘤属于其中之一。而且,1 岁以内患儿的肿瘤自发消退倾向较为常见。目前,神经母细胞瘤的自我消退率占全身恶性肿瘤的首位,可能与免疫机制有关。

(二) 病理与组织学分级

1. 病理　经典的病理分类将神经母细胞瘤分成三型,即神经母细胞瘤、节细胞神经母细胞瘤(ganglioneuroblastoma)、神经节细胞瘤,这三个类型反应了神经母细胞瘤的分化、成熟过程。

神经母细胞瘤恶性程度高,往往在短期内即可突破包膜,浸润周围组织和邻近器官,如肾脏、腹膜后淋巴结等;靠近脊柱的肿瘤可以穿过椎间孔形成哑铃状。肿瘤体积往往较大,有包膜、实质性、中等硬度,表面不光滑、成分叶状。肿瘤切面呈粉红色或黄色,常合并钙化、出血、坏死和囊性变。

　　根据神经母细胞瘤分化的程度,显微镜下可有不同的表现。肿瘤由小的卵圆形、胞浆甚少的神经母细胞组成,呈玫瑰花结样密集排列,中心部位含有神经元纤维。若一部分神经母细胞进一步分化,体积增大,成熟并产生神经轴突,则在神经母细胞瘤内出现神经节细胞,其特点为细胞核大且胞浆丰富;如果肿瘤内含 5% 以上分化良好的神经节细胞,则称为分化型神经母细胞瘤(differentiated neuroblastoma)。完全分化的、良性神经母细胞瘤称为节细胞神经母细胞瘤,由成熟的节细胞、神经纤维网及 Schwann 细胞组成。由于肿瘤不同部位细胞的分化程度和结构有所区别,病理检查时应多处切片观察,有利于对肿瘤的性质作出正确地判断。

　　电镜观察,可见到肿瘤细胞的激素分泌增加,细胞上有儿茶酚胺颗粒。

2. 组织学分级(表 11-9-1)

表 11-9-1　神经母细胞瘤的组织学分级

恶性程度	组织学特征
G_1	节细胞神经母细胞瘤:神经母细胞间常混有成熟的神经节细胞
G_2	未分化的神经母细胞和少数单个部分分化的神经节细胞
G_3	未分化、小的卵圆形神经母细胞
G_4	典型的神经母细胞组织学特征同时存在(G_{1-3}),肿瘤缺乏神经母细胞瘤的组织学特征,但有大量多形细胞核,并常见不典型的核分裂

(三) 肿瘤分期和转移

　　主要有神经母细胞瘤临床分期(表 11-9-2)和 TNM 分期(表 11-9-3,表 11-9-4)。

表 11-9-2　神经母细胞瘤临床分期

I期	肿瘤局限于原发器官。肉眼见肿瘤完全消退,有或没有残余肿瘤
II期	肿瘤浸润邻近组织和/或同侧区域淋巴结转移,但未超越身体的中线至对侧
II_a	一侧肿瘤未完全消退,可疑同侧和对侧淋巴结转移,组织学检查阴性
II_b	一侧肿瘤未完全或完全消退,同侧区域淋巴结转移,可疑对侧淋巴结转移,组织学检查阴性
III期	肿瘤扩散超越中线,同侧或双侧区域淋巴结转移
IV期	远处转移,淋巴结、骨骼、骨髓、肝脏和/或其他器官的转移
IV-S期	婴儿,原发性肿瘤处于I或II期,但已有肝脏、皮肤和/或骨髓转移

表 11-9-3　神经母细胞瘤 TNM 分期

T 分期		N 分期、M 分期	
T_X	对原发肿瘤不能作出评估	N_X	对区域淋巴结不能作出评估
T_0	未发现原发肿瘤	N_0	未发现区域淋巴结转移
T_1	肿瘤直径 ≤5cm	N_1	区域淋巴结转移
T_2	肿瘤直径 5~10cm	M_X	对远处不能作出评估
T_3	肿瘤直径 ≤10cm	M_0	无远处转移
T_4	同时发生的多发性肿瘤	M_1	远处转移

表 11-9-4　神经母细胞瘤 pTNM 分期

pT	原发肿瘤
pT_X	术后对原发肿瘤不能作出组织病理学估计
pT_0	术后组织病理学检查未发现原发肿瘤
pT_1	肿瘤完全切除,组织学检查切缘无肿瘤
pT_2	此项不适用于神经母细胞瘤
pT_3	残存肿瘤
pT_{3a}	显微镜下可见残存肿瘤
pT_{3b}	肉眼可见残存肿瘤或切除不完全
pT_{3c}	手术探查时肿瘤已不能切除
pT_4	多中心肿瘤
pN	区域淋巴结
pN_X	术后对区域淋巴结不能作出组织病理学估计
pN_0	术后组织病理学检查未发现区域淋巴结转移
pN+	区域淋巴结转移
pN_{1a}	转移的区域淋巴结被完全切除
pN_{1b}	转移的区域淋巴结未被完全切除
pM	远处转移
pM	与 M 分期方法相同

神经母细胞瘤具有转移的特征。发现肿瘤时,2/3 的病例已发生远处转移,其转移方式常通过癌栓经淋巴结和血行广泛转移到身体各个部位,首先转移到骨骼系统、骨髓及区域淋巴结;其次为肝、皮肤、肺,甚至脑转移。

婴儿病例就诊时局限性病变、已伴有局部淋巴结转移、播散性病变分别为 39%、18% 和 25%;但在大年龄儿童中分别为 19%、13% 和 68%,也即大年龄患儿就诊时多数已处疾病晚期。

（四）分子生物学行为

遗传学研究表明,神经母细胞瘤这种胚胎性质的肿瘤往往是 1 号染色体,其次是 17 号染色体结构和数目的异常包括染色体短臂(1p)缺失或伴随有染色体长臂(1q)缺失或基因重组。DNA 倍体类型研究结果证实,神经母细胞瘤的治疗效果二倍体较多倍体好。此外,在初期可见 N-myc 基因扩增,而且除单个基因复制以外,高数目的 N-myc 基因扩增常提示预后不良。

（五）病理生理

目前已证实神经母细胞具有分泌多种 CA 化合物的功能,24h 尿 VMA 水平大多增高,但一般不引起内分泌方面的症状,其原因可能是肿瘤细胞产生 CA 后,即在细胞内进行代谢,产生不具有生物活性的 3-甲氧基-4-羟基苯乙二醇(MHPG),MHPG 释放进入血液后,再代谢成 VMA,故患者尿中 MHPG 也增高。

神经母细胞瘤除可产生肾上腺素、去甲肾上腺素及其代谢产物外,还可产生其前体物质多巴、多巴胺及其最终代谢产物 HVA,因此尿中多巴胺和 HVA 常增高。研究表明,肿瘤细胞越是原始,越有可能产生肾上腺素、去甲肾上腺素的前体物质及其代谢产物。前体物质多巴除具有降低血压的作用,尚有拮抗 CA 的升压作用,这也可能是神经母细胞瘤虽可产生 CA,而高血压却不多见的原因。

神经母细胞瘤病例往往有腹泻,而儿茶酚胺增多症一般不引起腹泻,表明这种肿瘤有可能还产生其他的生物活性物质。研究证实,肿瘤内可测到前列腺素,可能与腹泻有关。

（六）临床表现

由于神经母细胞瘤可发生于多处,转移病灶广泛,因而临床表现变化多样,但早期症状缺乏特异性。临床症状和代谢紊乱可因原发病灶的位置、浸润程度及转移部位而不同。常见的症状是腹部、颈部及盆腔触及肿块,约占 47%~72%,质地坚硬,表面有大结节,常呈分叶状;因肿瘤生长迅速,发现时往往肿块已固定,可以超越身体的中线。其他症状有发热(11%~43%),疼痛(3%~55%),贫血(40%~65%),体重减轻和消瘦(3%~31%),胃肠道症状(23%)。肿瘤并发出血时可引起疼痛和体积突然增大,也会发生腹腔内出血。

无症状者可因常规体检或其他疾病检查时偶然发现。有的病例可因转移病灶就诊,如淋巴结(颈、腋、腹股沟)肿大,颅部骨性隆起;眼眶转移较为常见,表现为眼眶上部出血和眼球突出;腹部或盆腔浸润性生长肿瘤可能会出现脊髓压迫症状,如软弱、麻痹,病儿不能爬行和坐起,甚至截瘫,可能出现排尿及排便障碍;肿瘤转移到颈部,可出现 Horner 综合征和声音嘶哑(压迫喉返神经);纵隔受压造成呼吸困难;有的病例可发生肌痉挛,腱反射开始亢进,继而减弱或消失;年龄较大的儿童可诉背痛、腿痛;肾脏常被推移,盆腔肿块压迫输尿管而使肾功能受损,压迫下腔静脉及淋巴管可引起下肢肿胀,皮肤转移产生皮肤结节;脑转移发生斜视、眼痉挛、眼球震颤、小脑共济失调等。

晚期可出现肺、肝脏转移症状,肝脏可因转移病灶而明显增大。骨骼转移者可出现疼痛或病理性骨折。

部分病例可出现与 CA 增多有关的症状,如发作性或持续性高血压、多汗、心悸、苍白。出现这些症状者 CA 及其代谢产物排出量增多增高,但排出量增高者不一定出现这些症状。此外,常见的症状是腹泻。

（七）诊断与鉴别诊断

1. **实验室检查**　CA 的代谢产物测定对诊断有重要意义(表 11-9-5)。VMA 测定阳性率很高,80% 左右病例升高。儿童留置 24h 尿有困难,可留一次尿测定 VMA 与肌酐比值,正常值可因年龄不同而有差别,其比值随年龄增长而逐渐降低,15 岁时接近正常成人(表 11-9-6)。尿 VMA 和 HVA 不仅对诊断极有帮助,而且对于判断疗效,了解是否有复发亦有重要的价值。

表 11-9-5　儿童腹部肿瘤 CA 值

肿瘤	CA 值	多巴胺	去甲肾上腺素	肾上腺素	VMA	HVA
神经母细胞瘤	+	+	+	正常	+	++
神经节瘤	+	+	+	正常	+	正常 /+
嗜铬细胞瘤	+++	正常	+	+	++	正常 /+
Wilms 瘤	正常	正常	正常	正常	正常	正常

表 11-9-6　儿童尿 VMA/ 肌酐比值

年龄	尿 VMA/ 肌酐（μg/mg）平均值	年龄	尿 VMA/ 肌酐（μg/mg）平均值
1~12 个月	6.9	5~10 岁	3.3
1~2 岁	4.6	10~15 岁	1.9
2~5 岁	3.95	15~18 岁	1.3

血管活性肠肽（vasoactive intestinal peptide，VIP）检测：神经母细胞瘤 10% 的病例有顽固性腹泻，原因与 VIP 分泌过多有关，免疫化学技术证实 VIP 存在于肿瘤组织中。因此对原因不明的顽固性腹泻的患者应检测 VIP。

胱硫醚（cystathionine）不存在正常人尿中，但在高达 1/2 的神经母细胞瘤病例尿中可测定到。如果能排除先天性胱硫醚尿症和原发性肝癌，尿胱硫醚可作为神经母细胞瘤有价值的肿瘤标记物，发现这种物质提示肿瘤已有转移。非特异性肿瘤标记物神经元特异性烯醇化酶（neuron specific enolase，NSE）、铁蛋白（ferritin）以及 LDH 也有预后意义。血浆癌胚抗原对估计预后亦有一定价值，其增加表明预后较差。超声检查、KUB、IVU、CT、MRI、^{131}I-MIBG 和 ^{18}F-FDG PET/CT 对诊断神经母细胞瘤有一定的价值，尤其是 ^{131}I-MIBG 和 ^{18}F-FDG PET/CT 有助于诊断转移病灶，对骨转移的诊断比 X 线和其他影像学检查更具敏感性。淋巴结活检或骨髓检查发现肿瘤细胞是确定诊断最可靠的依据。

2. 影像学检查

（1）腹部平片：可发现肿块阴影内有散在的呈斑点状钙化影。脊椎摄片可显示椎间孔增大，椎管变阔。若有骨转移，X 线片上呈现骨质破坏的征象，其特点是骨皮质呈溶骨变化，而骨膜下有新骨形成。

（2）IVU：显示肾脏集合系统的移位而非扭曲变形，有利于与 Wilms 瘤鉴别。畸胎瘤为良性，生长缓慢，多数有囊性组织。

（3）B 超：可辨别为囊性或实质性肿块。

（4）CT：CT 平扫见肿瘤多起源于肾前上方，脊柱旁及腹膜后中线部位者少见（图 11-9-1）。可见大的不规则肿块，无明确包囊，呈浸润生长，新生儿期肿瘤易出血、坏死或囊变。常有点状钙化，肿块常跨越中线向对侧延伸，包绕腹膜后大血管，或侵入椎管内或肝脏。增强扫描肿块不均匀强化，肾脏轮廓完整，大多被肿瘤压迫向后外侧移位，少数肾脏受浸润，并可发生肾积水。

（5）MRI：常表现为均匀或混杂信号，后者示肿瘤内出血，坏死（图 11-9-2）。大钙化灶表现为低信号，小钙化灶不易分辨。在 T1 加权或 IR 序列时肿瘤信号，与肾髓质相仿，稍低于肌肉、肝和肾皮质。于 T2 加权图像上，信号比肝稍高，但和肾脏相仿。应用三维直接扫描，对病变部位，范围显示更清楚、正确，可见肾脏移位、受侵、累及肾门区、腹膜后淋巴结，腹部血管移位、伸长、阻塞、消失等征象。尤其对大血管异常行径的显示有利于手术进路方案的选择。

由于肾脏周围脂肪膜于 T1 加权时呈高信号，与周围组织形成自然对比，因此冠状位扫描能较明确地区别肾内、外肿瘤。

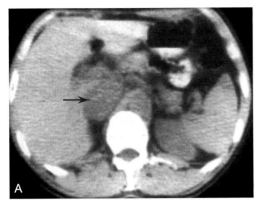
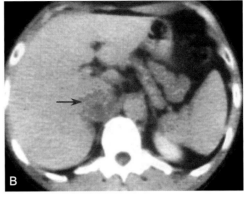

图 11-9-1　右肾上腺神经母细胞瘤(病理诊断),增强后肿瘤强化

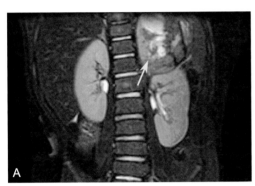
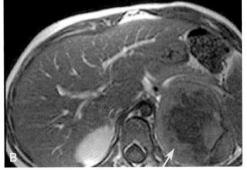

图 11-9-2　左侧肾上腺神经母细胞瘤

A.左侧肾上腺巨大肿瘤,中央见大片高信号坏死　B.肿瘤实质部分不均匀强化。

3. 鉴别诊断

(1) 肾上腺出血:因肾上腺Ⅰ期肿瘤可为实性、囊性或混合性,因此应与新生儿及幼婴肾上腺出血鉴别。其区别是出血多为双侧性。CT 示软组织肿块 CT 值与出血时间有关,1 周后肿物缩小,出现边缘钙化,随出血的吸收,钙化收缩,肾上腺形态恢复,不同于本病。但有些肾上腺出血发生在神经母细胞瘤内,出血性肾上腺囊肿壁衬有肿瘤细胞,值得注意。

(2) 神经节细胞瘤:与本病同源,为良性肿瘤。CT 所见如Ⅰ期神经母细胞瘤。肿瘤多见于肾上腺以外部位及年长儿,仅偶尔引起脊髓压迫症状。

(3) 其他肾上腺肿瘤:小儿比较多见的有嗜铬细胞瘤、肾上腺皮质癌、腺瘤。无功能性肾上腺肿瘤极为罕见。

嗜铬细胞瘤:多见于 6~14 岁小儿,但也有婴儿病例报道。70%~75% 发源于肾上腺髓质的嗜铬细胞,尿中 VMA、HVA 阳性,需与本病鉴别。与本病的不同点为:CT 检查肿瘤直径通常在 2~4cm 左右,相对较小,肿块为境界清楚之实性或厚壁囊样改变,钙化较少。良性居多,30%~70% 为双侧性。临床常以高血压就诊。

肾上腺皮质癌:临床表现为库欣综合征、女性男性化或男性假性性早熟,女孩多见。CT

扫描表现为肾前上方软组织密度肿块,边缘清楚,可为圆形或分叶状,内含低密度的坏死区,少数有钙化及囊性变呈现混杂密度。一般不超过中线,淋巴结肿大,血管包埋少见,不同于本病。

(4) 肾上腺囊性神经母细胞瘤:易误为肾上腺非肿瘤性之类的囊性病,值得警惕,动态观察对其鉴别有帮助。

组织病理学是诊断神经母细胞瘤的最重要手段,有时需结合免疫组织化学、电镜以明确诊断。

(八) 治疗

神经母细胞瘤的预后较差,需积极治疗。经适当治疗后,生存时间可延长,部分病例可缓解。

手术切除是治疗神经母细胞瘤最有效的方法,原则上应争取及早手术切除。肿瘤局限于原发部位或已扩展但未超越中线者,一般可以被根治性手术切除。手术时若发现肿瘤已侵入邻近器官 + 组织、血管、神经等,应尽可能地切除。不能手术切除者,首次手术仅行活检,术后放射治疗后再次手术可成功切除。对于较大的肿瘤,可先作放射治疗,以后再争取手术切除。术前已证实有转移的病例,应争取切除原发灶,因为切除原发灶有利于放射治疗和化疗控制转移病灶。有时多发性病变并非转移,而是多中心肿瘤,故宜手术治疗。

对I~II期病例,手术切除肿瘤后,根据血浆和尿中 CA、VMA、HVA 水平的下降与否,判断肿瘤是否切除彻底,体内有无转移病灶以及有无肿瘤复发等。根据肿瘤分期、手术切除的彻底程度,有无远处转移以及测定的 CA 及其代谢产物的数据等,决定手术是否需要配合化疗或放射治疗。一般,I 期肿瘤行根治性手术后 VMA 降至正常者,不必辅助化疗或放射治疗。II~III 肿瘤手术切除后需配合化疗或放射治疗(表 11-9-7)。

表 11-9-7　神经母细胞瘤的治疗方案

分期	治疗
I	根治性手术
II	手术切除肿瘤,术后化疗
III	手术切除肿瘤,术后化疗,必要时联合放射治疗(25~40Gy)
IV	放射治疗后再次切除肿瘤

虽然神经母细胞瘤是对放射治疗最为敏感的肿瘤之一,但单独应用罕有治愈者。配合手术和化疗,对肿瘤扩散已超越中线或远处转移的病例,放射治疗最有价值,对痛性骨转移放射治疗有很好的姑息疗效,剂量根据年龄而定,一般为 25~40Gy。

化疗不能明显影响预后。常用的化疗药物有环磷酰胺、多柔比星、长春新碱等。联合应用环磷酰胺及长春新碱或二药交替有一定的治疗作用。目前,配合免疫治疗取得了较好的效果。

(九) 预后

除少数病例自发性消退外,大多预后不良。未经治疗且病程短者仅生存 2 个月。肿瘤分期和确诊时的年龄是重要的预后因素(表 11-9-8)。

表 11-9-8　神经母细胞瘤的发病率、术后 5 年生存率与肿瘤分期的关系

分期	发病率	5 年生存率	
Ⅰ	5%~10%	90%	
Ⅱ$_a$+Ⅱ$_b$	10%	70%~80%	
Ⅲ	20%~30%	40%~70%	
Ⅳ	40%~60%	≤30%	<1 岁
		≤20%	1~2 岁
		≤10%	>2 岁
Ⅳs(4s)	5%~10%	>80%	

一般,Ⅰ和Ⅱ其预后良好,Ⅳ和Ⅳs预后不良。在所有的神经母细胞瘤分期中,婴儿 70%~75% 生存且肿瘤不复发;1~2 岁约 25%~30%;儿童约占 10%~15%。肿瘤部位也是影响预后的一个重要因素。胸腔和盆腔神经母细胞瘤预后较好;肾上腺神经母细胞瘤长期生存率最低,可能与肾上腺肿瘤不易被发现,且已转移有关。通常,有转移者,尤其是有骨转移者预后差。此外,LDH 和肿瘤细胞的分化程度与预后亦有一定的关系。

二、神经节细胞瘤

肉眼观察体积小,质稍硬,分化良好者皆有包膜,界限清楚,灰红色,部分病例囊性变、钙化(约占 20%)。光镜下,由成熟的神经节细胞和突起构成,神经节细胞分布不规则、单核、双核或多核,见有核仁,胞浆内尼氏小体,瘤组织内混杂有髓鞘和无髓鞘的神经纤维。有一部分病例的瘤组织内有一定数量的胶质细胞,则称为神经节细胞胶质瘤,如胶质细胞有异型,则称间变性神经节细胞胶质瘤。免疫组织化学瘤组织内胶质细胞 GFAP 标记阳性,神经节细胞 NF、NSE、Syn 及 CgA 标记阳性。电镜观察瘤细胞见有颗粒、突触前小泡和突触结构。

肾上腺神经节细胞瘤是罕见的良性肿瘤,儿童和成人均可发病,较多见于女性。1/3 见于 2 岁以内,半数见于 3 岁以内,4/5 见于 10 岁以内,20 岁以后少见。临床症状取决于肿瘤的部位和大小,除局部肿块以外,一般无明显症状,通常在常规健康体检或因其他疾病检查时偶然发现。肿瘤生长缓慢,当肿瘤生长较大后始出现症状,故临床有症状患者所见瘤体常在 5cm 以上。主要症状为腹胀、慢性腹泻等胃肠道症状,体重减轻,常伴有高血压。肿瘤压迫脊髓可导致神经源性膀胱或引起肾、输尿管移位和梗阻。一般认为,神经节细胞瘤是无功能性肿瘤,偶可分泌 CA,故尿 VMA 和 HVA 可能升高,但其值低于神经母细胞瘤水平。

影像学检查是诊断该病的主要依据。B 超表现为肾上腺区均质性低回声团块。KUB 与 IVU 显示肾上腺区有钙化灶,同侧肾脏受压下移。CT 提示肿块密度均匀(图 11-9-3,图 11-9-4)。MRI 显示 T1 加权像为较均匀低信号,T2 加权像为不均匀增强信号,伴有低信号片影,其优点在于可清楚显示巨大肿瘤及与其周围血管的关系,有时在 T1WI 和/或 T2WI 可见漩涡状表现,相当于交错带状分布的神经鞘细胞与胶原纤维。肾上腺动脉造影可见血管分

布较少。近年来,随着 PET/CT 技术和设备的不断进步和完善,^{18}F-FDG PET/CT 显像在临床中被越来越广泛地应用于肿瘤和非肿瘤的诊断。^{18}F-FDG PET/CT 显像将功能和解剖影像结合起来,能够早期定位、定性诊断肾上腺肿瘤,如肾上腺神经节细胞瘤(图 11-9-5)。最终确诊有赖于病理和免疫组织化学检查。

治疗方式主要为手术切除肿瘤。近年来,随着腹腔镜技术在泌尿外科领域应用的日益成熟,腹腔镜下切除肾上腺肿瘤具有恢复快、创伤小等优点。若肿瘤较大,与周围组织血管粘连紧密时,宜采用十一肋间切口或经上腹部切口。

神经节细胞瘤为良性肿瘤,预后较好。

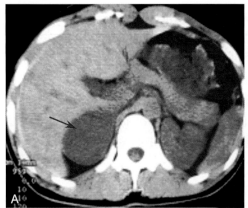
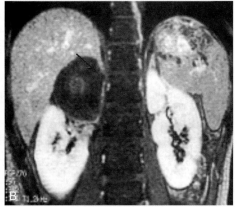

图 11-9-3 右侧肾上腺神经节细胞瘤(病理诊断),增强后无明显强化

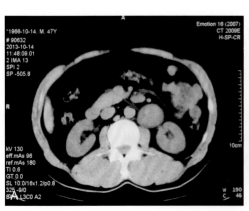
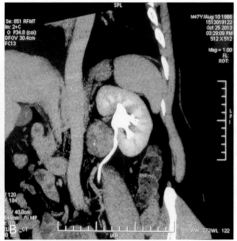

图 11-9-4 左侧肾门神经节细胞瘤

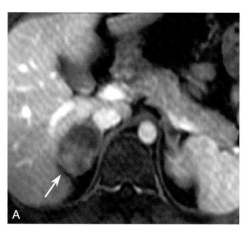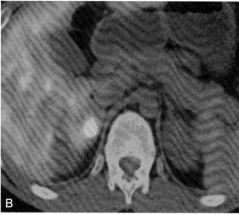

图 11-9-5 右侧肾上腺神经节细胞瘤 ^{18}F-FDG CT 图像

A. MRI 显示右侧肾上腺神经节细胞瘤强化;B. FDG 摄取,SUV 值 =4.2。

（袁晓奕 宋晓东 杨为民）

参 考 文 献

［1］RUEBBEN H. DAS NEUROBLASTOM. In:Altwein JE,Rübben H. Urologie［M］. 4. Auflage. Stuttgart:Enke,1993,303-305.

［2］LUDIG G. TUMOREN DER NEBEMMOERE. In:Alken P,Ealz P.Urologie［M］. 1 Auflage. NY:VCH,1992. 285-288.

［3］SOKELAND J. Urologie［M］. 11 Auflage. Stuttgart:New York,1993,366-368.

［4］RUBBEN H,D. NEUROBLASTOM,MARCO ODERDA,et al. Adrenal ganglioneuroma with multifocal retroperitoneal extension:a challenging diagnosis［J］. The Scientific World Journal,2011,11:1548-1553.

［5］TITOS GA,CESAR PRP,PATRICIA RD,et al. Ganglioneuroma como causa infrecuente de tumor suprarrenal. Endocrinol Nutr 2011,58（8）:443-446.

［6］DONG A,CUI Y,WANG Y,et al. ^{18}F-FDG PET/CT of adrenal lesions［J］,AJR,2014,203（2）:245-252.

第十节 肾上腺髓性脂肪瘤

一、发病情况

1886 年 Arnold 首次对骨髓成分出现在肾上腺内进行了描述,1905 年 Gierke 对该病作了细致地组织学叙述,1929 年 Oberling 将骨髓成分出现在肾上腺内这一现象称之为肾上腺髓性脂肪瘤(adrenal myelolipoma)。

肾上腺髓性脂肪瘤较为少见,肿瘤不具有内分泌功能。绝大多数是在尸检时偶然发现,其发现率约 0.08%~0.2%。近年来,随着高分辨率影像学技术的发展,其检出率显著增加,已成为并不少见的临床病症,且能在术前作出正确诊断的病例逐渐增多。发病年龄从 17~93 岁不等,大多数在 40~60 岁,男女之间无显著差异。肿瘤大部分为单侧、双侧罕见,一般右侧多于左侧。

二、病因与病理

肾上腺髓性脂肪瘤发生的原因众说纷纭,一般认为有以下几种假说:①肾上腺内原始间质成分的胚胎残留,在某些物理因素刺激下分化为骨髓和脂肪层;②肾上腺细胞化生,肾上腺毛细血管网状内皮细胞或肾上腺髓质细胞发生化生,致使肾上腺组织发生髓样脂肪改变;③造血干细胞栓子寄宿在肾上腺内;④肾上腺慢性感染、外伤、贫血及脂肪代谢障碍。有人认为是多种因素的结果,包括组织坏死、肾上腺皮质的激素分泌增加、雄激素过量等。目前多认为,肾上腺髓性脂肪瘤是由于组织坏死、感染或挤压等因素刺激肾上腺皮质细胞中毛细血管网状上皮细胞化生所致。

组织学检查表明,肿瘤既有灶性分布于脂肪组织内的造血组织,又有不同生长程度的髓样细胞,提示在肾上腺髓性脂肪瘤的病因中,可能不是单一原因的作用。给老鼠注射甲基睾酮和垂体前叶提取物,可引起肾上腺皮质细胞演变成典型的骨髓细胞,所诱发的疾病与人类肾上腺髓性脂肪瘤十分相似。甲基睾酮能单独使肾上腺皮质细胞转变成特殊形态的脂肪细胞,此变化过程经垂体的作用加强,垂体切除后便消失。因此认为,ACTH 是肾上腺皮质细胞发生变化的重要介质。电镜证实,肾上腺皮质细胞可转化为满含脂肪的细胞。

肾上腺髓性脂肪瘤多发生在肾上腺髓质,偶见于肾上腺外组织,主要由脂肪组织和骨髓造血细胞构成,由于两者的含量、分布比例不同,大体标本可分为橘黄色或灰红色,由此将肾上腺髓性脂肪瘤分为两型(图 11-10-1):

Ⅰ型:橘黄色,主要由脂肪组织构成,内含少量灶性分布的骨髓造血细胞。

Ⅱ型:灰红色,主要为丰富的骨髓造血细胞分布于脂肪组织中。含丰富骨髓造血细胞的肿瘤有明显发生肿瘤内出血或破裂的趋向。肿瘤表面由残留肾上腺皮质及肾上腺被膜组成的假包膜。

肿瘤大小不一。临床发现时一般已较大,直径大多在 8cm 左右、质软、与周围组织易于分离。显微镜下见:有分化好的脂肪细胞及不同程度分化的骨髓造血干细胞,并可见脂肪坏死

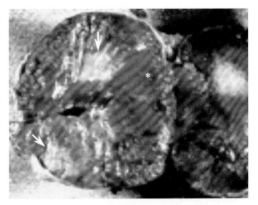

图 11-10-1 肾上腺髓性脂肪瘤大体标本(瘤体包膜完整,界限清楚,质地软。切面呈橘黄色,可见脂肪成分(箭头),局部见陈旧性出血 *)

和出血,偶见钙化,无骨质结构存在。细胞学的发现主要是骨髓造血细胞混合了脂肪细胞,特别是发现巨核细胞和不成熟的粒细胞,结合病变的部位,是诊断肾上腺髓性脂肪瘤的可靠依据。

三、临床表现

早期无特殊的临床症状,多为体检或作其他腹部检查时偶然发现。肾上腺髓性脂肪瘤和其他腹膜后肿瘤一样,可由于肿瘤出血或肿瘤生长较大时推移及压迫邻近器官而引起症

状。1/3 的病例有上腹部疼痛或腰痛、血尿或高血压,高血压多由较大肿瘤压迫肾血管所致,也可能与醛固酮过量分泌有关。疼痛是最常见并持续存在的症状,一般由肿瘤内出血引起。肿瘤自发性或外伤性破裂大出血时,则有剧烈疼痛、恶心、呕吐、腹肌紧张、腹部压痛、肠鸣音减弱,甚至虚脱或休克。

本病可合并糖尿病、库欣综合征,但较少见。

四、影像学诊断

1. B超　为常用的筛查方法,其声像图取决于脂肪与骨髓造血组织的比例,多数为边界清楚、包膜完整的强回声肿块,部分以强回声为主,夹杂不规则回声区;瘤体较大、出血坏死或含骨髓成分较多时,则显示回声密集光团或不均质实性暗区,部分包膜不完整(图 11-10-2),一般肿瘤内无明显血流信号。B超检查对肾上腺髓性脂肪瘤虽能作出诊断,但其特异性远不如 CT 和 MRI,因后两者均能对脂肪组织做出极为准确的判定,所以诊断准确性高。临床上可根据患者情况,酌情选择 CT 或 MRI。

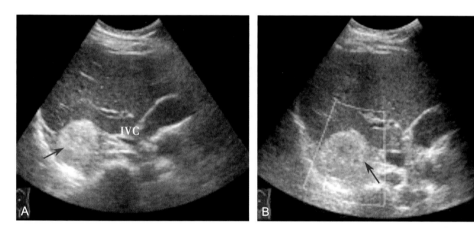

图 11-10-2　右侧肾上腺髓性脂肪瘤,肿瘤内未见血流信号

2. CT　扫描为确诊本病的主要方法,肿块呈圆形或类圆形,与周围组织分界清楚的混杂密度团块影,包膜边缘清楚(图 11-10-3),CT 值为 12~40HU,约 2% 的病例可见钙化。肿块内脂肪区域的 CT 值 <−20HU,骨髓组织密度 CT 值多 >15HU。肿块大小不等,一般直径 >3cm,增强扫描肿块无明显强化。由此可见,肾上腺区含脂肪密度肿块而又无强化现象是肾上腺髓性脂肪瘤的特征性 CT 表现。

3. MRI　对肿瘤的起源及与周围器官的关系显示更清楚,对诊断肾上腺髓性脂肪瘤有一定的优越性,由脂肪形成的高信号强度使 MRI 具有特征性表现(图 11-10-4),易与低信号强度的腺瘤相鉴别。MRI 表现为肾上腺区高脂肪信号占位,T1WI 表现为病灶大部分为高信号,与皮下脂肪信号相似或略低,病灶内伴不等量的条索状、团块状低信号。T2 加权或 T1 加权抑脂后病灶大部分呈略低于皮下脂肪组织的低信号。病灶轮廓较清晰。增强后肿块均无明显强化。

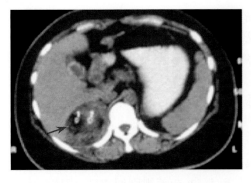

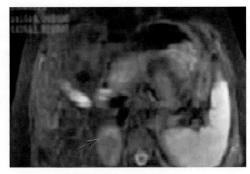

图 11-10-3　右侧肾上腺髓性脂肪瘤(CT)　　　图 11-10-4　右侧肾上腺髓性脂肪瘤(MRI)

五、鉴别诊断

通常,肾上腺髓性脂肪瘤为偶然发现,绝大多数有 CT 或 MRI 的特征性表现,诊断不难。但少数病例需要与包括肾上腺区域的各种脂肪性肿瘤进行鉴别:

1. 原发性腹膜后脂肪肉瘤　不同类型的脂肪肉瘤其 CT 表现主要取决于肿瘤内脂肪含量的多少、分化程度及其分布。与肾上腺髓性脂肪瘤的鉴别主要是分化不良的脂肪与成熟脂肪 CT 值差别和脂肪含量的多少造成密度上的差异,脂肪肉瘤因同时与其他组织混合存在,CT 值常高于水样密度;而髓性脂肪瘤内的成熟脂肪,虽含有骨髓成分,却是散在分布而不是混合存在,测其低密度区的 CT 值在−20~−250HU 之间,此特点在脂肪肉瘤则很少见到。注射造影剂后,肾上腺髓性脂肪瘤内部无强化;而脂肪肉瘤增强后,内部明显不均匀强化和不同程度的侵袭征象,有助于鉴别诊断。但是,当肾上腺髓性脂肪瘤以骨髓成分为主,脂肪含量少时,则与原发性腹膜后脂肪肉瘤的鉴别有一定难度,必要时可采用细针穿刺活检组织学检查。

2. 肾血管平滑肌脂肪瘤　是最常见的肾内脂肪性肿块。对位于肾上极突入肾上腺区的巨大血管平滑肌脂肪瘤,鉴别关键在于定位。如果病灶确定在肾上腺,则多为髓样脂肪瘤;如来自于肾脏,则为血管平滑肌脂肪瘤的可能性大。

CT 表现是根据肿瘤内各种成分的不同比例和有无出血、坏死和钙化而不同。但肾血管平滑肌脂肪瘤肿块一定位于肾内,表现为边缘光滑的软组织和脂肪密度的多房有分隔的肿块,在不同层面均可见与肾实质的关系密切;肿瘤虽大,但由于生长缓慢,使肾盂、肾盏推移变形而无破坏中断。肾上腺肿瘤往往将肾脏向下方推移,肾内结构如肾盂肾盏无改变。注射造影剂后,脂肪区域不强化,而软组织块影普遍强化。肿瘤内可有出血,且常出现钙化。鉴别有困难时可作 CT 血管造影,肾血管平滑肌脂肪瘤的血管丰富,供应肿瘤的血管增粗、周围的动脉扭曲、可出现多数细小的动脉瘤和扩张的血池,但无动静脉瘘形成。肾上腺髓性脂肪瘤表现为一种少血管性,与肾脏截然分开的肿块影。

3. 原发性醛固酮增多症(原醛症)　肿瘤密度低,可为负值,与部分含脂肪成分少的肾上腺髓性脂肪瘤 CT 表现相似。原醛症肿块一般较小,实验室检查尿钾升高、血钾降低、血浆醛固酮升高。

4. 位于肾外的局限性脂肪肿块　①腹膜后脂肪瘤:多为边界清楚的均一脂肪密度,增强多无强化,与同侧肾上腺间有明确分界;②血管脂肪瘤:肿瘤密度较高,其 CT 值在−30~−60HU 之间,容易与肾上腺髓性脂肪瘤鉴别;③淋巴管瘤:可以是淋巴管的弥漫性增生或淋巴管局限性扩张形成淋巴管囊肿。若其中的脂肪含量丰富,CT 表现为类似脂肪瘤;

大多数淋巴管囊肿表现为水样密度,很少出现负 CT 值,不难与肾上腺髓性脂肪瘤鉴别。

肿瘤体积巨大,与肾脏连接紧密,以至于 CT 或 MRI 很难区分两者间的界限,常被诊断为肾脏占位性病变。^{18}F-FDG PET/CT 有助于诊断和鉴别诊断。

六、治疗

本病属良性病变,肿瘤生长缓慢,许多病例终生带瘤无症状而不被发现,迄今尚未见髓性脂肪瘤恶性变的报道。因此,临床上若诊断明确,肿瘤直径 <4cm 的无症状偶发性肾上腺髓性脂肪瘤,可临床观察,暂不手术。但是,必须每 3~6 个月定期随访一次;若肿瘤生长较快或合并出血,应尽早手术切除。肿瘤直径 >3.5cm、伴有症状或伴有内分泌功能者应积极手术。对有压迫症状者、体积较大的肿瘤即使无症状或肿瘤生长迅速者,均应手术治疗。必须注意,对诊断可疑者,随访时间不宜太久,应尽早手术,术中可作快速冰冻切片以明确肿瘤性质。少数病例因肿瘤自发性或外伤性破裂大出血而行急诊手术。

诊断明确者,手术行单纯肿瘤切除术即可。后腹腔镜已成为肾上腺手术的金标准;但对于肿瘤直径 >8cm 或诊断不明确者,可考虑经十一肋间切口或经腹途径开放性手术。术中勿使肿瘤组织破碎或遗留部分肿瘤组织,避免术后再度生长。剥离挤压肿瘤时,若突发血压升高,脉搏加速等,则有"静止性嗜铬细胞瘤"的可能,应及时给予有关控制儿茶酚胺的药物,使之能安全完成手术。

手术切除肿瘤后,预后良好。

(曾 进 管 维)

参 考 文 献

[1] MEAGLIA JP,SCHMIDT JO. Natural history of the adrenal myelolipoma [J]. J Urol,1992,147(4):1089-1090.
[2] 苏建堂,尤国才,眭元庚,等.肾上腺髓质脂肪瘤(附 9 例报告)[J].中华泌尿外科杂志,2001,22(1):23-24.
[3] HAN M,BURNETT AL,FISHMAN EK,et a1. The natural history and treatment of adrenal myelolipoma [J]. J Urol,1997,157(4):1213-1216.
[4] HOBART MG,GILL IS,SCHWEIZER D,et al. Laparoscopic adrenalectomy for large-volume(>or=5cm) adrenal masses.[J]. J Endourol,2000,14(2):149-154.
[5] 张礼刚,骆广跃,陈先国.肾上腺髓样脂肪瘤 50 例报告[J].现代泌尿生殖肿瘤杂志,2016,8(6):329-332.

第十一节 肾上腺囊肿

一、流行病学

肾上腺囊肿(adrenal cyst)泛指肾上腺囊性病变,临床上比较少见(图 11-11-1),多为非功能性囊肿,很少有内分泌紊乱表现。自 1670 年 Greislus 首次报道以来,随着高分辨影像学技术的发展,其检出率显著增加。尸检发现,肾上腺囊肿的发病率为 7/万人,即约 0.07%。

近年来,国内外文献报道例数有增加的趋势。肾上腺囊肿在临床上常常是隐匿的,绝大多数是做其他器官 B 超或 CT 等检查时偶然发现。

此病可发生于任何年龄,以 25~62 岁多见,平均年龄 46.4 岁。女性多于男性,为 3:1。

囊肿多为单侧,右侧多见;双侧性囊肿约占
8%~15%。婴幼儿约1/2为双侧病变;左侧较右侧多见,
约2∶1。

二、病因和病理

通常,绝大多数肾上腺囊肿为单发,双侧和多发
性罕见,囊肿多为单房性,多房性少见(图 11-11-2、图
11-11-3)。囊肿大小不等,小者 <1cm,大者可达 35cm。
囊内液体多少不等,多者可达 11 000ml。囊肿壁的厚
度一般为 0.1~0.2cm,假性囊肿亦有达 3cm 者。肾上腺
囊肿的病因和病理分为以下四型:

1. **内皮性囊肿**　临床上最为常见,约占肾上腺囊
肿的 45%。起源于正常或发育不全的淋巴管或血管,

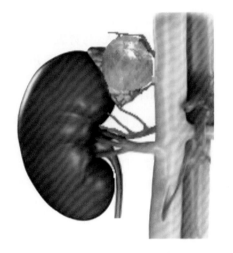

图 11-11-1　右侧肾上腺囊肿示意图

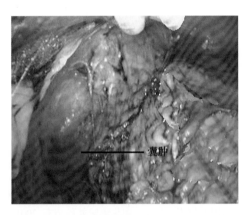

图 11-11-2　后腹腔镜右侧肾上腺囊肿术中
外观

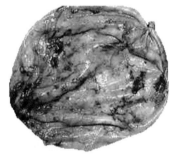

图 11-11-3　肾上腺囊肿切除标
本剖面

囊壁内衬以光滑和平坦的内皮细胞为其特点。按组织成分又分为淋巴性和血管性两类,其
中以淋巴性囊肿多见。显微镜下可观察到囊壁有弹性及肌纤维,囊壁邻近淋巴管或血管扩
张,这是和肾上腺假性囊肿鉴别的要点。

2. **假性囊肿**　临床上较为常见,约占 39%。目前认为,临床上以假性囊肿最为多见,但
尚未见到权威性统计数据。

多数囊肿是单发的,双侧或多发性罕见。假性囊肿多因肾上腺正常组织出血、血肿或梗
阻坏死而形成,如外伤、产伤、出血性疾病、休克、严重感染、中毒、输异型血等。假性囊肿也
可继发于肾上腺良、恶性肿瘤,如嗜铬细胞瘤出血后形成的假性囊肿;其他病变有肾上腺髓
质增生出血后所形成的假性囊肿,肾上腺结核性引起的囊性变等。囊壁较厚但缺乏淋巴管
或血管,此类囊肿常与邻近器官紧密粘连,手术时较为困难。

囊内多为血性液,呈棕色、咖啡色或黑色,合并感染时囊液浑浊。囊壁多有钙盐沉积,此
是病理诊断的要点。囊肿壁较厚,为纤维组织构成;囊壁内衬以肉芽组织,无内皮细胞及上
皮细胞覆盖。

3. **上皮性囊肿(真性囊肿)** 约占肾上腺囊肿的 9%。囊肿体积较大,可达 20cm。囊肿壁较薄,囊壁内衬以腺上皮或内皮细胞。囊肿内含有头节和薄层透明的内囊;液体为黄色透明样,合并囊内出血或感染时囊壁可增厚或钙化。上皮性囊肿可分为以下三种:

(1) 胚胎性囊肿:罕见,属于胚胎性残余。囊壁由肾上腺组织以外的细胞所覆盖,内有纤毛柱状上皮衬附。

(2) 皮质腺瘤性囊肿:由于肾上腺皮质腺瘤中心出血坏死,细胞间质液潴留而形成囊肿。囊壁为腺瘤组织所包绕,形成腺瘤性囊肿或腺瘤性囊性变。

(3) 腺性潴留性囊肿:囊肿特点由微小囊肿及腺泡构成。50% 以上的早产儿和新生儿可发生此类囊肿,可能与应激反应有关。

4. **寄生虫性囊肿** 约占肾上腺囊肿的 7%。寄生虫性囊肿由包虫(棘球蚴,图 11-11-4,图 11-11-5)、猪囊虫和舌形虫毛蚴等感染所致,但以包虫性囊肿较为多见。囊肿外壁较厚,15% 可有钙化,并可见头节;囊肿内有子囊、孙囊。

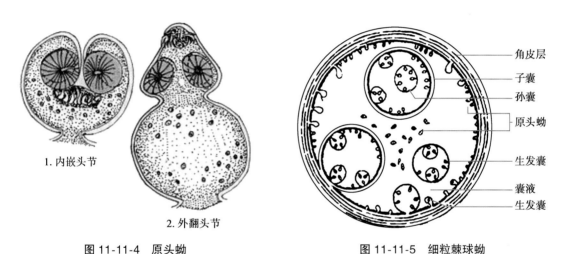

图 11-11-4　原头蚴

图 11-11-5　细粒棘球蚴

1. 内嵌头节
2. 外翻头节

角皮层
子囊
孙囊
原头蚴
生发囊
囊液
生发囊

三、临床表现

肾上腺囊肿的临床表现与囊肿的大小有关。囊肿较小者可无任何典型的症状和体征,常因体检或因其他疾病作 B 超或 CT 检查时偶然发现。

囊肿体积较大时,可压迫邻近器官引起症状,如压迫胃肠道可出现胃部不适、食欲减退、恶心、呕吐、腹胀、便秘、甚至发生肠梗阻。消化道钡剂检查可显示胃、十二指肠及结肠受压或推移的征象。

压迫腹膜后或膈肌可出现疼痛,主要位于腰背部或上腹部,多为胀痛或钝痛,有时可牵扯到肩背部;其他可有乏力、消瘦、贫血等。

囊肿破裂时则有剧烈疼痛、恶心、呕吐、腹肌紧张、腹部压痛、肠鸣音减弱,甚至虚脱。合并囊内感染时则可引起发热、白细胞增高等。

由于本病不产生内分泌激素,成人肾上腺囊肿一般无内分泌紊乱的征象,但少数新生儿可发生肾上腺机能不全。

肾上腺囊肿体积较大时,可出现上腹部肿块,有时患者自己无意间摸到。查体时,在患侧上腹部可扪及到光滑、圆形、囊性感、境界清楚的肿块,可有压痛;有时可触及到患侧被挤压推移的肾脏或患侧肾脏的中下部分。

由于囊肿挤压肾脏,肾脏出现缺血导致肾素的分泌量增加引起血压升高,大约有50%以上的患者会出现高血压。

血尿也是肾囊肿一个比较主要的症状,表现为镜下血尿或肉眼血尿,且血尿常呈周期性。因囊肿的供应血管拉扯或挤压破裂,血液进入集合系统而导致血尿。

四、诊断和鉴别诊断

1. **诊断** 部分病例常规体检仅能发现腰部或上腹部肿块,但确切的位置和性质常难以判断。一般,血压、血浆和尿的内分泌及其代谢产物以及电解质测定可除外肾上腺实质性肿瘤。影像学检查有助于诊断。

(1) KUB 和 IVU:KUB 可显示肾脏上方肾上腺区域的阴影,约半数可见到囊壁有弧形钙化影,为肾上腺囊肿的特征。IVU 或逆行肾盂造影可显示肾脏受囊肿的挤压向下、向外或旋转,但肾脏轮廓、肾盂或肾盏集合系统无明显改变,受压严重者可影响同侧肾脏的功能。

(2) B 超(图 11-11-6,图 11-11-7):B 超是肾上腺囊肿的首选检查手段,经济、无痛、安全,又可大大提高诊断率,同时也为患者提供了诊疗的最佳时机。B 超可检出 1cm 以上的肾上腺囊肿。准确率为 84.6%。超声声像表现可分为以下三类:①单纯囊肿型;②囊内散在光点型;③囊壁钙化型。肾上腺囊肿超声表现为无回声区伴后方回声增强,壁薄而光滑,边界清,部分伴分隔及钙化。囊内有出血或较多蛋白渗出者,可表现为囊实性回声或低回声。所有肾上腺囊肿内均无血流信号。

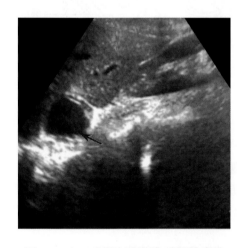
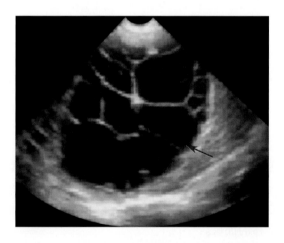

图 11-11-6　右肾上腺囊肿:单纯性囊肿　　图 11-11-7　右肾上腺棘球蚴囊肿(B 超显示呈蜂窝状)

通常,囊肿较小时,诊断多无困难,可分辨出囊性或实质性肿块。由于肾上腺与邻近器官肾脏、胰腺尾部、肝脏等关系密切,当囊肿较大时 B 超在确定肿物来源时有一定困难,尤其是靠近胰腺尾部的囊肿。

(3) MRI:MRI 亦可作出明确的诊断(图 11-11-8,图 11-11-9),并能观察到囊壁的厚度与周围组织的关系等。

（4）CT：CT 可提高诊断的正确性，可分辨出囊性肿块或实质性肿块，在判断周围关系方面优于 B 超。CT 典型的表现为肾上腺区边界清楚的圆形或类圆形影，内为水样密度，壁薄，无增强或轻度增强（图 11-11-10，图 11-11-11）。绝大部分病例通过 B 超和 CT 联合应用都可明确诊断。

然而，对于较大的肾上腺囊肿无论 B 超或 CT 检查，诊断都可能与周围脏器的囊性病变如肝囊肿、肾囊肿及胰腺囊肿混淆。而且肾上腺囊肿是少见病变，容易被医师忽略，亦是误诊原因之一。因此，对于上腹部腹膜后的囊性病变应考虑是否来源于肾上腺。

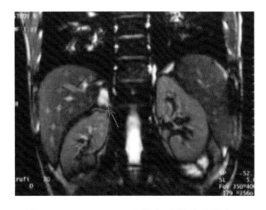

图 11-11-8 MRI 示右肾上腺囊肿合并出血

2. **鉴别诊断** 肾上腺囊肿须与上腹部的囊性病变包括肝、脾、肾以及胰腺囊肿相鉴别，有时尚须与肾上极囊性肾细胞癌或肾上腺无症状性肿瘤相鉴别。诊断确有困难时，酌情考虑行 B 超或 CT 引导下的囊肿细针穿刺抽吸细胞学检查（fine needle aspiration，FNA），以提高

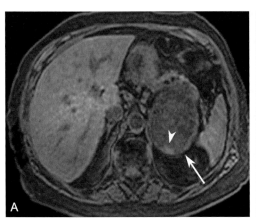
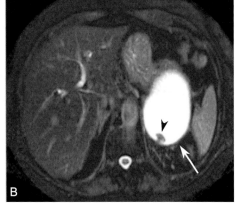

图 11-11-9 左肾上腺囊肿 MRI 图像

A. T1 加权显示低信号囊肿，其边缘可见一高信号结节；B. T2 加权显示高信号囊肿，结节呈低信号。

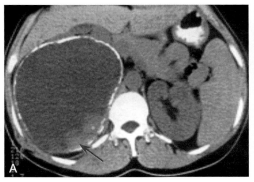
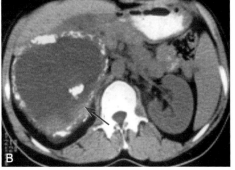

图 11-11-10 CT 示右侧肾上腺囊肿，包壳状钙化

确诊率,灵敏度为85%。

五、治疗

1. **治疗方案的选择** 肾上腺囊肿大多为良性,极少具有内分泌功能,其处理方法主要依据患者的症状、有否内分泌功能、囊肿的大小以及病理检查而定(图11-11-12)。一般,要考虑下列3个因素:①囊肿是否有功能;②意外的恶性改变;③潜在的合并症,如囊内出血。

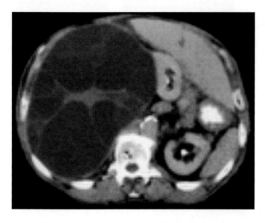

图 11-11-11 右侧肾上腺棘球蚴囊肿
CT 显示呈多子囊型。

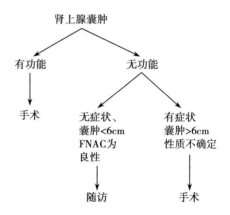

图 11-11-12 偶发性肾上腺囊肿的处理原则

单纯性囊肿直径 <3cm 且无临床症状,可不必进行治疗。以动态观察为主,B 超或 CT 密切随访;定期检查囊肿有否增大的趋势。下列情况应考虑手术:①对于无症状,直径 <4cm 的单纯性囊肿,可临床动态观察,若囊肿增大或出现症状再行手术;②有囊肿压迫症状或囊肿直径 >5cm 者皆应手术;③包虫性囊肿、肿瘤性囊肿一经确诊,需及早手术治疗;④无法确定囊肿来源者应手术探查。

2. **术式选择** 肾上腺囊肿的手术方式包括开放性手术、腹腔镜或后腹腔镜下行肾上腺囊肿开窗术、肾上腺部分切除术和肾上腺全切除术(图11-11-13,图11-11-14)。后腹腔镜手

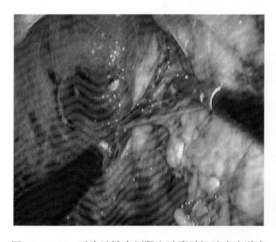

图 11-11-13 后腹腔镜右侧肾上腺囊肿切除术中游离

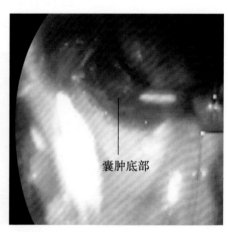

图 11-11-14 囊肿切除术后囊腔视野

术和开放手术疗效相似,且具有创伤小、术中出血少、术后伤口疼痛轻、恢复快、及住院时间短的优点,已成为治疗肾上腺囊肿的首选。

肾上腺巨大囊肿不是后腹腔镜术的绝对禁忌。如果囊壁与邻近器官或大血管如主动脉或下腔静脉紧密粘连者,可考虑行囊壁大部分切除术,以防损伤邻近器官或大血管。术后应用广谱抗生素预防感染。在选择后腹腔镜手术时需充分考虑到手术的难度,或囊肿壁较厚时,应做好开放性手术的准备。开放性手术可选择经十一肋间切口或腹部切口径路。

根据囊肿的病理不同,手术时应注意下列几个问题:

(1) 单纯性囊肿皆有完整包膜,可将囊肿完整摘除,保留正常的肾上腺。方法与肾上腺腺瘤摘除术相同。

(2) 肿瘤性囊肿,肾上腺病变广泛时,可行肾上腺和囊肿整块切除术。

(3) 包虫囊肿,严密保护周围组织后,先行穿刺确诊,吸吮出一定量包虫囊液后,注入 4% 福尔马林液,待杀死囊内头节后,切开外囊,清除子囊、孙囊,再以 10% 福尔马林液或浓石碳酸液涂抹烧灼囊内壁,再剪除大部分外囊壁。

(4) 出血性假性囊肿多较大,先穿刺抽吸囊液、减压,然后与周围脏器剥离,至不能分离时,则将游离的囊壁做大部分切除。

(5) 值得注意的是,囊壁切除后,囊壁的基底和残留的囊壁边缘需彻底电灼止血,然后以 3-0 可吸收线连续缝合,以达到完全止血和使囊底部完全裸露。残留囊内壁必须用 10% 福尔马林液、浓石碳酸液或无水酒精涂抹烧灼,并在残留的囊腔填塞止血纱布或明胶海绵,局部常规放置引流管,但引流管不可拔除过早,由此可以有效地预防肾上腺囊肿术后复发。

(6) 经皮肾上腺穿刺术:直径 >4cm 的单纯性囊肿,囊肿壁薄、无感染且无出血的病例,可在 B 超 CT 引导下行经皮肾上腺穿刺术,吸出囊液送生化和细胞学检查。排除肿瘤性囊肿后,可向囊腔内注入适量硬化剂,如四环素、鱼肝油酸钠或无水酒精。对巨大囊肿则囊液难以抽尽,有时则须经皮置管引流。但须注意经皮肾上腺穿刺所致的并发症,尤其是右侧肾上腺囊肿。然而,经皮肾上腺穿刺术后容易复发,应长期随访观察。

年老体衰或心、脑疾病或不愿意接受手术治疗的单纯性囊肿患者,可酌情选择经皮肾上腺穿刺术。

六、预后

大多数肾上腺囊肿为良性病变,预后良好,一些特殊囊肿如寄生虫囊肿、嗜铬细胞瘤囊性变囊肿、转移肿瘤囊性变囊肿等,应根据其原发病的生物学特性进行治疗。

(曾 进 袁晓奕)

参 考 文 献

[1] WALSH PC,RETIK AB,et al. 坎贝尔泌尿外科学(英文影印版)[M]. 北京:科学出版社,2001,2937-2938.

[2] PRADEEP PV,MISHRA AK,AGGARWAL V,et al. Adrenal cysts:an institutional experience[J]. World J Surg,2006,30(10):1817-1820.

[3] 叶章群. 肾上腺疾病[M]. 北京:人民卫生出版社.1997,225-232.

[4] LAL TG,KAULBACK KR,BOMBONATI A,et al. Surgical management of adrenal cysts[J]. Am Surg,2003,

69(9):812-814.

[5] 郑涛,张旭,马鑫.后腹腔镜手术治疗肾上腺囊肿15例报告[J].中国微创外科杂志,2005,5(6):431-433.

[6] OTAL P,ESCOURROU G,MAZEROLLES C,et al. Imaging features of uncommon adrenal masses with histopathologic correlation[J]. 1999,19(3):569-581.

[7] RICCI Z,CHERNYAK V,KEVIN HSU K,et al.Adrenal cysts:natural history by long-term imaging follow-up [J]. AJR,2013,201(5):1009-1016.

[8] MAJOR P,PEDZIWIATR M,MATEOK M,et al. Cystic adrenal lesions-analysis of indications and results of trentment[J]. Polski Przeglad Chirurgiczny,2012,84(4):184-189.

[9] REN J,WANG X,LIU NB,et al. Retroperitoneal laparoscopic decortication:and adrenalectomy for the therapy of adrenal cysts[J]. Zhonghua Yi Xue Za Zhi,2013,93(26):2059-2061.

[10] KOKSOY FN,YUCEL OCELIK A,et al. Laparoscopic management of a giant adrenal cyst:case report[J]. Surg Laparosc Percutan Tech,2001,11(6):379-381.

第十二节　肾上腺神经鞘瘤

一、流行病学

神经鞘瘤(neurilemmoma)又称施万瘤(schwannoma),是神经鞘膜发生的良性肿瘤,可发生于全身各处的神经组织。颈神经和外周神经的神经干是好发部位,最好发于四肢屈侧,胃肠道,腹膜后,后纵隔等处,肾脏、膀胱、前列腺等器官也可发生。

原发肾上腺间叶组织肿瘤罕见,如神经鞘瘤、神经纤维瘤、平滑肌瘤。

肾上腺神经鞘瘤(adrenal schwannoma)源于肾上腺髓质的交感神经纤维,一般为无功能良性肿瘤。可发生于任何年龄,好发于14~89岁,平均年龄为49岁。男女发病率差异不大,约为1.2∶1。肾上腺神经鞘瘤多为良性病变,也有恶性肾上腺神经鞘瘤的报道。肾上腺神经鞘瘤的恶变发生率虽然较低,肿瘤进展缓慢,但术后仍然有较高的局部复发率和肺、肝、骨等转移,淋巴结转移仅见个案报道。

近年来,随着影像学检查的广泛应用及健康体检的人群不断增加,肾上腺肿瘤的检出率有所增加。据统计,发生于腹膜后的神经鞘瘤占所有神经鞘瘤的0.3%~3.2%,占全部腹膜后肿瘤的0.5%~12%。

二、病理组织学

肿瘤多数为单发,大小不一,约4.0~8.8cm;呈圆形或类圆形,结节状,有包膜。实性多见,偶有囊性变或瘤内出血。实质切面常呈灰白色或灰黄色(图11-12-1)。

光镜下所见肿瘤细胞呈梭形,胞质丰富,核染色较深,但分裂象不明显。常排列成条索状,漩涡状或波浪状结构。

神经鞘瘤有两种病理类型,Antoni A 和 Antoni B。Antoni A 表现为肿瘤细胞呈紧密的束状排列,Antoni B 则表现为肿瘤细胞呈松散的网状排列。两者可并处于一个肿瘤中,也可单独存在。瘤体较小时,以 Antoni A 多见,较大时出现退行病变则以 Antoni B 为主。对于瘤体较大伴有坏死不具有典型的 Antoni A 和 Antoni B 结构时,病理常误诊为恶性肿瘤。

免疫组织化学显示 S-100 强阳性，认为是重要的诊断依据，并可借此与其他肾上腺肿瘤鉴别（图 11-12-2，图 11-12-3）。vimentin 阳性，CD34、SNA、MBP、LEU-7 反应较弱，特异性及敏感性均不高。

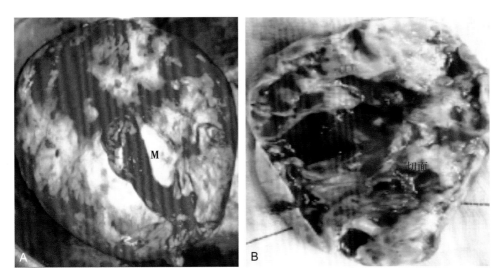

图 11-12-1　右侧肾上腺神经鞘瘤
A. 肿块呈圆形，约 8cm×7cm×3.5cm；B. 切面呈结节状囊实性，实性部分为灰黄色伴有出血。

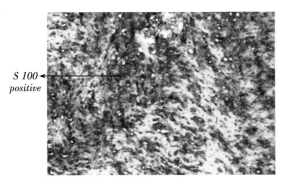

图 11-12-2　右侧肾上腺神经鞘瘤
免疫组化染色梭形细胞 S 100 强阳性，且广泛，×40。

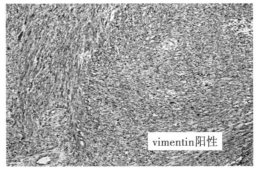

图 11-12-3　左侧肾上腺神经鞘瘤
免疫组化染色 vimentin 阳性，×100。

三、临床表现

肾上腺神经鞘瘤多为偶发肿瘤，一般无自觉症状，个别病例因腰痛、腹痛或高血压就诊。若瘤体较大，则可能出现局部压迫症状，但不具有特异性。

多为无功能肿瘤，实验室检查尿儿茶酚胺，肾素，血管紧张素，醛固酮等无明显异常。

四、影像学检查

1. **B 超**　肿块边界清晰，可见包膜回声，内部紊乱，实质性低回声内见透声差的液性暗区;CDFI:肿块内可见少许点状血流信号（图11-12-4）。

2. IVU 肿瘤较大者,KUB平片可见腹部较大肿块影,IVU肾盂肾盏及输尿管可受压、拉长。

3. CT 肿块呈略低或低密度圆形或类圆形,可见规则、囊状改变,肿块内偶见钙化灶。增强扫描见不均匀强化（图11-12-5）。

4. MRI T1WI呈低信号,T2WI呈高信号,边缘清晰,周围脂肪间隙也可清晰显示（图11-12-6,图11-12-7）。有囊性改变时则表现为明显高信号。

5. ^{18}F-FDG PET-CT 通过病灶对显

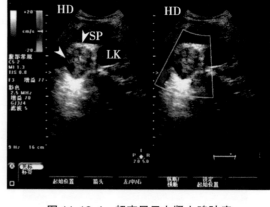

图11-12-4 超声显示左肾上腺肿瘤

约4.7cm×4.0cm,回声不均匀;术后病理诊断为左侧肾上腺神经鞘瘤伴出血坏死。

像剂的摄取来反映其代谢变化,可以同时获得CT解剖图像和功能代谢图像,两种图像优势互补（图11-12-8）。可以全面发现病灶,精确定位及判断病灶良恶性,故能早期,快速,准确,

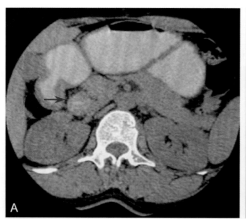

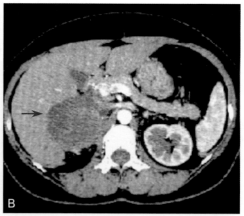

图11-12-5 2例不同肾上腺神经鞘瘤患者CT平扫+强化图像

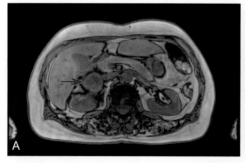

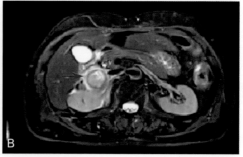

图11-12-6 右侧肾上腺神经鞘瘤

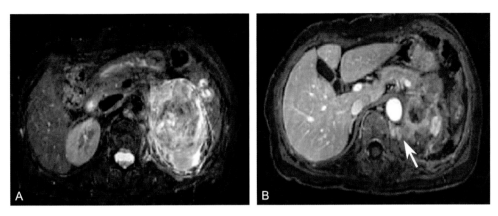

图 11-12-7　左侧肾上腺恶性神经鞘瘤
A. MRI 显示左侧肾上腺肿瘤约 7.5cm×5.0cm；B. 主动脉旁淋巴结转移。

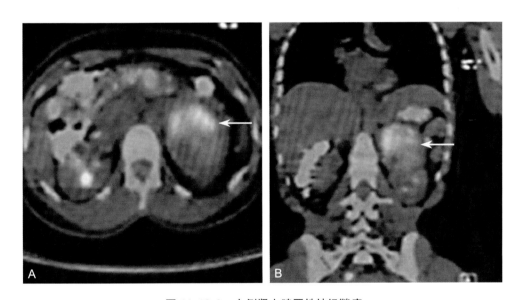

图 11-12-8　左侧肾上腺恶性神经鞘瘤
[18]FDG PET-CT 显示左侧肾上腺异常摄取，标准摄取值 9.5，提示为恶性肿瘤；肿瘤约 9.5cm×6.5cm。

全面发现病灶；同时获得精准的解剖定位，确定边界，从而对疾病做出全面、准确的判断，对肾上腺肿瘤良恶性定性、边界的确定和复发判定有重要的价值。对恶性肿瘤病灶的敏感性为 93%~100%，特异性为 80%~100%。

影像学检查有助于定位，但不容易定性。诊断有困难时，可行 B 超或 CT 引导下的细针穿刺活检组织学检查以明确诊断，最终确诊仍有赖于病理学及免疫组织化学检查。

五、治疗

手术切除是主要治疗方法。术中冰冻切片检查有助于神经鞘瘤的定性诊断，对手术方式的选择具有重要意义。

由于神经鞘瘤具有完整的包膜，手术切除相对容易。手术方式应根据肿瘤的发生部位、大小、与肾上腺及肾脏的关系酌情决定,包括肿瘤剜除术、肾上腺大部切除术或肾上腺全切除术。首选腹腔镜手术(图11-12-9)。肿瘤较大者,可考虑开放性手术。

恶性肾上腺神经鞘瘤的化疗、放射治疗效果不肯定。

六、预后

合并高血压者,肿瘤切除后血压可恢复正常。

早期病例,彻底切除肿瘤后,预后良好。对无法早期手术切除的恶性神经鞘瘤患者,预后较差。因有局部复发的可能,应进行长期随访。

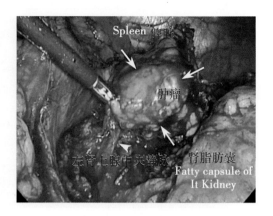

图 11-12-9 左肾上腺神经鞘瘤
腹腔镜肿瘤切除术。

(曾 进 刘 征 杨为民)

参 考 文 献

[1] 刘征,杨为民,叶章群等.肾上腺神经鞘瘤并发高血压1例[J].临床泌尿外科杂志,2003;18(11):658.

[2] 刘贤奎,孔垂泽,王平等.肾上腺神经鞘瘤四例报告[J].中华泌尿外科杂志,2003,24(3):130-131.

[3] 高忠显,许树旭.现代肿瘤诊断治疗学[M].北京:科学技术文献出版社,1997,532-534.

[4] KOJIMA Y,HAYASHI Y,SSSAKI S,et al. Intrapelvic malignant schwannoma resectcd transsacrally [J]. Int J Urol,1998,5(4):393-395.

[5] LI SQ,ZHANG YS,SHI J,et al. Clinical features and retroperitoneal laparoscopic resection of adrenal schwannoma in 19 patients [J]. Endocr Pract,2015,21(4):323-932.

[6] TARCOVEANU E,DIMOFTE G,BRADEA C,et al. Adrenal schwannoma [J]. JSLS,2009,13(1):116-119.

[7] KUMAR S,KARTHIKEVAN VS,MANOHAR CS,et al. Adrenal schwannoma:a rare incidentaloma [J]. J Clin Diagn,2016,10(8):1-2.

[8] ADAS M,OZULKER F,ADAS G,et al. A rare adrenal incidentaloma:adrenal schwannoma [J]. Case Rep Gastroenterol. 2013,7(3):420-427.

[9] SHIN YS,KIM HJ and KIM MK. Juxta-adrenal malignant schwannoma with lymph node metastases [J]. Canad Urol Associat J,2013,7(9-10),E657-659.

[10] ONODA N,ISHIKAWA T,TOYOKAWA T,et al. Adrenal schwannoma treated with laparoscopic surgery [J]. JSLS,2008,12(4):420-425.

第十三节 其他肾上腺恶性肿瘤

一、肾上腺淋巴瘤

(一) 发病情况

肾上腺淋巴瘤分为原发性肾上腺淋巴瘤(primary adrenal lymphoma)和继发性肾上腺淋巴瘤(secondary adrenal lymphoma),其中以继发性淋巴瘤常见,18%~25% 的恶性淋巴瘤播散可累及肾上腺,属于血行转移的晚期病变。尸检发现,约 25% 的非霍奇金淋巴瘤

（non-Hodgkin's lymphoma，NHL）可以出现肾上腺受累，即继发性肾上腺淋巴瘤。原发性肾上腺淋巴瘤是指单独发生于肾上腺，而非系统性发生的淋巴瘤累及肾上腺。

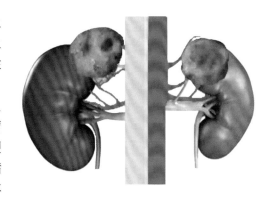

原发性肾上腺淋巴瘤临床罕见（图 11-13-1）、恶性程度较高，约占内分泌腺结外恶性淋巴瘤的 3%。多来源于 B 淋巴细胞，最常见的类型为弥漫大 B 淋巴细胞淋巴瘤，约占 70%。发病年龄为 17~87 岁，平均 62~70 岁。好发于老年人，男性多于女性，其比例为 1.2∶1~2.2∶1，多为两侧肾上腺巨大肿块，约占 50%~70%。合并

图 11-13-1 原发性肾上腺淋巴瘤示意图

Addison 多见于老年患者，平均年龄为 68 岁，男性居多，男女比例为 3∶1。

肾上腺本身无淋巴组织，原发性肾上腺淋巴瘤的病因学和发病机制不明。可能来自血管周围的未分化多潜能间叶细胞，自身免疫功能失调是易发因素之一。目前，较为公认的是某些感染因素可能与淋巴瘤的发病有关。Kacem 等认为原发性肾上腺淋巴瘤与 EB 病毒（Epstein-Barr virus）有关，1/2 以上的病例 EB 病毒阳性，其中 18% 的 EB 病毒阳性者具有传播性。此外，环境污染导致的一些物理、化学的损害是淋巴瘤的发病因素。

（二）临床分期和 TNM 分期

淋巴瘤临床分期除确定病变范围以制订正确治疗方案外，还可以评估预后以及作为比较不同治疗方案疗效的统一标准。目前广泛沿用的恶性淋巴瘤临床分期标准是在 1965 年 Rye 会议上制定的 Ann Arbor 分期，在 1989 年英国 Cotswolds 会议上对 Ann Arbor 分期进行了进一步修改和补充，成为国际公认的恶性淋巴瘤分期标准。目前，原发性肾上腺淋巴瘤尚无标准的临床 TNM 分期，可参考肾上腺皮质肿瘤 TNM 分期（表 11-13-1，UICC 2009）、淋巴瘤临床分期（表 11-13-2，Cotswolds 分期 1989）以及恶性淋巴瘤临床分期（表 11-13-3，AJCC 2002）。

表 11-13-1 原发性肾上腺淋巴瘤的 TNM 分期（UICC，2009）

T_x	对原发肿瘤无法作出评估
T_0	未发现原发肿瘤
T_1	肿瘤 ≤ 5cm，局限于肾上腺内
T_2	肿瘤 > 5cm，局限于肾上腺内
T_3	无论肿瘤大小，伴有肾上腺外局部浸润，但未侵犯邻近器官 *
T_4	无论肿瘤大小，肿瘤侵犯邻近器官 *
N_x	对区域淋巴结转移无法作出评估
N_0	无区域淋巴结转移
N_1	区域淋巴结转移
M_x	对远处转移无法作出评估
M_0	无远处转移
M_1	远处转移

续表

临床分期

 Ⅰ $T_1N_0M_0$

 Ⅱ $T_2N_0M_0$

 Ⅲ $T_{1\sim2}N_1M_0$ 或 $T_3N_0M_0$

 Ⅳ $T_3N_1M_0$ 或 $T_4N_{0\sim1}M_0$ 或 $T_{1\sim4}N_{0\sim1}M_1$

*.邻近器官包括肾脏、横膈膜、下腔静脉、胰腺和肝脏。

表 11-13-2　原发性肾上腺淋巴瘤临床分期（Cotswolds 分期,1989）

分期	侵犯范围
Ⅰ期:局限性病变,未侵及区域性淋巴结,可完整切除	
$Ⅰ_A$:肿瘤局限于原发器官	
$Ⅰ_B$:肿瘤超出原发器官,但无区域淋巴结转移	
Ⅱ期:区域性的,即瘤组织已有局部浸润,或局部淋巴结受侵	
$Ⅱ_A$:肉眼能辨认出的肿瘤仍能完整切除,但有显微镜下肿瘤残留	
$Ⅱ_B$:局部病变完整切除,但区域淋巴结或邻近器官已被侵犯	
$Ⅱ_C$:肉眼能辨认出的肿瘤及区域淋巴结已切除,但有显微镜下肿瘤残留	
Ⅲ期:肿瘤未能完整切除或仅作活体组织检查,有肉眼肿瘤残存	
Ⅳ期:已有远处转移瘤	

表 11-13-3　恶性淋巴瘤临床分期（AJCC,2002）

分期	侵犯范围
Ⅰ期	病变仅累及单一的区域淋巴结或病变仅累及淋巴结以外的单一器官
Ⅱ期	侵犯 2 个或 2 个以上淋巴结区域,但均在膈肌的同侧,可伴有同侧的局限性结外器官侵犯
Ⅲ期	膈肌上下淋巴结区域均有侵犯,可伴有局限性结外器官侵犯或脾侵犯,或两者均侵犯
Ⅳ期	病变已侵犯多处淋巴结及淋巴结以外的部位

淋巴瘤临床分期仅适用于继发性肾上腺淋巴瘤。

（三）病理组织学

肾上腺淋巴瘤属结外淋巴瘤,超过 2/3 的病例累及双侧肾上腺,目前报道的病理类型以 NHL 为主。Singh 等总结 65 例原发性肾上腺淋巴瘤患者的资料发现,肿瘤的组织学类型以弥漫性大细胞型为主(77%),免疫分型以 B 细胞为主(87%)。2008 年 WHO 将原发性肾上腺淋巴瘤定义为两种亚型:弥漫大 B 细胞淋巴瘤(78%)和外周 T 细胞淋巴瘤(7%)。

大体病理检查肿瘤巨大,直径均 >8cm;表面无包膜或包膜不完整,切面呈灰白色、鱼肉样,质脆易碎,局部可见出血(图 11-13-2)。镜下观察,瘤细胞呈弥漫、实性片状分布,细胞多圆形或卵圆形,胞浆少,核仁及核分裂象易见;可有畸形核或多叶核细胞,具有梭形细胞特征的淋巴瘤罕见。免疫组织化学,肿瘤细胞 CD45、CD20、CD79a 阳性(图 11-13-3)。

基因表达谱(gene expression profile,GEP)可以分辨弥漫大 B 细胞淋巴瘤的不同亚型,确定其细胞来源是生发中心 B 细胞(GCB)或是活化 B 细胞(ABC)。

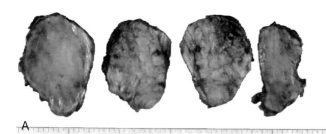
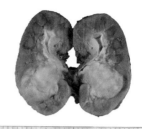

图 11-13-2　手术切除标本
A. 原发性肾上腺淋巴瘤;B. 左肾。

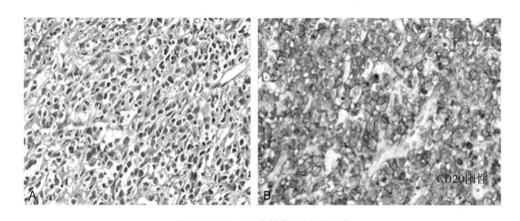

图 11-13-3　原发性肾上腺淋巴瘤
A. 弥漫性大 B 细胞淋巴瘤(HE×200);B. B 淋巴细胞 CD20 阳性,×200。

(四) 临床表现和诊断

淋巴瘤各期根据患者有无全身症状,分为 A、B 两类。无全身症状为 A 类;有全身症状为 B 类,即淋巴瘤 B 症状:原因不明的发热(连续 3 天体温 >38℃或以上)、6 个月内无其他原因体重减轻超过 10%、盗汗。

原发性肾上腺淋巴瘤是高度恶性的淋巴瘤,具有典型的高度症状性、高度侵袭性、高度新陈代谢;少血管、B 超回声不均匀、CT 增强低密度(轻到中度强化)。大多数患者(61%~75%)有下列症状:肾上腺皮质功能不全(36%)、B 症状(68%)、乳酸脱氢酶升高(88%)。肝脾大、淋巴结病可同时发生或在免疫功能失调之前发生,骨髓通常不受到累及。常出现腰背部或腹部疼痛或腰腹部肿块。病变累及双侧肾上腺,≥90% 肾上腺功能遭到破坏后,才会出现肾上腺皮质功能不全的临床表现,多为发热、盗汗、体重下降、皮肤色素沉着、疲乏、性欲减退、低血钠、高钾血症或浅表淋巴结肿大等。Ou 等报道约 84% 的日本原发性肾上腺淋巴瘤患者可有血乳酸脱氢酶升高。少数患者无任何临床症状和体征,常为 B 超、CT 检查偶然发现。

CT、MRI 检查可以准确显示肿瘤累及的范围,为临床治疗提供有价值的信息。CT 平扫表现为单侧或双侧肾上腺区大小不等卵圆形或类圆形肿块,密度均匀或不均匀,边界清晰;增强扫描动脉期轻中度强化(80%),强化均匀或欠均匀,部分病例延迟强化(图 11-13-4,图 11-13-5)。MRI 检查的 T1WI 多表现为软组织肿块影,肿瘤最大径约 2.8~16.5cm。MR 平扫

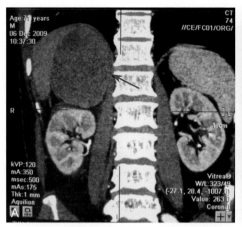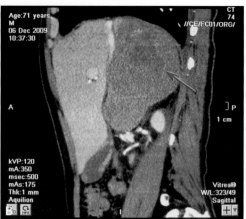

图 11-13-4　CT 显示右肾上腺弥漫性大 B 细胞淋巴瘤

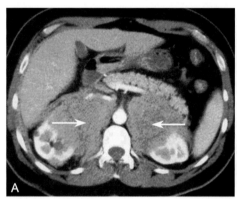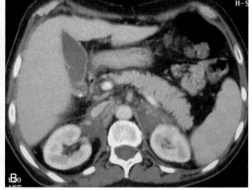

图 11-13-5　肾上腺淋巴瘤

A. CT 显示两侧原发性肾上腺淋巴瘤,增强后轻度不均匀强化;B. 化疗 4 个疗程后显示部分反应,肿瘤明显缩小。

病灶 T1WI 呈等信号或低信号,T2WI 呈高信号;增强后病灶轻度强化或中度强化。原发性肾上腺恶性淋巴瘤影像表现多数为双侧肾上腺区域铸形生长、密度(信号)均匀、无明显钙化、轻-中度强化的占位灶,肿瘤大者可侵犯相邻结构,具有一定的特征性。CT 和 MRI 平扫时肿块多较均质,增强扫描肿瘤较小时多强化均匀或稍不均匀,较大时内部可出现不均匀强化。

^{18}F-FDG PET/CT 融合了解剖学和功能显像,能够敏感、特异性地、准确地显示肾上腺原发淋巴瘤病灶(放射性浓聚肿块影),并反映治疗前后病灶形态、大小及代谢程度的变化,同时可以显示其他器官有无受累(图 11-13-6,图 11-13-7)。而且,可利用 ^{18}F-FDG-PET 进行疗效监测、判断疗效、修正治疗方案,并提供预后信息。文献报道,PET-CT 的敏感性为 95%~100%,优于常规 CT 检查(77%~90%)。PET-CT 和增强 CT 对于结外病灶的敏感性分别为 88% 和 50%,特异性分别为 100% 和 90%。对于判断淋巴结、脾、肺和骨骼等部位的侵犯,PET-CT 假阳性率低而更具优势。但是,惰性淋巴瘤中仅滤泡性淋巴瘤对 ^{18}F-氟代脱氧葡萄糖(^{18}F-FDG)具有一定的摄取活性,小 B 细胞淋巴瘤和边缘区淋巴瘤的摄取活性极低,而 T 细胞淋巴瘤的摄取活性差异较大。因此,PET-CT 在这些类型淋巴瘤中的应用尚有一定

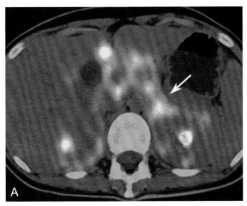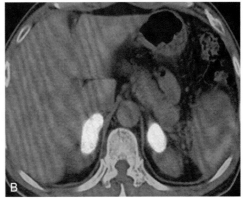

图 11-13-6　肾上腺淋巴瘤

A.^{18}F-FDG-PET/CT 左侧原发性肾上腺淋巴瘤图；B.继发性两侧肾上腺淋巴瘤。

局限性。

　　最近，国际指南重点推荐 PET/CT 用于 FDG 敏感淋巴瘤的常规检查和利用五分量表评估缓解情况（表 11-13-4），也可取代骨髓穿刺活检受累情况。PET/CT 可以在机体没有发生形态结构和没有临床症状之前即可显示出机体的异常生物学信息，从而研判肿瘤的发生与发展，并对肿瘤进行分期。但对不敏感的患者不推荐常规使用。

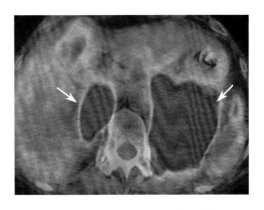

图 11-13-7　原发性两侧原发性肾上腺淋巴瘤

表 11-13-4　FDG-PET/CT 结果的五分量表

1 分	无 FDG 摄取
2 分	FDG 摄取≤纵隔
3 分	FDG 摄取＞纵隔，但≤肝脏
4 分	FDG 摄取中度高于肝脏
5 分	FDG 摄取明显高于肝脏和/或出现新病灶
X	新病灶 FDG 摄取可能与淋巴瘤无关

　　注：1、2 分代表完全代谢缓解（CMR）（A 类推荐）。在接受标准治疗的患者中，3 分也可以代表 CMR（A 类推荐）。4、5分且与基线相比 FDG 摄取下降代表部分代谢缓解（PMR）。FDG 摄取增加至 5 分、FDG 摄取没有下降或出现新的与淋巴瘤相关的 FDG 摄取病灶，代表治疗失败和/或者疾病进展（B 类推荐）。

　　临床需与原发性肾上腺淋巴瘤鉴别的病变包括继发性肾上腺淋巴瘤、无功能肾上腺瘤、嗜铬细胞瘤、肾上腺皮质癌、肾上腺结核和肾上腺转移瘤等。由于原发性肾上腺淋巴瘤影像学检查无特殊性，术前易误诊为其他肾上腺恶性肿瘤。当肿瘤直径≤5cm 时，需与质地均匀、强化较低的肾上腺肿瘤相鉴别。当肿瘤直径≥6cm 时，需与肾上腺嗜铬细胞瘤、肾上腺皮质癌等常见的肾上腺原发肿瘤鉴别。肾上腺是转移瘤的好发部位，转移癌较容易发生坏死囊变,其形态多不规则,呈圆形或结节状,可单侧或双侧发病,需要结合临床病史来与 PAL 鉴别。当影像学发现肾上腺占位时,应考虑到原发性肾上腺淋巴瘤的可能(图 11-13-7,图 11-13-8):①肿瘤局限在肾上腺,而无其他部位的淋巴瘤病灶;②外周血或骨髓内无同型细胞的白血病征象;③无其他内脏器官淋巴性肿块,表浅淋巴结不肿大。值得注意的是,肾上腺结核是我国 Addison 病的常见原因,且常伴有肾上腺外结核,CT 扫描显示肾上腺钙化、增大或肿块,对结核性 Addison 病的诊断具有特征性。

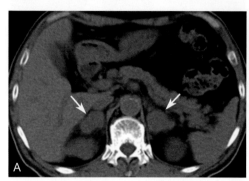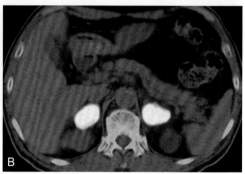

图 11-13-8　两侧肾上腺结核
A. CT 强化两侧肾上腺增强;B. ^{18}F-FDG-PET/CT 显示左、右肾上腺 FDG,SUV 值分别为 20.9 和 20.1。

影像学诊断有疑问者,可酌情行 B 超或 CT 引导下的细针穿刺活检组织学检查,以明确诊断,亦可腹腔镜下肾上腺肿瘤活检来获得适当的组织用于诊断,最终诊断仍有赖于病理组织学及免疫组织化学检查。

(五) 治疗和预后

目前,肾上腺淋巴瘤尚无明确的治疗指南。对于肾上腺淋巴瘤,不管为原发性还是同时侵及肾上腺和其他脏器者,均应施行腹腔镜手术或开放性手术,术后辅助化疗和/或免疫治疗。如果肿瘤侵犯同侧肾,应同时行肾切除术。因此,术前应充分了解肿瘤浸润范围,制定详细的手术方案。自 1997 年起,FDA 批准利妥昔单抗用于临床,是目前唯一 B 淋巴细胞(CD20)靶向人鼠嵌合单克隆抗体。近年来,利妥昔单抗联合化疗方案可明显改善原发性肾上腺淋巴瘤的预后,已作为一线首选治疗方案。利妥昔单抗可以用于单一疗法,也可与化疗联合治疗,可以使肿瘤更加敏感,提高化疗效果。55% 的患者在 4~7 年之间仍持续缓解,患者总缓解率为 100%,其中 63% 完全缓解,37% 部分缓解。

原发性肾上腺淋巴瘤常有肾上腺外扩散,提示预后不良。1 年和 2 年总生存率分别为 38.2% 和 33.9%;95% 患者生存时间 7~12 个月,中位生存期 9 个月。术后 5 年生存率仅 20%,绝大多数在 2 年内死亡(图 11-13-9)。高龄、瘤体较大、肾上腺皮质功能不全、乳酸脱氢酶(LDH)水平偏高、出现毗邻器官侵犯或远处转移者预后极差。

应定期随访,及时发现有无肿瘤残余、局部复发或新发病灶。

继发性肾上腺淋巴瘤提示肿瘤进展已到Ⅲ或Ⅳ期,预后差(表 11-13-5,表 11-13-6)。预后因素包括较晚的 Ann Arbor 分期、较高的国际预后指数(international prognostic index,IPI)、肿块直径大于 7.5cm,其中 IPI 在弥漫大 B 细胞淋巴瘤(DLBCL)和非特指型外周 T 细胞淋巴瘤(PTCL-NOS)中具有价值。

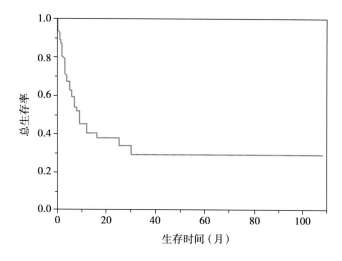

图 11-13-9　186 例原发性肾上腺淋巴瘤的生存时间和生存率

表 11-13-5　NHL IPI（每项指标预后不良因素计数为 1 分，总和即为 IPI，WHO 2008）

指标	0 分	1 分
年龄	≤60	>60
一般状况	0 或 1	2~4
Ann Arbor 分期	I 或 II	III 或 IV
结外侵犯部位	<2 个部位	≥2 个部位
LDH	正常	异常

表 11-13-6　根据 IPI 评分进行危险度分型

评分	危险度	%CR（完全缓解）	五年 CR-DFS（无病生存率）	五年总生存率（OS）
0~1	低危	87%	70%	73%
2	低中危	67%	50%	51%
3	中高危	55%	49%	43%
4~5	高危	44%	40%	26%

二、原发性肾上腺肉瘤样癌

（一）流行病学及病因学

原发性肾上腺肉瘤样癌（primary adrenal sarcomatoid carcinoma），又称为癌肉瘤（carcinosarcoma），是肾上腺皮质癌的一种特殊亚型，极其罕见。2004 年，WHO 将其分类命名为肉瘤样癌。迄今为止，文献上仅见个案报道。发病年龄为 29~79 岁，60 岁以上多见，女性多于男性。多以单侧发病，双侧罕见。

原发性肾上腺肉瘤样癌是一种特殊类型的肿瘤，由癌和肉瘤样形态混合于一个瘤体内的恶性肿瘤。主要由肾上腺皮质癌分化成肾上腺肉瘤样癌，肉瘤样成分只不过是癌细胞的化生，肿瘤组织中无明确的异源性肉瘤成分。肿瘤分化差，比肾上腺皮质癌更具侵袭性。

分子机制尚未阐明。遗传学研究表明，原发性肾上腺肉瘤样癌存在多种癌基因和抑癌基因的异常,除有原发肿瘤病理组织类型的基因异常外,尚存在不同病理类型肉瘤各自的基因改变。原发性肾上腺肉瘤样癌与特异的 *p53* 基因突变有关,或者发生 *p53* 基因位点杂合性丢失,而发生 *p53* 突变的肾上腺恶性肿瘤和侵袭性表型相关。最近的一项研究表明,3.2%的患者的病因和错配修复基因发生种系突变有关。此外,癌基因 *MDM-2* 扩增缺失和 *FKH* 基因易位可排除原发性肾上腺肉瘤。

(二) 病理组织学

病理类型分为 2 种:①多形性肉瘤样癌(肉瘤样癌成分伴上皮癌成分混合组成);②单一肉瘤样癌。文献报道,大多数肉瘤样癌其肉瘤样成分要达到一定的比例(一般≥50%)方可诊断。电镜下肉瘤样细胞具有上皮细胞特征,如果仅含有肉瘤样成分,则需要进行免疫组织化学标记以证实其上皮性分化才可诊断肉瘤样癌。

肿瘤外观呈结节状,浅黄色或暗红色;切面呈息肉状和结节状改变,质脆,可见广泛的坏死(图 11-13-10,图 11-13-11)。肿瘤较大多数在 11~19cm,极少数为 5~6.5cm。镜下观察瘤细胞为上皮癌成分和肉瘤样癌成分(图 11-13-12)。

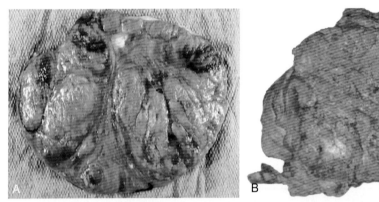
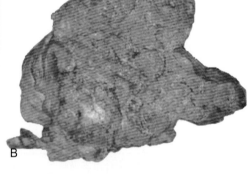

图 11-13-10　原发性右侧肾上腺肉瘤样癌

A. 大体外观;B. 剖面。

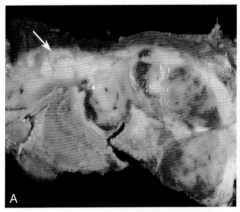
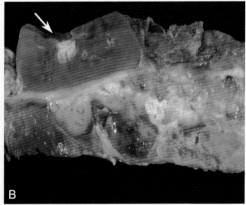

图 11-13-11　原发性左肾上腺肉瘤样癌大体特征

肿瘤约 17.0cm×6.0cm×6.0cm,质脆;切面呈不均匀灰色、粉红色-黄色,肿瘤中心可见坏死。A. 肿瘤浸润胰腺;B. 肿瘤浸润左肾,但均未侵犯实质。

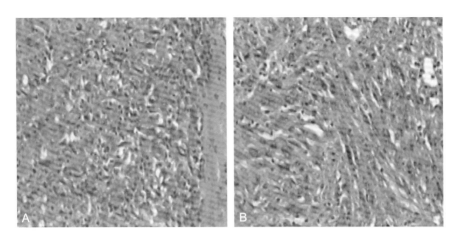

图 11-13-12 病理组织学显示上皮和肉瘤样成分

A. HE × 10；B. HE × 40。

免疫组织化学分析：由于肉瘤样癌成分的不同，免疫组织化学异质性明显。原发性肾上腺肉瘤样癌可表现为波形蛋白（vimentin）、角蛋白阳性，癌瘤样区散在的梭形细胞结蛋白（desmin）阳性或强阳性，肉瘤样区显示肌动蛋白 HHF35 强阳性（图 11-13-13），癌瘤样区突触素强阳性、黑色素 A 弱阳性、钙网膜蛋白弥漫性阳性等（图 11-13-14）。

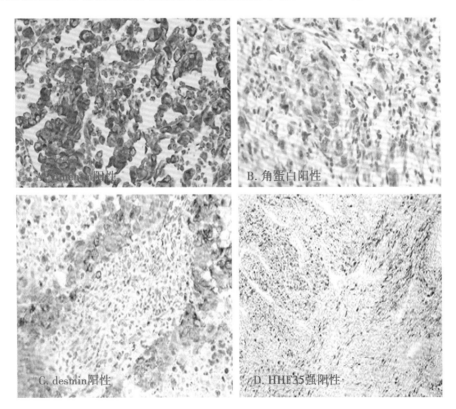

图 11-13-13 原发性肾上腺肉瘤样癌免疫组织化学

A. vimentin 阳性；B. 角蛋白阳性；C. 癌区和散在的梭形细胞肌间线蛋白阳性 × 200；D. 肉瘤样区显示肌动蛋白 HHF35 强阳性 × 100。

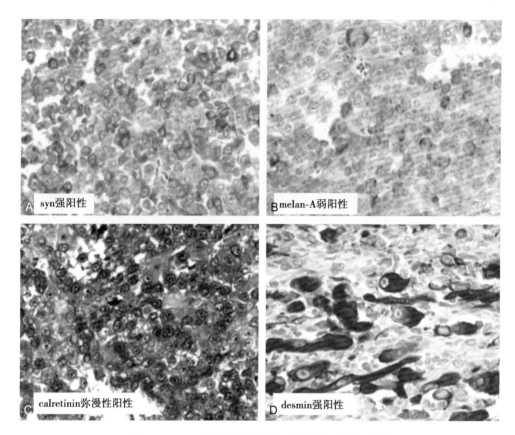

图 11-13-14 原发性肾上腺肉瘤样癌免疫组织化学

A. 癌瘤样区突触素强阳性 ×40;B. 癌瘤样区黑色素 A 弱阳性 ×40;C. 癌瘤样区细胞质和核钙网膜蛋白弥漫性阳性 ×40;D. 癌瘤样区横纹肌瘤细胞肌间线蛋白强阳性 ×40。

(三) TNM 分期

目前,原发性肾上腺肉瘤样癌的 TNM 分期主要应用国际抗癌联合会(UICC,2009)制定的 TNM 分期系统(图 11-13-15,表 11-13-7)。区域淋巴结为肾门、腹主动脉旁和下腔静脉旁淋巴结,单、双侧不影响 N 分期。

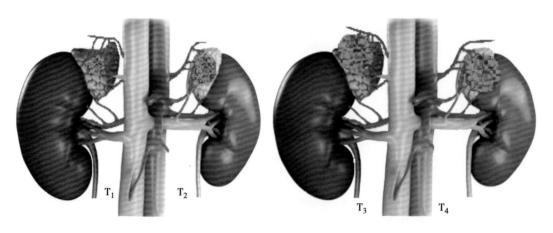

图 11-13-15 原发性肾上腺肉瘤样癌 T 分期示意图

表 11-13-7 肾上腺皮质癌的 TNM 分期

T_x	对原发肿瘤无法作出评估
T_0	未发现原发肿瘤
T_1	肿瘤≤5cm,局限于肾上腺内
T_2	肿瘤>5cm,局限于肾上腺内
T_3	无论肿瘤大小,伴有肾上腺外局部浸润,但未侵犯邻近器官*
T_4	无论肿瘤大小,肿瘤侵犯邻近器官*
N_x	对区域淋巴结转移无法作出评估
N_0	无区域淋巴结转移
N_1	区域淋巴结转移
M_x	对远处转移无法作出评估
M_0	无远处转移
M_1	远处转移
临床分期	
I	$T_1N_0M_0$
II	$T_2N_0M_0$
III	$T_{1\sim2}N_1M_0$ 或 $T_3N_0M_0$
IV	$T_3N_1M_0$ 或 $T_4N_{0\sim1}M_0$ 或 $T_{1\sim4}N_{0\sim1}M_1$

*.邻近器官包括肾脏、横膈膜、下腔静脉、胰腺和肝脏。

(四)临床表现和诊断

临床症状不典型,可有腹部胀痛或腹部肿块、体重减轻、乏力,或在体检、其他疾病检查时偶然发现。通常,就诊时肿瘤已经广泛局部扩散或转移,甚至已出现远处转移征象。患者首先以肾上腺外表现就诊,以肺转移较为常见。该病诊断较困难,即使影像学检查发现了转移灶,也不能定性,仅能提示为肾上腺恶性肿瘤(图 11-13-16~图 11-13-18)。

转移途径为血行转移、淋巴转移和种植性转移。

80% 的病例表现为无功能,20% 的病例有内分泌功能。有症状的功能性肿瘤主要有皮质醇增多症、Conn 综合征(原发性醛固酮增多症)、肾上腺性征异常综合征。因此,所有肾上腺肉瘤样癌患者均应常规进行肾上腺功能测定,包括血皮质醇、24 小时尿游离皮质醇、17-OHCS、17-KS、CA、VMA 及血浆醛固酮、肾素活性、电解质、性激素(雄性酮、孕烯雌酮)、糖耐量试验以及小剂量地塞米松抑制试验等。

B 超、CT 或 MRI 有助于临床诊断,但无特征性。肾上腺肉瘤样癌的诊断颇具挑战性,可酌情行 B 超或 CT 引导下的肿瘤细针穿刺活检,诊断和鉴别诊断有赖于病理和免疫组织化学检查。

(五)治疗和预后

首选手术治疗。对无转移者,行根治性肾上腺切除术,包括切除邻近器官如同侧肾脏、胰尾、脾,同时行区域淋巴结清扫术。对于孤立性的远处转移病灶,也应尽量采用手术治疗。

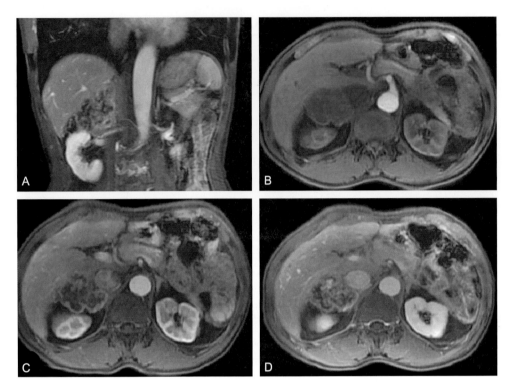

图 11-13-16　MRI 增强显示右侧肾上腺肉瘤样癌
A. 静脉期冠状位；B. 横断面动脉期；C. 横断面静脉期；D 横断面延迟期。

肾上腺肉瘤样癌可选择后入路腹腔镜根治性肾上腺切除术，术中处理肾上腺中央静脉视野清晰。若术中发现操作困难或肿瘤与周围组织粘连较重，应果断转为开放性手术。术前影像学发现毗邻器官有浸润者，宜选择开放性手术，酌情选择后入路腹腔镜手术。

肾上腺肉瘤样癌对放疗、化疗均不敏感，无法手术或姑息性手术的晚期患者，可酌情实行免疫治疗或分子靶向治疗。

影响患者预后的主要因素包括：TNM 分期、肿瘤大小、肿瘤部位、病理类型及分

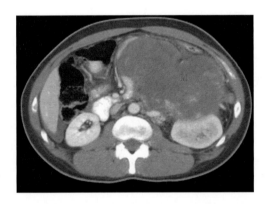

图 11-13-17　左侧肾上腺肉瘤样癌
CT 显示肿瘤浸润胰腺和左肾。

化程度、有无局部浸润、毗邻脏器侵犯或远处转移等。该肿瘤恶性程度高，预后极差。常于确定诊断后数月内因肿瘤转移而死亡，所有病例生存时间均 <1 年。Shaikh AS 等报道 1 例 62 岁患者，术后随访 3 个月 CT 检查发现主动脉旁淋巴结转移和对侧肾上腺转移，患者拒绝采取进一步治疗于术后 4 个月死亡。

肾上腺肉瘤样癌术后容易复发和转移，应密切随访。

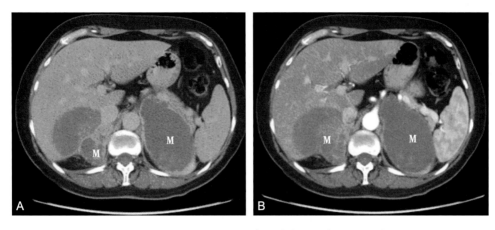

图 11-13-18　CT 显示两侧肾上腺肉瘤样癌,侵犯肝脏

三、原发性肾上腺神经内分泌癌

(一) 发病情况

神经内分泌肿瘤是一类能够将胺的前体物质摄取,脱去其羧基变为活性胺,从而合成和分泌胺及多种激素的恶性异质性肿瘤,恶性程度高,可发生于全身许多器官和组织。2010 年 WHO 肿瘤病理学将神经内分泌肿瘤进行分类,包括:①神经内分泌肿瘤 G1 类癌;②G2 神经内分泌癌(小细胞或大细胞癌);③混合性神经内分泌癌;④部位特异性和功能特异性神经内分泌肿瘤。神经内分泌癌为分化不良的高级别恶性肿瘤。肿瘤由小、中等或大细胞组成,偶有与神经内分泌瘤相似的器官样结构,弥漫表达神经内分泌分化标记物,具有明显核非典型性改变,多灶性坏死,高核分裂数(>20/10HPF)。男女皆可发病,女性∶男性 =52%∶48%,中位年龄 63 岁(平均 62 岁)。

原发性肾上腺神经内分泌癌(primary neuroendocrine carcinoma of the adrenal gland)罕见,以肾上腺小细胞神经内分泌癌较为多见,是肾上腺癌中恶性程度高的一种,可能起源于肽能神经元和神经内分泌细胞,这些神经内分泌细胞不仅可来源于神经嵴外胚层,也可来源于内胚层和中胚层的多能干细胞。

(二) 病理组织学

根据核分裂象计数和 Ki-67 指数的高低将该类肿瘤分为三个组织级别:①低级别 G_1:核分裂象为 1 个 /10HPF,Ki-67<3%;②中级别 G_2:核分裂象 2~20/10HPF 和/或 Ki-67 指数 3%~20%;③高级别 G_3:核分裂象 >20/10HPF 和/或 Ki-67 指数 >20%。

肾上腺神经内分泌癌肿瘤呈圆形或类圆形,有包膜,肿物表面局部被覆肾上腺组织。切面呈灰白色、鱼肉状,可见出血、坏死。镜下见肿瘤边界相对清楚,纤维性假包膜周围见少许肾上腺组织。癌细胞多为类圆形或菱形,常呈器官样、梁状、岛状、栅栏状、带状或菊形团样排列。瘤细胞的形态较一致、血窦丰富、间质少。核呈异型性,核细胞浆内可见神经分泌型颗粒。免疫组织化学:肿瘤细胞免疫标记突触素(synaptophysin,Syn)、神经元特异性烯醇化酶(neuron specific enolase,NSE)、Vimentin、嗜铬粒蛋白 A(chromogranin A,CgA)、PCK 和神经黏附因子 CD56 阳性,其中 NSE、CgA 和 Syn 最具有临床意义。尽管这些标记的敏感性较高,但其特异性均较差。对于形态学表现似神经内分泌肿瘤、而 CgA 和 Syn 均阴性的肿瘤,

CD56 和/或 NSE 的表达对其诊断有一定的或有限的参考价值。

（三）TNM 分期

根据肿瘤的大小、淋巴结转移以及身体远处器官组织转移情况对该类肿瘤进行临床分期,参考肾上腺皮质肿瘤 TNM 分期(图 11-13-19,表 11-13-8)。区域淋巴结为肾门、腹主动脉旁和下腔静脉旁淋巴结,单、双侧不影响 N 分期。

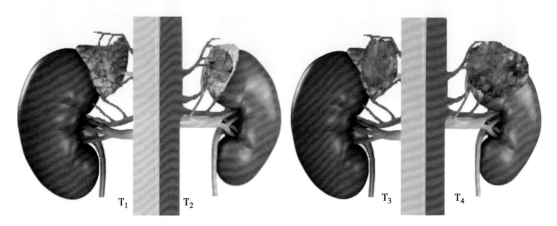

图 11-13-19 肾上腺神经内分泌癌 T 分期

表 11-13-8 肾上腺神经内分泌癌 TNM 分期(UICC,2009)

T_x	对原发肿瘤无法作出评估
T_0	未发现原发肿瘤
T_1	肿瘤≤5cm,局限于肾上腺内
T_2	肿瘤>5cm,局限于肾上腺内
T_3	无论肿瘤大小,伴有肾上腺外局部浸润,但未侵犯邻近器官 *
T_4	无论肿瘤大小,肿瘤侵犯邻近器官 *
N_x	对区域淋巴结转移无法作出评估
N_0	无区域淋巴结转移
N_1	区域淋巴结转移
M_x	对远处转移无法作出评估
M_0	无远处转移
M_1	远处转移
临床分期	
I	$T_1N_0M_0$
II	$T_2N_0M_0$
III	$T_{1-2}N_1M_0$ 或 $T_3N_0M_0$
IV	$T_3N_1M_0$ 或 $T_4N_{0-1}M_0$ 或 $T_{1-4}N_{0-1}M_1$

*. 邻近器官包括肾脏、横膈膜、下腔静脉、胰腺和肝脏。

（四）临床表现和诊断

临床表现不典型,多为腰腹部胀痛或体检偶然发现。

影像学检查缺乏特异性。B超显示肾上腺区类圆形肿块,内部回声不均匀。CT显示肾上腺区类圆形或椭圆形肿块,不均匀强化。MRI征象显示占位性病变内部信号不均,T1WI呈等低混杂信号,T2WI呈等高混杂信号。¹⁸F-FDG PET/CT有助于诊断(图11-13-20)。最终确定诊断依靠病理和免疫组织化学检查,但需与肾上腺转移小细胞癌相鉴别。

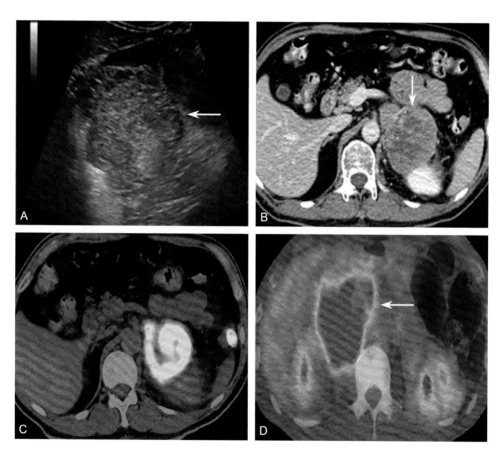

图 11-13-20　原发性肾上腺神经内分泌癌
A. B超显示右肾上腺肿块回声不均匀;B. CT显示左肾上腺肿块不均匀强化;C.¹⁸F-FDG PET/CT显示左肾上腺肿块最高标准摄取值,SUV值=8.3;D.¹⁸FDG PET/CT显示右肾上腺肿块高摄取。

(五) 治疗和预后

早期诊断和治疗可能是提高其疗效的关键。若患者一般情况允许,多采取手术治疗,术后辅助放疗、化疗、生物免疫治疗或分子靶向药物治疗。晚期肿瘤没有单一的治疗标准,主要依靠分子靶向药物治疗,如贝伐珠单抗、舒尼替尼等,多种药物联合应用常可以取得较好的疗效。

该肿瘤分化差、恶性程度高、侵袭力强、早期易出现转移,预后极差。TNM分期、诊断时的年龄(≤30岁,31~60岁,>60岁)是生存期主要的预测因素:所有TNM分期中,年龄轻者生存较好,年龄越大生存越差;疾病期别越晚预后越差。

四、肾上腺肾原始神经外胚叶瘤

(一) 流行病学和分子生物学

1918 年由 Stout 首次报道原始神经外胚叶瘤,1921 年 Ewing 将其命名为 Ewing 肉瘤; 1973 年 Hart 等将其定义为非特异性小细胞瘤伴原始神经外胚叶瘤(primitive neuroectodermal tumors,PNET);1979 年 Askin 等将来源于胸、肺部的 PNET 命名为 Askin 瘤,是一种特殊部位的 PNET。1993 年版修订的 WHO 中枢神经系统肿瘤的组织学分类中,首次将原始神经外胚叶肿瘤列入其中,并归入神经上皮源性胚胎性肿瘤之列。2000 年 WHO 新分类将其归属于神经系统胚胎类肿瘤,组织学分级为Ⅳ级,生物学行为为高度恶性。2016 年,WHO 中枢神经系统肿瘤分类中,原始神经外胚叶瘤为一独立的类型。根据发生部位不同将原始神经外胚叶瘤分为两种类型:中枢性和外周性,起源于外周神经系统的称为外周性原始神经外胚叶瘤(peripheral primitive neuroectodermal tumors)。肿瘤多发生于躯干和四肢,尤其是椎旁区、胸壁、肢体和腹膜后;也可见于实质性脏器,如肾上腺、肾、胰腺、肺、纵隔、睾丸、精索、膀胱、前列腺和直肠等部位。

肾上腺原始小细胞瘤(primitive small round cell tumour of the adrenal gland)起源于肾上腺髓质,是具有原始神经外胚层分化特征的高度恶性的小细胞肿瘤,是一种罕见的起源于中枢和交感神经系统以外,被认为是由神经嵴细胞分化而来的小圆细胞恶性肿瘤,其中包括肾上腺原始神经外胚叶瘤(primitive neuroectodermal tumour of the adrenal glang) (图 11-13-21)。肾上腺原始神经外胚叶瘤非常罕见,同属于 PNET/Ewing's 家族肿瘤,有多向分化的潜能,高度侵袭性生长,具有独特的病理组织学和细胞基因特征。

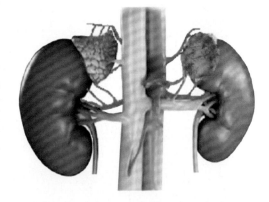

图 11-13-21　肾上腺原始神经外胚叶瘤示意图

发病年龄 20~74 岁,平均 26 岁,女性和男性比例为 3:1。发病年龄具有双峰性,集中于 20~30 岁、50~60 岁。

基因分析发现,肾上腺原始小圆细胞瘤基因突变为染色体 12 长臂和染色体 22 的 t(12;22) (q13;q12)易位。肾上腺原始神经外胚叶瘤与肾上腺 Ewing's 肉瘤形态结构相似,约 85% 的患者存在特异性的 *EWSR1* 基因特征,即 t(11;22)(q24q12)特征性染色体易位,*EWS/FLI-1* 基因融合,约 10%~15% 患者存在较少出现的 t(21;22) (q22;q12)、t(7;22) (p22;q12)相互易位;肾上腺外周性原始神经外胚叶瘤尚存在 *MIC2* 基因突变(图 11-13-22)。

(二) 病理组织学

大体外观,肾上腺原始神经外胚叶瘤直径约 3~17cm,平均 10.5cm;呈圆形或类圆形,实性或囊实性、有包膜,肿物表面局部被覆肾上腺组织。切面呈灰黄色、鱼肉状,可见出血、坏死和囊性变(图 11-13-23)。显微镜下(图 11-13-24)见细胞呈原始小圆细胞,形态一致、细胞质少;核深染、呈圆形或类圆形,可见核分裂象;细胞呈片状或巢状排列,可见到具有特征性的 Homer-Wright 菊形团,提示肿瘤向神经分化。原始小圆肿瘤细胞附近可见到灶状或片状坏死、囊性变以及血管浸润。超微结构观察可见原始单一、相互交叉的立方形细胞,核均匀分散、偶见核仁深染,基底膜增厚;有些肿瘤细胞显示一些密集的核心颗粒变异,细胞质中含有线粒体和核糖体(图 11-13-25)。

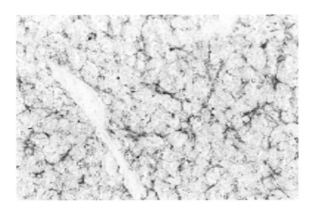
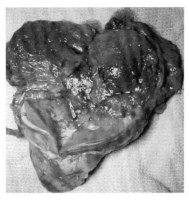

图 11-13-22　肾上腺原始神经外胚叶瘤(*MIC2* 基因阳性 ×200)

图 11-13-23　肾上腺原始神经外胚叶瘤手术标本

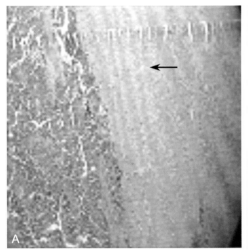
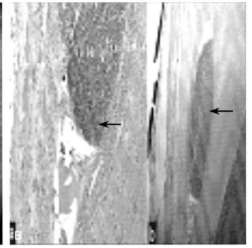

图 11-13-24　肾上腺原始神经外胚叶瘤组织学特征

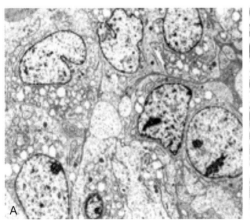
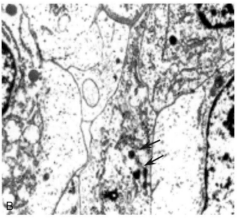

图 11-13-25　电子显微镜超微结构图像

Homer-Wright 菊形团和核心颗粒是肾上腺原始神经外胚叶瘤的特征。

常规 HE 切片诊断肾上腺原始神经外胚叶瘤非常困难,尤其是分化差的肿瘤;并且很难与其他类型的小细胞恶性肿瘤相区别,必须依靠免疫组织化学才能明确诊断。免疫组织化学显示 P30/32MIC2 阳性、vimentin(85.7%)、NSE(57.1%)、Syn(71.4%)、S-100(71.4%)、Ki67(30%~90%) 和 CD99(85.7%) 阳性,其中 P30/32MIC2 和 CD99(*MIC2* 基因的产物)是诊断肾上腺原始神经外胚叶瘤最重要、最为可靠的指标(图 11-13-26,图 11-13-27),具有较高的特异性和敏感性。随着分子生物学技术的发展,目前已将基因检测作为诊断原始神经外胚叶瘤的重要方法。在该肿瘤中,80%~90% 的病例可检测到 *EWS-FLI-1* 和 *EWS-ERG* 融合基因的表达,由此从根本上解决了肾上腺原始神经外胚叶瘤的诊断问题。

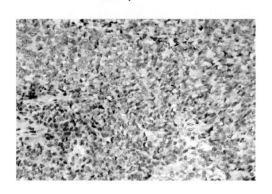

图 11-13-26　肾上腺原始神经外胚叶瘤
50% 肿瘤细胞 FLI-1 阳性,×40。

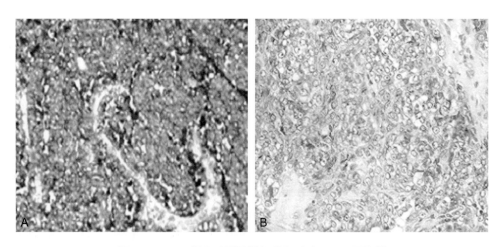

图 11-13-27　肾上腺原始神经外胚叶瘤 CD99 强阳性
A.×200;B.×400。

(三) 临床分期

目前,肾上腺原始神经外胚叶瘤没有独立的临床分期系统。主要根据肿瘤的大小、区域淋巴结转移、能否完整切除或肿瘤残留以及远处器官转移等情况对该类肿瘤进行临床分期,临床 TNM 分期参考原发性肾上腺肉瘤样癌 TNM 分期(表 11-13-9,图 11-13-28),区域淋巴结为肾门、腹主动脉旁和下腔静脉旁淋巴结,单、双侧不影响 N 分期。

(四) 临床表现和诊断

临床表现没有特异性,肿块较大时才出现症状,可有腹痛、腹围增大、腰背部饱满、扪及肿块、胃肠道症状。晚期常有贫血、发热、消瘦等症状。一般就诊时肿瘤均已较大或晚期,54.55% 患者存在毗邻脏器及血管侵犯。

表 11-13-9　肾上腺原始神经外胚叶瘤 TNM 分期

T_x	对原发肿瘤无法作出评估
T_0	未发现原发肿瘤
T_1	肿瘤≤5cm,局限于肾上腺内
T_2	肿瘤>5cm,局限于肾上腺内
T_3	无论肿瘤大小,伴有肾上腺外局部浸润,但未侵犯邻近器官*
T_4	无论肿瘤大小,肿瘤侵犯邻近器官*
N_x	对区域淋巴结转移无法作出评估
N_0	无区域淋巴结转移
N_1	区域淋巴结转移
M_x	对远处转移无法作出评估
M_0	无远处转移
M_1	远处转移
临床分期	
I	$T_1N_0M_0$
II	$T_2N_0M_0$
III	$T_{1\sim2}N_1M_0$ 或 $T_3N_0M_0$
IV	$T_3N_1M_0$ 或 $T_4N_{0\sim1}M_0$ 或 $T_{1\sim4}N_{0\sim1}M_1$

*. 邻近器官包括肾脏、横膈膜、下腔静脉、胰腺和肝脏。

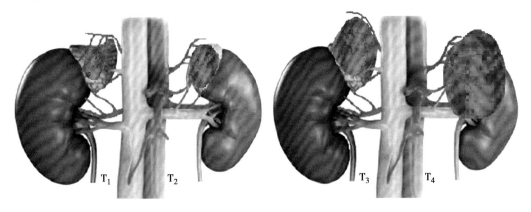

图 11-13-28　肾上腺原始神经外胚叶瘤 T 分期

该肿瘤是具高度侵袭性的恶性肿瘤,生长迅速,可局部复发和远处转移(图 11-13-29)。转移多为局部浸润、区域淋巴结转移(42.9%),血行转移主要发生于肝、骨、肺和下腔静脉癌栓形成(14.3%)。

影像学缺乏特异性,CT、MRI 和 CTA 对于显示肿瘤的大小、范围、血供、内部结构和毗邻组织的关系有一定的价值,有助于制定治疗方案,并可评价治疗效果及预后(图 11-13-30~图 11-13-33)。

临床上常误诊为嗜铬细胞瘤和肾上腺皮质癌,病理上与肾上腺 Ewing 肉瘤和神经母细胞瘤等鉴别较困难;尚需与其他类型的肾上腺小圆细胞瘤相鉴别,如未分化小细胞癌肾上腺转移瘤、肾上腺小细胞神经内分泌癌、无色素的小细胞肾上腺恶性黑色素瘤、肾上腺横纹肌

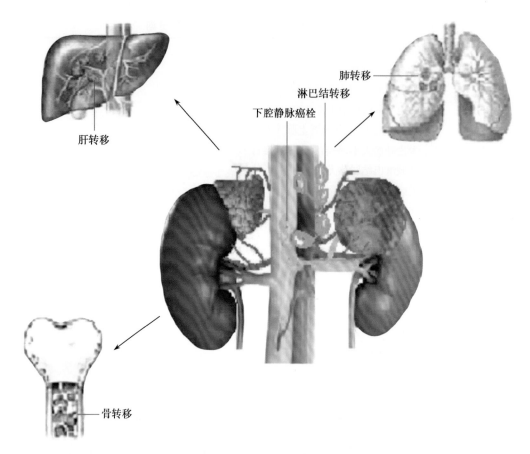

图 11-13-29　肾上腺原始神经外胚叶瘤转移示意图

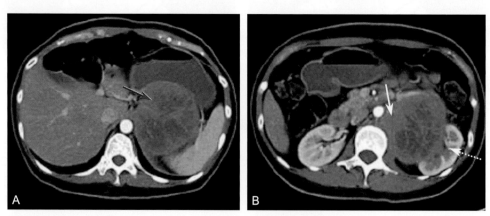

图 11-13-30　左侧肾上腺原始神经外胚叶瘤 CT 图像（肿瘤呈囊实性改变，增强后不均匀强化，肿瘤侵犯膈肌和左肾）

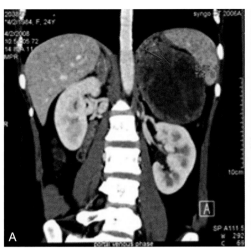
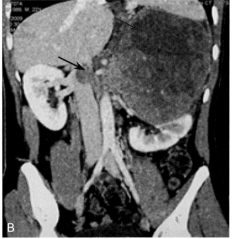

图 11-13-31　左侧肾上腺原始神经外胚叶瘤 CT 图像（肿瘤呈囊实性改变，可见液性坏死，增强后不均匀强化，肾静脉、下腔静脉癌栓形成）

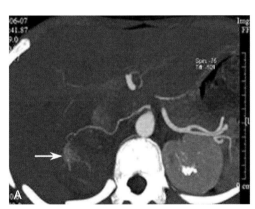
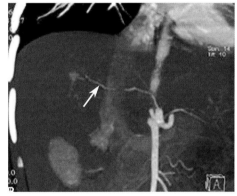

图 11-13-32　右侧肾上腺原始神经外胚叶瘤 CTA 图像（A. 肿瘤新生血管；B. 肿瘤血供来自腹主动脉）

样瘤、小细胞非霍奇金肾上腺淋巴瘤等。术前确诊困难者，可酌情考虑行 B 超或 CT 引导下的细针穿刺活检组织学检查。病理学组织学检查是诊断和鉴别诊断的最重要手段，但需要结合免疫组织化学、电子显微镜以及基因检测以明确诊断。

（五）治疗和预后

合理、科学的综合治疗方案，有可能提高疗效，改善预后。手术是早期局限性患者首选的治疗方法，首选腹腔镜根治性肾上腺切除术。手术原则是尽可能切除可见病灶，包括区域淋巴结清扫术。伴下腔静脉癌栓者，宜同时行下腔静脉切开取栓术；毗邻器

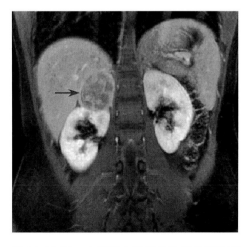

图 11-13-33　右侧肾上腺原始神经外胚叶瘤 MRI 图像

官侵犯者,应将受累器官一并切除。晚期患者可以辅助联合化疗,一般不行单独放疗。可酌情选择应用分子靶向药物治疗。

　　原始神经外胚叶瘤恶性度高、进展迅速,对放、化疗不敏感,预后很差,平均存活时间为2年,5年生存率为20%~30%,应密切随访监测。

(曾进　陈忠　宋晓东)

参 考 文 献

［1］RASHIDI A and FISHER SI.Primary adrenal lymphoma：a systematic review［J］. Ann Hematol,2013,92(12)：1583-1593.

［2］KASALIWAL R,GOROSHI M,KHADILKAR K,et al. Primary adrenal lymphoma：a Single-center experience［J］. Endocr Pract,2015,21(7)：719-724.

［3］KACEM K,ZRIBA S,LAKHAL RB,et al. Primary adrenal lymphoma［J］. Turk J Haematol,2014,31(2)：188-191.

［4］曾进,周四维,叶章群等. 肾上腺结核合并 Addison's 病七例报告［J］. 中华泌尿外科杂志,2004,25(7)：480.

［5］SHAIKH AS,BAKHSHI GD,KHAN AS,et al. Pimary adrenal sarcomatoid carcinoma［J］. Clin Pract,2014,4(1)：604-606.

［6］ZHU C,ZHENG A,MAO X,et al. Primary adrenal sarcomatoid carcinoma metastatic to the lung：case report and review of the literature［J］. Oncol Lett,2016,11(5)：3117-3122.

［7］WANIS KNAND KANTHANR. Diagnostic and prognostic features in adrenocortical carcinoma：a single institution case series and review of the literature［J］. World J Surg Oncol,2015,13：117-129.

［8］HAYASHI T,HASAN Gucer H and METE O. A Mimic of sarcomatoid adrenal cortical carcinoma：epithelioid angiosarcoma occurring in adrenal cortical adenoma［J］. End Pathol,2014,25(4)：404-409.

［9］SAEGE W.Neues aus der Tumorpathologie der nebenniere［J］. Der Pathol,2015,36(3)：301-309.

［10］SHIN YR and KIM KA. Imagging features of various adrenal neoplastic Lesions on radiologic and nuclear medicine imaging［J］. AJR,2015,205(3)：554-563.

［11］TSANG YP,LANG BHH,TAM SC,et al. Primitive neuroectodermal adrenal gland tumour［J］. Hong Kong Med J,2014,20(5)：444-446.

［12］DUTTA D,SHIVAPRASAD HS,DAS RN,et al. Primitive neuroectodermal tumor of adrenal：Clinical presentation and outcomes［J］. JCRT,2014,9(4)：709-711.

［13］ZHANG Y,CAI P,CHEN M,et al. Imaging findings of adrenal primitive neuroectodermal tumors：a series of seven cases［J］. Clin Translat Oncol,2017,19(5)：641-649.

第十四节　其他肾上腺良性肿瘤

一、肾上腺神经纤维瘤

　　肾上腺神经纤维瘤(adrenal neurofibroma)是由交感神经纤维组成,起源于神经外膜、神经束膜或神经内膜,是肾上腺肿瘤组织学分类中的罕见病变。在胚胎发育过程中,由神经嵴来源的交感神经元细胞分化为神经母细胞和嗜铬母细胞,沿着脊髓腹侧游走,逐渐形成交感神经节和副交感神经节及肾上腺髓质,肾上腺髓质内尚有少量交感神经节细胞,由此可见,肾上腺可以发生由神经母细胞分化而来的各种神经性肿瘤。

按照 WHO 肿瘤组织学分类,肾上腺神经纤维瘤属于肾上腺神经性肿瘤中的良性肿瘤,文献仅见少量个案报道。该瘤有恶性变的倾向,相关者恶变概率为 10%~20%。

该肿瘤可发生于任何年龄,以 20~30 岁多见,发病率男性稍高于女性,右侧肾上腺较左侧更容易发病。

肉眼观察肿瘤为圆形或类圆形实性,直径约 3~7cm,有包膜;切面呈灰白灰黄相间,质韧,部分区域出血或部分囊性变(图 11-14-1)。镜下见主要由纤维上皮覆盖的小管构成,可见神经鞘细胞增生,散布较多的胶原束,有不同程度的黏液变性。免疫组织化学:S-100 强阳性(图 11-14-2)。

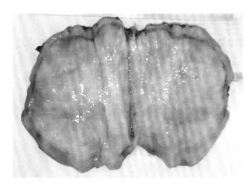
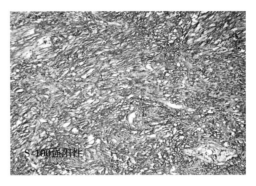

图 11-14-1　原发性右肾上腺神经纤维瘤　　图 11-14-2　肾上腺神经纤维瘤免疫组织化学

S-100 强阳性, × 200。

瘤体生长缓慢,不具有内分泌功能,患者多无明显症状,常为 B 超或 CT 偶然发现。肿瘤生长较大可压迫推移周围组织而引起疼痛,此外瘤内出血亦可导致疼痛。

肾上腺纤维瘤 CT 平扫多数呈较大的软组织密度肿块影,直径约 3~7cm,其内密度多数较均匀,呈类圆形,肿块巨大与周围组织挤压则可呈不规则状,瘤体包膜多完整,部分病例可囊性变为水样密度,少数病例出现钙化,增强后多数病例显示无明显强化,部分可表现为轻度不均匀强化(图 11-14-3)。术前彩色多普勒超声、CT 及 MRI 均可发现病灶,但一般情况下肾上腺纤维瘤与皮脂腺瘤、嗜铬细胞瘤、髓质瘤及转移瘤等鉴别不难,但若肾上腺纤维瘤囊变则与囊肿鉴别困难,确诊需病理学检查。相对于肾上腺原发性神经纤维瘤,腹膜后神经纤维瘤更为常见,因此诊断为肾上腺原发性纤维瘤需结合术中所见,观察瘤体是否与肾上腺广泛紧密粘连。本病还需与肾上腺皮质腺瘤、嗜铬细胞瘤、髓质瘤、囊肿及转移瘤鉴别。

神经纤维瘤可能发生恶性变,与 NF 相关者恶变概率达 10%~20%,因此对肾上腺神经纤维瘤宜采取手术治疗。首选腹腔镜手术,术中应尽量彻底切除以预防局部复发和恶性变,必要时可通过术中快速病理检查以排除恶性神经鞘膜肿瘤及确定切缘是否阴性。术后有可能复发,且有恶性变的倾向,故术后应定期随访、复查。

二、肾上腺平滑肌瘤

平滑肌瘤源于肾上腺者罕见(adrenal leiomyoma),为不产生激素的良性无功能肿瘤,起源于肾上腺静脉及其分支的平滑肌。两侧发病率无差异,多为单侧,两侧少见。HIV/AIDS(人

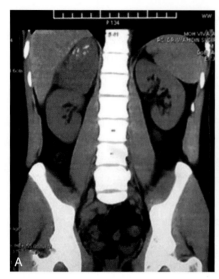
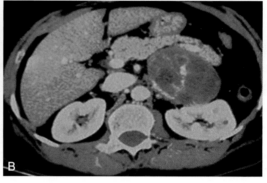

图 11-14-3　CT 显示肾上腺神经纤维瘤

A. 右肾上极肾上腺区肿块 10.3cm×10.7cm×4.2cm；B. 左肾上腺区肿块，可见钙化，增强后明显增强。

类免疫缺陷病毒/获得性免疫缺陷综合征）和其他免疫功能低下者中肾上腺平滑肌瘤发病率比普通人群高，可能 AIDS 患者更容易发生肿瘤有关。研究发现，肿瘤的发生与 EB 病毒感染关系密切。

发病年龄为 2~72 岁，且女性多见，女性与男性比例约 2.5：1。

大体病理检查，肿瘤呈分叶状，实性，约 2.5~11cm。切面呈灰白色（图 11-14-4），可有钙化和囊性变。镜下见肿瘤由梭形的平滑肌细胞构成，呈编织状纹理，无细胞异型性和核分裂。免疫组织化学：平滑肌细胞肌动蛋白（smooth muscle actin，SMA）弥散性强阳性，血管内皮细胞 CD34 阳性（图 11-14-5）。

平滑肌瘤为不产生激素的良性肿瘤，临床上一般多无症状，血压正常，但尿儿茶酚胺部

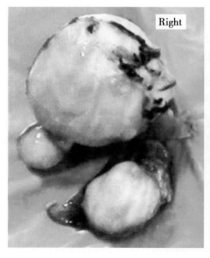
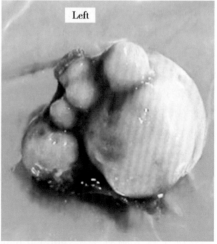

图 11-14-4　两侧肾上腺平滑肌瘤手术切除标本

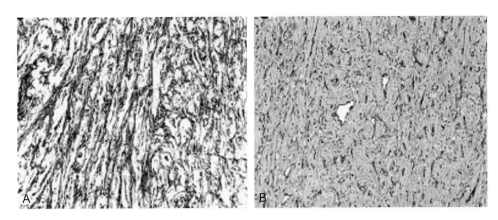

图 11-14-5　肾上腺平滑肌瘤免疫组织化学
A. 平滑肌肌动蛋白(SMA)弥散阳性,×200;B.CD34 阳性,×200。

分指标升高。当肿瘤增大压迫周围组织时出现症状,肿瘤系列指标、血皮质醇、醛固酮及血尿儿茶酚胺测定基本正常,常为体检时发现。CT 是非常重要的检查,常表现为肾上腺区圆形或类圆形的实质性肿块,质地均匀,边界较清,部分有钙化灶,强化不明显(图 11-14-6)。确诊有待病理检查。

　　肾上腺平滑肌瘤在病理检查明确之前,应按肾上腺偶发瘤处理,手术切除瘤体是其主要治疗方法。对病理检查已明确诊断为肾上腺平滑肌瘤患者,如果肿瘤直径小于 4cm,可定期

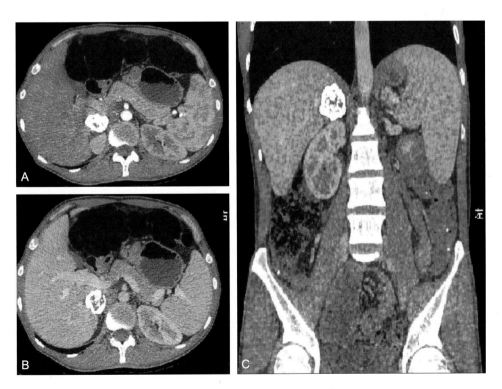

图 11-14-6　肾上腺平滑肌瘤 CT 表现
A. 增强动脉期;B.增强静脉期;C.三维重建图。

随访。如肿瘤直径大于4cm或肿瘤在短期内迅速增长,则应争取尽早手术切除,因其虽为良性肿瘤,但有发生恶变的可能。术后应长期随访。

三、原发性肾上腺孤立性纤维瘤

(一)发病情况

按照 WHO 肿瘤组织学分类,肾上腺孤立性纤维肿瘤(adrenal solitary fibrous tumors,图 11-14-7)是一种罕见的间质源性肿瘤,最初由 klemperer 和 rabin 于 1931 年报道,起源于树突状细胞,具有向成纤维细胞/肌成纤维细胞性分化的潜能。该肿瘤多为良性,但有可能发生恶性变,恶变概率为 10%~20%。常发生于青壮年,男女发病无明显差异,右侧肾上腺较左侧更容易发病。

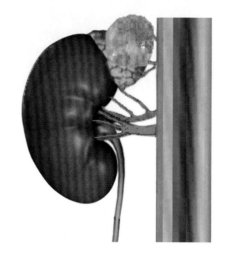

图 11-14-7　原发性肾上腺孤立性纤维瘤

(二)病理组织学

瘤体呈圆形或类圆形,直径约 3~7cm,剖面呈灰白或灰黄色相间(图 11-14-8)。镜下见肿瘤细胞呈梭形,大小较一致,疏密不均束状排列。恶性孤立性纤维瘤组织学表现包括:细胞密度增加,核异型性明显,核分裂象易见(>4 个分裂象/10HPF),出血和坏死,向周围组织浸润生长。免疫组织化学:肿瘤细胞 CD34 强阳性(图 11-14-9),Vimentin、Bcl-2 阳性,但均无特异性。

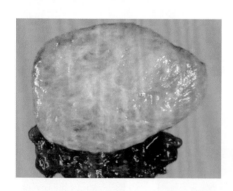

图 11-14-8　左侧原发性肾上腺孤立性纤维瘤剖面

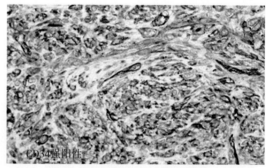

图 11-14-9　原发性肾上腺孤立性纤维瘤免疫组织化学 CD34 强阳性,×600。

(三)临床表现和诊断

肿瘤生长缓慢,不具有内分泌功能,患者多无明显症状,少数病例可表现为腰部胀痛和/或腹部肿块。常为 B 超或 CT 偶然发现。肿瘤生长较大可压迫推移周围组织而引起疼痛,瘤内出血亦可导致疼痛。

影像学无特异性,常提示为肾上腺区占位性病变,容易误诊为肾上腺皮质癌及其他肾上腺恶性肿瘤。CT 平扫多数呈较大的软组织密度肿块影,其内密度多数较均匀,呈类圆形,肿块巨大与周围组织挤压则可呈不规则状,瘤体包膜多完整,部分病例可囊性变为水样密度,少数病例出现钙化,增强后多数病例显示无明显强化,部分病例可表现为轻度不均匀强化(图 11-14-10)。恶性孤立性纤维瘤不规则低密度坏死区相对多见,坏死区面积一般很小。MRI 可显示肾上腺区占位性病变,T1WI 低度信号;T2WI 密度不均匀,高和中度信号,延迟后不均匀强化(图 11-14-11)。^{18}F-FDG PET/CT 对肾上腺孤立性纤维瘤有一定的价值,但存在假阳性的可能(图 11-14-12A~D)。

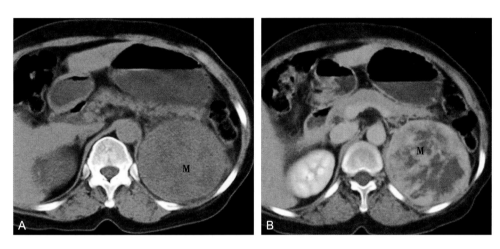

图 11-14-10　CT 显示左侧原发性肾上腺占位性病变,增强后不均匀强化

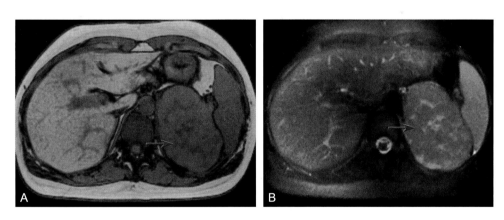

图 11-14-11　MRI 显示左侧原发性肾上腺占位性病变,约 10cm,增强后不均匀强化

术前彩色多普勒超声、CT、MRI 和 ^{18}F-FDG PET/CT 均可发现病灶,一般情况下肾上腺孤立性纤维瘤与皮质腺瘤、嗜铬细胞瘤、髓质瘤及转移瘤等鉴别不难,但若肾上腺纤维瘤囊性变或恶性变则与肾上腺囊肿或肾上腺恶性肿瘤鉴别较困难。因此,诊断为肾上腺原发性孤立性纤维瘤需结合术中所见,观察瘤体是否与肾上腺广泛紧密粘连。本病还需与肾上腺转移瘤鉴别。确诊主要依靠病理及免疫组织化学检查。

（四）治疗和预后

对原发性肾上腺孤立性纤维瘤宜采取手术治疗。首选腹腔镜手术,术中应尽量彻底切除以预防局部复发和恶性变,必要时可通过术中快速病理检查排除恶性神经鞘膜瘤及确定

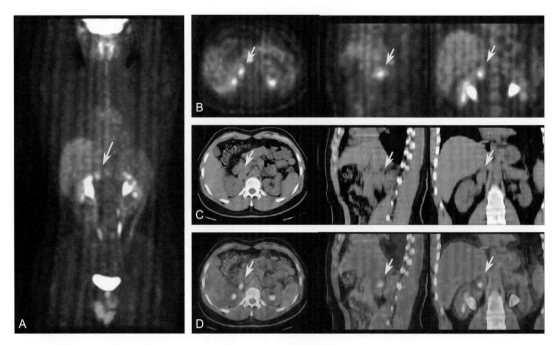

图 11-14-12　右原发性肾上腺孤立性纤维瘤 ^{18}F-FDG PET/CT 图像

肿瘤约 2.5cm×3.0cm;SUVmax=6.5,术前诊断为恶性肾上腺肿瘤可能,术后病理诊断为良性肾上腺孤立性纤维瘤。

切缘是否阴性。倘若肿瘤较大或与毗邻器官严重粘连无法完全切除者,可选择姑息性肿瘤切除术。肿瘤较大者,术前行介入治疗栓塞肿瘤血管可减少术中出血。

恶性原发性肾上腺孤立性纤维瘤术后应用分子靶向药物,如舒尼替尼结合局部病灶放疗或化疗,可取得较好的生存率。

预后较好。术后有可能复发,且有恶性变的倾向。文献报道,术后复发或远处转移约10%~15%。术后应长期随访,3 年内每 4 个月随访 1 次,3~5 年内每 8 个月随访 1 次,5 年后每年随访 1 次。

（曾　进　陈　忠）

参 考 文 献

［1］GUPTA P,AGGARWAL R and SARANGI R. Solitary neurofibroma of the adrenal gland not associated with type-Ineurofibromatosis［J］. Ann Urolog,2015,7(1):124-126.

［2］PARELKAR SV,SAMPAT NP,SANGHVI BV,et al. Case report of bilateral adrenal leiomyoma with review of literature［J］. Pediatr Surg Int,2013,29(6):655-658.

［3］MONSEFI N,DEHGHANI M,NOWSHADI PA,et al. Leiomyoma of the adrenal gland presenting as an incidentaloma［J］. Arch Iran Med,2011,14(6):419-422.

［4］SANDESH V.PARELKAR SV,SAMPAT NP,et al. Case report of bilateral adrenal leiomyoma with review of literature［J］. Ped Surg Int,2013,29(6):655-658.

［5］杨璞,肖文华,刘家宏,等. 误诊为肾上腺皮质癌的肾上腺恶性孤立性纤维性肿瘤报告并治疗体会［J］. 临床误诊误治,2016,29(1):43-44.

[6] KAKIHARA D, YOSHIMITSU K, ETO M, et al. MRI of retroperitoneal solitary fibrous tumor in the suprarenal region [J]. AJR, 2007, 188(6): 512-514.

[7] HO YH, YAP WM and CHUAH KL. Solitary Fibrous tumor of the adrenal gland with unusual immunophenotype: a potential diagnostic problem and a brief review of endocrine organ solitary fibrous tumor [J]. End Pathol, 2010, 21(2): 125-129.

[8] HASHIZUME K, MATSUMOTO KH, NAKAZONO S, et al. Solitary fibrous tumor of the adrenal gland with renal cell carcinoma and angiomyolipoma at the same: a case report [J]. Jap J Urol, 2012, 103(3): 573-577.

[9] PARK SB, PARK YS, KIM JK, et al. Solitary fibrous tumor of the genitourinary tract [J]. AJR Am J Roentgenol. 2011, 196(2): W132-137.

[10] TRELIA G, ORAGANO L, FADDA G, et al. A rare case of solitary fibrous tumor of the adrenal gland detected by ^{18}F-FDG PET/CT [J]. Clin Nucl Med, 2014, 39(5): 475-477.

第十五节 腹膜后肾上腺外副神经节细胞瘤

一、流行病学和分子生物学

肾上腺外副神经节细胞瘤(paraganglioma of the extra-adrenal gland)指肾上腺以外的嗜铬细胞肿瘤,亦称之为交感副神经节瘤(副神经节瘤),是少见的神经内分泌肿瘤,约占全部嗜铬细胞瘤的 10%~20%。近年来,国内报道有上升的趋势,多数报道在 20% 左右。副神经节瘤起源于胚胎发育过程中的神经管嵴细胞,个别结构具有化学感受器的功能。副神经节细胞瘤常位于腹膜后主动脉两侧副节神经细胞分布处,约占 71%;亦可发生在身体的各个部位,如颈动脉约 1.2%,膀胱约 9.8%。

文献报道,大部分肾上腺外副神经节瘤是良性肿瘤,恶性副神经节瘤约占 10%~12%。发病年龄 10~54 岁,40~50 岁成人多见,10% 发生在儿童。多为单发,多发者罕见,且多发者具有遗传倾向。肿瘤生长缓慢,倍增时间约为 4.2 年。

RET、*VHL*、*NF1*、*SDHD*、*SDHB*、*SDHC* 是大多数遗传性副神经节瘤的主要突变基因,散发性副神经节瘤病例中大多数都与 *SDH* 不同亚型的基因突变有关,约 40% *SDHB* 基因突变患者会发生远处转移。散发性副神经节瘤病例检测到 *SDHB* 基因第一外显子同义突变 A6A,有该突变的患者病理上均为恶性,提示 A6A 可能影响副神经节瘤的表型。研究发现,副神经节瘤患者存在 C228T 位点的端粒酶反转录酶(telomerase reverse transcriptase, TERT)基因启动子区域的突变,*TERT* 基因的改变与启动肿瘤发生的癌基因(oncogene)联合起来,足以促进肿瘤的进展。因此,对所有副神经节瘤患者均应进行基因筛查。

二、病理组织学

大体观察肿瘤呈圆形或长圆形,实性(图 11-15-1),肿瘤较大者常为分叶状,大小约 2.5cm×15cm 不等,包膜可有可无。功能性副神经节瘤肿瘤小于无功能者,平均直径分别为 7cm 和 12cm。切面呈灰粉红色、褐黄色或棕色,局部可见局灶性出血和坏死(图 11-15-2)。

组织学上肿瘤细胞形态类似肾上腺嗜铬细胞瘤,镜下观察主要由主细胞和支持细胞两种细胞组成,主细胞排列成巢状、束状、腺泡状或实体样结构,周围被支持细胞部分或完全包绕。细胞呈圆形、卵圆形或多边形、偶见呈梭形,大小一致或悬殊,胞质丰富淡染或嗜双

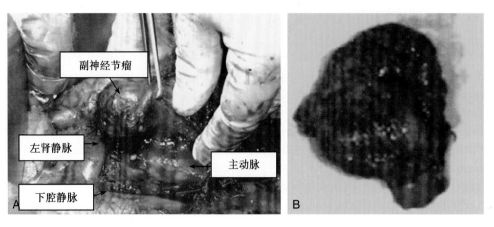

图 11-15-1　腹膜后肾上腺外副神经节瘤
A. 术中所见；B. 手术切除标本。

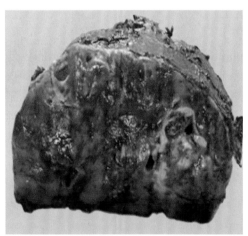
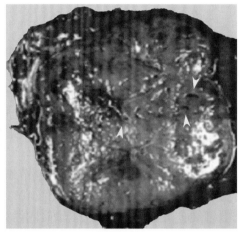

图 11-15-2　腹膜后肾上腺外副神经节瘤切面

色；核呈圆形或卵圆形，可表现为多边形（图11-15-3）。恶性副神经节细胞瘤瘤细胞异型性显著，核分裂象多见，并见局灶性或融合性坏死，血管侵犯或包膜侵犯，常伴局部淋巴结转移。免疫组织化学：Vimentin、Ki-67、S-100 阳性。恶性副神经节瘤 NSE 阳性或CgA 阳性（图 11-15-4 A~C）。

　　良性和恶性神经节瘤有相同的生物学表现，其鉴别缺乏可靠的生化指标。嗜铬细胞瘤 Ki-67 阳性百分率 >3%、有丝分裂 >1/10HPF 和/或不典型核分裂、有融合性坏死以及出现非整倍体，则肿瘤极有可能是恶

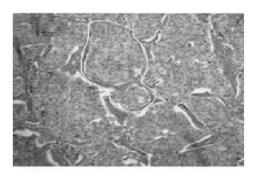

图 11-15-3　腹膜后肾上腺外副神经节瘤（肿瘤增殖细胞梭形细胞、卵圆形核染色呈"盐和胡椒"状，并可见大量的细微颗粒状嗜碱性细胞质）

性，至少具有很高的恶性潜能。DNA 的倍体分析可预测嗜铬细胞瘤的临床病程，但不能作

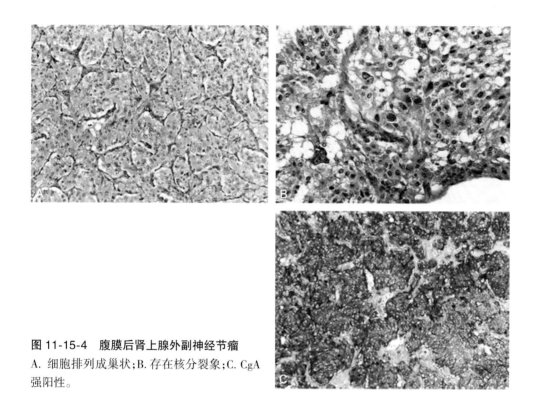

图 11-15-4　腹膜后肾上腺外副神经节瘤

A. 细胞排列成巢状；B. 存在核分裂象；C. CgA 强阳性。

为一种特别的恶性指标。在恶性嗜铬细胞瘤中端粒酶的活性明显增高，可资鉴别。嗜铬粒蛋白 A（CgA）有助于判断肿瘤的良、恶性。2002 年，Thompson 利用细胞学及组织学来诊断是否为恶性，命名为 PASS（pheochromocytoma of the adrenal scaled score）。

评分标准：血管浸润 =1 分；包膜浸润 =1 分；周围脂肪组织浸润 =2 分；细胞呈大的巢状排列或弥漫性生长 =2 分；局灶性或融合性坏死 =2 分；大量的细胞结构 =2 分；梭形肿瘤细胞 =2 分；细胞单一 =2 分；有丝分裂象增加（>3/10HPF=2 分）；不典型有丝分裂 =2 分；核多形性 =1 分；染色过深 =1 分。上述组织学特征总计 20 分。PASS 评分 <4 分为良性肿瘤，≥4 具很高的生物学恶性潜能。然而，PASS 评分标准的广泛应用尚有待更多的临床病例不断进行修正。然而，病理组织学检查也不能完全确定其良恶性，主要看其生物学行为是否有恶性倾向，肿瘤远处转移才是确诊恶性副神经节瘤最可靠的依据。临床上，腹膜后肾上腺外恶性副神经节瘤最常见的转移部位为主动脉旁淋巴结、肝、肺、骨；其他还有局部转移，也有转移至骨盆、胸膜、脑、肠、皮肤、肌肉、甲状腺、颈、胰、脾或脊髓者；有相当一部分患者仅表现为骨转移。

三、临床表现和诊断

（一）临床表现

临床症状取决于肿瘤部位和大小，大多数患者为无功能，少数具有功能。非分泌类型肿瘤患者常以腹痛及腹部包块为临床首发表现。具有分泌功能的肿瘤患者常表现为阵发性高血压，为本病最主要的症状，发生率 80%~100%。阵发性高血压为本病的特征，与嗜铬细胞瘤典型的三联征一样：心悸、头痛、大量出汗。患者平时血压不高，可因情绪激动、体位改变、吸烟、创伤、大小便、灌肠、造影、麻醉诱导剂等因素诱发。发作时血压骤升，收缩压可达

200~300mmHg,舒张压升高明显,可达 130~180mmHg;伴剧烈头痛、面色苍白、大汗、心动过速、胸闷、心绞痛、心律失常、焦躁等。高血压形式多样,表现形式还有持续性高血压、持续性高血压阵发性加剧、高血压低血压交替、高血压危象、恶性高血压等。持续性高血压可由阵发性高血压演变而来,也有发病初即表现为持续性高血压,血压波动可能轻,不易被察觉,与原发性高血压鉴别困难。血压升高的同时有迷走神经样张力增高表现:如皮肤潮红、流涎、瞳孔缩小等。

　　腹膜后恶性肾上腺外副神经节瘤就诊时,10% 已发生远处转移。

　　(二) 实验室检查

　　腹膜后功能性副神经节瘤生化检查与肾上腺嗜铬细胞瘤相同,包括血、尿儿茶酚胺测定。一般无功能性副神经节瘤生化检查没有特征性异常。

　　(三) 影像学检查

　　1. B 超　为常规检查,可初步了解腹膜后肿瘤的大小和形态,可显示腹膜后主动脉旁回声不均匀肿块,边界清晰,形态不规则,内部可见片状液化(图 11-15-5);彩色多普勒超声(color doppler flow imaging,CDFI) 显示肿瘤内血流信号稀疏时提示为良性肿瘤;恶性肿瘤血流信号丰富,可探测到紊乱的彩色动脉信号。

　　2. CT　对于直径 >1cm 的肿瘤检出率接近 100%。可显示腹膜后主动脉旁不均匀类圆形或椭圆形肿块,可见小片状更低密度区,边缘清楚,瘤内见囊变、坏死或钙化;增强后呈不均匀轻、中度强化(图 11-15-6,图 11-15-7)。根据 CT 表现,腹膜后副神经节瘤可分为肾上型、肾门型

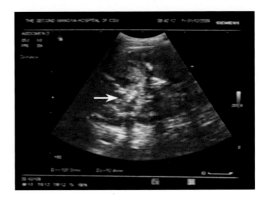

图 11-15-5　腹膜后肾上腺外副神经节瘤
B 超显示肿瘤位于左肾和脾脏之间,肿块约 10.5cm×6.7cm,不规则、内部回声不均匀,边界不明显。

和肾下型。肾上型肿瘤位于上段腹主动脉旁,包括肾上腺周围区域,约占 26%。肾门型肿瘤位于肾门周围,约占 32%。肾下型发病率最高,主要分布于肠系膜下动脉起始处,约占 42%。

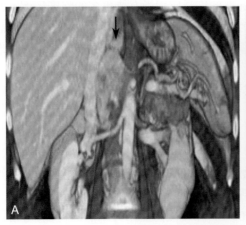
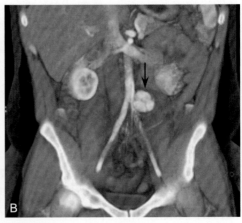

图 11-15-6　腹膜后肾上腺外副神经节瘤 CT4D 重建图像
肿瘤直径约 4.5cm×3.5cm×3.0cm;A. 显示下腔静脉旁肿瘤增强后强化;B. 肿瘤位于主动脉旁左侧。

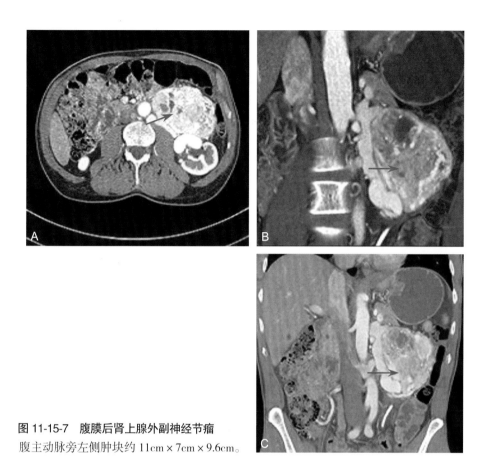

图 11-15-7 腹膜后肾上腺外副神经节瘤
腹主动脉旁左侧肿块约 11cm×7cm×9.6cm。

3. MRI 显示 T1WI 呈中等偏低信号，T2WI 呈中等偏高信号，囊变、坏死区呈长 T1、长 T2 信号；T1WI 增强扫描显著强化（图 11-15-8）。对于腹膜后肾上腺外副神经节瘤的诊断、局部复发、转移的准确性和灵敏度均优于 CT。

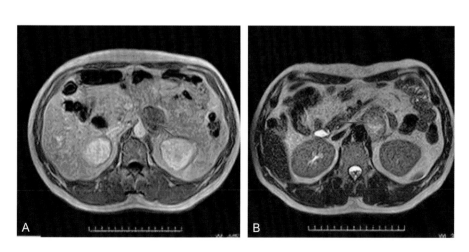

图 11-15-8 腹膜后肾上腺外副神经节瘤 MRI 图像
肿块约 3.7cm×2.6cm。

4. 数字减影血管造影（DSA）　可了解腹膜后肿瘤与邻近血管的关系，肿瘤血供情况，以判断切除肿瘤的可能性。必要时对肿瘤供血动脉进行术前栓塞，以减少术中出血和提高肿瘤切除率。DSA 属于有创检查，可以直观地看出是否有血管病变，这是诊断的金标准，但平面成像，不同角度所摄片观察结果可以不一致。CT 血管成像（CTA）属于无创检查，三维成像使血管结构显示更为直观和全面，清晰显示肿瘤与腹主动脉、肾动静脉及髂动静脉等重要血管的关系，比血管造影 DSA 更具有优越性。DSA 和 CTA 两者可以互补（图 11-15-9）。

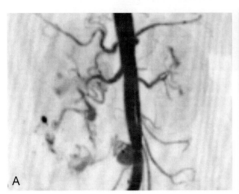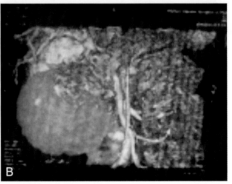

图 11-15-9　腹膜后肾上腺外副神经节瘤

A. DSA 显示显示有 2 支主要供应血管，为右肾动脉分支及腹主动脉分支；B.CTA 显示肿瘤血管及与周围组织关系。

5. 功能影像学定位诊断　^{68}Ga-DOTATATE 和 ^{18}F-FDG PET/CT（图 11-15-10）对寻找转移瘤原发灶有重要价值，可同时做出定性和定位诊断，对腹膜后肾上腺外副神经节瘤良性、恶性、转移性肿瘤的定位和定性较准确，诊断灵敏度和特异性均在 90% 以上，分别为 96.2% 和 91.4%；平均 SUV 分别为 21 和 12.5。

腹膜后肾上腺外副神经节瘤需与腹膜后其他肿瘤进行鉴别，尤其是腹膜后神经源性肿瘤。

四、治疗和预后

腹膜后肾上腺外副神经节瘤手术完整切除是最好的选择，术前明确诊断有助于制定手术方式。通常，首选腹腔镜肿瘤切除术，肿瘤较大者或肿瘤与周围组织粘连明显，酌情选择开放性手术。腹膜后多发性副神经节瘤应选择上腹部 Chevron-Typ 切口，有利于术中探查。复发病例可再次手术切除。对肿瘤较大难以切除的副神经节瘤，可行姑息性选择性肿瘤血管栓塞，可使肿瘤缩小，自觉症状改善（图 11-15-11）。对功能性副神经节瘤为了减少手术中心脑血管意外或者心脑血管并发症如心律失常、血流动力学不稳定，甚至高血压危象。术前应控制血压，至少要服用非选择性 α1 受体阻滞剂（酚苄明）或者选择性 α1 受体阻滞剂如特拉唑嗪 1~2 周，当服用 α1 受体阻滞剂一段时间后，再加服 β 受体阻滞剂，这样可以预防儿茶酚胺导致的心律失常或者 α1 受体阻滞后导致的反射性心动过速。术中应尽量注意减少对肿瘤的挤压，避免因过度释放儿茶酚胺类物质而引起高血压危象。肿瘤切除后要及时补

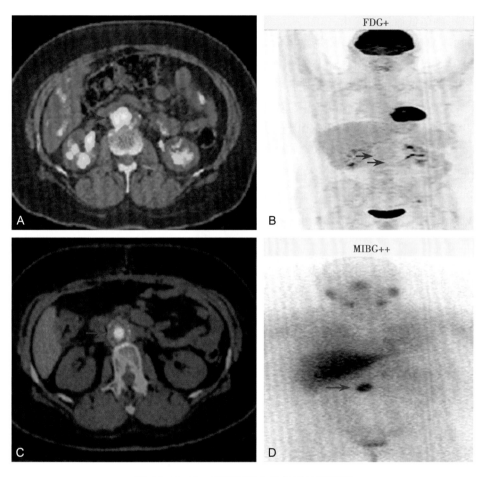

图 11-15-10 腹膜后肾上腺外副神经节瘤

CT 显示腹膜后肿块,^{18}F- FDG 中度摄取;MIBG 高摄取。

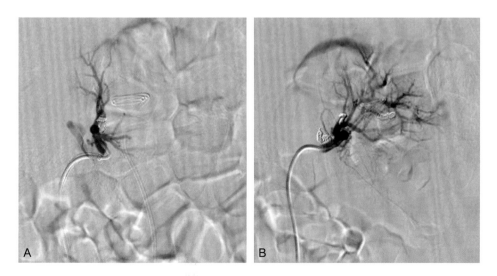

图 11-15-11 腹膜后肾上腺外副神经节瘤

肿瘤血管栓塞,3 支肿瘤血管来自左肾动脉。

充血容量,避免低血压的发生。

副神经节瘤对放疗、化疗均不敏感,可考虑应用分子靶向药物治疗。

腹膜后肾上腺外的副神经节瘤组织形态学改变与其生物学行为不一,术后生存时间取决于肿瘤是否发生淋巴结或远处转移。腹膜后肾上腺外副神经节瘤术后 3 年复发率约 41.6%,5 年复发率高达 79.1%。5 年总生存率约 36%,良性副神经节瘤 5 年生存率 >95%,恶性副神经节瘤 5 年生存率约 20%~50%。肝、肺转移较骨转移者预后差,其中约 50% 死于最初的 1~3 年。腹膜后肾上腺外多发性副神经节瘤预后较差。

临床上应长期随访和进行相关检查。

(曾 进)

参 考 文 献

[1] AHMAD S,CATHY D,SHEIKH M,et al. Retroperitoneal extra-adrenal paraganglioma:a rare but important diagnosis [J]. Irish J Med Scien,2009,178(2):211-214.

[2] PATRICIO GM,ALBERTO J,LUIS U,et al. Retroperitoneal paraganglioma:clinical presentation and treatment outcomes in two patients [J]. World J Pathol 2013,178(2):83-87.

[3] LEE KY,Oh YW,NOH HJ,et al. Extraadrenal paragangliomas of the body:imaging features [J]. AJR,2006,187(2):492-504.

[4] PAPATHOMAS T,OUDIJK L,ZWARTHOFF EC,et al. TERT promoter mutations in tumors originating from the adrenal gland and extra-adrenal paraganglia [J]. End Rel Cancer,2014,21(4):653-661.

[5] THOMPSON LD.Pheochromocytoma of the adrenal scaled score(PASS)to separate benign from malignant neoplasms:a clinicopathologic and immunophenotypic study of 100 cases [J]. American J Sur Pathol,2002,26(5):551-566.

[6] UCHIYAMA S,IKENAGA N,HARUYAMA Y,et al. Asymptomatic extra-adrenal paraganglioma masquerading as retroperitoneal sarcoma [J]. Clin J Gastroenterol,2010,3(1):13-17.

[7] ROSING JH,JEFFREY RB and LONGACRE TA.Massive extra-adrenal retroperitoneal paraganglioma:pre-operative embolization and resection [J]. Dig Disea and Scien,2009,54(8):1621-1624.

[8] 刘彤华,武莎菲,高洁等.良性和恶性嗜铬细胞瘤的区别[J].中华病理学杂志,2016,2004,33(3):198-202.

[9] RODRIGUEZ-HERMOSA JI,ROIG-GARCIA J,GIRONES-VILA J,et al. Retro-peritoneal paragangliomas in obese patients [J]. Obes Surg,2010,20(9):1319-1322.

[10] CHANG CA,PATTISON DA,TOTHILL RW,et al. Ga-DOTATATE and ^{18}F-FDG PET/CT in paraganglioma and pheochromocytoma:utility,patterns and heterogeneity [J]. Cancer Imag,2016,16(1):22-27.

第十六节 肾上腺碰撞瘤

一、发病情况和发病机制

多中心独立起源的肿瘤在生长过程中互相毗邻,相互碰撞,称为碰撞瘤。肾上腺碰撞瘤(collision tumor of the adrenal gland)罕见,是由两种或两种以上组织结构截然不同的肿瘤共存,二者之间没有本质上的组织学混合,可以是两种良性肿瘤、两种恶性肿瘤、或一种良性肿瘤和一种恶性肿瘤共存。1919 年报道以来,迄今为止肾上腺碰撞瘤约 134 例,但实际的发病率尚不清楚。肾上腺碰撞瘤根据组成成分命名,最常见的是肾上腺皮质腺瘤和髓性脂肪瘤组成。碰撞瘤的组成成分还有嗜铬细胞瘤、血管瘤、嗜酸细胞腺瘤、神经节细胞瘤、肾上腺皮质癌、肾上腺肉瘤样癌、转移瘤和霍奇金淋巴瘤(Hodgkin lymphoma)等,恶性肿瘤中常见的共存肿瘤是肾上腺皮质癌或肾上腺转移瘤,约占 2%。

碰撞瘤的发病机制目前尚不清楚。一般认为有以下几种理论:①偶然并发,即两种原发肿瘤偶然同时发生并相互毗邻;②具有同质或异质性的癌基因改变,表现为两种完全不同的组织学分化潜能,发展为并列的两种组织的肿瘤类型;③多能干细胞可以向不同的方向分化,从而表现出不同的组织学类型;④先前已存在的肿瘤局部微环境改变,为第二种原发肿瘤的发生或转移瘤的进展创造了理想的条件;⑤肾上腺体积较小,允许多种肿瘤相互毗邻。

二、病理组织学

大体病理标本肉眼外观、组织学与碰撞瘤的组成成分有关,如肾上腺腺瘤-髓性脂肪瘤组成的碰撞瘤呈橘黄色或灰红色,肿瘤大小不一,直径大多在 8cm 左右、质软(图 11-16-1A);两种成分界线清晰(图 11-16-1B,图 11-16-2)。肾上腺嗜酸细胞腺瘤-神经节细胞瘤为类圆形实性肿块、两种成分的肿瘤大小不等,肿瘤呈棕褐色和淡黄色(图 11-16-3A)。髓性脂肪瘤显微镜下见:有分化好的脂肪细胞及不同程度分化的骨髓造血干细胞,并可见脂肪坏死和出血,偶见钙化。细胞学的发现主要是骨髓造血细胞混合了脂肪细胞,特别是发现巨核细胞和不成熟的粒细胞。肾上腺腺瘤镜下见瘤组织由大量的纤维组织、血管结构以及不规则的腺样、微囊或囊状结构组成;瘤细胞多为单层扁平或柱状细胞,核无异型性。肾上腺嗜酸细胞腺瘤-神经节细胞瘤碰撞瘤有各自的组织学特征(图 11-16-3B、C)。免疫组织化学表现为界限清晰、各自独立的特征,如小细胞肺癌肾上腺转移瘤-肾上腺腺瘤碰撞瘤(图 11-16-4)。

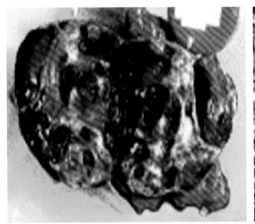 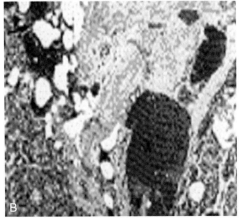

图 11-16-1 肾上腺碰撞瘤:肾上腺腺瘤-髓性脂肪瘤
A. 肿瘤标本显示脂肪区呈黄色结节;B. 腺瘤组织、脂肪组织、纤维组织和血管结构,HE×4。

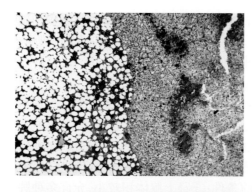

图 11-16-2　肾上腺碰撞瘤

肾上腺腺瘤（右）-髓性脂肪瘤（左）两种成分界线清晰，HE×4。

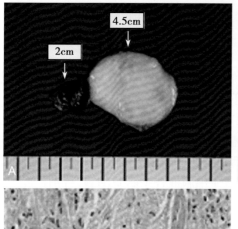

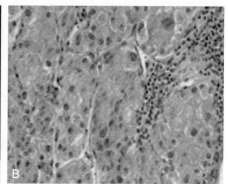

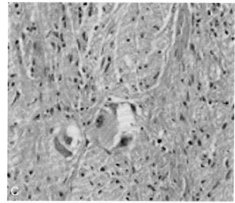

图 11-16-3　肾上腺碰撞瘤

左肾上腺嗜酸细胞腺瘤-神经节细胞瘤：A. 手术切除标本；B. 2cm 肿块显示胞质内含丰富的嗜酸颗粒伴有变异的小型棕色的色素颗粒；C. 4.5cm 肿块显示 Schwan 样细胞呈束状排列，HE×40。

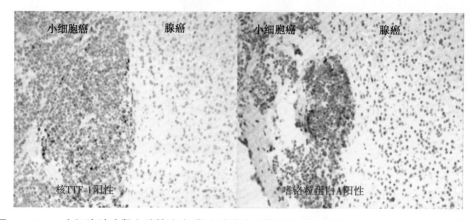

图 11-16-4　小细胞肺癌肾上腺转移瘤-肾上腺腺瘤碰撞瘤免疫组织化学，两种肿瘤成分界线清晰

三、影像学诊断和鉴别诊断

　　CT是肾上腺碰撞瘤的首选检查方法(图11-16-5,图11-16-6)。CT图像可显示碰撞瘤中不同成分肿块各自的影像学特征,增强扫描可利用瘤内的脂类含量和廓清特征区分碰撞瘤内的腺瘤成分和恶性病灶,CT值≤10HU多诊断为肾上腺腺瘤,脂质成分缺乏的肾上腺腺瘤相对增强廓清率>40%,绝对廓清率>60%。但CT诊断肾上腺碰撞瘤尚存在局限性,如肾上腺外侧支或内侧支的轻微增厚常预示可能存在不被CT图像所显示的转移性病变。

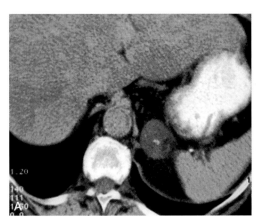
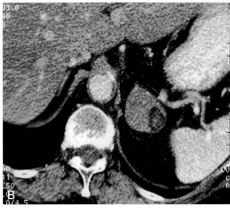

图11-16-5　左肾上腺髓性脂肪瘤-腺瘤碰撞瘤

A. CT显示左肾上腺不均匀肿块,肿块内可见钙化和脂肪成分;B.增强后肿瘤无强化征象。

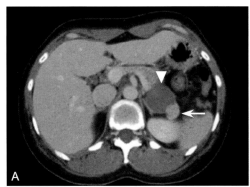
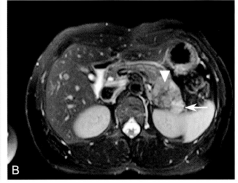

图11-16-6　左肾上腺嗜酸细胞腺瘤-神经节细胞瘤碰撞瘤

A. CT显示两个毗邻的圆形实性肿块,分别约4cm、1.8cm;B.MRI图像。

　　MRI可以更准确地反映肾上腺碰撞瘤的特性,增强扫描在评价肾上腺病变中有重要意义。MRI同相位图像示肾上腺内高信号,在反相位上变为低信号,增强扫描病灶不均匀强化。腺瘤细胞内存在脂肪,良性腺瘤成分在反相位信号降低,而肾上腺转移瘤信号不降低。因此,MRI对乏脂类腺瘤和细胞质内含脂类的肾上腺转移瘤的鉴别能力有限。尽管MRI增强扫描和廓清特点可用于肾上腺病变的定位、定性诊断,但鉴别肾上腺良、恶性病变的增强特性有一定的局限性。

^{18}F-脱氧葡萄糖正电子发射体层摄影术(^{18}F-FDG PET/CT)对诊断肾上腺碰撞瘤有很高的价值,可提供不同成分肿块各自的功能性特征,FDG 浓聚、高摄取常提示恶性肿瘤的可能(图 11-16-7)。

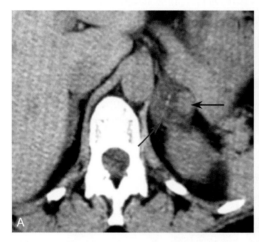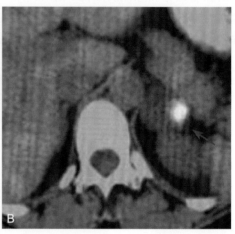

图 11-16-7　肺癌肾上腺转移瘤/肾上腺腺瘤碰撞瘤 FDG-PET/CT 图像

A. CT 显示左肾上腺两个明显的病灶,低密度病灶约 2.9cm×3.1cm;高密度病灶约 1.2cm×1.4cm,呈结节状,疑为转移瘤;B. FDG 显示高密度病灶 SUV 值为 7.0。

肾上腺内含有两种不同成分时不一定都是碰撞瘤。肾上腺新生物病灶内的出血、纤维化和脂肪变性均可与碰撞瘤相似,有时不易鉴别:①肾上腺肿瘤都有肿瘤内出血的可能,特别是体积较大的肿瘤。在不同的出血时期 CT 表现不同,所测得的 CT 值也不同,可有坏死和囊变,且增强扫描无强化。MRI 诊断肿瘤内脂肪和出血有独特优势,在血肿的不同时期可显示不同信号强度,且增强扫描无强化。若怀疑肾上腺有出血,可在 3 个月后复查。如病灶有出血,复查图像可显示病灶体积减小和形态变化;②肾上腺腺瘤内的纤维化也可与碰撞瘤相似,大的腺瘤可有纤维样变性,常表现为低密度肿块中有高密度灶,纤维变性部分在 CT 和 MRI 增强扫描上均无强化;③肿瘤内的脂肪变性也可与碰撞瘤相似,肿瘤行经皮射频消融术治疗后,易出现肉眼可见的脂肪变性,易与碰撞瘤混淆;④腺瘤和转移瘤组成的碰撞瘤在诊断上最不易鉴别,^{18}F-FDG PET/CT 有助于诊断和鉴别诊断,转移瘤多为高摄取。

诊断有疑问的患者,酌情考虑行 B 超或 CT 引导下的经皮细针穿刺,对由不同成分组成的肾上腺肿块进行活检。考虑肾上腺碰撞瘤可能的患者,影像引导下的细针穿刺活检须确保样本从不同影像特征中多个区域选取不同的样本,有利于提高病理组织学诊断的准确性。值得注意的是,对肾上腺碰撞瘤进行细针穿刺活检时一定要考虑到嗜铬细胞瘤的可能,因穿刺可影响嗜铬细胞瘤儿茶酚胺的分泌,可能造成血流动力学不稳定、高血压危象或难以控制的出血甚至引起死亡。

肾上腺碰撞瘤术前确诊率较低,常规检查的特异性差,误诊率极高,确定诊断主要依靠术后病理检查。

四、治疗和预后

目前对肾上腺碰撞瘤的处理,倾向于采取积极主动的措施,其治疗应遵循以下原则:①有激素分泌功能的宜手术切除;②肿瘤直径≥4cm 的良性肿瘤共存,应手术切除;③良性肿瘤和恶性肿瘤共存,应手术切除;④两种恶性肿瘤共存,应手术切除;⑤明确为转移瘤共存,只影响一侧肾上腺,对侧肾上腺及其他部位都未发现转移瘤者,应手术切除;⑥直径<4cm 者,若无恶性肿瘤的影像学特征,也无激素分泌功能,酌情进行细针穿刺活检;若为恶性肿瘤或转移瘤则采取手术切除或治疗原发癌;良性患者可以观察随访,每 3 个月重复 1 次超声检查,每半年至 1 年重复 CT 和/或 MRI 检查。如果发现肿瘤有明显增大的趋势,或激素测定显示有激素分泌功能,应及时施行手术切除。

有手术指征患者首选腹腔镜手术,创伤小,出血少、恢复快。肿瘤较大且怀疑是恶性肿瘤者,酌情选择开放性手术。

（曾　进）

参 考 文 献

[1] 刘勇山,梁文娟,李万湖等.肾上腺碰撞瘤 2 例报道并影像表现复习[J].中国中西结合影像学杂志,2014,12(6):664-666.

[2] LEE HS,CHOI YJ,KIM C,et al. Adrenal collision tumor:coexistence of pigmented adrenal cortical oncocytoma and ganglioneuroma [J]. Case Rep Surg,2016:579-645.

[3] OTAL P,ESCOURROU G,MAZEROLLES C,et al. Imaging features of uncommon adrenal masses with histopathologic correlation[J]. Radiographics,1999,19(3):569-581.

[4] UNTCH BR,SHIA J,DOWNEY RJ,et al. Imaging and management of a small cell lung cancer metastasis/adrenal adenoma collision tumor:a case report and review of the literature[J]. World J Surg Oncol,2014,12:45-48.

[5] KATABATHINA VS,FLAHERTY E and PRASAD SR. Adrenal collision tumors and their minis:multimodality imaging findings[J]. Cancer Imdg,2013,(4):602-610.

[6] SHIN YR and KIM KA. Imaging features of various adrenal neoplastic lesions on radiologic and nuclear medicine imaging[J]. AJR,2015,(3):554-563.

[7] HAYASHI T,GUCER H and METE O. A mimic of sarcomatoid adrenal cortical carcinoma:epithelioid angiosarcoma occurring in adrenal cortical adenoma[J]. Endocr Pathol,2014,25(4):404-409.

[8] SIDDIQI AJ,MILLER FH,,KASUGANTI D,et al. Adrenal hemangioma-adenoma:an exceedingly rare adrenal collision tumor[J]. J Magn Reson Imaging,2009,29(4):249-952.

[9] BERTOLINI F,ROSSI G,FIOCHHI F,et al. Primary adrenal gland carcinosarcoma associated with metastatic rectal cancer:a hitherto unreported collision tumor[J]. Tumori,2011,97(5):27e-30e.

[10] BABINSHA A,PEKSA R,SWIATKOWSKA-STODULSKA R,et al. Collection of five interesting cases of adrenal tumors from one medical center[J]. World J Surg Oncol,2014,12:377-384.

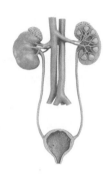

第十二章

肾脏肿瘤

第一节　肾脏解剖和肿瘤分类

一、肾脏解剖

肾脏左右各一,形似蚕豆,肾脏长 9~11cm,厚 4~5cm,宽 5~6cm。肾有内外缘,前后两面及上下两极。在肾内侧为出入肾的血管神经及输尿管形成的肾蒂,右肾蒂较左肾蒂短,与肾共同包被于脂肪囊及肾筋膜内,其排列关系:由前向后分别为,肾静脉、肾动脉和肾盂;从上向下分别为,肾动脉、肾静脉和肾盂。

正常肾脏位于腹膜后间隙内脊柱两旁,包绕在肾周筋膜内,呈"八"字排列,左高右低。左肾上端平第 11 胸椎体下缘,下端平第 2~3 腰椎椎间盘平面;右肾位于第 11~12 胸椎之间到第 2~3 腰椎间盘水平。左侧 12 肋斜过左肾后面的中部,右侧 12 肋斜过右肾后面的上部。肾脏位置不固定,可随呼吸略有上下移动,其范围不超过 1 个椎体;由卧位转为站立位,肾可降 1~3cm。肾表面与其关系最密切的层次包被关系共有三层,即纤维囊、脂肪囊和肾周筋膜。纤维囊为肾固有膜,被覆于肾表面。脂肪囊位于纤维囊周围,脂肪组织丰富发达。肾周筋膜位于脂肪囊周围,起固定作用。

肾脏的上方借疏松的结缔组织与肾上腺相邻,两者共同由肾周筋膜包绕。肾脏的内下方以肾盂续输尿管。在内侧,左肾有腹主动脉,右肾有下腔静脉,内后方分别为左、右腰交感干。肾脏的前方被腹膜覆盖,左右毗邻分别为:左肾上端为左肾上腺,左肾前面上部与胃底后壁接触,中部与胰尾和脾血管相依,下半部邻接空肠;左肾外侧缘上方大部与脾毗邻,下部与结肠左曲相贴。右肾上端内侧被右肾上腺遮盖,右肾前面上 2/3 部分与肝邻贴,下 1/3 与结肠右曲接触,内侧缘邻接十二指肠降部(图 12-1-1)。

肾脏由肾实质及集合系统组成(图 12-1-2)。肾实质包括皮质和髓质,肾皮质为肾实质外层,富含血管。皮质深入髓质肾锥体的部分称为肾柱,内含叶间动脉和静脉。髓质位于肾实质内侧,主要由 15~20 个肾锥体构成。锥体尖端为肾乳头,突入肾小盏。肾脏有 7~9 个肾小盏,2~3 个肾小盏合成 1 个肾大盏,肾大盏 2~3 个再汇合成肾盂。肾盂出肾门后向下弯

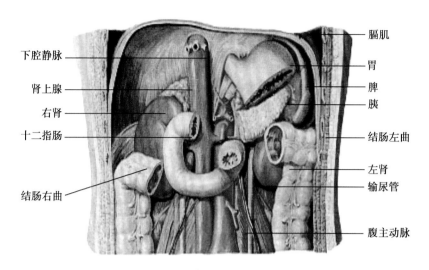

膈肌

胃

脾

胰

结肠左曲

左肾

输尿管

腹主动脉

下腔静脉

肾上腺

右肾

十二指肠

结肠右曲

图 12-1-1　肾脏的位置毗邻关系

行,移行为输尿管。

　　肾动脉多在肠系膜上动脉的下方由腹主动脉发出,于肾静脉后上方横行向外,经肾门入肾。右肾动脉走行于下腔静脉后方和肾静脉的后方,左肾动脉位于左肾静脉的后方和稍上方。肾动脉经肾门入肾,一般为一条总干,但约有 1/4 的肾脏接受多于一条来自主动脉的分支供应,肾的动脉间无明显的交通支。

　　进入肾门后分为前支和后支,前支走行于肾盂的前方,分出上前段动脉、下前段动脉和下段动脉,分别供应肾的上段、上前段、下前段和下段,供应肾脏 3/4 的范围;后支则

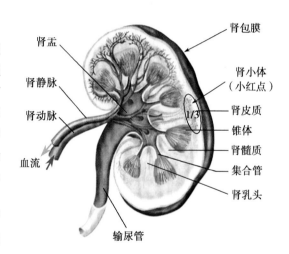

肾盂

肾静脉

肾动脉

血流

肾包膜

肾小体(小红点)

肾皮质

锥体

肾髓质

集合管

肾乳头

输尿管

图 12-1-2　正常肾脏解剖模式图

走行于肾盂的后方,入肾后延续为后段动脉,有时上段动脉也可发自后支(图 12-1-3)。

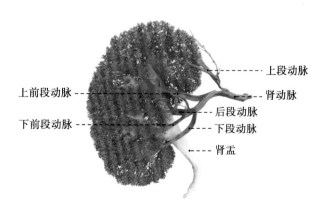

上前段动脉

下前段动脉

上段动脉

肾动脉

后段动脉

下段动脉

肾盂

图 12-1-3　肾段动脉图

肾动脉在肾内的分支可分为分散型和主干型,肾前半部分主要是分散型,后半部多为主干型。肾动脉在肾内的分布呈节段性,绝大多数分为5支肾段动脉,每支肾动脉分布到一定的区域的肾实质,称为肾段:①上段:由上段动脉供应,呈帽状区域,位于肾上段的内侧部,肾脏前、后的内上部。上段动脉主要发自肾动脉前支,其起源变异较其他动脉段频繁。②上前段:由上前段动脉供应,位于肾的前面,其中包括肾上端的外侧和肾中部的一部分。上前段动脉发自上支。③下前段:由下前段动脉供应,位于肾前面的下中部,为上前段和下段之间的区域。下前段动脉主干相当恒定地斜过肾盂前面,在下段内分出上、下和后3个分级支,分布于肾中部前面和后面的近外侧的小部分。④下段:位于肾的下端,肾前、后面的下部。它由下段动脉或肾动脉前支的下段动脉供应。下段动脉于肾盂的前方发出前支、后支,分别供应肾前、后面的下部。⑤后段:由后段动脉供应,位于肾的后面,上、下段之间的区域。后段动脉经肾门上唇入肾窦,穿过肾盂上部后方,进入后段的肾实质。

各肾段之间被少血管的段间组织分隔,称为乏血管带,肾后段上、中段间的乏血管带在肾的中、后1/3交界处,距肾外缘约1cm。肾的节段动脉在肾乳头附近分支为叶间动脉,在皮质髓质交界处成为弓状动脉,进入皮质后成为小叶间动脉。肾脏的动脉缺乏交通支,一旦受到损伤,将导致其支配区域失去动脉血供,而造成该区域的缺血坏死、功能丧失。节段动脉之间无侧支循环,在肾脏的凸缘侧后1cm处即前后层肾叶的分界线属于相对无血管区,称为Brödel切线,它位于肾脏弯曲的纵向凹,在开放手术或经皮肾镜时,沿此线切开或穿刺可最小限度损伤肾。在此线更后侧,恰好位于后层肾盏前面,肾动脉分前支、后支系统,形成最小的血管化区域。

肾静脉从肾门开始,由3~5支集合而成的粗短静脉干,经肾动脉前方横行向内,注入下腔静脉。弓形静脉、叶间静脉、节段静脉之间均有丰富的交通支,即使一处受到损伤,也不会引起回流障碍。

肾皮质:色深,位于肾外周,其可向髓质深入形成肾柱。

肾髓质:浅,位于肾深部的肾柱之间,呈锥体形,称肾锥体(renal pyramid),锥底朝外凸起与皮质相连,锥尖呈乳头状,称肾乳头,其伸入肾小盏。每个肾由16~18个肾锥体构成。

肾单位由肾小体和肾小管组成。肾单位起始端为膨大的小球,称肾小体。每一个肾小体与一条长而不分支的肾小管相连,肾小管依次又分近端小管、细段、远端小管,其末端与集合小管相接(图12-1-4,图12-1-5)。

二、肾肿瘤分类

肾肿瘤在泌尿外科常见,在泌尿系统肿瘤中其发病率仅次于膀胱肿瘤。随着影像学诊断的发展和普及,不少无症状的肾肿瘤包括肾脏的恶性肿瘤,在常规体检或因其他腹内疾病行B超或CT扫描时偶然发现,实际发病率有所增加。肾肿瘤至今还没有一个统一的分类方法,根据肿瘤的来源,主要分为下列9类:①来自肾实质的肿瘤,有后肾腺瘤和肾细胞癌;②来自肾盂上皮的肿瘤,有尿路上皮乳头状瘤、尿路上皮癌、鳞形细胞癌和腺癌;③来自肾胚胎组织的肿瘤,有肾母细胞瘤(即Wilms肿瘤)、胚胎癌和肉瘤;④来自间叶组织的肿瘤,有纤维瘤、纤维肉瘤、脂肪瘤、脂肪肉瘤、平滑肌瘤和平滑肌肉瘤;⑤来自血管的肿瘤有血管瘤、淋巴瘤和错构瘤;⑥来自神经组织的肿瘤有神经母细胞瘤、交感神经母细胞瘤;⑦来自肾包膜的肿瘤,有纤维瘤、平滑肌瘤、脂肪瘤、混合瘤;⑧囊肿,有孤立性囊肿、多发性囊肿、囊腺瘤、

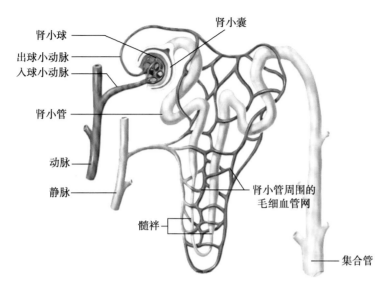

图 12-1-4 正常肾脏肾单位结构示意图

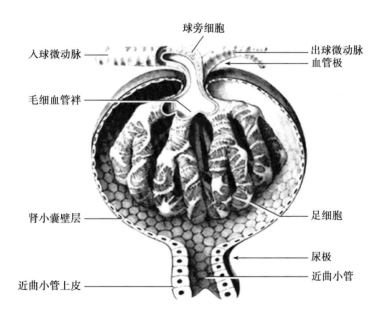

图 12-1-5 肾小体模式图

皮样囊肿、囊腺癌;⑨转移性肿瘤。

　　肾实质肿瘤病理类型很多,一般根据肿瘤的来源进行分类(表 12-1-1)。

　　肾实质肿瘤多数为恶性,预后不良,病理变化复杂,临床表现多样,不易早期诊断。肾脏恶性肿瘤分为原发性和继发性两类。原发性恶性肿瘤中肾细胞癌约占 82%,肾盂癌 12%,肾母细胞瘤(Wilms 瘤)2%,肾肉瘤 2%,其他肾脏肿瘤约占 2%(图 12-1-6)。继发性恶性肿瘤即肾脏转移癌,是由其他器官恶性肿瘤转移至肾脏,实际发病率可能高于肾细胞癌,但因多数为尸检发现,故临床的重要性较小。

表 12-1-1　肾实质肿瘤病理分类

肿瘤来源	良性肿瘤	恶性肿瘤
肾实质	后肾腺瘤 *	肾细胞癌(肾上腺样癌、Grawits 肿瘤、肾腺癌)、原始神经外胚叶瘤
间质或间叶肿瘤	纤维瘤、平滑肌瘤、脂肪瘤、良性血管外皮细胞瘤(肾球旁细胞瘤)	纤维肉瘤、脂肪肉瘤、平滑肌肉瘤、淋巴肉瘤、横纹肌肉瘤、血管肉瘤(血管内皮瘤)、成骨肉瘤、恶性血管外皮细胞瘤(肾血管周细胞瘤)
集合管	肾嗜酸细胞腺瘤	
混合性肿瘤	血管平滑肌脂肪瘤(错构瘤)	
胚胎组织肿瘤:		Wilms 瘤(肾胚胎细胞瘤、肾细胞瘤、胚胎腺肉瘤)、胚胎癌、成神经细胞瘤(神经母细胞瘤)
其他	髓外造血组织瘤样增生、肾嗜酸细胞瘤	肾脏转移癌、淋巴瘤、浆细胞瘤、神经内分泌癌

*:2004 年 WHO 将后肾腺瘤、后肾腺纤维瘤、后肾间质瘤归为一类,统称为后肾腺瘤。

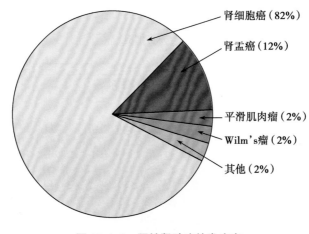

图 12-1-6　恶性肾肿瘤的发病率

(曾　进)

参 考 文 献

[1] 吴阶平.泌尿外科学[M].济南:山东科学技术出版社,2004,887-918.

第二节　肾细胞癌

一、流行病学和病因

　　肾细胞癌(renal cell carcinoma,RCC)又称肾腺癌或肾癌,为泌尿系的常见肿瘤,占全身恶性肿瘤的 1%~2%,处于泌尿男性生殖系统恶性肿瘤的第三位。Alken 等统计肾细胞癌约占肾脏恶性肿瘤的 82%。目前，在工业国家中肾细胞癌有逐年增加的趋势。一组资料统计，1983 年肾细胞癌获得诊断的仅有 8 000 人；1988 年肾细胞癌新发病 19 000 人，9 000 人死亡；1989 年 23 000 人诊断为肾细胞癌，10 000 余人死亡；1992 年新发现肾细胞癌 26 500 人，同年死亡 10 100 人。

肾细胞癌主要发生在中老年，男性较女性多见，约为 2：1。诊断时平均年龄在 55~60 岁之间。40~60 岁者约占 50%，30 岁以下者少见，偶有 20 多岁的患者。儿童肾细胞癌更为少见，约占 1.4%~1.8%。

肾细胞癌的病因目前尚不清楚，种族和地理环境不是致癌的重要条件，化学、物理、生物因子本身或其他代谢物可能是诱变因子或变为诱变因子引起 DNA 分子结构的变化。吸烟是引起肾细胞癌的一种危险因素。研究发现，吸烟者肾细胞癌的相对危险性为 1.1：2.3，并与开始吸烟的年龄和吸烟的量密切相关。而且，戒烟者比不吸烟者患肾细胞癌的危险性高 2 倍，重度吸烟者较轻度吸烟者发病率更高，烟龄长短与发病率直接相关。研究发现，吸烟者尿中各种诱变活性物质升高；烟草中的 N-二甲基亚硝胺可使家兔诱发肾细胞癌，但临床尚未得到证实。Vecchia 等指出，吸烟习惯加上其他危险因素如酗酒、职业接触等，可进一步增加发生肾细胞癌的危险性。咖啡、烟草中的镉、激素影响、高脂肪食物以及辐射，可能与肾细胞癌的发生有一定的关系。

肾细胞癌分为遗传性和散发性两类。Von Hippel-Lindau-Disease（VHLD）肾细胞癌属于遗传性，与散发性肾细胞癌有所不同，肿瘤常为双侧，多中心生长，且青年人常常发病，患者平均寿命为 49 岁。约 25% 的病例由临床诊断，其尸检恶变率高达 40%~60%。

肾细胞癌有遗传的倾向，遗传是肯定的致病因素。文献报道，一个家族三代中共有 10 人患肾细胞癌，并发现肾细胞癌第 3 和第 8、第 3 号与第 11 号染色体间平衡交互易位（balanced reciprocal translocation），认为此种易位可能激活 *myc* 基因。Kmouchi 等在测定了 41 例肾细胞癌组织中的 C-myc 蛋白水平，过表达 17 例，G_1 病例中 2 例阳性（12%），G_2 病例中 81% 阳性，G_3 均为阳性。

VHLD 是一种显性遗传常染色体疾病。1904 年 Von Hippel 首先发现视网膜血管瘤的家族性发病，1926 年 Lindau 确认中枢神经系统成血管细胞瘤与视网膜血管瘤相似，且有遗传性特征。随着对本病研究的深入，发现 VHLD 患者中肾细胞癌的发病率高达 45%，近 1/3 的患者死亡于肾细胞癌。

近年来，细胞基因和分子生物学研究证实，几乎 80% 的散发肾细胞癌在遗传学上呈现出多态性。7、17 号染色体及 Y 染色体丢失为其最早的核型改变，染色体 3p 的缺失或易位与肾细胞癌的发生有密切的关系。Anglard 等对 58 例肾细胞癌组织染色体进行分析，发现 88% 患者有染色体 3p 杂合性缺失，且该区域接近 *VHL* 基因。资料显示，92% 的肾细胞癌患者 *VHL* 基因出现变异，而在该基因没有变异的患者中，约 40% 患者的 *TCEB1* 基因出现了变异。研究还发现，*BAP1* 基因变异会提高肾癌患者的死亡风险，*SETD2* 基因变异则会提高肾细胞癌的转移风险。研究表明，约 60% 肾透明细胞癌及其细胞系都有 *VHL* 基因突变，而乳头型肾细胞癌与 *VHL* 基因突变关系不大。已知，肾细胞癌是一类多基因相关的肿瘤，不同组织学类型的肾细胞癌有不同的基因改变，肾透明细胞癌涉及 *VHL*、*PBRM1* 等基因；Ⅰ型乳头状肾细胞癌涉及 *MET* 基因；Ⅱ型乳头状肾细胞癌涉及 *FH* 基因；嫌色细胞癌涉及 *BHD* 基因。

近来,癌基因组图谱(cancer genome atlas)确定了乳头状肾细胞癌(PRCC)1型和2型两类的分子特征,Ⅰ型和Ⅱ型之间存在一些特异的分子差异以及Ⅱ型PRCC的3种不同亚型。而且,每一种以不同的分子改变为特征,其中一种亚型的特点为整个基因组数千基因超甲基化。DNA甲基化是一种DNA分子修饰,控制了基因的开启或关闭,当它出错时会导致肿瘤形成。这种Ⅱ型PRCC的新亚型叫作CpG岛甲基化表型(CIMP),在所有PRCC类型中其总生存率最低,可能与参与代谢的某基因发生改变密切相关。从而导致了CIMP肿瘤细胞代谢发生变化,由此支持了它们的快速生长与存活。研究还发现几种已知的癌症相关遗传信号通路,包括MET/VEGRF和NRF2/ARE所发生的改变。目前,MET/VEGR以及NRF2/ARE的靶向疗法正在进行PRCC临床试验。

近期研究发现,约34%(88/257)肾细胞癌患者都存在 *PBRM1* 基因变异,这是自确认 *VHL* 变异基因后最重要的发现,认为绝大多数的肾细胞癌都与这两个基因的变异相关。然而,*PBRM1* 基因损坏或被关闭的确切原因至今尚不清楚。

二、病理学和病理组织学分级

(一)起源部位

肾细胞癌的起源部位,认为是近曲小管上皮细胞(透明细胞癌和颗粒细胞癌)、远曲小管上皮细胞(颗粒细胞癌)以及集合管上皮细胞(肾集合管癌)。肿瘤可发生于肾实质的任何部位,但以上、下极多见,少数侵及全肾。左、右肾发病机会均等,双侧肾脏同时或异时出现肿瘤占1%~2%。

(二)组织发生

研究表明,应用致癌物质可以诱发实验性肾细胞癌。在癌变过程中可见到一种癌前期病变即增生结节,此由小管状结构组成。构成小管的细胞体积小,呈立方形,具有嗜碱性胞浆,细胞核大而不规则,染色质多,核仁明显,核分裂象多,此现象最早由Bannasch等1977年所描述。1982年,Ohmori等发现此种增生结节组织中γ-GT呈阴性,而正常肾小管上皮细胞γ-GT显示为阳性,胚胎肾组织中γ-GT也为阴性。由此可见,癌前期病变中的细胞有胚胎化的倾向。

(三)病理

肉眼所见:肿瘤外观为不规则圆形或椭圆形肿块,血管丰富,血管怒张,有充血和出血区。早期肿瘤体积较小时,一般位于肾实质中,从肾脏表面触摸不到。肿块大小各不相同,有些病例肿块较小,直径仅2~3cm;肿块大者,直径可达30cm。但大多数外科切除肿块直径大小为5~10cm。肿瘤表面光滑或呈结节状,质地较硬。切面呈实质性,肿块与相邻肾实质的界限清楚,往往有假包膜形成。肿瘤的颜色与血管多少、癌细胞内脂质含量、出血坏死等因素有关。一般生长活跃区为白色,透明细胞呈黄色,颗粒细胞或未分化细胞呈灰白色,暗红色或红色部位分别为陈旧或新鲜出血区,常有灶状液化坏死、囊腔形成、纤维化或不规则钙化灶。肿瘤的中央常有纤维条索将其分隔成不规则的小叶。肿瘤的一极多残留有少量的正常肾脏组织。此外,肾细胞癌还往往有明显的侵入肾静脉倾向,并导致肾静脉血栓形成。

目前,肾细胞癌的病理分型尚不统一,随着肿瘤分子生物学研究的不断进展,将会进一步完善。2004年WHO肾细胞癌组织病理学分为10类(表12-2-1)。

1. 肾腺癌(renal adenocarcinoma) 临床所见的肾细胞癌多属此型。肾透明细胞癌最为常见,约占70%~80%。

表 12-2-1　2004 年 WHO 肾细胞癌病理分类

分类	发病率	染色体基因改变
肾透明细胞癌	70%~80%	3p,17
多发性肾透明细胞癌		*VHL* 基因突变
乳头状肾细胞癌	10%~15%	3q,7,12,16,17,20,Y
肾嫌色细胞癌	4%~5%	1,2,6,10,13,17,21
肾集合管癌	1<%	1q,6p,8p,13q,21q
肾髓质癌	1<%	
多房性囊性肾细胞癌	1%~2.5%	
xp11.2 易位肾细胞癌	罕见	
神经母细胞瘤相关性肾细胞癌	罕见	
黏液样小管状和梭形细胞癌	罕见	
未分类肾细胞癌	罕见	

　　肾透明细胞癌大体标本切面多呈实性,因癌细胞含有脂质而呈黄色,肿瘤中常见坏死、出血,10%~25% 的透明细胞癌组织中有囊性变,10%~20% 癌组织中有点状或斑片状钙化,从而使切面呈五彩状着色。镜下,癌细胞胞浆透明空亮,形成密集的腺泡及管状、囊状结构,肿瘤内有纤细的血管网。以往曾使用的"肾颗粒细胞癌",现划归为高分级的肾透明细胞癌。伴有囊性变的患者预后好于实性透明细胞癌患者。2%~5% 的透明细胞癌组织中含有肉瘤样结构,提示预后不良。

　　未分化癌的恶性程度更高。如果癌细胞未分化时,细胞的形态极不规则,胞浆深染,核大小不一而深染。高度未分化的细胞则呈长梭形,细胞境界不清,有丰富的嗜酸性胞浆和深染的梭形状核。

　　2. **乳头状肾细胞癌**(papillary renal cell carcinoma)　起源于远曲小管,约占肾细胞癌的 15%~20%,可为多中心性和双侧性。85% 的病例肿瘤局限于肾内,并可呈广泛坏死。病理学表现为复杂的乳头状构型为主要特征,间质常伴有明显的中性粒细胞或泡沫状组织浸润。患者的预后比常见的肾腺癌好。

　　3. **肾嫌色细胞癌**(renal chromophobe cell carcinoma)　约占肾细胞癌的 4%~5%。癌细胞以腺泡状排列为特征,细胞境界清楚,胞浆丰富、淡红色,常有核周边透明区。

　　4. **肾集合管癌**(collecting duct carcinoma)　又称 Bellini 集合管癌(Bellini duct carcinoma)。起源于集合管,占肾细胞癌的 <1%,来自集合管或向集合管分化。癌细胞呈腺管、乳头状结构,间质为丰富的纤维结缔组织。

　　5. **肾髓质癌**(renal medullary carcinoma)　发生于肾髓质,占肾细胞癌的 <1%。癌细胞呈现空网状卵黄囊样或腺样囊性构型;通常,在丰富间质内癌组织分化差,并混有中性粒细胞和淋巴细胞浸润。

　　2004 年 WHO 将肾集合管癌进一步分为 Bellini 集合管癌和肾髓质癌。

　　6. **多房性囊性肾细胞癌**(multilocular cystic renal cell carcinoma)　约占肾癌的 1%~2.5%,可发生于任何年龄,中老年较多见,男女发病率为 3∶1。肿瘤组织边界清楚,囊腔大小不等,其内充以浆液性或血性液体。肿瘤最大直径可达 10cm 以上,甚至完全由囊腔构成。镜下,肿瘤呈多房囊性,囊壁衬覆透明癌细胞,在囊肿的间隔内也见有聚集的透明癌细胞。Hartman 等将囊性肾癌按病理组织学类型分为四种:①固有的单囊性生长;②固有的多囊性生长;③囊肿坏死;④起源于单纯性囊肿内壁上皮细胞。其中以多囊性生长者多见,细胞类型以透明细胞癌多见。多房性囊性肾细胞癌发展缓慢,预后良好。

B 超、CT、MRI 检查显示为多房囊性肿物,可见不均匀的间隔增厚,约 20% 可见囊壁或分隔钙化,增强扫描动脉期囊壁及肿瘤内分隔可见有强化。

7. xp11.2 易位/*tfe3* 基因融合相关性肾细胞癌(renal carcinoma associated with xp 11.2 translocations/tfe3 gene fusions)　罕见。主要见于儿童和年轻人,年长者少见。形态学上最具特点的表现是由透明细胞构成的乳头状结构,遗传学检查均有染色体 xp11.2 的不同的易位,所有的易位都导致 *tfe3* 基因融合。发现时多数已是进展期。

8. 神经母细胞瘤相关性肾细胞癌(renal cell carcinoma associated with neuroblastoma)　罕见。多是儿童肾母细胞瘤治疗后长期存活的患者,少数为同时发生神经母细胞瘤伴发肾细胞癌。男女发病率相同。肿瘤的形态表现因不同病例而异,可表现为透明细胞癌,亦可见乳头状结构。

9. 肾黏液管状梭形细胞癌(mucinous tubular and spindle cell carcinoma,MTSCC)　罕见。发病年龄 17~82 岁,平均 53 岁,男女发病率之比为 1 : 4。多无特殊的症状,偶见季肋部疼痛和血尿。

(1) 黏液样小管状细胞癌:组织形态学上以具有黏液样小管状细胞为特点。

(2) 肉瘤样肾细胞癌(sarcomatoid renal carcinoma):又称癌肉瘤(carcinosarcoma)、梭形细胞癌(spindle cell carcinoma)和间变癌(anaplastic carcinoma)。上皮性起源,在肾细胞癌病例中约占 1%~1.5%,平均年龄 56 岁。高度恶性,极易转移,平均生存时间仅 6 个月。一般,肿瘤较大,平均直径 10cm,质地柔软,呈灰褐色,有出血和坏死灶。以梭形细胞为特点,大部分病例由梭形和/或多形性瘤巨细胞组成,形似肉瘤构象。

10. 未分类肾细胞癌(unclassified renal cell carcinoma)　无法归入以上现有的各种类型以及肉瘤样成分过度生长而无法辨认的肾细胞癌,不包括以上各种已知类型肾细胞癌伴有肉瘤样成分者。临床罕见,其病理形态学和遗传学具有多样性。老年人多发,平均发病年龄 67 岁,男女发病率为 1 : 1。转移常见,预后较差,术后 2 年、5 年生存率分别为 33.3% 和 14.5%。

此外,肾细胞癌尚有下列两种类型:①小儿肾细胞癌少见。病理特点为钙化,其预后较同龄 Wilms 瘤者差。②尿毒症获得性肾囊性疾病(acquired cystic disease of kidney,ACDK):约 47% 长期进行血液透析的患者可发生 ACDK,肾移植术后可以消退。但是,超过 10% 的 ACDK 患者可以发生肿瘤或肾细胞癌,其中 4% 为多病灶和双侧病变。发生的原因可能为长期透析使患者体内累积一些不为透析所清除的致囊或致癌物质如聚胺,使肾小管上皮细胞增生而诱发 ACDK 和癌变。因此,对长期进行血液透析的病例,尤其是年轻患者,应密切随访。

(四) 组织病理学分级

肾细胞癌的细胞分化程度是根据细胞核的形态分为 G_0~G_4,是衡量肾细胞癌恶性程度的尺度,与预后有密切的关系(表 12-2-2)。目前多应用 Fuhrman 分级:G_1:小的细胞核,看不见核仁或不明显;G_2:大的细胞核、外形不规则,可看到小的核仁;G_3:大的细胞核、外形不规则,核仁明显;G_4:在 3 级的基础上,出现奇形核、多核的细胞,伴有或不伴有梭形细胞。必须注意,肿瘤分级应以肿瘤中细胞核最高分级决定,如果核级别高的细胞散在分布,可以忽略不计,但是如果每个视野有几个高级别的核,则肿瘤的分级按此定级。

表 12-2-2　肾细胞癌的组织病理学分级

分级	分化程度	分级	分化程度
G_X	分化程度不能作出评估	G_2	中度分化
G_0	肾实质腺瘤	G_3	低分化
G_1	高分化	G_4	未分化

三、TNM 分期和转移

(一) TNM 分期(图 12-2-1)

TNM 分期根据肿瘤大小、淋巴结受累数目和有无转移并结合手术及病理检查结果来确定,一般是基于未经治疗前所获得的诊断依据,再由手术和病理检查所获得的其他依据予以补充和纠正。

肾细胞癌的分期对制定治疗方案和判断预后均有一定的临床意义,常用的分期方法有:①Robson 分期(表 12-2-3);②术前临床 TNM 分期(表 12-2-4);③术后组织病理学分期:pTNM 分期与 TNM 分期方法相同。区域淋巴结为肾门、腹主动脉旁和下腔静脉旁淋巴结,单侧或双侧不影响 N 分期。

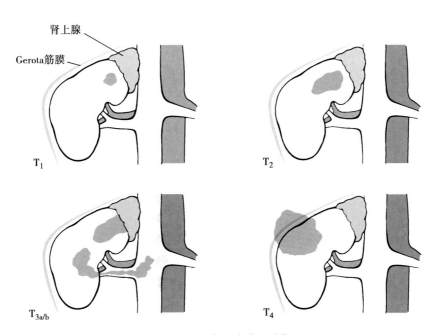

图 12-2-1　肾细胞癌 T 分期

表 12-2-3 肾细胞癌 Robson 分期

I期	肿瘤局限于肾脏
II期	肿瘤侵犯肾周围脂肪,但仍局限于肾周筋膜内
III期	肿瘤侵犯肾静脉或下腔静脉和/或区域淋巴结转移
III期 a	肿瘤侵犯肾静脉或下腔静脉
III期 b	区域淋巴结转移
III期 c	肿瘤侵犯肾静脉或下腔静脉,区域淋巴结转移
IV期	肿瘤侵犯除肾上腺以外的邻近器官或远处转移

表 12-2-4 肾细胞癌 TNM 分期和综合分期(UICC)

T_X	对原发肿瘤无法作出评估	N_X	对区域淋巴结无法作出评估
T_0	无原发肿瘤的证据	N_0	未发现区域淋巴结转移
T_1	肿瘤局限于肾脏,≤7cm	N_1	单个淋巴结转移
T_{1a}	≤4cm	N_2	一个以上淋巴结转移
T_{1b}	>4cm		
T_2	肿瘤局限于肾脏,最大径 >7cm	M_0	无远处转移
T_{2a}	肿瘤 >7cm,但≤10cm	M_1	远处转移
T_{2b}	肿瘤直径 >10cm		
T_3	肿瘤侵犯大静脉或肾周围组织		
T_{3a}	肿瘤侵犯肾静脉或肾周围脂肪		
T_{3b}	肿瘤侵犯横膈膜以下的下腔静脉		
T_{3c}	肿瘤侵犯横膈膜以上的下腔静脉		
T_4	肿瘤侵犯超过肾周筋膜或侵犯同侧肾上腺		

综合分期			
分期	T	N	M
I	T_1	N_0	M_0
II	T_2	N_0	M_0
III	T_3	N_0	M_0
	$T_{1\sim3}$	N_1	M_0
IV	T_4	任何 N	M_0
	任何 T	N_2	M_0
	任何 T	任何 N	M_1

（二）转移

1. **直接浸润** 在确定诊断时,7%~10% 的病例已发生邻近器官转移,癌肿逐渐长大,穿破肿瘤包膜向四周扩散,向内侵入肾盂,向外突破肾包膜侵及肾周围脂肪和肾周筋膜。当继续发展时,肿瘤由肾周筋膜向邻近器官侵犯如肾上腺、肝、脾、胰腺、结肠、腰大肌和横膈等。

文献报道,19.4%有转移的肾细胞癌患者可同时发生肾上腺转移。肾上极肾细胞癌可直接侵犯肾上腺,约占7%。肾细胞癌尸检报告,肾上腺转移率为7%~23%。根治性肾切除术后的标本发现,同时肾上腺转移率为1.2%~10%;对侧或双侧肾上腺转移十分罕见,仅见个案报道。

2. **淋巴途径** 约24%~25%的病例在明确诊断时已有局部淋巴结浸润,首先转移到肾门淋巴结及区域淋巴结。左侧转移到肾蒂、主动脉前和左外侧淋巴结;右侧累及肾门附近、下腔静脉前淋巴结、主动脉和下腔静脉间淋巴结。部分癌栓可转移至主动脉前和下腔静脉后淋巴结,并可向上扩散至颈部淋巴结,亦可直接经膈肌淋巴结转移到肺。肿瘤的复发与淋巴结转移有密切的关系。

肾细胞癌可通过直接浸润、淋巴途径和血运三条途径转移扩散(图12-2-2)。

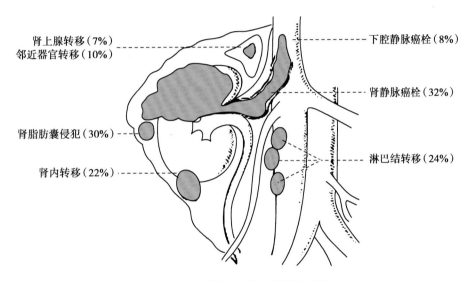

图 12-2-2 肾细胞癌 T₃ 期的转移率

3. **血运转移** 血运转移是肾细胞癌远处转移的主要途径,癌细胞侵犯静脉,从毛细血管、肾内静脉至肾静脉,在肾静脉内形成癌栓,并可进一步延伸入下腔静脉到达右心房。

文献报道,肾静脉和下腔静脉癌栓的发生率约占同期肾细胞癌的3%~10%,且大多数下腔静脉癌栓来自右侧肾细胞癌,个别病例来自肾上腺内的转移灶。癌栓首先脱落到肺,尸检证实肾细胞癌肺转移约占10%~75%,故肺是肾细胞癌最为常见的转移部位。而且,可由此向骨骼系统和其他器官而引起广泛的血运转移。癌细胞亦可经椎旁静脉侵犯椎体或经肾静脉逆行转移至精索静脉和卵巢静脉等。血运转移的常见部位依次为肺(35%)、骨(35%)、肝(9%)、脑(9%),其他部位约占12%。

肾细胞癌转移复杂多变,可早期发生转移,也可能瘤体已很大但无远处转移。单处转移占1%~3.2%,大都为多处转移。至于根治性肾切除术后何时发生转移,其表现各异。因此,在诊断、治疗和随访时必须予以重视。

目前,肾细胞癌肾上腺转移的生物学机制还不十分清楚。多数学者认为,肾上腺转移与下列因素有关:①肾上极肾细胞癌直接侵犯肾上腺;②当肾静脉或下腔静脉被癌栓阻塞时,静脉回流受阻,癌栓可由肾上腺静脉逆行扩散至肾上腺;③肾细胞癌局部淋巴结转移率高,肾上腺血供丰富、血流量大,癌细胞可通过淋巴途径或血行扩散至肾上腺而引起转移。

临床研究发现,肾上腺转移的危险因素与肾细胞癌高分期、肿瘤较大且位于肾上极有关;而与低分期如 T_{1-2} 期,肿瘤较小并位于肾中部或肾下极、肾上腺外观正常等因素的关系较小,但要注意肾上腺微小转移瘤的存在。Bulow 等认为,肾细胞癌肾上腺转移的危险因素仅限于 T_{3-4} 期肿瘤,与肿瘤的部位、大小无明显关系。值得注意的是,肾上腺的微小转移瘤,在术中往往难以发现,明确诊断有赖于细致的病理组织学检查。

4. 远处转移　Genoa 大学 1970~1987 年收治 200 例肾细胞癌,发现确立诊断时,约有 25% 的病例已发生远处转移。远处转移的病例中有 42% 的患者伴有淋巴结转移和/或肾静脉或下腔静脉癌栓。肿瘤分期和病理组织学分级与转移有密切的关系(表 12-2-5,表 12-2-6)。

表 12-2-5　pT 分期与远处转移的关系

肿瘤分期	病例数	远处转移	
		病例数	百分比(%)
T_1	32	3	9
T_2	74	12	16
T_3	90	32	35.5
T_4	4	2	75
	200	50	25

3d.f.x^2=17.89; $P<0.001$。

表 12-2-6　病理组织学分级与远处转移和/或淋巴结转移的关系

组织学分级	病例数	远处转移和/或淋巴结转移	
		病例数	百分比(%)
G_1	36	9	25
G_{1-2}	12	4	33
G_2	64	24	37.5
G_{2-3}	15	9	60
G_{3-4}	11	9	81

4d.f.x^2=13.44;$P<0.001$。

四、预后因素

(一)DNA 倍类型分析

肾细胞癌 DNA 指数高低与肿瘤组织学分级和 TNM 分期有关,DNA 倍体类型分析对肾细胞癌预后的判断是一项有价值的生物学信息。DNA 流式细胞仪(flowcytometry,FCM)是一种简单而易重复的检查,用于测定细胞内的 DNA 含量。分化程度好的肿瘤(G_{1-2}),整倍体和非整倍体肿瘤其生存有显著统计学差异。整倍体肿瘤 10 年生存率为 62%,非整倍体肿瘤为 37%。Ljiungberg 等报道,$pT_{1-2}N_0M_0$ 肾细胞癌患者,二倍体肿瘤 5 年生存率为 100%,而非整倍体肿瘤为 82%。

(二) 细胞基因

肿瘤发生的染色体学说认为,染色体畸变在组织细胞恶变过程中起重要作用。透明细胞癌染色体畸变发生在 3、5、12 及 14 号染色体,7 号染色体的三体或四体以及 14 号染色体的单体畸变。颗粒细胞癌、梭形细胞癌染色体畸变发生在 1 号染色体丢失。

Myc 族各成员定位于不同的染色体上,在个体发育和肿瘤细胞的表达上各有特异性。V-myc 在肾细胞癌细胞中表达很高;N-myc 为神经外胚胎层专一的原位基因,在肾细胞癌中表达亦很高。目前,关于细胞基因分析在肾细胞癌的预后价值及意义尚不清楚,有待进一步研究和探索。

(三) 肿瘤转移

病理学证实区域淋巴结转移影响患者的预后,尤其是转移淋巴结的直径 >5cm 者,没有长期生存的机会(表 12-2-7)。

表 12-2-7 肾细胞癌淋巴结转移与生存率的关系

PN 分期	病例数/个	5 年生存率/%	中位生存时间/月
N_0	461	74	132.6
N_1	25	18	26.9
N_2	77	20	11.9
转移淋巴结直径 >5cm	27	0	6.9

有远处转移者预后极其不良,中位生存时间仅 6~9 个月,3 年生存率为 4.4%,5 年生存率为 2.7%。

(四) 细胞分化程度

肾细胞癌的预后与肿瘤的恶性程度有关。分化好的肾细胞癌(G_1),10 年生存率为 30%~40%;低分化肾细胞癌(G_3),10 年生存率只有 10%~18%。

(五) 肿瘤自发消退

肿瘤自然退化(spontaneous regression of tumor)是指未经治疗或缺乏足以影响疾病的治疗手段的情况下,肿瘤部分或完全消失。研究发现,肾细胞癌患者血清中存在能与自体或异体肿瘤组织特异性结合的抗体,可诱导机体产生特异性免疫反应。少数肾细胞癌有自发性消退的现象,提示肾细胞癌是一种免疫原性较强的肿瘤。文献报道,肾细胞癌自发性消退发生率在全身恶性肿瘤中占第一位,其自发性消退率约为 0.1%~1%。肾细胞癌转移病灶的自发性消退多出现在肾细胞癌原发灶切除后,其原因可能与激素变化、感染、发热以及免疫状态的改变有关,但尚未得到完全证实。Ereed 回顾性分析文献发现,51 例肾细胞癌转移肿瘤自发性消退的病例中,肺转移 45 例,骨转移和软组织转移各 3 例,其中 38 例是在施行肾切除术后出现的。Stoll 认为,免疫学和细胞因子机制极有可能涉及到肿瘤自发性消退,T 细胞、B 细胞、NK 细胞等淋巴细胞的细胞毒性能够作用于癌细胞;并且,一些细胞因子如干扰素、白细胞介素、TNF 等可以刺激淋巴细胞增强其细胞毒性促进肿瘤细胞自发性消退。近期的研究提示,Wnt/β-连环蛋白信号途径在肿瘤发展阶段处于激活状态,严重抑制了免疫系统中的 T 细胞以及 DC 等其他免疫细胞的活性和基因表达。研究认为,Wnt 信号途径的抑制是肿瘤自发性消退的充分必要条件,激活视黄酸(retinoic acid)信号途径可以有效抑制 Wnt 信号途径进而抑制肿瘤发展。目前,无法采取相应有效的措施促使肿瘤自发性消退,以提高患者的生存率。唯一有效的方法是手术彻底切除肿瘤,以增加肾细胞癌转移病灶自发性消退的机会。然而,增强人体免疫系统的机能以及帮助免疫系统对抗肿瘤的免疫抑制并识别肿瘤,可能是未来治疗、甚至治愈肿瘤的研究方向。

五、临床表现

肾细胞癌早期可无任何症状。有症状者其临床表现多样,容易误诊为其他疾病,往往此时肿瘤已有广泛进展,甚至已出现远处转移的征像,其中以肺和骨骼转移最为常见。有不少患者首先以非泌尿系统的肾外表现就诊(表 12-2-8)。典型的三联症即血尿、腰痛和腰区肿块,往往是晚期的标志,约占 7%~11%(表 12-2-9)。

表 12-2-8　肾细胞癌肾外表现就诊的专科和原因

专科	原因
内科	类癌综合征、肾性高血压、高钙血症、红细胞增多症
肝病专科	Stauffer 综合征(肝功能异常综合征)
骨科	腰痛、自发性骨折
神经外科	脑转移
胸外科	肺转移

表 12-2-9　肾细胞癌的常见病状

病状	发生率	病状	发生率
疼痛	35%~48%	偶然发现	30%
血尿	32%~40%	精索静脉曲张	1%
肿块	9%~39%	贫血	20%~30%
体重减轻	15%~37%	疼痛	
高血压	17%~22%	三联症:肿块	7%~11%
发热	10%~19%	血尿	

(一) 血尿

血尿是最为常见的症状,是因肿瘤侵入肾盂、肾盏等集尿系统而引起。约占 32%~40%,Ruebben 等报道达 60%。可为肉眼血尿和/或镜下血尿,多为间歇性发作,不伴有疼痛。间歇性、无痛性血尿为肾细胞癌特有的症状。一般,血尿程度与肿瘤的体积、大小不成正比。临床上,常可见到邻近肾盂、肾盏其体积并不很大的肾细胞癌有明显的血尿,而体积巨大的肾细胞癌因肿瘤尚未侵犯肾盂、肾盏系统而不发生血尿。

(二) 腰痛

腰痛是肾细胞癌另一常见的症状,约占 35%~48%。腰痛的原因为肿瘤长大后肾包膜的张力增加、输尿管梗阻、肾蒂血管受到牵拉或肿瘤侵犯周围组织所引起,常表现为持续性钝痛。肿瘤向外生长、浸润或压迫腹膜后结缔组织、肌肉、神经或腰椎转移可引起严重的腰痛。若出现血尿,在输尿管内凝固形成的条索状血块随尿液排出时,可引起肾绞痛。

(三) 肿块

肿块亦为肾细胞癌的常见的症状,9%~39% 的病例可在上腹部或腰部触及,有时可为唯一的症状。通常,肿块质硬,表面高低不平或呈结节状,无压痛,肿块可随呼吸上下移动;但肿块巨大或固定时,也可不随呼吸移动。然而,肿块固定,则表明肾周围有浸润,预后不良。

(四) 全身症状

1. **发热**　发热为肾细胞癌的肾外表现之一。多数为低热,高热者一般为持续或间歇性出现。少数病例在伴随发热时,血中白细胞明显升高,酷似白血病(类白细胞反应)。通常,切除肿瘤后,体温常恢复正常。倘若术后仍有发热,提示有残余肿瘤或转移病灶存在的可能。此外,术后体温恢复正常,而经过一段时间后体温又升高者,则应考虑肿瘤复发或转移的可能。肿瘤引起发热的原因目前尚不完全清楚。一般认为,发热与癌组织的致热原有关,而与肿瘤坏死和出血无直接关系。在 2%~3% 的肾细胞癌患者,由于发热是其唯一的临床表现,故对中老年患者原因不明的发热,应排除肾细胞癌的可能性。

2. **贫血**　肾细胞癌患者 20%~30% 有贫血。血尿可能是贫血的原因,但临床上有些肾细胞癌患者没有血尿病史却有明显的贫血,说明贫血的原因除血尿以外,可能与肿瘤毒素或大量肾组织破坏抑制了造血功能有关。

3. **红细胞沉降率(erythrocyte sedimentation rate,ESR)增高**　约 1/2 肾细胞癌患者 ESR 高于正常人,虽然贫血亦可为 ESR 快的原因,但无特异性。目前尚未发现 ESR 增高与肿瘤的细胞类型、血清蛋白的关系。通常,肾细胞癌患者存在发热和 ESR 明显增高常为预后不良的预兆,应引起临床重视。尤其是术后 ESR 仍然增高,提示有残余肿瘤、局部复发或转移病灶存在的可能。

4. **精索静脉曲张**　较少见,卧位时左或右侧精索静脉曲张不消失,可能是症状性精索静脉曲张,要考虑肾细胞癌的可能。原因为肿瘤压迫精索静脉,或肾静脉、下腔静脉内有癌栓。当下腔静脉有癌栓时,部分病例可同时出现下肢水肿。

5. **高血压**　约 17%~22% 的肾细胞癌病例有高血压。由于肾细胞癌主要发生于 40 岁以上患者,而中老年患者常伴有高血压,所以肾细胞癌患者引起高血压必须是癌肿切除后血压下降者方可列入。引起高血压可能的原因有:①肿瘤直接侵及肾动脉;②肿瘤压迫肾动脉引起肾缺血;③肿瘤内动、静脉瘘形成,伴心输出量增加;④红细胞增多后易引起高血压;⑤肿瘤本身产生肾素等因素引起高血压。其中肾素活性增高是主要因素,且肾素活性与肿瘤的病程、恶性程度有关;晚期和恶性程度高的肾细胞癌,肾素活性亦随之增高,可作为预后不良的指标。

6. **Stauffer 综合征(肝功能异常综合征)**　肾细胞癌患者中约 15%~20% 有可逆性肝功能异常,并不一定是肝脏有转移癌,多见于透明细胞癌。表现为肝脏增大,肝功能异常的指标为三高三低:Quick 值降低,凝血酶原降低,白蛋白降低;碱性磷酸酶(AKP)升高,γ-GT 升高,α2-球蛋白升高,引起肝功能损害的原因可能是癌肿或其坏死组织产生某种毒素作用于肝脏所致。肝功能异常不是肾细胞癌手术的禁忌证,手术切除后肝功能恢复正常提示预后较好,但生存时间很少超过 5 年;若术后肝功能仍持续异常,可能患者体内有残留肿瘤或有远处转移灶存在,其预后不良。

AKP 升高在肾细胞癌病例中约占 10%,α2-球蛋白升高较为常见,肿瘤切除后仍然持续升高或恢复正常后又升高都是预后不良的征兆。

食欲减退、消瘦、乏力约占肾细胞癌病例的 1/3 左右,可能与肿瘤代谢产物影响中枢神经系统对调节食欲的肽类作用有关,肿瘤切除后可恢复正常。

7. 内分泌异常 临床研究结果表明,肾细胞癌能分泌多种激素而出现相应的临床表现,一种肿瘤分泌多种激素是肾细胞癌的特征。常见的征象有:①红细胞增多症:肾细胞癌合并红细胞增多症约占 1%~5%,与促红细胞生成素活性升高有关。表现为血细胞比容(hematocrit,HCT)超过 50%,血红蛋白 >155g/L,肿瘤切除后可恢复正常;若术后肿瘤复发或转移时再度出现红细胞增多症是预后不良的征兆。②高钙血症:肾细胞癌病例中 3%~13% 有高钙血症,且大多为晚期病变,肿瘤切除后可以恢复正常。引起高钙血症的因素有骨转移、前列腺素、甲状旁腺素、肿瘤转化生长因子、甲状旁腺受体结合因子、集落刺激因子、破骨活性因子以及 1,25-二羟维生素 D_3 等。有人认为,甲状旁腺素多肽为恶性高钙血症的因素,肾细胞癌是引起恶性高钙血的典型肿瘤。③性激素异常:少数肿瘤可产生异位人绒毛膜促性腺激素。男性表现为乳房增大、乳晕色素沉着及性欲减退,女性则可引起多毛症和闭经等。④皮质醇增多症:异位 ACTH 分泌所致。

8. 免疫系统改变 肾细胞癌可伴有神经、肌肉病变,肾淀粉样变,均与肾细胞癌的免疫反应有关。多发性神经炎引起的肌肉营养障碍,神经肌肉或运动神经功能紊乱等,可能与体内的抗原—抗体反应有关,由于机体对肿瘤的反应,产生特殊抗胸腺组织的抗体所致。肾淀粉样变可为局限性,亦可为泌尿男性生殖系统或全身淀粉样变的一部分,可在 3%~5% 的病例出现。肾细胞癌伴有血管炎的病例,近来认为是类癌综合征之一。类癌综合征包括以下几个方面:①Stauffer 综合征;②血液方面改变:贫血、红细胞增多症、血小板增多及类白血病反应;③内分泌异常:高肾素分泌、红细胞生成素升高、前列腺素 A 和 E 升高、异位甲状旁腺素分泌、性激素分泌异常以及异位 ACTH 分泌;④神经肌肉改变。

下腔静脉癌栓其症状多无特异性,下腔静脉梗阻征象发生率不高,约 20%。因此,较大的肾细胞癌,尤其是位于右侧时应警惕癌栓形成。

六、诊断和鉴别诊断

(一) 诊断

血尿、肿块和疼痛是肾细胞癌的三大主要症状,经临床系统检查,IVU、CT 或 MRI 作出正确的诊断并不困难。有些患者症状很不典型,临床若出现非泌尿系症状,如原因不明的发热,常是肾细胞癌的早期信号,应及时进行有关的检查。

1. 实验室检查 实验室检查常见贫血和血尿。尿脱落细胞学及 FISH 试验,除非癌肿已侵犯集合系统,一般对肾细胞癌的诊断价值不大。ESR、尿乳酸脱氢酶和尿 β-葡萄糖醛酸苷酶等,在肾细胞癌患者均明显增高。然而,上述各项检查大都是非特异性,目前只能作为辅助诊断。

2. X 线检查

(1) X 线平片:肾肿瘤较小时,可表现正常。肿瘤较大时,腹部平片上可见患侧肾影不规则增大,腰大肌阴影模糊,约 10% 癌肿块内或肿块周围可见钙化。胸部及骨 X 线检查可发现肺或骨转移病灶。

(2) 静脉尿路造影(intravenous urography,IVU):IVU 或逆行肾盂造影是诊断肾脏肿瘤的最基本方法(图 12-2-3,图 12-2-4)。肾肿瘤在 IVU 片常显示患侧肾脏轮廓变形,局限性隆起,

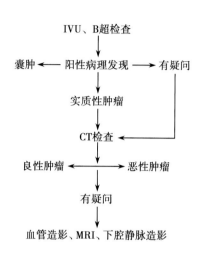

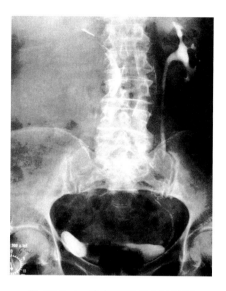

图 12-2-3 肾脏占位性病变的诊断流程 　　　　图 12-2-4 右肾细胞癌 IVU 征象

输尿管移位;肾盂或肾盏受压、变形拉长或扭转,使肾盏之间距离扩大,呈新月形或蜘蛛足样等改变;有时肾盂和/或肾盏充盈不全,一个或一组肾盏不显影;由于肿瘤阻塞肾盂,患肾功能丧失,IVU 片上患肾不显影。少数病例,若癌肿侵犯集合系统时,则肾盂或肾盏可显示充盈缺损,酷似肾盂肿瘤,必须引起注意。如果肿瘤较小或位于肾脏边缘时,应进行不同体位(斜位、侧位)的逆行肾盂造影。然而,IVU 只能诊断肾脏占位性病变,难以鉴别囊肿与实质性肿瘤,更不能区别肿瘤的良、恶性。对尚未造成肾轮廓变形及未造成集合系统压迫征象的小肿瘤或已引起患肾不显影的肿瘤则难以作出诊断。因此,即使 IVU 阴性也不能除外肾肿瘤的存在。由于 IVU 可给予完整的平面图像,同时能估计肾功能及肾盂肾盏输尿管和膀胱的情况,故应作为肾细胞癌术前的常规检查。

(3) 肾动脉造影(图 12-2-5):肾动脉造影是肾肿瘤早期诊断和定性诊断的一项重要手段。

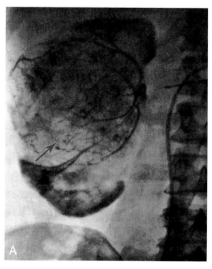

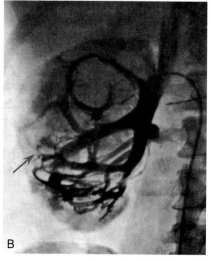

图 12-2-5 右肾细胞癌选择性血动脉造影,肿瘤血管湖

选择性肾动脉造影对恶性肾肿瘤的正确诊断率为92%~95%。肾细胞癌的血管造影可表现为：①肾动脉增宽；②肿瘤血管；③新生血管；④肾内血管侵蚀、中断、压迫或移位；⑤动静脉瘘；⑥药物试验，肿瘤体内血管无收缩反应。典型的表现为肿瘤血管、侧支血管以及血管中断征象，有些肿瘤可见新生血管，但亦有少血管生长类型的肿瘤。有时仅依靠肾动脉造影征象较难与肾血管平滑肌脂肪瘤（错构瘤）、肾实质腺瘤相鉴别。个别无血管或少血管性肾细胞癌可在肾动脉造影片上漏诊。

（4）下腔静脉造影（图12-2-6，图12-2-7）：3%~10%肾细胞癌病例肾静脉或下腔静脉内有癌栓，下腔静脉造影可证实肾静脉癌栓侵入以及下腔静脉内有否受到肿瘤压迫、浸润，并可明确癌栓延伸的范围、下腔静脉阻塞以及侧支循环的程度。虽然，下腔静脉造影是重要的诊断方法，诊断符合率可达71%~94%，但常因血流的影响，造影剂量不足和技术不当等因素而出现假阳性，尤其当下腔静脉有阻塞时，下腔静脉造影只能显示癌栓的远心端，而近心端由于阻塞致造影剂不能到达而显不出影像。

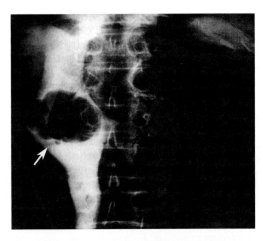 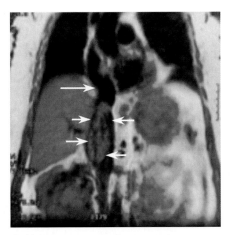

图 12-2-6　下腔静脉造影显示癌栓　　　图 12-2-7　MRI 显示下腔静脉癌栓

（5）B超：目前，B超已广泛应用于肾脏检查，是最方便、无创伤性的检查方法，可反复进行，适用于健康体检、各年龄组和孕妇，同时具有对肾肿瘤良好的诊断性能。肾脏内超过1cm的实质性肿块即可被B检查发现，重要的是鉴别肿块是否为肾细胞癌、错构瘤或肾囊肿等。由于超声对液体反映的特点，对鉴别肾脏囊性和实质性肿块具有特殊的地位，典型肾囊肿的图像内可见球形、壁薄、占位性病变和边缘整齐的无回声区。B超显像对肾脏实质性和囊性病变的鉴别准确性为85%（图12-2-8）。

肾肿瘤因组织结构不同，超声图像比较复杂，可表现为多种声像图，一般分为4种类型：①低回声型：肿瘤内部回声与肾皮质回声相等，边界不如囊肿清晰；②高回声型：肿瘤内部回声为较亮的光点；③强回声型：肿瘤内部回声呈密集光点，边界清晰，无声影，此类回声仅见于肾血管平滑肌脂肪瘤（错构瘤）；④不均匀回声型：由于肿瘤内部质地不均或有坏死、出血、钙化或囊性变，肿瘤内部回声呈不均匀分布的光点。

肾细胞癌的声像图表现：早期肿瘤较小，肾脏形态可无明显改变。肿瘤较大时，肾脏形态失常，呈局限性增大，表面凸凹不平。边界较清楚，肿瘤大者边界不清。

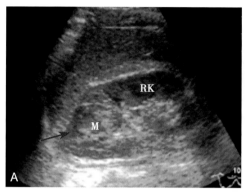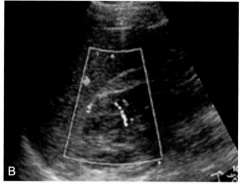

图 12-2-8　肾细胞癌
A. 肾细胞癌超声图像;B. 肿瘤可见条状、点状血流信号。

肾实质内出现类圆形、椭圆形或不规则形实质性肿块,肾脏结构显示不清。肾细胞癌具有多种超声图像,依据肿瘤的大小而有很大的差异:瘤体较大且未引起坏死的肿瘤,内部回声较正常肾组织明显增高,内部有强烈不均的高回声波型;肿瘤内部出血、坏死、液化、钙化,呈不均匀回声区,边界不清。小肾癌(直径≤3cm)多呈圆形,内部回声增强呈高回声波型者占半数以上;一部分小肾癌直径<1.5cm者其内部回声则较低,属低回声波型。肿瘤较大和/或浸润集合系统,可出现肾盂、肾盏、肾窦受压、变形,甚至显示不清,可合并有集合系统的分离扩张。肾静脉或下腔静脉有癌栓存在时,静脉局部呈不规则增宽或梭形膨大,管腔内呈现不规则实质性低回声或稍高回声,但直接发现下腔静癌栓较为困难。

彩色多普勒血流成像(color Doppler flow imaging,CDFI)有助于肾细胞癌的诊断和鉴别诊断,肾细胞癌大多数为多血管肿瘤,Doppler 频移信号(>2.5kHz)显示率为 70%~83%。CDFI 显示血管形态异常的类型有抱球型、星点型、血流丰富型和血流型等四种。一般,较大的肿瘤血管多分布在靠近周边,中央部分很少或看不到血供。CDFI 显示多数肿瘤血供丰富,可见斑点状或短条状彩色血流,血流峰速增快,阻力指数增高。肿瘤内部或周边出现高速动脉血流,可超过 70cm/s。典型者呈高阻性(RI>0.7),提示肿瘤组织张力增高、血管受压;低阻性(RI<0.6),为瘤内动静脉瘘所致。

对下腔静脉内阻塞或下腔静脉外压征象的诊断,CDFI 较下腔静脉造影或 CT 可靠。肾静脉和下腔静脉癌栓形成时,管腔内可见彩色充盈缺损,多普勒可测得血流改变。此外,经食管超声心动图检查(trans-esophageal echocardiography,TEE)不仅能确定癌栓的部位、大小、形态和轮廓,而且适合诊断肝静脉以上下腔静脉癌栓和侵入右心房的癌栓,诊断正确率可达到 100%。但癌栓若延伸至右心房时,尚需作 M 超声检查。超声显像不仅可显示癌肿的形态、范围、邻近器官有否浸润、肝脏或脾脏有无转移、肾蒂以及腹膜后淋巴结是否肿大,还可显示肾静脉或下腔静脉内有无癌栓,故超声显像对肾细胞癌的临床分期有重要的价值。

大多数学者将直径≤3cm 的肾细胞癌定为小肾癌,声像特征表现为:①肿块呈圆形,边缘规则;②多数肿瘤有回声较强的假包膜(84%);③内部高回声增强约占 61%~77%;④部分肿瘤呈"囊肿型"即肾囊性腺癌,约占 5%~7%;⑤文献报道,具有强回声的小肾癌内部出现囊性成分可达 100%。

(6) 计算机体层成像(computed tomography,CT):主要用来确诊肾脏占位性病变,能清楚地显示 1cm 以上的肾实质内肿块,对囊性和实质性肿块的鉴别准确率达 96%。肾细胞癌的 CT 图像表现为(图 12-2-9~图 12-2-11):①肾影增大,肿瘤边缘不规则,呈圆形或分叶状,失 去正常肾脏形态。瘤体与肾实质无明显界限,其密度为非均质性;②平扫时为密度不均匀的 软组织肿块,CT 值 >20HU,常在 30~50HU 间,略高于正常肾实质,亦可相近或略低。肿瘤的 密度随肿瘤的细胞成分不同而略有差异,透明细胞癌的密度低于正常肾实质,而颗粒细胞癌 的密度则高于正常肾实质;③增强扫描是检出肾细胞癌的必需步骤。增强后,肿瘤密度可不 同程度地增强,仍低于正常肾实质,由于增加了肿瘤与肾组织间的密度差,可以更清楚地显 示肿瘤大小与分界线;④肿瘤内常有出血、液化和坏死区,使瘤体密度变为不均匀。5%~10% 的病例肿瘤中心或边缘可见密度增强的钙化灶,呈点状或壳状;⑤CT 对肾细胞癌能够准确 估计病变的大小、部位和范围,还可了解邻近器官或区域淋巴结有无转移从而为肾细胞癌的 临床分期提供重要的依据(表 12-2-10);⑥下腔静脉有癌栓存在时,CT 显示静脉腔增粗或边 缘模糊不规则,静脉腔内密度不均匀,增强扫描后管腔内可出现充盈缺损,癌栓密度变化与

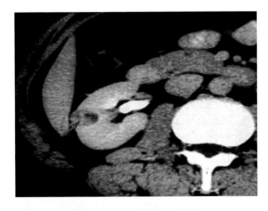

图 12-2-9　右侧肾细胞癌

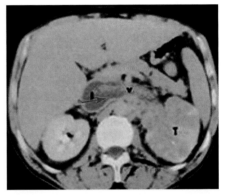

图 12-2-10　左侧肾细胞癌并下腔静脉癌 栓形成

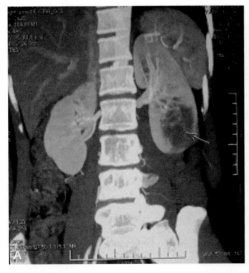
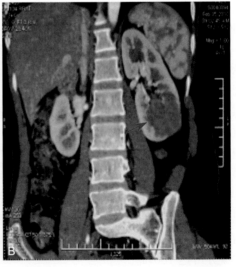

图 12-2-11　左肾集合管癌

肾细胞癌组织相似。但是,CT 对癌栓远端定位不能准确显示,且对部分未造成静脉腔扩大的小癌栓可出现假阳性。

表 12-2-10　肾细胞癌 TNM 分期与 CT 图像

TNM 分期	CT 图像
$T_{1\sim2}$, N_0, M_0	肿瘤位于肾实质内,肾轮廓变形,表面光滑
T_{3a}, N_0, M_0	肾脏表面不光滑,肾周脂肪囊模糊,肾周筋膜增厚
T_{3b}, N_0, M_0	肾静脉和/或下腔静脉形态不规则、变形、中断
$T_{1\sim4}$, $N_{1\sim3}$, M_0	肾蒂及大血管旁区域淋巴结增大
T_{3b}, $N_{1\sim3}$, M_0	肾静脉和/或下腔静脉形态不规则,腔内充盈缺损,区域淋巴结增大
T_4 或 M_1	腰大肌、横膈等与肿瘤连成一片;软组织增厚;肺、骨、肝转移

CT 在肾脏囊性肿块的形态显示和定位上优于超声。对于肾囊性腺癌 CT 扫描能清晰地反映病灶密度、囊壁及分隔的形态特征,增强扫描更为清晰(图 12-2-12)。一般,病灶囊壁表现为不规则增厚,部分有囊壁结节、增厚分隔及钙化外组织,实质部分有中度、明显早期强化。文献报道,肾囊腺癌占肾细胞癌的 5%~7%,常见四种类型:①多房型:肿瘤内部呈多房囊性生长,约占 40%;②单房型:肿瘤内部呈单房囊状生长,约占 30%;③囊肿坏死型:肿瘤发生囊性坏死,约占 20%;④肿瘤起源于单纯肾囊肿者少见。当囊性病变较小时,恶性征象少或不明显,诊断很困难。

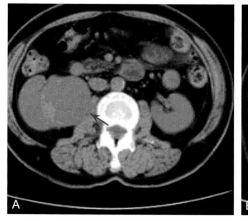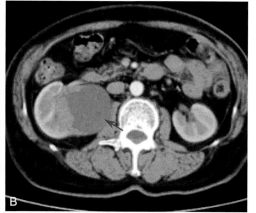

图 12-2-12　右侧囊性肾细胞癌 CT 图
A. 右肾囊性实质性肿块;B. 增强后明显强化。

通常,肾细胞癌肾上腺转移是隐蔽性的,因为转移病灶尚未引起足够的肾上腺组织破坏,不会产生肾上腺机能不全的临床症状和体征,故临床难以发现。以往诊断肾上腺转移主要依靠术中探查、术后病理检查及尸检结果。目前,随着影像学的发展,可在术前对肿瘤有无侵犯肾上腺作出充分的估计。由于肾上腺所处部位较深,形态扁薄,B 超的准确率略逊于CT 扫描,故 CT 扫描对诊断肾上腺侵犯有重要的价值。使用最佳扫描,即在 CT 平扫或增强时,采用薄层或重叠扫描,范围上至横膈水平、下至双肾下极可降低假阳性率。值得注意的是,CT 扫描正常也不能完全否定肾上腺无转移。Sagalowsky 等报道 691 例肾细胞癌,发现 1 例肾下极肾细胞癌($T_2N_0M_0$),CT 扫描肾上腺正常,术后病理检查却发现肾上腺微小转移瘤。因此,CT 扫描未发现肾上腺异常,临床诊断肾细胞癌肾上腺有无转移其价值是相对的,而不是绝对的。

此外,肿瘤肾动脉栓塞术后的 CT 表现为肿瘤体积缩小,肿瘤缺血、坏死伴梗死区内积液。

(7) 磁共振成像(magnetic resonance imaging,MRI):正常肾脏 T1 加权皮质信号较髓质信号强,皮髓质间信号强度差异形成皮髓质分辨(CMD),肾周脂肪与肾旁脂肪间有一薄的低信号结构是肾筋膜,其厚度及形态改变临床意义不大。肾包膜不易显示,肾血管可较好地显示,T2 加权 CMD 消失,肾实质信号与脂肪相近。如输尿管内有尿液则 T1 加权图像低信号,T2 加权图像高信号。

MRI 可十分清楚地显示肾实质肿瘤,较好地显示肿块部位、大小、肾周脂肪受侵犯、邻近器官受累以及肾静脉、下腔静脉癌栓等,对肾细胞癌的诊断准确率为 90%(图 12-2-13)。而且,对淋巴结和可能的骨或软组织转移能够提供正确的信息。肾细胞癌 MRI 表现为肾脏外形改变,边缘不规则;肾门结构受压或肾结构破坏及皮髓质分界不清,肿块信号强弱不等。一般 T1 加权显示乳头状肿物强信号,颗粒细胞癌为低信号,透明细胞癌较高信号,转移癌低信号。T2 加权大多数有信号增强的表现。癌肿伴有出血时,MRI 可表现为 T1 加权和 T2 加权图像上均呈高信号。有些肾细胞癌具有假包膜,在 MRI T1 加权和 T2 加权图像上均为低信号的薄层结构环绕于癌肿的周围,T1 加权图像出现率为 26.3%,T2 加权图像为 57%。

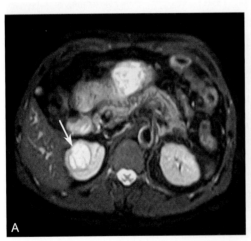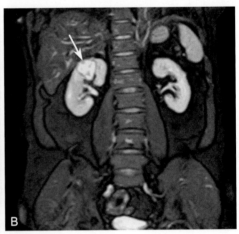

图 12-2-13　肾脏肿瘤
A. MRI 右肾上极肿瘤;B. 增强后不均匀强化。

然而,MRI 分辨率低于 CT,对直径 <3cm 的肾肿瘤其敏感性不如 CT,显示率仅 63%,因此,对早期肾细胞癌的诊断准确性比 CT 低。CT 可显示 0.5~1cm 甚至更小的肿块,但 MRI 一般仅显示 1.5cm 以上的肿块。并且,对判断肾脏囊性占位性病变没有明显的优势,正确诊断率仅为 76%。MRI 对肿瘤分期优于 CT,CT 准确率为 72%~90%,MRI 为 75%~96%;且

MRI对邻近器官浸润诊断准确率可达98%~100%,而CT仅60%。因此,MRI可用于肾肿瘤的术前分期和术后随访,术前分期与手术结果一致者约占82%。

MRI对下腔静脉癌栓有较高的诊断价值。血流在MRI表现为低信号或无信号,而癌栓在血管腔内正常的低信号中显示出相对增强的信号。MRI无需注射造影剂,一次扫描可获得肾脏横断面、冠状面和矢状面图像及多层三维图像,可清晰地显示有快速血液流动的血管和栓塞的血管,明确静脉腔内癌栓的大小、延伸的程度,并通过稳态梯度回波采集成像技术区别栓子的性质(癌组织或血块),诊断正确率为65%~100%,被认为是目前诊断下腔静脉癌栓范围最好的方法,尤其是肾衰竭或对造影剂过敏者,MRI可替代下腔静脉造影。

此外,MRI造影剂Gd-DTPA可用于肾细胞癌的诊断,其效果和MRI图像与CT增强所得的结果相似。优点在于可以节省检查时间,仅需进行增强前后两次费时较短的T1加权程序检查。

磁共振尿路成像(magnetic resonance urography,MRU)是一组可无创性评价尿路病变的成像技术,用于诊断尿路梗阻、血尿和先天畸形以及术后解剖的改变。MRU可分为两类:静态MRU和排泄MRU,临床上一般将静态和排泄MRU与传统的MRI一起应用来综合评价尿路情况。MRU的局限性和缺点是对钙化不敏感,成像时间长,对移动敏感(与CT和X线相比),空间分辨率低。肾输尿管本身的肿瘤或其他部位转移瘤导致输尿管受侵犯,常常出现肾盂肾盏受压变形或破坏征象,以及输尿管腔变形破坏或信号减低或中断等改变,MRU检查可从不同角度清楚显示肾输尿管的形态改变,显示各种病变的异常影像改变,既可定位诊断,又可在一定程度上定性诊断。

磁共振血管成像(MRA)是指利用血液流动的磁共振成像特点,对血管和血流信号特征显示的一种无创造影技术,常用方法有时间飞跃TOF、质子相位对比、黑血法。临床上主要应用于观察血管走行、血流速度和目标血管长度。随着保留肾单位手术和腹腔镜根治性肾切除术的广泛开展,对肾细胞癌的术前影像学评估要求不断提高。研究表明,MRA能清楚显示肾细胞癌的肾静脉及其病变,为肾静脉相关疾病的诊断和制定手术方案提供依据。

(8)放射性核素检查:放射性核素检查对脏器功能了解有重要价值,同时也能用显像技术来反映脏器功能,又能显示脏器形态。放射性核素^{99m}Tc骨扫描、肾扫描的适应证:①有症状的早期肿瘤患者或确定行肾癌根治术前血清AKP升高需排除骨转移者;②肾功能略差或拟行保留肾组织手术者,术前必须作功能扫描,以了解肾脏的形态和功能;③不能作X线造影者。

肾细胞癌行肾静态显像,在显像图的相应部位主要表现为放射性缺损区,即占位性病变。恶性肿瘤因含有较丰富的血管,在^{99m}Tc-DTPA动态显像的灌注相和肾动脉灌注显像早期,肿瘤部位显示放射性聚集;延时显像(动态相或静态)时,该区则呈放射性缺损。对于肾细胞癌患者是否有骨转移及脏器的功能的了解,有一定的价值。

(二)鉴别诊断(表12-2-11)

1. 最常见的要和肾囊肿相鉴别　一般,超声显像肾囊肿显示为病变区无回声,囊壁光滑,边界清楚。囊肿伴出血或感染时,呈现不均质性,CT值增加,此时需与肾细胞癌相鉴别。囊肿恶变少见,约占1%~2%。目前,由于B型超声检查、CT、MRI的应用,对囊肿性质以及有无恶变几乎都能确定。

2. 肾血管平滑肌脂肪瘤　在动脉造影上不易与肾细胞癌区分,但CT扫描容易鉴别。肾血管平滑肌脂肪瘤由于内含大量脂肪,CT值常为负值,内部不均匀。增强后CT值升高,

表 12-2-11　肾脏占位性病变的鉴别诊断

恶性肿瘤	潜在恶性肿瘤	良性病变	肾外肿块	肾脏正常变异
肾细胞癌	肾腺瘤	肾囊肿	胰腺假性囊肿	肾柱肥大
肾肉瘤	肾嗜酸细胞瘤	肾血管平滑肌脂肪瘤	脾肿大	肾叶畸形
肾母细胞瘤		肾血管瘤	腹膜后淋巴结	肾锥体肥大
肾盂肿瘤		肾淋巴瘤	肝肿瘤	
肾转移癌		肾球旁细胞瘤	肾上腺肿瘤	
		黄色肉芽肿肾盂肾炎	腹膜后肿瘤	
		肾脓肿		
		肾脏炎性假瘤		

但仍表现为脂肪密度。

肾血管平滑肌脂肪瘤切面也可见大小不等的囊腔,囊液性质与多房性囊性肾细胞癌相似,但其被覆上皮为高柱或扁平上皮,囊腔内有纤维细胞、平滑肌及幼稚间胚叶组织。

3. 黄色肉芽肿性肾盂肾炎　血供因炎症也很丰富,影像学表现与肾细胞癌相似,易误诊为肾肿瘤,常因行肾切除术后才被认识。该病多见于女性,对临床腰痛、发热、腰腹部肿物,反复尿路感染及慢性尿路梗阻症状者,应想到本病的可能。超声引导细针穿刺肾组织活检有助于诊断。

4. 肾盂癌　实质性生长的肾盂癌常误诊为肾细胞癌,尤其是当 IVU 不显影时和肾细胞癌相似。通常,肾盂肿瘤很少引起肾脏轮廓的改变,超声、CT 或 MRI 可见病变局限在集合系统内,动脉造影或超声引导细针穿刺肾组织活检有助于诊断。肾盂癌明显地侵入肾实质,有时很难与肾细胞癌鉴别。某些病例,肾细胞癌侵入肾盂表现的肾盂占位与肾盂肿瘤侵犯肾实质有时无法区别,鉴别诊断困难,肾动脉造影有助于鉴别。

5. 肾淋巴瘤　超声显像为低回声或等回声肿块,CT 扫描为均匀实质性肿物,动脉造影可表现为多血管,应注意鉴别。

6. 肾上腺肿瘤　肾上腺邻近肾上极。有时,肾上腺肿瘤易与肾上极肿瘤混淆。通常,B 超显示肾上腺肿瘤与肾上极之间可显示一线状强回声,是肾上腺肿瘤压迫周围脂肪组织形成的界限与肾包膜的界限共同构成所致,称为"海鸥征"。

此外,须与其他良恶性肾肿瘤、肾外肿块以及肾脏正常变异等鉴别,IVU、B 超和 CT 扫描或 MRI 可明确诊断(表 12-2-11)。

七、小肾癌

小肾癌一般是指孤立的肿瘤,直径≤3cm,没有其他处淋巴结转移,约占肾细胞癌发病率的 8.7%~25.4%。近年来,随着 B 超、CT 的普及应用及体检的广泛开展,小肾癌的发现率逐渐上升。

小肾癌的病理基础尚不清楚,可能与下列因素有关:①瘤内存在乳头状结构或微小囊状结构,分别占 5%~15% 和 5%~7%;②存在微小钙化、坏死、囊性变和纤维化等。小肾癌的钙化出现率仅占 8%~18%,呈点状或弧线形,可在肿瘤中央或周边出现。Daniel 等认为,中央钙化者恶性概率为 87%。文献报道,CT 增强对 <1.5cm 的小肿瘤其敏感性较超声优越;>1cm 的小肿瘤定性准确率与 B 超相等。通常主张超声与 CT 联合,可使小肿瘤诊断准确率达 95%。目前,无论超声和/或 CT,对 <1cm 的小肿瘤均难以作出定性诊断。

大多数小肾癌自然生长速率较缓慢,年龄、肿瘤细胞学分级和初诊时肿瘤大小为小肾癌自然病程相关风险因素。

手术仍然是最常见的治疗手段。然而,根治性肾切除不再是最常用的术式,保留肾单位的手术疗效优于根治性肾切除术。

八、儿童肾细胞癌

儿童肾细胞癌较少见,约占 1.4%~1.8%,淋巴结转移率较高。Carcao 等报道 16 例儿童肾细胞癌,平均发病年龄为 9.6 岁,另一组报道 6 例平均发病年龄为 8 岁 9 个月,性别比例与成人肾癌有所不同,儿童肾癌以女孩为多。

儿童肾癌的起源很可能与成人相似,主要起源于近曲小管上皮或远曲小管上皮,甚至集合管上皮。集合管癌的发生年龄更小,且常可见到乳头状结构和钙化灶,乳头状结构的中央为纤维血管轴心,有的轴心为细胞浸润,被覆上皮高低不平,可为透明细胞,也可为颗粒细胞。儿童肾癌的组织病理学类型与成人不同,乳头状癌的比例明显较高。一组 16 例报道乳头状细胞癌占 31%,而成人肾癌中乳头状癌仅占 10%~15%。遗传学特点亦与成人肾癌不同,成人肾癌细胞核型以 3 号染色体短臂缺失或重排为特点,而儿童肾癌则涉及 Xp.11.2 的移位。这些均提示儿童肾癌的生物学行为与成人肾癌有所不同。

儿童肾癌的临床表现与成人相似,以血尿、肿块、疼痛为主,但较少出现三联征。肿块的发生率明显高于成人,约为 64%~76%,而成人为 9%~39%。相对于 Wilms 瘤,儿童肾癌血尿的发生率较高,约为 60%,而 Wilms 瘤为 5%~10%。因此对于儿童出现腹部肿块,B 超证实肾占位病变,无明显血尿,首先要考虑 Wilms 瘤。又因为儿童肾癌少见,当出现血尿时很容易误诊为肾炎、肾盂肾炎、肾结核等,仅出现腹部肿块又易只考虑 Wilms 瘤或神经母细胞瘤,故儿童肾癌容易误诊。此外,儿童肾癌因瘤体较大,质地脆,易受损伤,故对于 8 岁以下儿童,若出现侧腹部肿块伴有血尿时,应考虑到肾癌的可能性。影像学检查 X 线平片、IVU、B 超、CT 等的适应证与成人肾癌相似,但 CT 扫描可见肿瘤内钙化灶,是较有特征的表现。

儿童肾细胞癌的治疗仍以外科手术为主,应行根治性肾切除 + 局域淋巴结清扫术。近年来有报道术后加干扰素、白介素等细胞因子辅助治疗可提高生存率,但仍未得到广泛认同。

儿童肾细胞癌的预后较成人肾癌好,多组报道 5 年生存率均超过 50%。一般来说,分期低的预后好,无血管侵犯的预后好,假包膜形成者预后较好;透明细胞构成管状结构者,比颗粒细胞构成乳头状结构者预后要好。

九、治疗

(一)肾细胞癌的外科治疗

肾细胞癌的外科治疗,1963 年由 Robson 提出肾细胞癌根治切除术这一概念,迄今被认为是经典的手术。目前,开放性肾部分切除术仍是肾部分切除术的标准治疗技术,而腹腔镜或机器人辅助腹腔镜肾部分切除术是开放性肾部分切除术之外可选择的治疗手段之一。

常用的手术径路：①11 肋间切口；②胸腹联合切口：用于下腔静脉有癌栓和下腔静脉管壁有浸润者；③上腹部"人"字形切口（Chevron-Typ 切口）：此切口呈水平经肋下二横指，其切口一端达腋前线，另一端达肿瘤侧腋前或腋中线，近似"人"字形（12-2-14）。用于一侧较大肾肿瘤或双侧肾肿瘤。本切口的优点是对显露肾蒂以及下腔静脉比较满意，其缺点是术后肠道再通的时间较长。

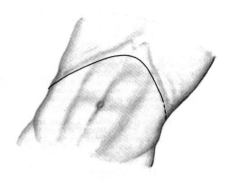

图 12-2-14　上腹部"人"字形切口（Chevron-Typ 切口）

1. 单纯肾切除术（图 12-2-15）　目前，单纯肾切除术仅适用于：①晚期肾细胞癌作单纯肾切除术，可缓解局部症状，如疼痛、出血、发热等；②全身情况差，不能耐受根治手术者。单纯肾切除术的 5 年和 10 年生存率分别为 33% 和 7.1%。

2. 根治性肾切除术

（1）手术处理要点：肾细胞癌根治切除术的原则是肿瘤所在的肾脏连同肾脂肪囊和肾上腺一并切除，同时行同侧的局部淋巴结清扫术或扩大淋巴结清扫术（图 12-2-16）。切除肿瘤前，应首先游离显露肾蒂血管，先结扎肾动脉，而后结扎肾静脉，以减少术中出血和可能引起的肿瘤扩散。TNM 分期 T_{1-3}，N_{x-1}，M_0 的一侧肾肿瘤，对侧肾脏正常者常规行肾癌根治术。

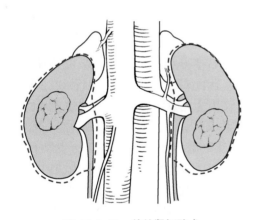

图 12-2-15　单纯肾切除术

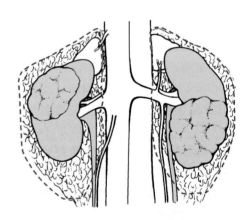

图 12-2-16　根治性肾切除术的范围

（2）淋巴结清扫术（图 12-2-17）：肾细胞癌根治切除术的同时作淋巴结清扫术，可达到以下目的：①有助于正确的临床分期；②彻底切除肿瘤；③预防和降低局部肿瘤复发率；④改善预后，提高术后生存率。但关于淋巴结清扫的范围目前尚有争论。

肾细胞癌根治切除术同时行局部或扩大淋巴结清扫术，可清除已有的病理性转移而没有明显肿大的淋巴结，有利于减少淋巴结转移，术后 5 年生存率明显高于未作淋巴结清扫术的患者。淋巴结清扫术范围：①左肾肿瘤：自膈起至主动脉分叉，切除主动脉前、旁、后，以及肾静脉窝、主动脉和下腔静脉间的淋巴结和淋巴脂肪组织。小心钳夹、切断、结扎淋巴管，以防发生乳糜腹水；②右肾肿瘤：主动脉和下腔静脉间的淋巴结清除从肾动脉上方 2cm 开始，清扫自膈下起至主动脉分叉范围内，切除下腔静脉前、旁、后，以及肾静脉窝、主动脉和下腔

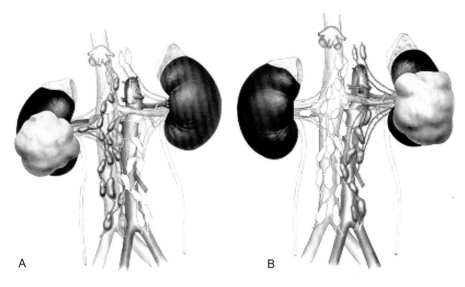

图 12-2-17　肾肿瘤淋巴结清扫的范围
A. 右侧；B. 左侧。

静脉间的淋巴结和淋巴脂肪组织。小心钳夹、切断、结扎淋巴管，以防发生乳糜腹水。目前，临床上多应用改良淋巴结清扫术。

（3）肾上腺切除术：20世纪60年代以前，肾上腺被视为肾细胞癌偶尔发生转移或不发生转移的器官，施行肾癌根治术时不常规切除肾上腺。随着临床研究的深入，发现肾上腺转移率较高，人们开始认识到肾细胞癌肾上腺切除术的临床价值。然而，关于施行肾癌根治术时切除肾上腺的指征，目前尚有不同的观点。

由于现有的影像学技术尚不能完全排除肾细胞癌肾上腺浸润或肾上腺异常的性质，鉴于肾细胞癌有发生同侧或对侧肾上腺转移以及术中难以发现微小转移瘤的可能，故多数学者主张肾细胞癌根治术时应同时常规切除患侧肾上腺，有可能提高生存率。而且，同侧肾上腺切除术并未扩大手术和增加患者的负担、影响患者的生活质量。

倾向于保留患侧肾上腺的学者认为，切除肾上腺可增加肾上腺机能不全的发生率，延长手术时间，特别是施行右侧肾上腺切除术时，偶尔可发生严重的静脉出血。而且，同时施行肾上腺切除术，患者术后的生存率与保留肾上腺者基本相同，主张不必常规切除肾上腺。Shalev 等认为，只有当术前系列检查提示孤立性肾上腺转移，T_{2-4} 期、肿瘤位于肾上极，术中怀疑肾上腺有浸润时，才施行肾癌根治术加同侧肾上腺切除术；对于 T_1 期，无肾上腺转移，术中外观及触摸肾上腺正常，则不应常规切除肾上腺。Gill 等认为，不论肿瘤位置、大小、分期，如果 CT 提示肾上腺正常则考虑保留；反之，异常者应予以常规切除。但对于保留肾上腺者，有肾上腺微小转移瘤及异时转移的可能，故术后要密切随访 10 年以上。

综上所述，国内外学者目前较为一致的观点，在施行肾细胞癌根治切除术时切除肾上腺是标准的步骤。一般，术前 CT 等影像学检查提示肾上腺无明显异常，T_{1-2} 期、肿瘤较小且位于肾下极者，可考虑行保留肾上腺肾癌根治术；如果影像学检查提示肾上腺增大、肾上腺有结节、转移，T_{2-4} 期、肿瘤位于肾上极者，肾上腺切除术应视为肾癌根治术的一部分常规施行。

对于某些特殊病例如肾细胞癌双侧肾上腺转移，对侧肾上腺缺如或异常的患者，倾向于非手术治疗,因为上述情况施行标准手术并不能提高患者术后生存率,仅能减轻顽固性癌性疼痛、严重血尿和其他转移症状,而且术后需要长期激素替代,易发生高血压、低钾血症、内分泌机能不全等难治性并发症。如果必须手术,可考虑施行肾细胞癌根治切除术时,尽可能保留少量正常肾上腺组织,可将激素替代量降至最低量,可能对提高患者的生存质量有益。

3. **保留肾单位的手术**(nephron sparing surgery,NSS,图 12-2-18~图 12-2-20) 对于低分期($T_1N_0M_0$)特别是 $T_{1a}N_0M_0$ 期肾细胞癌患者,若适合进行手术,宜首选 NSS 肾部分切除术:肾肿瘤剜除术、部分肾切除术、肾楔形切除术或"工作台手术"(bench surgry)+ 自体肾移植术。文献报道,NSS 的手术效果并不逊于根治性肾切除术。

NSS 有其解剖病理学基础和临床观察的理论依据:①约 80% 的肾细胞癌好发于肾上极或肾下极;②在肿瘤直径小于 7cm 的肾细胞癌中,80% 有纤维性假包膜存在,且多为分化

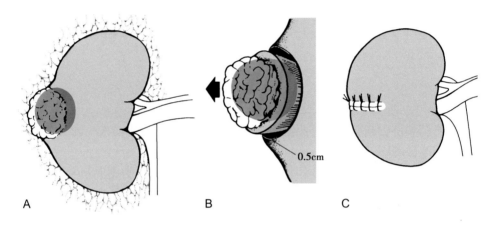

图 12-2-18 肾肿瘤剜除术

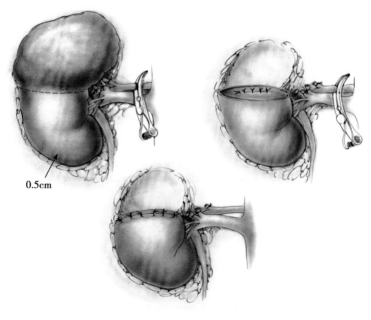

图 12-2-19 肾上极肿瘤-肾极切除术

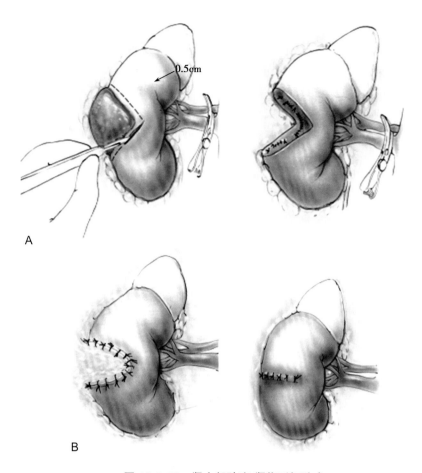

图 12-2-20 肾中部肿瘤-肾楔形切除术

良好的肿瘤;③肿瘤易完整切除,同时切除至少 1cm 未受肿瘤侵犯的正常肾实质,以保证无残留癌灶;④局部复发率相对较低,约 6%~17%,平均 11%;肿瘤≤4cm 手术后局部复发率 0~3%,NSS 的死亡率为 1%~2%。

NSS 适应证:肾细胞癌发生于解剖性或功能性的孤立肾即先天性或后天性孤独肾,根治性肾切除术将会导致肾功能不全或尿毒症的患者,如先天性孤立肾、对侧肾功能不全或无功能者、遗传性肾细胞癌患者以及双侧肾癌等。

NSS 相对适应证:肾细胞癌对侧肾存在某些良性疾病,如肾结石、慢性肾盂肾炎或其他可能导致肾功能恶化的疾病(如高血压、糖尿病、肾动脉狭窄等)患者。

NSS 可选择适应证:对侧肾功能正常,临床分期 T_{1a} 期(肿瘤≤4cm),肿瘤位于肾脏周边,单发的无症状肾细胞癌患者。TNM 分期 T_{1b} 期(肿瘤最大径 4~7cm)酌情选择施行 NSS。

(1)保留肾单位手术的术式选择

1)肾肿瘤剜除术(enuleation of the renal tumors):肿瘤≤4cm 最适宜作此手术。阻断肾血管后,沿肿瘤周围切开正常肾实质。一般,肿瘤假包膜与正常肾实质有一清楚的界限,很容易将肿瘤剜除。在肿瘤假包膜外完整剜除肿瘤后,完善止血,间断或水平褥式缝合肾脏(图 12-2-19)。文献报道,近年来的研究尚没有充分的证据能够证明假包膜是一种对抗肿瘤进展的有效的屏障。根据 Blacyley 提供的资料,肿瘤剜除后的创缘标本经病理检查证实,残存癌灶检出率占有肿瘤假包膜患者($pT_{1\sim2}N_0M_0$)的 27%;进一步研究发现,42% 有肿瘤假包膜者行保留肾单位手术后镜下可见残存癌灶,静脉和假包膜癌细胞浸润或多中心肿瘤。由于在术前很难正确估计肿瘤是否有完整的假包膜,故施行肾肿瘤剜除术时应常规在假包膜外周至少切除 0.5cm 正常肾组织,较为安全。

2)肾极切除术(polar nephrectomy for renal tumors,图 12-2-19):常规阻断肾血管,环形肾实质切口切除肿瘤,彻底止血后连续缝合集合系统,间断或水平褥式缝合肾实质残端。肾盂后动脉供应肾脏后段的血供,其分支肾盂上后动脉和下后动脉分别进入肾上极,在行肾上极肿瘤肾极切除术时须予以注意。

3)肾楔形切除术(wedge resection of the renal tumors,图 12-2-20A、B):必须充分识别清楚并充分显露肾动脉一、二级分支,钳夹肾中部的供应血管。楔形切除肿瘤后,结扎供应肾中部的血管分支。肾实质创面彻底止血后,连续缝合集合系统,间断或水平褥式缝合残存肾实质。该手术适用于肿瘤位于肾中部者。由于肾门外血管向肾中部延伸,其血管解剖复杂,手术野的良好显露和血管的充分游离、显露是手术成败的关键。

4)"工作台手术"+ 自体肾移植术(bench surgry+autotransplantation):切取肾脏并进行低温灌注,在冷缺血状态下切取肿瘤。彻底止血后修复,将残存肾脏移植到同侧或对侧髂窝,前者按照肾脏主轴方向旋转 180°。如果双侧肾细胞癌、孤立肾肾细胞癌原位切除有困难时,可考虑实行该手术。然而,由于此手术难度较大,且手术时间长,应严格掌握其手术适应证。

手术并发症无论是开放性手术或腹腔镜手术治疗肾细胞癌均有可能发生出血、感染、肾周脏器损伤(肝、脾、胰腺、胃肠道)、胸膜损伤、肺栓塞、肾衰竭、肝功能衰竭、尿漏等并发症,应注意预防和适当地处理;严重者可因手术导致患者死亡。

(2)双侧或孤立肾细胞癌的处理:研究证实,同时或非同时发生的双侧肾细胞癌约占全部肾细胞癌的 2%~3%,孤立肾肾细胞癌同样可以发生在先天性孤立肾或因良性病变行肾切除的孤立肾中。原则上,对于双侧肾细胞癌、先天性或后天性孤立肾肾细胞癌的外科治疗主张首先考虑行肾细胞癌根治切除术,术后紧接着行血液透析,或血液透析 1 年以上,无肿瘤复发则考虑行肾移植术。

随着外科手术技术的进步,对早期或偶然发现的肾细胞癌、双侧肾细胞癌先天性或后天性孤立肾肾细胞癌施行保留肾组织的手术,取得了令人满意的疗效,前景十分可观。外科治疗的目的是切除肿瘤,保留足够的肾单位,不依赖血液透析维持生命。

双侧肾细胞癌的处理原则为:①完整切除肿瘤,尽可能保留足够的功能肾组织,避免终末期肾衰竭,至少需要保留一个肾脏的 20% 的功能肾残余;②肿瘤较小侧先行肿瘤剜除术、部分肾切除术,肿瘤较大侧先行肾细胞癌根治切除术;③双侧肾肿瘤均较小时可同时行保留组织手术,亦可采用一侧一侧地行保留肾组织手术;④已有远处转移者,参照肾细胞癌转移的治疗方案施行。

肾功能正常的先天性或后天性孤立肾肾细胞癌无转移时,外科治疗是最佳选择。一般,肿瘤小于 6cm 者,趋向于施行保留肾单位的手术。根据肿瘤大小、部位、或有无转移选择适当的术式:①早期局限性病变,肿瘤较小而肿瘤包膜完整者,可行肿瘤剜除术;②肿瘤位于肾脏一极,可行部分肾切除术;③肿瘤位于肾中央,可行肾节段切除术;④多发性或较大的肿瘤,在原位手术有困难时,可考虑行"工作台"手术 + 自体肾移植术。该手术的优点在于显露良好、切除彻底,减少肿瘤细胞污染,能保留较多的正常肾组织等;⑤已有远处转移者参照肾细胞癌转移的治疗方案采用综合治疗。

双侧或孤立肾发生肾细胞癌,且肾实质侵犯范围较广泛,考虑行部分肾切除术后残留的肾组织又不能维持生命者,应在肾癌根治术后行血液透析1年以上,无肿瘤复发再行肾移植术,以免肾移植术后再发肿瘤。目前,文献有肾细胞癌根治切除术幸存15个月后行肾移植成功的报道。

4. 下腔静脉癌栓的外科处理

（1）下腔静脉癌栓分型:主要根据癌栓所在部位进行划分,膈下型发生率最高,占70%（图12-2-21,表12-2-12）。近年来,随着影像学的日趋发展和普及,B超、CT、MRI以及下腔静脉造影等检查都具有较高的诊断正确率,使得绝大多数下腔静脉癌栓患者均能在术前作出正确的诊断和准确的分型。由于外科技术的不断进步,从而使下腔静脉癌栓部分乃至完全阻塞不是肾细胞癌的手术禁忌证。肾细胞癌合并有下腔静脉癌栓者,肿瘤局限在肾周筋膜以内、无淋巴结转移和/或远处转移（$T_{3b}N_0M_0$）,淋巴结转移和/或远处移除 $T_{3b}N_+M_0$ 和/或 $T_{3b}N_+M_+$ 的患者,在行根治术肾切除术时可同时切除肾静脉内癌栓或取出下腔静脉内癌栓,或行右心房切开术取出癌栓。手术成功率可达75%~100%,手术死亡率为7%。

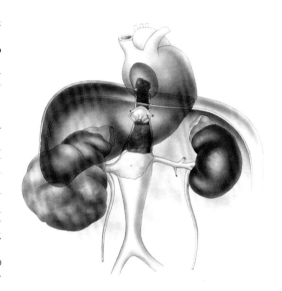

图 12-2-21 下腔静脉癌栓分型

表 12-2-12 肾细胞癌下腔静脉癌栓分型及其发生率

分型	发生率	定义
1. 膈下型	70%	
肾静脉型（Ⅰ型）	59%	癌栓 <2cm,位于肾静脉内
肝下型（Ⅱ型）		癌栓 >2cm,起始于肾静脉开口,位于肝静脉以下的下腔静脉内
肝内型（Ⅲ型）	11%	癌栓位于肝内下腔静脉,膈肌以下
2. 膈上型（Ⅳ型）	30%	
肝上型（心包内型）	11%	癌栓位于肝上心包内下腔静脉
右心房型	19%	癌栓位于右心房内

在施行根治性肾切除术的同时,应切除肾静脉内癌栓或取出下腔静脉或右心房内癌栓。手术方式则根据下腔静脉内癌栓的部位和范围及有无肿瘤浸润确定:①位于肾静脉或肝静脉以下的下腔静脉癌栓,阻断下腔静脉血流,切开静脉壁,取出癌栓;②如果癌栓已浸润下腔静脉壁,范围较小时,可切除部分下腔静脉。若下腔静脉周径大部分被肿瘤浸润,切除该段下腔静脉后行对侧肾静脉重建;③位于肝静脉以上的下腔静脉癌栓,其手术难度增加,

危险性增大。右侧肾细胞癌行胸腹联合切口,左侧肾细胞癌选择上腹部 Chevron-Typ 切口加正中胸骨切开术,联合应用心肺旁路低温体外循环技术在胸腔内阻断下腔静脉。术中预防肺栓塞的措施是在癌栓近心端阻断下腔静脉,而癌栓的全部切除和血管的完全控制是手术成功至为重要的关键。

　　术前进行 CTU\MRI 以确定肿瘤及癌栓大小。手术径路和方案取决于瘤栓的范围以及下腔静脉有否浸润。手术目的:①完全切除肿瘤;②避免术中播撒;③降低手术并发症和死亡率;④改善预后。

　　(2) 术式选择

　　1) 肾静脉癌栓(肾静脉型):游离肿瘤肾脏,分离切断肾动脉和输尿管,仅留肾静脉与下腔静脉相连。游离瘤栓近端和远端的下腔静脉后,阻断对侧肾静脉和动脉及癌栓近、远端的下腔静脉,环状切开肾静脉开口处,必要时切开下腔静脉,轻轻分离瘤栓,将其与肿瘤肾、肾脂肪囊和肾上腺一并完整切除(图 12-2-22)。

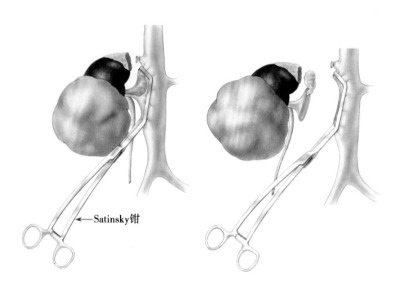

图 12-2-22　肾静脉癌栓
放置 Satinsky 钳后,切开下腔静脉壁,切除癌栓。

　　较小的瘤栓,在不阻断对侧肾静脉和下腔静脉血流的情况下,可直接用 Satinsky 钳夹住部分下腔静脉后,在肾静脉水平面环状切开肾静脉开口处,摘除瘤栓。下腔静脉切口用 5-0 血管缝线双向连续缝合后,恢复血流。

　　2) 肝下下腔静脉癌栓(肝下型):切断肝脏右侧的三角韧带和冠状韧带,将肝脏移向左腹方向,分离结扎肝小静脉,显露肝主要静脉水平之下的下腔静脉。结扎肿瘤肾动脉,游离下腔静脉近、远端和对侧肾血管。在癌栓上方水平面和癌栓下方使用 Rummel 止血带分别阻断下腔静脉近、远端血流、腰静脉血流以及对侧肾静脉。而后,切开下腔静脉,切除瘤栓,将其与肿瘤肾、肾脂肪囊和肾上腺一并完整切除(图 12-2-23)。

　　3) 肝内下腔静脉癌栓(肝内型,图 12-2-24):肝内型下腔静脉癌栓手术难度较大,且危险性增加,需行胸腹联合切口。切断肝脏右侧的三角韧带和冠状韧带,将肝脏移向左腹方向

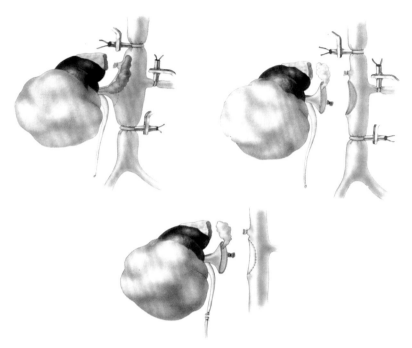

图 12-2-23　肝下型下腔静脉癌栓

控制对侧肾静脉、癌栓近、远端的下腔静脉,切开下腔静脉并部分切除肾静脉。

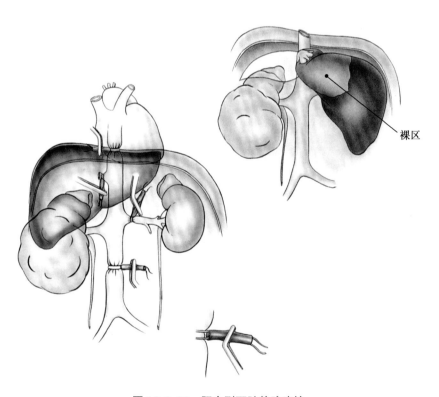

裸区

图 12-2-24　肝内型下腔静脉癌栓

阻断腔静脉心包段和远心端、肝静脉、门静脉和对侧肾静脉以完全控制癌栓。

显露肝裸区和肝后下腔静脉。必要时,可结扎肝静脉远端,最大程度地旋转肝脏。

首先游离大血管后,使用 Rummel 止血带分别阻断膈上方的腔静脉或心包内的腔静脉,以防止瘤栓脱落造成肺梗死;并分别阻断远端下腔静脉、肝静脉、门静脉、肠系膜上、下动脉以及对侧肾血管,随后行下腔静脉切开术将癌栓完整取出,缝合下腔静脉后恢复血流。必要时可使用下腔静脉-右心房旁路技术,在中断或不中断循环的情况下施行手术。

顺次开放心包内腔静脉、肝静脉、对侧的肾动脉、肾静脉和门静脉。

4) 肝上腔静脉癌栓(心包内型或右心房型,图 12-2-25,图 12-2-26):最安全的措施是经胸腹联合切口,使用体外循环技术,在中断或不中断循环的情况下施行手术。近年来,常联合应用心肺旁路低温体外循环技术,可提高手术的安全性,减少术中大出血、心血管意外、癌细胞扩散和肺栓塞等可能出现的并发症。有些学者认为,使用静脉旁路系统或下腔静脉-右心房旁路技术可以避免由中断循环和低温体外循环所导致的危险性以及并发症。一旦需要时,亦可迅速地转换成心肺旁路低温体外循环。

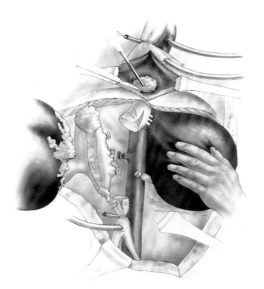

图 12-2-25　肝上腔静脉癌栓
心肺体外循环后切除右心房癌栓。

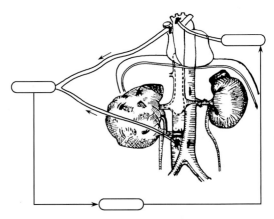

图 12-2-26　下腔静脉 - 右心房旁路

先游离肝脏,切断镰状韧带、三角韧带和冠状韧带,分离结扎肝小静脉,充分显露肝后下腔静脉。在脂肪囊外游离肾脏,肝素化前严密止血,牵开升主动脉,在右心房静脉和瘤栓远端的静脉各插一导管。降温至核心温度达18℃,头部置于冰中,以保护中枢神经系统。随后,切开腔静脉和心房,切除瘤栓。该手术方法的优点是手术野保持无出血状态,亦没有术中肿瘤播撒的危险。

(3) 术中应注意的几个问题:在施行下腔静脉手术时,应注意以下几个问题:①良好的术野显露十分重要,将有利于手术顺利进行。肝下型下腔静脉癌栓多选择 Chevron-Typ 切口,肝内型、心包内型或右心房型宜经胸腹联合切口;②充分显露肿瘤肾脏侧的肾动脉、静脉以及下腔静脉。先结扎肾动脉,不可结扎肾静脉,以防癌栓脱落;此外,在癌栓近端阻断下腔静脉,可以有效地预防肺栓塞的发生;③预防术中大出血的关键措施在于有效地阻断下腔静脉、腰静脉和对侧肾血管等主要大血管;④对侧肾血管的血流阻断时间不宜过久;在迅速地取出癌栓后,立即用 Satinsky 钳钳夹下腔静脉切口,部分地恢复下腔静脉血流,可以避免术后可能发生的并发症如肾衰竭等;⑤切除下腔静脉癌栓后,以 5-0 无损伤血管缝线连续缝合下腔静脉切口,来回两次使呈"8"字形交叉;松开 Satinsky 钳后,仔细观察有否出血;必要时以止血纱布覆盖,可达到妥善止血的效果。一般,缝合下腔静脉恢复血流后,行局部淋巴结清扫术或扩大淋巴结清扫术。目前,多行改良淋巴结清扫术。

此外,如果癌栓已侵犯下腔静脉壁,范围较小时,应尽可能将受累静脉壁切除。

(二) 肾动脉栓塞术(图 12-2-27)

肾动脉栓塞术是指通过经皮穿刺选择性股动脉插管,注入致栓物质使肾动脉闭塞。目的是使整个肿瘤产生治疗性梗死。肿瘤局限者,可作选择性节段性栓塞,从而保留肿瘤以外的肾组织。对于多数须作栓塞者,由于瘤体较大,占据肾脏的大部分或甚至已扩散到肾外组织,则应作肾动脉主干栓塞术。该方法可用于肾细胞癌手术前,有利于肾癌根治术地施行,或用于肾细胞癌转移的姑息性治疗。

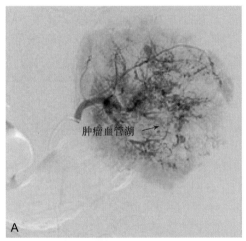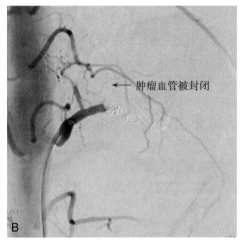

图 12-2-27 左肾细胞癌栓塞前、后征象
A.栓塞前;B.栓塞后。

肾动脉栓塞术可达到以下作用:①肾动脉栓塞后,随着动脉供血的减少,肿瘤表面怒张的静脉萎陷,使肿瘤血流量减少,术中出血减少;②对于难以切除的较大肿瘤,动脉栓塞后可致肾周组织水肿及组织剥离界面清楚,瘤体不同程度地缩小,切除更容易,从而增加手术切除的机会,提高肿瘤的切除率;③手术时便于先结扎肾动、静脉,减少肿瘤细胞扩散;④激活宿主的免疫机制;⑤治疗肾细胞癌引起的大出血;⑥姑息性栓塞治疗:适用于 T_3 和 $T_4N_xM_1$ 不能手术者或伴有局部疼痛甚剧者,可控制和缓解患者的症状,如血尿停止,疼痛减轻和消失,肿瘤缩小,自觉症状改善等。肾动脉的完全闭塞可引起"梗死后综合征",如剧烈腰痛、发热、恶心和呕吐等,发生率约 40%~50%。高血压、肾衰竭和败血症少见。

常用的栓塞材料为自体血块、肌肉、明胶海绵、硅橡胶栓剂、不锈钢丝圈和无水乙醇等。为了提高栓塞效果,可将栓塞剂与抗癌药物结合治疗,如丝裂霉素(MMC)微胶囊用于肾细胞癌的栓塞治疗,栓塞时间持久,胶囊溶解后逸出的 MMC 进入肾动脉后,在肾内维持有效浓度达 6 小时,全身不良反应少,是一种具有抗癌作用的动脉栓塞疗法。

(三) 其他治疗

1. **射频消融(radio-frequency ablation)、冷冻消融(cryoablation)、高强度聚焦超声(high-intensity focused ultrasound,HIFU)** 可用于不适合手术的小肾细胞癌患者的治疗,但应按适应证慎重选择:不适于开放性外科手术者、需尽可能保留肾单位者、有全身麻醉禁忌者、有严重合并症、肾功能不全者、遗传性肾癌、双肾肾癌、肿瘤最大径 <4cm(最好≤3cm)且位于肾周边的肾细胞癌患者。在治疗前应常规行肿瘤穿刺活检,以明确病理诊断。

2. **放射治疗和化疗** 术前或术后放疗与化疗对肾癌的治疗作用不肯定。因为肾癌细胞对放疗与化疗均不敏感,这与肾癌细胞的生物学特性及多重抗药性有关。一般认为,应用放疗、化疗并不能改善患者的生存率,对转移以及局部复发没有明显影响,故目前不主张肾细胞癌术后常规进行放疗或化疗来防范肿瘤的复发或转移。

化疗只作为转移性非透明细胞癌患者或转移性透明细胞癌伴显著的肉瘤样变患者的基本治疗。化疗药物主要有吉西他滨、氟尿嘧啶(5-FU)或卡培他滨、顺铂。吉西他滨联合氟尿嘧啶或卡培他滨主要用于以透明细胞为主的 RCC;吉西他滨联合顺铂主要用于以非透明细胞为主型的 RCC;如果肿瘤组织中含有肉瘤样成分,化疗方案中可以联合多柔比星。总体来说,化疗对肾细胞癌有效率较低,约 10%~15% 有效。化疗联合免疫治疗也未显示出优势。

放疗适用于骨转移、肿瘤局部复发、区域或远处淋巴结转移患者,姑息性放疗可达到缓解疼痛、改善生存质量的目的。近年开展的立体定向放疗(γ 刀、X 刀、三维适形放疗)对复发或转移病灶能起到较好的控制作用,但应当在有效的全身治疗基础上进行。

3. **激素治疗** 研究发现,肾细胞癌对激素有明显的依赖性,1964 年激素治疗开始应用于临床。近年来,研究表明正常肾和肾细胞癌组织中均含有雄激素和孕激素受体,正常肾组织中受体浓度远高于肾癌组织。目前已证实,肿瘤中的受体情况与临床治疗反应之间无明显关系。然而,激素对晚期肾癌减轻症状和延长生存时间确有较好的疗效。

常用的激素有:①甲羟孕酮,300mg/d,口服,3 个月为一个疗程,其疗效仅为 5%;②甲地孕酮,160mg/d,口服,3 个月为一个疗程,治疗肾细胞癌转移,反应率为 17%。

激素治疗不良反应少,首选药物是甲羟孕酮。对晚期肾细胞癌恶病质病例,激素治疗可改善全身情况。口服甲羟孕酮临床观察,236 例中食欲增加者 179 例,占 75.84%;体重增加者 123 例,占 52.1%。

4. **免疫治疗和生物治疗**

(1) 非特异性免疫治疗:最常用的是卡介苗,它虽无直接抗肿瘤作用,但可经过免疫活性细胞来扩大细胞及抗体免疫反应的效应,以增强宿主抗肿瘤能力。目前临床较少应用。

(2) 特异性免疫治疗:适用于①根治性肾切除术后辅助治疗;②晚期肾细胞癌。

目前用于临床的有:

1) 免疫核糖核酸:可使晚期肾细胞癌缩小,有效率为 20%,不良反应少。

2) 干扰素(IFN):有细胞毒作用及免疫调节双重效应。可以增强自然杀伤细胞的活性,通过对肿瘤的细胞毒作用,抑制细胞内蛋白质合成,从而抑制肿瘤细胞的分裂。IFN 是目前治疗肾癌转移较为有效的药物,部分或完全缓解率为 16%。

IFN 是自然产生的蛋白质,分子量为 15 000~21 000 道尔顿。目前已知有 α、β、γ 三种 IFN 类型:α-IFN 由被刺激的白细胞和转化的淋巴母细胞分泌,β-IFN 是由病毒感染的纤维

细胞产生,γ-IFN 由外来抗原或丝裂原刺激的 T 淋巴细胞产生。常用的干扰素有:

干扰素:300 万 U/d,肌内注射,每周连续 5 次,6 周为 1 个疗程,间隔 1~2 个月,可重复使用,有效率为 20%。

α-IFN:每次 9MIU,im 或 IH,3 次/周,共 12 周。可从每次 3MIU 开始逐渐增加,第 1 周每次 3MIU,第 2 周每次 6MIU,第 3 周以后每次 9MIU。治疗期间每周检查血常规 1 次,每月查肝功能 1 次,白细胞计数 $<3 \times 10^9/L$ 或肝功能异常及其他严重不良反应时应停药,待恢复后再继续进行治疗。如患者不能耐受每次 9MIU 剂量,则应减量至每次 6MIU 甚至每次 3MIU。

重组人体干扰素:0.25mg,1 次/d,肌内注射,共 8 天,间隔 3~4 个月后重复应用。有学者认为周期性应用 γ-人体干扰素较长期连续应用效果好。若治疗 3 个月无明显疗效,应停用。

不良反应主要为流感样症状,如发热、寒战、肌肉酸痛、乏力、食欲下降、恶心、呕吐等,可口服吲哚美辛或阿司匹林,或使用吲哚美辛栓等对症处理,以缓解上述症状。

3)白细胞介素-2(IL-2):IL-2 是一种小分子量糖蛋白,由被激活的 CD4$^+$ 和 CD8$^+$ 的 T 细胞产生,可使 T 淋巴细胞持续增殖,故称之为 T 细胞生长因子。IL-2 具有抗肿瘤作用,是通过刺激体内淋巴细胞的作用而体现的,其有效率为 10%~50%,对有远处转移的肾癌多与 LAK 细胞联合应用。IL-2 副作用明显,主要并发症为毛细血管漏出综合征等,由于其毒性作用大,使其临床应用受到一定的限制。

中国患者 IL-2 推荐剂量:

18MIU/d,ih,5d/周 ×1 周;9MIU,q12h,d1~2;9MIU,qd,d3~5×3 周,休息 1 周后重复(推荐分级 B)。

美国国家癌症研究所推荐 IL-2 的方案:

大剂量 IL-2 方案:$(6.0~7.2) \times 10^5 IU/[kg(体重)·8h]$,15 分钟内静脉注射,d1~5,d15~19,间隔 9 天后重复 1 次。大剂量应用 IL-2 有 4% 的死亡率。小剂量 IL-2 方案 I:IL-2 $2.5 \times 10^5 IU/kg$(体重),ih,5d/周 ×1 周;或 IL-2 $1.25 \times 10^5 IU/kg$(体重),ih,5d/周 ×6 周,每 8 周为 1 个周期。小剂量 IL-2 方案 II:IL-2 18MIU/d,ih,5d/周 ×5~8 周。

4)LAK 细胞(淋巴因子活化杀伤细胞):具有广谱的抗肿瘤活性,可以溶解多种肿瘤细胞,直接浸润肿瘤团块并紧密黏附于肿瘤,导致肿瘤细胞的变性死亡。

5)联合用药:临床研究结果表明,IFN-α+IL-2 联合应用治疗肾细胞癌转移,其缓解率为 36%。IFN-α+IL-2+5-FU 三联用药治疗肾细胞癌转移,总的缓解率为 48.6%。联合用药的疗效明显优于单一用药,且不增加副作用和药物的毒性反应。

研究显示,术后辅助细胞因子治疗(IFN-α、IL-2、胸腺肽等)、激素、放疗、化疗等治疗手段均不能有效地降低复发率和转移率。目前,局限性或局部进展性肾细胞癌术后尚无标准的辅助治疗方案,可酌情选择靶向治疗。

6)靶向治疗(抗血管生成药):2006 年起分子靶向治疗药物如索拉非尼、舒尼替尼、帕唑帕尼、阿昔替尼、替西罗莫斯、依维莫斯、贝伐珠单抗联合干扰素 α 等开始作为转移性肾细胞癌的一、二线治疗用药,联合用药效果更佳,副作用也相应增加。

靶向治疗是肾癌治疗的主要手段,合理有序地选择靶向药物是治疗晚期肾细胞癌的关键。晚期肾细胞癌患者接受靶向治疗后,总生存时间由平均 13 个月延长到 28 个月。如果能合理地使用这些药物,总生存时间将可能得到进一步延长,生活质量也将得到进一步改善。

索拉非尼、舒尼替尼是治疗晚期肾细胞癌最有效的药物。在药物分类上两者同为小分子酪氨酸激酶抑制剂,具有抗肿瘤和抗血管生成的作用。研究表明,舒尼替尼对晚期肾细胞癌的疗效及患者生活质量明显优于 IFN-α。

舒尼替尼的剂量为 50mg,每日一次,口服,服药 4 周,停药 2 周(4/2 给药方案)。

索拉非尼的剂量为每次 0.4g(2×0.2g)、每日两次,应持续治疗直至患者不能临床受益或出现不可耐受的毒性反应。

最常见的不良反应是疲劳乏力,虚弱、疼痛等症状。一般出现在治疗后的 2~3 周,在治疗过程中上述症状可逐渐减轻或消失。必要时给予对症处理及支持疗法。一般不需要减少用量。

文献报道,在低危、中危患者中,舒尼替尼疗效优于依维莫司,但对于高危患者及嫌色细胞癌患者,一线依维莫司治疗效果优于舒尼替尼。

对细胞因子或索拉非尼及舒尼替尼等激酶抑制剂治疗失败的晚期肾细胞癌患者,可酌情使用依维莫斯或阿昔替尼。依维莫斯是一种口服 mTOR 抑制剂。研究证实,无论患者一线使用舒尼替尼或索拉非尼,其治疗的客观反应率如何,二线使用依维莫斯均有效,且二线治疗的客观反应率相似。阿昔替尼是第二代抗血管生成靶向药物,是 VEGFR-1、2 和 3 的强效和选择性的酪氨酸激酶抑制剂。阿昔替尼在 RCC 二线治疗中的疗效已在一项国际随机、开放性Ⅲ期试验中得到证实。

此外,肾细胞癌的新型病毒基因疗法不仅可以杀死原发肿瘤部位的肿瘤细胞,而且可以杀死未直接受到病毒感染的远端肿瘤细胞。目前,对转移性肾细胞癌患者已进入Ⅱ期临床试验阶段。

十、术后局部复发、肺转移和骨转移的治疗

30% 肾细胞癌在初次诊断时已有远处转移,而肾细胞癌在行根治性肾切除术后,约有 60%~70% 的病例会出现局部复发和远处转移。肾细胞癌转移复杂多变,可早期发生转移,也可能瘤体已很大但无远处转移,多为多处转移灶,单个转移灶仅占 1%~3.2%。由于根治性肾切除术后出现复发和转移的时间和部位不同,临床表现各异以及预后有很大的差别,故迄今为止尚无标准的治疗方法。

(一) 术后局部复发和转移的类型

1. **肾窝局部复发**　肾窝局部复发不多见,与远处转移没有明显的关系,原因:①未行淋巴结清扫术或清除不完全;②未同时行肾上腺切除术;③因局部浸润致肾包膜的肿瘤组织残留;④仅行单纯肿瘤肾切除术;⑤与肿瘤 TNM 分期、分级有关。此外,肾细胞癌保留肾单位的手术有一定的复发率,约 3%~13% 的病例除切除不彻底外,尚与肿瘤多中心病灶(5%~10%)有关。

2. **远处转移**　主要是通过血运途径,最常见的转移部位是肺,约占转移病变的 50%~55%,其次是骨、肝、肾上腺、脑,术后随访时容易被发现和明确诊断。

(二) 术后局部复发和肺转移的诊断

1. **一般检查**　由于肾细胞癌手术时可能有隐匿性转移病灶存在,术后应常规进行随访。一般术后的随访应当是终身的,最初 1 年内应每 3 个月进行一次,逐渐延长随访时间。除询问病史和全身体检外,尚需进行系列实验室检查,包括血常规、尿常规、血尿素氮、血肌

酐、血碱性磷酸酶、血乳酸脱氢酶等生化测定,并行常规胸片、骨放射性核素骨扫描(emission computed tomography,ECT)、B超检查或酌情作CT检查。

局部复发者大多数患者无自觉症状,部分患者有低热、贫血、消瘦、乏力、体重减轻等全身症状,可伴腰、腹部不适或疼痛或有时局部可触及肿块。

肺转移最为常见,其临床表现主要有咳嗽、咯血或呼吸困难等,但不少患者并无症状,往往于随访时常规胸透或胸部X线摄片时偶然发现。

2. **影像学检查**　在随访中,B超检查可早期发现局部病变。肾窝复发病灶肿块较小时,图像可显示脊柱旁肌层组织增厚和隆起,有时可因膈肌脚粘连而使肿块显示不清,主动脉和下腔静脉边缘模糊。复发病灶较大时,B超显示肿块呈圆球形或分叶状,有时边缘不规则。肿块较小者,超声显像内部呈高回声;>4cm多呈低回声、回声不均匀或结节样改变。对肾窝和淋巴结的可疑病变,B超检查不能确定诊断时,则考虑CT检查。CT平扫时肿块的密度可与肌肉相似或稍淡,偶可在肿块内见到不规则的斑点或片状钙化。肾窝局部可发现增大的淋巴结或数个淋巴结融合成团的肿块,必要时可考虑加作MRI检查。血管造影可显示肾窝有新生血管生长,有助于发现肿瘤早期复发。一组11例RCC术后肾窝局部复发病例,其中2例血管造影证实癌肿存在。

传统的胸部X检查如透视、胸部正侧位片、点片、病灶体层和支气管体层摄影基本上可满足对诊断的需要。CT和MRI对评估肺转移灶范围和淋巴结病变的诊断是有效的补充。目前,CT已作为术前估计肺转移灶范围和侵犯程度的常规方法(图12-2-28)。肾细胞癌肺转移的病例中,50%~70%是在原发病变诊断同时发现的,而22%是切除原发病变后异时发生的。在切除肺转移灶的病例中,单发53%,21%2~5处病变,5处以上占26%。文献报道,术后证实肺转移瘤的数目与术前影像学资料的符合率仅有40%,而影像学对转移灶数目和肿瘤大小的判断是决定能否手术的依据。

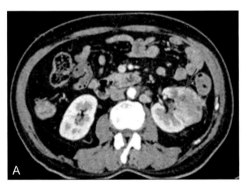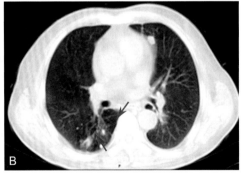

图12-2-28　左肾细胞癌肺转移

A.CT示左肾肿物,可见多发低密度区,肾周筋膜受累;B.增强CT检查示双肺多发结节,考虑转移瘤。

3. **手术治疗**

(1)局部复发病灶的治疗:值得注意的是,由于原手术局部形成广泛粘连,肿瘤复发其除局部有肿块外,肿瘤还可浸润腰大肌、横膈、肝、脾、胰腺、小肠或结肠,处理较为棘手,无疑手术操作将十分困难,但这并不意味着病情已发展至无法治疗。一般认为,局部复发的病例如果没有其他部位的远处转移,且一般情况较好者,可以考虑手术切除。

常采用 Chevron-Typ 切口或胸腹联合切口。显露肾窝、腹膜后淋巴结或肾上腺,试行将肿块连同增大的淋巴结尽可能完整切除。在分离肿块的过程中,应设法将肿块从大血管上分开。癌肿侵犯十二指肠几无可能治愈。若肿瘤浸润腰大肌或粘连,可考虑将其部分切除。侵犯邻近器官者,则酌情行肝部分切除术、胰尾切除术、脾切除术或受累的小肠或结肠段切除术。对于癌肿不能全部切除者,可行局部高温射频治疗或冷冻等姑息性治疗。

(2) 肺转移的手术治疗和免疫治疗:长期以来 RCC 肺转移的外科手术仅限于孤立转移瘤的病例。随着现代手术方式的进步,使一侧肺多发转移瘤及双侧肺转移瘤手术成为可能,应持积极的态度将其切除。

目前,肾细胞癌肺转移外科手术治疗尚无统一的手术适应证。原发肺肿瘤可以用 TNM 分期来进行分级诊断,而肾细胞癌肺转移瘤缺乏统一的分级标准。化疗及放疗对肾细胞癌肺转移没有作用,免疫治疗仅可使 1/3 的肿瘤部分和暂时的缓解。因此对肾细胞癌肺转移患者应积极采取手术治疗,从外科治疗的意义上应遵循以下几点:①应行肿瘤肾切除;②尽可能根治性切除所有肺转移灶;③权衡手术风险性;④了解有无肺外转移病灶。文献报道,异时发生肺转移的病例手术治疗有积极的意义,同时发生肺转移的病例,在肾肿瘤切除后再切除肺转移瘤意义不大。对不能切除的肺转移瘤,可以先姑息性切除肿瘤肾并提取肿瘤细胞制备肿瘤疫苗,进行免疫治疗,待肿瘤缓解后再行肺转移瘤的切除。通常,对于肾细胞癌肺转移的外科手术,泌尿外科医师和胸外科医师需共同对手术的风险进行缜密地分析研究,单发或多发(不超过一侧全肺)转移灶,宜行肺叶或全肺切除术。如有明显肿瘤恶病质、心肺功能不全、高龄及与肿瘤无关的消耗性疾病等应列为手术禁忌。

随着外科技术的发展,越来越多的新技术用于肺转移瘤的手术,如应用胸腔镜及支气管动脉栓塞术。还可采用 Na:YAG-Laser 对多发的肺转移瘤进行手术切除,这种方法主要用于肺功能不全而不能耐受肺大部切除的患者,但目前还缺乏长期随访的观察结果。

此外,肺外有转移病灶也应积极采取手术治疗。肺转移瘤在肿瘤切除后常出现肺外肿瘤复发,一般应连续切除复发病灶,肺转移瘤肺外复发再手术的病例并没有显示其预后不良。

最常用的切口有后外侧开胸切口以及正中开胸切口。后外侧开胸切口可完全暴露半胸,但仅能切除单侧转移瘤,故有一定局限性。经正中开胸术可以对双侧转移瘤同时进行手术,有时由于术前对双肺有否转移诊断不明,对单侧转移瘤手术也采用该切口。切口起于胸骨上窝,止于剑突下。怀疑肾上腺或肝脏转移者,还可延长至上腹正中切口进行腹腔探查。经正中开胸术后会导致双侧气胸,对患者打击很大。转移瘤切除一般采取肺楔状切除术,要求切除边缘见不到肿瘤组织。有时因为转移瘤数目较多或根据肿瘤部位的不同酌情施行肺段切除、肺叶切除或一侧全肺切除术。肾细胞癌肺转移,手术死亡率为 2%~11%。术后 5 年生存率为 21%~60%。

肾细胞癌出现肺转移采用化疗或放疗意义不大,免疫治疗如白介素-2、干扰素等的应用能使 30% 的病例得到暂时的缓解。目前,越来越多的肾细胞癌肺转移患者接受免疫治疗后,可使肿瘤得到部分缓解,并可提供外科手术的机会。对 IL-2/LAK 治疗效果的多中心回顾性研究结果表明,在接受免疫治疗后行肺转移瘤切除,所有患者平均随访 21 月仍全部存活,且无一例出现转移瘤复发。Sherry 报道 16 例在免疫治疗后接受根治性肺转移瘤切除,18 个月存活率为 75%,半数肺转移瘤术后患者在 4 个月观察期内未见肿瘤复发,表明免疫治疗在 RCC 肺转移治疗中有重要意义。

（3）骨转移的手术治疗：肾细胞癌引起的骨转移约占 20%~25%，尸检发现死于肾细胞癌的患者，骨转移率高达 40%。肾细胞癌骨转移应采用综合治疗，对可切除的原发病灶或已被切除原发病灶伴单一骨转移病变（不合并其他转移病灶）的患者，宜手术切除转移病灶。承重骨骨转移伴有骨折风险的患者推荐首选手术治疗，可采用预防性内固定术等方法以避免骨折事件的发生。已出现病理性骨折或脊髓的压迫症状符合下列 3 个条件者首选手术治疗：①预计患者存活期 >3 个月；②体能状态良好；③术后能改善患者的生活质量，有助于接受放、化疗和护理。

十一、预后

肾细胞癌的预后主要取决于在确定诊断时肿瘤转移的程度，与 TNM 分期有关，而淋巴结受侵犯是影响预后的主要因素。Robson 分期，I 期（T_{1-2}）总的 5 年生存率为 56%~82%，II 期（T_{3a}）为 43%~100%。在所有 TNM 分期，肾细胞癌总的 5 年生存率为 49%，10 年生存率为 23.8%。术后辅助以免疫治疗有助于提高 5 年生存率（表 12-2-13~表 12-2-15）。

表 12-2-13　肾细胞癌的预后取决于肿瘤分期

肿瘤	TNM 分期	局部复发	转移	5 年生存率	10 年生存率
局限于肾脏	$T_{1-2}N_0M_0$	0~5%	0~30%	70%~100%	24%~73%
局部转移	$T_3N_{0-2}M_0$	15%~55%	40%~80%	20%~60%	
远处转移	$T_4N_3M_1$	—	—	<10%	

表 12-2-14　肾细胞癌 TNM 分期、发生率和 5 年生存率的关系

PTNM 分期	发生率（%）	5 年生存率（%）
$pT_{1-2}N_0M_0$	32	92 ± 7
$pT_{3a}N_0M_0$	19	77 ± 12
$pT_{3b-4}N_0M_0$	25	58 ± 10
$pT_{1-4}N_{1-2}M_0$	9	24 ± 12
$pT_{1-4}N_3/N_{1-3}M_0$	15	8 ± 6

表 12-2-15　肾细胞癌淋巴结清扫术后的 5 年生存率

Robson 分期	淋巴结清扫术	未行淋巴结清扫术
I 期	90%	88%
II 期	80%	65%
III 期	60%	47%

表 12-2-16　肾细胞癌保留肾单位手术的预后

手术局部	复发	5 年生存率
肾肿瘤剜除术	3%~6%	88.6%
肾肿瘤肾部分切除术	9%~13%	91.6%
Bench Surgery+ 自体肾移植术	10%~19%	88.9%

Herrlinger 等对 191 例肾细胞癌根治切除术 + 改良局部淋巴结清扫术和 320 例肾细胞癌根治切除术 + 扩大淋巴结清扫术的生存率进行比较,总的 5 年生存率分别为 66% 和 58%;10 年生存率分别为 56.1% 和 40.9%($P<0.01$)。

肾细胞癌保留肾组织手术的预后与下列因素有关:患者的年龄,肿瘤的大小、部位、分级,阳性淋巴结的数目,DNA 倍体类型,双侧同时或先后出现肾细胞癌。此外,肿瘤切除是否彻底,多中心肾细胞癌(发生率为 5%~10%),肾内其他部位癌灶未能检出与预后亦有一定的关系。Viets 等应用保留组织手术治疗 3 例同时发生的肾细胞癌病例,术后生存 6 个月~5 年。双侧肾细胞癌已有远处转移者预后极差。一组资料表明,孤立肾肾细胞癌无转移者行肾部分切除术组,平均随访 31 个月,约 72% 患者生存,而非手术治疗组仅 25% 的病例生存。

保留肾单位手术总的 5 年生存率,三种术式似乎没有明显差异(表 12-2-16)。DNA 倍体类型分析结果表明,局部复发的病例中 75% DNA 倍体类型为非二倍体。Poppel 报道,31 例肾细胞癌施行了肿瘤剜除术或部分肾切除术,术后随访 18~106 个月(平均 41 个月),没有发现 1 例局部复发。Moll 报道 152 例保留肾单位手术,其中肾细胞癌 142 例,分别施行了肿瘤剜除术、部分肾切除术、工作台手术 + 自体肾移植术,平均随访 3.5 年,没有发现 1 例局部复发或转移。一组 63 例肾细胞癌行保留肾单位手术,术后 5 年生存率 T_2 为 83%,T_{3-4} 为 34%。从文献资料来看,保留肾单位的手术术后 5 年生存率与肾癌根治术基本相似,但局部复发率似乎稍高于肾癌根治术,故保留肾单位手术在临床上的广泛开展目前尚有不同的意见。但是,对于先天性或后天性孤立肾肾细胞癌以及小肾细胞癌的外科处理,尤其是肿瘤较小者,保留肾组织手术乃是一种安全、有效的选择性治疗措施。

对于肾细胞癌下腔静脉癌栓术后的生存率各家报道不一。有淋巴结或远处转移者预后不良(表 12-2-17,表 12-2-18),下腔静脉内癌栓延伸的水平与预后有一定的关系(表 12-2-19)。此外,癌栓是否侵犯下腔静脉壁,癌栓切除是否完整以及术中、术后的并发症等因素都将会直接影响患者的生存时间。

表 12-2-17 肾细胞癌下腔静脉癌栓没有淋巴结转移或远处转移的生存率

作者	病例数	5 年生存率	十年生存率
Cherrie et al.(1982)	n=27	53%	47%
Libertino et al.(1982)	n=32	8%	—
Libertino et al.(1987)	n=71	59%	—
Stähler et al.(1987)	n=32	28%	—
Vilits et al.(1990)	n=21	20%	—
Hatcher et al.(1991)	n=27	69%	—
Burt et al.(1993)	n=37	57%	—
Stähler et al.(1994)	n=45	29%	—

表 12-2-18 肾细胞癌下腔静脉癌栓的预后与淋巴结转移和远处转移有关

分期	病例数	一年生存率	二年生存率	三年生存率	四年生存率	5 年生存率
PN_0	n=21	19(90%)	15(73%)	14(66%)	13(62%)	13(62%)
PN_{1-4}	n=15	9(65%)	5(35%)	4(27%)	2(13%)	—
M_1	n= 9	2(22%)	—	—	—	—
总生存率	n=45	30(66.6%)	20(44%)	18(40%)	15(33%)	13(29%)

表 12-2-19 肾细胞癌下腔静脉癌栓类型与预后的关系

分型	5 年生存率
肝下型	35%
肝内型	18%
心包内型、右心房型	0%

Hatcher 等报道一组 653 例肾细胞癌中 558 例实行了外科手术治疗,静脉有癌栓存在者 113 例(17%),其中肾静脉癌栓 65 例(10%),下腔静脉癌栓 48 例(7.4%)。资料显示,27 例肾细胞癌局限在肾周筋膜内,无局部转移或远处转移,TNM 分期为 $T_{3b}N_0M_0$,癌栓在下腔静脉内活动行癌栓取出术后 5 年生存率为 69%,中位生存 9.9 年;癌栓直接侵犯下腔静脉壁,术后 5 年生存率为 6%,中位生存 1.2 年(P=0.04)。另有 17 例下腔静脉癌栓合并有肾周筋膜侵犯、局部淋巴结或远处转移,行癌栓切除术后的 5 年生存率低于 18%,中位生存时间少于 9 个月。如果下腔静脉癌栓切除不完全,未达到肿瘤的边界,5 年生存率为 0%,中位生存时间仅 6 个月(P=0.02);与此相反,如能同时将受侵犯的下腔静脉壁成功地切除,取得无肿瘤的边界,则 5 年生存率可提高至 75%,中位生存 5.3 年。

以上资料充分说明,肾细胞癌合并有下腔静脉癌栓存在时,应尽早明确诊断,确定癌栓的类型、范围和大小,以便选择适当的手术方案,积极予以手术切除。如果下腔静脉内癌栓切除完全,从一定程度上可以提高肾细胞癌患者的生存率。

文献报道,肾癌局部复发术后一年生存率 55%,三年生存率 36%。在所有肾细胞癌转移的病例中,以肺转移外科手术预后最好。术后 5 年生存率可达 21%~53.5%,可能与是否手术、术后出现转移灶的时间(无瘤间期)、肺转移灶的大小、数目及有否胸内淋巴结转移、肺外转移等因素有关。肺转移未手术观察等待或采用其他治疗方式的 5 年生存率仅为 2.7%~17%,故一旦发现肺转移应尽早施行外科手术治疗,并辅助免疫治疗、抗血管生成药靶向治疗以提高生存率。

十二、随访

肾细胞癌的治疗不能以患者术后或其他治疗的顺利结束或恢复而宣告结束,还应定期对患者进行随访、复查。随访的目的有:①进行必要的综合治疗,如外科手术后需要应用化疗、放射治疗或生物治疗作综合治疗;②早期发现有无复发或转移病灶,及时进行治疗仍可获得较好的疗效;③研究各种治疗方法的效果,为进一步改进治疗方法提供依据。

CT 对根治性肾切除术后病例肾窝显像特别有帮助,可用于术后随访,可直接显示有无肿瘤复发、转移。B 超常因手术瘢痕和进入肾窝的肠道干扰而受到影响。

通常,肾细胞癌术后随访在最初 1 年内应每 3 个月进行一次,逐渐延长其随访时间。一般来讲,术后的随访应当是终身的（表 12-2-20）。

表 12-2-20　肾细胞癌术后的随访方案

检查项目	检查时间			
	1 年	2 年	3~5 年	5 年以上
全身体检				
实验室检查(血常规、肾功能、AKP)				
尿常规	3 个月	6 个月	12 个月	12 个月
胸片				
超声检查				
腹部 CT	超声检查不能确定时			
放射性核素骨扫描	12 个月		12 个月	24 个月

（曾　进　詹　鹰）

参 考 文 献

［1］WEIN AJ,KAVOUSSI LR,NOVICK AC,et al. 坎贝尔泌尿外科学［M］.第 9 版.北京:北京大学医学出版社,2009,1651-1733.

［2］VARELA I,TARPEY P,RAINE K,et al. Exome sequencing identifies frequent mutation of the SWI/SNF complexgene PBRM1 in renal carcinoma［J］. Nature,2011,469(7331):539-542.

［3］AZHAR RA,METCALFE C,GILL IS. Anatomic partial nephrectomy:technique evolution［J］. Curr Opin Urol.2015,25(2):95-99.

［4］PAL SK,HAAS NB. Adjuvant therapy for renal cell carcinoma:past,present,and future［J］. Oncologist, 2014,19(8):851-859.

［5］MINGUET J,SMITH KH,BRAMLAGE CP,et al. Targeted therapies for treatment of renal cell carcinoma: recent advances and future perspectives［J］. Cancer Chemother Pharmacol,2015,76(2):219-233.

［6］LEE-YING R,LESTER R,HEMG D. Current management and future perspectives of metastatic renal cell carcinoma［J］. Int J Urol,2014,21(9):847-855.

［7］ADIBI M,THOMAS AZ,BORREGALES LD,et al. Surgical considerations for patients with metastatic renal cell carcinoma［J］. Urol Oncol,2015,33(12):528-537.

［8］LI H,SAMAWI H,HENG DY. The use of prognostic factors in metastatic renal cell carcinoma［J］. Urol Oncol.2015,33(12):509-516.

［9］DONAT SM,DIAZ M,BISHOFF JT,et al. Follow-up for clinically localized renal neoplasms:AUA Guideline［J］. J Urol,2013,190(2):407-416.

［10］SANTONI M,RIZZO M,BURATTINI L,et al. Novel agents,combinations and sequences foe the treatment of advanced renal cell carcinoma:When is the revolution coming［J］? Curr Cancer Drug Targets,2013,13(3): 313-325.

［11］BELLMUNT J,PUENTE J,MURO JGD,et al. Seom clinical quidelines for the treatment of renal cell carcinoma [J]. Clinical and Translational Oncology, 2014, 16(12):1043-1050.

[12] TURAJLIC S, JLARKIN J, SWANTON C. Snapshot: renal cell carcinoma [J]. Cell, 2015, 163(6):1556.

[13] BELLUNT J, PUENTE J, JGD Muro, et al. Seom clinical quidelines for the treatment of renal cell carcinoma [J]. Clinical and Translational oncology, 2014, 16(12):1043-1050.

[14] SPRANGER S, BAO R, GAJEWSHI TF. Melanoma-intrinsic β-catenin signaling prevents anti-tumor immunity [J]. Nature, 2015, 9;523(7559):231-235.

[15] SHINAGARE AB, VIKRAM R, JAFFE C, et al. Radiogenomics of clear cell renal cell carcinoma: preliminary findings of the cancer genome atlas-renal cell carcinoma(TCGA-RCC) imaging research group [J]. Abdominal Imaging, 2015, 40(6):1684-1692.

[16] TURAJLIC S, JLARKIN J, SWANTON C. Snapshot: renal cell carcinoma [J]. Cell, 2015, 163(6):1556.

第三节 肾 肉 瘤

一、概述

(一) 病理分类、发病情况

软组织肉瘤是指间叶组织来源的恶性肿瘤,主要来自肌肉组织、外周神经组织、关节组织、血管和淋巴管、纤维组织,另外还有组织类型不确定的肉瘤。

原发性肾肉瘤(primary Sarcoma of the kidney)较为罕见,包括平滑肌肉瘤、脂肪肉瘤、血管肉瘤、横纹肌肉瘤、纤维肉瘤、骨肉瘤、恶性纤维组织细胞瘤、滑膜肉瘤等。成人肾脏原发性肉瘤少见,约占肾恶性肿瘤的 0.8%~2.7%。平滑肌肉瘤占肾肉瘤的 50%~60%,脂肪肉瘤占 15%,血管外皮细胞瘤占 9%,纤维肉瘤占 7%,恶性纤维细胞瘤占 6%,横纹肌肉瘤占 5%。

女性占大多数,30~60 岁为发病高峰年龄。

(二) 临床分期

目前,肾肉瘤没有独立的临床分期系统。主要根据肿瘤的大小、区域淋巴结转移、能否完整切除或肿瘤残留以及远处器官转移等情况对该类肿瘤进行临床分期,临床分期参考肾透明细胞肉瘤临床分期(见本节十一、肾透明细胞肉瘤表 12-3-4)。区域淋巴结为肾门、腹主动脉旁和下腔静脉旁淋巴结,单侧或双侧不影响 N 分期。

(三) 肾肉瘤的临床症状、诊断和治疗方案选择

尽管肾肉瘤不常见,但较前列腺、精囊、膀胱以及睾丸等部位的泌尿生殖系统肉瘤的死亡率高。肾肉瘤与肉瘤样肾细胞癌从临床表现、X 线所见甚至某些病例在病理分析上都很难区分,故鉴别各种肾细胞癌亚型都要排除原发性肾肉瘤的诊断。成人肾肉瘤的症状和体征较为典型,通常血尿、疼痛、肿块三联征俱全。

肾肉瘤的诊断必须遵循一个原则,即临床-影像-病理/免疫组织化学相结合。肾肉瘤常为巨大肿瘤,肾动脉造影血管稀少。常侵犯集合系统,IVU 显示有充盈缺损存在。CT 扫描的典型表现是包裹于肾或从肾长出的巨大软组织肿块,这一表现与许多肉瘤样肾细胞癌类似。病理要根据活检取到的肿瘤组织,通过显微镜下观察、免疫组织化学染色等辅助手段做出病理学上的判断,并结合细胞遗传学和基因分析等。

肾肉瘤常见的转移部位是肺,其次为淋巴结、肝、骨和脑。

　　肾肉瘤通常采用包括手术、化疗、放疗和分子靶向药物治疗在内的联合疗法进行综合治疗,具体的治疗方案选择取决于:①肉瘤的位置和病理类型;②肿瘤是否扩散;③对身体的可能影响;④患者的一般状况。

　　对确定实施手术者,术前肾动脉栓塞能提高根治性切除的成功率,可以减少术中出血。手术切除仍是目前治疗肾肉瘤的主要方法,应完整切除达到肉眼切除干净的程度,对侵犯脏器者采用累及脏器一并切除。对于肿瘤较大无法达到完整切除的患者,应尽量争取姑息性切除。

　　和任何其他部位肉瘤一样,肾肉瘤也表现出独特的肿瘤生物学特性,就治疗而言肿瘤生物学特性有重要的意义。肉瘤源自间质细胞成分,因此可以自由地通过能局限其他类型肿瘤的天然屏障进行扩散。肾肉瘤通常都有容易辨认的假包膜结构,但由于其常常被癌细胞浸润而不能作为手术切除的边缘,肿瘤可以浸润至周围组织中。在很多情况下,不能依靠肉眼辨认肉瘤的界限,故肉瘤往往容易出现局部复发,甚至在广泛切除术后复发也是很常见的。高分级肉瘤常发生转移,肺是肉瘤转移的第一好发器官(图 12-3-1),一旦发生预后比较差,很多患者在数月后即死于肿瘤进展。低分级肉瘤病程倾向于缓慢进展,但由于局部复发常需要反复进行手术切除,以延长生存期和减少死亡率。

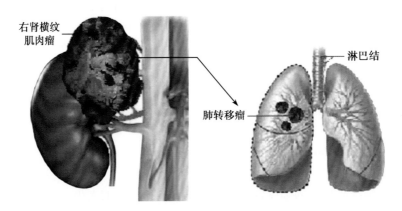

图 12-3-1　肾横纹肌肉瘤肺转移示意图

　　目前,随着生物技术的进步,肿瘤生物细胞免疫治疗方法日趋成熟,且是一种具有显著疗效的、自身免疫抗癌的新型肿瘤治疗模式,可作为肾肉瘤手术、放射治疗或化疗的补充和辅助,有助于控制肿瘤稳定不再继续扩散和转移,从而延长生存时间。分子靶向治疗的进展,为肾肉瘤有效地治疗提供了新的希望。在靶向和定位给药、黏膜吸收给药、基因治疗和蛋白多肽控释等领域,纳米粒子技术具有不可替代的优越性。

　　(四) 肾肉瘤的预后和随访

　　肾肉瘤的预后取决于下列因素:①病理类型、TNM 分期、分级;②肿瘤发生的部位及其与毗邻器官的关系;③首次手术切除能否达到安全外科边界,术后有无肿瘤残留或局部复发;④术后辅助化、放疗是否规范;⑤肿瘤复发或转移发生的时间、转移部位、转移病灶的数量;化、放疗或分子靶向治疗能否再次获得缓解。对于肾肉瘤,常要求施行连同毗邻器官全部整块切除的根治性肾切除术 + 区域淋巴结清扫术。术前制定手术计划时可利用 MRI 或 ^{18}F-FDG PET/CT 确定肿瘤组织平面和周围重要毗邻器官的界限。肾肉瘤主要依赖手术根治性切除,术中监测切缘状态并进行广泛切除是治疗目标。原发性肾肉瘤对放疗、化疗治疗反应很差,在最佳条件下的有效率仍令人失望,故预后不良。目前,对肾肉瘤辅助治疗方案的作用尚未明确。但考虑到预后不佳,对于一般状况允许的患者,可酌情采取多种治疗方法的联合应用。Memorial sloankettering 肿瘤中心 16 例肾肉瘤患者中,15 例接受了将毗邻器官一并整块切除的根治性肾切除术,13 例在术后半年内死亡,其中有 5 例术后接受了辅助性放化疗但无明显效果。Vogelzang 等报道了 21 例原发性肾肉瘤,其中有 6 例患者在单纯手术治疗后长期生存,取得良好疗效的原因可能是这些肿瘤中大部分为低级别肉瘤。然而,绝大部分患者在确定诊断后数月内死于肿瘤恶性进展。

对大多数患者来说,在第一次手术时做到根治性切除,保证切缘阴性是提高术后生存率的关键。对复发或转移的患者,应根据不同的部位选择相应的影像学检查。高级别肾肉瘤患者术后前 2~3 年每 3~4 个月随访 1 次,之后每 6 个月随访 1 次,5 年后每年随访 1 次;低级别患者前 3~5 年内每 4~6 个月随访 1 次,之后每年随访 1 次。

二、肾平滑肌肉瘤

(一) 发病情况

原发性肾脏平滑肌肉瘤(primary renal leimyosarcoma)罕见(图 12-3-2),约占肾肉瘤的
50%~60%。平滑肌肉瘤是肾肉瘤最常见的组织学亚型,起源于肾被膜、肾实质、肾盂肌肉组织和肾静脉。

原发性平滑肌肉瘤可发生于任何年龄,女性发病率略高于男性,邻近闭经期的女性有增高趋势。Berry 于 1919 年首次报道。Niceta 及其同事(1974)总结了文献报道的 66 例肾平滑肌肉瘤患者,发现女性占多数,发病年龄多为 40~60 岁,与其他肾肉瘤相似。左、右肾脏的发病率相同,双侧肾脏同时受累者罕见。肾平滑肌肉瘤多表现为挤压肾实质,而不是侵入其中。肾平滑肌肉瘤

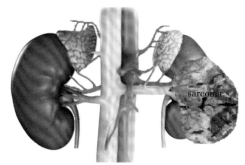

图 12-3-2　肾平滑肌肉瘤示意图

的特征是生长迅速,局部复发和全身转移率高等。转移途径包括局部转移、淋巴途径转移与血行转移。局部转移多为肾门,肾周和区域淋巴结;血行转移为肝、肺、骨、脑和软组织等。

目前,肾平滑肌肉瘤的病因尚不明了,可能和环境因素、遗传因素、饮食因素及营养等具有一定的相关性。发病机制尚不明确,p53 基因点突变、p16 基因异常以及未知的基因突变或抑癌基因失活与原发性平滑肌肉瘤的发生密切相关。

(二) 病理

平滑肌肉瘤通常体积大,质软或偏硬韧,有灶状坏死。边界清楚,呈膨胀性生长。切面为实性灰白色,可有包膜,瘤内可见坏死及出血。镜下观察,梭形细胞呈栅栏状、丛状或杂乱地排列。需与平滑肌瘤、血管平滑肌脂肪瘤、肉瘤样癌及纤维肉瘤鉴别。免疫组织化学染色vim、肌细胞肌动蛋白及 sma 阳性,提示为间叶组织及平滑肌来源。

(三) 临床表现和诊断

本病临床上缺乏特异性症状与体征,临床上最常见的症状是患侧腰部、腹部或背部疼

痛、血尿和包块。常以胁腹部疼痛、不适或无痛性血尿就诊,可出现发热。因此,常误诊为肾细胞癌、结石或泌尿系感染。体格检查时可有患侧肾区压痛、叩击痛,也可触及包块。

影像学检查如 B 超、CT、MRI 或 ^{18}F-FDG PET/CT 均有助于诊断,但缺乏特征性,其影像学征象取决于病理学改变与细胞构成(图 12-3-3,图 12-3-4)。B 超显示为境界清楚的均匀或不均匀低回声肿块。CT 平扫为局限性低密度或等密度,境界清楚;位于肾实质或肾包膜下及肾窦的肿瘤,常引起肾轮廓异常与肾窦受压变窄。增强扫描肿瘤呈轻至中度强化。延迟强化的病理基础为局部有较多的纤维组织,若肿瘤中心位于肾盂壁或肾包膜则可提示本病诊断。MRI 显示,T1 加权像肿瘤内可见低信号。影像学诊断需与有坏死的肾细胞癌、肾集合管癌、淋巴瘤等鉴别。肾实质平滑肌肉瘤与肾细胞癌难以区别。一般,肾平滑肌肉瘤不侵犯肾静脉与下腔静脉,且强化程度不如肾细胞癌显著,肾细胞癌增强动脉期与门静脉期密度常超过肾实质。肾集合管癌一般境界模糊,位于髓质区,强化较轻且不均匀。肾淋巴瘤可伴全身多发部位淋巴结肿大,骨髓穿刺可确诊。明确诊断有赖于术后免疫组织化学和病理检查。值得注意的是,发生于肾被膜和肾实质的肿瘤,影像学上难以与发生于肾皮质的其他肾肿瘤相鉴别。肾盂平滑肌肉瘤易与移行细胞癌相混淆。

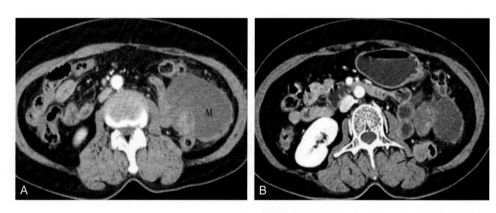

图 12-3-3　左肾平滑肌肉瘤 CT 增强

A. 动脉期;B. 静脉期。

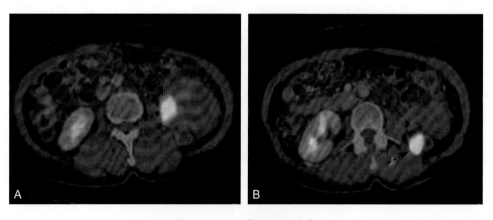

图 12-3-4　左肾平滑肌肉瘤

A. ^{18}F-FDG PET/CT 显示大的网状实质性肿块,邻近降结肠;B. 肿瘤 FDG 摄取,SUV 值 =13.7。

（四）治疗

首选根治性肾切除术＋区域淋巴结清扫术。术后常发生局部复发或远处转移，术后辅助放射治疗和/或化疗，有助于预防肿瘤局部复发。因化疗、放疗效果均不理想，不能延长生存期。对于晚期失去手术机会或治疗后复发及远处转移者，化疗仅作为一种姑息性治疗手段。

近年来，靶向治疗药物帕唑帕尼（vetrient）用于治疗进展性软组织肉瘤，为肉瘤患者治疗的探索提供了另一种可行的方案。帕唑帕尼可以特异性作用于血管内皮生长因子、血小板衍生生长因子及几种酪氨酸激酶，已证实对治疗肾脏肿瘤有效。临床研究表明，帕唑帕尼可以稳定病情并使肉瘤患者在疾病不可逆的进展中有一定的缓解，能显著增加无瘤生存期。

（五）预后和随访

该肿瘤恶性程度高，具有侵袭性，且肿瘤位置深，发现时已属晚期，预后相当差。预后与肿瘤所在的位置和大小密切相关，大多数病例于诊断后 5 年内死亡，总的 5 年生存率仅 29%~36%。肿瘤进展快，几乎没有长期生存者，多数患者在诊断后 1 年内死亡。接受根治性肾切除术治疗的患者，大多数在术后 2 年内死亡。Mayo clinic 报道 15 例肾平滑肌肉瘤患者中，14 例在术后 4 个月到 5.5 年死于肿瘤进展。MD Anderson 癌症中心报道，3 年生存率为 20%，中位生存时间为 18 个月。T_1 期、低分级肿瘤，且肿瘤局限于肾脏者预后较好。

术后应注意局部复发或转移，需定期随访。

三、肾脂肪肉瘤

（一）发病情况

脂肪肉瘤主要发生于 40~70 岁成年人，占软组织肉瘤的 9.8%~16%。原发性肾脂肪肉瘤（primary renal liposarcoma）罕见（图 12-3-5），好发于 40~60 岁，男性多于女性。

（二）病理

肾脂肪肉瘤分为 5 种组织学类型，即分化型、去分化型、黏液型、多形型及圆细胞型。肾脂肪肉瘤多起源于肾周脂肪组织，其中黏液型最为常见，约占 45%~55%。

典型的肾脂肪肉瘤肿瘤体积相当大，肉眼所见肿瘤一般包膜完整，与周围组织界限较明确。切面一般呈黄色或浅黄色，可呈分叶状，较大的可有出血、坏死。通常，肾脂肪肉瘤浸润的范围难以确定，组织学上常与黄色肉芽肿性肾盂肾炎或分化差的肾细胞癌相混淆。由于存在脂

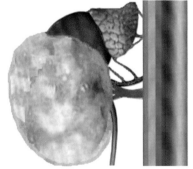

图 12-3-5　肾脂肪肉瘤示意图

肪组织，肾脂肪肉瘤很容易与肾细胞癌区别，但常常与急性髓细胞性白血病（acute myelocytic leukemia）或巨大的良性肾脂肪瘤相混淆，故肾错构瘤常被误诊为肾脂肪肉瘤。此外，病理学诊断尚需与恶性纤维组织细胞瘤中的普通型和黏液型以及横纹肌肉瘤中的多形型鉴别。

（三）临床表现和诊断

因肾脂肪肉瘤位置较深，临床症状多不典型，不易早期发现。常见症状多由腹部肿块压迫邻近器官所引起，以腰痛、低热及乏力多见，亦可无任何症状，血尿少见。

转移以血行转移为主，多转移到肺。

影像学检查可发现肿物的大小、侵犯范围、与周围器官的关系及区域淋巴结有否转移等（图 12-3-6）。B 超显示椭圆形实质性肿块，外形欠规则、包膜清晰、回声欠均匀。CT 对脂肪组织的识别性能较高。CT 显示低密度肿块影，边界清楚；增强扫描肿块实质部分不均匀强化，CT 值多为负值（图 12-3-7）。肾皮质受压变薄，呈"新月形"缺损。IVU 示肾盏向外下呈弧形受压移位，但无扩张积水征象。术前 CT 常误诊为肾脂肪瘤、囊性肾细胞癌、肾盂癌、肾血管平滑肌脂肪瘤或含脂肪成分的肾细胞癌。

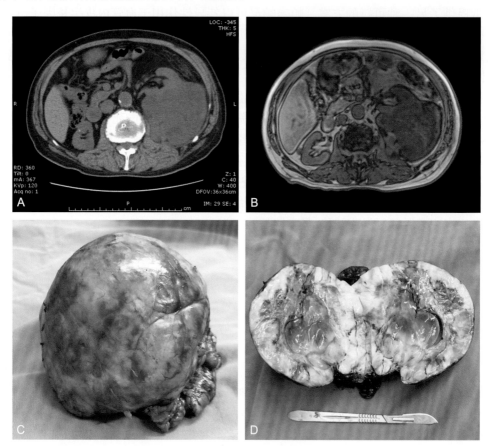

图 12-3-6 肾脂肪肉瘤
A. CT 平扫；B.MRI 平扫；C. 瘤体整体观；D. 瘤体剖面观。

最终的定性诊断有赖于病理和免疫组织化学检查。

（四）治疗

首选根治性肾切除术，但治愈的机会相当低，局部复发较远处转移更为常见。文献报道，放疗和以顺铂为基础的化疗对脂肪肉瘤有效，对于高度恶性或切缘阳性患者应考虑接受上述治疗。术后可进行免疫治疗，如干扰素。靶向治疗药物帕唑帕尼（vetrient）为进展性软组织肉

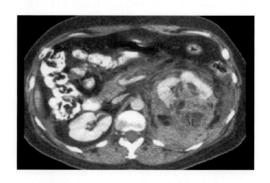

图 12-3-7 CT 显示左肾脂肪肉瘤

瘤患者治疗的探索提供了一个新的用药选择。

（五）预后

肾脂肪肉瘤易复发、转移、恶性度较高,故预后欠佳。由于脂肪肉瘤的组织学分型多,其中高分化型及黏液型脂肪肉瘤预后较好,术后5年生存率可达80%左右;多形型、圆细胞型、去分化型脂肪肉瘤预后差,5年生存率20%~50%。需定期随访。

四、肾血管肉瘤

（一）发病情况

原发性肾血管肉瘤（primary renal angiosarcoma),极为罕见。恶性程度极高,起源于血管内皮细胞,又称为血管内皮瘤（图12-3-8）,多发生于肾被膜附近。人体器官一般较少发生血管肉瘤,其发生和行为通常与部位有关。血管肉瘤约占软组织肉瘤的2%,其中2/3来源于皮肤,仅有5%发生于泌尿生殖系统。迄今为止,英文文献报道不到30例,好发于男性,男性与女性比例为19:4,可能与雄激素有关。发病年龄为38~77岁,平均年龄58岁。

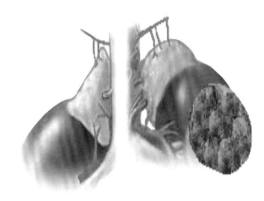

图12-3-8　原发性肾血管肉瘤示意图

（二）病因和基因突变

目前,原发性肾血管肉瘤的病因及发病机制尚不明确,可能与下列因素有关:①病因学因素包括慢性淋巴水肿、免疫功能低下（如很多免疫功能缺陷性疾病）,放疗、良性病变的恶性转化;②环境致癌因素:包括二氧化钍、砷、含As_2O_3的杀虫剂、橡胶制造工业中的氯乙烯、吸烟、长期的类固醇合成代谢和不当使用性激素;③遗传因素;④可能还有其他未发现的共同致癌因素。原发性肾血管肉瘤具有细胞遗传学特征,肿瘤组织中含有一部分核型正常的瘤细胞和2种核型异常的瘤细胞:①异常核型为46,XY,inv(7)(p15q11.);②异常核型为46-47,XY,-Y,del(1)(q25),add(4)(q25),add(5)(q31),+marl［cp15cells］/46,XY。

（三）组织病理学

形态学和发生于其他部位的血管肉瘤相同,肿瘤一般体积较大,呈圆形、类圆形或卵圆形、黄褐色或暗红色。组织学结构可为分化较好的血管状结构,或单层的梭形细胞。瘤组织由紧密排列的梭形细胞组成,细胞核呈长圆形,胞浆较少,核仁明显。分化较好的区域在肉眼形态上有明显的管腔,由梭形细胞排列构成的管腔吻合成网状,内有红细胞。有一些区域,完好的肾小球被梭形细胞增生构成的瘤块包绕。电镜观察,长形的梭形细胞位于两层基底膜内,有些细胞在其管腔面的胞浆内含有红细胞碎屑。在其他细胞形成的新管腔内含有红细胞。靠近管腔的细胞通过紧密连接连接起来,但无桥粒。Weibel-Palade小体（一种特殊的亚细胞器,有内条纹,标志着内皮细胞分化）分布比较稀疏。这些细胞同样含有波形蛋白样细丝,丰富的高尔基小体、胞饮小泡、微绒毛、脂质体、糖原。免疫组织化学染色:CD31和CD34对于判断低分化血管肉瘤内的内皮成分有一定帮助。在明显的血管腔样区域,肿瘤细胞CD31、CD34和波形蛋白呈强阳性,Ⅷ因子相关抗原呈局灶性染色,其中CD31对内皮分化的细胞更敏感、更特异（图 12-3-9）。

（四）临床表现

约 1/3 的病例确定诊断时已发生转移。经血行途径多转移至肺、骨、和肝，转移可见于确诊时或确诊后数月内。早期临床症状仅表现为腰部不适或镜下血尿，或无任何临床症状。

（五）影像学检查

B 超检查可见肿瘤内血流信号明显，多表现为高血供肿瘤。影像学检查无特异性，常见的表现为富血管的肾脏肿块，个别病例表现为

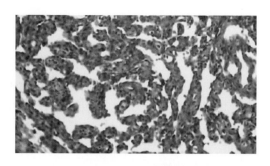

图 12-3-9　原发性肾血管肉瘤，CD31 强阳性，×400

无血管或少血管的肿块。CT 平扫与肾细胞癌难以鉴别，增强扫描可呈"快进快出"的特征，即增强后动脉期肿块迅速显著强化（密度高于正常肾实质），随时间延长肿块强化部分密度迅速降低，而肾细胞癌增强扫描后病灶密度不如正常肾实质增强明显（图 12-3-10）。肾血管肉瘤 MRI 可呈长 T1、长 T2 异常信号，STIR 呈高信号改变；肾细胞癌 T1 加权像常表现为不均质的低信号或等信号，T2 加权像则表现为高信号改变。原发性肾血管肉瘤瘤体体积一般较大，85% 以上肿瘤直径 >5cm，影像学检查可发现原发灶及转移灶。

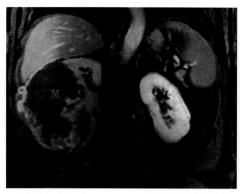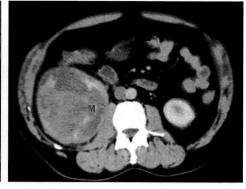

图 12-3-10　右肾血管肉瘤
CT 增强可见强化，出血和坏死。

确诊时，肾血管肉瘤多呈低分化组织类型并有局部浸润。确诊主要依靠病理和免疫组织化学检查（图 12-3-11），有助于诊断以及对肉瘤的进一步分类。最重要的鉴别诊断是要区分肾肉瘤和肉瘤样肾细胞癌。

（六）治疗和预后

首选根治性肾切除术，术后辅助放射治疗和/或化疗，有助于预防肿瘤局部复发，但不能延长生存期。对于晚期失去手术机会或治疗后复发及远处转移者，治疗方法非常有限，且没有治疗标准，化疗仅为一种必要的姑息性治疗手段。分子靶向药物索拉菲尼或舒尼替尼可用于血管肉瘤；贝伐珠单抗是一个抗血管内皮生长因子的血管生成抑制剂，是重组人源化的单克隆抗体，可以作为血管肉瘤治疗的一种有前景的选择，可酌情联合用药。

预后极差，大多数病例于诊断后 10 个月内死亡。确诊后的生存时间为 6 周~10 个月，

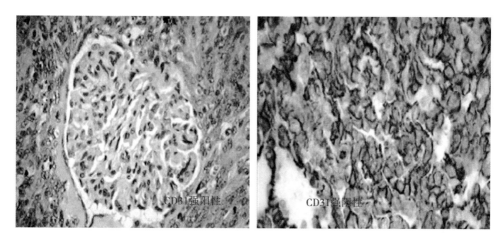

图 12-3-11 肾血管肉瘤镜下观

正常肾小球周围浸润性生长,所有的血管肉瘤细胞 CD31 强阳性。

平均生存期 7.7 个月,辅助治疗无法改变疾病进程。

五、肾骨肉瘤

原发性肾骨肉瘤(renal osteosarcoma)极为罕见,恶性程度高,是肾肉瘤的特殊类型(图 12-3-12),迄今为止 <30 例报道。发病年龄多在 40 岁以上,男女发病率相似。

肿瘤起源于肾实质、被膜和肾盂内的间叶组织或神经组织,其发病机制有下列因素:①胚胎时期中胚叶成分残留,后分化形成骨质,成骨成分大量增殖;②异位骨软骨转变成骨肉瘤;③任何存在结缔组织的部位,受到某种外来或内在的刺激,如外伤、出血或炎症等,局部生化变性,受到刺激的成纤维细胞化生为骨母细胞,形成骨肉瘤。

临床上无特殊症状,几乎所有患者在诊断时均处于晚期。短期内复发和转移,常见的转移部位为肺、肝、脑和腹膜,尤其是肺转移。而且,原发灶和转移灶均有骨质形成。

组织学上,原发性肾骨肉瘤具有多形性,可见梭形细胞、多核巨细胞及肿瘤性成骨。

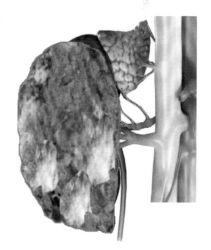

图 12-3-12 原发性肾骨肉瘤示意图

因肿瘤内含有像岩石一样坚硬的钙质,对于出现广泛钙化的低血供肿瘤可提示这一诊断。肾骨肉瘤在 X 线平片上可类似鹿角状结石,但在出现明显的肿瘤占位效应时应该考虑黄色肉芽肿性疾病或更少见的骨肉瘤诊断。CT 等影像学检查有助于诊断(图 12-3-13),最终依靠病理学和免疫组织化学确诊(图 12-3-14)。

首选根治性肾切除术。术后放、化疗联合靶向药物治疗方案可以作为肾骨肉瘤患者的一个治疗选择。

临床明确诊断时多已处于进展期,故肾骨肉瘤预后不佳。绝大部分患者在诊断后数年

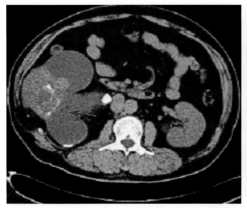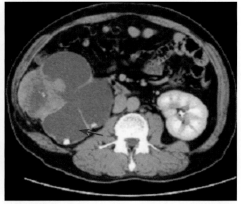

图 12-3-13　肾骨肉瘤

CT 显示右肾实质肿块内斑点状钙质高密度影,增强后轻度强化。

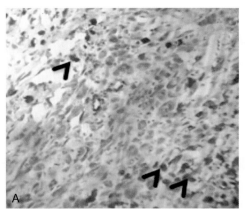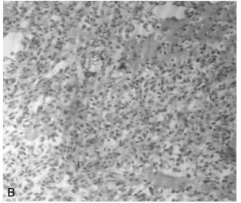

图 12-3-14　右肾骨肉瘤免疫组织化学

A. 肌动蛋白染色阳性,×40,异形肿瘤细胞表达(箭头所示);B. 细胞角蛋白 AE1/AE3 染色阴性,×10。

内死于肿瘤进展,平均生存时间为 8~22 个月。因此,应定期随访。

六、肾横纹肌样瘤

(一) 病因

原发性肾横纹肌样瘤(rhabdoid tumor of the kidney)罕见(图 12-3-15)。以肾脏多发,但亦可累及其他多个器官系统。主要发生于婴幼儿及青少年,成人罕见,发病年龄多在 21~78 岁。

目前,对肾横纹肌样瘤的起源仍无统一认识,有肌源性、神经性外胚层源性、上皮源性、间质源性、肾髓质细胞源性、组织细胞源性等学说。

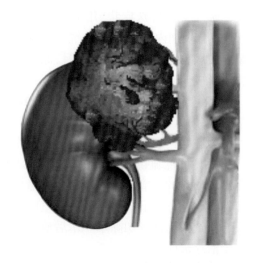

图 12-3-15　原发性肾横纹肌样瘤示意图

Beckwith 等在 1978 年首次描述。美国全国 Wilms 瘤研究的 427 例儿童肾脏恶性肿瘤中发现 8 例预后很差的特殊类型,因其光镜特征似肌源性肿瘤,所以当时称之为横纹肌肉瘤样瘤。

1981 年,Haad 等通过电镜发现此类肿瘤缺乏横纹肌的超微结构特征,未见粗细肌丝结构和 Z 线,也不具有瘤的特征,而是一种独立的肿瘤,被改称为横纹肌样瘤。鉴于其极度侵袭性生物学行为,大多数学者称之为恶性横纹肌样瘤。

(二) 基因突变

大多数横纹肌样瘤有 *SMARCB1*(编码 hSNF5 或 INI1 蛋白)基因位点的突变和纯合性缺失,进一步确证了最初的核型改变和分子遗传学发现。*SMARCB1* 突变和缺失同样是肾和中枢神经系统横纹肌样肿瘤的特征,并可见于一部分脉络丛癌、髓母细胞瘤、中枢系统 PNETs、少数多形性胶质母细胞瘤和横纹肌肉瘤。

横纹肌样瘤患者存在 22 q11.2 染色体易位、纯合性缺失、*hSNF5/INI1* 抑癌基因突变、失活。此外,尚有其他染色体异常和 *TP53*、*IGF2*、*MDK*、*TP53* 和 *TNFSF10* 基因突变。

(三) 病理组织学

一般,肿瘤较大。剖面可见灶状出血、坏死,边界不清,提示具有高度恶性。

镜下见肿瘤呈实性条索或片状排列,常有广泛血管浸润。部分肿瘤主要由原始未分化小圆细胞构成,富含胞质,部分呈嗜酸性,部分细胞呈空泡状。胞浆内有嗜酸性包涵体,核分裂象多见。免疫组织化学:EMA、Vimentin 强阳性。

(四) 临床分期和转移(表 12-3-1)

表 12-3-1 肾横纹肌样瘤临床分期

I期:肿瘤局限在肾内,能完全切除,肿瘤未浸润肾窦和肾门
II期:肿瘤侵犯肾包膜但能完全切除,未发现血性和淋巴转移
III期:肿瘤不能完全切除,且已侵犯腹膜或有腹腔淋巴结转移
IV期:肿瘤已血行转移或有腹腔外蔓延
V期:双肾都有原发性肿瘤,极易发生转移且发生时间较早

血行转移多见,依次为肺、腹部、肝脏、脑和骨,淋巴结转移多表现为颈淋巴结和腹股沟淋巴结等。

(五) 临床表现和诊断

临床表现无特异性,多表现为腰或腹部疼痛、血尿、腹部肿块。

多发于单侧肾,均位于肾中央,浸润髓质和肾盏,并常累及集合系统。

影像学检查无特异性。B 超可显示肾脏高回声占位,周围有血管绕行,其内血流信号丰富。CT 腹膜后软组织肿块影,仅能显示肿瘤范围(图 12-3-16)。肾横纹肌样瘤恶性程度高、浸润性强,进展快,确定诊断有赖于细针穿刺活检和病理检查,免疫组织化学检查有助于提高病理诊断率。

(六) 治疗和预后

首选根治性肾切除术,术后辅助放疗、化疗、免疫治疗,晚期患者可以试行分子靶向药物治疗。

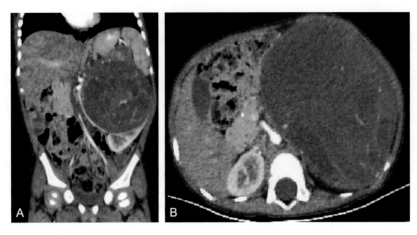

图 12-3-16 左肾囊实性巨大肿块,增强后实质部分强化
A. 冠状位;B. 横断位。

预后很差,多在一年内死亡。且肿瘤复发时间的早晚和转移的快慢与临床分期呈不一致性。

七、肾恶性纤维组织细胞瘤

恶性纤维组织细胞瘤(malignant fibrous histiocytoma,MFH)是成年人常见的间质肉瘤,好发于四肢及躯干。原发于肾的非常罕见,1964 年由 O'Brien 和 Stout 首次报道。原发性肾恶性纤维组织细胞瘤为罕见的高度恶性肿瘤(图 12-3-17),来源于肾被膜。2002 年 WHO 提倡用"多形性肉瘤"取代它,给予肿瘤更准确的形态学描述而且不提示肿瘤细胞的起源。发病机制尚不清楚,肾恶性纤维组织细胞瘤的形成涉及到 *p53* 基因点突变或未知的多基因突变多步骤的过程,多个靶基因及信号通路异常可能在肾恶性纤维组织细胞瘤的发生、浸润、转移等方面产生作用。

肿瘤体积大,呈淡黄色。切面呈鱼肉状,伴出血和坏死,可侵及肾静脉和下腔静脉。病理诊断标准是细胞的多形性(包括梭形细胞、圆形组织细胞样细胞和多核巨细胞),细胞片状混杂地排列或局部栅栏状呈席纹状。肾恶性纤维组织细胞瘤可有黏液型和炎症型。肾恶性纤维组织细胞瘤须与肾平滑肌肉瘤和肉瘤样癌相鉴别。最终确定诊断依靠病理和免疫组织化学检查。

临床表现无特异性。一般为低热、进行性消瘦、患侧腰腹痛、肿块和血尿。B 超显示肾部肿块,边界尚清晰,内部回声不均匀。IVU 患侧轮廓增大,肾盂肾盏形态不规则,肾盏受压、移位或不显影。CT、MRI 和 ^{18}F-FDG PET/CT 有助于诊断(图 12-3-18~图 12-3-21)。CT 显示肾轮廓增大、变形,除少许正常肾组织外,大多为肿

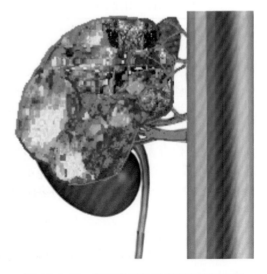

图 12-3-17 肾恶性纤维组织细胞瘤示意图

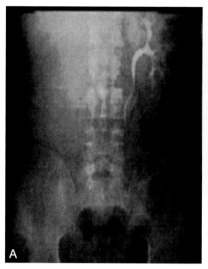
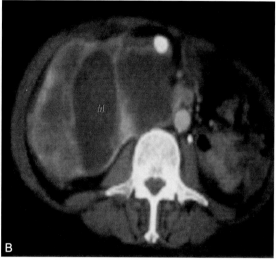

图 12-3-18　肾恶性纤维组织细胞瘤

A. IVU 显示右肾轮廓增大；B. PET/CT 显示右肾囊实性肿块，肾周脂肪组织密度增加，Gerota 筋膜增厚，肾上盏有一结石影。

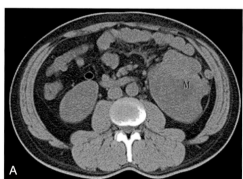
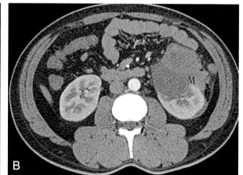

图 12-3-19　CT 显示肿瘤不规则，增强后强化不明显

瘤占据。肿块密度不均，可有钙化灶及坏死液化区，增强扫描强化不明显。通常，影像学检查很难与肾细胞癌鉴别。诊断依靠术后病理和免疫组织化学检查（图 12-3-22）。

以根治性手术切除为主，对放、化疗均不敏感。分子靶向药物帕唑帕尼（vetrient）是一种血管生成抑制剂，作用于血管内皮生长因子受体，抑制肿瘤新血管生成，适用于晚期软组织肉瘤。

预后与肿瘤病理类型及转移有关。一

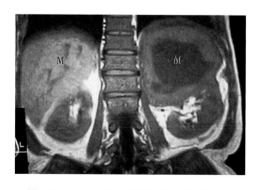

图 12-3-20　MRI 显示肿块位于左肾上极

般，中老年恶性度高，预后不良，多数病例于 1 年内死亡。儿童的预后较成人略佳。

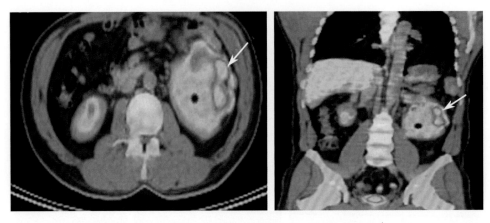

图 12-3-21　肾恶性纤维组织细胞瘤 ^{18}F-FDG PET/CT 图

显示左肿瘤外周为高代谢（白色箭头），FDG 摄取 SUV 值 =6.8；中央区代谢减弱。

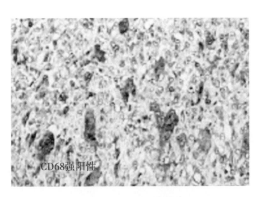

图 12-3-22　免疫组织化学

多核巨细胞内 CD68 强阳性，×400。

八、肾纤维肉瘤

原发性肾纤维肉瘤（primary renal fibrosarcoma）罕见（图 12-3-23），起源于肾包膜，由大量的纤维组织构成。肿瘤分化程度低、恶性度高。发病率占成人肾恶性肿瘤的 1%~3%，多见于 40 岁以上，无性别差异。

临床特点为生长迅速，通过血液早期转移。以腰部疼痛为主，可伴肉眼血尿，临床症状无特异性，B 超、CT 等影像学检查有助于诊断（图 12-3-24，图 12-3-25）。

肾纤维肉瘤与平滑肌肉瘤的鉴别极为困难，术前不易明确诊断，确诊需借助免疫组织化学染色（图 12-3-26）。

根治性肾切除是目前唯一有效的治疗措施，应同时行区域淋巴结清扫术。原发性肾纤维肉瘤对化疗中度敏感，但放、化疗对患者的生存期影响尚不明确。因此，无法手术切除或晚期患者可联合应用免疫治疗或分子靶向治疗。

预后主要取决于 TNM 分期和细胞分化程度，一般预后较差。

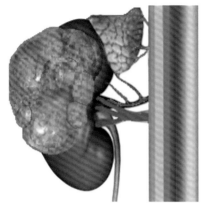

图 12-3-23 肾纤维肉瘤示意图

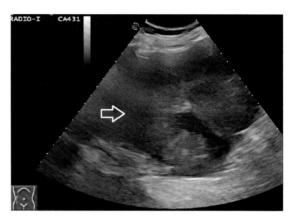

图 12-3-24 右侧肾纤维肉瘤超声图像

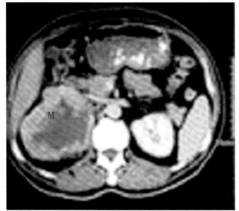

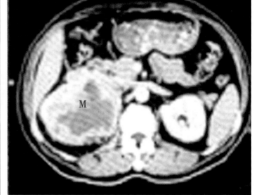

图 12-3-25 CT 显示右肾肿块,增强后明显强化

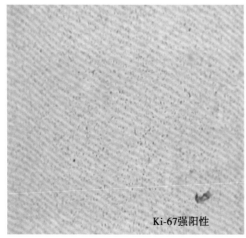

Ki-67强阳性

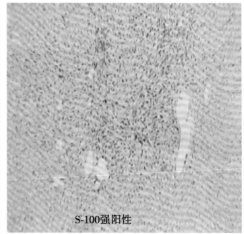

S-100强阳性

图 12-3-26 肾纤维肉瘤免疫组化

Ki-67 阳性,×10、S-100 阳性,×10。

九、肾滑膜肉瘤

原发性肾滑膜肉瘤（primary renal synovial sarcoma）临床罕见（图 12-3-27）。

滑膜肉瘤是一种少见的来源和分化方向不明的具有侵袭性、高度恶性的间叶性肿瘤。好发年龄 32~48 岁。原发性肾滑膜肉瘤由 1999 年首先描述并报道，2000 年正式命名。90% 以上的肾滑膜肉瘤患者存在着 18 号染色体和 X 染色体的基因易位 t(X;18)(p11.2;q11.2)，形成 *SYT-SSX* 基因融合，该基因融合是其特征性遗传学改变。

病理特征：通常，肿瘤体积较大，边界不清。肿瘤为实性，切面呈灰红色或灰白色，呈鱼肉状，质地软，伴多区域出血、坏死和囊性变。镜下见瘤细胞呈梭形、束状交错排列，细胞异型，可见核分裂象，部分区域见薄壁血管，肿瘤呈浸润性生长，伴发炎症及坏死、出血；囊性区囊内衬核分裂不活跃的多边形的鞋钉样上皮。组织学上分为 3 类亚型：单相型、双相型和低分化型。

临床表现为腰部酸痛或腰背及上腹部疼痛，血尿。

B 超检查：囊实性肿块，形态不规则，内部回声不均匀，边界欠清晰。CT 显示肾肿块密度不均匀（图 12-3-28、图 12-3-29）。MRI 显示囊实性混杂肿块，肿瘤内可见分隔（图 12-3-30）。影像学检查缺乏特异性，免疫组织化学染色 Vimentin、CD99、Bcl-2 阳性，Ki67 强阳性，确诊需行分子遗传学检测，*SYT-SSX* 融合基因的表达有助于诊断和鉴别诊断（图 12-3-31）。

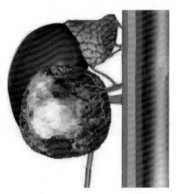

图 12-3-27　原发性肾滑膜肉瘤
示意图

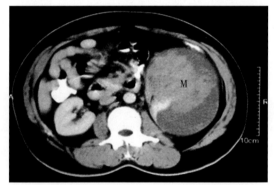

图 12-3-28　原发性肾滑膜肉瘤 CT 征象
肿块 12.8cm×11.7cm，非均质增强。

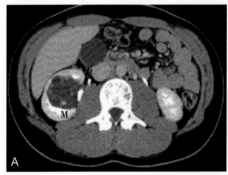

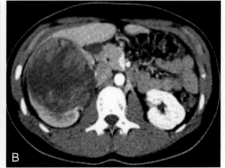

图 12-3-29　肾滑膜肉瘤

A. CT 显示右肾中下极囊实性混杂密度影 5.2cm×3.7cm×3.7cm；B. 3 个月后复查肿块明显增大 9.4cm×9.8cm×8.0cm，边界清晰，密度不均匀。

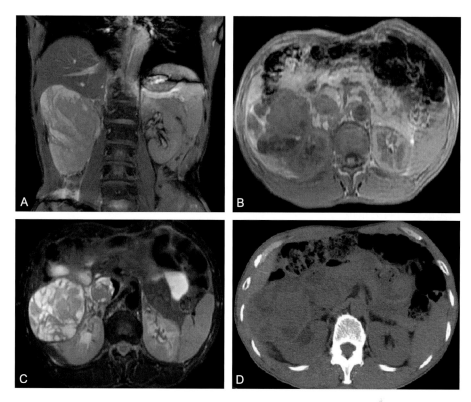

图 12-3-30 右肾囊实性混杂肿块,可见分隔
A. MRI 冠状面 T2;B. MRI 横断面 T2;C. MRI 横断面 T1;D. CT 横断面平扫。

　　本病的临床表现与肾细胞癌相似。超声检查表现与囊性肾细胞癌较为接近,CT 或 MRI 检查难以与肾脏其他实质性肿瘤相鉴别。

　　诊断肾滑膜肉瘤需通过免疫组织化学检查与肉瘤样肾细胞癌、纤维肉瘤、平滑肌肉瘤等梭形细胞肿瘤相鉴别。Bcl-2、CK、CD99、EMA 是比较重要和敏感的标志物,尤其是 Bcl-2 具有重要意义:滑膜肉瘤呈阳性,而平滑肌肉瘤、恶性外周神经鞘膜瘤和纤维肉瘤呈阴性。

　　肾滑膜肉瘤恶性程度高、进展迅速、侵袭性强,预后极差。预后与肿瘤的 TNM 分期分级相关。

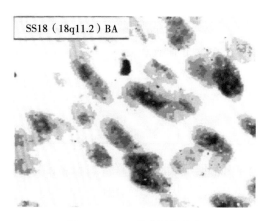

图 12-3-31 荧光原位杂交
SYT(18q11.2)重排阳性。

　　首选根治性肾切除术 + 区域淋巴结清扫术,术后联合化疗和分子靶向治疗可使生存期延长,中位生存期为 38.5(2~90)个月。

十、肉瘤样肾细胞癌(癌肉瘤)

(一) 流行病学

　　原发性肉瘤样肾细胞癌是肾细胞癌的一种特殊类型(图 12-3-32),是来源于肾细胞癌肿瘤组织亚型的一种分化不良的变异类型,并非一个单独的恶性肿瘤类型,而是各型原发肾细胞癌发生高级别转化的部分。Farrow 等 1968 年首次发现并命名为肾癌肉瘤(renal carcinosarcoma),2004 年 WHO 将其归入肾细胞癌范畴,定义为肉瘤样肾细胞癌(sarcomatoid renal cell carcinoma,SRCC)。肉瘤样肾细胞癌生物学行为更具侵袭性,如局部浸润,复发和远处转移等。肉瘤样肾细胞癌的发病率不到泌尿系统恶性肿瘤的 3%,国内外文献仅见散在的病例报道。

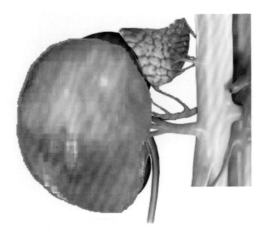

图 12-3-32　肉瘤样癌肾细胞癌示意图

目前,肉瘤样肾细胞癌的发病机制尚不清楚。多认为是由具有多向分化潜能的干细胞在促癌因子的作用下向上皮及间叶组织双向分化的结果,组织学结构酷似软组织肉瘤,但肿瘤组织中无明确的异源性肉瘤成分。

文献报道,约 5%~10% 的肾细胞癌组织中有肉瘤样成分。肉瘤样透明细胞性 RCC 发病率占肾细胞癌组织亚型的 5%~13%,肉瘤样乳头状 RCC 占 2%~7%,肉瘤样嫌色性 RCC 占 9%~13%,未分类 RCC 占 11%~26%,肉瘤样 Bellini 集合管癌占 29%。患者平均年龄 56~61 岁,男女比例为 1.6∶1~2.2∶1。通常,肿瘤组织中有癌和肉瘤的成分,其肉瘤成分要达到一定的比例(一般≥50%)方可诊断为 SRCC,约占肾细胞癌的 1%~5%(表 12-3-2)。诊断时平均年龄为 56~61 岁,男女比例为 1.6∶1~2.2∶1。

表 12-3-2　肉瘤样肾细胞癌组织学来源和发病率(Cohen RJ and BCh,2016)

肾细胞癌病理分类	百分率(%)	肉瘤样肾细胞癌发病率(%)
透明细胞性 RCC	79%~87%	5%~13%
嫌色性 RCC	7%~7.5%	9%~13%
乳头状 RCC	4%~8%	2%~7%
未分类的 RCC	2%~4%	11%~26%
Bellini 集合管癌	2%	29%

此外,横纹肌肉瘤样肾细胞癌较为多见,约占肾细胞癌的 3%~7.5%,常见于透明细胞性 RCC,在乳头状 RCC、嫌色性 RCC 和集合管癌病例中则罕见。平均年龄 60~64 岁,男女比例为 1.4∶1。

(二) 基因突变

由于肿瘤的异质性和复杂性,不同来源的同组织肿瘤其细胞特性不尽相同。遗传学研究表明,肾细胞癌存在多种癌基因和抑癌基因的异常,肉瘤样肾细胞癌基因改变除有原发肿瘤病理组织类型的基因异常外,尚存在不同病理类型肉瘤各自的基因变化,如横纹肌肉瘤样肾透明细胞癌基因突变涉及 3p 和/或 VHL 基因、22 号染色体。80% 的患者存在 22q11.2 染色体易位、纯合性缺失,75% 的病例存在 hSNF5/INI1 抑癌基因突变、失活。近来发现,横纹肌肉瘤样肾透明细胞癌还存在 BAP1 和 PBRM1 基因突变。

文献报道,肉瘤样肾细胞癌或组织中含肉瘤样癌细胞成分,p53 基因突变率为 79%,而透

明细胞中 *p53* 基因突变率仅为 14%。研究发现,肉瘤样肾细胞癌 *p53* 基因突变率明显高于肾透明细胞癌和颗粒细胞癌,可能是肾细胞癌细胞向肉瘤样癌细胞转化的关键因素,*p53* 基因突变可能是肿瘤细胞向恶性进展或具有转移倾向的潜在因素。组织细胞学分析,83% 的病例肉瘤样癌细胞成分中存在复杂的多倍体染色体核型,此与肾细胞癌多倍体或超二倍体 DNA 转化有关。

（三）病理组织学

肉瘤样肾细胞癌肉眼所见:肿瘤外观为不规则圆形或椭圆形肿块,血管丰富;切面呈实质性,肿块与相邻肾实质的界限清楚,往往有假包膜形成。切面呈灰色/白色或黄色,可见出血和坏死(图 12-3-33)。常有灶状液化坏死、囊腔形成。肿块大小各不相同,约 3~25cm;肿块大者,可达 25cm,平均直径 9.2~11cm。肿瘤的一极多残留有少量的正常肾脏组织。往往有明显的侵入肾静脉倾向,并导致肾静脉或下腔静脉癌栓形成。横纹肌肉瘤样肾细胞癌大小约 4~15cm,平均直径 7.5~8.8cm。

光镜下肿瘤组织由癌成分和肉瘤成分构成,2 种肿瘤成分呈独立区域和交错区域分布。癌组织呈乳头状、腺样或巢状结构,癌细胞异型性明显,部分癌细胞胞质透亮,核大、核仁明显,伴明显坏死;肉瘤组织呈席编状、漩涡状排列,肉瘤细胞异型性明显,见较多核分裂象。

免疫组织化学:与癌成分和肉瘤成分有关,可表现为 Keratin、CK、Vimentin 和 EMA 阳性(图 12-3-34)。

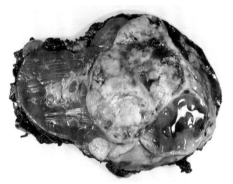

图 12-3-33　横纹肌肉瘤样肾细胞癌

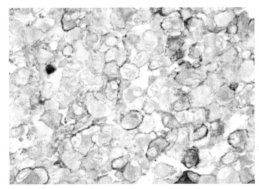

图 12-3-34　免疫组织化学
梭形细胞 EMA 阳性,×40。

横纹肌肉瘤样肾细胞癌镜下肿瘤由经典的肾透明细胞癌区域和横纹肌样瘤区域组成,两者之间相互移行或有纤细的纤维组织分隔。横纹肌样特征的瘤细胞排列成梁索状、腺泡样、器官样或团片状,瘤细胞散在分布;细胞间缺乏黏附性或黏附性差;瘤细胞呈圆形、呈类圆形或多边形,核泡状、偏位,核仁明显;胞质丰富,嗜伊红色,胞质内见红染均质包涵体样物;瘤组织常伴明显坏死。免疫表型:横纹肌样特征的瘤细胞弥漫性表达 vimentin、CD10、CK(AE1/AE3)、EMA;核旁球形小体表达 CD10、CK、EMA、vimentin 较具特征性(图 12-3-34)。Ki-67 在横纹肌样特征区表达明显高于经典型透明细胞癌区,CD34 显示横纹肌样特征区血管较经典型透明细胞癌区明显减少。RCC 中伴横纹肌样特征的瘤细胞较周围经典型瘤细胞 Ki-67 表达明显增高,可能与此类肿瘤临床生物学行为更具侵袭性有关。超微结构观察,43%~50% 的病例可见经典的梭形细胞、核偏位、核仁较突出,并可见异型性较大的奇异核;胞质密集,胞质内见中间丝及圆形不规则形纤维状或轮状小体,电镜下胞质内中间丝及纤维轮状小体是特异性诊断标志。横纹肌肉瘤样肾细胞癌主要见于透明细胞型,应与胞质嗜酸的肾细胞肿瘤和肾恶性横纹肌样瘤等相鉴别。

　　(四) TNM 分期(图 12-3-35,表 12-3-3)

　　肉瘤样肾细胞癌参照肾细胞癌 TNM 分期(UICC,2009)。区域淋巴结为肾门、腹主动脉旁和下腔静脉旁淋巴结,单侧或双侧不影响 N 分期。

　　(五) 临床表现和诊断

　　大多数患者以血尿、腰痛或腹部包块为首发症状,发现时大多数已是晚期,且恶性度高。86%~89% SRCC 患者均有症状,51% 表现为局部疼痛和/或血尿(22%),13%~22% 有区域淋

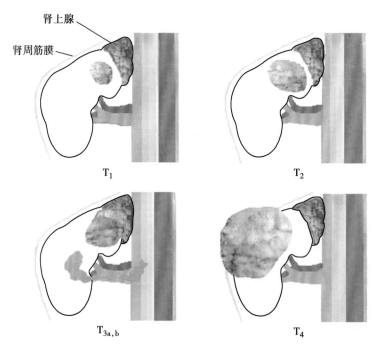

图 12-3-35　肉瘤样肾细胞癌 T 分期

表 12-3-3　肉瘤样肾细胞癌 TNM 分期(UICC,2009)

T_X	对原发肿瘤无法作出评估	N_X	对区域淋巴结无法作出评估
T_0	无原发肿瘤的证据	N_0	未发现区域淋巴结转移
T_1	肿瘤局限于肾脏	N_1	单个淋巴结转移
T_{1a}	≤4cm	N_2	一个以上淋巴结转移
T_{1b}	>4cm,但 <7cm		
T_2	肿瘤局限于肾脏,>7cm	M_0	无远处转移
T_3		M_1	远处转移
T_{3a}	肿瘤侵犯肾上腺或肾周和/或肾窦脂肪,但未超越肾周筋膜		
T_{3b}	肿瘤侵犯肾静脉,横膈膜以下的下腔静脉(IVC)		
T_{3c}	肿瘤侵犯横膈膜以上的下腔静脉或侵犯 IVC 壁		
T_4	肿瘤侵犯超过肾周筋膜		

巴结转移,45%~66% 出现远处转移。Cohen 等统计 37 例横纹肌肉瘤样肾细胞癌,27 例(73%)临床可触及肿块,5 例(14%)有腰痛和血尿。10 例(37%)有淋巴结转移,6 例(22% 有远处转移。)

　　IVU 示左肾影增大,左肾集合系统受压变形、积水或不显影。B 超及 CT 缺乏特异性,仅显示肾实质性占位(图 12-3-36)。MRI 显示肿瘤体积较大,信号明显不均匀。瘤内多发坏死,实性成分 T2WI 呈等或略低信号,增强扫描强化程度低于正常肾实质并呈"花瓣"状及分隔强化,是其诊断要点。

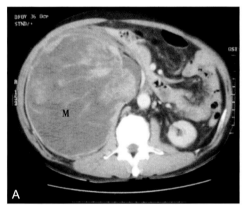
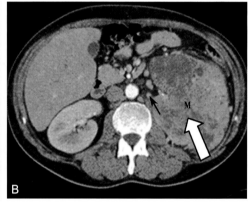

图 12-3-36　原发性肾横纹肉瘤样肾细胞癌 CT 征象

A. CT 显示右肾区巨大肿块(14cm×17cm×19cm),正常肾实质轮廓消失,邻近组织受压变形;B. 左肾占位。

　　临床上须与肾恶性纤维组织细胞瘤、平滑肌瘤、平滑肌血管脂肪瘤、平滑肌肉瘤、横纹肌瘤、横纹肌肉瘤、肉瘤样上皮细胞癌、滑膜肉瘤或孤立性恶性纤维瘤等相鉴别,B 超或 CT 引导下的细针穿刺活检有助于诊断,但最后确定诊断有赖于术后的病理和免疫组织化学检查。

(六) 治疗和预后

　　根治性切除仍然是首选的治疗手段。肉瘤样肾细胞癌具有浸润性生长的生物学特性,恶性程度高,大多数患者对放射治疗和化疗均不敏感,可酌情应用分子靶向治疗或免疫治疗,有一定的效果。

　　临床 TNM 分期、分级、有无淋巴结及远处转移等是影响预后的重要因素。该肿瘤预后差,5 年生存率为 15%~27%,较其他肾细胞癌患者生存期短。80% 患者术后出现局部复发和远处转移,即使采用联合治疗,术后生存率 <1 年,因肿瘤广泛转移而死亡,占肾细胞癌死亡率的首位。无远处转移的患者中位生存期为 35 个月,有远处转移的中位生存期仅 3 个月。43% 横纹肌肉瘤样肾细胞癌患者于确定诊断后 1~36 个月内死亡,高死亡率与横纹肌肉瘤样分化进展有关。

十一、肾透明细胞肉瘤

(一) 流行病学和分子生物学

　　肾透明细胞肉瘤(clear cell sarcoma of the kidney)由 Morgan 和 Kidd 于 1978 年首次报道。

好发于儿童,具有特殊的病理形态。肾透明细胞肉瘤可能起源于肾原始间质细胞,易发生骨转移。该瘤罕见,约占儿童肾恶性肿瘤的 2%~5%,仅次于 Wilms 瘤。发病年龄 2 个月~14 岁,平均年龄 3 岁;大多数发生在 1~4 岁,2~3 岁为高发年龄段。确定诊断的年龄,50% 在 2~3 岁,其中约 5% 已经发生转移。多发于男性(男女 2.04∶1)。成人极其少见,发病年龄 57 岁。

　　肾透明细胞肉瘤表现出独特的肿瘤生物学特性,*p53* 基因位于 17 号染色体,常伴有 *p53* 基因的缺失,75% 未分化肾透明细胞肉瘤组织中 P53 过表达。研究发现,肾透明细胞肉瘤存在 t(10;17)(q22;p13)、t(10;17)(q22;p1) 和 t(10;17)(q11;p12)易位,17p13.3 和 10q22.3 染色体断点。

(二) 病理组织学

　　大体外观肿瘤为囊实性或实性,淡黄色或灰红色,局部可见坏死、出血或囊性变(图 12-3-37);切面呈鱼肉样。肿瘤大小不等,一般为 2.3~24cm,平均 11.3cm。镜下见胞质浅染、核染色质细腻、核仁不清楚的片状瘤细胞。典型的组织学特征表现为卵圆形上皮样或梭形透明细胞排列成巢状或条索状,由众多纤维间质分隔,并伴有特征性的"鸡爪样"小血管。通常,组织形态表现多样,组织亚型结构分型如下:①黏液型;②硬化型;③细胞型;④上皮样型(小梁或腺泡);⑤栅栏型;⑥梭形细胞型;⑦席纹状型;⑧未分化型。其中黏液型相对多见,约占 50%。电镜超微结构显示原始间质细胞特征,细胞外呈丰富的栅栏状,缺乏胶原纤维,偶见间质分隔;可见成纤维细胞或周细胞。免疫组织化学分析,Ⅷ因子相关抗原、上皮膜抗原、肌间线蛋白、S-100、Ⅷa 因子、c-Kit、CEA 和 MAC387 阳性,但均不具有特征性。

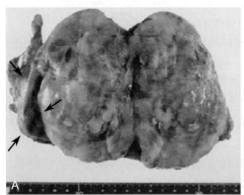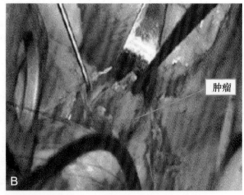

图 12-3-37　肾透明细胞肉瘤

A. 切除标本,左侧肿瘤约 11.0cm × 10.0cm × 8.0cm;B. 术中所见,右侧肿瘤约 10.0cm × 8.8cm。

(三) 临床分期

　　根据肿瘤的大小、区域淋巴结转移、能否完整切除或肿瘤残留以及远处器官转移等情况,参考 NWTS-5 标准进行临床分期(表 12-3-4)。Ⅰ期约占 25%,Ⅱ期 37%,Ⅲ 期 34%,Ⅳ 仅占 4%。双侧性肿瘤罕见。

(四) 临床表现和诊断

　　1. 临床表现　　间歇性血尿、局部腹部隆起,触及腹部肿块。罕见症状:呕吐、高血压。影像学特点:透明细胞肉瘤有较少的特异性表现,难以与 Wilms 瘤鉴别,所以需要组织病理学诊断。相对于 Wilms 瘤,多为单侧;多发生骨转移。

表 12-3-4 肾透明细胞肉瘤临床分期（Seibel N,2015）

分期	依据
Ⅰ期	肿瘤局限于肾实质,肾被膜完整,能完整切除无残留。
Ⅱ期	肿瘤扩散至肾周围组织,肾血管内有癌栓,术前或术中肿瘤被穿刺或肾被膜破裂,但肿瘤能完整切除。
Ⅲ期	腹腔内有非血源性残留
Ⅳ期	肾门或主动脉旁淋巴结链转移;弥漫性腹腔播散,术前或术中散落;腹膜有肿瘤种植;镜检或肉眼有肿瘤残留;局部侵及重要脏器,未能完全切除;血源性肿瘤转移,如肺、骨、肝、脑转移或区域淋巴结转移
Ⅴ期	诊断时为双侧性肿瘤,应按上述标准对每一侧进行分期。

2. 影像学检查

（1）B 超：显示肿瘤边界较清楚,瘤内呈中低混合回声。彩色多普勒血流成像可显示血流信号。

（2）CT（图 12-3-38~图 12-3-40）：肿瘤边界清晰,内部可见坏死和囊变,增强后不均匀强化,容易出现区域淋巴结转移和浸润肾外组织,少数情况可发现血管侵犯。

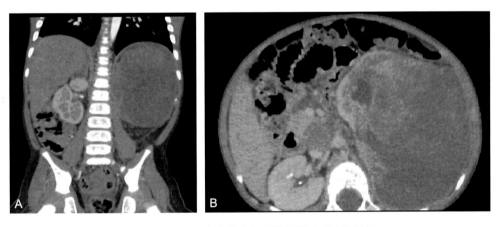

图 12-3-38 2 岁小儿左肾透明细胞肉瘤 CT 平扫

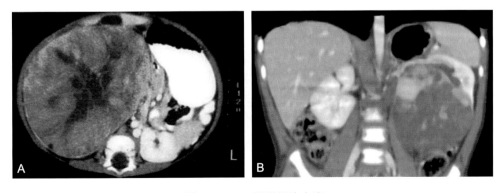

图 12-3-39 透明细胞肉瘤

CT 分别显示右侧、左肾巨大肿块,形态规整,增强后不均匀强化,内见低密度区,与坏死及囊性变有关。

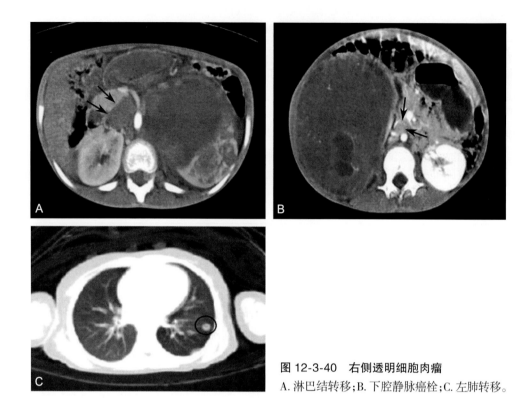

图 12-3-40　右侧透明细胞肉瘤

A.淋巴结转移;B.下腔静脉癌栓;C.左肺转移。

（3）MRI:肿瘤体积较大,正常结构消失,呈分叶囊实性混合信号影,瘤内信号不均匀。增强后病灶强化不均匀,实性部分轻度强化,囊性部分无强化。

3. **鉴别诊断**　肾透明细胞肉瘤需与 Wilms 瘤、原始神经外胚层瘤、肾细胞癌和先天性中胚层肾瘤相鉴别。

4. **转移**　淋巴结转移和骨转移常见,近60%的病例会发生淋巴结转移,骨转移发生率为15%(图 12-3-41);其他转移部位依次为肺、脑、肝、腹腔、腹膜后;不常见的转移部位依次为头皮、硬脊膜外、鼻咽部、颈部、脊椎旁、卵巢、腹壁、腋窝和其他的部位,如眼眶等。文献报道,约20%的病例确定诊断3年后发生转移,有些病例10年后才发生转移。

对诊断不明者,酌情行 B 超或 CT 引导下的细针穿刺组织学检查,最终诊断须依靠病理和电子超微结构检查。

（五）治疗及预后

对于Ⅰ~Ⅱ期肿瘤应手术切除,首选腹腔镜根治性肾切除术 + 淋巴结清扫术。术后辅助化疗(长春新碱、环磷酰胺、多柔比星、依托泊苷),Ⅲ~Ⅳ期的患者应包括卡铂。除Ⅰ期患者外,其余患者均应该进行放疗,并酌情应用分子靶向药物治疗。

年龄和临床分期与生存率有关。肾透明细胞肉瘤预后较差,总生存率57%~88.5%,复发率20%~40%,死亡率高达50%,大多数死于骨转移和广泛转移。

应长期密切随访。一般,第 1 年每 1~3 个月随访 1 次,第 2 年和第 3 年每 3~6 个月随访 1 次,以后每年随访 1 次。

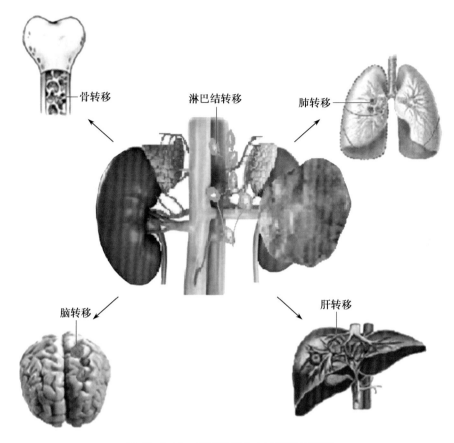

图 12-3-41 肾透明细胞肉瘤转移示意图

十二、肾肉瘤分子靶向药物治疗

近年来,抗肿瘤靶向药物作为新的治疗手段,通过干扰肿瘤发展及其生长所必需的特定蛋白而阻滞肿瘤细胞增殖,成功地应用于软组织肉瘤治疗之中,为肾肉瘤的治疗带来新的契机。目前,分子靶向治疗尚无软组织肉瘤辅助和新辅助治疗指征,主要作为局部晚期无法手术切除或转移性软组织肉瘤的二、三线治疗。

1. **甲磺酸伊马替尼(imatinib mesylate)** 该药是最早用于恶性肿瘤分子靶向治疗,本方法最早、疗效也最为确切。亦可用于骨和软组织肉瘤术前、术后辅助治疗及转移、无法切除的患者,疗效明显。

2. **AP223573** 一种新型 mTOR 抑制剂,可通过 mTOR 抑制肿瘤生长,缩小肿瘤,同时也抑制血管平滑肌细胞的增殖和迁移。2007 年已被美国 FDA 指定为治疗骨及软组织肉瘤。用法:1 215mg,静脉推注 d1~5,每 2 周为 1 周期。总临床获益率为 29%。

3. **贝伐珠单抗(bevacizumab,avastin)** 是世界上第一个批准上市的针对血管内皮因子(vascular endothelial growth factor,VEGF)单克隆抗体,能结合并中和 VEGF 的活性,阻断其活化而产生抗肿瘤作用。DpAdamo 等报道,17 例转移性软组织肉瘤患者用多柔比星治疗失败后应用贝伐珠单抗 15mg/kg,每 3 周 1 次,其中 2 例(12%)部分缓解,11 例(65%)稳定。

4. **索拉非尼(sorafenib)** 索拉非尼具有双重抗肿瘤效应:①通过抑制 RAF/MEK/ERK

信号转导通路,直接抑制肿瘤生长;②通过抑制 VEGFR 和 PDGFR 阻断肿瘤新生血管的形成,间接抑制肿瘤细胞的生长。Maki 等用索拉非尼(400mg,2 次/日)治疗软组织肉瘤,其中 37 例晚期血管肉瘤,完全缓解 1 例、部分缓解 4 例,总有效率 14%;平滑肌肉瘤 37 例中部分缓解 2 例,总有效率 6%。

5. 舒尼替尼(sunitinib)　舒尼替尼是一种多靶点小分子酪氨酸激酶抑制剂,结合了终止向肿瘤细胞供应血液的抗血管形成,和直接攻击肿瘤细胞的抗肿瘤这两种作用机制,显示出了治疗多种软组织肿瘤的潜能。目前,NCCN 已推荐舒尼替尼用于血管肉瘤的治疗。

用法:37.5~50mg(12.5mg/片)口服,每天 1 次,连用 4 周休息 2 周,6 周为一个周期。

6. 帕唑帕尼(pazopanib)　特异性靶向血管生成和肿瘤细胞增殖相关受体的小分子酪氨酸激酶抑制剂,可强效抑制血管内皮生长因子和血小板衍生生长因子受体。该药对平滑肌肉瘤和滑膜肉瘤有效,Ⅲ期随机临床研究证实了其临床效果。治疗组和安慰剂组的无进展生存期分别为 4.6 个月和 1.6 个月。虽然总缓解率仅为 6%,但 67% 的患者病情稳定。

用法:800mg,口服,每天一次。该药是目前唯一取得治疗软组织肉瘤(除脂肪肉瘤和胃肠道间质瘤以外)适应证的分子靶向药物。

7. ET-743　也称 trabectedin 或 Yondelis(曲贝替定),是首个海洋来源抗肿瘤药,为在海鞘中提取的四氢喹啉类生物碱的半合成品,除了可阻滞肿瘤细胞的分化外,还可抑制血管内皮细胞生长因子的分泌及其受体的表达。其可用于进展期、复发性、治疗失败或无法切除、转移性脂肪肉瘤、平滑肌肉瘤、恶性软组织纤维组织细胞瘤等软组织肉瘤,具有一定的效果。用法:1.5mg/m^2,持续 24h 静脉滴注,每个月 1 次,3 次 1 个疗程。

迄今为止,肿瘤靶向药物的临床研究为软组织肉瘤的治疗带来了新的希望,纳米技术靶向治疗肿瘤具有光明的前景。随着不同软组织肉瘤基因组图谱的进一步研究,针对不同类型肉瘤给予不同方案的个体化治疗,必将是未来软组织肉瘤治疗发展的趋势。

(曾 进　袁慧星　宋晓东)

参 考 文 献

[1] CELEBI F,PILANCI KN,SAGLAM S,et al. Primary renal angiosarcoma with progressive clinical course despite surgical and adjuvant treatment:A case report [J]. Oncol Letters,2015,9(6):1937-1939.

[2] AHOMADEGBE C,BENNANI-GUEBESS N,KARKOURI M. Primary renal osteosarcoma:a case [J]. African J Urol,2014,20(4):189-192.

[3] GUPTA M,BAHRI NU,WATAL P,et al. Malignant mesenchymal renal tumor:a rare case of primary renal fibrosarcoma [J]. J Clin Imaging Sci,2013,28(3):52-54.

[4] MOORTHY HK,PILLAI BS and VARGHESE J. Primary renal synovial sarcoma:an oncologic surprise [J]. Oncology,2014,2(5):152-153.

[5] 焦亮,王涌泉. 肾肉瘤样癌研究进展[J]. 临床与病理杂志,2016,36(4):486-491.

[6] CHAPMAN-FREDRICKS JR,HERRERAL,BRACHO J,et al. Adult renal cell carcinoma with rhabdoid morphology represents a neoplastic dedifferentiation analogous to sarcomatoid carcinoma [J]. Annal Diag Patholog,2011,15(5):333-337.

[7] 任志午,王国文. 软组织肉瘤的靶向治疗进展[J]. 中国骨与关节杂志,2015,4(1):38-41.

[8] HIROSE M,MIZUNO K,KAMISAWA H,et al. Clear cell sarcoma of the kidney distinguished from synovial sarcoma using genetic analysis:a case report [J]. BMC Res Notes,2015,8:129-133.

［9］ZEKRI W，YEHIA D，ELSHAFIE MM，et al. Bilateral clear cell sarcoma of the kidney［J］. J Egypt Natl Canc Inst，2015，27（2）：97-100.

第四节 其他少见肾恶性肿瘤

一、原发性肾淋巴瘤

（一）发病情况

肾淋巴瘤分为原发性肾淋巴瘤（primary renal lymphoma）和继发性肾淋巴瘤（secondary renal lymphoma），其中以继发性淋巴瘤常见。

原发性肾淋巴瘤罕见（图 12-4-1），因为肾脏正常情况下不含淋巴组织，但系统性淋巴瘤常累及肾脏。发病机制不明，可能是肾包囊的淋巴组织侵入肾实质所致。文献报道，原发性肾淋巴瘤约占恶性淋巴瘤的 0.1%，结外淋巴瘤的 0.7%，肾肿瘤的 3.0%。多发生于中老年人，以 43~79 岁多见，男性多于女性，儿童罕见。发病部位单侧多于双侧，左侧多见。

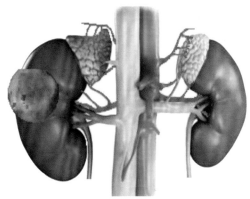

图 12-4-1 原发性肾淋巴瘤示意图

（二）病理和诊断标准

病理类型多为非霍奇金淋巴瘤，少见的为霍奇金淋巴瘤。病理亚型多为低度恶性黏膜相关性淋巴瘤，也可为弥漫大 B 细胞淋巴瘤。细胞类型多为 B 细胞性。细胞形态可为大、中、小和混合细胞型。低度、中度、高度恶性均可呈现。

原发性肾淋巴瘤的诊断标准为：①肾脏内有弥漫大片形态一致的淋巴瘤细胞浸润；②无淋巴结及内脏器官等部位淋巴瘤肾外侵犯的证据；③无白血病性血象及骨髓抑制的表现；④全身浅表淋巴结无肿大；⑤除肾脏及腹膜后淋巴结肿大外，无其他内脏器官淋巴肿物或淋巴结肿大；⑥发现肾脏淋巴瘤至少 3 个月后未发现其他部位淋巴瘤。

（三）临床分期

1989 年在英国 Cotswolds 会议上对 Ann Arbor 分期进行了进一步修改和补充，成为国际公认的恶性淋巴瘤分期标准。目前，肾淋巴瘤尚无标准的临床分期，临床可参照淋巴瘤临床分期（表 12-4-1，Cotswolds 分期，1989）以及恶性淋巴瘤临床分期（表 12-4-2，AJCC，2002）。

表 12-4-1 原发性肾恶性淋巴瘤临床分期（Cotswolds 分期，1989）

分期侵犯范围
Ⅰ期：局限性病变，未侵及区域性淋巴结，可完整切除。
Ⅰ$_A$：肿瘤局限于原发器官。
Ⅰ$_B$：肿瘤超出原发器官，但无区域淋巴结转移。
Ⅱ期：区域性的，即瘤组织已有局部浸润，或局部淋巴结受侵。
Ⅱ$_A$：肉眼能辨认出的肿瘤仍能完整切除，但有显微镜下肿瘤残留。

续表

分期侵犯范围
II$_B$:局部病变完整切除,但区域淋巴结或邻近器官已被侵犯。
II$_C$:肉眼能辨认出的肿瘤及区域淋巴结已切除,但有显微镜下肿瘤残留。
III期:肿瘤未能完整切除或仅作活体组织检查,有肉眼肿瘤残存。
IV期:已有远处转移瘤。

表 12-4-2　恶性淋巴瘤临床分期(AJCC,2002)*

分期	侵犯范围
I期	病变仅累及单一的区域淋巴结或病变仅累及淋巴结以外的单一器官。
II期	侵犯 2 个或 2 个以上淋巴结区域,但均在膈肌的同侧,可伴有同侧的局限性结外器官侵犯。
III期	膈肌上下淋巴结区域均有侵犯,可伴有局限性结外器官侵犯或脾侵犯,或两者均侵犯。
IV期	病变已侵犯多处淋巴结及淋巴结以外的部位。

*.该临床分期仅适用于继发性肾淋巴瘤。

(四) 临床表现

恶性淋巴瘤各期根据患者有无全身症状,分为 A、B 两类:无全身症状为 A 类,有全身症状为 B 类,即淋巴瘤 B 症状:原因不明的发热(连续 3 天体温 >38℃或以上)、6 个月内无其他原因体重减轻超过 10%、盗汗。

临床表现不典型,最常见的症状为腰痛、腰部酸胀,其次为血尿、腰腹部包块,部分患者可伴有如发热、盗汗、体重下降等症状。实验室检查少数可有 LDH 和 β2-MG 升高,随着病情进展可出现肾功能异常,原因可能为肾脏受肿瘤压迫所致。肾间质、肾小球内及肾小管等受到浸润,症状酷似肾实质性疾病。

(五) 诊断

B 超多表现为均匀的实质性低回声或者无回声,回声后方增强或无改变,钙化少见(图12-4-2),常被误诊为囊肿。

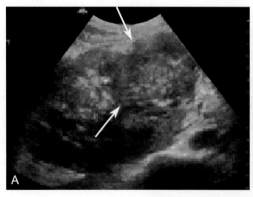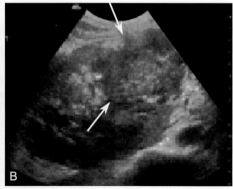

图 12-4-2　原发性右肾淋巴瘤 B 超图像
A.左肾增大,回声不均匀;B.右肾下极可见肾窦脂肪浸润,并可见低回声肿块。

CT 表现主要包括多发病灶、单发病灶、腹膜后淋巴结直接蔓延、肾周淋巴瘤、肾脏弥漫性浸润和肾窦累及。多发病灶是最常见的表现形式,约占 50%~60%,其次是腹膜后淋巴结直接蔓延,占 25%~30%,单发病灶占第三位,占 10%~25%,肾周淋巴瘤、肾脏弥漫浸润和肾窦累及相对少见。CT 平扫病灶密度稍高于正常肾实质(图 12-4-3)。

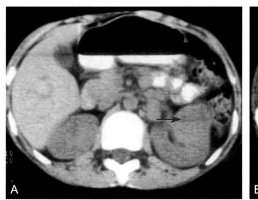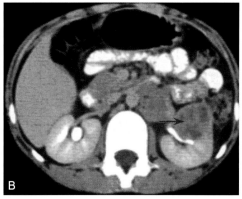

图 12-4-3　肾淋巴瘤 CT 征象

MRI 平扫 T1WI 上呈低信号到中等信号,T2WI 上与肾皮质相比呈低信号或者同等信号。增强扫描强化不明显,低于正常肾实质(图 12-4-4)。其他特点包括肾血管的狭窄、闭塞和血栓形成少见,肾盂积水少见,缺少中央坏死。

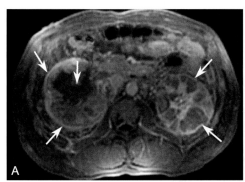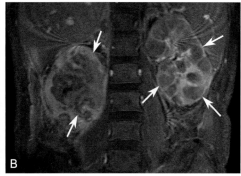

图 12-4-4　原发性右肾淋巴瘤 MRI 图像
A. T1 加权像有强化;B. 右肾下极肿块轻度强化,不均匀高信号,肿块内可见坏死。

^{18}F-FDG PET/CT 可准确显示肾肿瘤患者局部病变及远处转移。对可疑肾淋巴瘤及肾转移瘤患者应行 ^{18}F-FDG PET/CT 显像,以明确分期并寻找原发灶(图 12-4-5)。

鉴别诊断需与肾细胞癌、慢性炎症、Wilms 瘤、神经母细胞瘤等疾病相鉴别。最终诊断依靠病理和免疫组织化学检查(图 12-4-6)。

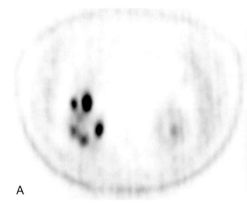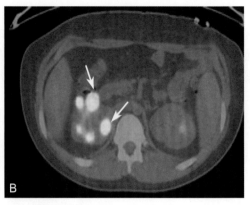

图 12-4-5　原发性右肾淋巴瘤(B-细胞淋巴瘤)FDG PET/CT 图像

显示右肾多发性病灶。

(六) 治疗和预后

双侧病变首选化疗,即使早期出现肾功能不全,化疗依然可获得良好疗效。

对于早期发现的单侧病变,行根治性肾切除后辅助化疗和放射治疗,并巩固化疗 2 年以上。单侧肾脏弥漫性浸润无法行根治性手术者,单纯化疗不能达到完全缓解,但化疗后评估疗效以决定是否可以施行手术治疗。原发灶切除不彻底或者局部复发者,可术后行局部放射治疗,以减少局部复发的机会。

目前,CHOP(环磷酰胺 + 多柔比星 + 长春新碱 + 泼尼松)是原发性肾淋巴瘤化疗的标准方案,化疗后 3 年生存率为 41%。利妥昔单抗与 CHOP 联合应用的远期疗效令人期待。

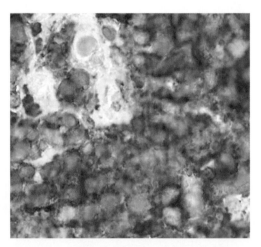

图 12-4-6　原发性右肾淋巴瘤(B-细胞淋巴瘤)免疫组织化学(穿刺获得标本)

CD20、CD45、CD10 阳性,×200。

目前,IFN 治疗原发性肾淋巴瘤较为有效。对低度恶性非霍奇金淋巴瘤有效率为 40%~50%,对中度和高度患者疗效较差,有效率分别为 33% 和 14%。

预后极差。中位生存率为 8 个月~16 个月,1 年死亡率高达 75%。

二、原发性肾浆细胞瘤

(一) 发病情况和肿瘤分类

髓外浆细胞瘤(extramedullary plasmacytoma,EMP)是一种少见肿瘤,在浆细胞恶性肿瘤中约占 3%。肾浆细胞瘤(renal plasma cell tumor)是一种异常浆细胞单克隆细胞增殖性疾病,起源于骨髓的一种原发性的和全身性的恶性肿瘤,临床罕见(图 12-4-7)。来源于 B 淋巴细胞,具有向浆细胞分化的性质。在 Kiel 和 REAL 分类中浆细胞瘤其归入非霍奇金淋巴瘤,

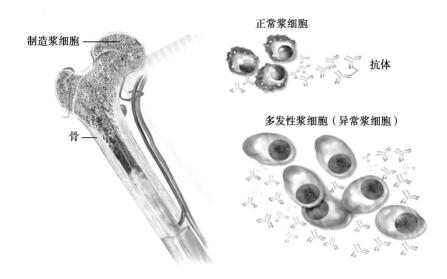

图 12-4-7 多发性骨髓瘤起源示意图

根据原发部位分为下列几种类型:①多发性骨髓瘤(multiple myeloma);②孤立性骨浆细胞瘤(solitary plasmacytoma of bone);③髓外浆细胞瘤(extra-medullary plasmacytoma)。确定诊断时,37% 患者年龄 <65 岁,37% 患者年龄 >75 岁,26% 患者年龄在 65~75 岁之间,平均年龄 55 岁。髓外浆细胞瘤四分之三的病例累及男性。

目前,病因尚不明确。现人类仅知一些易患因素,如高剂量的电离辐射,慢性抗原性物质刺激和病毒感染,家族遗传因素也有报道。研究证实,浆细胞瘤患者存在 13 号染色体缺失、染色体 1p 短臂、染色体 14q 短臂缺失以及染色体 19p 短臂和 1q 缺失。在浆细胞瘤的进展中 IL-6 是主要的生长因子。

(二)病理组织学、临床分期

大体观察,肿瘤呈灰色或红色,质软。切面常有出血、囊性变及坏死改变。镜下见肿瘤细胞形态与浆细胞相似,细胞嗜碱性,胞浆丰富,色深染,核多为圆形或卵圆形,偶见核分裂象,部分细胞核内可见明显核仁。

临床分期:Ⅰ期:局限于原发部位;Ⅱ期:区域淋巴结转移;Ⅲ期:远处转移。

(三)临床表现、诊断和诊断标准

临床表现无特异性,可有间歇无痛性肉眼血尿(40%)、腰腹部肿块(60%)、腰部疼痛(20%),与肾细胞癌临床表现相似。最常见的合并症是肾脏损害,表现为肾功能不全。

B 超显示肾脏实性低回声光团,边界清晰,边缘不光整。彩色多普勒血流显像(CDFI)周边见血流信号。CT 扫描肿瘤边界清楚,增强后显示不均匀中、重度强化(图 12-4-8)。CTA:肾动脉增粗,为病灶供血;肿块常包绕肾动静脉分支。本病易误诊为肾细胞癌。鉴别诊断要点:①肾浆细胞瘤 CT 强化的"快进快出"方式不如肾癌典型;②肾浆细胞瘤侵犯下腔静脉、肾静脉以及淋巴结转移较肾细胞癌少见。确定诊断有赖于病理和免疫组织化学。

髓外浆细胞瘤的诊断标准:①穿刺活检显示浆细胞单克隆增殖组织结构;②骨髓浆细胞浸润 <5%;③全身骨骼系统的临床及影像检查正常或其他组织无浆细胞瘤累及的证据;④没有浆细胞瘤造成的高钙血症或肾衰竭;⑤血清 M 蛋白缺乏或低下。

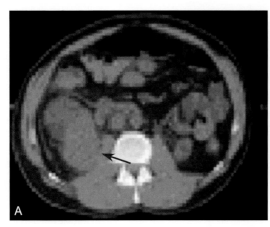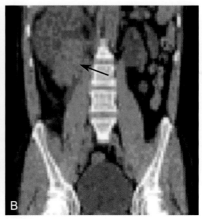

图 12-4-8 原发性肾浆细胞瘤 CT 征象

右肾实质内肿块,密度与肾实质相仿。

(四)治疗和预后

原发性肾浆细胞瘤首选根治性肾切除术,预后较好。预后与下列因素有关:①浆细胞瘤病理类型;②肿瘤分期;③免疫球蛋白(抗体);④某些基因改变;⑤肾功能不全;⑥对最初治疗的反应或肿瘤复发。文献报道,髓外浆细胞瘤进展至多发性骨髓瘤约 11%~30%,10 年总生存率为 70%;局部复发 <5%,远处转移 <30%。Alexiou 等分析了 721 例髓外浆细胞瘤患者的预后因素,治疗后 64.7% 无复发,21.2% 局部复发,14.1% 的患者进展为多发性骨髓瘤。

术后需密切观察,长期随访。

三、原发性肾血管周细胞瘤

(一)发病情况

血管周细胞瘤(hemangiopericytoma),又称血管外皮细胞瘤,是一种少见的血管软组织肿瘤(图 12-4-9),1942 年由 Stoul 和 Murray 首先报道。原发性肾血管周细胞瘤(primary hemangiopericytoma of the kidney)是罕见的恶性肿瘤,来源于间叶组织,起源于环绕毛细血管的 Zimmerman 外皮细胞。多为单发,但转移性肿瘤易多发。

发病年龄为 15~68 岁,男、女发病率无明显差异。可发生局部扩散和远处转移,血行转移多于淋巴转移,常见的转移部位是肺部。该肿瘤生物学行为难以预测,其恶性程度同样不可预测。

(二)病理组织学

大体外观,肿瘤边界清楚或者有薄薄的包膜,很少与周围组织粘连,肿瘤大小从 1.5~25cm 不等。有时可在肿瘤主体的周围发现小的卫星结节灶。显微镜下典型表现为增生的梭形血管周细胞间有大量鹿角状毛细血管。瘤细胞紧贴血管壁呈放射状或环绕血管成束状排列,但肿瘤细胞在大小和形状上有很大

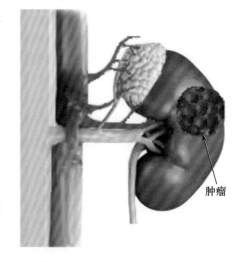

肿瘤

图 12-4-9 原发性肾血管周细胞瘤

的差异,从圆形到纺锤形(图 12-4-10)。免疫表型 CD3438(+)、CD34(+)为 90%~95%、CD997(+)为 70%,不同程度表达 EMA、Bcl-2 和 SMA,偶见 S-100、CK、desmin 局灶弱阳性。

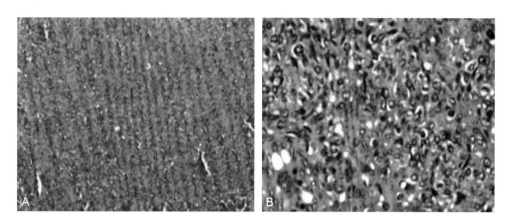

图 12-4-10　原发性肾血管周细胞瘤

A. 肿瘤血管丰富,血管腔呈裂隙状或鹿角状,肿瘤细胞核分裂不明显,HE×100;B. 肿瘤由卵圆形和梭形肌样细胞组成,围绕肿瘤血管呈同心圆或放射状生长,细胞质呈嗜酸性,HE×400。

(三) 临床表现和诊断

临床没有特异性的症状和体征,多数患者表现为腰腹部无痛性包块,其他症状包括腰痛、血尿、高血压和低血糖等。血尿多为肿瘤侵及肾盂、肾盏所致,低血糖可能与肿瘤所致的糖代谢异常有关,高血压可能是肿瘤产生肾素引起。一般术后症状会缓解。

影像学检查无特异性。CT 通常表现为一直径较大的肿物,形态规则或呈分叶状,边缘光整,境界清楚。内部密度不均,可伴有钙化和坏死,增强扫描呈不均匀强化(图 12-4-11)。MRI 检查无明显优势,实

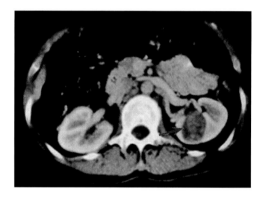

图 12-4-11　原发性肾血管周细胞瘤(肿块呈不均匀增强)

质部分信号不均匀,T1WI 多呈低或等信号,T2WI 呈等或略高信号,可见较明显强化。

鉴别诊断需要排除肾纤维组织细胞瘤、血管平滑肌脂肪瘤、肾滑膜肉瘤、肾血管肉瘤以及肉瘤样肾细胞癌等。确定诊断有赖于病理和免疫组织化学检查。

(四) 治疗和预后

首选后腹腔镜或开放性根治性肾切除术,术后可辅助化疗和局部放射治疗,但放疗和化疗均无明显效果。可酌情应用分子靶向药物治疗,pazopanib(帕唑帕尼)有潜力给晚期肾血管周细胞瘤患者提供较好的治疗效果,200mg/每天 1 次,严重肝功能损害者不宜使用,服药期间注意复查肝功能。

预后较差,组织学类型和肿瘤大小是仅有的预后因素,其恶性程度不可预测。Enzinger和 Smith 研究发现,0~3 个核分裂象/10HPF、≥4 个核分裂象/10HPF 的 10 年生存率分别为

77% 和 29%;肿瘤伴有坏死和无坏死者的 10 年生存率分别为 81% 和 29%;肿瘤 <6.5cm 和 >6.5cm 患者的 10 年生存率分别为 95% 和 63%。

所有患者术后均需要密切随访。

四、肾转移瘤

(一)流行病学

肾转移瘤是一种较常见的肾脏恶性肿瘤。肾脏血运丰富,是转移肿瘤的好发部位(图 12-4-12)。肾实质血管丰富,血流量大,为恶性肿瘤细胞的转移提供了有利条件。除肺、肝、骨和肾上腺以外,肾是第 5 个转移瘤的好发部位。主要转移途径为血行转移,10% 为淋巴转移及毗邻器官肿瘤直接浸润。肾转移性肿瘤多在尸检时发现,发现率为 7%~20%,是原发性肾细胞癌的 2 倍。

文献报道,肾转移瘤可为一侧肾转移(图 12-4-12),但常为双侧多发小肿瘤(图 12-4-13),临床发生率为 7%~13%,发生肾转移的肿瘤依次为肺癌、乳腺癌、胃癌、卵巢癌、黑色素瘤、结肠癌、食管癌、肝细胞癌、绒毛膜癌、肾上腺皮质癌、肾盂肿瘤、生殖细胞肿瘤和对侧肾细胞癌等,其中以肺癌肾转移多见。白血病和淋巴瘤的恶性细胞可侵袭双肾,使得肾脏变大。转移性肿瘤多发生在肾皮质内,很少侵犯集合系统。

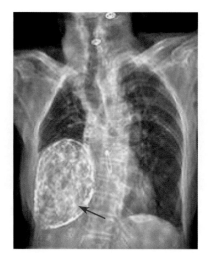

图 12-4-12　肺癌右肾转移

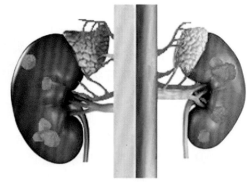

图 12-4-13　双侧肾多发性转移瘤

(二)肿瘤转移相关基因

侵袭性是恶性肿瘤的重要特征,肿瘤的侵袭、转移包括细胞黏附能力下降、穿破基底膜进入血液循环、逃避监视及在远处部位生长。研究发现,许多癌基因与肿瘤的转移有关,*ras* 和 *myc* 基因家族、突变型 *p53* 基因的异常表达以及多种肿瘤转移相关基因的表达异常或协同作用与肿瘤的转移均有一定的相关性。研究证实,*PIPP*、*AKT1* 共同参与了癌症的扩散。肿瘤转移相关基因(*MTA1*)是最受关注的肿瘤转移相关基因之一,参与信号转导与基因的表达,通过调控一系列与浸润和转移有关的蛋白,在癌细胞侵袭和转移过程中发挥重要作用。近期研究表明,*MMP-10* 的过度表达与人类大肠癌、黑色素瘤、乳腺癌、肾恶性肿瘤和前列腺癌组织中干细胞样的肿瘤细胞转移和归巢行为密切相关。

（三）临床诊断

临床上常遇到肾转移性肿瘤与原发性肾肿瘤的鉴别诊断问题，尤其是与孤立性肾肿瘤的鉴别诊断较为困难。后者主要以原发性肿瘤引起的症状和体征为主；肾转移性肿瘤50%~70%无临床症状或症状隐匿，仅少数病例可出现血尿、腰痛等症状。蛋白尿阴性或不明显，除非发生并发症，如高尿酸血症肾病、高钙血症、细菌感染等，血尿素氮或肌酐水平很少升高。晚期出现恶病质。

目前，影像学检查是诊断肾转移性肿瘤的主要方法。静脉尿路造影（IVU）可显示肾盏因弥漫性浸润而伸长变窄。B超和MRI检查均与原发肾细胞癌不易鉴别（图12-4-14）。CT不仅可以发现较小病变，还能准确评估病变的范围、有无浸润或转移以及其他脏器的情况。一般肾转移性肿瘤可为单侧或双侧病变，常为双侧病变。转移性肿瘤体积小、多位于肾脏边缘、少外凸、低密度、形态多不规则，增强后轻度均匀强化。临床上肾转移性肿瘤的CT表现可呈多样化，缺乏特异性，其征象与原发肿瘤密切相关。某些病例周边有"毛刺样"改变，较易与原发性肾细胞癌相鉴别，但难以与原发性肾淋巴瘤相鉴别。其他部位的恶性肿瘤若出现肾实质性病灶时，应考虑到肾转移瘤的可能。此外，尚需与肾脓肿、原发性肾鳞癌、肾平滑肌肉瘤相鉴别。[18]F-FDG PET CT 有助于诊断（图12-4-15）。诊断有疑问时，可酌情行B超或CT引导下穿刺活检组织学检查，最终明确诊断须依靠病理和免疫组织化学检查。

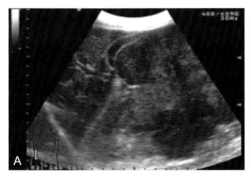
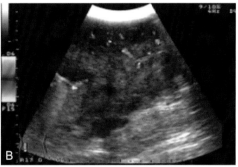

图 12-4-14　B超显示右肾轮廓不清晰，肿瘤占据整个右肾区

（四）治疗

增强对肾转移性肿瘤的认识是提高诊断水平的关键，临床上对原发部位恶性肿瘤进行诊疗时应重视对肾脏的评估。肾转移性肿瘤的出现，预示着原发肿瘤已属晚期，失去治愈机会的可能，预后不佳。应根据原发肿瘤的特性选择不同的治疗方案，目的在于缓解症状，延长生存期。对于孤立性肾转移性肿瘤，如果身体情况尚可，可考虑行肾转移灶切除术或根治性肾切除术，术后依据原发灶病理性质采取相应的

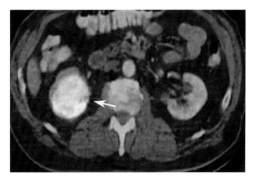

图 12-4-15　甲状腺癌右肾转移瘤
^{18}F-FDG PET/CT 显示 FDG 高摄取。

治疗措施。分子靶向治疗对转移性肾肿瘤有一定的疗效,尤其是多处转移者,应以分子靶向药物治疗为主,如索拉非尼、舒尼替尼、依维莫斯等,同时酌情辅助化疗或放疗(图 12-4-16)。

　　肾转移瘤应主要针对原发肿瘤进行全身治疗,手术切除难度很大,通常较少采用。目前主要应用的治疗方法为综合疗法,根据原发肿瘤的部位及肿瘤发展状况进行治疗方法案的选择。例如原发性肺小细胞癌转移到肾脏可先主要针对肺小细胞癌进行化疗,而肾脏部位的转移瘤则可以选择干扰素等进行治疗。原发性直肠癌转移到肾可先针对肠癌进行局部放射治疗,同时用干扰素针对肾转移瘤进行免疫治疗或分子靶向药物治疗(图 12-4-16,图 12-4-17)。

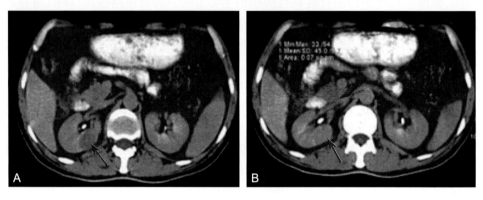

图 12-4-16　肺癌肾转移
A. 治疗前;B. 治疗后。

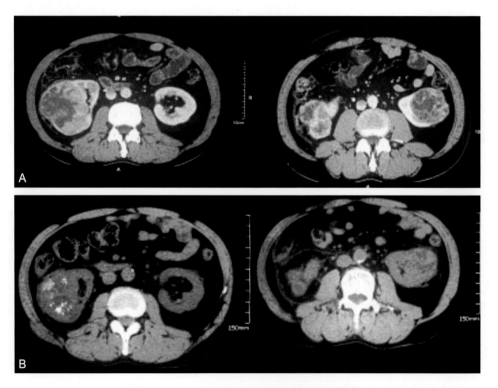

图 12-4-17　胰腺癌肾转移舒尼替尼治疗前后
A. 治疗前;B. 4 疗程后。

许多癌症的转移为治疗增加了新的障碍。近期的研究发现，癌细胞会借助血管等在体内移动，而体内 *fad104* 基因具有遏制癌细胞转移或者转移速度的功能。这一发现有助于进一步弄清癌细胞转移的分子机制，有望推动开发新的治疗药物(图 12-4-18)。此外，心房钠尿肽(atrial natriuretic peptide，ANP)激素不仅能保护血管，还有助于遏制所有种类的癌细胞转移。

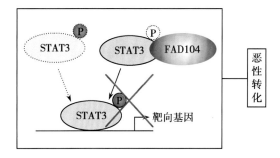

图 12-4-18　*FAD104* 基因与细胞移动等有关，有遏制癌细胞转移的功能

（五）预后

目前，90% 以上的恶性肿瘤患者，死于肿瘤的扩散、转移。恶性肿瘤患者一旦出现肾转移，其生存期相当有限。抗转移治疗措施的缺乏，是肿瘤患者致死的主要原因。

五、原发性肾神经内分泌癌

（一）肿瘤分型和发病情况

神经内分泌癌是一种生物学行为不定的肿瘤，可发生于全身各处。2010 年 WHO 肾脏肿瘤分类标准将其分为 4 型：①神经内分泌肿瘤 G_1 类癌，属于高分化肿瘤；②G_2 神经内分泌癌(小细胞或大细胞神经内分泌癌)，属于中度分化或低分化肿瘤；③混合性神经内分泌癌：神经内分泌癌可与其他肿瘤并发，如尿路上皮癌、腺癌和鳞状细胞癌；④部位特异性和功能特异性神经内分泌肿瘤；根据肿瘤发生的部位和该类肿瘤是否有功能，将其分为功能性神经内分泌肿瘤和非功能性神经内分泌肿瘤。G_2 神经内分泌癌较神经内分泌肿瘤 G_1 类癌更为少见，恶性程度高，早期常侵犯周围组织和发生远处转移，常见的转移部位依次为肝、骨、肺和脑(图 12-4-19)。

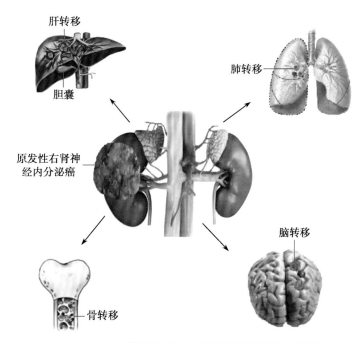

图 12-4-19　原发性肾神经内分泌癌及其转移示意图

原发性肾脏神经内分泌癌（primary neuroendocrine carcinoma of the kidney）是分化差的上皮性肿瘤，伴有神经内分泌分化，发生率占肾脏上皮性恶性肿瘤不足 1%，临床较罕见。起源尚不清楚。目前，一致认为可能是起源于肾实质、肾盂黏膜内的肽能神经元和神经内分泌细胞的异质性肿瘤，这些神经内分泌细胞不仅可来源于神经嵴外胚层，也可来源于内胚层和中胚层的多能干细胞，在特定的情况下向小细胞癌分化。原发性肾小细胞癌可以发生于肾实质，也可发生于肾盂。发生于肾盂的小细胞癌常可伴发其他类型的肿瘤，如尿路上皮癌、腺癌和鳞状细胞癌等。部分病例可侵犯肾周脂肪及周围组织，约 18% 发生淋巴结转移，约 14% 的病例发生类癌综合征。患者年龄 35~68 岁，平均 49 岁，大多数发病年龄约 50 岁。男性和女性发病率无明显差异。

（二）分子生物学

原发性肾神经内分泌癌患者存在 *p53* 基因丢失（图 12-4-20），3p25.3、3p27.3、5q31、6q21、7p11.2、8q24.1、11q13.2、11q13.2、14q32 基因突变；*myc* 基因扩增，3p21 染色体端粒区存在 *D3F15S2* 基因的杂合性缺失。

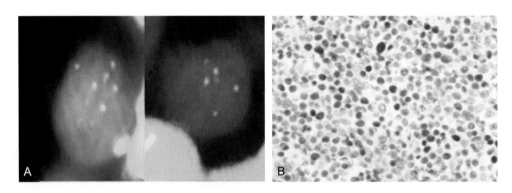

图 12-4-20　原发性肾神经内分泌癌
A. *p53/α17* 基因丢失（α17= 绿色、p53= 红色）基因丢失；B. 肿瘤细胞显示 P53 核免疫反应性。

（三）病理组织学和 TNM 分期

肿瘤大小 2.5~20cm 不等，平均 10.5cm，大多数患者肿瘤较大。肿瘤呈实性，灰白色或灰黄色伴坏死；可伴有局灶性出血、坏死或钙化；有些病例肿块穿透被膜，累及肾周脂肪组织，脉管内见癌栓，肾盂可见癌累及。

肿瘤主要由分化差的小圆形或梭形细胞构成，呈片状、巢状或小梁状排列。其间可见广泛坏死，肿瘤细胞质稀少，细胞核仁不明显，核分裂象易见。

免疫组织化学：肿瘤细胞弥漫表达 CK（AE1/AE3）、突触素（Syn）、嗜铬粒蛋白（CgA）、CD56、CD99 和神经元特异性烯醇化酶（NSE），其中 Syn、CgA 是比较敏感的标记物，特异性分别为 100% 和 97.2%。

TNM 分期见肾细胞癌和肾盂肿瘤（AJCC，2009）。

文献报道，原发性肾脏神经内分泌癌约 86.1% 的患者均为临床Ⅳ（$T_4N_1M_0$）和Ⅲ期（$T_{3b}N_2M_0$）肿瘤，早期病例 I（$T_1N_0M_0$）和Ⅱ期（$T_2N_0M_0$）仅占 13.9%。

（四）临床表现和诊断

43% 的患者无症状。有症状者多为血尿、腰痛及体重减轻。腰痛最为常见（100%），其次是腹痛(50%)、体重减轻(50%)、肉眼血尿(37.5%)、腰腹部可触及肿块(37.5%)。

B 超显示均质低回声光团;CDFI:内部可见少量点状血流信号。CT 显示肾实质类圆形等密度影、增强后肿瘤有不均匀强化(图 12-4-21)。确诊依赖于形态学特征及免疫组织化学(图 12-4-22,图 12-4-23)。

(五)治疗和预后

目前,尚未制定统一的治疗标准。早期病例选择根治性肾切除术 + 区域淋巴结清扫术,首选后腹腔镜手术,术后酌情辅助化疗、免疫治疗或分子靶向治疗。

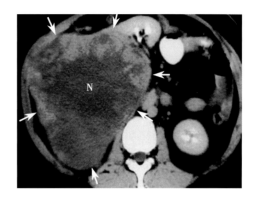

图 12-4-21 原发性肾小细胞性神经内分泌癌
CT 显示增强后不均匀强化,可见大片状坏死。

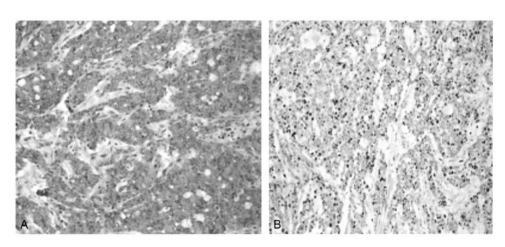

图 12-4-22 免疫组化图
A. 原发性肾大细胞神经内分泌癌:Syn 阳性,×400;B. 60% 肿瘤细胞 MIB-1 核阳性,×200。

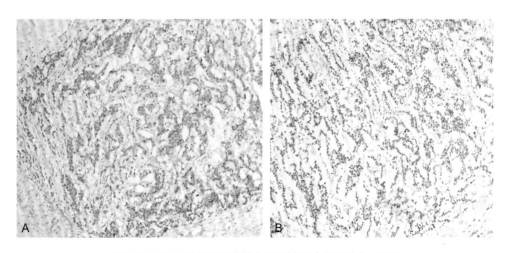

图 12-4-23 原发性马蹄肾小细胞神经内分泌癌(×200)
A. NSE 弱和局灶性阳性;B. CD99 强阳性,×200。

预后与肿瘤分期、分级密切相关。该肿瘤预后不良,肿瘤进展迅速,容易早期发生局部复发和远处转移。患者平均生存时间6.9~31.6个月,平均9.9个月,大多数病例在1年内死亡。而且,与选择的治疗方案无关。手术并不能延长生存时间,行患肾切除术仅仅有助于减轻症状。

术后应长期随访。

六、肾原始神经外胚叶瘤

(一) 流行病学和分子生物学

1975年,Seemayer等首次描述肾原始神经外胚叶瘤(primitive neuroectodermal tumors of the kidney,图12-4-24)。2000年WHO分类将其归属于神经系统胚胎类肿瘤,组织学分级为Ⅳ级,生物学行为高度恶性。在WHO(2016版)中枢神经系统肿瘤分类中,原始神经外胚叶瘤为一独立的类型。原始神经外胚叶肿瘤是由原始神经上皮衍生的较原始的恶性肿瘤,根据发生部位不同原始神经外胚叶瘤分为两种类型:中枢性和外周性,将起源于外周神经系统的称为外周性原始神经外胚叶肿瘤(peripheral primitive neuroectodermal tumors)。肿瘤多发生于躯干,四肢和中轴软组织包括胸壁、脊柱旁和腹膜后腔等,少数患者发生于肾脏、肾上腺、输尿管、膀胱、脾、胰腺、肺、纵隔、前列腺、睾丸、精索、卵巢、阴道、子宫、消化道及大脑等。肾原始神经外胚叶瘤罕见(图12-4-24),仅见个案报道,其形态学、免疫组织化学和分子遗传性特点与其他器官的原始神经外胚叶肿瘤相似。

该瘤发病年龄4~69岁,平均28岁,多见于青年人,男、女性比例为1.5∶1。近年来,分子生物学的发展揭示了肾原始神经外胚叶瘤是与Ewing肉瘤和Askin瘤属于同一家族的相关肿瘤,具有共同特异性的 *EWSR1* 基因特征,即t(11;22)(q24q12)、t(21;22)(q22;q12)、t(7;22)(p22;q12)和 *EWS/FLI-1* 基因融合(图12-4-25,图12-4-26), *EWS/FLI-1* 是特异性的基因标记物。此外,肾原始神经外胚叶瘤尚存在 *MIC2* 基因突变, *P53* 基因阴性。

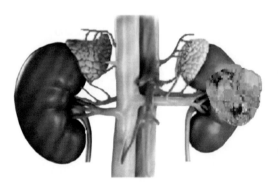

图12-4-24　肾原始神经外胚叶瘤示意图

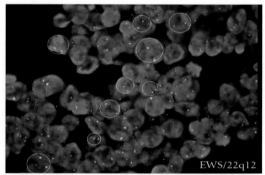

图12-4-25　肾原始神经外胚叶瘤
EWSR1 基因融合、易位。

(二) 病理组织学

一般,肿瘤较大,可侵犯肾周围脂肪和肾窦脂肪。切面呈淡黄色、灰白色或岛屿状褐色,质脆,鱼肉样,有局灶性出血、坏死(图12-4-27)。镜下见肿瘤由小圆细胞组成,可见融合性或细丝网状坏死,常见Homer-Wright菊形团。

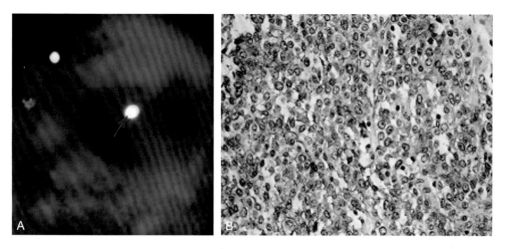

图 12-4-26　肾原始神经外胚叶瘤
A. FISH 显示 *EWS-FLI1* 基因融合；B. 肿瘤细胞 *MIC2* 基因强阳性。

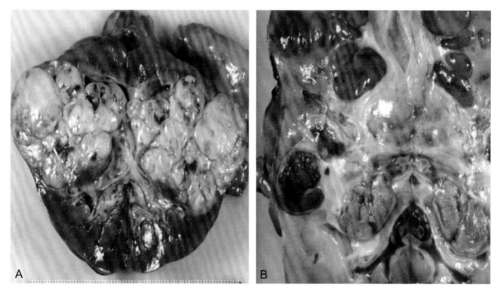

图 12-4-27　肾原始神经外胚叶瘤大体标本和剖面图

　　免疫组织化学显示 CD-99、NSE、Vimentin、CD56 阳性，Ki-67 显示高增殖率，有助于诊断（图 12-4-28，图 12-4-29）。

　　病理学上其需要与下列肾肿瘤相鉴别：

　　1. 肾母细胞瘤　多见于儿童，CD99 表达阴性，而 WT1 阳性、EWS/FLI-1 阴性。

　　2. 肾横纹肌样瘤　瘤细胞弥漫或呈巢状及片状，由多少不等的纤维组织分隔，瘤细胞大部分呈多边形、圆形，细胞质丰富，嗜酸性（如成横纹肌细胞的细胞核周围常有界限相对清楚的淡染区，核大偏位，瘤细胞内可见嗜酸性透明球状包涵体），且绝大多数病例呈 Vimentin、CK 和 EMA 表达阳性，而 CD99 表达阴性，EWS/FLI-1 阴性。

　　3. 非霍奇金淋巴瘤　缺乏瘤细胞形成分叶状或巢状特点，淋巴细胞标志物阳性和

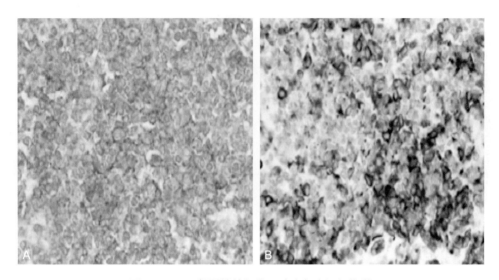

图 12-4-28 肾原始神经外胚叶瘤免疫组织化学
A. CD-99 强阳性,×200;B. Vimentin 强阳性,×200。

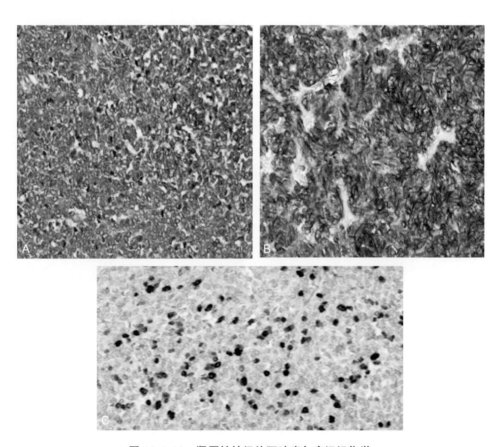

图 12-4-29 肾原始神经外胚叶瘤免疫组织化学
A. NSE 强阳性,×50;B. CD56 强阳性,×50;C. Ki-67 显示 30% 高增殖率,×50。

EWS/FLI-1 阴性可确诊。

4. **肾成神经细胞瘤(神经母细胞瘤)** 一般可见菊形团结构和瘤细胞间粉红染色的纤维的神经原纤维,常见钙化或神经节分化,瘤细胞可呈神经元特异性烯醇化酶(NSE)和神经微丝等阳性,但 CD99 呈阴性,EWS/FLI-1 阴性。

5. **分化差的肾神经内分泌癌** 瘤细胞形态一般为小圆形,细胞大小比较一致,细胞核染色质呈细颗粒状,CD99 阴性,EWS/FLI-1 阴性。

6. **肾促纤维增生性小圆细胞肿瘤** 肿瘤位于腹腔,多见于儿童和青少年,典型的病理形态为由小细胞构成细胞巢,巢之间有丰富的结缔组织宽带,肿瘤细胞表达上皮、间叶和神经等多种抗原以及 WT1,但 CD99 阴性,EWS/FLI-1 阴性。

7. **其他** 尚需与小细胞肾恶性黑色素瘤、分化差的肾滑膜肉瘤和间叶软骨肉瘤等相鉴别。

（三）临床分期

目前,肾原始神经外胚叶瘤没有独立的临床分期系统。主要根据肿瘤的大小、区域淋巴结转移、能否完整切除或肿瘤残留以及远处器官转移等情况对该类肿瘤进行临床分期,临床 TNM 分期参考原发性肾肉瘤样癌 TNM 分期(表 12-4-3,图 12-4-30)。

表 12-4-3 肾原始神经外胚叶瘤 TNM 分期(UICC,2009)

T_x	对原发肿瘤无法作出评估
T_0	未发现原发肿瘤
T_1	肿瘤≤5cm,局限于肾脏内
T_2	肿瘤>5cm,局限于肾脏内
T_3	无论肿瘤大小,伴有肾脏外局部浸润,但未侵犯邻近器官 *
T_4	无论肿瘤大小,肿瘤侵犯邻近器官 *
N_x	对区域淋巴结转移无法做出作出评估
N_0	无区域淋巴结转移
N_1	区域淋巴结转移 *
M_0	无远处转移
M_1	远处转移
临床分期	
Ⅰ	$T_1N_0M_0$
Ⅱ	$T_2N_0M_0$
Ⅲ	$T_{1\sim2}N_1M_0$ 或 $T_3N_0M_0$
Ⅳ	$T_3N_1M_0$ 或 $T_4N_{0\sim1}M_0$ 或 $T_{1\sim4}N_{0\sim1}M_1$

注:邻近器官包括:肾上腺、横膈膜、下腔静脉、胰腺和肝脏;区域淋巴结为肾门、腹主动脉旁和下腔静脉旁淋巴结,单侧或双侧不影响 N 分期。

（四）临床表现和诊断

早期无明显的症状和体征,肿块较大时可出现腰、腹部痛、间歇性肉眼血尿、腰腹部肿块等。

　　B超示肾实性回声团块,内回声强弱不等(图 12-4-31)。CT 检查示肾区巨大软组织肿块影,其内密度不均,可见液化坏死区,肿块与周围软组织分界不清,肾盂、肾盏受压(图 12-4-32)。MRI 可显示肾巨大软组织肿块影,T2 加权像为不均匀中-高信号(图 12-4-33)。

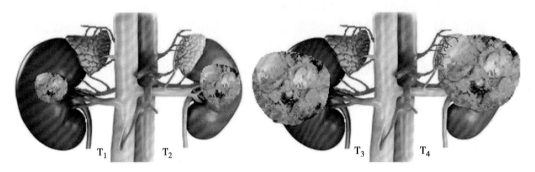

图 12-4-30　肾原始神经外胚叶瘤 T 分期

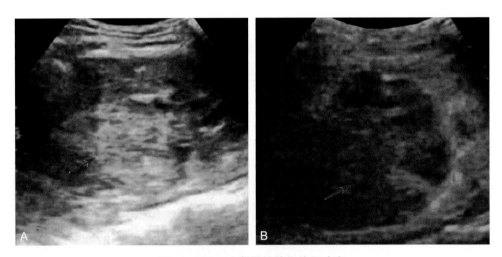

图 12-4-31　左肾原始神经外胚叶瘤

B超显示左肾肿块,约 8.0cm×8.5cm。

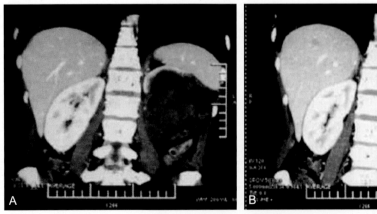
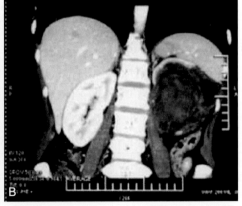

图 12-4-32　左肾原始神经外胚叶瘤

CT 显示左肾肿瘤,约 8.0cm×8.5cm,肿块向内推挤致肾盂明显变窄,强化不明显。

影像学检查不具有特异性,难与肾脏其他肿瘤相鉴别。最终确定诊断依靠免疫组织化学和基因检测,EWS/FLI-1 阳性有助于诊断和鉴别诊断。

该肿瘤具有高度侵袭性,早期即可发生淋巴结、肺、肝、下腔静脉癌栓形成、骨及骨髓等转移(图 12-4-34),其中下腔静脉癌栓的发生率约 12.5%。Seth A 等报道,下腔静脉癌栓的发生率高达 50%(图 12-4-35)。

(五)治疗和预后

治疗包括手术、化疗和放射治疗。肿瘤局限者首选腹腔镜根治性肾切除术、区域淋巴结清扫术。伴下腔静脉癌栓者,宜同时行下腔静脉切开取栓术(图 12-4-35);毗邻器官侵犯者,应将受累器官一并切除。术后可辅助化疗、放射治疗,但外周性原始神经外胚叶瘤对放、化疗均不敏感,可酌情选择应用分子靶向治疗。

预后主要取决于病理分期、分级以及是否有肿瘤残留。文献报道,肾原始神经外胚

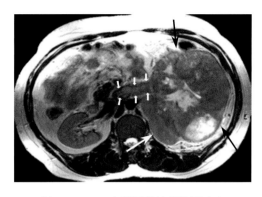

图 12-4-33　左肾原始神经外胚叶瘤
MRI 显示左肾巨大肿瘤,肾静脉和下腔静脉癌栓。

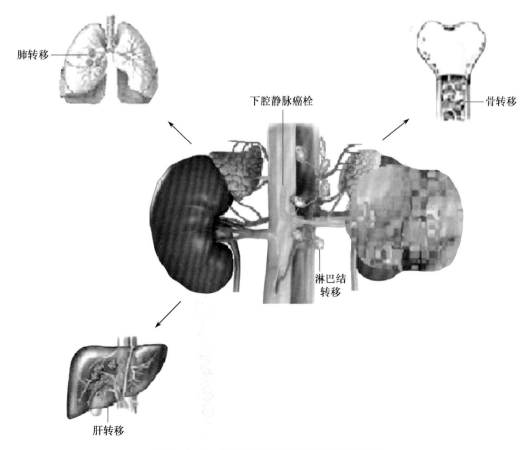

肺转移

下腔静脉癌栓

骨转移

淋巴结转移

肝转移

图 12-4-34　肾原始神经外胚叶瘤转移示意图

叶瘤 78% 患者肿瘤局限于肾,5 年生存率约 60%~70%。发生转移者预后不佳,总的治愈率为 20%;29% 肿瘤进展患者生存期为 7~29 个月。术后最短生存期为 3 个月,平均生存期为 16.8 个月。Casella R 报道,5 年生存率约 45%~55%。Thyavihally YB 等报道,中位生存期为 40 个月,3 年、5 年生存率分别为 60% 和 42%。Seth A 等报道,术后总生存率为 45 个月,3 年、5 年生存率分别为 66% 和 44%。Karne 等报道,肾原始神经外胚叶瘤下腔静脉癌栓患者术后生存率仅 2 年。大多数学者认为,合理、积极的综合治疗有助于改善预后。

术后应长期密切随访。

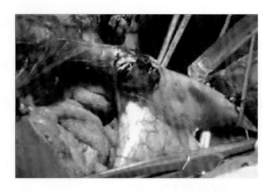

图 12-4-35　左肾原始神经外胚叶瘤肾静脉、下腔静脉癌栓取出术

（曾　进）

参 考 文 献

［1］ GANESHAN D,IYER R,DEVINE C,et al. Imaging of primary and secondary Renal lymphoma［J］. 2013, 201（5）:712-719.

［2］ HEHER EC,RENNKE HG. Kidney disease and multiple myeloma［J］. CJASN,2013,8（11）:2007-2017.

［3］ LEE SJ,KIM ST,PARK SH,et al. Successful use of pazopanib for treatment of refractory metastatic hemangiopericytoma［J］. Clin sarcoma Res,2014,（4）:13-16.

［4］ COCHETTI G,PUXEDDU P,ZINGARO MD,et al. Laparoscopic partial nephrectomy of thyroid cancer metastasis:case report and review of the literature［J］. OncoTargets and Therapy,2013,6:355-360.

［5］ KATOH D,NISHIZUKA M and IMAGAWA M. FAD104,a regulator of adipogenesis and osteogenesis,interacts with the C-terminal region of STAT3 and represses malignant transformation of melanoma cells［J］. Biol Pharm Bull,2016,39（5）:849-855.

［6］ DVORACKOVAAJ,MACAKA J,BRZULAA P,et al. Primary neuroendocrine carcinoma of the kidney［J］. Biomed Pap Med,2013,157（3）:257-260.

［7］ LOUIS DN,PERRY A,REIFENBERGER G,et al. The 2016 World Health Organization classification of tumors of the central nervous system:a summary［J］. Acta Neuropathol.2016,131（6）:803-820.

［8］ SAWAZAKI H,SENGIKU A,IMAMURA M,et al. A spontaneously ruptured primitive neuroectodermal tumor of the kidney:a case report and treatment strategy［J］. Internat Cancer Confer J,2015,4（1）:22-25.

［9］ SETH A,MAHAPATRA SK,NAYAK B,et al. Primitive neuroectodermal tumors of kidney:our experience in a tertiary care center［J］. Indian J Cancer,2016,53（1）:109-112.

第五节　良性肾肿瘤

随着现代影像学的发展,越来越多的肾脏良性肿瘤被检出。良性肾肿瘤的临床表现多是隐匿性的,预后良好。

肾脏的良性肿瘤主要包括血管平滑肌脂肪瘤、海绵状或毛细血管血管瘤、肾素瘤（球旁细胞瘤)、嗜酸性粒细胞腺瘤、后肾腺瘤、脂肪瘤、纤维瘤、平滑肌瘤、多小叶囊性肾瘤以及一系列起源于肾脏包膜和肾窦结构的良性肿瘤。

一、肾血管平滑肌脂肪瘤

(一) 发病情况

肾血管平滑肌脂肪瘤(renal angiomyolipoma,RAML)亦称错构瘤(hamartoma),起源于肾间质细胞,是肾脏最常见的良性肿瘤。随着医学影像学的发展和人们对健康体检的重视,其检出率也逐渐升高。文献报道其发生率为0.3%~3%,约占肾肿瘤的8.7%~29.4%。

近年来,倾向于认为肾血管平滑肌脂肪瘤为单一组织来源的肿瘤,与胚胎组织发育异常畸形有关,可能来自血管周围的上皮样细胞,与X染色体失活、突变或基因的杂合性丢失有关。

肾血管平滑肌脂肪瘤可以是独立的疾病,也可以伴有结节性硬化。研究认为80%为散发型,与遗传无关,其余20%与结节性硬化和散发型淋巴管肉瘤有关。40%~50%的结节性硬化(tuberous sclerosis)可同时伴有肾血管平滑肌脂肪瘤,此系一种常染色体显性遗传疾病。患者面部有蝴蝶状皮脂腺瘤,其他器官如脑、眼、骨、心、肺亦可发生此瘤。患者大脑发育迟缓,智力减退,有癫痫发作。伴有肾结节性硬化者往往为双侧多发性;如不伴有肾结节性硬化,则病变常为单侧与单个病变。我国绝大多数肾血管平滑肌脂肪瘤患者不伴有结节性硬化,80%为女性,发病年龄20~50岁,常见于40岁以上。

肾血管平滑肌脂肪瘤为良性肿瘤,对于是否恶变尚有争议。国外有关肾血管平滑肌脂肪瘤恶变的报道相对较多,Boorjian等认为RAML不会造成恶性损害。Oesterling等认为,不管肾血管平滑肌脂肪瘤有无恶变,均不会发生转移和复发。

(二) 病理

肿瘤呈圆形或卵圆形,向四周扩张性生长,有出血、坏死、囊性变、钙化等存在。切面颜色因脂肪成熟程度、血管壁厚度、平滑肌多少,可呈现黄色或灰色,局部可有浸润。病理切片检查由血管、脂肪、平滑肌三种基本成分组成,不同患者三种成分的比例不尽相同,临床上易误诊为肾脂肪肉瘤。但无肉瘤样变,亦无转移。

(三) 诊断

临床上分为两种类型,一种是与遗传有关的多发性结节性硬化的双侧肾血管平滑肌脂肪瘤,特点为双侧多发病灶,发病年龄轻,合并智力发育迟缓,面部蝴蝶状皮脂腺瘤等。另一种不伴有多发性结节性硬化,单侧发病,早期多无症状,不少患者在体检时偶然发现肿块。当肿瘤增大造成压迫、坏死,肿瘤内出血或肿瘤破裂出血方出现症状。主要症状为腰痛或腹部慢性胀痛、钝痛或隐痛,甚至为绞痛,以及血尿、腹部包块,亦可伴有贫血,发热等。临床上不乏因肿瘤自发性破裂,腹腔内出血,休克而作为急腹症就诊者。

术前明确诊断较为困难,如有结节硬化症存在易与肾细胞癌鉴别。KUB和IVU征象与肾细胞癌无明显区别,其诊断有赖于B超、CT扫描等特殊检查。

1. **B超** B超和彩色多普勒超声(CDFI)表现为强回声,边界清晰,后方无声影,这一特点与CT扫描中的极低密度影形成鲜明的对比,是诊断肾血管平滑肌脂肪瘤的重要依据(图12-5-1)。

2. **CT** CT扫描有以下特征(图12-5-2):①瘤体界限清楚,包膜完整;②瘤体密度不均

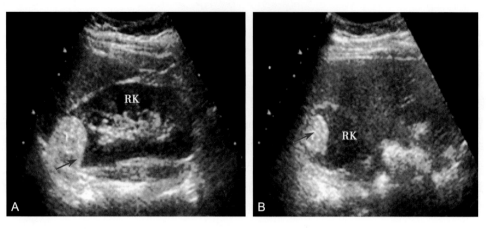

图 12-5-1 右肾血管平滑肌脂肪瘤

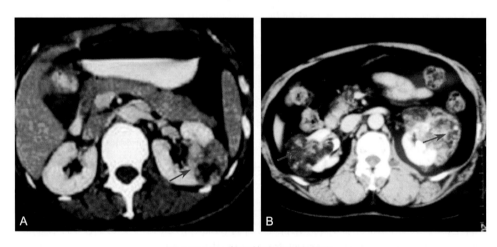

图 12-5-2 肾血管平滑肌脂肪瘤
A. 左肾；B. 双肾。

匀,CT 为负值,即脂肪组织的特点,表现为极低密度和软组织影的混合体,典型者呈网状结构,依此特点可和其他肾肿瘤相鉴别;③增强扫描时瘤体包膜和软组织影可以有轻微增强改变,但 CT 值低于正常肾组织密度。

3. 肾动脉造影 肾动脉造影有不规则的肿瘤血管,多数为小动脉瘤,无肾癌常见的动静脉瘘或血管湖征象,且常为多中心和双侧病变。

4. MRI 检查 对于 B 超及 CT 诊断困难的病例可以进行 MRI 检查。由于含有脂肪,血管平滑肌脂肪瘤在 T1 和 T2 像均表现为高信号,而 T1 像脂肪抑制时为低信号(图 12-5-3)。但乏脂肪血管平滑肌脂肪瘤则与其他肿瘤难以鉴别。

(四) 治疗

肾血管平滑肌脂肪瘤是肾脏的良性肿瘤,通常不会发生转移,但其进行性生长会破坏正常肾组织,损害肾功能。此外由于肿瘤血管不成熟,组织结构较脆,在轻微外力作用下即可发生破裂。一旦发生这种情况,绝大部分患者面临需要急诊行血管介入栓塞治疗甚至被迫切除肾脏的结局,严重时甚至会危及患者生命。

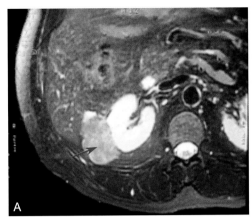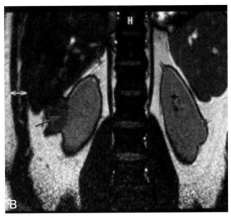

图 12-5-3 右肾血管平滑肌脂肪瘤（MRI）

治疗取决于术前诊断并根据肿瘤的大小决定手术与否,若患者为结节性硬化,双肾均有肿瘤时,应避免手术,宜采用保守治疗。肿瘤≤4cm者不予手术,可定期随访;肿瘤>4cm者,则应积极治疗,治疗时应尽量保留健康肾组织,一般不宜行肾切除术。目前其治疗方式有选择性肾动脉栓塞、射频消融、冷冻治疗、保留肾单位手术。对术前不能除外恶性病变者,应手术探查并在术中行快速冰冻切片检查,如果证实有恶性变者应行根治性肾切除术。

1. 选择性肾动脉栓塞 随着介入器械的进步与治疗技术的日渐成熟,目前肾血管平滑肌脂肪瘤破裂出血的首选方法是选择性肾动脉栓塞。栓塞治疗的效果肯定,可最大化地保留功能肾单位,在阻断肿瘤营养血管的同时又保持了正常肾组织的血液灌注,患者能够最大程度地获益。一般认为,肿瘤直径>4cm,且肿瘤生长比较快时,可以考虑选择性动脉栓塞治疗;即使没有破裂出血,亦可首选选择性肾动脉栓塞治疗,目的在于防止肿瘤发生破裂出血。若为双侧病变要更多地考虑尽量保留有功能的肾单位,通常采用肾动脉栓塞治疗。

2. 冷冻治疗 近年来随着冷冻探针的发展与应用,冷冻消融逐渐应用于肾肿瘤的治疗。冷冻探针作用于肿瘤可直接使细胞死亡,或者间接依靠融解期再灌注损伤导致肿瘤组织凝固性坏死。用于治疗肾血管平滑肌脂肪瘤效果理想。此种治疗方法需在超声或CT的监测下完成,常采用的途径有开放手术、腹腔镜及经皮途径。经皮途径冷冻治疗创伤小、并发症发生率低、安全性高,能更大程度地保留有功能的肾单位,尤其能让孤立肾患者获益。

3. 射频消融 射频消融是一种以能量为基础的消融技术,利用高频电流使分子摩擦生热,从而使蛋白变性、脂质溶解,细胞膜的完整性被破坏。近年来被应用于肾血管平滑肌脂肪瘤的治疗。射频消融途径有开放手术、腹腔镜及经皮途径三种。临床上应用最广泛的是超声或CT引导的经皮途径。分析显示经皮射频消融治疗肾血管平滑肌脂肪瘤的疗效与外科手术相当,且并发症发生率低,安全性高。相比外科手术,射频消融具有并发症发生率低、住院时间短及治疗费用少等优点。无论是冷冻消融还是射频消融,近期疗效均满意。但因缺乏长期疗效评价,所以与手术相比究竟是哪种治疗疗效最佳,临床上有待进一步研究证实。

4. 保留肾单位手术 早期明确诊断是保存正常肾实质功能,减少肾切除率的关键,保留肾单位手术最大的优点就是能够完全切除肿瘤。肿瘤直径<5cm可行肿瘤剜除术,尤其

是在肾脏边缘的肿瘤;但有的肿瘤包膜不明显,形态不规则,边界不清,肿瘤剜除术比较不安全,可以行肾部分切除术。

目前大部分的肾血管平滑肌脂肪瘤选择保留肾单位手术都可在腹腔镜下完成,与传统开放手术相比创伤小,恢复快。尤其是机器人辅助腹腔镜技术的开展,使手术更简单,应用更广泛。

5. 瘤体较大或出血严重保守治疗无效者,可行肾切除术。

（五）预后

预后良好,值得注意的是,该瘤有侵犯多器官、组织的可能,因此不论患者是否接受手术治疗,均应长期随访观察,每半年至 1 年复查 B 超或 CT。

二、肾血管瘤

（一）发病情况

肾血管瘤是一种罕见的先天性血管畸形,是胚胎期血管形成过程中的发育异常所致,起源于血管内皮或淋巴管。1867 年由 Virchow 首次在尸检中发现,尸检中肾血管瘤的发生率 <0.1%。

肾血管瘤可发生于任何年龄,以 30~40 岁多见,其发病率女性多于男性,为 2~3∶1。与种族及肾脏位置无关。体积通常较小,单侧多发,双侧者占 12%。常伴有脑、肝、骨或大肠血管瘤。

血管瘤最常见于肝脏,其次为肾脏,两者可伴发。肾血管瘤多数为单侧,多数从肾髓质发生,位于黏膜下,可伴有其他部位的血管瘤。

（二）病理

良性肾血管肿瘤分为多种,其中以海绵状血管瘤和毛细血管状血管瘤最多见,占 50%以上,以肾海绵状血管瘤居多。

由病变部位血管或淋巴管聚集增生而形成肿瘤样结构,可以压迫周围组织,但不会与周围血管相通。因此,不会像恶性肿瘤样侵犯邻近组织,所以为良性肿瘤。虽然为良性肿瘤,但仍有恶性病变的可能。一般,病变多数在髓质黏膜下,瘤体小的如针尖,较大者直径可超过 10cm。

肾血管瘤根据显微镜下覆以上皮的腔隙大小,可分为海绵状血管瘤和毛细血管状血管瘤,前者为大间隙,后者为小间隙。海绵状血管瘤较为多见,多数为柔软的海绵状,暗红色无明显包膜的软组织肿物。大体标本多为海绵状暗红色质软的肿块,镜下可见上皮细胞组成的各种形状的空腔,腔内充满红细胞和小栓子,无明显完整包膜,但周围结缔组织受压可形成假包膜。毛细血管状血管瘤通常较小,不易发现,有毛细血管样血管,含有一层内皮细胞。

（三）诊断

肾血管瘤一般为良性,多发生在肾乳头,有时可侵犯肾实质。该病在临床上可无任何症状,仅在尸检时发现。

有症状者多为腹痛、血尿,血尿可轻可重,通常为间歇性肉眼血尿,常由肾盂、肾盏上皮破溃与瘤组织沟通、感染、血流障碍及外伤引起上皮血管破裂所致。血块通过输尿管时可有肾绞痛发作,与尿路结石不易鉴别。无痛性肉眼血尿须与肾细胞癌或肾盂肿瘤鉴别,选择性肾动脉造影或 CT 扫描有助于诊断。IVU 有时可因血块显示边缘光滑的充盈缺损,与肾盂肿瘤相似,须予以鉴别。

1. B超(图 12-5-4A、B)　肾血管瘤在超声上多呈强回声团,内质均匀,边界清晰,无包膜,无透声晕,后方无声影,但常与肾窦高回声相混,不易鉴别。瘤体大者可见肾形态失常,又常因出血使肾窦分离,肾窦内出现点状低回声或弱回声团块,易误认为肾盂肿瘤。肾血管瘤也有呈低回声的,颇似小肾细胞癌,应密切随访复查以便与小肾细胞癌相鉴别。虽然超声对诊断肾血管瘤缺乏特异性,但超声对本病与肾恶性肿瘤的鉴别有一定帮助。一般肾的良性肿瘤以其边界清,团块体积小,内部更多见高回声或强回声为主要特征,与肾恶性肿瘤有较明显的区别。对于直径 1cm 以上的团块状血管瘤,超声多普勒能了解血流分布及流速等情况,但如果瘤体体积较小者,可能无明显的阳性发现。由于肾血管瘤在超声上无典型特征性表现,缺乏特异性,在临床应用上必须与其他影像学检查联合应用。

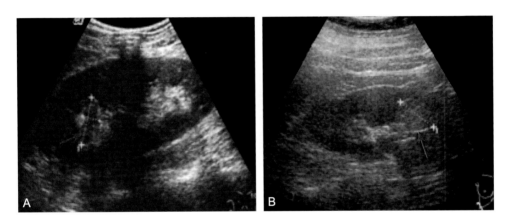

图 12-5-4　肾血管瘤

A. 右肾海绵状血管瘤;B. 肾窦内示圆形略高回声团,界限清晰。

2. CT　CT 检查在诊断软组织肿瘤方面比较有优势。因此,可通过 CT 检查来对肾血管瘤进行诊断(图 12-5-5)。在平扫下,肾血管瘤密度为与正常肾实质密度相近或略高于肾实质密度,其边缘清楚锐利,有时肾血管瘤周边可见弧形钙化影,强化扫描下,肾血管瘤可有不规则的明显均匀性强化,高于肾实质而等同于动脉,可见同侧血管增粗并与肾血管瘤相连,

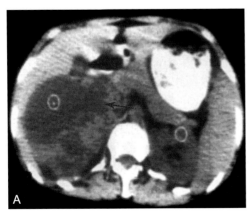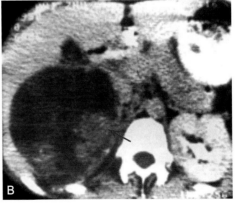

图 12-5-5　右肾海绵状血管瘤,增强后肿块强化

肾盂肾盏及肾实质呈受压改变。有关文献报道平扫呈等密度,增强扫描呈结节状团块状强化为肾血管瘤的典型表现。在 CT 检查中应注意肾血管瘤与肾细胞癌的鉴别,肾细胞癌平扫常为低密度,增强扫描可有轻度增强,对伴有坏死、出血、囊变的肾癌,表现为密度不均,且无结节状团块状强化。

3. 肾动脉造影　选择性肾动脉造影被认为是诊断肾血管瘤的金标准,能够准确显示肾动脉细小分支(图 12-5-6)。肾血管瘤表现特征为:团块状致密血管影或扭曲的细小血管分支,动脉期肾血管瘤血管呈迂曲团状的快速充盈,无明显占位效应;动脉后期可见血管呈局限性迂曲团和异常走向的输出静脉的提早充盈;静脉期造影剂退出慢于正常血管,静脉后期病灶更为明显。

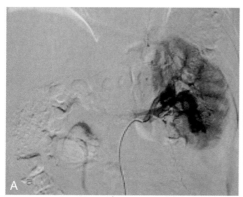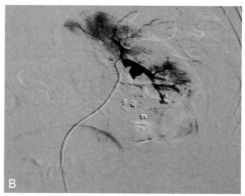

图 12-5-6　左肾血管瘤
A. 栓塞前;B. 栓塞后。

另外,由于它的检查步骤及方法的特殊性,肾动脉造影检查也可为肾血管瘤的治疗(选择性动脉栓塞)创造条件。

4. 膀胱镜检查　出血期时,肾血管瘤一侧输尿管口可见喷血。

(四) 鉴别诊断

临床上应与下列疾病相鉴别:①创伤、手术、穿刺、肿瘤引起的动静脉瘘;②肾细胞癌、脂肪肉瘤、肾梗死、嗜酸细胞腺瘤和肾血管平滑肌脂肪瘤等。凡 40 岁以下间歇性肉眼血尿患者,如能除外肾肿瘤和尿石症,应想到肾血管瘤的可能,选择性肾动脉造影有助于确诊。

(五) 治疗

治疗取决于其血尿的严重程度,根据血管瘤所在的部位、大小等选择相应的治疗方法。如果确诊为血管瘤且出血不严重时,可考虑应用止血药物和逆行输尿管插管用 1% 硝酸银或去甲肾上腺素溶液冲洗肾盂,亦可局部应用凝血酶或止血纱布。

目前,随着微创时代的到来,对肾血管瘤的治疗主张采用介入治疗方法,以达到姑息性或根治性的目的。临床中可以通过肾动脉造影确诊的同时,采用永久性栓塞剂,如记忆合金弹簧圈等,超选择性肾动脉栓塞肿瘤血管。选择性动脉栓塞治疗具有创伤小,效果可靠,术后并发症少等优点,是目前首选的治疗方法。通常,肾小动脉超选择性栓塞没有痛苦。然而,根据栓塞区的大小或多或少会出现肾梗死灶,但尚未见到栓塞术后有高血压的文献报道。鉴于栓塞剂有反流的危险,对于较大血管瘤行栓塞术前必须准确估计栓塞剂的需要量。

对于出血严重而选择性动脉栓塞治疗失败者,手术治疗是最有效的方法。若血管瘤位于肾脏的一极可行部分肾切除术;对病变范围大,以上处理不能控制而对侧肾功能正常者,可考虑行患肾切除。

三、肾球旁细胞瘤

(一) 病理

肾球旁细胞瘤(juxtaglomerular cell tumor,JGCT)属于罕见的良性血管外皮细胞瘤,亦称肾素瘤(reninoma)、Robertson—Kihara 综合征,1967 年由 Robertson 等首先报道。肾球旁细胞瘤起源于球旁器,故分泌肾素。肿瘤一般较小,直径 <3cm。瘤体里灰白微蓝色,局限于肾包膜。病理检查:肿瘤细胞排列致密,大部分呈实体片块,少数有管状结构,有丰富的血管窦,周围有结缔组织包膜;细胞呈多边形,核呈圆形或卵圆形,染色质匀细,胞质丰富,颇似血管外皮细胞。免疫荧光研究,胞浆内有许多含有肾素的胞浆颗粒。

(二) 诊断和鉴别诊断

多见于年轻人,发病高峰在 20~30 岁,男女发病比率为 1:1.9。临床表现为难以控制的高血压、低钾血症、高醛固酮症及高肾素血症,其高血压以舒张压升高为主,最高可达 150mmHg,肿瘤大小与高血压程度没有相关性。

B 超检查多表现为肾脏低回声实性灶,部分病例呈等回声或高回声改变。当肿瘤较小时 B 超可能会漏诊。CT 平扫时肿瘤为等密度或低密度,肿瘤往往位于肾实质内,且体积较小,CT 增强是最有价值的定位诊断方法。增强扫描后肿瘤在动脉早期无明显强化,在静脉期和延迟期可轻到中度强化(图 12-5-7)。静脉期肿瘤 CT 值高于动脉早期,对肿瘤显示较清楚。

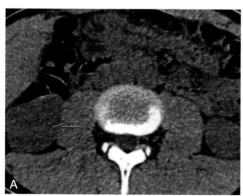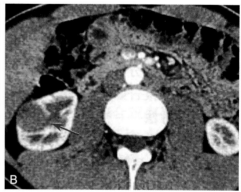

图 12-5-7 右肾球旁细胞瘤,增强后均匀轻度强化

由于肿瘤体积小,临床表现特殊,诊断较为困难,容易误诊为原发性醛固酮增多症,且多以原发性醛固酮增多症而施行肾上腺手术。肾球旁细胞瘤血浆肾素活性水平升高,同侧肾静脉血测定肾素活性水平常数倍于健侧,病变位于肾脏;而原发性醛固酮增多症血浆肾素活性水平低于正常,病变位于肾上腺。

此外,尚须与肾动脉狭窄相鉴别。肾动脉狭窄亦可表现为高血压、低钾血症、高肾素血症、高醛固酮症。但肾动脉狭窄血浆肾素活性水平稍升高或不升高,而肾球旁细胞瘤的血浆肾素活性水平可高于正常 1~8 倍。去氧皮质酮试验有助于两者的鉴别诊断,肾动脉狭窄患者给予去氧皮质酮后可抑制醛固酮分泌;而肾球旁细胞瘤则无反应。

(三)治疗和预后

首选手术治疗,行肿瘤剜除术或部分肾切除术,预后良好。肾球旁细胞瘤年轻患者高血压,肾切除后可痊愈。

四、肾嗜酸细胞腺瘤

(一)流行病学和病因

1942 年 Zippel 首先报道此病,1962 年由 Hamperl 命名为肾嗜酸细胞腺瘤(renal oncocytoma),1976 年 Klein 和 Valensi 共同总结了 13 例肾嗜酸细胞腺瘤的临床及病理特点之后该病才获得认可。2004 年,WHO《泌尿系统及男性生殖器官肿瘤病理学和遗传学》肾肿瘤分类中认为该肿瘤可能起源于肾集合管。目前全世界报道病例已近千例,国内迄今共报道不足 50 例。

肾嗜酸细胞腺瘤是一种特殊的良性肾脏肿瘤,约占肾脏肿瘤的 3%~7%。男性患者约为女性患者的 2 倍,发病年龄范围较广,高发年龄在 70 岁左右。肾嗜酸细胞腺瘤通常无临床症状,大多数患者系偶然发现。绝大多数患者为散发性发病,但也有家族性发病倾向,约有 6% 的患者为双肾发病。

肾嗜酸细胞腺瘤的确切病因尚不完全清楚,但该肿瘤的细胞遗传学特点较明显。研究发现,每位肾嗜酸细胞腺瘤患者平均有 2 个染色体发生改变,其染色体改变大概有四类:①1 号染色体和 Y 染色体的丢失;②11 号和 13 号染色体的移位;③14 号染色体杂合性缺失,11q13 重排;④一些散发的没有确切命名的染色体改变。最近研究发现,6 号和 9 号染色体移位可能与肾嗜酸细胞腺瘤有关。但在肾嗜酸细胞腺瘤中很难发现 3 号、7 号和 17 号染色体异常,据此可作为肾嗜酸细胞腺瘤与肾透明细胞癌的鉴别要点。对肾嗜酸细胞腺瘤的发病机制尚有待进一步的研究。

(二)病理

肾嗜酸细胞腺瘤标本的大体肉眼观一般呈棕红色、褐色或者是棕色,与正常肾脏组织分界清;质地均匀,无出血坏死。当肿瘤压迫周围正常的肾脏组织时,一般有假包膜形成。肿瘤大多局限于肾脏实质,很少侵犯肾包膜和血管,33%~80% 的肿瘤中心可见纤维瘢痕。该肿瘤起源于远曲小管和集合管的细胞,光镜下肿瘤由单一的嗜酸细胞组成,可分为三种类型:实性片状、腺泡状和混合型,胞质内富含线粒体,有丰富的嗜酸颗粒,嗜伊红染色呈阳性;细胞核多位于细胞中央,呈光滑圆形,无明显核仁,可见幼稚核,无核分裂象或核分裂象罕见,但核异型性的出现并不影响该肿瘤的良性本质,不需进行核分级;无出血坏死,有时可见纤维瘢痕组织向肾实质内突入。电镜观察瘤细胞呈微绒毛和基底褶样改变,胞质中充满大小一致的成熟线粒体。免疫组织化学通常显示为细胞角蛋白(cytokeratin)8 染色阳性、EMA 阳性,分胞膜型和核周胞浆型;Hale 胶体铁染色、vimentin 和 cytokeratin7 均阴性。

肾嗜酸细胞腺瘤的明确诊断主要是依据病理组织学检查。在大多数病例中,依据肿瘤大体标本,HE 染色后光镜下表现可以区别肾嗜酸细胞腺瘤和不同肾脏肿瘤类型。然而,还是有些病例难以区分,特别是和嗜酸性嫌色肾细胞癌和颗粒状的肾细胞癌。进一步的超微结构和免疫组织化学检查在肾嗜酸细胞腺瘤和肾细胞癌的鉴别诊断中起重要作用。

(三)临床表现

多见于中老年人,大多为单病灶,2%~12% 的患者为多个病灶,4%~12% 为双侧发病,瘤体大小不等。约 2/3 的嗜酸细胞腺瘤患者无明显临床症状,大多数患者系偶然发现。不典型的症状包括腰痛、血尿和腹部肿块,偶有伴发周期性皮质醇增多症,如四肢无力、向心性肥胖、高血压、低钾血症等类癌综合征;无消瘦、贫血、虚弱等恶性疾病的症状。近年来,随着CT、MRI 等辅助检查技术的进步和人们的健康意识的增强和医疗保险的普及,肾嗜酸细胞腺瘤的发现率明显提高。通常,肾嗜酸细胞腺瘤的体格检查及实验室检查一般无阳性发现。

(四) 诊断

肾嗜酸细胞腺瘤术前诊断主要的影像学诊断方法为 CT 和 MRI。

1. B超 常规 B 超检查多无特异性,主要表现为肾实质内低回声实质性病变。

2. CT 平扫时肿瘤多表现为和肾实质等密度或者低密度的圆形占位(50%~100%),很少表现为高密度。中央星形瘢痕是肾嗜酸细胞腺瘤的特征性 CT 改变,不论是平扫或者是增强时,瘢痕的密度低于周围的肿瘤组织。增强时肿瘤有强化但是低于周围正常的肾实质,约50%~100% 的肿瘤组织呈均质性中等强化(图 12-5-8)。一般认为瘢痕的形成是由于肿瘤生长缓慢、长期缺血所致。

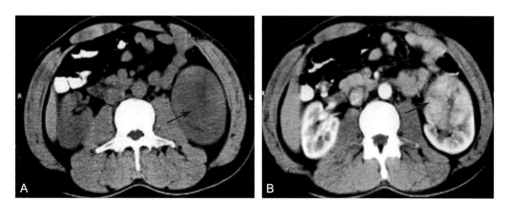

图 12-5-8 左肾嗜酸细胞腺瘤,中央星形瘢痕,增强后强化

3. MRI MRI 图像较具特征性的表现为动态增强后肿瘤有强化,但强化程度不如正常肾实质,不像肾细胞癌有增强后有"速升速降"的特点,部分肿瘤中央有星状瘢痕,且其较CT 上更为清晰。一般来讲,肾细胞癌在 CT,或者是 MRI 上呈非均质性,注射造影剂后呈不均质强化,经常有多个区域的坏死,出血,钙化,很少有中央的星状瘢痕。但肾细胞癌也有可能呈均质性,只有 1 个区域的坏死,很像肾嗜酸细胞腺瘤的典型的星状瘢痕。肾嗜酸细胞腺瘤也可能表现为部分区域上的钙化,出血或者是坏死。Davidson 等以肿瘤是否呈均质性和是否有星状瘢痕来鉴别肾嗜酸细胞腺瘤,发现可以诊断出 67% 的肾嗜酸细胞腺瘤,然而也有 16% 大于 3cm 的肾细胞癌被误诊为肾嗜酸细胞腺瘤。肾嗜酸细胞腺瘤影像学上有相对特异性表现,但目前无法根据影像学表现明确诊断肾嗜酸细胞腺瘤。对具有典型影像学表现的患者,诊断上应考虑本病。

确诊需依靠术后病理检查,肿瘤组织穿刺活检病理检查时易与肾透明细胞癌、肾嫌色细胞癌、肾乳头状腺癌混淆。

(五) 治疗

目前,越来越多的证据表明肾嗜酸细胞腺瘤是一种良性肿瘤。但在大多数国家,根治性肾切除术仍是其最常见的治疗方式,显然存在过度治疗。Trpkov 等认为如在术前明确诊断为肾嗜酸细胞腺瘤患者,应行保守治疗或者是保留肾单位手术。只有在肿瘤多发,直径大,生长速度快,合并肾细胞癌的情况下才行根治性肾切除术。对肾嗜酸细胞腺瘤选择合适的治疗方式的关键和难点在于如何术前明确诊断该疾病。Neuzillet 等认为,可通过肾穿刺活检确诊肾嗜酸细胞腺瘤,但该研究病例数仅有 15 例,且对肾肿瘤行肾穿刺活检有致恶性肿瘤针道转移可能,安全性有待进一步研究。

手术医师如果能在术前仔细地阅片,可以在术前发现特征性影像学的肾嗜酸细胞腺瘤,对考虑肾嗜酸细胞腺瘤的患者应行手术探查。术前不能仅依据影像学诊断决定手术方式,术中应行快速冰冻切片以便选择合适的术式。对孤立肾,双侧肾脏肿瘤或者存在对侧肾功能不全患者,如果通过典型的影像学表现和术中快速冰冻切片明确诊断,选择保留肾单位手术,避免不必要的根治性切除术显得尤为重要。

（六）预后

由于肾嗜酸细胞腺瘤为良性肿瘤,患者手术后预后良好。术后应进行长期而密切的随访。

五、后肾腺瘤

（一）流行病学

1992 年 Brisicotti 首先命名了后肾腺瘤(metanephric adenoma,MA),是一种十分罕见的肾原发肿瘤,其边界清楚,具有独特的病理组织学结构,约占成人肾上皮肿瘤 0.2%。2004 年 WHO 将后肾腺瘤、后肾腺纤维瘤、后肾间质瘤归为一类,统称为后肾腺瘤。三者在组织发生和肿瘤性质上是相似的一组肿瘤,后肾腺瘤和后肾间质瘤形成了后肾良性肿瘤谱系的两端,而后肾腺纤维瘤处于中间。由于此类肿瘤非常少见,从临床上或病理组织学上容易误诊为恶性肿瘤,尤其在形态学上常被诊断为肾细胞癌或肾母细胞瘤,将两者区别开来对临床治疗十分关键。

后肾腺瘤起源于肾小管成熟上皮细胞,发生在肾实质。由于瘤体一般均小于 3cm,故很少长到足以产生临床症状,多在尸检、常规体检或其他原因切除的肾脏标本中发现,尸检发现 4% 有肿瘤转移。近年来,随着医学影像学的普及和进展,尤其是 B 超和 CT 的广泛应用,临床上时可见到。

后肾腺瘤可发生于任何年龄,15 个月~83 岁均可发病,平均年龄 41 岁。常见于中老年,50~60 岁多发。女性好发,女男比为 2.5∶1。

（二）病理

一般为单发、亦可多发。多发生在一侧肾脏,也可同时发生在两侧肾脏。可发生于肾脏任何部位,皮质区相对好发。肿瘤直径一般多为 1~3cm,最大径可达 20cm。瘤体剖面呈灰白色、棕黄色或褐色,质地中等。常见灶状出血和坏死;约 20% 肿瘤内有钙化,多为散在钙化,少数可见浓密钙化。10% 肿瘤内有小囊腔。肿瘤边界清楚,但无包膜;有囊性变时,则有较厚的纤维包膜。

组织病理学观察,组成腺瘤的细胞根据其染色性质分为嗜酸性细胞、嗜碱性细胞和透明细胞。光镜下主要有以下结构:①小腺泡状结构:这是肿瘤组织学特征之一。肿瘤细胞密集或散在分布,部分排列成小腺泡状结构,胞浆少,核圆形或椭圆形,略大于淋巴细胞,大小一致。核仁不明显,无明显异型性,无核分裂象或者罕见核分裂象;②管状结构:部分细胞排列成长条状,分支管状结构;③乳头状结构:也为常见结构之一;④肾小球及花蕾状结构:在稍大一些的腔隙内细胞堆积成球团状,类似新生儿肾小球结构。分化差时细胞密集排列呈同心圆状细胞团,似花蕾样。此两种特殊形状是本瘤所具有的独特结构,具有诊断和鉴别诊断价值;⑤微囊结构:部分病例中可见局灶性大小不等的,形状不规则的腔隙样结构,其所占比例各不相同。少数病例以此种结构为主,类似多囊肾,但其囊与囊之间或周围组织中总能见有上述小圆形细胞及小腺泡状结构。

间质淡染,无或极少细胞,分布在小腺泡之间,不含后肾胚芽,组织结构类似肾母细胞瘤的错构瘤成分。部分肿瘤出现坏死、少量沙粒体。

研究表明,不论从流行病学特征、组织发生,还是病理学、组织化学以及免疫组织化学等各方面均不能将后肾腺瘤和分化相对较好的肾癌区别开。目前,多数学者认为后肾腺瘤和肾癌可能是其自然发展过程中不同阶段的同一病变,不应以肿瘤直径3cm为界限来划分肿瘤的良、恶性。实际上,后肾腺瘤是恶性程度很低的小肾细胞癌,只不过肿瘤细胞分化良好,尚未发生浸润和转移。Rübben认为,小的后肾腺瘤也应考虑到潜在恶性肾肿瘤的可能。一组152例肾细胞癌病例中,约6%起源于后肾腺瘤。因此,对于无症状的后肾腺瘤患者应按照恶性肾肿瘤进行处理。

(三)临床表现

通常,由于肿瘤生长缓慢,一般大多数患者无明显症状及体征,40%~50%的病例为偶然发现。少数肿瘤较大者可有间歇性腰腹部疼痛、肿瘤侵及肾盏时可发生间歇性血尿、肿块或间歇性发热等。约10%~12%的患者可伴有红细胞增多症,与肿瘤细胞产生并分泌促红细胞生成素和其他多种因子有关。

(四)影像学检查

1. IVU　常漏诊,其误诊率可高达66.5%。

2. B超　可检出直径1.3cm的肾脏肿瘤,可用于筛选和基本诊断。肿瘤表现为边界清晰的低回声或高回声实性肿块,类圆形,甚或为伴有壁结节的囊性病变;彩色多普勒显示为乏血供。

3. CT　平扫肿瘤边缘清晰,相对周围肾脏实质多为低密度、等密度或均匀性高密度,外生性生长;可有斑片状出血、坏死囊变区及点状钙化,增强后实质部分多无或轻度强化,还可有延迟强化(图12-5-9)。后肾腺瘤与肾细胞癌的双期增强螺旋CT的比较研究显示,CT密

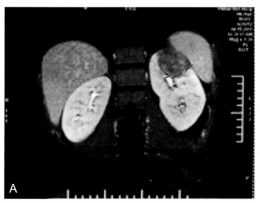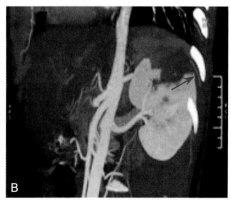

图12-5-9　后肾腺瘤CT征象

A. CT增强并三维重建,可见左肾上极病灶边缘不整,密度不均,强化不明显;B. CT血管重建显示左肾上极缺损,提示病变区血流不丰富。

度的改变不能明确地鉴别肾细胞癌与良性肾肿瘤。因此,对可疑病例应辅助以选择性肾动脉造影。

4. MRI 无助于后肾腺瘤的定性诊断。T1WI 多呈低信号,T2WI 低或稍高信号。

（五）鉴别诊断

后肾腺瘤须与以下肿瘤相鉴别:

1. **肾母细胞瘤** 发病年龄较小,4 岁以下儿童多见。CT 平扫显示肾脏的软组织密度肿块,内有片状低密度坏死区和出血为最常见表现。增强后肿瘤强化不均匀,肿瘤浸润、压迫肾脏,使残存肾实质呈新月形强化,为肾母细胞瘤的典型 CT 表现。多数病例可出现转移灶。

2. **肾细胞癌** 典型的肾癌在影像学上与后肾腺瘤鉴别不难。但不典型肾癌,尤其是乳头状肾癌的影像学表现类似良性病变,需与后肾腺瘤鉴别。红细胞增多症及相对典型的 CT 表现,应考虑后肾腺瘤的可能。

3. **其他良性肾肿瘤** 单纯依靠影像学表现难以做出鉴别,鉴别主要依赖病理学检查。临床实验室检查可能有助于鉴别诊断,如肾素瘤患者血清肾素及血管紧张素水平升高。

（六）治疗

1. **保留肾单位的手术** 可行肿瘤剜除术,酌情行肾部分切除术。

2. **肾切除术** 巨大的后肾腺瘤可行肾切除术。

（七）预后

后肾腺瘤是一种相对良性的肿瘤,预后较好。大多数学者认为该肿瘤经随访无复发及转移,预后良好。然而,后肾腺瘤具有潜在的恶性潜能,术后有可能存在局部转移或远处转移。目前,文献报道仅 2 例出现转移。因此,术后应长期密切监视和随访。

六、肾脂肪瘤

肾脂肪瘤常见于中年女性,十分罕见。肾脂肪瘤是肾脏的血管和结缔组织相互包裹缠绕的块状物,肾脂肪瘤内部都是一些正常的细胞,只不过被纵横交错的结缔组织分割成束状,而肾脂肪瘤的外层则包裹着较多的人体脂肪组织。肿瘤可发生在肾实质内,亦可起源于肾周围组织。

（一）临床表现

临床症状主要为肿瘤增大压迫所致,亦可出现血尿。一般,多在体积大时被发现,或体检时 B 超和 CT 偶然发现。

（二）诊断

肾脏脂肪瘤一般对肾脏的形态影响不大,肾脏无破坏性表现,肾内结构除瘤体挤压外无改变。B 超可见病变的异常回声团块,呈类圆形或扁圆形,边缘不整齐,表面欠光滑(图 12-5-10)。CT 扫描可明确诊断。

B 超诊断标准:①肾脏脂肪瘤一般对肾脏的形态影响不大,只是体积过大时,瘤体外凸影响肾脏外形;②肾脏无破坏性表现,肾内结构除瘤体压挤外无改变;③病变的异常回声团块呈类圆形或扁圆形,边缘不整齐,表面欠平滑;④病变内部回声呈弥漫性强回声,或强回声区内多个强回声结节,成团簇集;⑤病变强回声团有明显衰减。

（三）鉴别诊断

需与肾血管平滑肌脂肪瘤(错构瘤)、肾脂肪肉瘤鉴别。

1. 肾错构瘤（图 12-5-11） 肾内脂肪瘤虽然与错构瘤发生部位相近似，但因与洋葱型错构瘤的声像图表现差异很大，不会混淆，只是弥漫强回声型的声像图二者很相似，需要鉴别。瘤体后侧的声衰减与脂肪组织关系很大，但是错构瘤亦含有很多脂肪，所以，病变后侧声衰减的程度有时也难以鉴别，但一般来讲脂肪瘤较错构瘤的声衰减更多。

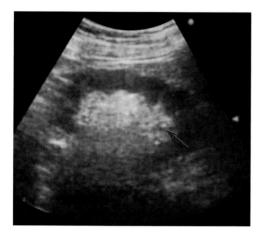

图 12-5-10 肾脂肪瘤 B 超征象

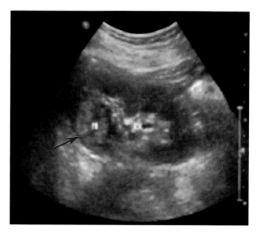

图 12-5-11 右肾错构瘤

2. 肾脂肪肉瘤 肾脂肪肉瘤罕见。由于存在于脂肪组织，常与巨大的良性肾脂肪瘤相混淆，容易被误诊为肾脂肪肉瘤。

（四）治疗

1. 等待观察 一般认为肿瘤≤4cm 无症状或有轻度症状者，每半年随访 1 次。

2. 保留肾单位的手术 肿瘤直径 <5cm，可行肿瘤剜除术，尤其是在肾脏边缘的肿瘤；若肿瘤包膜不明显，形态不规则，边界不清，酌情行肾部分切除术。

3. 肾切除术 巨大的肾脂肪瘤可行肾切除术。

（郭小林 曾 进）

参 考 文 献

［1］SEYAM RM，BISSADA NK，KATTAN SA，et al. Changing trends in presentation，diagnosis and management of renal angiomyolipoma：comparison of sporadic and tuberous sclerosis complex-associated forms［J］. Urol，2008，72(5)：1077-1082.

［2］BOORJIAN SA，FRANK I，INMAN B，et al. The Role of partial nephrectomy for the management of sporadic renal angiomyolipoma［J］. Urol，2007，70(6)：1064-1068.

［3］OUZAID I，AUTORINO R，FATICA R，et al. Active surveillance for renal angiomyolipoma：outcomes and factors predictive of delayed intervention［J］. BJU Int，2014，114(3)：412-417.

［4］TORRICELLI FC，MARCHINI GS，COLOMBO JR Jr，et al. Nephron-sparing surgery for treatment of reninoma：a rare renin secreting tumor causing secondary hypertension［J］. Int Braz J Urol，2015，41(1)：172-176.

［5］李江涛，张爱莉.肾嗜酸细胞腺瘤伴潜在恶性1例报告并文献复习［J］.临床泌尿外科杂志，2013，28(10)：766-768.

［6］王乐浩，陈凌武，雒向宁.肾嗜酸细胞腺瘤的临床诊治分析［J］.现代泌尿生殖肿瘤杂志，2012，4(2)：72-74.

[7] BISWAS B,WAHAL SP,GULATI A. Renal oncocytoma:A diagnostic dilemma on cytology [J]. J Cytol, 2014,31(1):59-60.

[8] SASAGURI K,TAKAHASHI N,GOMEZ-CARDONA D,et al. Small(<4cm) renal mass:differentiation of oncocytoma from renal cell carcinoma on biphasic contrast-enhanced CT [J]. AJR Am J Roentgenol,2015, 205(5):999-1007.

[9] HWANG SS,CHOI YJ. Metanephric adenoma of the kidney:case report [J]. Abdom Imaging,2004,29(3): 309-311.

[10] 付汉广,管维,李震,等. 左肾后肾腺瘤1例讨论[J]. 现代泌尿生殖肿瘤杂志.2013,5(1):62-63.

第六节　其他少见的肾肿瘤

一、肾纤维瘤

肾纤维瘤(renal fibroma)为罕见的良性间叶源性肿瘤,包括肾皮质纤维瘤、肾髓质纤维瘤和肾髓质间质细胞瘤,发生在肾实质、包膜、肾盂、肾门和肾周围组织内。

肿瘤界限清楚,切面呈灰白色,质稍硬,镜下为形态较一致的梭形细胞,呈不规则状、束状或席纹状排列,细胞密集区和细胞稀少区交替分布,两者间伴有胶原纤维,部分区域血管丰富可见血管外皮瘤样结构,细胞无明显异型性,核分裂少见(图 12-6-1)。免疫组织化学:CD34(+)、CD99(+)。

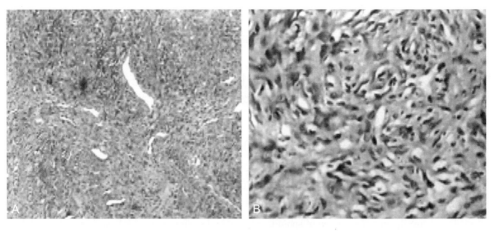

图 12-6-1　肾纤维瘤组织切片
A. HE×100;B. HE×200。

多见于女性。症状少见。肾髓质纤维瘤,可能出现血尿。一般肿瘤体积较大时才被发现,常因健康体检或其他疾病行 B 超和/或 CT 时偶然发现。

CT 平扫可见肿块表现为稍高于肾实质的密度,密度均匀,无囊实性坏死征;增强后肿瘤呈轻度至明显强化(图 12-6-2),以动脉期早期强化为主,肿块可有丰富的异常血管供血,缺乏特异性。

由于缺乏特异性临床症状以及影像学表现,术前很难确诊,临床上难以与肾脏的恶性肿

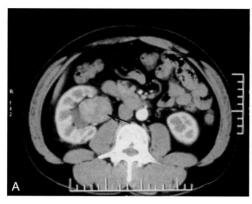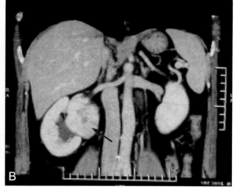

图 12-6-2　右肾纤维瘤,增强后不均匀强化

瘤鉴别。影像学上须与肾细胞癌,肾盂癌及肾血管平滑肌脂肪瘤鉴别:

1. **肾细胞癌**　肾细胞癌血供多较丰富,增强扫描时,强化较明显,肾血管造影可见肿瘤血管及肿瘤染色,而肾纤维瘤增强时多轻中度强化。

2. **肾盂癌**　肿瘤起自肾盂,可向输尿管及肾实质侵犯,表现为肿瘤的边界多不清楚,临床上多有血尿。

3. **血管平滑肌脂肪瘤**　多为混合密度的肿块,其中可见到脂肪密度,但如果肿瘤含脂肪成分少时,往往难与纤维性肿瘤鉴别。

确诊有赖于病理诊断和免疫组织化学。

首选手术治疗。因诊断的不确定性常采取根治性肾切除术。对于诊断明确的病例,根据肿瘤部位酌情选择肿瘤剜除术、部分肾切除术或肾切除术。

预后良好。

二、肾平滑肌瘤

(一)发病情况

原发于肾脏的平滑肌瘤(renal leiomyoma)罕见,白种人的发病率比其他种族的人高。男女发病率为 1 : 2。

尸体检查中肾平滑肌瘤的检出率为 4.2%~5.2%,而在所有的尸体检查中发现的肾皮质结节,14% 为肾平滑肌瘤。

Yanaihara 等对肾平滑肌瘤的患者进行了 DNA 流式细胞学分析,发现其为二倍体分型。比较基因组杂交显示该肿瘤患者存在染色体 4、6、12 及 14 的缺失。

肾平滑肌瘤起源于包膜,其次是肾盂,起源于肾脏血管者最为罕见。发生于肾被膜下、被膜和肾盂的肾平滑肌瘤分别占 53%、37% 和 10%。某些病例肿块仅有细小的蒂与肾相连。肿瘤多为实性,也可囊性或囊实性。

(二)临床表现和诊断

临床表现无特异性,肿瘤体积较大者可引起临床症状,多以腰痛、腰胀、腹部肿块为主。

B 超检查无特征性征象。CT 检查对诊断价值相对较大,可有以下特征:①病变与周围组织界限清楚;②没有肾外浸润或转移表现;③病变常位于肾包膜、包膜下或肾盂;④增强扫描周边有均匀的轻度强化,其内有不规则水样密度影(图 12-6-3)。

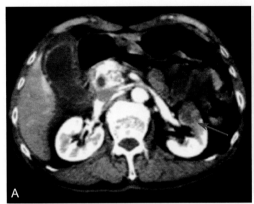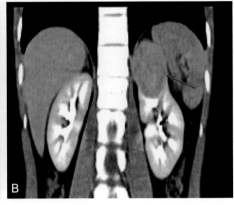

图 12-6-3　左肾平滑肌瘤 CT 征象

肾平滑肌瘤罕见,与少脂肪的血管平滑肌脂肪瘤,肾细胞癌中的乳头状癌、嫌色细胞癌、平滑肌肉瘤等较难鉴别。确诊有赖于病理诊断(图 12-6-4)。

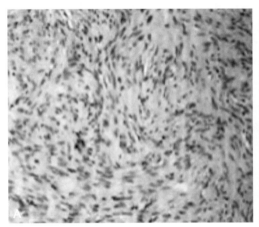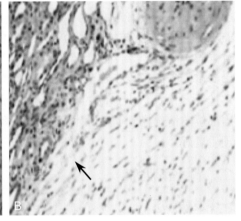

图 12-6-4　肾平滑肌瘤组织学图片

A. 肿瘤由分化好的梭形细胞组成,边界清楚,胞质丰富,深粉红色;核呈杆状,两端钝圆;染色质细腻,无异型,无核分裂象,无坏死;瘤细胞呈编织状排列(HE×100);B. 小静脉血管壁与瘤细胞之间存在过渡移行区域,如箭头所示(HE×100)。

(三) 鉴别诊断

主要与下列肿瘤相鉴别:①肾平滑肌肉瘤:易发生侵袭和转移;病理性核分裂显著,常有出血、坏死;②肾间质瘤:间质瘤常发生于胃肠道。免疫组织化学:CDll7(+),CD34(+)可以鉴别;③肾纤维性肿瘤:可见典型的血管外皮瘤样的生长方式。免疫组织化学:CD34(+),Bcl-2(+),CD99(+)有助于鉴别诊断;④神经纤维瘤:神经纤维瘤细胞呈纤细波浪状,核两端较尖。免疫组织化学:S-100(+)不难鉴别;⑤肾细胞癌:肾细胞癌声像特征多表现为低回声或弱强回声。而肾平滑肌瘤多表现为等回声。尽管如此,缺少血供的肾细胞癌与肾平滑肌瘤的影像学鉴别还是存在一定困难;⑥肾血管平滑肌脂肪瘤(肾错构瘤):术前超声及影像学检查常见到多少不等的低回声脂肪成分,作为与肾平滑肌瘤的鉴别点。病理学上肾血管平滑肌脂肪瘤由成熟脂肪组织、缺乏弹力的厚壁血管及不规则的平滑肌束三种成分构成,而肾平滑肌瘤只由单一的良性梭形平滑肌成分构成。

（四）治疗和预后

首选保留肾单位的手术。肿瘤体积较大者,可选择肾切除术。

预后良好。

三、肾马松瘤

马松瘤（Masson's tumor）又称血管内皮乳头状增生、血管内血管瘤病、马松氏假性血管肉瘤等（intravascular epithelialpapillary hyperplasia，intravascular angiomatosis and Masson's pseudoangiosarcoma），实际上是一种少见的血管内膜的反应性增生性病变。最早由 Ewing 在1922 年报道,其命名源于 Masson 在 1923 年的一个关于感染性痔的病例报道。一般认为,本病是血管内皮细胞的良性乳头状增生,可发生于全身各部位。多见于女性,无年龄差别。

马松瘤大致分为三个类型:①原发型:发生于扩张的血管内;②继发性:发生于曲张的血管、血管瘤、炎性肉芽肿或脉管瘤内;③血管外型:非常罕见。

镜下可见血管内膜破坏、纤维化,同时伴有丰富的乳头状内皮增生,其内有大量的新生血管形成。免疫组织化学染色显示 CD31、CD34（与内皮细胞相关）、平滑肌肌动蛋白和 CD68 等阳性。

肾马松瘤（Masson's tumor of the kidney）极其罕见,肿瘤来源于肾内静脉,文献仅个别病例报道。影像学上为富血管的病变,边界较清楚。但肾马松瘤临床表现和影像学均缺乏特异性,难以与其他肾肿瘤鉴别。

四、肾血管球瘤

（一）发病情况

血管球瘤多出现在四肢皮下,发生于泌尿生殖系统者较少。肾血管球瘤（glomus tumor of the kidney）非常罕见,是起源于肾间叶的良性肿瘤,由正常血管球小体中变异的平滑肌细胞非常类似的细胞构成。1924 年,Masson 首次描述血管球瘤。1957 年,Schwartz R 报道第一例肾血管球瘤。2010 年 Sugimoto K 等总结文献 8 例肾血管球瘤,发病年龄 34~81 岁;男、女皆可发病,6 例男性,2 例女性。偶见恶性肾血管球瘤个案报道。

（二）病理组织学

大体外观,肿瘤呈圆形,色泽较淡;直径1.1~7.3cm,实性（图 12-6-5）,边界清晰。

肿瘤细胞与大小不同的血管结构和平滑肌细胞紧密排列,根据其比例将肿瘤命名为:实体性球瘤、球血管瘤或球血管肌瘤。镜下见实性片状肿瘤细胞被玻璃样变裂隙状血管腔所包绕,肿瘤细胞呈单一圆形或多边形,胞浆透明或嗜酸性,无核异型性或核分裂征象;血管壁薄,呈鹿角状（图 12-6-6）。许多血管腔衬以单层扁

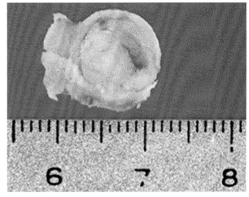

图 12-6-5　肾血管球瘤手术标本,直径约 1.1cm

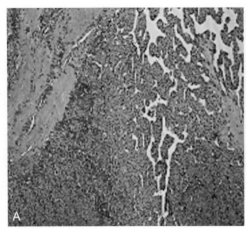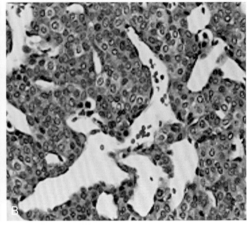

图 12-6-6　肾血管球瘤组织学特征

A. × 100;B. × 400。

平内皮细胞,内皮细胞周围为数层或多层球细胞,球细胞为平滑肌细胞。

免疫组织化学染色显示肿瘤细胞平滑肌肌动蛋白、波形蛋白(vimentin)、肌动蛋白、CD34 阳性(41.7%)。

（三）诊断

B 超检查:肿瘤中等回声,内可探及血流。

CT 检查:肿瘤内密度增高,增强后见左肾窦区病变呈不均匀强化(图 12-6-7);肿瘤较大时可见肾盂、肾盏受压征象。

肾血管球瘤的鉴别诊断包括:血管外皮细胞瘤、肾球旁细胞瘤、肾平滑肌瘤、肾血管周细胞瘤和肾透明细胞癌。恶性肾血管球瘤是肾极其罕见的恶性肿瘤,临床上易与肾细胞癌混淆。

通常,肾血管球瘤无明显的临床及影像学特征性表现,术前诊断比较困难,确诊须依靠病理和免疫组织化学检查。

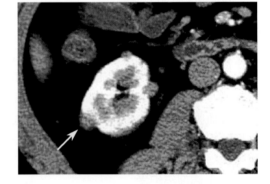

图 12-6-7　右肾血管球瘤 CT 征象,肿瘤约 1cm

（四）治疗和预后

肾血管球瘤以手术治疗为主,首选腹腔镜手术。根据肿瘤大小,术式可选择肿瘤剜除术、肾部分切除术或单纯肾切除术。

绝大多数文献报道未见肿瘤复发或转移,预后良好。

五、原发性肾孤立性纤维瘤

（一）发病情况

孤立性纤维瘤(solitary fibrous tumor,SFT)是一种少见的间叶源性肿瘤,1931 年由 klemperer 和 rabin 首次报道。主要发生在脏层胸膜,表现为与胸膜相连,界限清楚的孤立性肿块。

原发性肾孤立性纤维瘤较罕见(图 12-6-8),肿瘤起源于肾被膜、肾实质、肾盂或者肾门脂肪的结缔组织细胞,1996 年由 Gelb 等首次报道。肾孤立性纤维瘤多为良性,仅少数病例存在恶性生物学行为,多经血行途径转移至肝、肺、骨;个别病例经淋巴途径转移。发病年龄多在 18~85 岁,男性和女性发病率相等,但肾恶性孤立性纤维瘤女性多于男性。

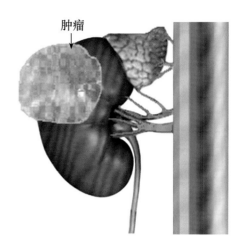

肿瘤

图 12-6-8 肾孤立性纤维瘤示意图

(二) 基因突变

基因融合在基因组中非常普遍,由两个不相关的基因融合形成的一种基因产物,具有全新的功能或与两个融合前基因不同的功能。近来研究发现,12 号染色体上转录阻遏因子(*NAB2*)和转录激活因子(*STAT6*)发生缺失及倒位现象的基因融合,推测融合产物 *NAB2* 的早期生长反应(EGR)结合结构域融入了 *STAT6* 的激活域。*NAB2-STAT6* 基因融合的过表达诱导了肿瘤细胞的增殖并激活了 *EGR* 靶基因及其启动子,从而使 *EGR* 相关代谢平衡遭到破坏。研究证实,*NAB2-STAT6* 基因融合与孤立性纤维瘤的发生有关。*NAB2-STAT6* 基因融合的测定可为肾孤立性纤维瘤的诊断和治疗提供重要的线索。Ichiyanagi 等首次报道 1 例原发性肾恶性孤立性纤维瘤组织中 GRIA2 和 PAX8 阳性,并存在 *NAB2-STAT6* 基因融合(图 12-6-9,图 12-6-10)。

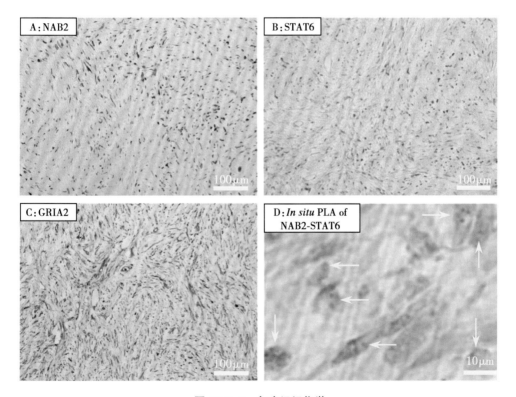

图 12-6-9 免疫组织化学

A. NAB2;B. STAT6;C. GRIA2 广泛的表达(×200);D. 显示 *NAB2-STAT6* 基因融合在肾孤立性纤维瘤细胞原位附近(×400)。

此外,*HBME-1* 在肿瘤血管的形成、肿瘤的生长及转移中具有重要作用,*HBME-1* 基因(Mearini,2014)在肾孤立性纤维瘤组织中是否表达对良、恶性肾孤立性纤维瘤病理的诊断具有辅助诊断价值。

(三) 病理组织学

肿瘤呈圆形、类圆形或分叶状实性肿块,界限清楚,直径 4~25cm。切面呈灰白色或浅黄色,质稍硬,局部可见坏死(图 12-6-11)。镜下为形态较一致的梭形细胞,呈不规则状、束状或席纹状排列,细胞密集区和细胞稀少区交替分布,两者间伴有胶原纤维,部分区域血管丰富,可见血管外皮瘤样结构,细胞无明显异型性,核分裂少见。转移灶的组织病理学与原发灶相似。

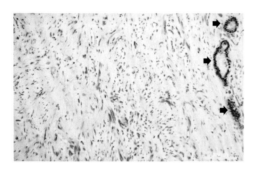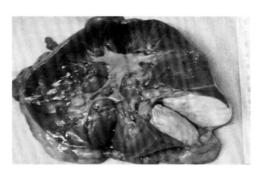

图 12-6-10 免疫组织化学
PAX8 在肿瘤细胞核和肾小管广泛的表达(×200)

图 12-6-11 肾恶性孤立性纤维瘤剖面

(四) 临床表现和诊断

临床症状不明显,多为偶然发现。

超声检查提示肾低回声肿块,实质回声欠均匀,边界不整齐(图 12-6-12)。

CT 平扫可见肿块稍高于肾实质的密度,密度不均匀。增强后肿块呈轻度至明显强化(图 12-6-13,图 12-6-14)。MRI 其信号改变与组织类型密切相关,对诊断有较大价值。

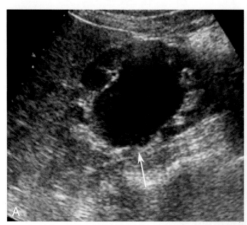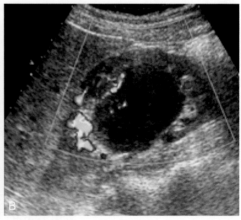

图 12-6-12 右肾孤立性纤维瘤
B 超和彩色多普勒显示右肾肿块,约 5cm,肾内血管和动脉血流清晰。

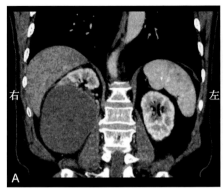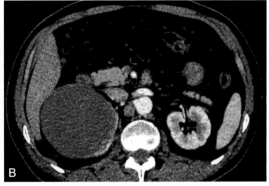

图 12-6-13 右肾孤立性纤维瘤

A. 冠状面;B. 横断面。

术前很难明确诊断,常诊断为肾细胞癌或肾盂癌及肾脏错构瘤。影像学上需与下列疾病鉴别:

1. 肾细胞癌 肾癌血供多较丰富,增强扫描时,强化较明显,肾血管造影可见肿瘤血管及肿瘤染色,而孤立性纤维瘤增强时多为轻中度强化。

2. 肾盂癌 肿瘤起自肾盂,可向输尿管及肾实质侵犯,表现肿瘤的边界多不清楚,临床上多有血尿。

3. 血管平滑肌脂肪瘤 多为混合密度的肿块,其中可见到脂肪密度,但如果肿瘤含脂肪成分少时,往往难与纤维性肿瘤鉴别。

最终诊断有赖于术后组织病理学、免疫组织化学和基因测定(图 12-6-15,图 12-6-16)。

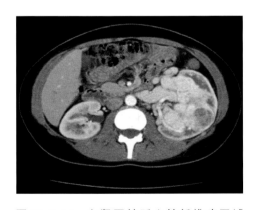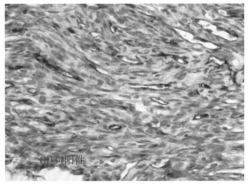

图 12-6-14 左肾恶性孤立性纤维瘤区域淋巴结转移,多发性分叶状肿块约 17cm × 9.8cm × 12cm

图 12-6-15 肾孤立性纤维瘤免疫组织化学 CD34 阳性

(五) 治疗和预后

肾良性孤立性纤维瘤酌情选择保留肾单位手术或单纯肾切除术。

肾恶性孤立性纤维瘤根治性肾切除术是首选术式,疑有淋巴结转移者,应同时行淋巴结清扫术。肿瘤较大者术前酌情行肾动脉栓塞。

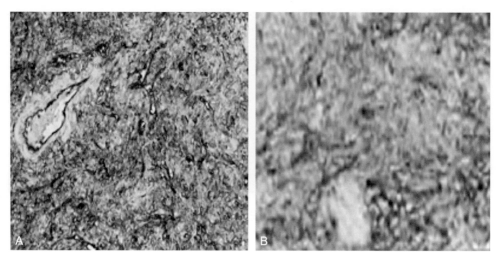

图 12-6-16　肾孤立性纤维瘤免疫组织化学分析
A. Ki67/MiB1 阳性；B. 恶性孤立性纤维瘤转移淋巴结免疫组织化学。

对手术不能切除或转移的病例，可酌情应用血管生成抑制剂，如贝伐单抗、舒尼替尼、帕唑帕尼。贝伐单抗和替莫唑胺联合应用是较为有效的方案。替莫唑胺 $150\,mg/m^2$，口服一日一次，连续服用 7 天，28 天为一治疗周期。贝伐单抗 $5\,mg/kg$，静脉给药，每 8 天静脉注射 1 次，28 天为一治疗周期。临床研究发现，14 例患者中 11 例（79%）有效，2 例病情稳定，中位无进展生存 8.6 个月。

肾良性孤立性纤维瘤预后好。但肾恶性孤立性纤维瘤有较高的复发率和相关死亡率，预后不良，术后长期随访是防止复发和转移的关键。

六、肾混合性上皮间质肿瘤

（一）发病情况

肾混合性上皮间质肿瘤（mixed epithelial and stromal tumor of the kidney）是由 WHO2004 年命名的一种少见的由上皮细胞和间质细胞相混合构成的双相性肿瘤。通常表现为良性，但具有恶性组织学形态和侵袭性生物学行为，近年来，国内外相继有少数恶性肾混合性上皮间质肿瘤的病例报道。男女发病率为 1∶6，均见于成人，发病年龄在 31~70 岁，平均年龄 46 岁（更年期）。

文献报道，约 25% 患者系偶然发现，患者常有雌激素治疗史，体内性激素水平紊乱可能为本病的病因。Sukov WR 等研究发现，肾恶性混合性上皮间质肿瘤存在滑膜肉瘤所具有特征性的 *SYT-SSX1* 或 *SYT-SSX2* 基因融合。

（二）病理组织学

肿瘤发生于肾脏中央，为膨胀性生长的实性肿块，境界清晰，常突入肾盂；肿瘤由多个囊腔和实性区域构成。切面灰白，灰褐色，可见坏死，累及肾实质。镜下见肿瘤构成复杂，由上皮及间质成分混合构成，上皮成分构成管状、腺泡状、微囊样。上皮成分为单层扁平上皮，无异型。梭形细胞核大，胞质丰富，有时黏液样间质和束状平滑肌细胞显著，常见致密的胶原。少数病例间质梭形细胞异型性大，梭形细胞呈束状、编织状排列，核分裂象多见、浸润性生长,累及肾实质,区域可见凝固性坏死。病理鉴别诊断包括平滑肌肉瘤、双相型滑膜肉瘤、梭形细胞软组织肿瘤。

(三) 临床表现和诊断

临床症状有季肋部疼痛、血尿及尿路感染等症状。

超声检查肾脏可见混合回声占位,形态不规则,内部回声不均匀。彩色多普勒超声显示肿块内部血流信号丰富(图 12-6-17)。

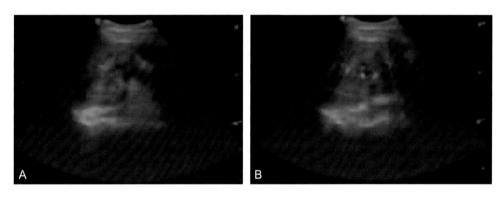

图 12-6-17 肾混合性上皮间质瘤

A. B 超显示右肾外侧缘可见一等高回声,突出肾皮质外,内部回声欠均匀,约 6.1cm × 3.0cm,边界尚清晰,形态不规则;B. CDFI 图:示肿块内可见条点状红蓝彩色血流信号。

CT、MRI 表现为肾实质内单发类圆形或椭圆形的囊实性占位,呈多房囊性,囊壁及囊内分隔较均匀一致,境界清楚(图 12-6-18,图 12-6-19)。增强扫描囊性部分不强化,实性成分呈中等到明显强化,呈持续性强化。少数病例表现为单纯实性肿块的肾混合性上皮间质瘤,但增强扫描时仍表现为延迟强化。良、恶性肾混合性上皮间质瘤在影像学上难以区别。

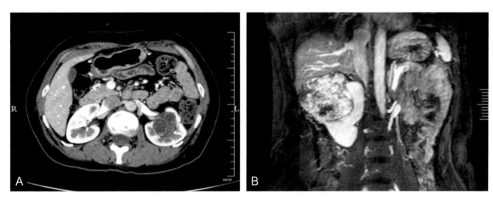

图 12-6-18 肾混合性上皮间质瘤

A. CT 显示左肾囊实性肿块;B. MRI 加权像显示右肾肿瘤边界清楚、囊性改变。

囊性为主的肾混合性上皮间质瘤主要与囊性肾瘤、囊性肾细胞癌相鉴别:①囊性肾瘤:较少见,常表现为病灶内多发囊腔,囊壁清晰,其周围多伴有钙化灶的复杂囊性病变,一般无实性成分;②囊性肾细胞癌:囊性肿块内常可见粗细不均的分隔或壁结节,可资鉴别。

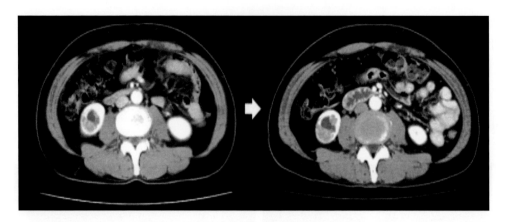

图 12-6-19　右肾恶性混合性上皮间质瘤

CT显示右肾下极2.5cm肿瘤,部分囊变,增强后无明显强化;激素治疗5个月后肿瘤增大至3.2cm。

最终诊断有赖于病理和免疫组织化学检查。

（四）治疗和预后

首选腹腔镜手术,酌情选择保留肾单位手术或肾切除术,所有病例均可手术治愈,术后无需辅助放疗或化疗。术前怀疑为恶性者,应行根治性肾切除术。肾恶性混合性上皮间质瘤激素治疗无效。

大多数为良性,手术切除预后良好,术后应长期随访。

（曾　进　陈　忠）

参 考 文 献

［1］李鹏昊,张志宏,张涛等.肾血管球瘤一例［J］.中华泌尿外科杂志,2015,36(9):679-679.

［2］黄海鹏,付伟金,刘德云,等.肾孤立性纤维瘤临床病理特征及诊断［J］.临床泌尿外科杂志,2015,30(6):489-491.

［3］MEARINI E,COCCHETTI G,BARILLARO F,et al. Renal malignant solitary fibrous tumor with single lymph node involvement:report of unusual metastasis and review of the literature［J］. Onco Targets and Therapy,2014,7:679-685.

［4］SANO M,TOKUNAGE M,MURAYAMA,et al. Malignant solitary fibrous tumor in the kidney:a case report and review of the literature［J］. J Int Cancer Conf,2014,3(4):215-219.

［5］ICHIYANAGI O,ITO H,TAKAI S,et al. A GRIA2 and PAX8-positive renal solitary fibrous tumor with NAB2-STAT6 gene fusion［J］. Diagn Pathol,2015,10(1):155-162.

［6］CUELLO J and BRUGES R. Malignant solitary fibrous tumor of the kidney:report of the first case managed with interferon［J］. Oncoll Med,2013:564-890.

［7］XIE WL,LIAN JY,LI B,et al. Mixed epithelial and stromal tumor of kidney with renal vein extension:an unusual case report and review of literature［J］. Histol Histopathol,2017,32(4):361-369.

［8］WANG C,LIN Y,XIANG H,et al. Mixed epithelial and stromal tumor of the kidney:report of eight cases and literature review［J］. World J Surg Oncol,2013,11(1):207-210.

［9］SUZUKI T,HIRAGATA S,HOSAKA K,et al. Malignant mixed epithelial and stromal tumor of the kidney:Report of the first male case［J］. Urol,2013,20(4):448-450.

第七节 肾 碰 撞 瘤

一、发病情况

多中心独立起源的肿瘤在生长过程中,于同一宿主同一器官2个不同类型的肿瘤同时存在,但并不混杂在一起,互相毗邻,互相浸润且无移行及过渡,称为碰撞瘤。

肾碰撞瘤(collision tumor of the kidney)罕见,是由两种或两种以上组织结构截然不同的肿瘤共存,二者之间没有本质上的组织学混合,可以是两种良性肿瘤、两种恶性肿瘤、或一种良性肿瘤和一种恶性肿瘤共存。可以是肾原发性恶性肿瘤、其他器官恶性肿瘤转移至同一肾脏,如肾血管平滑肌脂肪瘤、肾嗜酸细胞腺瘤碰撞瘤,肾细胞癌、肾嗜酸细胞腺瘤碰撞瘤,肾细胞癌、肾血管平滑肌脂肪瘤碰撞瘤,肾细胞癌、同侧肾盂癌碰撞瘤,肾透明细胞癌、肾集合管癌碰撞瘤,肾嫌色细胞癌、乳头状肾细胞癌碰撞瘤,肾嫌色细胞癌、平滑肌肉瘤碰撞瘤,肾细胞癌、肾转移瘤碰撞瘤等,肾碰撞瘤以恶性肿瘤碰撞多见。

肾碰撞瘤发病年龄73~78岁。肾碰撞瘤的发病机制目前尚不清楚。一般认为有以下几种理论:①偶然并发,即两种原发肿瘤偶然同时发生并相互毗邻;②由两种独立的肿瘤细胞克隆发展而来,具有同质或异质性的遗传基因的肿瘤细胞克隆有两种遗传基因表型,在同一肿瘤克隆细胞发展过程中,遗传基因异质性使肿瘤细胞发展为并列的两种组织,其实质则是肿瘤细胞亚克隆的组装,表现为两种完全不同的组织学分化潜能,发展为并列的两种组织的肿瘤类型;③多能干细胞可以向不同的方向分化,从而表现出不同的组织学类型;④先前已存在的肿瘤局部微环境改变,为第二种原发肿瘤的发生或转移瘤的进展创造了理想的条件。

二、病理组织学

大体切除标本肉眼外观各种碰撞瘤各不相同,如肾细胞癌、同侧肾盂癌碰撞瘤大体标本:肾盂肿瘤呈菜花状肿物,切面呈灰白色,质脆;肾细胞癌边界不甚清楚,切面呈多彩,质软,可侵及肾周脂肪组织。肾嫌色细胞癌、乳头状肾细胞癌碰撞瘤切除标本肉眼外观,肿瘤边界清楚、呈淡黄色、实性结节状(图12-7-1)。

组织学与碰撞瘤的组成成分有关,如肾细胞癌、同侧肾盂癌碰撞瘤镜下见两种成分界线清晰:肾盂癌细胞呈乳头状巢排列,细胞异型性明显,巨细胞核大、深染,见核仁,侵及肾实质。肾细胞癌细胞呈巢状排列,细胞呈多边形,胞浆空亮,核深染。肾血管平滑肌脂肪瘤、肾嗜酸细胞腺瘤碰撞瘤显示了两种组织学成分的特征(图12-7-2)。

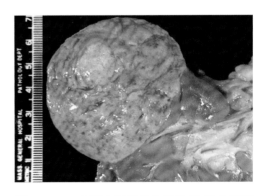

图12-7-1 左肾上极肾嫌色细胞癌、乳头状肾细胞癌碰撞瘤

免疫组织化学表现为界限清晰、各自独立的特征,如肾透明细胞癌、肾盂移行细胞癌碰撞瘤免疫组织化学CK及细胞周期调控因子P63阳性。乳头状肾细胞癌、肾嗜酸细胞腺

瘤碰撞瘤：肾嗜酸细胞腺瘤 E-cadherin 和 CD117 阳性、乳头状肾细胞癌 vimentin 阳性（图 12-7-3）。肾嫌色细胞癌、乳头状肾细胞癌碰撞瘤：肾嫌色细胞癌 CK7 和 c-Kit 弱阳性；乳头状肾细胞癌表达 HMWCK、CK7 和 c-Kit，局灶性表达 CK19 和 AMACR（图 12-7-4）。

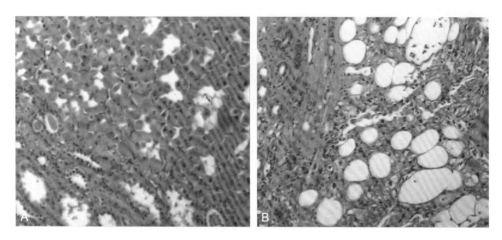

图 12-7-2　肾血管平滑肌脂肪瘤、肾嗜酸细胞腺瘤碰撞瘤

A. 肾嗜酸细胞腺瘤组织学特征，HE×100；B. 肾血管平滑肌脂肪瘤组织学特征，HE×100。

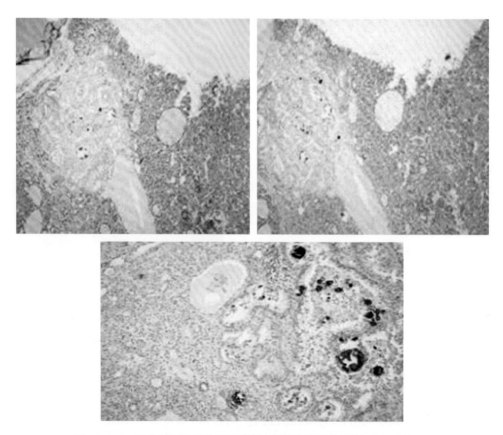

图 12-7-3　乳头状肾细胞癌、肾嗜酸细胞腺瘤碰撞瘤免疫组织化学特征

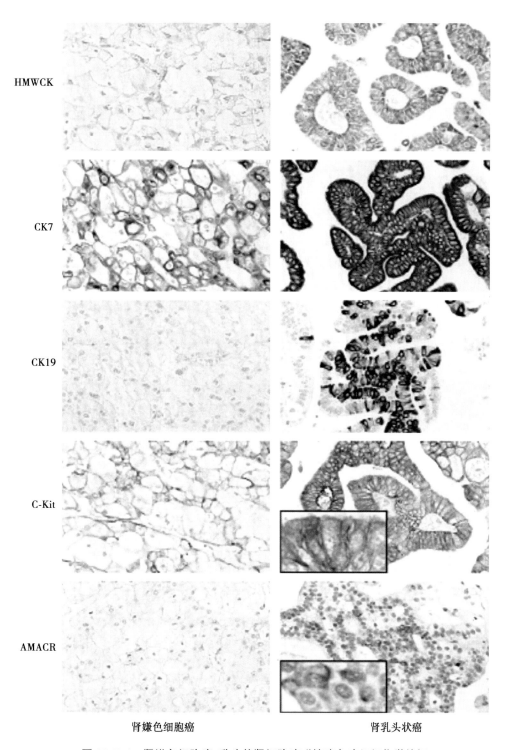

HMWCK

CK7

CK19

C-Kit

AMACR

肾嫌色细胞癌　　　　　　　　　　肾乳头状癌

图 12-7-4　肾嫌色细胞癌、乳头状肾细胞癌碰撞瘤免疫组织化学特征

三、影像学诊断和鉴别诊断

一般,CT、MRI图像可显示碰撞瘤中不同成分肿块各自的影像学特征(图12-7-5,图12-7-6)。对早期较小且不易发现的副癌灶,应同时行X线、B超、CT、MRI或^{18}F-FDG PET CT检查,以提高确诊率,避免因手术切除不彻底而影响治疗效果。肾碰撞瘤术前确诊率较低,影像学检查特异性差,误诊率极高。误诊、漏诊的主要原因为:①多个癌灶长在一起,或主要癌灶较明显,副癌灶位于主癌灶边缘,小而平坦,影像学观察易忽视;②同一器官多个癌灶影像学表现类似良性病变;③病变腔壁重叠面上的第二癌灶较小,微细结构改变不易观察;④癌灶合并炎症溃疡时,两者不易鉴别。诊断有疑问的患者或术前考虑肾碰撞瘤可能的患者,酌情考虑行B超或CT引导下的细针穿刺活检,须确保样本从不同影像特征中多个区域选取不同的样本,以提高病理组织学诊断的准确性。最终确定诊断主要依靠术后病理、免疫组织化学检查或染色体检查(图12-7-7)。

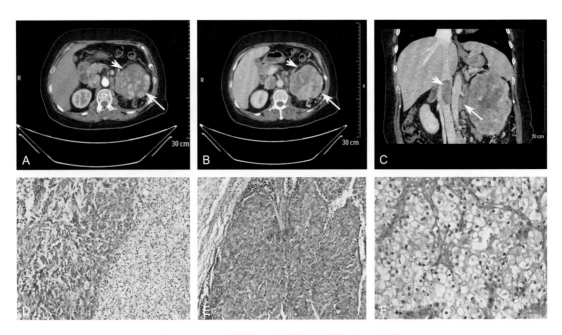

图 12-7-5　左侧肾细胞癌肾盂癌碰撞瘤 CT 图像

A、B. 分别为CT增强皮质期与肾实质期图像,左肾中部明显强化团块(长箭),其前方肾盂区团块强化不明显(短箭);C. 为左肾静脉(长箭)及下腔静脉(短箭)瘤栓;D. 为尿路上皮细胞癌(左上方)和透明细胞癌(右下方)交界处(HE×200);E. 为尿路上皮癌(HE×400);F 为透明细胞癌(HE×400)。

四、治疗和预后

根治性手术是首选治疗方法,有手术指征患者首选腹腔镜手术,创伤小,出血少、恢复快。肿瘤较大且怀疑是恶性肿瘤者,酌情选择开放式手术。对良性碰撞瘤酌情选择肿瘤剜除术或肾切除术,对肾嫌色细胞癌、乳头状肾细胞癌碰撞瘤等两种恶性肿瘤成分的碰撞瘤应行根治性肾切除术+区域淋巴结清扫;对肾细胞癌、肾盂移行细胞癌碰撞癌,除行根治性肾

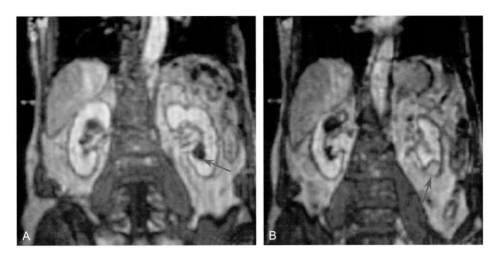

图 12-7-6 肾血管平滑肌脂肪瘤、肾嗜酸细胞腺瘤碰撞瘤 MRI 图像

A. 左肾中部均匀性肿块,边界清楚;B. 左肾下极血管平滑肌脂肪瘤。

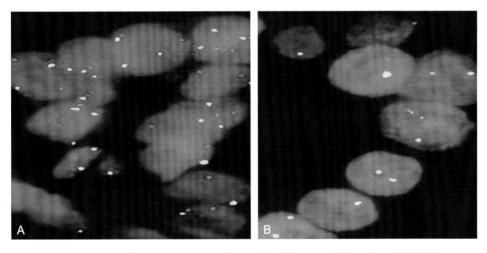

图 12-7-7 乳头状肾细胞癌、肾嗜酸细胞腺瘤碰撞瘤,17 号染色体存在明显差异

A. 乳头状肾细胞癌;B. 肾嗜酸细胞腺瘤。

切除术外,应再次行患侧输尿管残端切除术 + 膀胱袖状切除术。术后施行肾透明细胞癌的干扰素及白细胞介素等生物治疗和针对肾盂癌的膀胱灌注的双重辅助治疗。肾恶性碰撞瘤出现肺转移者,手术机会甚少,因大多数肺转移瘤为多发灶,放疗、化疗是肺转移瘤的主要治疗手段。孤立骨转移可酌情考虑手术治疗,术后辅助放疗、化疗或分子靶向治疗。

良性肾碰撞瘤预后良好。恶性肾碰撞瘤预后同肾细胞癌,但肾细胞癌、平滑肌肉瘤碰撞瘤患者预后不良。总的预后与 TNM 分期、细胞学分级密切相关,出现远处转移者预后较差,如肾碰撞瘤肝转移性癌的预后取决于原发肿瘤的部位、恶性程度、肝受累范围、有无肝外转移灶及患者的全身情况;骨转移灶多发于血液丰富的椎体、扁骨或长骨近端,多发性骨转移患者预后不佳,存活时间 <1 年;孤立骨转移患者预后稍好,可达数年。文献报道,彻底切除转移灶及姑息性切除患者生存率有明显不同,行转移灶根治性切除术患者要比姑息性切除

患者的生存期明显延长。手术切口肿瘤细胞的种植可致肿瘤局部复发,手术切口须予以适当剂量放疗,可防止肿瘤种植。

术后应长期密切随访,随访时限见肾细胞癌。

(曾　进)

参 考 文 献

[1] ROEHR MHA,SELIG MK,NIELSEN GP,et al.A renal cell carcinoma with components of both chromophobe and papillary carcinoma [J].Virchows Arch,2007,450(1):93-101.

[2] THEODOSOPOULOS T,YIALLOUROU A,KYRIAZI M,et al.Unilateral simultaneous renal oncocytoma and angiomyolipoma:case report [J].Cases J,2009,2:9093-9095.

[3] PILLAY K,LAZARUS J,WAINWRIGHT HC. Association of angiomyolipoma and oncocytoma of the kidney:a case report and review of the literature [J]. J Clin Pathol. 2003;56(7):544-547.

[4] BURCH-SMITH R,TANNIR NM,Resetkova E,et al. Collision tumor of clearCell carcinoma:report of a case with unusual morphology and clinical follow-up [J].Chinese J Cancer,2014,33(7):351-355.

[5] GOYAL R,PARWANI AV,GELLERT L,et al. A Collision tumor of papillary Renal Cell carcinoma and oncocytoma:case report and literature review [J].AJCP, Am J Clin Pathol,2015,144(5):811-816.

[6] FLOYD JR MS,JAVED S,PRADEEP KE,et al.Composite oncocytoma and papillary renal cell carcinoma of the kidney treated by partial nephrectomy:a case report [J].Scientific World J,2011,11:1173-1177.

[7] MCCROSKEY Z,SIM SJ,SELZMAN AA,et al. Primary collision tumors of the kidney composed of oncocytoma and papillary renal cell carcinoma:A review [J].Ann Diagn Pathol,2017,29:32-36.

[8] BAHRAMI A,SCHEARTZ M,AYALA AA,et al.Concurrent angiomyolipoma and two oncocytomas in the same kidney [J].Ann Diagn Pathol,2017,11(2):132-136.

[9] IK JOON CHOI,SUNG HWAN JUNG,WON IK SEO,et al. Simultaneous occurrence of chromophobe renal cell carcinoma and urothelial carcinoma in the same kidney [J]. Korean J Urol,2009,50(5):508-511.

[10] KOMOSU-FUKAYA S,NAKAMURA Y,FUJISHIMA F,et al.Bilateral papillary renal cell carcinoma and angiomyolipoma in the patients with autosomal dominant polycystic kidney disease:case report of two cases and literature review [J].POL J PATHOL,2013,64(4):303-307.

第八节　肾脏囊性疾病

肾脏囊性疾病是指在肾脏出现单个或多个液性囊肿的一大类良性疾病,在临床上比较常见。其原因可为先天性、遗传性、获得性等,病变的形态学特征及临床表现各异,共同特点为肾脏出现覆有上皮细胞的囊肿。肾囊性病变可发生于任何年龄段,病灶亦可发生在肾脏内的任何部位,表现为单发,或多发,其中以单纯性囊肿和多囊肾最为常见。一般按病因将肾囊性疾病分为遗传性和非遗传性两大类:

1. **遗传性**

(1) 常染色体隐性遗传多囊肾(婴儿型);

(2) 常染色体显性遗传多囊肾(成年型);

(3) 青少年肾盂肾炎-多发性髓质囊肿,青少年肾盂肾炎(常染色体隐性遗传),髓质囊性病(常染色体显性遗传);

（4）先天性肾炎（家族性肾病综合征）；

（5）家族性发育不全性肾小球囊性病（皮质微小囊肿）（常染色体显性遗传）。

2. 非遗传性

（1）多房性肾囊肿（肾发育不良性多发囊肿）；

（2）多房性肾囊性变；

（3）单纯性肾囊肿；

（4）髓质海绵肾（5% 的患者为遗传性）；

（5）单发性肾小球囊肿性肾病；

（6）获得性肾囊肿；

（7）肾盏憩室（肾盂源性囊肿）。

一、单纯性肾囊肿

单纯性肾囊肿（图 12-8-1）又称孤立性肾囊肿，绝大多数为非遗传性疾病，占囊性肾疾病的 70% 左右。多见于 50 岁以上的成年人，且发病率随年龄的增加而增加，儿童罕见。患病者男性多于女性，男∶女约为 2∶1。

（一）病因及病理

单纯性肾囊肿的确切发病机制尚不清楚。一般认为，肾小管梗阻和血运障碍是囊肿形成的两个主要因素。囊肿多为单侧单发（图 12-8-2），但也可双侧发生（图 12-8-3）。早期可位于肾实质内，向肾表层发展，达到一定体积后多位于肾实质边缘表浅位置，常见于肾下极。囊肿外观呈蓝色，囊壁薄，被覆单层扁平上皮，与肾盂肾盏不相通。囊肿较大时使肾外形改变，或压迫邻近正常组织，下极囊肿还可压迫输尿管引起梗阻、积液和感染。囊内为清亮琥珀色液体，5% 为血性液体，后者需排除囊壁上可能有的乳头状癌病变。

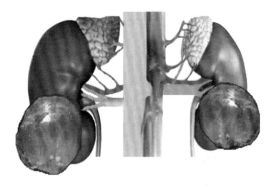

图 12-8-1　肾囊肿示意图

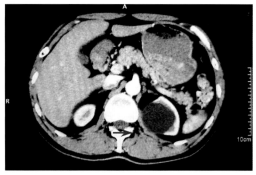

图 12-8-2　左侧单纯性肾囊肿

（二）临床表现

单纯性肾囊肿生长缓慢，有时几年仍保持原大小，也有短期内迅速增大者。小的囊肿完全无症状，仅因其他原因做腹部影像学检查时偶然发现。大的囊肿可表现为腹部肿块，肋腹胀满或疼痛，偶有血尿、尿路感染、高血压等。若囊内大量出血使囊壁突然伸张，包膜受压，可发生腰部刺痛；继发感染时，除疼痛加重外，可伴体温升高及全身不适。

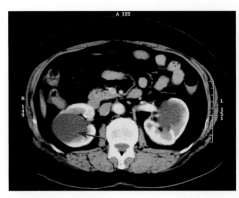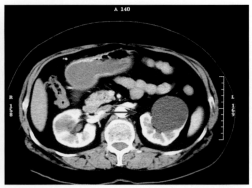

图 12-8-3　双肾单纯性囊肿

(三) 诊断

B 超、IVU 和 CT 为主要的诊断方法。B 型超声显像对诊断有极大帮助,应作为首选检查方法。典型的 B 超表现为病变区无回声,囊壁光滑,边界清楚,后方回声增强。当囊壁显示不规则回声或有局限性回声增强时,应警惕恶性变;继发感染时囊壁增厚,病变区内有细回声。B 超显像鉴别囊性和实质性占位病变的正确率达 98%。B 超有时不易与肾积水相鉴别,可行 IVU 以了解囊性病变是否与集合系统相通,并可显示囊肿压迫肾实质或输尿管程度。对肾功能不全,或对碘剂过敏的患者,可行同侧的输尿管逆行插管造影,以鉴别是囊肿性病变还是肾积水。

对 B 超检查不能确定者,CT 平扫及增强有助于明确诊断。囊肿伴出血和感染时,呈现不均质性,CT 值增加;当 CT 显示为囊性特征时可不必再作穿刺。MRI 能确定囊液性质。当 B 超、CT 检查等不能作出诊断或疑有恶变时,可在 B 超引导下行囊肿穿刺,观察囊液物理性状,同时送检行细胞学、胆固醇、脂质、蛋白、淀粉酶和 LDH 测定。囊液为血性或暗红色,脂肪及其他成分明显增高,细胞学阳性,应考虑囊壁继发肿瘤。炎性囊肿抽出液呈暗色、混浊,脂肪及蛋白含量中度增加,淀粉酶和 LDH 显著增高,细胞学检查有炎症细胞,囊液培养可确定引起感染的病原菌。单纯性肾囊肿有时需要与肾肿瘤、肾积水或肾外肿瘤等鉴别。

(四) 治疗

单纯性肾囊肿发展慢,直径小于 5cm 的囊肿,无肾实质或肾盂肾盏明显受压者,对肾脏的损害不大,可以定期随访;当囊肿体积明显增大,或有明显的临床症状时,应积极处理。

1. 直径大于 5cm 的囊肿;或直径在 4~5cm 之间的囊肿,伴有明显的肾区胀痛,或怀疑有感染、恶性变可能时,应采取干预性治疗。

2. 囊肿直径大于 4~5cm 时,可行 B 超引导下经皮穿刺抽吸囊液后注射硬化剂治疗。硬化剂可选择抽出囊液 2/3 体积的无水乙醇,或四环素,后者具有硬化和预防感染双重作用,副作用小,有效率达 96%。这种治疗方法虽有暂时性的疗效,但复发率可达 30%~78%,可作为高龄患者,或不能耐受手术患者的一种治疗选择。治疗过程中切忌将硬化剂注入肾盏或肾盂内,这样可对肾造成严重危害。若抽出液为血性,应进行手术探查。

3. 对有干预性治疗指征的患者,可以采取后腹腔镜行肾囊肿去顶术,不能确定囊壁病变性质者,可术中取组织行冰冻切片检查。无腹腔镜手术条件的单位,亦可进行开放性肾囊肿去顶术。伴有肾囊肿囊内感染的患者,术后术野应进行充分的引流。为了预防术后复发,可于残腔内填塞明胶海绵或止血纱布(图 12-8-4)。

二、多囊肾

多 囊 肾 病(polycystic kidney disease,PKD)是一组常见的单基因遗传病,呈常染色体显性或隐性遗传,以双肾形成多个进行性增大的囊肿为特征(图 12-8-5,图 12-8-6),是终末期肾衰的重要原因,总发病率为 1/400~1/1 000。一般根据其遗传特性分为常染色体显性遗传型多 囊 肾(autosomal dominant polycystic kidney disease,ADPKD)和常染色体隐性遗传型多囊肾(autosomal recessive polycystic kidney disease,ARPKD)。

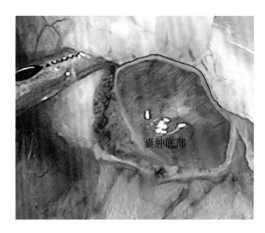

图 12-8-4　后腹腔镜肾囊肿去顶术

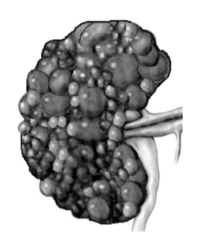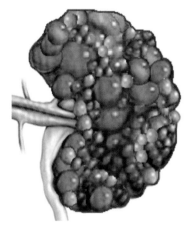

图 12-8-5　多囊肾示意图

(一)常染色体隐性遗传型多囊肾

为多囊肾中少见类型,患者均婴幼儿时期起病,故又称小儿多囊肾病(infantile polycystic kidney disease,IPKD)。1994 年 Zerres 等 将 ARPKD 的致病基因 *PKHD1*(polycystic kidney and hepatic disease 1)定位于 6 号常染色体,其后的连锁分析未发现遗传异质性。

约 109 000 个新生儿中有 7 例 ARPKD,男女比为 2∶1。该型预后较差,30%~50% 的胎儿出生后不久便死于严重的肺发育不良,但存活 1 个月的患儿 15 年生存率可达 80%。ARPKD 后期的临床表现主要包括高血压、肾功

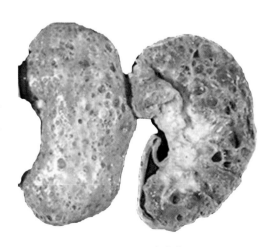

图 12-8-6　多囊肾

能不全、门静脉高压等。

1. 病理学特点 双肾明显增大,外形光滑,切面呈蜂窝状,手感似海绵,远端集合管和肾小管呈梭形囊状扩张,放射状排列。肾盂肾盏被膨胀的肾实质压迫而变形、狭小。常有肝门脉区胆管数目增加伴结缔组织增生,致门脉周围纤维化而并发门脉高压。B1yth(1971年)将常染色体隐性遗传性多囊肾分为四种类型:

(1) 胎儿型围产期时已有严重的肾囊性病变,累及集合管的90%,同时有少量门静脉周围纤维增殖,于胎儿期死亡。

(2) 新生儿型约60%的肾小管受累,伴轻度门静脉周围纤维增殖。出生后1月出现症状,1岁以内死于肾衰竭。

(3) 婴儿型表现为双肾肿大,25%肾小管受累,肝、脾肿大伴有中度门静脉周围纤维增殖。出生后3~6个月出现症状,于儿童期因肾衰竭死亡。

(4) 少年型以肝病变为主,门静脉纤维化,肾脏损害相对轻微,仅有10%以下的肾小管显示囊性变,偶尔发展成为肾衰竭。一般于20岁左右因肝脏并发症,门静脉高压死亡。

2. 临床表现 因发病时期及类型不同可有不同的临床表现,围产期和新生儿型常有死产,或出生后数日内因肺发育不良死于呼吸功能衰竭,这类病儿多有Potter面容和出生时羊水过少的病史。肾脏异常肿大,腹部膨隆甚至可导致难产。新生儿患者多有少尿,但很少死于肾衰竭,可于生后数日内出现贫血、脱水、失盐等肾功能减退的症状,随着年龄增大,逐渐发生肾衰竭。幼儿和少年可有高血压和充血性心力衰竭。儿童期因门脉高压可致食管静脉曲张、脾功能亢进。可有恶心、呕吐、生长发育迟缓等非特异性的症状。实验室检查可显示血清尿素氮、肌酐升高,酸中毒,中度贫血,尿比重低和轻微蛋白尿。

3. 诊断与鉴别诊断 依据发病年龄、临床表现和阳性家族史而诊断。超声检查和IVU是常用的检测方法。影像学表现为造影剂在皮质和髓质的囊肿中滞留,显示不规则斑纹或条状影像,在集合管内滞留产生放射状影。小婴儿因造影剂分泌减少,肾盂肾盏几乎不显示,年长儿造影剂分泌迅速,可显示轻微变形的肾盂肾盏影像。超声显示肾脏增大,整个肾实质回声增强。逆行肾盂造影提示肾盂肾盏轻微受损和肾小管反流。

应与双肾积水,多囊性肾发育异常,先天性肝纤维增殖症鉴别。多囊性肾发育异常不伴有肝脏病变;先天性肝纤维增殖症无肾脏病变,鉴别不困难。

通过病史及影像学检查,一般均能作出诊断。

4. 治疗 预后极为不良,无特殊治疗。肾功能不全时常因肝脏病变而不能接受透析或移植。有高血压及水肿时应限制钠盐摄入和应用降压药物。门静脉高压上消化道出血常危及生命,因肾衰竭和感染,不宜施行分流手术。肾脏、肝脏同时损害增加了治疗难度。

(二) 常染色体显性遗传性疾病

以往认为它成年起病,故又被称为成年多囊肾病(adult polycystic kidney disease, APKD),现在已经发现部分病例在儿童期起病,故成年型多囊肾的病名已逐步淘汰。

ADPKD发病率约1/(600~1 000),男女发病率相等,在遗传性肾脏疾病中居首位,多为双侧性,单侧性罕见。ADPKD具有遗传异质性,目前已发现两个公认的致病基因,85%患者是位于第16号染色体短臂16p13.3的基因 *PKD1* 异常;15%患者位于第4号染色体长臂4q22的基因 *PKD2* 异常,遗传外显率近100%,无家族史的散发病例也存在。两种基因型病变的临床表现类似,均为肾实质中弥漫性进行性囊肿形成,可同时伴有肝、肺等脏器内囊肿。病情严重者可致高血压和肾功能损害,最终发展为尿毒症。但两者的预后有明显差别:*PKD1*突变患者进展为终末期肾衰的平均年龄为 53 岁,*PKD2* 突变患者为 69 岁,95% 的 *PKD1* 突变患者在 70 岁以前进展为终末期肾衰,而很多 *PKD2* 突变患者直至晚年仍然维持良好的肾功能。在连锁分析中,有一些 ADPKD 家系并不与 *PKD1* 或 *PKD2* 基因相关,提示可能有第三个致病基因,但还未定论。

由于对本病的认识日益深入,预后明显改善,1949 年 Rall 和 Cdel 报道多囊肾患者死亡平均年龄为 49 岁。1957 年 Dalgarrd 报道,50% 患者于 50 岁以后发展到终末期肾衰竭。1984 年 Churchill 报道,70% 患者在 50 岁时尚未发生终末期肾衰竭,73 岁时仍有 50% 患者还处于肾功能代偿阶段,多数患者不需透析或移植而正常生活。近 30 年来预后的改善,与降压药物治疗,新抗生素的应用,并发症的防治和早期诊断治疗有关。

1. 病因及发病机制　本病为常染色体显性遗传病,囊肿的形成为先天性,可能是由于闭合的集合管和远曲小管扩大而形成。出生后,这些小囊随液体增多而不断增大,并压迫肾实质,而引起临床症状。

2. 病理特点　囊肿在出生时即已存在,随时间推移逐渐长大,或者在成年时发生和发展,目前尚未完全阐明。病变常为双侧性,单侧者仅占 10%,但因囊肿可一侧较大,故临床上常仅见到单侧肾脏肿大。全肾满布大小不等的囊肿,直径由刚能分辨至数厘米不等。乳头和锥体常难以辨认。肾盂肾盏明显变形。囊内有尿样液体,出血或感染时呈不同外观。光镜下可见肾小球硬化、肾小管萎缩、间质纤维化,也可见炎性细胞浸润。囊壁上皮为难以描述的低立方细胞。透射和扫描电镜检查,显示囊壁为单纯简单上皮,细胞缺乏尖的微绒毛,含有少量线粒体和其他细胞器。

发生囊肿的肾单位不足 1%,其余肾小管萎缩和纤维化程度决定肾衰竭的进程。囊肿呈进行性长大,可能与细胞增殖的相关过程、细胞分泌功能的改变以及囊肿周围组织的受损有关。囊肿长大后造成对肾实质的压迫和并发症的发生,使功能性肾实质日益减少,最后导致终末期肾衰竭。

70%~80% 患者发生高血压,多数早于肾衰竭,发生机制是囊肿肾内的肾素-血管紧张素-醛固酮的活性增高导致肾血流量降低和肾血管阻力增大。在 ADPKD 患者,因内皮依赖性血管舒张反应在小阻力血管受到损害,血管的一氧化氮(NO)产生减少也与高血压相关。

ADPKD 除了肾脏表现外,还可累及其他多个器官,例如肝脏、胰腺、脾脏的囊肿形成,以及颅内动脉瘤、二尖瓣脱垂等。

3. 临床表现　成人型多囊肾是多系统全身性疾病。除肾脏病变外,尚可有心血管系统、消化系统及其他异常。由于发病年龄,病变程度和发展过程不一致,临床表现及其严重程度变异较大。

(1) 泌尿系统表现:大多数患者在 40 岁左右才出现症状,常见症状有:①疼痛:由于肾脏肿大而出现压迫感和钝痛,此为常见的症状,发生率为 13%~30%;②尿液改变:25%~50% 患者病史中有血尿,常由于囊肿破裂和小血管出血导致血肿并伴有疼痛,出血进入尿路时发生血尿。结石、感染亦是引起血尿的主要原因。蛋白尿常常较轻。尿浓缩功能下降但较少出现尿酸化障碍和盐丢失。50 岁以上患者出现血尿时,应注意同时发生恶性肿瘤的可能;③感染:约 50%~75% 患者发生尿路感染,感染发生于肾实质或囊肿内,表现为体温升高、寒战、腰痛和尿路刺激症状;④合并肾结石:10%~30% 患者发生尿路结石,其原因是肾结构破坏导致尿路淤滞,还与草酸、枸橼酸的排泄异常有关;⑤头痛、恶心呕吐、软弱、体重下降等慢性肾衰竭症状。

体格检查时可触及一侧或双侧肾脏,呈结节状。伴感染时有压痛。50% 患者腰围增大。

(2) 心血管系统表现:高血压的发生率为 21%~81%,可为首发症状。约 60% 以上患者在肾功能不全发生之前已出现高血压。早期发生高血压增加了左心室肥大和脑溢血的发生率,是影响预后的主要因素之一。可伴发左心室肥大、二尖瓣脱垂、主动脉瓣闭锁不全、颅内动脉瘤等疾病。主诉心悸、胸痛。听诊发现喀喇声和反流性杂音。超声心电图和多普勒技术、动脉造影等能确定诊断。超声波检查发现 20% 患者有二尖瓣反流,10% 患者有主动脉瓣反流,但其中只有 1/5 出现临床症状。并且认为心脏瓣膜功能异常不是由于高血压和肾衰竭引起的继发性病变而是遗传性疾病的临床表现之一,另外还有 20% 患者可见颅内动脉瘤,8% 患者发生颅内出血。

(3) 消化系统表现:30%~40% 患者伴肝囊肿,一般较肾囊肿晚 10 年发现。肝功能不受影响。10% 患者有胰腺囊肿。5% 左右有脾囊肿。结肠憩室的发生率约 38%,有结肠憩室者死亡率高。

4. **诊断与鉴别** 诊断成人型多囊肾发展到相当程度,根据双侧肾脏不规则长大,肾多发囊肿,家族史,胰腺囊肿,脑动脉瘤等特点,诊断并不困难,多可确定诊断。诊断标准为(表12-8-1):

表 12-8-1 ADPKD 的诊断标准

家族内确定有多囊肾时:
B 超在双侧肾分别发现 3 个以上囊肿
CT 在双侧肾分别发现 5 个以上囊肿
家族内未确定有多囊肾时
15 岁以下 CT 或 B 超在两侧肾分别发现 3 个以上囊肿,并除外以下疾病
16 岁以上 CT 或 B 超在两侧肾分别发现 5 个以上囊肿,并除外以下疾病:
多发性单纯性肾囊肿(multiple simple renal cyst)
肾小管性酸中毒(renal tubular acidosis)
囊性肾发育不良(cystic dysp lasia of the kidney)
多房性肾囊肿(multicystic kidney)
良性多房性肾囊肿(multilocular cysts of the kidney)
髓质海绵肾(medullary sponge kidney)
获得性肾囊肿病(acquired renal cystic disease)

(1) 影像学检查

1) X 线:腹部平片显示肾影增大,外形不规则。若囊肿感染或有肾周围炎,肾影及腰大肌影不清晰。静脉尿路造影显示肾盂肾盏受压变形征象,肾盂肾盏形态奇特呈蜘蛛状,肾盏扁平而宽,盏颈拉长变细,常呈弯曲状(图 12-8-7)。

2) B 超:检查能清晰显示双肾有为数众多的暗区。近年曾有学者应用彩色多普勒检测肾动脉血流频谱的峰值血流速度(PFV)、血管阻力指数(RI)和血流量(Q),结果发现这 3 个参数能反映 ADPKD 患者的肾脏血流情况,较监测高血压和肾功能更为敏感,为临床评价肾动脉的功能状态及疾病的转归、疗效的判定提供了一种新的方法。

3）CT:肾脏 CT 平扫显示双侧受累,肾影增大,形状不规则,呈分叶状且两侧不对称,肾脏皮、髓质内可见弥漫性大小不等圆形或类圆形充满液体的薄壁囊肿,直径 0.2~6.0cm 之间。肾呈蜂窝状,各个囊肿之间及囊肿与肾盏之间互不相通,肾盏、肾盂受压变形。由于囊壁长期处于受压状态,营养代谢发生障碍,产生钙盐沉着,呈线状、弯曲状或不规则形钙化带。

增强扫描肾实质呈不同程度强化(图12-8-8,图 12-8-9),囊壁轻度强化,使囊肿显示更清楚。囊肿内部未见强化,CT 值约为 0~12HU。囊肿向内凸入肾窦,压迫肾盂、肾盏,使之变形、移位。肾功能严重受损者,肾实质强化效果不佳,肾盂、肾盏内可无造影剂充盈。当囊肿张力过高,使囊壁上毛细血管牵拉破裂而出血时,表现为囊肿内稍高密度影,部分呈分层状,CT 值约 40~80HU。

CT 检查亦可同时发生肝、脾、胰腺囊肿。

4）磁共振成像(MRI):一项 ADPKD 多中心研究表明血尿、高血压和肾衰竭发生与肾脏体积大小密切相关,肾脏的大小直接反映 ADPKD 进展。用 MRI 检查肾脏体积,计算囊肿与正常肾组织截面积比值能敏感地反映 ADPKD 进展,可以作为观察药物疗效的指标。美国一项多中心临床研究(CRISP)应用 MRI 评价 ADPKD 患者肾脏体积及囊肿体积,诊断可信度分别达到 99.9% 和 89.2%,且具有重复性佳,较肾小球滤过率(GFR)更早期反映疾病进展程度的优点。

（2）实验室检查:①尿常规,中、晚期时有镜下血尿,部分患者出现蛋白尿,伴结石和感染时有白细胞和脓细胞;②尿渗透压测定,病程早期即可出现肾浓缩功能受损表现;③血肌酐随肾代偿能力的丧失呈进行性升高。肌酐清除率亦为较敏感的指标。

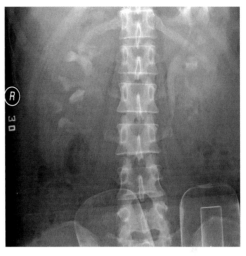

图 12-8-7 多囊肾患者的 IVU 片

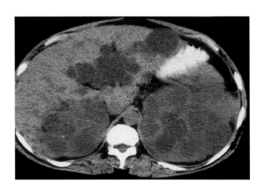

图 12-8-8 多囊肾患者的 CT 增强片

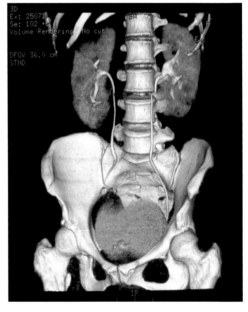

图 12-8-9 多囊肾患者的 CT 增强三维重建片

本病需与双肾积水、双肾肿瘤、遗传性斑痣性错构瘤（von Hippel—Lindau 病）等鉴别。双肾积水亦表现为双侧腰腹部肿块和肾功能损害，B 超及 IVU 显示与多囊肾完全不同的表现。双肾恶性肿瘤少见，IVU 可误诊为多囊肾，由于肿瘤常局限于一极，不似多囊肾的囊肿分布广泛，总肾功能常无异常，B 型超声显像和 CT 可以鉴别。50% 以上的肾错构瘤为双侧和多发性，CT 显示的典型表现可作出鉴别。遗传性斑痣性错构瘤的特征是视网膜和小脑先天性血管瘤病，胰腺囊肿或肿瘤，可伴发双肾多发性囊肿或腺癌，IVU 多误诊为多囊肾。根据同时存在的其他表现，CT、B 超检查有助于鉴别。

5. 症状前诊断和产前诊断　症状前诊断是为了在高危人群（患者的直系亲属）尚无临床表现时，确定其是否为 PKD 患者。这样能使患者及早预防并发症，保护肾功能，提高生活质量。由于 DPK 是常染色体显性遗传性疾病，成人患者 50% 的子代可以遗传患病。因此，一旦成人患者确诊后，其子代应常规做超声波检查。诊断首选 B 超，但据报道，基因携带者的超声诊断率 0~14 岁为 64%，10~30 岁为 92%，30 岁以上才到达到 100%。DFK 家系成员中，随年龄增加，DPK 发生率也增加。所以，DPK 家系中的年幼儿童即使 B 超等相关检查为阴性，也应定期复查及随诊，以使早期发现。小于 30 岁可疑患者 B 超检查无异常者，可选用 CT、MRI；若结果仍不明确，可采用基因诊断方法，DNA 标本可取自外周血白细胞。

产前诊断是在胎儿出生前确定其是否患有 PKD，从而决定是否继续妊娠。这对优生优育，提高人口素质具有重大意义。对家系中的高危胎儿抽取羊水或脐带血，标本一般于妊娠 10~12 周，通过羊膜穿刺术取得胚胎绒毛膜细胞。运用基因连锁分析进行产前基因检测，准确鉴定该胎儿有无疾病，对携带有致病基因的胎儿建议终止妊娠，这样有利于降低发病率，实现优生优育，提高人口素质。

目前，随着基因芯片和蛋白组学技术的日益完善和广泛应用，可望不久的将来，应用基因芯片和蛋白组学技术对 PKD 进行快捷、简便的诊断。

6. 治疗　近半数患者在 60 岁前进入透析治疗。PDK2 基因异常比 PDK1 基因异常肾衰竭发展缓慢、预后较好。由于囊肿导致肾肿大的发展速度越快，肾功能恶化越显著，但是现在还没有抑制囊肿形成和肾实质萎缩所致肾单位减少的治疗方法，主要是针对肿大肾脏的对症治疗。因此，及早发现，防止并发症的发生和发展，及时正确的治疗已出现的并发症至关重要。必要时应及时给以肾替代治疗，可提高生活质量，延长生存时间。当患者处于肾衰竭尿毒症时，应按相应治疗原则处理。即使在同一家族内其表现型和预后的个体差异明显。死亡原因多为心脏肥大、冠脉疾病及囊肿感染导致的败血症。

（1）一般治疗：多数患者不必改变生活方式和限制活动。患者肌酐清除率正常时，饮食、水分、电解质等的摄入不必限制。对肾明显肿大者，应注意防止腹部损伤。

（2）血尿的治疗：ADPKD 患者的肉眼血尿或囊肿出血多为自限性，一般减少活动或卧床休息出血即可停止。极少数出血量较大的患者需要输血治疗。一些血液透析患者有反复发作的血尿，应选用低分子量肝素或无肝素透析，并可考虑经导管选择性节段性肾动脉栓塞术，但肾内感染时慎用。严重的出血可行单侧肾脏切除术。

（3）控制高血压：高血压作为肾功能的损害因素之一，35 岁之前发生高血压的患者预后不良，应予有效监控，将血压控制在 130/90mmHg 为宜。高血压早期可进行饮食调整，如低盐饮食（1g/d），适量运动，保持适当体重。病情进展，可采用药物治疗，首选血管紧张素转换酶抑制剂（ACEI）类，此类药物针对 ADPKD 患者过度活跃的肾素-血管紧张素-醛固酮系统，并且能降低肾小球毛细血管内压,疗效在病程早期尤其明显。应用 ACEI 类药物应注意不良反应:急性肾衰和严重肾出血。其他可采用的降压药包括:β-受体阻滞剂、钙通道抑制剂、中枢降压药和利尿药等。

(4) 控制感染:肾实质感染和囊肿感染是本病的主要并发症。病原菌以大肠埃希菌、葡萄球菌为主,也可能有厌氧菌感染,其他原因包括胆管炎症、肠憩室炎等。一般水溶性抗生素通过肾小球滤过、近曲小管分泌,脂溶性抗生素通过囊壁弥散进入囊肿。因此,应联用水溶性和脂溶性抗生素。水溶性抗生素包括氨苄青霉素、氨基苷类及第二、第三代头孢菌素,脂溶性抗生素包括复方新诺明、环丙沙星、氯霉素及甲硝唑等。若确定囊内感染可施行穿刺引流及囊液细菌学检查,确定病原菌,选用适合的抗生素。

(5) 囊肿去顶减压术:减轻了囊肿对肾实质的压迫,保护了大多数剩余肾单位免遭挤压和进一步损害,使肾缺血状况有所改善,部分肾单位功能得到恢复,延缓了疾病的发展。对早、中期患者有降低血压,减轻疼痛,改善肾功能,延长生存期,延迟进入终末期肾衰竭阶段等优点。手术对肾功能无严重损害,无重大手术并发症。手术成功的关键是尽可能早施行手术。双侧均应手术,囊肿减压必须彻底,不放弃小囊肿和深层囊肿的减压。晚期病例减压治疗已无意义,手术打击反可加重病情。

(6) 透析与移植:进入终末期肾衰竭时,应立即予以透析治疗。由于肾和肝体积增大,采用腹膜透析会增加不适,宜首选血液透析。如有条件可做同种肾移植术。肾移植前是否摘除原发病肾、至今仍有争议。多数主张,当有手术指征时应予以切除。移植前肾切除的指征是:①反复尿路感染;②难以控制的疼痛;③伴发肾肿瘤;④持续性血尿;⑤脓尿;⑥压迫下腔静脉。

(7) 合并上尿路结石的治疗:根据结石部位及大小按尿路结石处理原则进行治疗。结石引起梗阻,不能自行排出者应考虑手术治疗。多囊肾合并梗阻性结石时,由于囊肿的压迫,肾盏扩张程度不如所希望的那样,经皮肾造瘘和碎石常有技术上的困难。结石是反复感染的主要原因,使感染不易根治。

(8) 治疗前景:ADPKD 为遗传性疾病,且致病基因明确,因此一些学者开始尝试采用药物治疗,或基因治疗,控制和延缓肾脏囊肿性病变的发展,并在动物实验等基础研究中做了一些有益的尝试,或许这些新的治疗方案以后可能可用于临床。ADPKD 患者的 *PKD1* 和/或 *PKD2* 基因突变,导致多囊蛋白 1(polycystin 1)和多囊蛋白 2(polycystin 2)表达异常,后者影响了细胞内钙离子交换的能力,引起细胞内钙离子减少并改变了 cAMP 信号通路,进而造成细胞增殖。有报道对 PKD 模型大鼠服用钙敏感受体抑制剂,可以增加细胞内钙离子浓度,抑制囊肿的生成。也有报道,抑制囊性纤维化跨膜转运调节因子(cystic fibrosis transmembrane conductance regulator,CFTR)Cl⁻离子通道,也可抑制 ADPKD 模型大鼠肾囊肿的形成。

三、髓质海绵肾

髓质海绵肾(medullar sponge kidney,MSK)有海绵肾、肾锥体囊肿病、先天性肾集合管囊性扩张之称,较确切的名称应为肾集合管扩张与肾小管扩张。1839 年意大利人 Lenarduzzi 在两侧慢性尿路感染患者的 IVU 片上发现有分布与锥体一致的肾内小管扩张的异常。1949 年 Cacchi 和 Ricci 报道了一组类似病例,其中 1 例做了肾切除,根据其在肾剖面锥体呈多孔状或海绵状,解剖病理学及组织学上为肾锥体内集合管呈梭形或囊状扩张之改变,正式将其命名为髓质海绵肾。

MSK 特征是肾髓质乳头锥体的集合管扩张,多个相通,呈囊样改变。因此其实质是肾小管扩张,而非真正囊肿性疾病。因其病变主要在髓质锥体,有的形状似海绵,所以称之为"髓质海绵肾"。

(一) 病因及病理

多数学者认为本病是一种先天性肾发育异常。本病多发生于双肾,偶为单侧,80% 患者部分或所有乳头受累,个别仅局限于一个肾锥体。大多数肾脏外表正常,1/3 患者呈不规则弥漫性增大,囊肿呈圆形、卵圆形或不规则。肾脏的远端集合管扩张,形成小囊和囊样空腔,内含透明样胶冻,常有小结石。扩张的集合管与近端正常的集合管相通,与肾盏相连处,直径正常或相对缩小。结石、梗阻和感染等并发症常见,其余部分肾结构和发育正常。但邻近病变的肾组织多有慢性炎症。由于集合管扩张、迂曲,尿液引流不畅,该处尿中成石物质浓度增高,集合管内可形成海绵肾结石,约占 MSK 的 40%~90%。

在光镜下可见扩张的集合管和囊肿壁覆盖有多层的柱状细胞,少数为分层的鳞状上皮细胞,集合管和囊肿相通。一些孤立不相通的囊肿则含大量的高碘酸 Schiff 阳性物质,囊壁覆盖萎缩的上皮细胞,常有慢性炎症合并存在。小管周围髓质细胞可能正常,可有细胞浸润或间质纤维化。

(二) 临床表现

本病多见于女性,常在出生时已发病,为先天性发育异常,无家族史,通常呈散发性,但有家族发病倾向。最初症状可发生于任何年龄,但 2/3 以上的病例到 40~50 岁时因发生结石和感染合并症方有临床表现,预后一般较好。该症双侧肾脏多见,约占 80%,单侧或局灶性占 20%。如患者病变局限,轻微或无并发症可无任何自觉症状。常见症状为反复发作的肉眼或镜下血尿、尿路感染症状、腰痛、肾绞痛及尿路排石史,个别表现为无痛肉眼血尿。临床症状系因扩张小囊肿内尿液滞留继发感染、出血或结石所致。虽然肾小球滤过率下降,肾浓缩功能减低,尿酸化不足或有酸中毒,就总体而言,肾功能尚属正常,很少发展到终末期肾衰竭。因本症为非进展性,除非合并肾功能进行性恶化,预后一般较好。

肾结石多为双肾多发,结石成分与普通泌尿系结石成分相似,80% 为含钙小结石,常为磷酸钙和草酸钙的混合物或单纯磷酸钙成分。吸收性高尿钙是海绵肾最常见的异常,发生率为 59%。肾排泄钙增多所导致的高尿钙症仅占 18%,提示海绵肾与肾结石患者有相同的代谢异常。尿路结石患者中,海绵肾发生率为 3.5%~13%。肾乳头内含钙结石形成原因:①扩张的集合管及囊肿内尿液滞留;②囊肿内细胞碎屑和玻璃样物质为结石形成提供了基质;③尿液酸化导致磷酸钙的溶解度降低;④有结石病高危因素(高钙尿、高草酸尿、高尿酸尿、低枸橼酸尿)。Yagisawa 发现 MSK 患者尿液中,抑制结石形成的枸橼酸和镁含量均降低,表明 MSK 患者有代谢缺陷,即尿液中缺乏结石抑制物,与 MSK 结石形成有重要关系。

由于 MSK 集合管扩张并尿液滞留,易诱发感染。反复感染致肾盂肾炎和肾结石形成造成尿路梗阻时,可引起肾功能逐渐恶化,甚至导致肾衰竭。

(三) 诊断

患者常因出现尿路结石或尿路感染症状,施行放射学检查时被发现。

1. X 线　腹部平片和 IVU 可显示本病特征而被确诊,因而成为本症的首选检查方法。

腹部平片显示钙化或结石位于肾小盏的锥体部,呈簇状、放射状或多数性粟粒状。静脉尿路造影显示肾盂肾盏正常或肾盏增宽,杯口扩大突出,于其外侧见到造影剂在扩大的肾小盏内呈扇形、花束状、葡萄串状和镶嵌状阴影。囊腔间不相通。由于结石密度不均匀,边缘不整齐,环绕于肾盂肾盏周围的多数囊腔似菜花状(图12-8-10)。大剂量IVU更能清晰显示上述特点。逆行肾盂造影常不能显示其特征。

2. B超 B超的特征性表现是围绕肾髓质呈放射状分布的小无回声区和强回声光点,后方伴有声影。患肾集合管小囊腔呈海绵状扩张,声像图上肾锥体呈放射状排列的高回声团。当梗阻较重使乳头管和集合管内尿液滞留较多时,该高回声团内可见小的无回声区。当囊内尿盐沉积形成结石后,声像图上肾锥体呈高回声团的同时,在肾窦边缘可见各种形状特征的强回声光点,后多不伴声影。少数患者囊状扩张的乳头管和集合管内尿液和钙盐沉积较多,肾锥体甚至肾脏增大,在声像图上显示为较大的囊肿。极少数患者结石穿透囊壁或由扩大的乳头管进入肾盂,可在肾盂内见到强回声光点。

彩色多普勒检查:肾内血流灌注良好。脉冲多普勒检查:肾内血流流速及频谱形态一般正常。

3. CT CT平扫可见肾锥体内多发斑点状小结石,呈散在、簇集成团或花环状等,或见肾锥体内条纹状、小囊状低密度影。无肾盂、肾盏的积水征。钙化点区常见类圆形或不规则状低密度灶,边界欠清。肾脏大小形态正常,集合系统分布形态自然,病情较重者肾皮质、髓质结构模糊,集合系统紊乱(图12-8-11)。

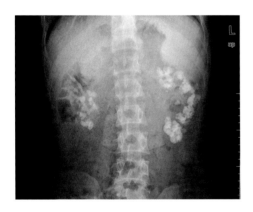
图12-8-10 海绵肾KUB片

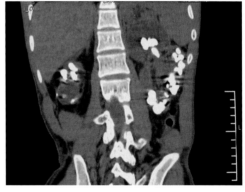
图12-8-11 海绵肾CT平扫三维重建图

增强扫描时,因肾实质明显强化,反而使肾小盏外围的钙化不明显,而邻近的低密度灶显示清晰,有的甚至可见囊状扩张。延迟扫描见钙化灶在肾乳头部位而不在肾盏、肾盂内,髓质内低密度灶清晰,集合系统内充满高密度造影剂,皮、髓质分界清楚。

CT对海绵肾集合管的囊状扩张空间分辨率不如IVU高,但对检出其中的小结石较X线平片及IVU敏感,可查出KUB阴性或IVU未发现肾集合管扩张显影的肾锥体内的细小结石,并准确显示其位置。因此,对可疑海绵肾的影像诊断应结合上述两种检查。

4. MRI 表现为双侧肾实质内多发大小不等的小囊状长T1、长T2异常信号,信号均匀,边界清楚,其内见斑点状长T1、短T2异常信号。因MRI对结石的诊断不敏感,因而很少用于本症的诊断。

（四）鉴别诊断

钙化现象不典型时,须与其他病因引起的钙质沉着进行鉴别,如已愈合的肾乳头坏死及肾结核等。

1. 肾钙盐沉着为肾集合管内及其周围弥漫性钙盐沉着,较海绵肾广泛,可见于多种疾病,如甲状旁腺功能亢进,肾小管酸中毒,特发性高尿钙等,但本病不伴有小管扩张和囊腔形成等改变,晚期病例钙盐可沉积到肾小管,甚至整个肾区。

2. 肾结核一般为单侧性,病变不限于乳头部,范围广且不规则,早期 IVU 显示肾盏呈虫噬样改变,如继续扩大,可形成空洞,并与肾盏相通。

3. 肾盏内散在小结石,典型海绵肾结石因结石呈扇形,簇形排列因此容易区别,但对结石数目较少,散发于各锥体乳头部者,平片、IVU 易误诊为肾盏内结石。鉴别要点为 MSK 结石小,长径很少超过 0.5cm,因位于肾乳头区,因此位置较固定,尿路造影可见结石位于肾盏以外,肾集合管有囊样扩张,B 超、CT 可进一步明确结石部位。

4. 肾乳头坏死形成的钙化位于肾盏顶部及附近锥体的尖端,钙化影像呈环状或三角形,密度均匀或中心透明,并有肾盏变形及肾功能损害等。

（五）治疗

治疗主要针对结石和防治感染,应鼓励患者多饮水以增加尿量和尿流量。金钱草、海金砂、车前草和白花蛇舌草等清热消炎中药排出细小结石和治疗感染。约有 10% 患者因反复尿路感染、尿路结石和肾盂肾炎等导致肾功能减退,预后不良。可将患者分为三期:①第Ⅰ期无钙化结石:患者无特殊临床症状,不需特殊治疗,鼓励其多饮水,定期随访;②第Ⅱ期有囊腔内结石:患者除应多饮水,保持每天尿量 2 000ml 以上,以减少钙盐沉着外,应服用药物治疗,以避免和控制尿路感染和结石。高尿钙者应长期服用噻嗪类利尿剂;尿钙正常者可服用磷酸盐类利尿剂;③第Ⅲ期有严重的单侧或节段性病变和游离的尿路结石:可考虑肾切除或部分肾切除术及相应的肾结石手术。由于海绵肾一般为双侧性,只有在全面仔细地检查证实病变确系单侧性,而对侧肾功能正常时,手术方能施行。

四、肾多房性囊肿

肾多房性囊肿（multilocular cystic nephroma, MLCN）,系指肾内有局限性、大而具有完整被膜的肿物,压迫周围肾组织,内由多个肾囊肿构成。1892 年 Edmunds 首次描述该病以来,本病的名称繁多,如肾囊性腺瘤、肾淋巴管瘤、局部多囊性肾、多发性囊性肾、良性多房性肾囊肿和多房囊性肾瘤等。近年来以良性多房性肾囊肿和多房性囊性肾瘤称之较多,前者强调良性而区别于其他多囊性肾病变,后者意为本病是良性肾肿瘤。本病多发生于 2 岁以下儿童及 40 岁以上成人。2 岁以下患者男性较多,40 岁以上患者则女性较多。

（一）病因及病理

MLCN 至今病因不明,是否为遗传性疾病,由于资料少尚难定论。本瘤常呈单侧、孤立性结节,境界清楚,不浸润周围组织。切面可见由很多囊肿构成,囊壁薄,互不相通,囊肿直径可由数毫米至数厘米,其内含清亮、草黄色或血性液体,液体内尿素与电解质的含量同血浆相似。镜下可见囊内表面被覆扁平至柱状上皮细胞,可见靴钉状细胞,其间隔内可见小而圆的初级细胞,至长而成熟的成纤维细胞,也可见到胚胎性肾组织,如肾小球和肾小管,偶见平滑肌细胞,间质为疏松组织或致密胶原纤维。

MLCN 的病理诊断标准:①多房囊性病变;②囊腔多数部分被覆上皮;③囊肿与腹腔无联系;④残余肾组织位于肿瘤包膜外,其结构基本正常;⑤囊肿间隔无分化成熟的肾组织。

(二) 临床表现

肾多房性囊肿的临床表现,因发病年龄不同而异。在儿童,最常见的表现为无症状的季肋部肿块。在成人除季肋部肿块外,常见的症状还有腹痛、血尿等。血尿为囊性肾瘤穿破并进入肾盂所致。如囊肿疝入肾盂可造成突发性肾盂输尿管连接部梗阻。双侧良性多房囊性肾瘤少见。体检时可在腹部触及肿物。

(三) 诊断与鉴别诊断

患者因腹部肿块或血尿就诊,进一步的影像学检查可协助诊断。KUB 仅能发现明显的钙化灶。IVU 仅能显示肿瘤突入肾盂所致充盈缺损、肾盂变形、移位等,难以与肾癌或肾盂癌鉴别。囊肿疝入肾盂后,可使造影剂不能排出导致不显影。B 超是肾多房性囊肿常用有效的影像学检查方法,典型表现为病变位于肾脏的一侧,而不是弥漫地分布于肾实质中,一般表现为数簇无回声液性暗区被高回声结缔组织隔分开。采用彩色多普勒超声检查可在肿瘤包膜及分隔上测及低速血流信号,也是肾多房性囊肿较典型的声像图表现。

CT 表现具相对的特征性:肿块呈边缘光整的圆形或椭圆形,大部分肾多房性囊肿可显示有完整的分隔,将病灶分成多个小腔,囊内分隔不等,无明显结节影,增强扫描呈延迟强化,囊腔数量不一,其大小从几毫米到几厘米不等,囊腔间互不交通。但部分肾多房性囊肿内分隔显示不清,可较厚且不规则。MRI 扫描的价值基本上和 CT 相仿,但对囊腔内出血的显示无疑更敏感。DSA 检查可见边缘清晰的无血管肿物,肿物被膜上可见血管。

本病应注意和多房性肾发育异常、肾积水、囊性部分分化性肾母细胞瘤及肾囊性乳头状癌等单侧肾囊性疾病鉴别。鉴别诊断:①与囊性肾细胞癌容易鉴别,肾细胞癌的囊衬为肾癌细胞,可单层但常为多层。实性区肾细胞癌结构完全与囊性肾瘤不同;②与肾母细胞瘤囊性变区别,在于肾母细胞瘤有恶性胚基成分。

(四) 治疗

对于儿童的肾多房性囊肿,因术前与并发肾母细胞瘤的肾多房性囊肿不易鉴别,多行患肾切除术;而对于对侧肾功能损害或双侧病变者,可行肿瘤切除术。成人肾多房性囊肿很少并发恶性肿瘤,多采用肿瘤切除术或肾部分切除术。虽有因保留肾脏而有局部复发的报道,但一般认为囊肿内无恶性病变的局部复发是由于切除范围不够所致,而非恶变。

五、多房性肾囊性变

多房性肾囊性变(multicystic kidney)又称多囊性肾发育不良(multicystic dysplastic kidney,MCDK),是新生儿期临床较常见的腹部肿物,无家族倾向,无性别差异,多为单侧病变。

(一) 病因及病理

目前多房性肾囊性变的病因及发病机制尚未完全阐明,可能是当发育中的肾从骶部迁移到腰部时没有正常动脉网供应肾脏,导致缺血性肾损害而产生多房性肾囊性变并发输尿管闭锁。肾失去正常形态,被大小不等,数目不同的囊肿所代替。体积可大可小,外观像一堆葡萄,囊肿壁薄而透明,看不到正常肾组织,常伴患侧输尿管闭锁。囊肿内覆盖立方或扁平细胞,囊肿之间的组织可含软骨灶。肾小球和肾小管呈初级形态,但也可见到正常结构。

多房性肾囊性变可发生在重复肾的上肾部和蹄铁形肾的一侧,而肾的另一部分正常。

(二) 临床表现

多房性肾囊性变是新生儿及小婴儿常见的腹部肿物,无明显性别差异。腹部肿块是本病最常见的症状,透光试验阳性。可合并远端闭锁的巨大输尿管积水,发生在重复肾者可因输尿管异位而有尿失禁。双侧病变在新生儿期可有 Potter 面容,肺发育不良和出生时羊水过少。

(三) 诊断

IVU 不显影,发生在重复肾者,X 线片示重复肾的下肾部向下向外移位,肾盏数目减少。

B 超可以明确诊断本病,其声像图表现为患侧肾明显增大,形态失常,肾表面呈波浪状,实质内见大小不等的无回声区,呈圆形或椭圆形,可有相互挤压、重叠,多角度观测无回声区之间不相通,无回声区周围无肾组织或仅见少量肾实质回声,患侧输尿管多不能测及。对侧肾大小、形态及内部结构显示正常。多房性肾囊性变的三维超声成像较二维图像显示肾轮廓更清楚,囊腔内部结构清晰,囊与囊之间关系亦更明确。

CT 表现为正常肾组织被异常肿块所替代,肿块由无数大小不等、充满水样密度液体的囊肿组成,其内可见分隔并可增强,成人患者囊壁可有钙化,肾无功能,对侧肾正常或代偿性肥大。

多房性肾囊性变患侧肾没有功能但有引起高血压及恶性变的危险,产前检出可为孕妇及产科医师选择生产方式提供重要依据,或在产后及时手术切除患肾,避免并发症的发生。

多房性肾囊性变主要与以下肾疾病鉴别:①婴儿型多囊肾:为常染色体隐性遗传病,因囊肿较小超声不易显示,超声检查可见胎儿双肾增大,回声增强,与多房性肾囊性变肾被大小不等的无回声区取代有明显不同,两者易鉴别;②多发性肾囊肿和多房性肾囊肿,两者与多房性肾囊性变鉴别较困难。多发性肾囊肿和多房性肾囊肿的囊肿数相对较少或分布较局限,无回声区之间肾组织回声相对较多,囊肿无回声区的出现和检出多迟于多房性肾囊性变。由于三维超声成像可多角度旋转观测,且立体图像较二维图像提供的信息更丰富,在多房性肾囊性变与上述疾病鉴别时具有价值。

(四) 治疗

单侧病变可行肾切除术。双侧病变新生儿期死于呼吸衰竭或肾衰竭。

六、获得性肾囊肿

获得性肾囊肿病(acquired renal cystic disease,ARCD)系指在慢性终末期肾脏病变的基础上所出现的多发性、双侧性肾囊肿。目前文献上尚无统一的诊断标准,有人认为囊肿至少占肾脏体积的 40%,有的则认为至少占 20%。但一般认为肾脏至少应有 3 个囊肿,且无肾囊肿病史。1977 年 Dunnill 等报道 30 例长期血液透析患者,尸检发现 14 例双侧多发性肾囊肿,发病率达 46.6%。据统计,慢性肾衰竭未透析者,ARCD 的发生率为 7%~22%。随着透析疗法的普及,ARCD 的发病率相应增高,且与透析时间呈正相关。透析 3 年以内者,其发病率约为 44%,4 年以上为 80%,10 年以上则高达 90%。

获得性肾囊肿病原因不详,推测其形成过程是由于:①肾功能下降,残余肾单位代偿肥大;②随着肾功能的进一步毁损,出现一些致细胞分裂物质,包括肾基质分泌的减少、腺苷环化酶激活物质的聚积、自分泌或旁分泌生长因子的合成以及血浆电解质的改变;③代偿肥大和细胞增殖诱导肾小管上皮细胞生长以致形成囊肿;④在某些敏感个体,上述作用还可使原癌基因激活,囊肿发生恶变。

获得性肾囊肿肾脏损害组织学表现多种多样。典型的囊肿发生在肾皮质,亦可位于髓质或皮髓质交界处,由线形排列的增生内皮细胞(数量增多)组成,其直径从镜下观到几个厘米不等,囊肿表现与常染色体遗传的多囊肾相似。乳头状囊腺瘤是常见的一种类型,在囊肿内经常可以看到上皮的乳头状增生。囊肿通常被覆单层立方上皮或柱状上皮,含颗粒性嗜酸性胞浆,胞核大,空泡状。亦有许多呈不典型囊肿,覆以多层上皮并可见乳头状增生性小结节。

患者早期常无症状,体积增大后,可以引起腰痛,囊内出血和血尿等症状,甚至会出现肾破裂、肾细胞癌等严重并发症。早期囊肿较小时直径多在0.5cm以下,超声不易检出,大者可达2~3cm以上,可为单纯性或多房性,囊液清澄、棕色或血性。

ARCD的诊断依据典型的慢性肾病及血液透析病史,结合典型的影像学检查,可以得出诊断。ARCD的二维声像图具有以下特征:①囊壁较单纯囊肿厚而毛糙,部分囊壁一侧伴有斑点状强回声;②形态欠规则;③以小囊肿多见;④以多发为主,亦可单发;⑤囊肿多位于肾脏下极,多累及双侧肾脏,右肾略多于左肾;⑥一定时间的随访观察囊肿的大小较少变化。

ARCD的处理主要是针对症状及并发症对症处理,若发生肿瘤可手术切除。

临床工作中对透析患者应加强监视,定期对透析患者进行肾脏B超或CT检查。对确诊ACKD者,应半年进行B超检查1次,若囊肿增大或有恶变可能者,尽早接受相应治疗或进行肾移植。

在ACDK患者中肾细胞癌发生率高达6%~20%,通常为双侧及多发病灶同时存在。透析患者形成肾细胞癌的平均时间是8.8年,肿瘤的平均大小是4cm。有学者报道,在887名终末期肾病患者中,512名患者透析期间出现获得性肾囊肿,其中19名患者发生肾细胞癌。尽管在一定时期内肾细胞癌发病率并不高,但是肾囊肿患者发病的危险性高出正常人群发病率的40~100倍。

七、肾盂旁囊肿

为一肾实质外囊肿,发生于肾门区,有时位于肾盏漏斗周围区域,又称肾盂周围囊肿,肾盂旁淋巴管囊肿。通常呈单个的单房囊肿,体积较小,直径很少超过5cm。囊壁薄为纤维组织所构成,内衬单层扁平细胞或无细胞衬附,囊腔内含草黄色透明液体。原因不明,有学者认为是由肾门附近淋巴管的炎性堵塞或先天性扩大而成。

囊肿体积小时一般无临床症状,但较大的囊肿可以压迫肾盂引起梗阻和肾盂积水,并出现腰部胀痛等症状。

位于肾盂旁的囊肿,在B超下不易与肾积水相鉴别,可行IVU或CT增强检查,以了解囊性病变是否与集合系统相通,并可显示囊肿压迫肾实质或肾盂、肾盏的程度(图12-8-12)。

小的肾盂旁囊肿可暂不做处理,定期随访观察。当囊肿超过4cm,或压迫肾盂肾盏,造成部分或全部肾积水,或有明显肾区胀痛的患者,可以施行腹腔镜或开放性手术,行囊肿去顶术。有时候肾门区有异位血管,不易通过肾门显露其深层的肾盂旁囊肿,可以在肾后唇中下1/3处切开少许肾实质,显露囊肿。

八、肾门及肾周围假性囊肿

肾门及肾周围假性囊肿(perirenal pseudocyst)为肾实质外的囊肿。是肾或输尿管上段

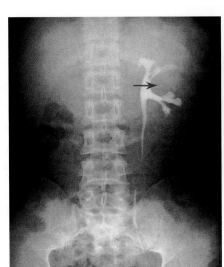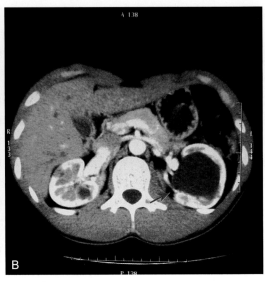

图 12-8-12　肾盂旁囊肿
A. IVU；B. CT 增强图。

尿液外漏，并被反应性增生的纤维组织包绕而形成，囊肿位于肾盂和肾实质外，在肾包膜或肾周脂肪之间，包绕部分或全部肾。囊壁为纤维组织，囊壁内一般无上皮内衬。

该型囊肿多由于各种类型的损伤，如肾裂伤、输尿管从肾盂上撕脱，肾盂或输尿管裂伤，或手术造成尿液外溢所致。囊肿一般在损伤后数周或数月后出现，增大到一定体积后可能会造成肾盂、输尿管或肾实质受压，有时可引起梗阻性肾积水。

当囊肿体积较大时，KUB 平片可见肾周软组织钙盐沉积或肾影增大，有时可有囊壁钙化。超声、IVU 和 CT 平扫加增强有助于本病的诊断。有症状或继发肾积水的患者，可在超声或 CT 引导下穿刺引流，或手术切除部分囊壁。

九、肾包虫病

多由棘球绦虫感染所致，主要发生在牧民，常在儿童期感染，经过长的潜伏期，以同一中心性增长，至成人才出现症状。包虫病累及肾者占 2%~5%，多为单个囊肿，囊液无色或微黄色，囊内含子囊、孙囊。囊肿多呈圆形，可长得较大，最大直径可达 20cm 以上，可压迫邻近肾组织，偶可穿破肾盂或破入腹腔。

患者可有腰部胀痛或钝痛，可有血尿，严重者可发生过敏性休克。体检可扪及肾脏肿大，周围血中嗜酸性粒细胞增多。肾功能多正常。KUB 平片可显示肾影增大，囊腔、子囊可钙化，IVU、CT 显示肾内囊性占位性病变。皮内或补体结合实验阳性。

（陈　忠　庄乾元）

参 考 文 献

［1］SAWICKI M，WALECKA A，ROZANSKI J，et al.Doppler sonography measurements of renal vascular resistance in autosomal-dominant polycystic kidney disease［J］.Med Sci Monit，2009，15（8）：101-104.

［2］张和平,袁天华,聂鹏,等.多囊肾的 CT 诊断价值(附 23 例分析)［J］.实用放射学杂志,2008,24(10): 1388-1390.

［3］梅长林,王文靖.多囊肾病的诊断及治疗进展［J］.中国实用内科杂志,2005,21(11):969-971.

［4］SALLEE M,RAFAT C,ZAHAR JR,et al.Cyst infections in patients with autosomal dominant polycystic kidney disease ［J］.Clin J Am Soc Nephrol,2009,4(7):1183-1189.

［5］GONCALVES S,GUERRA J,SANTANA A,et al.Autosomal-dominant polycystic kidney disease and kidney transplantation:experience of a single center ［J］.Transplant Proc,2009,41(3):887-890.

［6］PATEL V,CHOWDHURY R,IGARASHI P.Advances in the pathogenesis and treatment of polycystic kidney disease ［J］.Curr Opin Nephrol Hypertens,2009,18(2):99-106.

［7］熊统生,廖文凤,文星.髓质海绵肾的 CT 诊断(附 12 例分析)［J］.临床军医杂志,2009,37(3):518-519.

［8］PATNAYAK R,REDDY MK,SUBRAMANIAN S.et al.Multilocular cystic nephroma of the kidney ［J］.Indian J Pathol Microbiol,2008,51(4):563-565.

第十三章

肾盂肿瘤

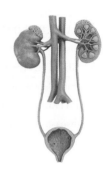

第一节 肾盂上皮性肿瘤

一、发病情况及病因

肾盂肿瘤是由肾盂黏膜发生的上皮性肿瘤,占肾肿瘤的 5%~7%,约占全部尿路上皮肿瘤的 5%,但在泌尿男性生殖系统肿瘤中不到 1%。全球范围内各国间统计结果存在很大差异,巴尔干地区的尿路上皮癌发病率似乎最高,约占全部肾肿瘤的 40%。我国报道的两组肾盂肿瘤占肾肿瘤的比例分别为 26% 和 24%,较多数其他国家的发生率要高,具体原因不详。肿瘤多数为单侧,双侧占 2%~4%,左右肾发病率相等。肾盂肿瘤大多数发生在 41~60 岁之间,男女之比大约为 3∶1,儿童发病者较少见。

病因迄今尚不明了。肾盂、肾盏、输尿管、膀胱及尿道的黏膜在胚胎发育属于同一来源,均覆有尿路上皮,所发生肿瘤形态和性质相似。衬在肾盏及肾盂上的尿路上皮,暴露于尿中的潜在致癌因子,排泄的潜在致癌因子可能在尿中被水解酶激活,从而产生致癌作用,造成膀胱的肿瘤发病率高于上尿路。但肾盂肿瘤恶性程度偏高,约 29%~52% 的病例在输尿管和/或膀胱内同时有尿路上皮肿瘤。

一般认为,肾盂肿瘤的病因和输尿管、膀胱等尿路上皮肿瘤相似,与病毒、环境因素包括咖啡、烟草、染料以及制革工业中使用的有机溶剂等化学致癌物质有关。尿路结石、黏膜白斑、尿路感染等因素长期刺激肾盂黏膜是引起鳞状上皮癌的重要原因。近年来对肾盂肿瘤的病因有了新的认识,发现下列三种因素易发生肾盂肿瘤:①滥用非那西汀;②巴尔干半岛肾病(Balkan nephropathy),有特殊的区域性,与当地气候导致的真菌有关,遗传性并不明显,早期离开家乡的家庭成员可不受累;③以往曾使用含二氧化钍的造影剂(thorotrast)行逆行肾盂造影者。

二、病理

肾盂上皮性肿瘤主要有:①乳头状瘤;②尿路上皮癌;③鳞状上皮细胞癌;④腺癌(表

13-1-1)。约 90% 的肾盂肿瘤为尿路上皮癌,其中 2/3 为乳头状,乳头状肿瘤大多数为恶性。

表 13-1-1　肾盂肿瘤病理分类

肿瘤来源	良性	恶性
上皮性肿瘤	乳头状瘤,纤维上皮息肉或纤维上皮瘤	尿路上皮癌,鳞状上皮癌,腺癌
间质肿瘤	纤维瘤,黏液瘤,血管瘤	黏液肉瘤
其他		肉瘤样癌

1. **乳头状瘤**　乳头状瘤是来自肾盂黏膜尿路上皮的良性肿瘤,细胞分化良好,和正常肾盂上皮无明显区别。但多发性乳头状瘤可发展为乳头状癌,50% 的患者术后 5 年内复发。乳头状瘤在未行病理组织学检查之前,均应以乳头状癌对待。

肉眼所见,肿瘤局限于黏膜,直径约为 1~5cm,可单发或多发,呈乳头状或绒毛状突起,蒂较小。乳头状突起由纤细的分枝状结缔组织毛细血管束被覆分化良好的尿路上皮构成,上皮层次接近正常的肾盂黏膜,一般不超过 5 层,黏膜下无浸润。

2. **尿路上皮细胞癌(图 13-1-1)**　来源于肾盂黏膜尿路上皮的恶性肿瘤,肾盂癌是肾盂恶性上皮性肿瘤最常见的组织学类型,肿瘤主要有 3 种生长方式:①乳头状型;②平坦型;③结节肿块型。肿瘤呈乳头状或菜花状,乳头粗大,可单发或多发。镜下见肿瘤以纤细的纤维血管束为核心呈分枝状排列,外被覆未分化的多形性尿路上皮,核染色质数量不等。该肿瘤大多数由良性乳头状瘤恶变而来,凡乳头变粗、变短、融合、组织坏死,肿瘤蒂固定于肾盂壁和肿瘤数目变多者,都是癌变的征象。

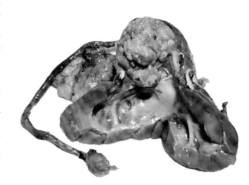

图 13-1-1　肾盂肿瘤手术标本

乳头状癌分浸润性和非浸润性两种,非浸润性尿路上皮乳头状癌与乳头状瘤的区别在于前者的肿瘤细胞失去正常栅状排列的特点,肿瘤细胞大小、形状、染色性质不一,核染色质丰富,出现大量的核分裂等。浸润性乳头状癌除上述特征外,还可见到癌细胞向固有层浸润。

3. **鳞状上皮细胞癌**　约占肾盂肿瘤的 9%。主要发生在中老年患者,男女发病率基本相等,多与尿路结石、感染等长期刺激或滥用镇痛剂有关。高度恶性,容易发生浸润,发现后生存 5 年者甚少。

肉眼见肿瘤一般为扁平隆起的肿块,质地硬脆,常在肾盂内扩展形成溃疡,切面多呈灰白色,50% 的病例伴有钙化和感染。

4. **腺癌**　腺癌的发生率不到 1%,预后不良。多见于女性,60% 病例伴有结石,40% 伴有肾积水,25% 合并有肾盂肾炎,2/3 病例发生于右侧。

镜下见腺癌由高柱状分泌黏液的细胞形成腺泡状结构,腺泡周围常有增生的平滑肌是其特点。

肾盂肿瘤可发生于肾盂的任何部位,有多中心发生的特点,可同时或先后发生输尿管肿瘤或膀胱肿瘤,在乳头状瘤或乳头状癌患者中较为多见,而在平坦的浸润性乳头状癌患者中较为少见。关于肾盂肿瘤的多发现象,目前有四种解释:①淋巴途径扩散;②经黏膜直接扩散;③多中心病灶;④肿瘤细胞脱落种植在输尿管或膀胱黏膜。

肾盂肿瘤组织学分级与膀胱肿瘤相同。

三、TNM 分期、转移和病理组织学分级

肾盂肿瘤转移的区域淋巴结包括肾门、主动脉旁和下腔静脉旁淋巴结。区域淋巴结转移的评估、远处转移和肿瘤分级与肾细胞癌相同(图 13-1-2,表 13-1-2)。区域淋巴结包括肾门、腹主动脉旁和下腔静脉旁淋巴结,单、双侧不影响淋巴结分期。

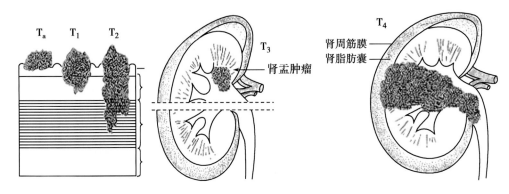

图 13-1-2　肾盂肿瘤 TNM 分期

表 13-1-2　肾盂肿瘤 TNM 分期(UJCC)

T_x	原发肿瘤不能确定
T_0	无原发肿瘤证据
T_a	非浸润性乳头状癌
T_{is}	原位癌
T_1	肿瘤浸润到黏膜上皮下结缔组织
T_2	肿瘤浸润肌层
T_3	肿瘤浸润超过肌层,浸润肾盂周围脂肪或肾实质
T_4	肿瘤侵犯邻近器官或穿透肾脏浸润肾周脂肪
N_x	区域淋巴结无法评估
N_0	无区域淋巴结转移
N_1	单个淋巴结转移,最大直径≤2cm
N_2	单个淋巴结转移,最大直径>2,但≤5cm;或多个淋巴结转移,但最大直径≤5cm
N_3	淋巴结转移,单个最大直径>5cm
M_x	不能确定有无远处转移
M_0	无远处转移
M_1	有远处转移

续表

综合分期			
0_a 期	T_a	N_0	M_0
0_{is} 期	T_{is}	N_0	M_0
Ⅰ 期	T_1	N_0	M_0
Ⅱ 期	T_2	N_0	M_0
Ⅲ 期	T_3	N_0	M_0
Ⅳ 期	T_4	N_0	M_0
	任何 T	$N_{1\sim3}$	M_0
	任何 T	任何 N	M_1

　　转移的出现与肿瘤的分期和分级有关。有资料表明,确诊时已有 30% 患者发生淋巴结转移,50% 有远处转移(表 13-1-3)。

表 13-1-3　肾盂肿瘤的转移部位

部位	病例数(N)	转移发生率(%)	部位	病例数(N)	转移发生率(%)
淋巴结	35	84	肺	1	4
肝脏	10	40	其他	8	32
骨骼	10	14			

　　病理组织学分级(WHO,2009):G_X 分化程度无法估计,G_1 高分化,G_2 中分化,$G_{3\sim4}$ 低分化/未分化。

　　肾盂肿瘤的转移途径有:①局部浸润:肾实质、肾门、肾盂周围组织浸润;鳞状上皮细胞癌常浸润肾实质,穿透肾盂壁肌层,早期即可发生邻近器官或远处转移;②淋巴转移:肾盂壁薄,其周围淋巴组织丰富,容易出现淋巴结转移和扩散。通常转移到主动脉旁、下腔静脉旁及锁骨上淋巴结;③血行转移到肝脏、骨和肺,其次为肾上腺、对侧肾、胰腺及脾脏;④上皮种植:肾盂肿瘤可随尿液种植到同侧输尿管或膀胱黏膜。一般发现淋巴结转移,说明已有全身转移。内脏器官转移的临床症状,多在 6~9 个月内出现。

　　膀胱肿瘤采用的分级系统也适用于肾盂肿瘤,高级别肿瘤更容易并存原位癌,并更易向下浸润至结缔组织、肌肉和周围组织。

四、临床表现

　　肉眼血尿是肾盂肿瘤最常见和初发症状,约占 70%~95%,其特点是间歇性、无痛性全程肉眼血尿。出血较多时,血液在输尿管内凝结成条索状。血尿的严重程度与病变的良恶性无关。

　　30% 的病例因肿瘤引起肾盂输尿管连接部梗阻而出现腰痛。血块、肿瘤组织通过输尿管或肿瘤侵及腹膜后组织时可引起肾绞痛,约占 18%。5%~22% 患者腰、腹部可触及肿块,是由于肿瘤或梗阻引起肾积水所致。5%~10% 的病例有膀胱刺激症状。5% 的患者是因食欲减退、体重下降、发热、疲乏。甚至以转移症状而就诊。一般出现症状到就诊,39% 在 3 个月以上,26% 在 6 个月左右,23% 超过 8 个月。

五、诊断

1. **尿脱落细胞学**　肾盂肿瘤细胞不断脱落,其细胞学检查阳性率较高,可达 43%,但常需反复多次检查,且阳性率低于膀胱癌。肿瘤细胞分化越好,尿细胞学检查的阳性率越低,细胞学检查对Ⅰ级肿瘤诊断的准确性为 20%,Ⅱ级和Ⅲ级肿瘤为 45%~75%。通常,尿脱落细胞学检查有 30% 假阴性,采用吖啶橙染色荧光显微镜检查,阳性率可达 80% 以上。

逆行肾盂造影同时,从输尿管导管向肾盂内快速推注 5~7ml 生理盐水后,再抽吸出此冲洗液置于试管内,如此反复 3 次。标本尽快送细胞学检查,其阳性率可明显提高。高渗离子造影剂可影响尿细胞学检查的准确性,因此,应在尿路造影之前收集检查标本。如同时经输尿管插入带刷的输尿管导管,在肾盂可疑病灶处刷洗和吸取组织作活检,可取得组织学及细胞学的确切诊断。亦可于手术时应用输尿管肾镜刷洗活检或冰冻切片,有助于判断肿瘤的性质。

2. **尿流式细胞仪(FCM)**　尿 FCM 检测肾盂肿瘤的特异性和敏感性相对较高,诊断价值明显优于尿脱落细胞学检查,可作为早期肾盂肿瘤的诊断,阳性标准为:①出现异倍体或近二倍体波型;②高倍体细胞比例 >15%,伴有明显的四倍体细胞组成的波型,四倍体细胞比例 >4%;③G_0/G_1 之波型变异系数 >9%。凡出现上述标准之一,即为 FCM 检测阳性。异倍体波型包括多倍体、非整倍体和高四倍体。

3. **尿荧光原位杂交(fluorescence in situ hybridization,FISH)**　FISH 是于 20 世纪 80 年代末在放射性原位杂交技术的基础上发展起来的一种非放射性分子细胞遗传技术,其基本原理是用已知标记的单链核酸为探针,按照碱基互补配对的原则,与待检材料中未知的单链核酸进行异性结合,形成可被荧光显微镜检测到的杂交双链核酸。FISH 的探针稳定,操作安全,能够直接在染色体上定性、定量标记,通过碱基互补来保证反应的特异性。荧光原位杂交技术已经广泛应用于肺癌、宫颈癌和白血病的诊断以及先天疾病的产前诊断。

在诊断标准上,Halling 等报道的阳性标准是 5 个或更多尿脱落细胞,每个细胞含有 2 个或 2 个以上染色体异常。应用 FISH 检测上尿路上皮癌的研究,FISH 的敏感性为 76.7%~100%,尿脱落细胞学敏感性为 20.8%~60%,两者的特异性相当,为 80%~100%。FISH 也可用于影像学检查阴性怀疑有尿路上皮肿瘤患者的随访。

4. **静脉尿路造影(intravenous urogram,IVU)**　IVU 结合逆行肾盂造影是肾盂肿瘤定位诊断、估计肿瘤大体形态和肿瘤分期的基本手段,IVU 阳性率为 58%~80.8%,逆行肾盂造影有 86% 可发现肿瘤。35% 的病例呈现肾盂内有充盈缺损,33% 显示有肾盏扩张或狭窄,缺损通常为不整齐模糊的斑点状改变(图 13-1-3,图 13-1-4)。24% 的病例可出现患肾无功能,肾盂、肾盏不显影。采用双倍剂量的造影剂或对不显影的患肾作逆行肾盂造影有助于明确诊断。

5. **B 超**　对早期肾盂肿瘤诊断率不高,但对发展到一定程度的肾盂肿瘤可作出正确的诊断。肾盂造影显示的充盈缺损常难与透光结石和血凝块相鉴别。B 超则可以定性将肾盂肿瘤与阴性结石或血凝块相区别。肾盂肿瘤 B 超图像表现为肾回声分离,内为低回声区,并能清晰显示肿瘤的表面形态。当相应部位肾脏正常皮质、髓质结构紊乱,表明肿瘤已侵犯肾实质;如果在此基础上肾脏轮廓有不规则变形,提示肿瘤已侵及肾实质深层或浸润已超越肾包膜。如因肿瘤导致积水时,可兼有肾积水的超声图像(图 13-1-5)。

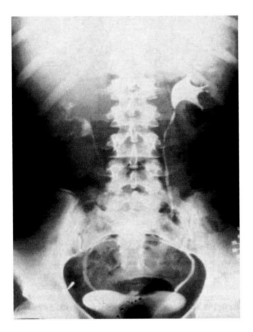

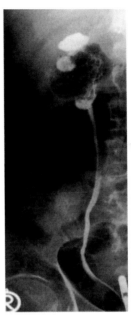

图 13-1-3 右侧肾盂肿瘤 IVU 影像

图 13-1-4 逆行造影显示左肾盂充盈缺损

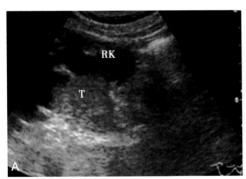

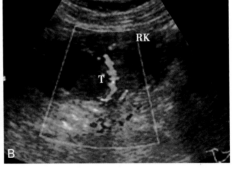

图 13-1-5 右侧肾盂肿瘤

A. 肾盂输尿管连接部中等回声肿块;B. 肿块内见血流信号。

肾实质肿瘤与肾盂肿瘤有时因肾脏外形及肾盏的 X 线征象的改变相似而不易区别。一般肾脏外形无改变,而肾盂内充盈缺损较大,则以肾盂肿瘤可能性大。肿瘤较小时常需多次行肾盂造影方能明确。在逆行性尿路造影时,造影剂应稀释为 1/2~1/3 浓度,过浓的造影剂可掩盖充盈缺损,并从不同角度摄片才能发现。

6. CT CT 扫描具有高度空间及密度分辨力,在平扫及加用对比剂增强扫描后,能清楚地显示病变密度、浸润范围以及与周围器官的关系,对肾盂肿瘤的诊断准确率可达 90% 以上,并对肿瘤进行临床分期和制定手术方案有很大的价值(图 13-1-6)。肾盂肿瘤的 CT 征象与肿瘤浸润的范围有关:①局限性肾盂肿瘤,CT 图像表现为与正常肾盂组织密度一致的软组织肿块,位于肾窦中央,CT 值与肾实质相似,或略高于肾实质。增强扫描后,肾盂内充盈缺损与肾盂壁相连,且形态不规则;②肿瘤向周围浸润时,肾盂边缘不光滑,肾窦闭塞以及肾窦脂肪消失;③肿瘤侵犯肾实质时则表现为正常肾脏结构变形,肾实质内肿块,此时不易与肾细胞癌相鉴别,增强扫描后肿瘤多被强化,但低于肾实质密度。CT 扫描还能发现肾周围浸润和区域淋巴结转移。

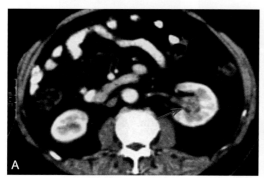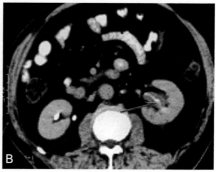

图 13-1-6　肾盂肿瘤
A. 左肾盂密度均匀强化的肿块;B. 延迟扫描可见不规则线状的造影剂。

7. **MRI**　MRI 尚无优于 CT 的报告,但尿路存在梗阻性病变时磁共振尿路成像(magnetic resonance urography,MRU)可替代逆行性尿路造影(图 13-1-7,图 13-1-8)。MRI 亦有助于发现肿瘤是否侵入周围软组织器官以及淋巴结,对肿瘤的分期有重要意义。

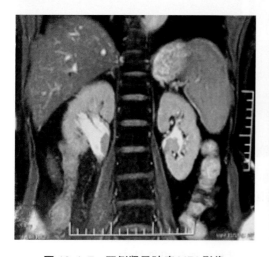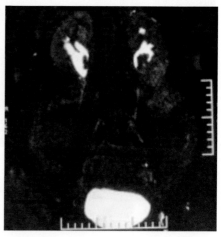

图 13-1-7　双侧肾盂肿瘤 MRI 影像　　　　**图 13-1-8　双侧肾盂肿瘤 MRU 影像**

8. **肾动脉造影**　一般不用于肾盂肿瘤的诊断,肾动脉造影由于其与肾脏的炎症疾患相混淆而不易区别,假阳性率可达 40% 以上。选择性肾动脉造影肾盂肿瘤可有以下征象:①动脉分支缺失;②肿瘤血管细小;③肾实质受侵犯时肾实质期呈现不规则密度减低区。肾动脉造影对于鉴别肾盂肿瘤与其他原因如肾动脉瘤、血管压迫引起的肾盂充盈缺损有一定的价值。

9. **输尿管镜** 输尿管镜可用于诊断上尿路肿瘤。在输尿管镜下取得的活检标本的病理结果与手术标本的病理结果有较好的一致性。对于高度怀疑的肾盂肿瘤,而输尿管硬镜无法发现肾盂内肿瘤,可以采用输尿管软镜进行检查和取组织活检。新型的电子纤维软镜可以采用窄带成像技术(narrow-band imaging,NBI),NBI可以增强浅表性肿瘤和正常黏膜间的对比度和清晰度,从而提高了诊断的精确性(图13-1-9)。并非所有的患者均需行此检查。一般情况下,仅在尿路造影及其他影像学检查难于明确诊断,或行输尿管镜后可能改变治疗方案时,方采用此检查方法。由于检查时肾盂输尿管内压力较高,且可能穿透输尿管,同时创伤尿路上皮黏膜,易于肿瘤种植,因此必须严格选择适应证。经皮肾镜一般不用于肾盂癌诊断,以免肿瘤种植。

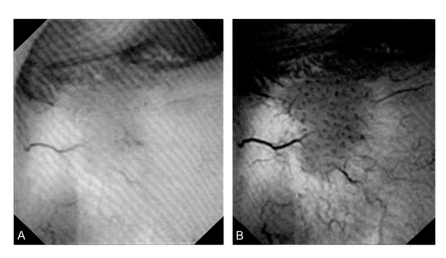

图 13-1-9 电子纤维软镜检测肾盂肿瘤
A. 白光;B. 窄带光。

六、鉴别诊断

肾盂肿瘤应和肾肿瘤、阴性结石、炎症等疾病相鉴别(表13-1-4)

表 13-1-4 肾盂肿瘤的鉴别诊断

肿瘤	结石	先天异常	炎症	其他
肾细胞癌	尿酸结石	肾乳头异位	肾结核	凝血块
Wilms 肿瘤	基质结石	假性肿瘤	肾乳头坏死	肾盂胆脂瘤
霍奇金淋巴瘤	黄嘌呤结石	血管瘤	囊性肾盂肾炎	外来压迫(肿瘤、炎症)
浆细胞瘤	腺嘌呤结石		软化斑	
囊肿			念珠菌病	

1. **肾盂内充盈缺损的诊断**(图 13-1-10)　肾细胞癌侵入肾盂表现的肾盂占位与肾盂肿瘤侵犯肾实质有时无法区别,鉴别诊断困难,尿路造影的特征、细胞学检查、B 超、CT 扫描和肾动脉造影有助于诊断。CT 扫描可较明确地判断,肾细胞癌 CT 表现为肿块呈不规则圆形或椭圆形,3cm 以下肿瘤与周围肾实质分界清楚,肿瘤较大时可突向肾盂形成占位,平扫时 CT 密度接近或低于正常肾实质。增强扫描后,肿瘤密度明显低于肾实质,形成对比,显示清晰(图 13-1-11)。肾盂肿瘤侵犯肾实质时,CT 表现为肾实质内肿块虽然也不规则,但增强扫描后,肿瘤多被强化,但 CT 值与正常肾实质对比小。选择性肾动脉造影可获得更为准确的诊断,肾细胞癌表现为肿瘤阴影增强和典型的血管湖,而肾盂肿瘤则缺乏典型的肿瘤血管形态。

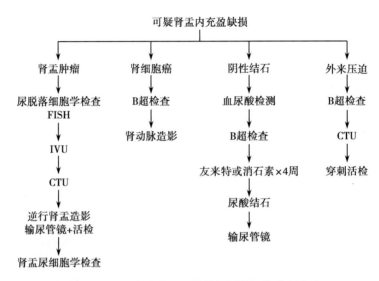

图 13-1-10　肾盂内充盈缺损常见原因的诊断流程

2. **结石**　肾盂内阴性结石所致的充盈缺损其边缘较肾盂肿瘤光滑,呈圆形或卵圆形,数周后复查,结石位置可有移动或因排石排出而阴影消失。此外,一般阴性结石有肾区疼痛和血尿,肾积水;肾积水时有肿块。尿路造影、尿脱落细胞学检查、B 超或 CT 扫描有助于诊断。值得注意的是,有时阳性结石与肾盂鳞状上皮细胞癌同时存在时则诊断不易,尽管尿脱落细胞学检查以及影像学检查有助于鉴别,但往往须手术方能确诊。虽然肾盂肾盏的充盈缺损有时难以判断,但

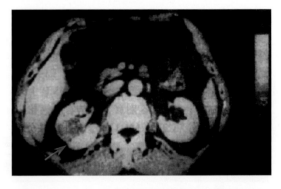

图 13-1-11　右肾细胞癌,肿瘤突入肾窦,增强后强化,肿瘤密度低于肾实质

若膀胱或输尿管同时有肿瘤存在,则肾盂肿瘤的可能性较大。

3. **肾盂内血块**　原因不明的肾盂内血凝块,临床上多有血尿病史,尿路造影也可表现为边缘不齐的肾盂内充盈缺损。但血块的 B 超检查变化较大,且血块常可数日内排出,10 天后复查,可见其声影变形或位置的改变,甚至完全消失。CT 扫描血块的 CT 值为 60~70HU,

增强扫描后不强化；而肾盂肿瘤的 CT 值为 30~60HU，增强扫描后多被强化则鉴别不难。

4. **其他**　肾结核由于肾盂内溃疡，IVU 可显示肾盂充盈不规则，但临床表现有膀胱刺激症状，酸性无菌性脓尿，尿内有抗酸杆菌。

肾盂胆脂瘤是由肾盂内鳞状细胞形成的肿物，可类似肾盂肿瘤，但尿内可见鳞状细胞，且肾动脉造影无肿瘤血管征象有助于鉴别。

肾乳头坏死或异位突出于肾盂内可造成充盈缺损，但选择性肾动脉造影无肿瘤存在。

肾血管瘤也是血尿原因之一，小的血管瘤可累及肾盂或黏膜下实质，较大的血管瘤亦可表现为肾盂内有占位病变，肾动脉造影能确定诊断。

七、治疗

1. **开放肾盂癌根治切除术**　根治性肾输尿管切除术及膀胱袖状切除术是上尿路肿瘤治疗的"金标准"，无远处转移者，应常规行根治性手术，特别是对于体积大、高级别浸润性肿瘤，或体积大、多发或复发快的中等分化无浸润的肾盂肿瘤。原则上手术一期完成，标准的术式为：切除范围包括患肾、肾脂肪囊、同侧肾上腺、输尿管全段及输尿管开口处的膀胱壁。该手术方式是基于这一类肿瘤的生物学行为特点而制定的：这些特点包括肿瘤的多灶性、部分切除后同侧输尿管高复发率以及对侧的低发病率（<5%）。手术如果保留一段输尿管或其在膀胱的开口，肿瘤在残留输尿管或膀胱开口的复发率可达 33%~75%。如果肿瘤位置接近肾上极、或有侵犯肾上腺的表现（影像学或术中探查），须同时进行肾上腺切除术，但是很少有证据显示切除肾上腺可带来益处，除非肿瘤位于上极，术前影像学检查发现侵犯肾上腺或术中发现肾上腺异常。手术可以从患侧腰部切口及下腹部切口两切口进行，术中注意不要切断输尿管，以免集尿系统内肿瘤种植或转移。至于是否要作区域性淋巴结清扫术，目前尚有争议。

2. **腹腔镜肾盂癌根治切除术**　腹腔镜手术适应证与开放性手术相同。腹腔镜肾输尿管全长切除术可通过纯腹腔镜技术或者腹腔镜技术结合经尿道手术来完成。前者是通过腹腔镜完整切除患侧肾脏、输尿管及输尿管壁内段；后者是先经尿道环形切除输尿管壁内段，留置导尿管，再转为侧卧位进行腹腔镜肾输尿管全切。也可以将腹腔镜技术与下腹部切口的开放性手术结合起来。先用腹腔镜技术切除患肾及上段输尿管，输尿管不切断。患者转为平卧位，经同侧下腹部切口切除输尿管壁内段，同时经该切口取出患肾及全长的输尿管。

3. **保留器官的手术**　适用于孤立肾、双侧病变或肾功能衰退者，尽可能保留原有肾功能。如果肿瘤侵犯肾实质，可同时行肾部分切除术。肾盂癌往往难于施行保守手术。术后复发率和肿瘤的分级相关：Ⅰ级肿瘤的复发率为 10%，Ⅱ级为 30%，Ⅲ级为 60%。

（1）经尿道输尿管肾盂镜或经皮肾镜肿瘤切除术：该手术对低分级低分期肿瘤的效果较好。对于浸润性病变，由于肿瘤的深度较深，进行切除时可导致严重出血或穿透输尿管，经皮肾镜治疗Ⅱ级肿瘤后的生存率与开放手术相似，但对Ⅲ级肿瘤则生存率不及开放手术，所以术前需谨慎评估病变。高级别、高分期的患者应采取传统的开放或腹腔镜肾输尿管切除术。

对于半硬输尿管镜能观察到的肾盂肿瘤，可以采用输尿管镜下电切术。因为只是行腔内肿瘤切除，不要像处理膀胱肿瘤那样切除太深，弧形切除范围也不要深至腔外组织。也可用输尿管硬镜或输尿管软镜结合激光切除肿瘤，并烧灼肿瘤基底部（图 13-1-12）。手术并发症为肾盂穿孔或出血。

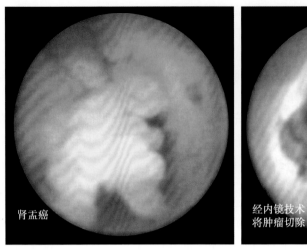
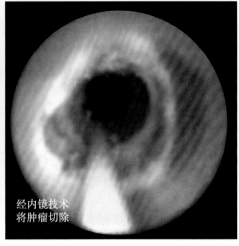

肾盂癌

经内镜技术
将肿瘤切除

图 13-1-12　肾盂肿瘤腔内手术

（2）开放性肿瘤切除术：对低期、低级局部表浅生长的一侧或双侧肾盂肿瘤采用保留器官的开放性手术获得了良好的效果，如局部单纯性肿瘤切除术、肾盂切开电灼切除术或激光切除术；若肿瘤未累及肾实质时，可作部分肾切除术等，但术后应密切随访，警惕肿瘤复发。

4. 姑息手术　如果已有远处转移，因肿瘤病症出现梗阻、感染或严重血尿时，可考虑作单纯肾切除术或选择性肾动脉栓塞术，以缓解症状。有肝脏、骨骼、肺等转移的患者，手术后可进行全身化疗，可能有一定的帮助，但放射治疗无效。

八、预后

肾盂肿瘤的预后与术式有关。根治性手术的 5 年生存率为 84%，非根治术手术为 51%。肾输尿管切除后 40% 可发生膀胱肿瘤；行单纯性肾切除者，术后输尿管残端肿瘤复发率在 20% 以上，且发生率与残端输尿管的长度成正比。

术后转移发生率为 17%，75% 是在肺、肝脏和脊椎。

肾盂肿瘤的预后与细胞分化程度、病理分期有密切关系（表 13-1-5，表 13-1-6）。鳞状上皮细胞癌和腺癌预后不良，5 年生存率为零。有远处转移者能够生存 5 年者极少。

表 13-1-5　肾盂肿瘤的 5 年生存率

作者	pT_a	pT_1	pT_2	pT_3	pT_4
Akaza et al.（1987）	100%	84%	72%	60%	31%
Corrado et al.（1991）	82%	82%	73%	58%	18%
Reitelman et al.（1987）	100%	89%	86%	33%	0%

表 13-1-6　肾盂肿瘤组织学分级和 5 年生存率

组织学分级	5 年生存率	组织学分级	5 年生存率
G_1	75%	G_3	27%
G_2	55%		

九、随访

由于肾盂尿路上皮癌具有多中心复发的倾向,因此定期随访非常重要,并且应特别注意其余具有尿路上皮的器官发生肿瘤的可能性。常规的术后评估应包括对膀胱、同侧(如采取保留肾单位治疗)及对侧上尿路,以及泌尿系外可能发生转移的器官(肝脏、骨骼、肺、肾上腺等)。应定期体检,术后 1 年内每 3 个月须进行一次随访,内容包括查体、尿常规、尿细胞学检查、泌尿系 B 超、胸片以及尿道膀胱镜检查。尿细胞学检查和尿荧光原位杂交技术(FISH)可能对发现肿瘤复发,特别是高级别肿瘤,有一定的帮助。术后 2~3 年可以每半年检查 1 次,3~5 年可以一年检查 1 次。有肉眼血尿或新出现的镜下血尿需要即时检查。

此外,应按膀胱肿瘤术后治疗原则行膀胱灌注化疗和/或应用免疫抑制剂预防复发。

(陈　忠　杨为民)

参 考 文 献

[1] 穆大为,周利群,丁义,等.应用荧光原位杂交技术检测上尿路的尿路上皮癌可显著提高诊断敏感性[J].北京大学学报(医学版),2010,42(4):381-385.

[2] 张旭,叶章群,何延瑜,等.腹腔镜根治性肾输尿管切除术治疗上尿路肿瘤[J].临床泌尿外科杂志,2003,18(11):653-655.

[3] 吕远,许长宝,赵兴华,等.后腹腔镜加下腹部斜行小切口治疗上尿路尿路上皮癌的临床研究[J].临床泌尿外科杂志,2011,26(11):827-830.

[4] HALLING KC,KING W,SOKOLOVA IA,et al. Acomparison of cytology and fluorescence insitu hybridization for thedetection of urothelial carcinoma [J]. J Urol,2000,164(5):1768-1775.

[5] TRAXER O,GEAVKETE B,de MEDINA SG,et al. Narrow-band imaging digital flexible ureteroscopy in detection of upper urinary tract transitional-cell carcinoma:initial experience [J]. J Endourol. 2011,25(1):19-23.

第二节　肾盂、输尿管肉瘤样癌

一、发病情况

根据 2004 年 WHO 分类,具有恶性上皮性分化和恶性间叶性分化的尿路上皮性肿瘤命名为肉瘤样癌,又称之为癌肉瘤。肉瘤样癌是一种少见的混合性癌,是癌和肉瘤样成分混合在一起的恶性肿瘤,其特点是在一个肿瘤中既有癌,又有肉瘤。在组织形态学上,两者都是恶性肿瘤,癌和肉瘤同时存在,并非一种肿瘤侵犯另一种肿瘤。可发生于任何可以癌变的部位,常见部位有肺、肝、乳腺等,泌尿系统肉瘤样癌极为少见,发病率占泌尿系统恶性肿瘤<3%,多见于膀胱,极少见于肾盂和输尿管。

原发性肾盂、输尿管肉瘤样癌(sarcomatoid carcinoma of the renal pelvis,ureter)较罕见,发病年龄 30~83 岁,50 岁以上多见。

肾盂癌肉瘤确切的组织来源不清,可能与无序的间质反应、癌的间叶化生、癌瘤的肉瘤样生长和癌瘤诱导的间质变化等有关。

肿瘤可以为尿路上皮癌、鳞癌、未分化癌或上述成分混合构成,其中90%以上的上皮性成分是尿路上皮。间叶性肿瘤主要是平滑肌肉瘤,少部分有横纹肌肉瘤、骨肉瘤、软骨肉瘤、血管肉瘤、纤维肉瘤、恶性神经鞘膜瘤和尤文肉瘤等。

二、病理组织学和临床分期

(一) 病理组织学

病理组织学分级(WHO,2009):G_X 分化程度无法估计,G_1 高分化,G_2 中分化,G_{3-4} 低分化/未分化。

大体病理外观:肿瘤大小不等,切面呈灰白色;肾盂壁或输尿管管壁增厚,肿瘤较大可堵塞输尿管管腔。

镜下见肿瘤组织由异型上皮样细胞和梭形细胞组成,弥漫性分布。异型上皮样细胞核小至中等大小、呈卵圆形,核深染,核分裂象增多(>20/10HPF),呈巢团状排列。间叶样组织可见异型梭形细胞。病理诊断应与肾肉瘤、肾盂肉瘤和输尿管肉瘤相鉴别。

(二) 临床分期

原发性肾盂、输尿管肉瘤样癌区域淋巴结转移的估计、远处转移和转移途径,TNM 分期以及肿瘤组织学分级方法和肾盂肿瘤、输尿管肿瘤相同。

三、临床表现和诊断

最常见的症状是间歇性无痛性血尿,肿块多较大,易浸润,生长迅速。

彩色超声显示肾内或输尿管内可见实性低回声肿块,内部回声不均匀,边界欠清晰,肿瘤侧肾盂积水或输尿管扩张(图 13-2-1)。IVU 常见肾盂或输尿管内有充盈缺损或不显影。

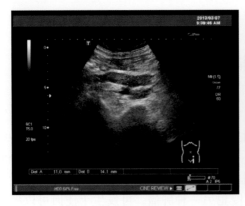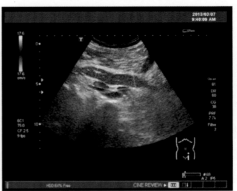

图 13-2-1 B超显示左输尿管中下段肿瘤,约 7cm×1.5cm×1.5cm,无血流信号

临床诊断困难,结合临床病理学特征及免疫组织化学,可作出正确诊断(图 13-2-2~图 13-2-4)。

CT 显示肾盂、肾实质可见片状高密度影,增强无明显强化(图 13-2-2);输尿管区可见环形增强影。与通常的肾盂肿瘤不同,癌肉瘤可以侵犯肾静脉或下腔静脉。

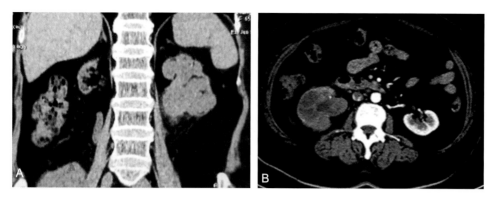

图 13-2-2　肾盂肉瘤样癌

A. CT 显示左肾盂肿块（约 5cm×4cm）；B. 图右肾盂肿块（2.4cm×2.5cm），CT 增强后强化不明显。

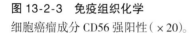

图 13-2-3　免疫组织化学

细胞癌瘤成分 CD56 强阳性（×20）。

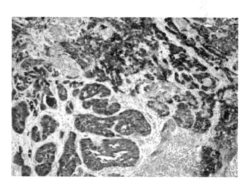

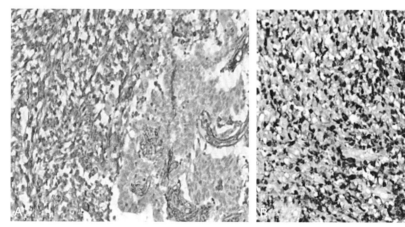

图 13-2-4　免疫组织化学

A. vimentin 阳性；B. S-100 阳性。

四、治疗和预后

　　治疗应行根治性肾切除术、区域淋巴结清扫术，同时应行输尿管全长和膀胱壁的袖状切除术，首选后腹腔镜手术。应根据浸润程度，尽量彻底切除输尿管周围的病变组织。放疗和化疗效果目前尚难确定。

恶性程度高,侵袭性强,手术疗效差,放、化疗不敏感。预后极差,平均生存期<1年。术后应定期随访。

(曾 进)

参 考 文 献

[1] 曾宇,孔垂泽,付成,等.肾盂输尿管癌肉瘤(附三例报告)[J].中华泌尿外科杂志,2003,24(6):368-370.

[2] 陈超,刘皎林,翟秀宇,等.肾盂癌肉瘤1例报告及文献复习[J].临床泌尿外科杂志,2013,28(7):547-550.

[3] NEWSOM K,TOJUOLA B,AL-QURAN S,et al. Case Report:carcinosarcoma of the ureter with a small cell component:report of a rare pathologic entity and potential for diagnostic error on biopsy[J]. Case Rep Pathol,2014:391-615.

[4] WU J,WANG X,LIN C,et al. Carcinosarcoma of native renal pelvis in recipient after a renal transplant:a case report[J]. World J Surg Oncol,2014,12:407.

[5] DONG B,ZHANG JJ,CHEN CET al. Diagnosis and treatment of carcinosarcoma of the renal pelvis:A case report[J]. Oncol,2014,8(1):467-469.

[6] GRONAU S,MENZ CK,MELZNER I,et al. Immunohistomorphologic and molecular cytogenetic analysis of a carcinosarcoma of the urinary bladder[J]. Virch Arch 2002,440(4):436-440.

[7] 王教辰,罗华荣,孙方浒,等.输尿管肉瘤样癌(低分化神经内分泌癌伴骨肉瘤)一例[J].中华病理学杂志,2015,44(10):754-775.

[8] 高福平,魏谨,马平.原发性输尿管肉瘤样癌1例并文献复习[J].医学理论与实践,2014,27(1):104-105.

[9] VOLKER HU,ZETTL A,SCHON G,et al. Molecular genetic findings in two cases of sarcomatoid carcinoma of the ureter:evidence for evolution from a common pluripotent progenitor cell?[J]. Virch Arch,2008,452(4):457-463.

[10] WEI LU,YAMKIM WANG,YONGHONG LI,et al. Sarcomatoid urothelialcarcinoma with chondrosarcomatous differentiation of the ureter:a case report and review of the literature[J].Oncol lett,2017,13(3):1331-1337.

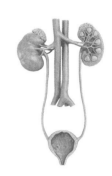

第十四章

输尿管肿瘤

第一节　输尿管上皮性肿瘤

一、发病情况及病因

输尿管肿瘤临床发病率较低,但具有逐年升高的趋势,随着腔镜及分子生物学诊断技术的不断进步,近年来,输尿管肿瘤的诊断率相应提高。文献报道,输尿管肿瘤多发生于40~70岁之间,男性较常见,男女发病比率为3~5.5∶1。虽然同为尿路上皮,由于尿液在输尿管中停留的时间较短,因此输尿管癌的发病率仅为膀胱癌的1/40,占尿路上皮肿瘤的1%~2%。约50%~70%的输尿管肿瘤发生于输尿管下1/3段;约25%发生于输尿管中段;约3%~5%发生于输尿管上段。95%患者为单侧发病,左、右两侧输尿管肿瘤发病率无明显差别,但双侧输尿管同时出现肿瘤者罕见,有报道称发病率约为1%~8%,并且其中80%的患者既往有膀胱癌病史。依据Alexander和Cohen等人的意见:诊断输尿管肿瘤,必须符合以下两个条件:①肿瘤必须侵犯输尿管管壁;②紧贴输尿管的周围组织、淋巴结和淋巴管存在肿瘤细胞。而来源于直肠、子宫颈等部位的肿瘤组织侵犯输尿管,则不属于输尿管肿瘤。

（一）发生特点

1. **地区性**　统计资料表明,原东欧国家南斯拉夫的发病率较高,这可能与当地的流行性巴尔干肾病有关。据统计患者患巴尔干肾病后,肾盂、输尿管肿瘤的发生率相应升高,约为正常人群的100~200倍。

2. **种族性**　美国研究报道,白种人发生率约为黑人的两倍。此外,虽然国内外多数研究将肾盂肿瘤与输尿管肿瘤合并成上尿路上皮肿瘤,但由于输尿管肿瘤的发病率仅是肾盂肿瘤的1/3,经统计学调整后,研究结果仍反映出输尿管肿瘤的发病率在种族上存在差异。

3. **多中心病灶**　由于尿路上皮肿瘤具有多中心性,40%患者可同时或先后发生其他部位尿路上皮的肿瘤,其中初诊时,原发输尿管肿瘤合并膀胱肿瘤的患者约为21%。

迄今为止,输尿管肿瘤的病因尚不明确。多数研究认为,输尿管上皮的胚胎来源和组织形态与肾盂、膀胱黏膜基本相同,以前称为移行上皮,现称为尿路上皮,因此,膀胱肿瘤潜在的致癌物质,均可增加输尿管肿瘤的发生风险。

按发生来源可将输尿管肿瘤分为原发性与继发性两种。前者起源于输尿管组织本身,后者多来源于肾盂肿瘤、膀胱肿瘤脱落细胞的输尿管种植,或来源于输尿管本身肿瘤的异位种植。原发性和继发性输尿管肿瘤发病的危险因素截然不同,原发性输尿管肿瘤的发生常与化学物质、局部炎症、结石的慢性刺激有关;而继发性输尿管肿瘤则与尿路其他部位肿瘤的种植,或者身体其他部位肿瘤的血行或淋巴转移有关。

(二) 原发性输尿管肿瘤

1. 外源性致癌物质　与膀胱肿瘤相关的化学致癌物质类似,构成输尿管肿瘤发生风险的物质包括吸烟、长期使用非那西汀、环磷酰胺或过量饮用咖啡等。此外,从事染料、橡胶、皮革、塑料、化工和特殊化学气体的从业人员,常接触苯胺、联苯胺、2-萘胺、1-萘胺和4-氨基双联苯等化学物质。上述物质进入人体经肾脏排泄到达集合系统后,由 β-葡萄糖醛酸酶分解成 2-氨基—萘酸,具有致癌作用。

2. 内源性致癌物质　体内产生的色氨酸代谢产物,3-羟犬尿酸元、3-羟基邻氨基苯甲酸和 3-羟基-α-氨基苯乙酮等,也能被 β-葡萄糖醛酸酶水解后形成致癌物。

3. 局部刺激　囊性输尿管炎、腺性输尿管炎及节段性输尿管炎等输尿管炎症病变,如发生恶变,往往能引起输尿管黏膜腺样或鳞状细胞样化生。长期输尿管结石嵌顿造成的机械性刺激,能诱发输尿管黏膜慢性炎症,造成输尿管黏膜上皮细胞增生及化生;输尿管血吸虫感染、输尿管黏膜白斑形成、输尿管胚芽组织残留等,均可导致局部刺激诱发输尿管肿瘤。

(三) 继发性输尿管肿瘤

1. 集合系统其他部位肿瘤的种植和侵犯　肾盏、肾盂、输尿管、膀胱同属尿路上皮。肾盂肿瘤、膀胱肿瘤,尤其是伴随输尿管反流时,肿瘤细胞可随尿液流动种植于输尿管黏膜上。肾盂或膀胱肿瘤也可直接浸润与之相邻的输尿管。由于尿路上皮肿瘤具有多中心发生的特点,因此,当发现输尿管、肾盂上皮肿瘤时,要在考虑肿瘤种植的同时,关注患者是否存在多病灶的可能。

2. 输尿管转移癌　人体其他部位的原发恶性肿瘤转移至输尿管。包括直肠癌、宫颈癌、结肠癌、霍奇金淋巴瘤等恶性肿瘤可通过血行或淋巴管途径转移至输尿管。

二、病理类型

输尿管原发性肿瘤按肿瘤性质可分为良性和恶性(表 14-1-1);按组织来源分为上皮来源的肿瘤和中胚叶来源的肿瘤。原发性输尿管肿瘤主要为恶性肿瘤,尿路上皮细胞癌占93%。鳞状细胞癌少见,约占 4.8%~7.8%,腺癌更少见。良性肿瘤发病率明显低于恶性肿瘤,其中以乳头状瘤占首位。非上皮性肿瘤罕见。

1. 良性输尿管肿瘤　输尿管良性肿瘤包括,输尿管息肉、内翻性乳头状瘤、纤维上皮息肉、纤维瘤、平滑肌瘤、脂肪瘤、炎性假瘤、肾源性腺瘤和子宫内膜异位等。最常见的输尿管良性肿瘤是输尿管息肉,致病危险因素包括炎症、损伤、慢性刺激、激素水平异常、致癌物质等。其肉眼观表面光滑,漂浮于输尿管腔内,呈红色,为正常尿路上皮细胞增生形成,伴随肉

表 14-1-1　输尿管肿瘤的病理分类

1. 原发性肿瘤	2. 转移性肿瘤
（1）上皮性肿瘤	转移性癌
良性　乳头状瘤	转移性肉瘤
恶性　乳头状癌	
鳞状细胞癌	
腺癌	
未分化癌	
（2）非上皮性肿瘤	
良性　平滑肌瘤	
神经纤维瘤	
纤维瘤	
血管瘤	
恶性　肉瘤样癌、平滑肌肉瘤、原始神经外胚叶瘤	
（3）肿瘤样病变	
息肉	
纤维上皮息肉	
肉芽肿息肉	
淀粉样肿瘤	

芽组织和纤维组织增生。其可发生于输尿管任何位置，但多位于输尿管上 1/3 段，特别是肾盂输尿管连接处。内翻性乳头状瘤可呈多发性，并伴有集尿系统其他部位的恶性肿瘤。其基底部稍宽，主要由尿路上皮增生形成，并可形成小腺体，并伴有黏液上皮化生。临床资料发现，其中约 18% 的患者可出现恶变。有观点认为，该类型病变还可分为良性和恶性两种潜在的分化方向，但目前尚无方法区分两者。

　　2. **原发性恶性上皮性肿瘤**　尿路上皮癌形态与其他尿路上皮细胞肿瘤相似，常表现为绒毛乳头状、乳头状，少数原位癌呈苔藓状，可累及 Brunn 巢。肿瘤细胞分化程度以低级别多见，肿瘤细胞核浓染，部分有核仁，核分裂常见。多数患者肿瘤侵犯黏膜下固有层（T_1）；部分患者深达肌层或全层（T_3）；与膀胱癌相比，肿瘤浸润与转移更快。

　　尿路上皮癌可合并鳞状细胞癌，其肿瘤组织大部分为尿路上皮，形成乳头状癌，部分区域尿路上皮向鳞状上皮化生，形成鳞状上皮细胞癌巢或癌珠，肿瘤多侵犯黏膜固有层或深肌层。尿路上皮癌合并内翻性乳头状瘤时，肿瘤除有绒毛乳头状尿路上皮癌细胞外，其他区域有内翻性乳头状瘤的典型病变。

　　黏液癌肿瘤细胞呈弥漫性浸润性生长，少数区域细胞呈条索状排列。癌细胞多为圆形，大小不等，核呈圆形、浓染，偶有双核，胞浆嗜碱性，常侵犯黏膜固有层或浅肌层。

　　腺癌更为少见，患者常合并输尿管或肾盂其他恶性上皮成分，多认为发病由慢性炎症刺激导致尿路上皮腺性化生或肠型腺上皮化生导致。

三、TNM 分期、转移和病理组织学分级

　　输尿管肿瘤的区域淋巴结转移的评估、远处转移和转移途径以及肿瘤组织学分级方法和肾盂肿瘤相同（图 14-1-1，表 14-1-2）。区域淋巴结包括肾门、腹主动脉旁、下腔静脉旁淋巴结和盆腔内淋巴结，单、双侧不影响 N 分期。

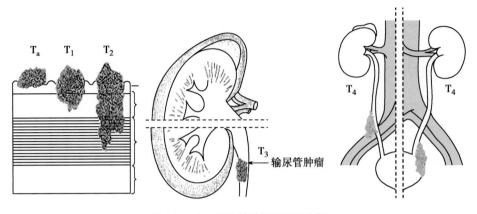

图 14-1-1　输尿管肿瘤 TNM 分期

表 14-1-2　输尿管肿瘤 TNM 分期（UICC）

T_x	原发肿瘤无法作出估计
T_0	无原发肿瘤证据
T_{is}	原位癌
T_a	乳头状肿瘤无浸润
T_1	肿瘤浸润到上皮下结缔组织
T_2	肿瘤侵犯浅肌层
T_3	肿瘤浸润超过肌层到达输尿管周围脂肪
T_4	肿瘤浸润邻近器官
N_x	局部淋巴结无法确定
N_0	无局部淋巴结转移
N_1	单个淋巴结转移,最大直径≤2cm
N_2	单个淋巴结转移,最大直径 2~5cm,或多个淋巴结转移,但最大直径≤5cm
N_3	淋巴结转移,最大直径 >5cm
M_x	远处转移无法确定
M_0	无远处转移
M_1	有远处转移

综合分期			
	T	N	M
0	$T_{is/a}$	N_0	M_0
I	T_1	N_0	M_0
II	T_2	N_0	M_0
III	T_3	N_0	M_0
IV期	T_4	N_0	M_0
	任何 T	N_{1-3}	M_0
	任何 T	任何 N	M_1

病理组织学分级（WHO,2009）:G_x　分化程度无法估计,G_1　高分化,G_2　中分化,G_{3-4}　低分化/未分化。

四、临床表现

输尿管肿瘤常见的症状包括血尿和腰痛,其次为感染和腰腹部包块。晚期患者约2%~7%可出现体重减轻、乏力、发热等恶病质表现,如出现远处转移,可伴随相应脏器受累症状。

1. **血尿** 血尿是最常见的症状,发生率约44%~90%,多为无痛性肉眼血尿。部分患者出血量较多,尿液中可见蚯蚓状血块。血尿常呈间歇性反复发作。

2. **疼痛** 约20%~50%的患者可出现腰痛。主要源于肿瘤逐渐增大,引起输尿管梗阻继发肾积水,或肿瘤累及腹膜后淋巴结所致。此时,患者常出现持续性腰部钝痛。而当肿瘤出血引起血块阻塞输尿管时可引起肾绞痛症状,疼痛还可引起相应部位放射性疼痛,需与输尿管结石相鉴别。

3. **下尿路刺激症状** 由于肿瘤出血、血凝块刺激、肿瘤继发感染等因素影响,约10%~52%的患者可出现膀胱刺激症状(尿频、尿急、尿痛),并伴随血尿或脓尿。

4. **其他** 腰腹部肿块通常是因肿瘤阻塞输尿管,导致患侧肾积水所致,该症状临床少见,发生率约3%~50%。输尿管下端或膀胱开口处肿瘤,有时在做直肠或阴道双合诊时能扪及肿块。肿瘤晚期可发现患侧精索静脉曲张,腹膜后刺激症状及恶病质。

五、诊断和鉴别诊断

(一) 诊断

1. **实验室检查** 尿液脱落细胞学检查是尿路上皮肿瘤的诊断基础。其诊断准确率达60%~70%,敏感性报道差距较大,从10%~70%不等。但分化良好的肿瘤其假阴性率达80%。应用流式细胞仪(FCM)可以敏感地发现肿瘤细胞,但此种检查不能确定肿瘤的部位。

尿脱落细胞荧光原位杂交检测(FISH)是通过荧光探针检测尿液细胞是否存在染色体异常的基因检测的新技术。有报道称FISH敏感性可达90%以上,特异性达85%以上。并且不受泌尿系感染、泌尿系结石、细胞退行性变和操作者主观因素的影响。临床应用价值高于尿脱落细胞学。

2. **影像学检查**

(1) B超:无创、廉价,是较为理想的筛选性检查,可以发现输尿管梗阻部位及肾积水程度,并初步排除肾脏及膀胱占位性病变、输尿管结石等,为进一步检查提供可靠的线索。但B超较难直接发现输尿管占位性病变,无法鉴别血块、良恶性病变。

(2) IVU:是一种早期的筛选方法,80%的患者最常见的表现是造影中输尿管充盈缺损、输尿管扩张和肾积水(图14-1-2)。但40%以上的患者因肾积水、肾功能受损,导致造影剂排泄延迟,输尿管未能显示,因而

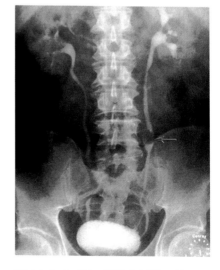

图 14-1-2 IVU 显示左侧输尿管上段充盈缺损

未能作出正确的判断。因此,凡疑为输尿管肿瘤的患者,采用大剂量延迟造影能较好地显示输尿管梗阻、缺损征象。当存在双侧受累可能时,造影检查还可评估对侧肾功能,以选择治疗方法。

(3) 逆行肾盂输尿管造影:对输尿管肿瘤的诊断有一定价值。但由于具有一定创伤,同时随着其他影像学检查的进展,目前使用已较少。其优势在于,可插管获得单侧尿液行细胞学检查以及更好地造影显像。

(4) CT:是诊断输尿管肿瘤的有效方法(图 14-1-3,图 14-1-4)。对于 >1cm 的输尿管肿瘤发现率较高。对于 T_3、T_4 期输尿管肿瘤,80% 病例可以明确诊断,并可了解肿瘤侵犯的深度及范围。还能与 X 线穿透性结石进行鉴别。由于输尿管行程长,CT 扫描范围有限,对于早期肿瘤难以发现。CT 检查最大的价值在于明确肿瘤的分期,研究提示,CT 判断 TNM 分期准确度是 60%,能够指导术者对术式的选择。

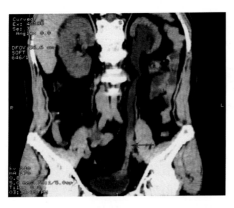

图 14-1-3　左侧输尿管下段肿瘤

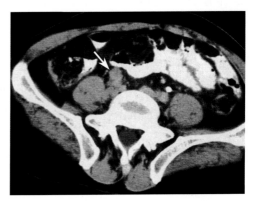

图 14-1-4　右侧输尿管肿瘤(白色箭头)

(5) 磁共振尿路成像(MRU):与其他影像学检查相比,在发现和鉴别输尿管肿瘤,明确是否存在淋巴结和远处转移方面更为可靠。因此,在条件允许情况下,建议患者行泌尿系统磁共振检查。

3. 输尿管镜检查　1970 年首次应用纤维内镜插入输尿管进行检查,以后改用硬性输尿管镜,使视野清晰并易于操作。输尿管镜可直接到达肿瘤部位观察肿瘤的形态、大小并取活检获得组织性诊断,诊断准确率可达 86%~90%。随着新一代电子软镜临床应用推广,对于部分病例,可选择输尿管软镜进行检查、活检。因此,凡上述常规检查诊断有困难时可进行输尿管镜检查,但由于输尿管镜检存在 7% 的相关并发症,选择时应注意适应证和禁忌证。

适应证包括:①影像学检查显示输尿管充盈缺损或梗阻,不明原因者;②尿细胞学或 FISH 检查阳性,但原发部位不明者;③已确定肉眼血尿来自一侧肾脏,其原因不明者;④膀胱镜检查发现肿瘤位于输尿管开口者;⑤输尿管肿瘤姑息性手术后复查。

禁忌证包括:①晚期输尿管肿瘤患者或泌尿系感染急性期;②膀胱挛缩病变者;③尿道狭窄,输尿管镜无法进入者;④有盆腔外伤、手术史,放射治疗史,输尿管固定、扭曲、纤维化使插管困难者;⑤前列腺体积增大,影响输尿管镜进入者。

由于输尿管肿瘤约 21% 的病例同时合并膀胱肿瘤,并且好发于输尿管下段,因而,膀胱镜检查对诊断输尿管肿瘤有重要价值。最好选择患者肉眼血尿期间进行膀胱镜检查,镜下可见患侧输尿管口喷血,对于明确血尿的来源有一定的价值。约 6%~18% 的患者镜下可见肿瘤经输尿管口突入膀胱。镜检时,如果发现输尿管口附近有肿瘤时,应警惕输尿管肿瘤合并膀胱肿瘤的可能性。55%~75% 的输尿管肿瘤与膀胱肿瘤是低级别、低分期。由于输尿管镜活检标本较小,所以在确定分期、分级时应结合影像学检查。

（二）鉴别诊断

1. **结石** 输尿管肿瘤应与透X线结石鉴别。例如尿酸结石在X线平片下可见充盈缺损,其特点为结石下方输尿管壁紧贴结石,无明显扩张。由于输尿管结石也可出现肉眼血尿,尿细胞学也可存在异常,因此容易引起误诊。随着磁共振及 CT 等影像学检查和 FISH 等基因学检查的引入,目前鉴别已较容易。

2. **输尿管息肉** 输尿管息肉的充盈缺损为边缘光滑条索状,有时可见缺损,两侧或一侧显影。由于输尿管息肉多发生在 40 岁以下的年轻人,病程长且尿脱落细胞学检查阴性,容易与输尿管癌鉴别。输尿管癌的 X 线征象为不规则充盈缺损,病变处输尿管边缘消失,肿瘤下方呈杯状扩张。此外,输尿管癌患者年龄多在 40 岁以上,尿液内常可发现癌细胞,可以与息肉鉴别。多数情况下,行输尿管镜下取活检可予以鉴别。

3. **输尿管血块** 血块常可于数日内吸收或排出,因此,以往通常数日或两周后重复影像学检查,充盈缺损有所变形甚至消失可予以鉴别。目前,MRI 检查可在初次检查时予以鉴别。

此外,尚需要与囊性输尿管炎、输尿管狭窄和输尿管憩室等疾病相鉴别（表 14-1-3）。

表 14-1-3 输尿管肿瘤的鉴别诊断

肿瘤	结石	炎症	其他
纤维上皮瘤（息肉）	尿酸结石	囊性输尿管炎	血块
内翻性乳头状瘤		输尿管狭窄	憩室
转移性肿瘤		肉芽肿	子宫内膜异位
转移性癌			腹膜后纤维化
转移性肉瘤			淋巴结

六、治疗

（一）术式选择

原发性输尿管肿瘤的治疗原则为 $T_{a~1}/G_{0~1}$ 的局限性输尿管肿瘤,可酌情选择经尿道输尿管镜肿瘤电切术、保留器官的手术、开放性或腹腔镜手术。

1. 腹腔镜手术适应证与开放性手术相同。由于绝大多数输尿管肿瘤均为恶性,即使是良性乳头状瘤,也有较多恶变的概率,故对于浸润性或恶性程度高的 G_{2-3} 一侧输尿管恶性上皮性肿瘤,应行根治性手术,切除范围原则上应包括:患侧肾脏、肾脂肪囊、全段输尿管以及输尿管开口在内的 2cm 直径膀胱壁袖套状切除（图 14-1-5）。是否要行区域淋巴结清扫术,目前尚有争议。

2. 经尿道输尿管镜肿瘤电切术对低分级、低分期恶性上皮性肿瘤的效果较好,但应严格掌握选择病例。适应证:①孤立肾或对侧肾功能严重受损,切除该肾后,对侧肾脏不能完全代偿,可能出现尿毒症等并发症者;②两肾功能均佳者,肿瘤分化好,表浅性肿瘤($T_{1\sim2}$),肿瘤能经输尿管镜清楚观察并触及者;③输尿管下端肿瘤,肿瘤分化好的表浅性肿瘤。手术并发症为输尿管穿孔或出血。

3. 输尿管恶性上皮性肿瘤保留器官的手术

(1) 保守性手术的绝对指征:①伴有肾衰竭;②孤立肾。

(2) 保守性手术的相对指征:①肿瘤较小、无浸润者;②肿瘤蒂细小或基底部很小者;③年龄较大,预期生存时间较短者;④术中冰冻切片证实为良性输尿管肿瘤;⑤术中冰冻切片,肿瘤分化较好的 $G_0\sim G_1$ 病例;⑥双侧输尿管肿瘤。

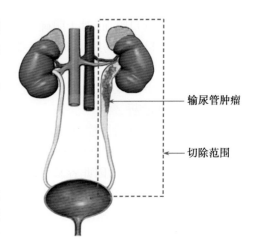

图 14-1-5 输尿管恶性肿瘤肾输尿管全切除术的范围

施行输尿管肿瘤保留器官的手术时,应视肿瘤的部位而选择不同的术式:①对中上段输尿管肿瘤可行节段性输尿管切除,输尿管端端吻合术;②对末端输尿管肿瘤,不管肿瘤的分期或分级,将末段输尿管切除及膀胱袖套状切除后,行输尿管膀胱再植术或腰大肌膀胱悬吊术(图 14-1-6);③对于孤立肾的中下段输尿管肿瘤,行节段性切除输尿管后,输尿管缺损较长,不能行输尿管膀胱再植术或腰大肌膀胱悬吊术者,则根据具体情况采用输尿管皮肤造口术或回肠替代输尿管术。

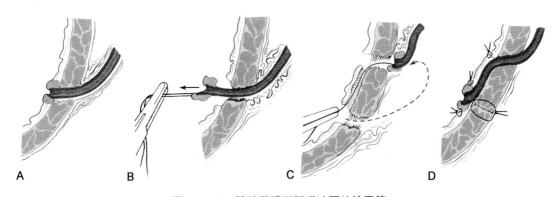

图 14-1-6 膀胱黏膜下隧道法再植输尿管

(二) 双侧输尿管恶性上皮性肿瘤的手术问题

1. 双侧下 1/3 段输尿管肿瘤,可采取一次手术切除双侧病变,同时行双侧输尿管膀胱再植术或腰大肌膀胱悬吊术(图 14-1-7)。值得注意的是:①充分游离膀胱,必要时游离肾脏延长输尿管;②将膀胱妥善固定于腰大肌筋膜,纵向打开膀胱;③一定要在没有张力的情况下进行膀胱输尿管吻合,手术成败与此有关;④正确的膀胱黏膜下隧道法;⑤具有合适的膀胱容量,并且没有膀胱黏膜炎症是手术成功的决定性前提。只有满足了上述五条标准,才能表明手术获得了成功。

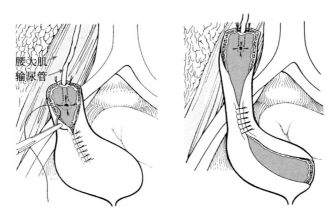

图 14-1-7 腰大肌膀胱悬吊术

留置输尿管双"J"管后,3-0 或 4-0 肠线两层缝合关闭膀胱。

2. 双侧上 1/3 段输尿管肿瘤,可采取两侧输尿管全切除术,双侧回肠代输尿管术,或双侧自体肾移植术。

3. 一侧上段输尿管肿瘤,对侧下段输尿管肿瘤者。病变严重侧行根治性切除术或行上段一侧的肾、输尿管及膀胱袖套状切除术;下段一侧行输尿管膀胱再植术或腰大肌膀胱悬吊术。对不能行根治性手术治疗者,可考虑姑息性手术治疗。

（三）晚期输尿管恶性上皮性肿瘤、输尿管转移性肿瘤的治疗

原发性输尿管肿瘤化学治疗或放射治疗的效果都不理想,但对浸润性肿瘤术后辅助以化疗可提高 5 年生存率,而放射治疗无效。对晚期不能切除肿瘤的患者可作放射治疗;亦可用 M-VAC 方案(甲氨蝶呤、长春碱、多柔比星和顺铂)化疗,有效率为 40%~53%,但副作用较严重。

输尿管转移性肿瘤为晚期病例,不宜行根治性手术;如果其他部位的原发肿瘤有手术切除的可能,输尿管转移灶又很小,且患者一般情况允许时,可考虑作输尿管转移肿瘤的局灶性切除术。

七、预后和随访

输尿管壁很薄,且淋巴引流丰富,肿瘤易发生局部浸润和转移,故在临床上原发性输尿管恶性上皮性肿瘤的复发和转移较为常见。输尿管镜治疗的病例中,复发率为 15%,且大多在 1 年内复发,根据病情可以再次行输尿管镜治疗。一般,对于复发者应根据情况选择式式。单发性肿瘤术后复发率仅 3%,而多发性肿瘤术后复发率高达 50%,故对多发性肿瘤应常规进行标准的根治性肾输尿管切除术 + 膀胱袖套状切除术。

原发性输尿管肿瘤的分期和分级是影响术后肿瘤复发的重要预测因素。术后生存率与 TNM 分期和肿瘤分化程度有关(表 14-1-4)。术后总的 5 年生存率为 40%~67%,有转移者生存期低于 3 年。Bloom 报道,120 例中分化良好的输尿管肿瘤(G_{1-2})5 年生存率 16%。对于细胞分化良好的非浸润性输尿管肿瘤,施行根治性手术和保留器官手术者的术后 5 年生存率差别并不明显(表 14-1-5),可能与选择病例有关;相反,细胞分化程度不良而有浸润的病例,则不论根治性手术和保留器官手术的效果同样很差。

表 14-1-4　原发性输尿管肿瘤术后 5 年生存率

综合分期	5 年生存率	细胞分化程度	5 年生存率
0	85%~100%	G_1	75%
I	74%~80%	G_2	55%
II	48%~50%	G_3	27%
III	24%~33%		
IV	6.5%~7.3%		

表 14-1-5　原发性输尿管肿瘤 T 分期与术后 5 年生存率的关系

pT 分期	根治性手术	器官保留手术
pT_a	100%	100%
pT_1	95.8%	69.6%
$pT_{2\sim3}$	57.1%	33.35%

　　由于输尿管肿瘤术后复发率较高,且有肿瘤种植的可能和多中心病灶的特点,20%~50% 输尿管肿瘤患者同时发生膀胱肿瘤,故应重视术后随访。随访方案同膀胱肿瘤(见膀胱肿瘤的随访方案),应定期做膀胱镜或 IVU 检查,以便早期发现膀胱内肿瘤复发或对侧输尿管异时发生的肿瘤。

(李凡　曾进　宋晓东)

参 考 文 献

[1] 郭应禄,周利群主译.坎贝尔泌尿外科学[M].9 版.北京:北京大学医学出版社,2008,1733-1743.

[2] 周清华,孙燕主译.恶性肿瘤 TNM 分期[M].天津:天津科技翻译出版社,2012,256-260.

[3] 刘定益,王健,张翀宇,等.输尿管肿瘤 19 例临床分析[J].现代泌尿外科杂志,2011,16(6):563-565.

[4] 王文涛,李长福,滕立臣,等.76 例原发性输尿管癌临床分析[J].哈尔滨医科大学学报.2011,45(2):176-178.

[5] 马德年,迟学成,宋光州.肾盂及输尿管肿瘤的临床特点与治疗分析[J].中华肿瘤防治杂志,2010,17(18):1489-1490.

[6] 周惜才,陈园.原发性输尿管癌治疗进展[J].现代泌尿生殖肿瘤杂志,2010,2(2):65-68.

[7] 向阳,孙永昌,沈小东.原发性输尿管肿瘤的诊断与治疗(附 16 例报道)[J].现代泌尿生殖肿瘤杂志,2010,2(2):84-85.

第二节　输尿管原始神经外胚叶瘤

一、流行病学和分子生物学

　　原始神经外胚叶瘤(primitive neuroectodermal tumors)又称为原始神经外胚层瘤,是一种少见的神经嵴衍生的家族性小圆细胞恶性肿瘤,在 WHO(2016 版)中枢神经系统肿瘤分类中为一独立的类型。全身各处均可发生,但以骨和软组织多见,尤以脊柱旁、胸壁和下肢多发;泌尿生殖系脏器可发生于肾上腺、肾脏、输尿管、膀胱和睾丸。2000 年 WHO 新分类将其归属于神经系统胚胎类肿瘤,组织学分级为Ⅳ级,生物学行为为高度恶性。输尿管原始神经外胚叶瘤(primitive neuroectodermal tumors of the ureter)罕见,文献仅见个案报道。该瘤的形态学呈低分化、免疫组织化学和分子遗传性特点与肾上腺、肾原始神经外胚叶肿瘤相似,是同属于 Ewing 肉瘤和 Askin 瘤家族的相关肿瘤,均具有共同的特异性 *EWSR1* 基因特征,即 t(11;22)(q24q12)、t(21;22)(q22;q12)、t(7;22)(p22;q12)或 t(17;22)(q12;q12)易位和 *EWS/FLI-1* 基因融合、*EWS/ERG*、*EWS/ETV1*、*EWS/EIAF* 基因融合。此外,尚存在 *MIC2* 基因突变,而 *p53* 基因阴性。*EWS/FLI-1* 和 *MIC2* 基因产物 CD99 是特异性的基因标记物。

输尿管原始神经外胚叶瘤可发生于任何年龄,无明显性别差异。根据有限的文献报道,该瘤的发病年龄为 17~45 岁。

二、病理组织学

镜下见肿瘤由大小一致的小圆形细胞组成,核浓染,核分裂象多见;可见血管浸润,常见 Homer-Wright 菊形团(图 14-2-1)。

免疫组织化学显示 NSE、S-100、FLI-1 和 CD99 阳性,其中 FLI-1 和 CD-99(*MIC2* 基因的产物)是最为可靠的诊断指标(图 14-2-2)。

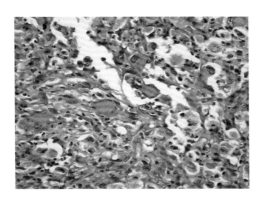

图 14-2-1　输尿管原始神经外胚叶瘤组织学征象(HE × 200)

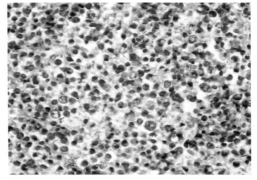

图 14-2-2　输尿管原始神经外胚叶瘤 MIC2(CD99)阳性,× 400

三、临床表现和诊断

临床表现为间歇性无痛性血尿,许多患者就诊时,已产生广泛的亚临床转移。

24 小时尿脱落细胞学检查和 FISH 检查阳性有重要参考价值。

输尿管镜、IVU、逆行造影、CT 和 MRU 等影像学检查有助于诊断(图 14-2-3,图 14-2-4),但无特异性,确定诊断主要依靠输尿管镜及其活检或术后病理组织学、免疫组织化学和 *EWS/FLI-1* 基因检测。

四、治疗和预后

目前,输尿管原始神经外胚叶瘤尚无标准的治疗指南。首选手术治疗,施行根治性肾、全段输尿管切除术以及输尿管开口在内的2cm直径膀胱壁袖套状切除+区域淋巴结清扫术,术后辅助以化疗,目的在于防止局部复发和转移。对不能手术的患者可施行化疗、免疫治疗或分子靶向药物等综合性治疗,可能有助于改善患者的生存率。

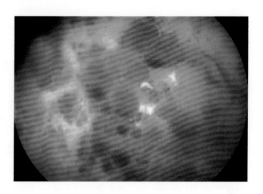

图 14-2-3 输尿管原始神经外胚叶瘤输尿管镜下图像

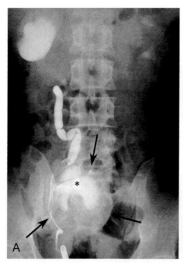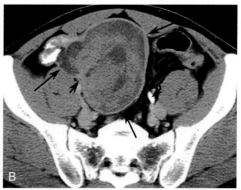

图 14-2-4 输尿管原始神经外胚叶瘤

A. 逆行造影显示右侧输尿管下段肿瘤,输尿管扩张、肾积水;B. CT 显示右侧输尿管下段边界清楚的肿块,引起输尿管梗阻。

输尿管原始神经外胚叶瘤恶性程度高、侵袭性强,治疗效果尚不理想,总体预后较差。目前,对预后尚没有评估依据。即使手术或术后辅助综合治疗,大多数患者仍在数月内发生局部复发或远处转移。Huang KH 等报道,生存时间 <2 年。

术后应长期密切随访。

(曾 进)

参 考 文 献

[1] KIM MS,KIM B,PARK CS,et al. Radiologic of findings peripheral Primitive neuroectodermal tumor arising in the retroperitoneum[J]. AJR,2006,186(4):1125-1132.

[2] AMMANI A,GHADOUANE M,HAJJI F,et al. Primitive neuroectodermal tumor(PNET)of the upper-urinary tract[J]. Progrès Urol,2009,19(8):579-581.

[3] LOUIS DN,PERRY A,REIGENBERGER G,et al. The 2016 World Health Organization classification of tumors of the central nervous system:a summary [J].Acta Neuropathol,2016,131(6):803-820.

[4] HUANG KH,YU HJ,CHUEH SC,et al. Primary primitive neuroectodermal tumor of the urinary tract [J].J Fosmos Med Assoc,2006,105(12):1008-1012.

[5] ELLINGER J,BASTIAN PJ,HAUSER S,et al. Primitive neuroectodermal tumor:rare,highly aggressive differential diagnosis in urologic malignancies [J].Urology,2006,68(2):257-262.

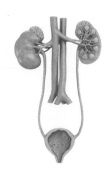

第十五章

膀胱肿瘤

第一节　膀胱解剖、生理和肿瘤分类

一、膀胱解剖、生理

1. 膀胱的形态　膀胱为中空肌性器官,能储存尿液并保持膀胱内低压直至排尿。其形状、大小、位置和壁的厚度随尿液充盈程度而异。正常成人的膀胱容量约为 350~500ml。

空虚的膀胱呈三棱锥体形,分尖、体、底和颈四部分。膀胱尖朝向前方,由此沿腹前壁至脐之间有一皱褶为脐正中韧带。膀胱的后面朝向后下方,呈三角形,为膀胱底。膀胱尖和底之间为膀胱体(图 15-1-1)。膀胱最下部为膀胱颈,在男性与前列腺底相连,女性则与盆膈相连。

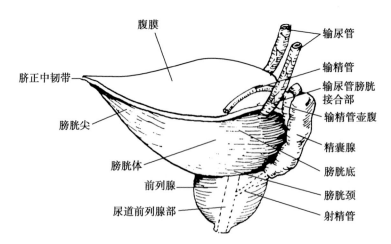

图 15-1-1　膀胱的位置、形态和毗邻关系

膀胱内面被覆黏膜,当膀胱收缩时,黏膜聚集成皱襞称膀胱襞。在膀胱底内面,有一由两个输尿管口和尿道内口形成的三角区,此处膀胱黏膜与肌层紧密连接,缺少黏膜下组织,

无论膀胱扩张或收缩,始终保持平滑,称为膀胱三角。

2. 膀胱的位置　成人膀胱位于骨盆腔内,耻骨联合后方。当膀胱空虚时,膀胱不超过耻骨联合上缘。充盈时,则有不同程度的升高。极度充盈时,可高出耻骨联合上缘。膀胱的前下壁毗邻耻骨联合后面。男性,膀胱底直接与输尿管、输精管末端和精囊腺接触,再向后邻接直肠;女性,膀胱底与子宫、阴道邻接。膀胱下方,男性邻接前列腺,女性邻接尿生殖膈。腹前壁的壁腹膜,在耻骨联合后方反折,覆盖于膀胱上面和两侧。膀胱前面无腹膜。当膀胱高度充盈而上升时,腹前壁下部的腹膜随着膀胱上升而向上推移,膀胱前壁就直接与腹前壁相贴。因此可在耻骨联合上方,经腹前壁进行穿刺或做膀胱造瘘等手术,可不经腹膜腔而直达膀胱。

3. 膀胱的动脉供应　膀胱的主要血液供应来自髂内动脉前支的膀胱上下动脉(图15-1-2)。膀胱上动脉供应上侧壁,下动脉供应底部、前列腺及上 1/3 尿道。次要的为痔中动脉、闭孔动脉及阴部内动脉等。在女性,除膀胱动脉以外,尚有阴道及子宫动脉供应膀胱。

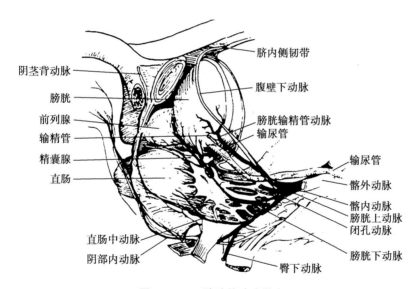

图 15-1-2　膀胱的动脉供应

膀胱静脉:膀胱静脉网状分布于膀胱壁层,其主干走向膀胱底部静脉丛,在男性与膀胱及前列腺之间的静脉丛相汇合。

4. 膀胱的神经支配　人的高级排尿中枢位于脑部,除大脑皮质的两个排尿中枢(逼尿肌区和阴部神经感觉运动中枢)外,丘脑、基底节、边缘系统、下丘脑和脑干网状结构也参与调节排尿调控过程(图 15-1-3)。

脊髓是控制逼尿肌和尿道外括约肌功能活动的初级排尿神经中枢所在地,也是将膀胱尿道的感觉冲动传导至脊髓上有关排尿中枢的上行性神经纤维,和将脊髓上有关排尿中枢的冲动传导至脊髓初级排尿中枢的下行神经纤维的共同通路(图 15-1-3)。脊髓的排尿中枢主要位于 3 个部分:①交感神经中枢:位于脊髓 $T_{10} \sim L_1$,发出的交感神经纤维终端分泌去甲肾上腺素,使以 α-肾上腺素能受体为主的膀胱平滑肌与尿道内口括约肌收缩,膀胱体以 β-肾上腺素能受体为主的逼尿肌松弛而抑制排尿。②逼尿肌核(副交感神经中枢):位于脊

髓 $S_{2\sim4}$,神经纤维末端支配逼尿肌上胆碱能受体,兴奋时引起膀胱逼尿肌收缩,尿道内口括约肌舒张而排尿。③阴部神经核:位于脊髓 $S_{2\sim4}$,相应神经纤维组成阴部神经支配尿道外括约肌、直肠括约肌等横纹肌,引起这些肌肉收缩,并维持其紧张度。

二、膀胱肿瘤分类

膀胱肿瘤可分为两大类,即来源于上皮组织和非上皮组织的肿瘤(表15-1-1 膀胱肿瘤病理分类)。从上皮组织发生的肿瘤,主要包括尿路上皮性肿瘤,腺癌及鳞状上皮癌,98% 的膀胱肿瘤来自上皮组织,其中尿路上皮性肿瘤占95%。非上皮性膀胱肿瘤来自间叶组织,占全部膀胱肿瘤 2.0% 以下,如血管瘤,淋巴管瘤,恶性淋巴瘤,平滑肌瘤或肉瘤等。

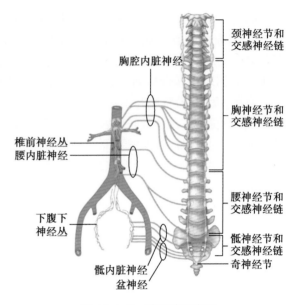

图 15-1-3　膀胱神经支配

表 15-1-1　膀胱肿瘤病理分类

1) 尿路上皮增生	3) 非上皮性肿瘤
尿路上皮异型增生	良性:平滑肌瘤
2) 上皮性肿瘤	纤维瘤
良性:尿路上皮乳头状瘤	神经纤维瘤
内翻性乳头状瘤	血管瘤
腺瘤	副神经节瘤
恶性:低度恶性潜能的乳头状尿路上皮肿瘤	恶性:类癌
非浸润性乳头状尿路上皮癌,低级别	平滑肌肉瘤
非浸润性乳头状尿路上皮癌,高级别	横纹肌肉瘤
尿路上皮原位癌	血管肉瘤
鳞状细胞癌	骨肉瘤
疣状鳞状细胞癌	恶性黑色素瘤
鳞状细胞乳头状瘤	淋巴瘤
腺癌	颗粒细胞瘤
脐尿管癌	原始神经外胚叶瘤
透明细胞腺癌	4) 膀胱转移性癌及继发扩散性癌
绒毛状腺瘤	
小细胞癌	

(陈　忠)

参 考 文 献

［1］那彦群,郭震华.实用泌尿外科学［M］.北京:人民卫生出版社,2009,267-273.
［2］夏同礼.现代泌尿病理学［M］.北京:人民卫生出版社,2002,270-305.

第二节 膀胱上皮增殖性病变

一、单纯性增生

尿路上皮超过 7~8 层,即为单纯性增生,细胞形态可以正常,也可稍大,但没有异常发育(不典型增生),细胞极性亦未丧失,增生的上皮黏膜呈扁平状或息肉样改变,一般无明显临床表现,多见于炎症和结石。

膀胱镜下见黏膜粗糙、隆起充血、水肿(图 15-2-1)。但确定诊断主要靠病理组织学标准。

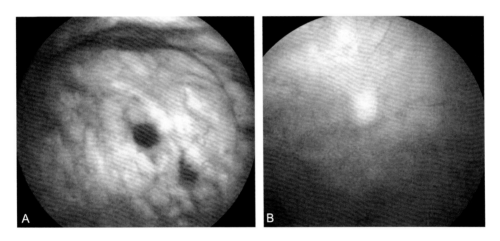

图 15-2-1 膀胱黏膜增生膀胱镜征象

目前,对单纯性增生还没有一致的治疗原则。因为许多轻度不典型增生是伴发于乳头状癌或非浸润性癌,其治疗方案均是针对癌制定。对于轻-中度不典型增生不伴有癌者,采用保守治疗和密切随访即可。

二、Von Brunn 巢

Von Brunn 巢是膀胱尿路上皮受到各种慢性刺激时,所引起的膀胱黏膜增生,有可能是癌前病理病变的一种形式。膀胱黏膜增生常与炎症性增生伴发,也可发生在正常膀胱。病变多见于膀胱三角区,也可见于膀胱其他部位。多见于女性。

Weiner 等报道 100 例尸检肉眼正常膀胱,其中发现 Von Brunn 巢和囊腺性膀胱炎分别为 89% 和 60%。一般,Von Brunn 巢向黏膜下呈花蕾状生长,进而被周围的结缔组织包绕分割,与尿路上皮分离而形成巢状结构。通常,Von Brunn 巢由分化好的尿路上皮组成,上皮细胞与周围的基底膜垂直排列。1928 年 Morse 研究尿路的 Von Brunn 巢和囊的关系,巢可发展成囊,几乎所有的囊是在 Von Brunn 巢的中央。若囊腔面被覆为移行尿路上皮,囊内液体为浅黄色黏液成分,则称为囊性膀胱炎。

膀胱镜及活检可明确诊断。首选经尿道电切术(transurethral resection,TUR)手术,术后应密切随访。

三、囊性膀胱炎

囊性膀胱炎是膀胱黏膜上皮的一种增殖性非肿瘤性病变,与 Von Brunn 巢相似,但巢中央已发生嗜酸性细胞液化。囊局限在黏膜固有层,被覆单层或多层上皮伴有杯状细胞。有时管腔内可见黏液,细胞腔内亦有黏液。有报道在随机尸检报告中,正常膀胱 60% 可发生囊性膀胱炎,可能是尿路上皮自发的增生性变异,也可与慢性炎症伴发。

镜下见膀胱三角区黏膜水肿及滤泡,与腺性膀胱炎外观相似,但病理上无腺样结构。滤泡透明,状如气球,内含大量囊液,活检时破裂,只可取出少许囊皮(图 15-2-2)。活检可确诊。可能是癌前病变,部分病例可转变为膀胱腺癌。

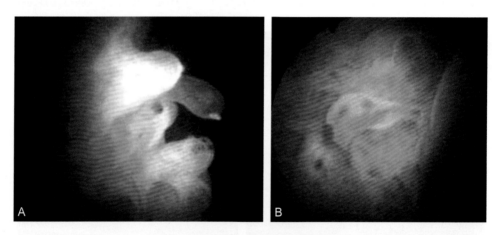

图 15-2-2　囊性膀胱炎膀胱镜征象

治疗可选择 TUR 手术,术后应密切随访。

四、腺性膀胱炎

1. **病因**　目前病因尚不明确,认为是由膀胱感染、梗阻、结石等慢性刺激引起的黏膜化生性改变。腺性膀胱炎结构与囊性膀胱炎相似,但其被覆上皮已发生腺性化生,形成杯状细胞巢,周围可见细胞变性的中央液化区。若病变穿过黏膜固有层,可发展为腺癌。腺性膀胱炎多见于盆腔脂肪过多症患者的正常膀胱,也可见于炎症或肿瘤。文献报道,约 10%~42% 的膀胱癌患者伴有化生腺性膀胱炎,腺性膀胱炎与膀胱癌有一定关系。多数学者认为腺性膀胱炎本身是一种良性疾病,但有潜在恶性,是癌前病变的一种表现形式。一般认为,分子生物学指标提示增生活跃的腺性膀胱炎,癌变的概率较大。研究发现,*p53* 基因可能在高危型腺性膀胱炎的恶变过程中有重要作用。*Bcl-2* 高表达和癌变有关,*ras*、*p21* 高表达可以作为腺性膀胱炎开始恶变的征兆。Murphy 等发现,*mAbDas1* 可以预测腺性膀胱炎恶性变的可能。

2. **诊断** 腺性膀胱炎表现多无特异性,多为慢性非特异性膀胱炎症状及无痛性肉眼或镜下血尿及排尿困难等。常先行抗炎治疗,无效时才考虑做膀胱镜检查。特殊影像学检查多无明显异常现象,B超和CT可发现膀胱壁增厚或膀胱内占位(图15-2-3)。确诊主要依赖膀胱镜检查及活检组织学检查。活检应多处取材,对病史较长、治疗效果差的女性尿道综合征患者应常规行膀胱镜检查,必要时加活检,可提高女性腺性膀胱炎的早期诊断率。

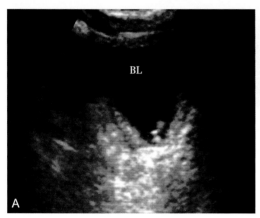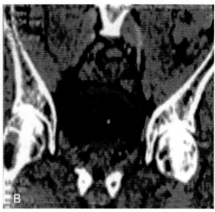

图 15-2-3 腺性膀胱炎

A. B超示增厚膀胱壁内缘毛糙;B. CT显示膀胱壁增厚。B超及CT均可见膀胱壁结节状突起。

腺性膀胱炎好发于膀胱三角区、膀胱颈3~9点处。根据病变形态,临床上将腺性膀胱炎膀胱镜检查分为四种类型:①黏膜正常无显著性改变型,黏膜大致正常,随机活检时发现,此型易漏诊;②慢性炎症型,表现为局部黏膜粗糙,血管纹理增多;③滤泡样或绒毛样水肿型(图15-2-4),表现为片状浸润型的滤泡状水肿、隆起或绒毛样增生,此型常见;④乳头状瘤样型,表现为带蒂的乳头状物,黏膜充血、水肿;其中乳头状瘤样型腺性膀胱炎极易误诊为膀胱尿路上皮细胞癌,最主要的鉴别方法是腺性膀胱炎乳头状肿物表面光滑,几乎无血管生长,活检不易出血。而膀胱癌血管明显,活检易出血。当腺性膀胱炎出现腺瘤样增生时,应高度怀疑恶变(图15-2-5)。

3. **治疗** 本病治疗首先要消除膀胱的慢性刺激因素,然后根据病变类型、范围及有无合并症等决定治疗方案。一般认为,前两种类型宜采用中西药物对症或抗炎治疗;后两种类型宜选择经尿道电切术(TUR)。病变局限者单纯行TUR即可,切除范围应超过病变部位,深达黏膜下层。对病史长、病变范围较广或复发者,TUR加膀胱内药物灌注疗效令人满意。术后膀胱内药物灌注治疗可借鉴膀胱上皮性肿瘤膀胱腔内灌注化疗/免疫治疗,对复发者可再次施行TUR。

4. **手术要点** 对散在或较小的病灶,将局部切至肌层即可;膀胱颈部的病灶应完全切到正常组织;膀胱三角区、底部以及侧壁病变范围较大者,切除较困难时,切除顺序可从三角区向两侧切,亦可从一侧切向另一侧。范围较大的腺性膀胱炎,切除时可见黏膜层明显增厚,其间有丰富的血管,应将增厚的黏膜层予以完全切除,一直切至看到正常的膀胱肌纤维(图15-2-6),并且注意随时止血。位于输尿管口的病变也可切除,但应注意不要损伤输尿管膀胱壁间段的肌层,至少保留2/3的壁内段输尿管,并尽可能不使用电凝以防止局部瘢痕形成。

5. **随访** 腺性膀胱炎术后易复发,尤其是病变范围较大者,复发率>80%。且腺性膀胱

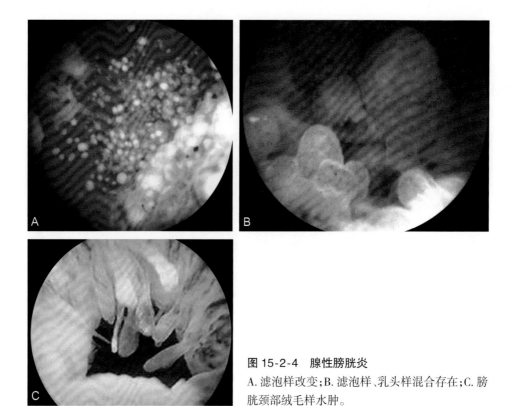

图 15-2-4　腺性膀胱炎

A. 滤泡样改变；B. 滤泡样、乳头样混合存在；C. 膀胱颈部绒毛样水肿。

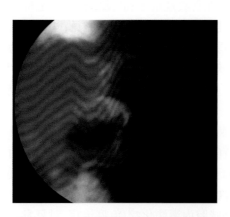
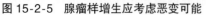

图 15-2-5　腺瘤样增生应考虑恶变可能

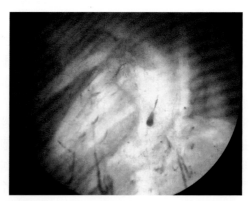

图 15-2-6　腺性膀胱炎 TUR，一直切到正常的膀胱肌纤维

炎有恶变倾向的可能，除定期膀胱内药物灌注治疗外，还应定期复查，长期随访，随访内容包括尿脱落细胞学检查或 FISH、膀胱镜检查及活检。

五、膀胱黏膜鳞状细胞化生

膀胱黏膜鳞状细胞化生是尿路上皮化生性改变，可发生在任何年龄，但中年以后更为多见。好发部位是膀胱三角区、膀胱颈，也可见于膀胱其他部位。其病理组织学改变是正常尿路上皮被成熟的、非角质化的鳞状细胞取代,继续恶化发展可以导致膀胱的鳞状细胞癌。

目前许多学者认为鳞状细胞化生是一种癌前病变,但也有学者认为女性膀胱三角区鳞状细胞化生是激素影响下尿路上皮发生的正常变异。据尸检研究,膀胱内鳞状细胞化生,女性发生率 50%,男性不足 10%。

治疗可选择 TUR 手术,术后膀胱内药物灌注治疗可借鉴膀胱上皮性肿瘤膀胱腔内灌注化疗/免疫治疗。

六、膀胱黏膜白斑

膀胱黏膜白斑病为少见的膀胱内病变,好发生于三角区。好发年龄 40 岁左右,女性多见。

发病原因尚不明确,可能是膀胱内长期、慢性刺激如慢性膀胱炎、膀胱结石、长期留置导尿管、血吸虫病膀胱等,导致鳞状上皮化生所致。

膀胱黏膜白斑是正常尿路上皮对毒性刺激的一种反应。病理改变是膀胱尿路上皮被鳞状化生上皮取代,其表层细胞有明显角质化,并有角质蛋白形成。黏膜下层有大量炎症细胞浸润,血管扩张充血,肌肉增生。病灶周围水肿、充血,细胞不典型增生。目前,多认为膀胱黏膜白斑是一种癌前病变,白斑癌变率约为 15%~28%。膀胱黏膜白斑与鳞癌的发生有密切关系,其中绝大多数为鳞状细胞癌,少数为鳞状细胞和尿路上皮细胞混合癌。

膀胱黏膜白斑临床表现无特异性,多表现为尿频、尿急、尿痛等膀胱刺激症状,与慢性膀胱炎、腺性膀胱炎不易鉴别。少数病例可出现血尿或尿路梗阻症状。个别病例可无症状。本病确诊主要靠膀胱镜检查和活检,镜下见膀胱三角区或颈部的膀胱黏膜呈灰白色或灰黄色斑片,小者数毫米,大者数厘米,可单发,也可多发,表面粗糙,无血管,边缘多较清晰,略隆起于正常黏膜(图 15-2-7,图 15-2-8)。发病部位无特殊,但双侧输尿管开口很少累及。

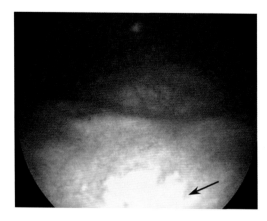

图 15-2-7　膀胱三角区黏膜白斑

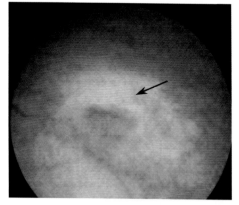

图 15-2-8　右侧输尿管口处黏膜白斑

本病治疗应首先去除膀胱慢性刺激因素。如果白斑病变范围小,可选择经尿道电灼或电切;如果病变范围广泛,可行膀胱部分切除术或预防性膀胱全切除术。

膀胱内药物灌注治疗可借鉴膀胱上皮性肿瘤膀胱腔内灌注化疗/免疫治疗。膀胱镜下见创面已覆盖黏膜、光滑、并有少量血管出现,活检证实黏膜表层为尿路上皮细胞,可视为痊愈。

由于本病具有潜在恶性,且易复发,应密切随诊,每隔 3 个月进行复查包括尿脱落细胞学检查、FISH、膀胱镜检查及活检。

七、膀胱炎性假瘤

膀胱炎性假瘤(inflammatory pseudotumor of urinary bladder),又称之为假肉瘤性纤维黏液样瘤、炎性肌成纤维细胞增生、假肉瘤样肌成纤维细胞增生、炎症性纤维肉瘤等,是机体局部组织在慢性炎症作用下,以局部组织增生形成肿块为特点的一种少见的良性增生性瘤样病变。临床表现类似肿瘤,但实质上是炎症,易误诊为恶性肿瘤。Roth 于 1980 年首次描述,之后国内外均有少量报道。

任何年龄均可发病,大多在 15~74 岁,平均年龄为 38 岁。女性较为多见,是男性的 2 倍。

发病原因尚不清楚。可能系某些变态反应物引起的一种良性间质性病变,也有人认为与细菌或病毒感染,创伤、手术及炎症后的修复有关。有人提出该病为炎症或恶性病变基础上的反应性增生,但其相关性尚未得到证实。因此,有些学者倾向于将其命名为假肉瘤性黏液样瘤。

最近的研究发现,少数炎性假瘤病例存在染色体 2p23 和 ALK 基因克隆性重排,支持炎性假瘤是一种真性肿瘤,而不是单纯的炎症性病变。目前,WHO 已将膀胱炎性假瘤列入软组织中间型肿瘤。而且,病理组织学发现,少数病例可见到肿瘤细胞的异型性和核分裂象,提示炎性假瘤为潜在的恶性肿瘤。目前,WHO 尚未将膀胱炎性假瘤纳入膀胱肿瘤病理分类中。

肿瘤最大直径介于 2~8cm,肿块表面水肿,切面光滑、色泽灰白、黄褐色或淡红色(图 15-2-9A),编织状或黏液样,局部可见坏死。组织学分为四种类型:①黏液型:以黏液、血管和炎症细胞增生为主;②梭形细胞密集型:以梭形细胞为主,细胞大小不一,胞质细长,常伴有急性或慢性炎性细胞;③纤维型:以成熟、致密成片的胶原纤维组织为主;④混合型(图 15-2-9B)。

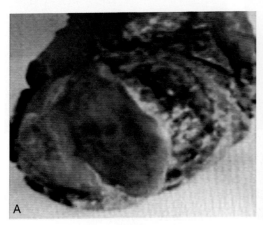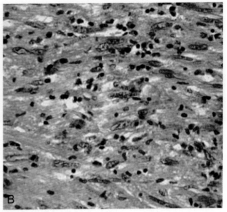

图 15-2-9 膀胱炎性假瘤

A. 手术切除标本,切面光滑,色泽淡红;B. 组织学图像(×400)。

　　免疫组织化学检查：平滑肌肌动蛋白染色（smooth-muscle actin stains）、vimentin（+）、ALK（+）、CD68（+）和 Actin（+），提示具有炎性增生性肿块特征。值得注意的是，在病理上膀胱炎性假瘤应与膀胱横纹肌样肉瘤、黏液平滑肌肉瘤和肉瘤样癌相鉴别。

　　部分患者以排尿困难、肉眼血尿为首发症状，部分病例有膀胱刺激症状或因查体发现膀胱肿块或以下腹部疼痛，触及包块就诊。膀胱镜下见肿物向膀胱腔内突出，肿块呈丘陵状起伏不平、边界不清、基底广、表面光滑，黏膜正常；个别病例肿块表面可见溃疡、出血（图15-2-10）。B超、CT等影像学检查缺乏敏感性和特异性，肿瘤形态不规则、边界不清、密度不均匀、周围组织器官浸润等表现类似肿瘤，难以作出定性诊断（图15-2-11~图15-2-13）。为避免误诊和施行不必要的扩大手术及术后放、化疗等，术前根据影像学检查酌情行膀胱镜检查取材活检十分重要；或行B超引导下肿块的多点穿刺活检，病理检查和免疫组织化学检查有助于明确诊断。

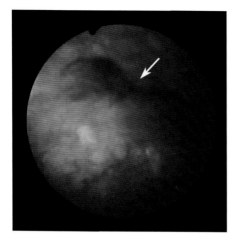

图 15-2-10　膀胱炎性假瘤膀胱镜图像
膀胱右侧壁肿块，表面溃疡、出血。

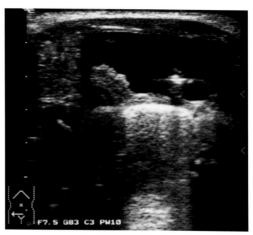

图 15-2-11　膀胱炎性假瘤
B超图像显示膀胱内肿块，形态不规则，回声不均匀。

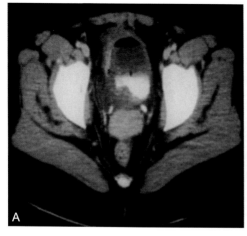

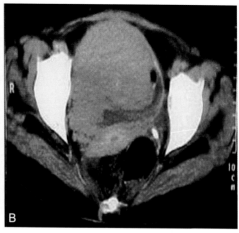

图 15-2-12　膀胱炎性假瘤 CT 图像
A.膀胱侧壁不规则肿块；B.膀胱右前外侧壁不均匀分叶状肿块。

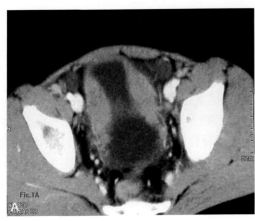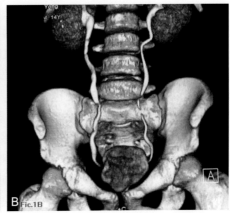

图 15-2-13　A,B 膀胱炎性假瘤

A. CT 显示实性出血性肿块,呈圆顶状,膀胱两侧壁平均厚度约 1.9cm;B. CT 三维成像显示膀胱壁增厚,输尿管正常,无肾积水。

　　目前,本病尚无标准的治疗指南。病理确诊后行保守抗炎治疗后观察,其疗效不确切,文献报道,约 25% 的病例会复发。膀胱炎性假瘤具有侵袭性生长的特点,对局限性病变未侵及肌层者,可选择经尿道肿瘤电切术或开放性肿瘤局部切除术。对于病变较大,侵及膀胱肌层甚至浆膜、临床症状明显者应行膀胱部分切除术,术后继续抗炎治疗。

　　术后预后良好。鉴于膀胱炎性假瘤生物学行为的不确定性,少数具有复发倾向和恶变的潜能。因此,不论采取何种治疗方法,均应密切长期随访。术后 1、3、5 个月和 1 年进行 B 超和膀胱镜检查。

（曾　进　庄乾元）

参 考 文 献

［1］陈志强,马胜利,吴天鹏,等 . 腺性膀胱炎专题讨论［J］. 临床泌尿外科杂志,2003,18（1）:60-62.

［2］陈志强,位志峰,叶章群,等 . 腺性膀胱炎中肿瘤相关指标的改变和临床分型的探讨 . 中华医学杂志,2005,85（26）:1842-1844.

［3］李学超,曲楠,董金凯等 . 膀胱炎性假瘤 1 例［J］. 微创泌尿外科杂志,2014,3（5）:314-315.

［4］钟小文,李健忠,李国锋 . 膀胱前壁炎性假瘤 17 例临床分析 . 哈尔滨医药,2005,25（1）:31.

［5］RAZI A and RADMEHR A.Inflammatory pseudotumor of bladder report of 2 cases and review of literature［J］. Urol J,2008,5:62-65.

［6］KUMAR A,BHATTI SS,SHARMA S,et al. Inflammatory pseudotumor of urinary bladder-a diagnostic and management dilemma［J］. Internat Urology and NephroLogy,2007,39（3）:799-802.

［7］BYUN YJ,CHUNG BH and KWON KW. Inflammatory pseudotumor of urinary bladder［J］. Yonsei Med J,2000,41（2）:273-275.

［8］ASANUMA H,NAKAI H,SHISHIDO S,et al. Inflammatory pseudotumor of the bladder in neonates［J］. Urol,2000,7（11）:421-424.

［9］XU DF,LIU YS,GAO Y,et al. Glucocorticosteroid-sensitive inflammatory eosinophilic pseudotumor of the bladder in an adolescent:a case report［J］. J Med Case Report,2009,3:136-139.

第三节 膀胱上皮性肿瘤

膀胱肿瘤是泌尿系统最常见的肿瘤。构成膀胱壁的各种组织成分都可发生肿瘤,按其组织发生分为上皮性和非上皮性两大类。

膀胱上皮性肿瘤占膀胱肿瘤 95% 以上,有乳头状瘤、尿路上皮癌、原位癌、鳞状上皮细胞癌和腺癌,其中尿路上皮癌占 94%(表 15-3-1)。

表 15-3-1 膀胱尿路上皮性肿瘤

乳头状肿瘤	2%	鳞状上皮细胞癌	2%
尿路上皮癌	94%	腺癌	1%
原位癌	1%		

一、发病情况

膀胱肿瘤的发病率,因其地区、国家、性别、种族等不同而不尽一致,从全球范围来看,呈上升趋势,发病率居恶性肿瘤的第十一位,在男性排名第七位,女性排在第十位之后。在欧美,膀胱癌发病率居男性恶性肿瘤的第四位,位列前列腺癌、肺癌和结肠癌之后,在女性恶性肿瘤中亦排在十位以后。自 19 世纪 50 年代起,膀胱肿瘤每年以 0.8% 的速度递增,白种人发病率高于黑种人。2008 年世界发达地区膀胱癌年龄标准化发病率男性为 16.6/10 万,女性为 3.6/10 万,年龄标准化死亡率男性为 4.6/10 万,女性为 1.0/10 万。2005~2009 年美国男性膀胱癌发病率为 37.5/10 万,女性为 9.3 /10 万。2013 年美国膀胱癌新发病例数为 72 570 例(男 54 610 例,女 17 960 例),死亡病例数为 15 210 例(男 10 820 例,女 4 390 例)。

我国膀胱肿瘤发病率略低于西方,但是随着工业的发展及人口老龄化增加,亦有逐年增多趋势。目前我国男性膀胱癌发病率位居全身恶性肿瘤的第七位,女性排在第十位以后。按性别统计,膀胱癌男、女性发病率分别为 11.41/10 万和 3.51/10 万,男性是女性的 3.3 倍。城市地区膀胱癌发病率(8.55/10 万)是中国农村人口膀胱癌发病率(3.55/10 万)的 2.4 倍。无论男、女性,各年龄组发病率均为城市高于农村,城市是农村的 2 倍以上。2009 年中国膀胱癌死亡率水平在全国肿瘤登记处为 2.60/10 万。按性别统计,男、女性膀胱癌的死亡率分别为 3.75/10 万和 1.24/10 万,男、女性之比为 2.97∶1。城市地区膀胱癌死亡率(2.81/10 万)明显高于农村地区(1.50/10 万)。

二、病因学

膀胱肿瘤的病因至今尚不十分清楚,一般认为与下列因素有关:

1. **职业及化学致癌物** 染料工业的产业工人膀胱肿瘤发病率较高。动物实验及流行病学研究已确认,2-萘胺、1-萘胺、联苯胺、4-氨基联苯、4-硝基联苯等为化学工业中的膀胱致癌物,这些物质吸收进入人体后,经肝脏代谢分解排泄入膀胱,再由尿液内 β-葡萄糖醛酸苷酶还原为 α-氨基萘酸,作用于尿路上皮而引起膀胱癌。由于尿液在膀胱中滞留时间最长,故泌尿系统肿瘤中膀胱癌的发病率最高。据报道,在美国,职业性接触化学致癌物诱发的膀胱癌占发病数的 1/4~1/3，其潜伏期可长达 10~20 年，甚至 50 年。据统计，我国联苯胺作业的工人，膀胱癌发病率为 167.8/10 万，而一般人群仅为 6.5/10 万，两组之间有显著性差异。因此，目前这些化学物已禁止生产及使用。

除染料工业外，其他与膀胱癌有关的危险行业包括橡胶、皮革、塑料、油漆、造纸、农药等。柴油机废气累积也可增加膀胱癌的发生危险。

2. 吸烟　烟草是膀胱癌的一个重要风险因素，超过 70% 的病例发生在曾经或正在吸烟的烟民。吸烟者发生膀胱癌较不吸烟者高 4 倍以上，且与吸烟量及吸烟时间有关。吸烟导致膀胱癌，其特异性致癌物至今尚不清楚。近年来研究显示，吸烟者尿中色氨酸代谢产物增加 50%，戒烟后色氨酸代谢水平可恢复正常。现已证实色氨酸代谢产物有潜在致癌性，可诱发膀胱癌。然而，目前尚不能确定有无吸烟史的患者之间有差异的肿瘤相关重要分子。

3. 药物　某些药物可引起尿路上皮肿瘤。目前已肯定止痛药非那西丁，由于与苯胺有相同的化学结构，用量过大，可引起肾盂、膀胱尿路上皮细胞癌，其潜伏期可长达 20 年。另外，环磷酰胺也可导致膀胱癌，其潜伏期相对短，约 6~13 年，当确立诊断时常已发展为浸润性癌。

4. 膀胱黏膜局部慢性刺激　膀胱壁长期慢性刺激，如慢性膀胱炎、结石、长期异物存留等可诱发膀胱鳞状上皮细胞癌，其致癌机制还不清楚，可能与膀胱内形成的硝酸盐、亚硝酸盐有关。文献报道，截瘫患者长期留置导尿管，约 2%~10% 可发展为膀胱癌，且多数为鳞状上皮细胞癌（80%）。在埃及血吸虫病流行区，膀胱鳞状上皮细胞癌是最常见的癌症，多认为是埃及血吸虫病性膀胱炎、膀胱壁虫卵慢性刺激使上皮细胞增生或间变而诱发。膀胱内慢性炎症刺激，还可使膀胱上皮发生腺性囊性膀胱炎、黏膜白斑等上皮增殖性变化；这些改变多认为是癌前病变，可转变为腺癌、鳞状上皮细胞癌、尿路上皮细胞癌等。临床发现，在一些膀胱肿瘤病例，常合并有下尿路梗阻，如前列腺增生症或膀胱颈梗阻，两者的因果关系目前尚不清楚，可能与梗阻所致的膀胱内慢性炎症刺激有关。

5. 多基因改变　膀胱癌的染色体变化极为复杂，有 10 种常染色体与膀胱癌的发生和进展有关。它们为 1、3、5、7、8、9、10、11、13、17 号染色体。膀胱癌中最常见的核型改变为遗传物质的丢失，如 1 号染色体长臂的丢失（1q-）、3 号染色体短臂的丢失（3p-）、9 号染色体单体（-9）、11 号染色体短臂的丢失（11p-）等。有文献报道 9 号染色体单体（-9）多与早期、低级肿瘤有关，11 号染色体短臂缺失常发生于肿瘤的晚期，可能与肿瘤的浸润有关。

对人膀胱组织中 *ha-ras* 癌基因突变率分析显示，新鲜膀胱癌组织中 *ras* 癌基因突变率为 10%~30%。c-myc 癌蛋白的表达与浅表膀胱癌的复发、浸润有关。膀胱癌原癌基因很多，其发生、发展是一个非常复杂的过程。

目前抑癌基因的研究热点：位于 17 号染色体短臂的 *p53* 基因在深肌层浸润的膀胱癌中的突变失活率很高，有人发现其失活率达 61%，提示抑癌基因的改变可能是肿瘤恶变的原因之一。癌基因组图谱（cancer genome atlas）显示，近一半的膀胱肿瘤样本中发现了 *p53* 基因突变。在 44% 的膀胱肿瘤中发现了 RTK/RAS 信号通路的一些突变和其他畸变，*p53* 基因编码的 P53 肿瘤抑制蛋白帮助调控了细胞分裂，RTK/RAS 则参与调控了细胞生长和发育。研究提示，一些频发突变和融合与 *FGFR3* 等其他基因以及 PI3-kinase/AKT/mTOR 信号通路相关，并可帮助控制细胞的分裂和生长。

近期研究发现 *ERBB* 或 *HER2* 基因频繁突变，其经常性突变并涉及其他基因的融合，且染色质调控基因在尿路上皮癌中发生突变的频率比迄今为止所研究的任何常见癌症都高。

最近一项研究发现,BRCA 通路基因改变对膀胱癌的发生非常重要,同时 *KDM6A* 缺失是膀胱癌表型的关键推动因子。

膀胱癌的发病是一个多因素混合、多基因参与、多步骤形成的过程,异常基因型的积累加上外在环境的结果。由于染色体的改变多种多样,且复杂多变,单一基因突变的作用很难解释膀胱癌发生、进展的全过程。

6. 体内色氨酸代谢水平异常　色氨酸异常代谢可产生一些代谢产物,如 3-羟-2-氨基苯乙酮、3-羟-邻-氨基苯甲酸,经肾脏排泄入膀胱,由尿液内 β-葡萄糖醛酸苷酶作用后具有致癌作用。据报道,膀胱癌患者尿液内这些致癌物浓度明显增加,其高水平与肿瘤复发有关。服用维生素 B_6,可使一部分患者色氨酸代谢水平降至正常,并能明显降低非肌层浸润性膀胱癌的早期复发率。

7. 其他　如盆腔放射治疗、咖啡、茶叶、甜味剂(如糖精、环乙胺磺酸盐)、病毒等,被认为与膀胱癌有关。另外据研究,含组织相容性抗原 HLA-B5、CW4 者,肝脏芳香胺-N-乙酰基转移酶(AANAT)活性降低者较易发生膀胱癌。这些观察报道,有些还未被其他研究人员证实。

近期研究还发现,少数情况下乳头状瘤病毒能够导致膀胱癌,HPV16 可以促进膀胱癌发展。

三、组织病理学

正常膀胱上皮层为尿路上皮,约 3~7 层厚,最表浅层由大的伞形或立方形细胞组成,其下是由一些小细胞组成的中间细胞层,基底层细胞呈圆形、椭圆形或长方形,包埋在纤维性基底膜上,被黏膜固有层所限制,膀胱尿路上皮没有真正的黏膜下层。当尿路上皮对炎症、慢性刺激或致癌物发生反应时,可发生增殖性变化,这些变化可以是增生或/和化生,最后发展为癌(图 15-3-1)。膀胱黏膜上皮增生性病变,尤其是膀胱镜下黏膜无显著改变型增生性

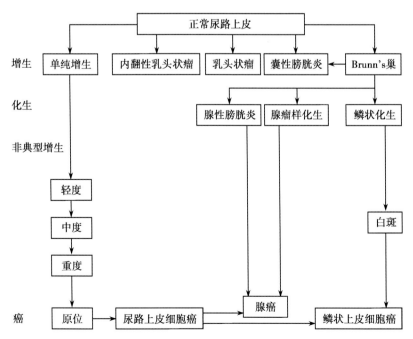

图 15-3-1　增生、化生与膀胱肿瘤形成的关系

病变,是慢性下尿路感染和梗阻患者尿路上皮较常见的变异现象,慢性下尿路炎症、结石和下尿路梗阻可能是其致病原因。

1. 腺瘤样化生也有称为肾源性腺瘤,腺瘤样肿瘤,是尿路上皮对局部创伤、泌尿系感染及放射治疗等发生的化生性反应。腺瘤样化生的上皮细胞内,偶尔有增大的细胞核,一般无核分裂象,如果穿过黏膜固有层,可发展为腺癌。腺瘤样化生多见于成年男性,好发部位为膀胱三角区或膀胱其他部位,膀胱以外尿路也可见到。

2. 非典型增生表示正常尿路上皮和原位癌之间的变化,其上皮细胞层数可增加,也可正常。细胞极性丧失,异常发育,多形性明显,但无核分裂象。按细胞形态学的严重程度分为轻、中、重度,轻度异常增生与单纯性增生不易区别,重度异常增生与原位癌不易区别。

四、上皮性肿瘤病理

(一) 膀胱良性上皮性肿瘤

1. **尿路上皮乳头状瘤**(papillary urothelial neoplasms)　乳头状瘤是一种良性肿瘤,多见于 60~70 岁男性患者,男女比例约为 2.5∶1。乳头状瘤可发生在膀胱任何部位,但以侧壁最常见。肉眼观呈红色,形态如乳头状,或蘑菇头状,突入膀胱腔内,有柔软的蒂,肿瘤多有细长的蒂和纤细的乳头分支,乳头易折断而引起出血。病变一般约 1~5cm,可单发,也可多发。其组织学改变是乳头状瘤表面被覆正常尿路上皮,细胞层厚 4~5 层,肿瘤位于正常细胞下,分化良好,呈栅栏状规则地排列在基底膜上,部分瘤细胞可有非典型增生,但一般无核分裂象。乳头状瘤与低级别的乳头状癌之间,病理组织学上有时很难区别。由于尿路上皮乳头状瘤容易复发,而随着复发次数的增加,分化程度下降,恶变为癌。

2. **膀胱内翻性乳头状瘤**(inverted papilloma of bladder)　又称之为 Brunn 腺瘤(Brunnian adenoma),是指肿瘤乳头状叶突入膀胱腔壁纤维血管基质,而不向膀胱腔内生长。按照 WHO 诊断标准,膀胱内翻性乳头状瘤组织学表现为表面被覆薄层尿路上皮,细胞向下内生性生长,不侵及肌层。根据生长方式和细胞分化可分为小梁型和腺体型两型,两型发病率之比为 4∶1。小梁型主要表现为不规则分支,互相吻合的上皮条索,病灶部分区域小梁互相融合,排列紧密,其间几无间质,核分裂象少见;腺体型特点是间质疏松,囊性腺体和假腺体结构松散排列于其间。

膀胱内翻性乳头状瘤少见,其发病率占泌尿系上皮肿瘤的 2.2%,多见于中老年男性,男女之比为 5~7∶1。本病病因尚不明确,一般认为与慢性炎症和膀胱颈出口梗阻有关。其症状以血尿、排尿困难、尿路刺激征为主。血尿常为间断性无痛性全程肉眼血尿,偶有血凝块、终末血尿及镜下血尿。排尿困难者多有排尿中断,少数尚可发生急性尿潴留。多由膀胱颈部的肿瘤引起,三角区或侧壁的肿瘤若有长蒂,也可引起。有些患者同时合并前列腺增生症,梗阻症状加重也可能发生尿潴留。目前,多数学者认为该肿瘤是良性肿瘤,但也有很多切除后复发的报道,故部分学者认为膀胱内翻性乳头状瘤的生物学行为具潜在恶性。

3. **膀胱腺瘤**(adenoma of bladder)　一般认为膀胱腺瘤是发生于膀胱三角区和膀胱颈部的腺瘤,也可能源于前列腺和后尿道腺体,而不是来自膀胱本身。少数膀胱颈部腺瘤来自脐尿管残余。

4. **膀胱囊腺瘤**(cystadenoma)　肿瘤具有腺腔和囊性结构,腔内面被覆柱状上皮。其组织发生与 Brunn 巢的囊性变及黏液上皮化生有关。

5. **膀胱绒毛状腺瘤**(villous adenoma of the bladder)　与大肠的绒毛状腺瘤相似,被覆柱状上皮,其组织发生与尿路上皮的柱状上皮化有关,常与囊性和腺性膀胱炎合并发生。

6. **膀胱腺瘤样瘤**(adenomatoid adenoma)　又称为肾源性化生或肾源性腺瘤,为膀胱少见的良性肿瘤,以形成肾小管样结构为其特征。一般认为本瘤的组织发生属于一种特别的化生类型,是在长期慢性炎症基础上由尿路上皮化生而来。病变常见于膀胱三角区,多无特殊的临床症状。

(二)膀胱恶性上皮性肿瘤(图15-3-2)

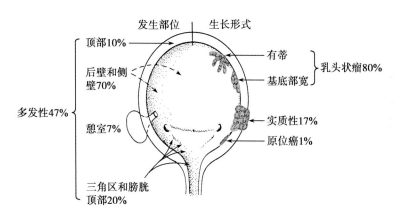

图 15-3-2　膀胱肿瘤的发生部位和生长形式

1. **尿路上皮癌**　为最常见的膀胱肿瘤类型。呈外生性生长或/和浸润性生长,因而可表现为乳头状癌(70%),实体性癌(10%),乳头状-实体性癌(20%)。

(1) 乳头状癌:在尿路上皮性肿瘤中最常见。肉眼观肿瘤呈粉红色或灰色,表面光滑,可单发也可多发,蒂细长,蒂上长出绒毛状分枝。膀胱内注水时,肿瘤乳头在水中飘荡,犹如池中水草。多为表浅的 T_a、T_1 期肿瘤。

(2) 实体性癌:也称浸润性癌,在尿路上皮性肿瘤中最为恶性,表面不平,无明显乳头形成。肿瘤呈褐色或灰白色,无蒂,表现为局部隆起,境界不清,瘤表面覆有绿色脓苔或钙盐沉着,肿瘤坏死形成溃疡,呈结节状隆起。多为 T_3、T_4 期肿瘤,恶性程度高,主要呈浸润性生长。此类肿瘤确立诊断时,约 80%~90% 已发生深肌层及淋巴转移。

(3) 乳头状—实体性癌:也称结节—团状乳头状癌,乳头短且融合,呈深红色或褐色,间或有灰白色坏死组织,蒂粗短或广基,多为 T_2、T_3 期肿瘤。

2. **原位癌**　1952 年 Melicow 首先描述本病,病理学特征为:①尿路上皮细胞层数增加,也可正常或减少,细胞慢性异常发育,极性丧失,多形性明显,侵犯整个黏膜层;②细胞核增大,核异型性明显,有明显核仁和粗大染色质,核分裂象常见;③细胞间黏附力丧失,上皮间可形成裂隙,因而肿瘤细胞易脱落,尿细胞学检查阳性率高,可达 80%~90%;④黏膜固有层内,可有血管充血和炎症变化,瘤细胞很少侵犯该层;⑤原位癌侵犯 Von Brunn 巢少见。

原位癌可发生在尿路上皮的任何部位,包括集合管、肾盂、输尿管、膀胱、整个尿道,以膀胱原位癌多见。原位癌侵犯精囊、射精管上皮、尿道罕见。膀胱原位癌分为两类:①不伴膀胱肿瘤的原发性原位癌,包括局灶性和多灶性;②膀胱癌伴发的原位癌,即癌旁原位癌,也包括局灶性和多灶性。多数学者认为癌旁原位癌发生率较高,占 80%~90%,且多出现在低分化、高分期的原发性肿瘤中。原位癌膀胱镜检查时,病变黏膜常表现为红色斑片或颗粒状炎症充血灶,可单发也可多发,常误诊为膀胱炎。肌层浸润的发生率较高,可达 20%~30%,且很快发展为浸润性癌。

原位癌临床表现无特异性。常表现为镜下血尿,也可表现为尿频、尿急、尿痛等膀胱刺激症状和夜尿增多;或表现为膀胱区胀满感、疼痛、下腹部不适,常在排尿后加剧。少数患者可无任何症状。一般认为膀胱原位癌局部排尿刺激症状重者,常为多灶性原位癌;无症状者多为局灶性原位癌。

原位癌的自然过程难以预测,有些长期无症状,不出现浸润;有些发展很快,从原位癌发展为浸润癌一般需时间 1~5 年,有长达 20 年的。因此有人认为原位癌存在两种形式,一种代表有浸润能力的实体性癌的前身,另一种却无浸润的能力,称为矛盾性癌。

3. 鳞状上皮细胞癌(squamous cell carcinoma,SCC) 又称为鳞状细胞癌、角化性癌、棘细胞癌。其病理特征为出现单个或斑片的角化细胞,可含有同心排列的角化细胞聚集体(角化珠)。此类鳞状上皮细胞癌肉眼观常为扁平状或轻度隆起,浸润性强,恶性度高,早期即可浸润至肌层扩散至膀胱外并很快发生淋巴结转移,多数患者在确立诊断时病情已发展到晚期,预后极差。

SCC 可分为非血吸虫病性膀胱 SCC 和血吸虫病性膀胱 SCC。

(1) 非血吸虫病性膀胱鳞状细胞癌:细菌感染、异物、慢性下尿路梗阻或膀胱结石等引起的慢性炎症、膀胱黏膜白斑、长期留置导尿管等可能与膀胱 SCC 的发生有关。吸烟也被报道与膀胱 SCC 关系密切。

非血吸虫病性膀胱 SCC 好发于膀胱三角区和侧壁,主要是溃疡和浸润,很少呈乳头样生长,可伴有膀胱憩室或膀胱结石。约 8%~10% 膀胱 SCC 就诊时已发生转移。

(2) 血吸虫病性膀胱鳞状细胞癌:血吸虫病性膀胱 SCC 的发生可能与血吸虫存在导致的细菌和病毒感染有关,而非寄生虫本身。维生素 A 缺乏也可能是膀胱上皮鳞状化生及肿瘤发生的重要原因之一。

血吸虫病性膀胱 SCC 的平均发病年龄比非血吸虫病性膀胱 SCC 低 10~20 岁。肿瘤多发于膀胱后壁的上半部分或顶部,很少发生于三角区。

4. 腺癌(adenocarcinoma) 膀胱腺癌是少见的肿瘤,约占膀胱尿路上皮性肿瘤的 1%。腺癌可以单独发生于膀胱,也可以与其他种类的肿瘤混合发生,例如尿路上皮细胞癌、鳞状细胞癌或癌肉瘤。腺癌的生物学行为较特殊,有明显的浸润性、弥漫性和转移性。

目前认为膀胱腺癌的组织来源有三种:①膀胱尿路上皮化生;②胚胎腺残余;③脐尿管残存。

根据组织来源膀胱腺癌可分为五种类型:①起源于膀胱的原发性腺癌;②脐尿管腺癌;③印戒细胞癌;④转移性腺癌;⑤与尿路上皮细胞混合的腺癌。

(1) 原发性腺癌:原发性膀胱腺癌多见于男性,可能源于腺性膀胱炎。常见于膀胱底部、三角区、颈部和侧壁。病变进展较快,多为肌层浸润性膀胱癌。原发性腺癌的患者伴腺性膀胱炎比原位癌更常见。

在膀胱腺癌组织病理中可见到 Von Brunn 细胞巢,分化较好的高柱状上皮细胞,并呈不规则腺腔样排列;也可见癌细胞不成腺腔,而成不规则团块。长期的慢性刺激、梗阻及膀胱外翻是引起化生的常见原因。血吸虫感染也是腺癌发生原因之一,在血吸虫流行地区膀胱腺癌约占膀胱癌的 10%。

(2) 脐尿管腺癌:脐尿管腺癌可能与脐尿管上皮增生及其内覆尿路上皮腺性化生有关,占膀胱腺癌的 20%~39%。主要的临床症状为耻骨上肿块伴血尿,好发于 50~60 岁之间,多见于女性,也可以发生于年轻的群体。脐尿管腺癌常发生在膀胱顶部和前壁。膀胱黏膜无腺性膀胱炎和囊性膀胱炎及肠上皮化生,肿瘤集中于膀胱壁,即肌间或更深层,而非黏膜层,可见脐尿管残留。脐尿管腺癌可浸润到膀胱壁深层、脐、Retzius 间隙及前腹壁。

(3) 印戒细胞癌(signet-ring cell carcinoma):印戒细胞癌非常少见,发病年龄和性别差异与膀胱移行细胞癌相似,通常发生于 50 岁以上的男性,临床表现也与尿路上皮细胞癌相似,尿频、尿急、尿痛、肉眼血尿为常见的临床表现。它可以发生于膀胱的任何部位,但绝大多数位于膀胱三角区和后壁。多数呈弥漫性纤维化和皮革样膀胱壁增厚。肿瘤常常侵及周围软组织。显微镜下见大量印戒状癌细胞弥漫浸润,癌细胞中等大小,圆形、卵圆形或多角形,胞质淡染,核偏位,呈印戒状。特殊染色:AB/PAS(+);免疫表型:CK(AE1/AE3)、CK7、CK20、CEA、EMA 等上皮性标记物均(+)。电镜观察,癌细胞内有大量圆形黏液颗粒,中等电子密度,黏液多糖物质呈细颗粒状态。

文献报道,20% 的膀胱印戒细胞癌来自脐尿管残存上皮,也有学者认为起源于化生的尿路上皮,常与长期局部刺激有关。膀胱原发性印戒细胞癌专指几乎全部由印戒细胞组成,或由具有细胞内黏液,无丰富细胞外黏液的分化较差的圆形细胞组成的肿瘤。在诊断原发性膀胱印戒细胞癌时,必须排除直肠癌或前列腺癌的直接浸润,以及胃癌、卵巢黏液性癌等肿瘤的转移。

膀胱原发性印戒细胞癌浸润性非常强,常常广泛浸润周围软组织,病程进展快,预后差,复发率高,病死率高,仅靠手术切除不可能治愈,半数病例在确诊后 1 年内死亡。

(4) 转移性腺癌(metastatic adenocarcinoma):转移性腺癌是最常见的膀胱腺癌,原发病灶包括直肠、胃、子宫内膜、乳腺、前列腺和卵巢。

(5) 未分化癌:少见,已报道有一种小细胞癌类型,组织学上类似肺小细胞癌。肿瘤好发于膀胱两侧壁和膀胱底部。膀胱未分化癌瘤体直径往往较大,平均约 5cm。与尿路上皮癌相似,膀胱未分化癌主要通过淋巴转移,不同点在于其更具侵袭性,转移得更早、更快。最常见的转移部位依次为淋巴结、肝脏、骨骼、肺和大脑。就诊时患者往往已有深肌层浸润。

膀胱未分化癌的诊断同尿路上皮癌,但应考虑有无远处转移。膀胱未分化癌与膀胱尿路上皮癌在 CT 上的区别是:膀胱未分化癌广基、无蒂、息肉样改变,向膀胱壁内浸润明显,在未出现膀胱邻近器官或淋巴结转移时往往已侵犯膀胱全层。

膀胱未分化癌细胞病理学特征为零散的、相互孤立、圆形、大小均匀的小细胞,细胞学上相邻的肿瘤细胞缺乏巢状或腺状结构是膀胱未分化癌的重要特征。

(6) 混合细胞癌:膀胱混合癌是一种临床少见的膀胱恶性肿瘤,通常以鳞癌、腺癌或小细胞癌与尿路上皮细胞癌共生,病程进展快,恶性程度高,预后极差。

膀胱腺癌主要症状有血尿、尿痛、膀胱刺激症状、黏液尿。

腺癌的诊断包括膀胱镜、CT 及 MRI 等检查,可显示肿瘤大小、侵犯范围。

膀胱镜检查可见广基而质地坚硬的山丘状肿块,表面可有溃疡、钙化,并附有黏液或坏死物。值得注意的是脐尿管腺癌,当肿瘤未侵及膀胱黏膜时,膀胱镜检可无异常发现。诊断主要依靠膀胱镜下活检或切除物病理检查。

（三）肿瘤的扩散

膀胱癌的扩散途径包括肿瘤在原发部位直接浸润蔓延,或经淋巴、血行及种植转移到其他部位。

1. 直接蔓延　膀胱癌浸润性生长可直接穿透整个膀胱壁,延伸到膀胱周围脂肪,与盆壁粘连形成固定肿块,或蔓延到顶部腹膜,也可直接扩散到邻近器官如前列腺、后尿道、子宫、阴道、输尿管下段、结直肠等。膀胱癌侵犯前列腺或后尿道,要注意与前列腺癌或后尿道尿路上皮细胞癌侵犯膀胱或前列腺相区别。

2. 淋巴结转移及血行转移　膀胱原位癌或非肌层浸润性乳头状癌,一旦浸润生长侵犯固有层,极可能发生肌层浸润(10%~30%),引起淋巴道转移或血行转移。膀胱癌淋巴结转移较为常见,多为盆腔淋巴结转移(78%),其中闭孔淋巴结最常见,占74%,其次为髂外淋巴结占65%,髂总淋巴结占20%,膀胱旁淋巴结少见,占16%。淋巴结转移的发生与肿瘤的分期、分级密切相关,T_1期约10%,T_2期约30%,T_3期约75%,T_4期高达100%;分化良好非浸润性乳头状癌也可发生淋巴结转移,但不超过10%,分化不良的浸润性癌40%以上可发生淋巴结转移。血行转移多见于晚期膀胱癌,常见的转移部位是肝(38%)、肺(36%)、骨(27%)、肾上腺(21%)、结直肠(13%)等。

3. 种植性转移　可发生在肿瘤开放术后的腹壁切口,或经尿道切除后损伤的膀胱颈、前列腺窝及尿道,但极其罕见。

五、TNM 分期

膀胱癌的分期指肿瘤浸润深度及转移情况,是判断膀胱肿瘤预后最有价值的指标之一。目前普遍采用国际抗癌联盟(Union Internationale Contre le Cancer,UICC)的 2009 年第 7 版 TNM 分期法(表 15-3-2,图 15-3-3)。区域淋巴结为真正的盆腔淋巴结,包括髂总动脉周围淋巴结。单、双侧不影响 N 分期。

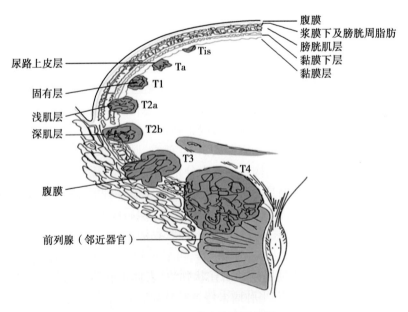

图 15-3-3　膀胱肿瘤 T 分期

表 15-3-2　膀胱癌 TNM 分期（WHO,2009）

T	（原发肿瘤）	
	T_x	原发肿瘤无法评估
	T_0	无原发肿瘤证据
	T_a	非浸润性乳头状癌
	T_{is}	原位癌（扁平癌）
	T_1	肿瘤侵入黏膜上皮下结缔组织
	T_2	肿瘤侵犯肌层
	T_{2a}	肿瘤侵犯浅肌层（内 1/2）
	T_{2b}	肿瘤侵犯深肌层（外 1/2）
	T_3	肿瘤侵犯膀胱周围组织
	T_{3a}	显微镜下
	T_{3b}	肉眼可见（膀胱外肿块）
	T_4	肿瘤侵犯下列任一器官或组织:前列腺、精囊、子宫、阴道、盆壁、腹壁
	T_{4a}	肿瘤侵犯前列腺、精囊、子宫或阴道
	T_{4b}	肿瘤侵犯盆壁或腹壁
N	（区域淋巴结）	
	N_x	区域淋巴结无法评估
	N_0	无区域淋巴结转移
	N_1	真骨盆区（髂内、闭孔、髂外、骶前）单个淋巴结转移
	N_2	真骨盆区（髂内、闭孔、髂外、骶前）多个淋巴结转移
	N_3	髂总淋巴结转移
M	（远处转移）	
	M_X	远处转移无法评估
	M_0	无远处转移
	M_1	远处转移

综合分期

0_a 期	T_a	N_0	M_0
0_{is} 期	T_{is}	N_0	M_0
Ⅰ期	T_1	N_0	M_0
Ⅱ期	$T_{2a,b}$	N_0	M_0
Ⅲ期	$T_{3a,b}$	N_0	M_0
	T_{4a}	N_0	M_0
Ⅳ期	T_{4b}	N_0	M_0
	任何 T	$N_{1\sim3}$	M_0
	任何 T	任何 N	M_1

膀胱癌可分为非肌层浸润性膀胱癌（T_{is}、T_a、T_1）和肌层浸润性膀胱癌（T_2 以上）。原位癌（tumor in situ,T_{is}）虽然也属于非肌层浸润性膀胱癌,但一般分化差,向肌层浸润性进展的概率较高,属于高度恶性的肿瘤。因此,应将原位癌与 T_a、T_1 期膀胱癌加以区别。

六、组织细胞学分级

膀胱癌的分级与膀胱癌的复发和侵袭行为密切相关。膀胱肿瘤的恶性程度以分级(Grade)表示。关于膀胱癌的分级,目前普遍采用 WHO 分级(WHO1973、WHO2004、WHO2009)。

1. **WHO1973 分级** 1973 年的膀胱癌组织学分级法根据癌细胞的分化程度分为高分化、中分化和低分化 3 级,分别用 Grade 1、2、3 或 Grade Ⅰ、Ⅱ、Ⅲ表示。

Ⅰ级(G_1级,高分化乳头状癌):癌组织大都呈乳头状结构,乳头粗而不规则生长。彼此常可粘连。可生长在膀胱黏膜的任何部位,多发于膀胱三角区,输尿管口周围和膀胱侧壁,大部分为单发性,少数为多发,有细长的蒂和纤细的乳头分支,乳头易折断而引起出血。

Ⅱ级(G_2级,中等分化乳头状癌):癌组织呈乳头状或菜花状,乳头粗大短钝,其表面常有坏死、溃疡。常会侵及邻近的黏膜层和肌层。

Ⅲ级(G_3级,低分化乳头状癌):肿瘤更呈现出恶性肿瘤特点,大多数肿瘤无蒂,或形成菜花状,肿瘤表面一般有坏死、溃疡出现。

膀胱癌的分级与 T 分期有密切的关系(表 15-3-3)。

表 15-3-3 膀胱癌 T 分期与细胞分化程度的关系

分期	分化程度		
	G_1	G_2	$G_{3/4}$
T_a	78%	18%	3%
T_1	22%	55%	23%
$T_{2\sim4}$	<19%	54%	45%

2. **WHO2004 分级** 此分级法将尿路上皮肿瘤分为低度恶性潜能尿路上皮乳头状肿瘤(papillary urothelial neoplasms of low malignant potential,PUNLMP)、低级别和高级别尿路上皮癌(表 15-3-4)。低度恶性潜能尿路上皮乳头状肿瘤的定义为尿路上皮乳头状肿瘤,其细胞形态正常,无恶性肿瘤的细胞学特征。虽然,此种尿路上皮肿瘤进展的风险很小,但不完全属于良性病变,仍有复发的可能。

WHO1973 和 WHO2004 分级法是两个不同的分类系统,二者之间不能逐一对应(表 15-3-4,表 15-3-5,表 15-3-6)。为了统一膀胱肿瘤的分级标准,更好地反映肿瘤的危险倾向,目前临床上多应用 WHO2004 分级法。

表 15-3-4 WHO2004 膀胱尿路上皮癌恶性程度分级系统

乳头状瘤
低度恶性潜能尿路上皮乳头状瘤
乳头状尿路上皮癌,低级别
乳头状尿路上皮癌,高级别

表 15-3-5 WHO1973 膀胱尿路上皮癌恶性程度分级系统

乳头状瘤
尿路上皮癌 1 级,分化良好
尿路上皮癌 2 级,中度分化
尿路上皮癌 3 级,分化不良

3. **WHO2009 分级**:G_X 分化程度无法估计,G_1 高分化,G_2 中分化,$G_{3\sim4}$ 低分化/未分化。

表 15-3-6 WHO2004 和 WHO1973 分级法的对比

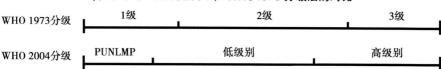

七、非肌层浸润性膀胱癌的危险度分级

非肌层浸润性膀胱癌(non-muscle-invasive bladder cancer,NMIBC),既往称为表浅性膀胱癌(superficial bladder cancer),占初发膀胱肿瘤的70%,其中T_a占70%、T_1占20%、T_{is}占10%。T_a和T_1分期虽然都属于非肌层浸润性膀胱癌,但两者的生物学特性有显著不同,由于固有层内血管和淋巴管丰富,故T_1期肿瘤较容易发生扩散。

影响 NMIBC 复发和进展的危险因素有:肿瘤的数量、大小、分期、分级,复发的频率以及是否存在原位癌。与复发相关的主要危险因素为肿瘤的数量(≥8个)和复发的频率(>1次/年),与进展相关的主要危险因素为肿瘤的分期(T_1)、分级(G_3或高级别尿路上皮癌)和存在膀胱原位癌(carcinoma in situ,CIS)。根据复发风险及预后的不同,NMIBC 可分为三组(表 15-3-7)。

表 15-3-7 非肌层浸润性膀胱癌

NMIBC	复发和进展的危险因素
低危 NMIBC	原发、单发、T_aG_1(低级别尿路上皮癌)、直径 <3cm,没有 CIS。(注:必须同时具备以上条件才是低危非肌层浸润性膀胱癌)
中危 NMIBC	所有不包含在低危和高危分类中的 NMIBC
高危 NMIBC	以下任何一项:①T_1 期肿瘤;②G_3(或高级别尿路上皮癌);③CIS;④同时满足:多发、复发和直径 >3cm 的 $T_aG_1G_2$(或低级别尿路上皮癌)

八、临床表现

1. **血尿** 绝大多数膀胱肿瘤患者的首发症状是间歇性无痛性肉眼血尿,如肿瘤位于三角区或其附近,血尿常为终末出现。如肿瘤出血较多时,亦可出现全程血尿。血尿可间歇性出现,常能自行停止或减轻,容易造成"治愈"或"好转"的错觉。血尿严重者因血块阻塞尿道内口可引起尿潴留。血尿程度与肿瘤大小、数目、恶性程度可不完全一致,非上皮肿瘤血尿情况一般较不明显。

2. **膀胱刺激症状** 肿瘤坏死、溃疡、合并炎症以及形成感染时,患者可出现尿频、尿急、尿痛等膀胱刺激症状。必须注意的是,出现排尿刺激症状可能提示多灶性原位癌或浸润性膀胱癌的可能,因此当患者有排尿刺激症状、缺乏感染依据时,应进行全面检查,以利早期诊断。

3. **其他** 当肿瘤浸润达肌层时,可出现疼痛症状,肿瘤较大影响膀胱容量或肿瘤发生在膀胱颈部,或出血严重形成血凝块等影响尿流排出时,可引起排尿困难甚至尿潴留。膀胱肿瘤位于输尿管口附近影响上尿路尿液排空时,可造成患侧肾积水。

有一部分患者不以血尿为首发症状,而以远处转移灶为首发症状,常见的远处转移部位为肝、肺、骨等。膀胱癌晚期,根据盆底周围浸润或转移的部位可出现盆腔肿块,下肢水肿,肋腹部痛,下腹部痛等。当肿瘤浸润至后尿道、前列腺或直肠时,会出现相应的症状。部分患者可出现贫血、消瘦、全身衰竭等恶病质病状。

九、诊断与鉴别诊断

(一)诊断

成年人尤其年龄在 40 岁以上,出现无痛性血尿,特别是终末血尿者,都应想到泌尿系统肿瘤,而首先应考虑膀胱肿瘤的可能。查体时注意膀胱区有无压痛,直肠指诊检查双手合诊注意有无触及膀胱区硬块及活动情况,膀胱肿瘤未侵及肌层时,此项检查常阴性,如能触及肿块,即提示癌肿浸润已深,病变已属晚期。

1. **尿常规** 有较长时间镜下血尿,尿相差显微镜分析提示血尿来源于下尿路者,应该警惕有无膀胱肿瘤的发生。由于膀胱肿瘤导致的血尿可为间歇性,故 1~2 次尿常规正常不能除外膀胱癌。

2. **尿液脱落细胞学检查(cytology)** 尿脱落细胞学检查由 Papanicolaou 于 1945 年首先使用,具有取材方便、简单易行、无创和经济等优点,此后成为膀胱尿路上皮癌筛选诊断和术后随访的重要手段。其阳性率与肿瘤恶性程度密切相关,诊断早期低度恶性倾向尿路上皮乳头状肿瘤、低分级肿瘤敏感度差,对高级别肿瘤包括 Cis 的检出率高,且细胞学检查的特异性很高。尿细胞学检查对高级别肿瘤的敏感度为 60%~90%,特异度为 90%~100%。对低级别肿瘤敏感度仅为 30%~60%,但特异度仍在 85% 以上。细胞体积增大、胞核-胞浆比例增高、核多形性、核深染和不规则以及核仁突起等是高级别膀胱癌的特征性所见。假阴性病例多为分化良好的乳头状瘤,或低级别的尿路上皮癌;假阳性则常为结石、感染、损伤和放疗等所致。对于尿脱落细胞学检查阳性病例,即使没有明显临床症状,或膀胱镜检查正常,也高度提示尿路上皮肿瘤可能,因为早在出现典型的临床症状,或尿路有膀胱镜可检测到的病变前就可能有恶性肿瘤细胞出现。

为了防止肿瘤细胞的自溶漏诊及增加阳性率,一般连续检查 3 天的尿液,留取尿液标本后应及时送检,以免搁置时间太长导致尿中细胞破坏,影响结果的判定。

尿细胞学检查对诊断 CIS 尤为重要,因 CIS 癌细胞黏附力差,易于脱落,膀胱镜检查不易发现。由于其方便、无创、经济的优点,尿脱落细胞学检查可以作为大量高危人群和肿瘤术后随访的首选筛选工具。如有报道某橡胶厂每年尿细胞学检查 2 万人次,共发现肿瘤 218 例,其中 97% 无任何临床症状。

3. **以尿液中物质为检测对象的肿瘤标记物**

(1)膀胱肿瘤抗原:膀胱肿瘤抗原(bladder tumor antigen,BTA)是膀胱肿瘤在生长过程中释放的蛋白水解酶降解基底膜的各种成分形成的胶原片段、糖蛋白和蛋白多糖等释放进入膀胱腔内形成的复合物。

有两种检测 BTA 方法:BTA stat 和 BTA-TRAK,前者为定性试验,后者为定量试验,均为检测患者尿中补体因子 H-相关蛋白。由于所定阈值不一,其敏感度和特异度文献报道分别为 50%~80% 和 50%~75%,随肿瘤级、期的增高而升高。膀胱有炎症和血尿时可出现假阳性。

(2)核基质蛋白:核基质是充盈于细胞核内,除了核膜、染色质和核仁以外的三维网状结构,是细胞内部的结构支架,其主要成分为 RNA 和蛋白质。核基质蛋白(nuclear matrix proteins,NMPs)是核基质的主要组成部分,NMP22 属于 NMPs 的一种,又称有丝分裂器蛋白,在细胞死亡后被释放,以可溶性复合物或片段的形式存在于人尿液中。采用酶联免疫吸附试验(ELISA)测定其浓度,敏感度为 60%~70%,特异度为 60%~80%。由于 NMP22 由已死亡和濒死尿路上皮细胞释放而来,故在尿路结石、炎症、血尿时可出现假阳性。

(3) 存活素:存活素(survivin,SV)也称尿液凋亡抑制蛋白,是一个具有潜在价值的肿瘤标志物。SV 在成人健康组织中不能被检测到,但在许多人类肿瘤中却表达丰富。据报道采用斑点印迹试验检测尿中存活素,敏感度为 64%~100%,特异度为 78%~93%,可用于膀胱癌的辅助诊断。

4. 以尿脱落细胞为检测目标的肿瘤标记物

(1) 端粒酶:端粒酶(Telomerase)是真核细胞染色体末端的一段特殊的 DNA 结构,在细胞分裂时,该区的端粒酶能复制 40~200 个碱基对的 DNA 序列,随着每个细胞的分裂,体细胞的端粒进行性缩短,停止分化并衰老,端粒酶失活。许多恶性肿瘤细胞的无限增殖中端粒酶被激活以维持肿瘤细胞不断合成 DNA,其端粒酶活性远高于那些高度增殖的正常细胞的酶活性,正常体细胞内端粒酶无活性可测及。

各级膀胱上皮细胞癌患者尿中均有端粒酶活性表现,故检测端粒酶的 RNA 水平有助于诊断膀胱癌,但端粒酶活性与肿瘤的分期分级无关。本试验特异性较高,但敏感度和重复性差,结合细胞学检查,可以提高膀胱肿瘤的诊断准确率。

(2) 流式细胞光度术:流式细胞术(flow cytometry,FCM)是测量细胞 DNA 含量异常的检查膀胱肿瘤细胞学方法。正常尿液内应没有非整倍体干细胞系,超二倍体细胞应少于 10%,非整倍体细胞超过 15% 则可诊断为肿瘤。非整倍体细胞增多与肿瘤恶性度成正比,采用 FCM 方法,能比较早期地诊断膀胱肿瘤。由于 FCM 的设备比较昂贵,故这种检查方法亦只在部分医院开展。

(3) 荧光原位杂交(fluorescence in situ hybridization,FISH)检测:采用多色荧光原位杂交探针,检测细胞内染色体的变化而监测细胞的恶变程度,不受泌尿系统良性病变的影响,又称 FISH 试验。FISH 试验诊断膀胱癌的特异性与常规尿脱落细胞学检查相当,而敏感性却显著提高(图 15-3-4,图 15-3-5)。Maria 等利用 FISH 技术检测,其阳性率在 T_1 期患者中为 80%,在 T_2、T_3 期患者中阳性率为 100%。本试验可与尿细胞学检查相结合,用于诊断膀胱癌具有很好的前景。

5. 影像学诊断

(1) B 超:超声检查能在膀胱适度充盈下清晰显示肿瘤的部位、数目、大小、形态及基底宽窄等情况,其能分辨出 0.5cm 以上的膀胱肿瘤,同时还能检测上尿路是否有积水扩张,是目前诊断膀胱癌最为简便、经济、具较高检出率的一种诊断方法。

超声检查有经腹(TABUS)、经直肠(TRUS)和经尿道(TUUS)三种路径,其中 TABUS 最为简便易行,检查迅速,患者无痛苦,短时间内可多次重复检查,是膀胱癌术前诊断和分期、术后复查的首选方法(图 15-3-6),但 TRUS 和 TUUS 能更清晰显示膀胱癌部位及浸润程度,可对膀胱癌进行更为准确地分期。超声诊断术前分期主要根据肿瘤侵入膀胱壁的深度以及是否有盆腔转移而定。浸润与肿瘤生长方式或形态以及基底部宽窄有一定关系,如乳头状向腔内凸出、蒂细小的肿瘤浸润浅,多属于 T_1 期;广基状肿瘤浸润深,多为 T_3 或 T_4 期。

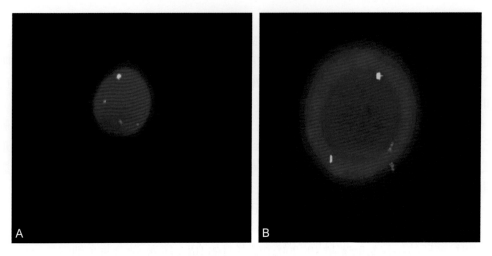

图 15-3-4 正常 FISH 杂交标本(×400)

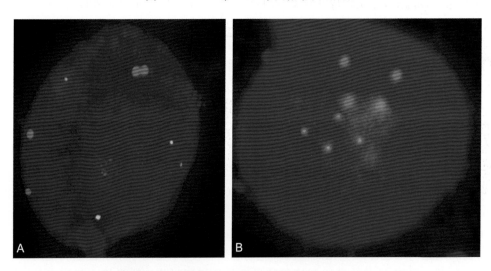

图 15-3-5 异常 3、7 号位点信号杂交标本(×400)
图中均可见包膜完整的正常裸核内有 2 个红色荧光和 2 个绿色荧光。

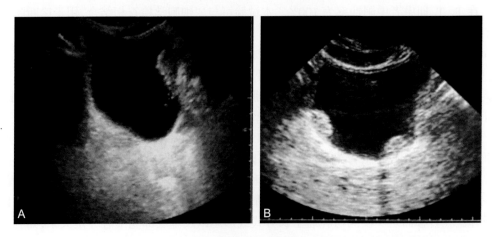

图 15-3-6 膀胱内可见多个隆起样等回声光团,边界清,内部回声欠均匀

彩色多普勒超声检查还可显示肿瘤基底部血流信号,但膀胱肿瘤血流征象对术前肿瘤分期、分级帮助不大。

超声检查漏诊、误诊的原因,多与肿瘤大小和发生部位有关,如小的隆起性病灶以及直径小于 0.5cm 的肿瘤,超声难以发现;位于膀胱顶部及前壁的肿瘤易受肠腔气体或腹壁多重反射等伪差干扰而遗漏;位于颈部的肿瘤不易与前列腺增生和前列腺癌相鉴别,故超声诊断多需与膀胱镜、CT 等其他检查相结合。

(2) X 线:KUB 平片不能用于膀胱肿瘤的诊断,但可以了解有无伴发的泌尿系结石。IVU 可以了解有无上尿路同时发生的肿瘤,并了解上尿路有无积水扩张的情况。较大的膀胱肿瘤可见膀胱内的充盈缺损(图 15-3-7,图 15-3-8)。IVU 对体积较小的膀胱肿瘤检出

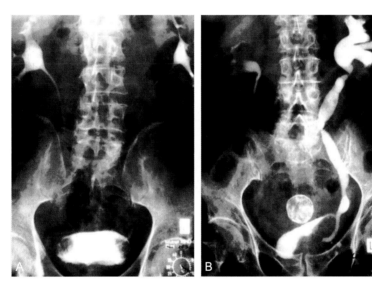

图 15-3-7　IVU

A. 两侧膀胱壁充盈缺损;B. 膀胱左侧壁充盈缺损。

率不高,故对高度怀疑膀胱肿瘤,而 IVU 检查结果阴性的病例,必须结合其他检查以了解患者有无膀胱肿瘤。

(3) CT:CT 检查能清晰地显示 1cm 以上的膀胱肿瘤,肿块较小时,常为乳头状,密度多均匀,边缘较光整。较大肿块者密度不均,中央可出现液化坏死,边缘多不规则,呈菜花状(图 15-3-9~图 15-3-11)。CT 薄层扫描能增加肿瘤的检出率。CT 平扫 CT 值 24.6~46.4HU,增强后 CT 值为 33.8~81.5HU,呈轻至中度强化,强化无显著特异性。

CT 扫描可分辨出肌层、膀胱周围的浸润,用于膀胱癌的分期诊断。CT 对壁内浸润程度的区分不够满意,即对癌肿早期($T_{1\sim3a}$)分期的准确性受到一定

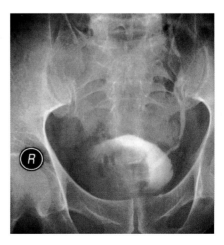

图 15-3-8　IVU 显示膀胱右侧壁大的充盈缺损

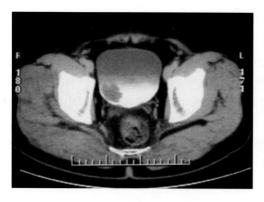

图 15-3-9　膀胱右侧壁肿瘤

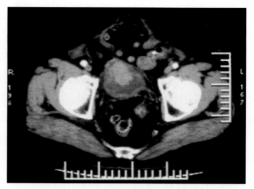

图 15-3-10　膀胱顶部浸润性肿瘤

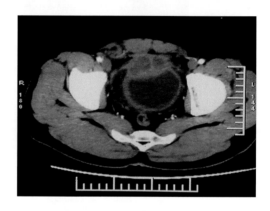

图 15-3-11　膀胱脐尿管癌

限制,但当肿瘤突破膀胱向外侵犯时(T_{3b} 期以上),能清晰显示周围脂肪层中的软组织块影,进一步侵犯前列腺及精囊时,可使膀胱精囊角消失,前列腺增大密度不均。输尿管内口受累时可出现输尿管扩张积水。可清晰显示肿大淋巴结,大于 10mm 者被视为转移可能,但肿大淋巴结不能区分是转移还是炎症,有时需结合临床分析。

采用多层螺旋 CT 容积扫描可三维重建从而可以多方位观察膀胱轮廓及肿块情况,对膀胱上下两极多方位观察膀胱轮廓及肿块情况,对膀胱上下两极的病变的分期具有明显的优越性。

CT 对早期局限于膀胱壁内的 <1cm 的肿块不易显示,易漏诊,需结合膀胱镜检查。另外,CT 平扫有时因尿液充盈不够,也易掩盖病灶的检出,故若临床有血尿病史而平扫未发现问题者,需作增强扫描。在检查前必须让膀胱充盈完全并清洁肠道,若膀胱未完全充盈则很难判断膀胱壁是否有增厚。

(4) MRI:MRI 诊断原则与 CT 相同。突入膀胱的肿块和膀胱壁的局限性增厚在 T1WI 上呈等或略高信号,T2WI 上呈低于尿液的略高信号,但小肿瘤有时被尿液高信号掩盖显示不满意。

MRI 对肿瘤的分期略优于 CT,判断膀胱肌壁受侵程度较 CT 准确(图 15-3-12)。MRI 虽不能区分 T_1 期和 T_2 期,但可区分 T_2 期与 T_{3a} 期,即可较好显示肌层的受累情况,对膀胱壁外受累及邻近器官受累情况亦优于 CT。若 T2WI 表现为肿瘤附着处膀胱壁正常低信号带连续性中断,表示肿瘤侵犯深肌层。若膀胱周围脂肪受侵,则 T_1 或 T_2 像上可见脂肪信号区内有低信号区,并可见膀胱壁低信号带已经断裂。但 MRI 显示淋巴结转移情况并不优于 CT。

MRI 增强可更好区分非肌层浸润性肿瘤与肌层浸润性肿瘤以及浸润深度,也可发现正常大小淋巴结有无转移征象。例如,应用铁剂作为增强剂可鉴别淋巴结有无转移:良性增大的淋巴结可吞噬铁剂,在 T2 加权像上信号强度降低,而淋巴结转移则无此征象。最近有人评价钆增强 MRI 对膀胱癌分期的准确程度,MRI 分期准确率为 62%,32% 出现分期过高,但在区分非肌层浸润性肿瘤与肌层浸润性肿瘤或区分肿瘤局限于膀胱与否方面,MRI 分期准确率则分别提高到 85% 和 82%。

由于膀胱肿瘤可以和肾盂及输尿管肿瘤同时发生,或肿瘤性病变可能累及输尿管开口而导致上尿路积水。因而行 CT 及 MRI 检查时,最好行全泌尿系统的影像学检查,借助增强造影,一方面可以了解上尿路功能,同时了解有无肾集合系统及输尿管内的病变。

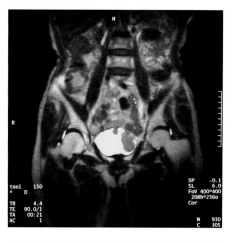

图 15-3-12 MRI 轴位图显示膀胱顶部两个乳头状占位性病变

6. 膀胱镜检查(cystoscopy)

(1)硬性膀胱镜:对膀胱肿瘤的诊断具有决定性意义。膀胱镜检查应包括全程尿道和膀胱,检查膀胱时应边观察边慢慢充盈,对膀胱壁突起要区分真正病变还是黏膜皱褶。应避免过度充盈以免掩盖微小病变,如 T_{is}。绝大多数病例可直接看到肿瘤生长的部位、大小、数目,以及与输尿管开口和尿道内口的关系(图 15-3-13),并可在肿瘤附近及远离之处取材,以了解有无上皮细胞变异或原位癌,对决定治疗方案及预后很重要。取活检时须注意同时从肿瘤根部和顶部取材,分开送病检,因为顶部组织的恶性度一般比根部的要高。若未见肿瘤,最后做膀胱反复冲洗,收集冲洗液连同检查前自解尿液送细胞学检查。

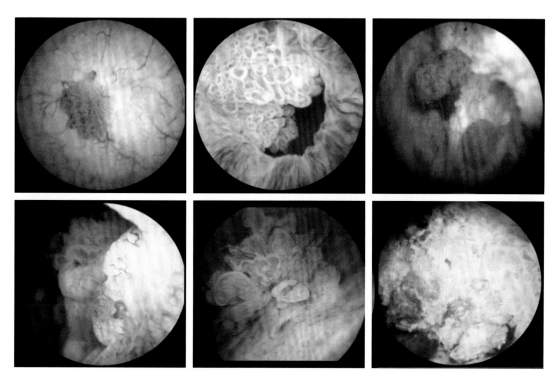

图 15-3-13 膀胱镜下的不同类型膀胱肿瘤

(2) 软膀胱镜:1973 年 Tsuchida 首次应用纤维内镜观察膀胱,1986 年 Olympus 公司制造了全球第一台专用软性膀胱镜,随着腔内泌尿外科的发展,软性膀胱镜已被临床证明在泌尿外科疾病诊治中具有广泛用途,尤其适用于不能取截石位者、前列腺增生者、膀胱颈病变者、膀胱肿瘤术后需定期复查者、尿道狭窄的定位诊断等。与硬性膀胱镜相比,软膀胱镜具有如下优点:①无盲区检查:镜头可以上下大角度弯曲,能够回头清晰观察尿道内口。对于前列腺中叶或侧叶增生凸出膀胱明显的患者,能够顺势寻找三角区及输尿管开口并进行相关操作;②镜体柔软、管径细,对患者损伤轻微,痛苦程度小,术后尿道热发生少;③视野清晰,可提高微小病灶检出率。电子软镜为高解像彩色 CCD,图像清晰,色彩自然,病变放大而不失真;④软镜检查不易损伤尿道及膀胱黏膜,因而检查创伤导致血尿的机会减少;⑤患者体位自由,不用截石位便可对膝髋关节强直、肢体缺损及畸形的患者进行检查;⑥有吸引功能,能有效清除膀胱内尿液和血液,快速排出灌流液,保持视野清晰,对不严重的血尿患者可以良好地观察病变;⑦因镜身长,可观察特殊类型膀胱内情况,如肠代膀胱、膀胱巨大憩室、盆腔脂肪增多症膀胱镜检等。

使用软膀胱镜时,患者可根据个体情况采取仰卧位、侧卧位或截石位,会阴区碘伏消毒,2% 利多卡因 10ml 尿道黏膜表面麻醉,直视下边灌注边观察边进镜。观察顺序依次为:三角区、双侧输尿管口(观察喷尿情况)、底部、左右侧壁、顶部、前壁、镜头反折观察膀胱颈部。需取活检或插管等操作时,则由助手通过器械通道送入相应器械完成操作。

软膀胱镜也有一定的缺点:①此镜视野小、景深较浅,且在膀胱内可弯曲,定位、定向有一定的困难,所以操作有一定难度,需要有一个训练和熟练的过程,在寻找输尿管开口及插管时对初学者稍有难度;②软性膀胱镜通道孔窄、出水慢,膀胱内出血明显时不宜使用;③软性膀胱镜价格较高、寿命较短。

(3) 光动力学诊断(photodynamic detection,PDD):非肌层浸润性膀胱癌,其占全部膀胱癌的 75%~85%,具有多源和易复发的生物学特性。其易复发的原因之一是部分潜在的、微小的肿瘤组织,无法在常规的膀胱镜检查下早期发现和处理,在切除肉眼可见的肿瘤之后,这些潜在的肿瘤组织又会发展成为新的肿瘤。因此,如何早期发现和处理这些已经癌变而又未能为肉眼辨认的潜在、微小的肿瘤组织,减少膀胱癌复发,提高其治愈率是泌尿外科医师关心的问题。而近来在临床上广泛使用的以光敏剂为基础的光动力学诊断可以显著提高已经癌变而又未能为肉眼辨认的潜在、微小的肿瘤组织的检出率。

光动力学诊断是利用光敏剂在特定波长的光照射下能够发出荧光的特点来进行的。其原理是,由于肿瘤组织和正常组织的不同生化代谢特点,肿瘤组织能选择性地吸收潴留光敏剂,在特定波长的激光照射下,光敏剂发生一系列光化学反应和光生物学反应,发射出特定波长的荧光,在荧光膀胱镜(fluorescence cystoscopy,FC)下,将肿瘤和正常组织区分开来(图15-3-14)。

进行 PDD 必须有光敏剂,它是进行 PDD 的基础。用于光动力学诊断的光敏剂必须能够在膀胱肿瘤组织中特异性地蓄积,正常组织中不蓄积或少蓄积,从而能够将肿瘤和正常组织区分开来。膀胱癌组织能大量聚积一些光敏物质,如光卟啉(photofrin)、癌光啉(PSD)、金属酞青、竹红菌素(hypocrellin)、金丝桃素(hypericin)、氨基酮戊酸己酯(hexaminolevulinate,HAL)和 5-氨基乙酰丙酸(5-aminolevulinic acid,5-ALA)等。其中 5-ALA 为近年来临床上广泛使用的光敏剂,其本身不产生荧光,它仅是细胞内血色素生物合成的起始物质,可诱发

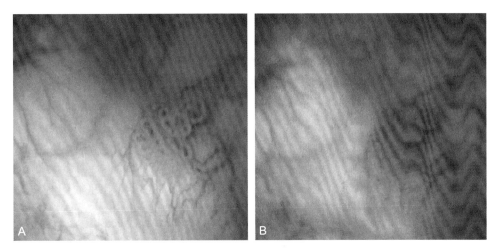

图 15-3-14 荧光膀胱镜检查膀胱肿瘤
A. 左图为白光下征象；B. 为蓝光下征象。

内源性血卟啉Ⅸ（PP Ⅸ）在癌组织内积聚，PP Ⅸ在波长为 375~440nm 的蓝光照射下能激发出红色或玫瑰红色的荧光而区别于正常组织，达到诊断和指导治疗膀胱癌的目的。目前，大部分 5-ALA 诱导的荧光膀胱镜检查报道均证实其对膀胱癌诊断的高敏感性，近期 Hungerhuber 等对 875 例患者在 7 年间进行了 1 713 次 PDD 检查，92% 的癌组织由 PDD 检查发现，而普通膀胱镜仅发现 76.3% 的癌组织。在所有的病检组织中，有 34.8% 为恶性病变，其中的 23.7% 是由于荧光阳性（但普通膀胱镜阴性）而发现的。同时，有 43.4% 的原位癌是因为荧光阳性而发现。唐勇等对 22 例非肌层浸润性膀胱癌患者于术前用 5-ALA 行膀胱内灌注，再行荧光膀胱镜检，对荧光阳性区域及白光下肉眼观异常但荧光阴性的区域进行活检及电切。共取 131 个标本，其中荧光阳性并肉眼可见癌组织有 38 个标本，有荧光反应但肉眼正常的组织有 71 个标本，白光下肉眼观正常同时荧光阴性黏膜组织有 22 个标本。荧光膀胱镜诊断非肌层浸润性膀胱癌的敏感度为 98.1%，特异度为 71.4%，符合率为 92.4%，阳性预测值为 92.7%，阴性预测值为 90.9%，阳性似然比为 3.4，阴性似然比为 0.03。常规白光膀胱镜检查及荧光膀胱镜对非肌层浸润性膀胱癌的检出率分别为 29.0%（38/131）及 48.1%（63/131）（P<0.01）。

FC 光源采用 D-Light 氙光源系统，此光源有提供蓝光和白光二种光的系统及切换装置。光学系统亦采用 FC 专用 30°镜芯，这是带有特殊滤光系统和导光纤维的光学系统。尽管荧光膀胱镜的特异性较之普通膀胱镜要高许多，但是仍有其不尽如人意之处，主要原因是 FC 的特异性受多种因素干扰。几项研究显示，FC 光源照射下，不仅在膀胱移行细胞癌显示荧光，而且增生的膀胱黏膜、鳞状上皮化生、炎症或肉芽组织均可阳性。其他的影响因素还有 5-ALA 在膀胱内停留的时间、不同的显示设备、设备的光强度、膀胱镜观察的角度、做荧光膀胱镜医师的经验（至少有 15 次荧光膀胱镜检查经验）及术前曾有药物或膀胱灌注治疗等。

Hartmann 等对荧光膀胱镜检查阳性、病理检查非膀胱肿瘤的组织进行基因学研究发现，有部分组织发生改变的染色体区域正是膀胱肿瘤发生改变的染色体区域（9q22［FACC］，9p21［CD K］和 17p13［p53］）。这些组织有可能是膀胱癌癌前病变。因此，造成荧光膀胱镜检查中的假阳性原因可能还有待于进一步研究。

进行 PDD 之前,先对患者行光敏剂皮试,皮试阴性方可进行。按光敏剂的种类和患者体重决定光敏剂的用量。应用方法有全身静脉应用、口服和局部膀胱内灌注等。由于局部膀胱内灌注具有用药量少、副作用少等优点,现在具有取代其他方法的趋势。PDD 检查前需配制新鲜的光敏剂溶液,将 5-ALA 溶于 50ml 1.4% 的碳酸氢钠溶液中配制成 5-ALA 缓冲液。配制好的溶液若暂时不用,需避光保存。患者排空膀胱后,将光敏剂溶液经导尿管注入膀胱,嘱患者不断变换体位使药物均匀作用于膀胱壁。应保留至少 30min,必要时可用解痉剂,药物保留不足 15min 或超过 5h 应重复灌注。一般 2~3 小时后,行荧光膀胱镜检查。

荧光染色膀胱镜检操作与普通膀胱镜没有太大区别,但观察时应注意膀胱黏膜要充分展开。若膀胱黏膜未能充分展开,正常的膀胱皱褶在荧光膀胱镜下可出现假阳性,故应保持膀胱持续充盈。切线位观察膀胱壁可出现假阳性,故应保持垂直位观察。膀胱颈一般都会出现荧光阳性,属于正常情况。基于恶性病变区荧光强度高于良性病变区的原理,减少假阳性率可通过严格掌握活检指征及荧光量化阈值设定来实现。

尿液在蓝紫色激发光下表现为绿色也可影响观察。出血也可使视野模糊不清,因此检查开始时应充分引流尿液、止血。为防止照射后图像脱色,操作荧光膀胱镜检查应快速,尽早切换到荧光模式。所有在白光实施的操作应该在最低可见的光强度,当检查必须中断时则应暂时关掉 D-Light 光源。由于 PPIX 荧光染色有光漂白作用,对 PPIX 荧光染色区长时间的观察可加速此过程,所以对病变区域进行观察后应立即行活检并实施 TUR。

近年来,一种新的光敏剂 Hexvix(hexaminolevulinate,HLA)在欧洲上市,HLA 是 ALA 己基酯类衍生物,优点为药物灌注时间短,1h 就可观察,且灌注液浓度低,光漂白不明显,已显示出较好应用前景。Schmidbauer 报道欧洲 13 个中心前瞻性研究,采用 HLA 荧光膀胱镜和常规膀胱镜进行患者自身对照,比较膀胱癌高危患者 HLA 荧光膀胱镜和常规膀胱镜原位癌的检出率。患者膀胱内灌注 8mmol/L HLA 溶液 50ml。375nm 和 440nm 白、蓝光 D 光源系统,膀胱壁先后在白光和蓝光下进行检测和标记。白光或红色荧光所确定的可疑部位或肿瘤,均行手术切除或活检。211 例患者中,发现原位癌 83 例(39%),其中 18 例(22%)仅 HLA 膀胱镜有阳性发现,62 例(75%)HLA 荧光膀胱镜和常规膀胱镜均有阳性发现,2 例(2%)仅常规膀胱镜有阳性发现,1 例(1%)由随机活检发现。HLA 膀胱镜总体阳性检出率 97%,而常规膀胱镜总体阳性检出率 78%。

(4) 窄带光成像(narrow band imaging,NBI):NBI 是一种新兴的内镜技术,利用滤光器过滤掉内镜光源所发出的红蓝绿光波中的宽带光谱,仅留下窄带光谱用于诊断膀胱内疾病。

普通电子内镜以氙气灯为照明光源,发出称为"白光"的宽带光谱,其波长范围约为 400~700nm,与肉眼可见光相似。通过红绿蓝滤光器后,照射到黏膜表面,由图像传感器接受黏膜上皮的反射并由计算机重构形成图像。一般情况下,波长越长,光的穿透性越强。由于黏膜内血液的光学特性对蓝、绿光吸收较强,因此使用难以扩散并能被血液吸收的光波,能够增加黏膜上皮和黏膜下血管模式的对比度和清晰度,从而提高了内镜诊断的精确性。NBI 通过特殊的滤光器将宽带光谱进行过滤、窄化,形成蓝色(415nm)、绿色(540nm)、红色(600nm)的窄带光波,并强化蓝光。窄带光波穿透膀胱黏膜的深度不同,蓝色波段(415nm)穿透较浅,被黏膜表面的毛细血管反射,红色波段(600nm)可以深达黏膜下层,用于显示黏膜下血管网,绿色波段(540nm)则能较好地显示中间层的血管。因此 NBI 可以增强浅表性肿瘤和正常黏膜间的对比度和清晰度,从而提高了诊断的精确性(图 15-3-15)。

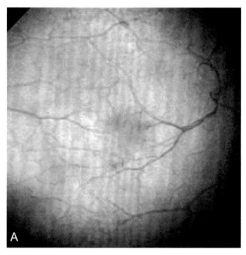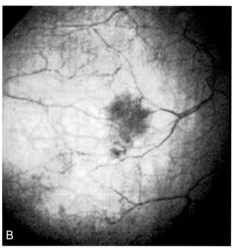

图 15-3-15 原位癌在 NBI 下表现
A. 常规内镜;B. NBI 内镜。

NBI 内镜采用黑白电耦合原件(charge-coupled device,CCD),通过增加光源中的"滤光板"选择出特定波长的窄带光(415nm 及 540nm)作为照明光,继而通过增加主机对特定影像信号的解谱能力实现 NBI 功能。同时,NBI 内镜还保持了常规电子内镜的全部功能,仅仅通过一个简单的切换按钮便可以完成"NBI 内镜"与"常规内镜"的切换。且与 PDD 相比,NBI 系统无需染色即可增强黏膜的对比度,操作过程中只要按个功能键切换就可以,不必担心染色剂的剂量,减少了检查时间,降低了受检者的痛苦,同时降低了操作难度。

NBI 的临床应用首先在消化内科开展,例如它可以帮助确认食管内、胃腔内和肠腔内黏膜的改变,以确认组织是否正常,或是否处于癌前病变或确认恶性病变的面积大小等。目前 NBI 在泌尿外科中应用的文献报道不多,主要集中在对复发膀胱癌的观察。Herr 等报道 103 例(24%)复发肿瘤中 90 例(87%)可通过白光膀胱镜检(white light imaging,WLI)和 NBI 发现,另外 13 例(100%)只能通过 NBI 发现,NBI 的额外阳性诊断率为 12%;发现复发肿瘤的平均数:白光是 2.3,NBI 是 3.4(P=0.01)。Bryan、宋晓东等报道即使在研究的少数病例中,已经可以看到明显证据表明,NBI 对比白光对尿路上皮癌的发现率有显著的提高。

(二)鉴别诊断

血尿为膀胱肿瘤的主要症状,其鉴别诊断主要是血尿的鉴别(表 15-3-8)。膀胱肿瘤血尿可能伴有膀胱刺激症状或影响排尿,血尿在排尿的开始或终末时有加重,可能伴有血块或"腐肉"。肾、输尿管肿瘤多无膀胱刺激征,排尿无影响,血尿全程均匀,可能伴有血丝,无"腐肉"。B 超、CT、MRI、IVU、膀胱镜等检查有助于鉴别。

常见疾病的鉴别诊断:

1. 非特异性膀胱炎 多发生于已婚妇女,尿频、尿急、尿痛症状较重,血尿多在膀胱刺激症状后发生。

2. 泌尿系结核 尿频时间较长,尿量少,尿中有结核杆菌,膀胱内有肉芽肿可通过活检与膀胱肿瘤鉴别。

3. 腺性膀胱炎 为癌前病变,活检可以与膀胱肿瘤鉴别。

4. **尿石症** 血尿较重,发作时伴有绞痛。泌尿系 CT 平扫检查对结石的检出率高,但要注意泌尿系结石与膀胱肿瘤同时发生的可能,必要时进行膀胱镜检查及组织活检。

表 15-3-8 膀胱肿瘤的鉴别诊断

肿瘤	膀胱炎症性疾病	尿石症	邻近器官肿瘤浸润	其他
肾癌	非特异性膀胱炎	肾盂结石	子宫	肾炎
肾盂肿瘤	膀胱结核肉芽肿	输尿管结石	阴道	出血性疾病
输尿管肿瘤	腺性膀胱炎	膀胱结石	卵巢	磺胺药物等
尿道肿瘤	放射性膀胱炎		直肠	
前列腺癌	膀胱血吸虫病		乙状结肠	
良性前列腺增生	膀胱炎性假瘤			

5. **良性前列腺增生症** 生长于膀胱颈部或膀胱尿道交界处的膀胱肿瘤,可以有排尿困难表现,需要与良性前列腺增生症相鉴别。良性前列腺增生症见于老年男性,导致的血尿多为一过性,间歇期长,多有逐渐加重的排尿困难症状。直肠指诊触及前列腺增大,中间沟消失。膀胱镜检查,除见前列腺增大外,膀胱内无新生物,对可疑的病例行活组织检查,有助于诊断。

前列腺中叶突入膀胱腔内,B 超、CT 检查容易误诊为膀胱肿瘤(图 15-3-16,图 15-3-17)。

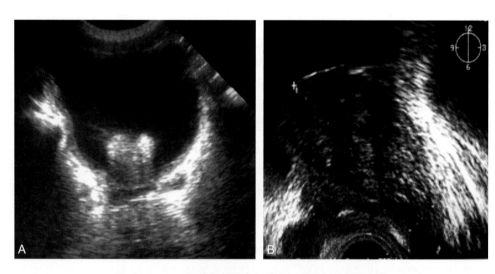

图 15-3-16 前列腺中叶突入膀胱,易误诊为膀胱肿瘤

6. **前列腺癌** 血清 PSA 水平可以增高,直肠指诊可触及前列腺结节样病变。经 B 超、CT、MRI 等可以鉴别。

7. **膀胱炎性假瘤** 表现为瘤样肿块、无痛性肉眼血尿与膀胱肿瘤相似。尿脱落细胞学检查仅见炎性细胞,FISH 检查阴性。膀胱镜下肿块呈暗灰色、丘陵状起伏不平、边界不清、基底广,但表面光滑、黏膜正常,活检有助于鉴别。

8. **其他** 如肾炎、出血性疾病、药物反应等均有不同的症状及病史可以鉴别。

十、治疗

(一) 治疗方案的选择

文献报道膀胱癌复发或进展的倾向与分期、分级、肿瘤多发病灶、肿瘤大小和早期复发率有关。一般将膀胱肿瘤按肿瘤浸润深度分为非肌层浸润性膀胱癌(T_{is},T_a,T_1)和肌层浸润性膀胱癌(T_2以上),不同肿瘤的生物学行为有较大差异,因此治疗上应该区别对待。确诊的膀胱肿瘤患者,有条件情况下都应该进行手术治疗,而根据患者的不同情况采用不同治疗方式。

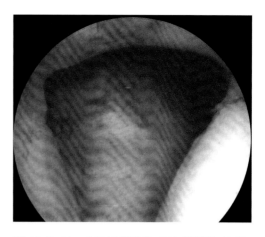

图 15-3-17　中叶重度增生,突入膀胱腔,B 超、CT 易误诊为膀胱肿瘤

1. $T_{is}N_0M_0$(原位癌) 原位癌按其浸润的可能性分为低危组和高危组。

低危因素如局灶性原位癌,FCM 检查提示肿瘤细胞为单非整倍体,缺乏 P53 蛋白、表皮生长因子受体及肿瘤相关性抗原的过表达等,提示原位癌很少发展为浸润癌,预后较好。

高危因素如多灶性原位癌,前列腺尿道侵犯,存在 *P53* 抑癌基因、表皮生长因子受体及肿瘤相关性抗原的过表达等,提示原位癌很可能早期浸润。

低危组和高危组治疗应首选化疗药物膀胱灌注或 BCG 免疫治疗 3~6 个月。通常,低危组患者大多数对膀胱灌注治疗反应良好,治疗失败的原因可能是癌细胞存在多耐药(*MDR*)基因。文献报道,采用逆转剂如钙拮抗剂维拉帕米与化疗药物联合膀胱灌注,能有效逆转 MDR 现象。一般,化疗药物膀胱灌注或 BCG 免疫治疗 3~6 个月,FCM 检查阳性者,进一步治疗是根治性膀胱切除术。原位癌不论是低危或高危患者,治愈后均有可能于 5~10 年内复发。因此,应长期甚至终生随访监视。

2. $T_a/T_1N_0M_0$(非肌层浸润性膀胱肿瘤,即表浅性膀胱肿瘤) 80% 膀胱肿瘤属于此期,经尿道膀胱肿瘤切除术(trasnurethral resection of bladder tumor,TURBt)可以治愈,术后常规行膀胱灌注治疗,定期随访。一般,$T_a/G_{1~3}$ 膀胱肿瘤患者,5 年生存率可达 92%;而 T_1/G_3 膀胱肿瘤患者,5 年生存率仅 60%。因此,对于 $T_1N_0M_0$ 而术后病理检查证实为 G_3 的患者,应行根治性膀胱切除术和盆腔淋巴结清扫术。

3. $T_2/T_3N_0M_0$(肌层浸润性膀胱肿瘤) 大多数浸润性膀胱肿瘤起始时即为浸润性,非肌层浸润膀胱肿瘤发展为浸润性癌的可能性为 10%~20%。浸润性癌早期症状不明显、进展快,即使积极治疗至少 50% 的患者一年半至两年内死于远处转移。G_1、T_2、T_{3a} 可选择 TURBt,如果病理检查证实为浸润性肿瘤,为根治性膀胱切除术的指征。术前应常规行 B 超检查、骨同位素扫描、胸 X 线拍片以排除有无远处转移,术中探查有否淋巴结转移。病理证实为 $T_2N_0M_0$ 膀胱肿瘤患者,5 年生存率可达 60%。

膀胱鳞状细胞癌(SCC)的治疗:SCC 无论是非血吸虫病性抑或血吸虫病性,一经诊断,皆需积极手术治疗,多采用根治性膀胱切除术和盆腔淋巴结清扫术。由于 SCC 约 1/2 发生尿道侵犯,应常规加行全尿道切除术。

膀胱腺癌的治疗:膀胱腺癌恶性程度高、浸润深、转移较早。早期诊断困难,一经诊断,目前多主张施行根治性膀胱切除术。一般,如果肿瘤位于膀胱颈部或前壁,多与腹膜密切接触,淋巴管丰富易发生转移,肿瘤局限时可考虑行膀胱部分切除术但切缘应距肿瘤3cm以上并连同覆盖腹膜及脐部腹壁大块切除。如果肿瘤位于膀胱底部,多系非脐尿管引起的腺癌,必须行根治性膀胱切除术和盆腔淋巴结清扫。膀胱腺癌单纯放射治疗、化疗效果差,若配合手术可提高5年生存率。膀胱腺癌的预后大多不佳,5年生存率仅17%~22%。文献报道,肌层浸润的膀胱腺癌大约有1/2的病例在根治性膀胱切除术后1.5~2年发生远处转移,因此术后应密切随访。

4. T_4N_1/N_2M_1(**浸润性膀胱肿瘤穿透膀胱壁,已证实有局部或远处转移**)　罕有可能治愈。优先考虑全身化疗,缓解率约50%,缓解时间约17个月。出现膀胱持续性出血甚至大出血时可按照下列治疗流程图施行(图15-3-18)。

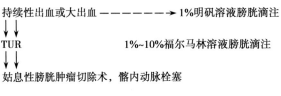

图 15-3-18　T_4N_1/N_2M_1膀胱肿瘤出血的治疗流程

膀胱大出血虽少见,但对生命威胁较大。出血的原因可能是膀胱肿瘤行放射治疗引起的放射性出血性膀胱炎、抑或不能控制的膀胱肿瘤出血。膀胱大出血时,其处理较棘手,主要治疗措施有:

(1) TURBt:一般生理盐水膀胱冲洗多可控制。若不能控制,可行姑息性TURBt。

(2) 1% 明矾溶液膀胱滴注:1%明矾溶液经三腔气囊导尿管以3~5ml/分钟速度持续冲洗膀胱,不需要麻醉,一般都可忍受。局部副作用有膀胱痉挛和下腹部疼痛,用解痉剂可以缓解症状。在冲洗前需检查肾功能和凝血机制,测定血铝和凝血酶原时间。虽然有文献报道1%明矾溶液膀胱冲洗时,铝可被膀胱黏膜吸收引起铝中毒,但是若肾功能好,过量铝可经肾脏排泄,铝中毒还是可以避免的。因此,肾功能和凝血机制正常,用1%明矾溶液膀胱冲洗以控制膀胱大出血是安全有效的。

(3) 1%~10% 福尔马林溶液膀胱滴注:有时可控制膀胱大出血。由于福尔马林溶液对膀胱黏膜刺激性相当大,故滴注时需要在全麻或局部麻醉下进行。在滴注前应行膀胱造影,以除外膀胱输尿管反流。如果存在反流,应预先行输尿管插管并保留,体位应保持头高斜坡位,使上尿路免受福尔马林毒性作用刺激。福尔马林浓度一般不超过10%(浓度超过10%可引起膀胱壁纤维化和输尿管梗阻),维持时间约30分钟。

(4) 如果以上方法控制膀胱大出血失败,可选择经腹股沟股动脉插管作髂内动脉栓塞或开放性手术行髂内动脉结扎术。

(二) 术式选择

1. TURBt(图15-3-19)

(1) 手术指征:①T_a和T_1非肌层浸润性膀胱肿瘤(浅表性膀胱肿瘤);②少数G_2以下的T_2浅表性膀胱肿瘤;③患者全身情况差,TURBt可作为姑息性治疗。

(2) 手术目的:①切除肉眼可见的全部肿瘤;②切除组织进行病理分级和分期。

(3) 肿瘤切除方法:①顺行切除法;②逆行切除法;③垂直切除法;④弧形切除法。根据肿瘤的部位、大小、所掌握的电切技巧,酌情选择切除方法(图15-3-20A~C)。

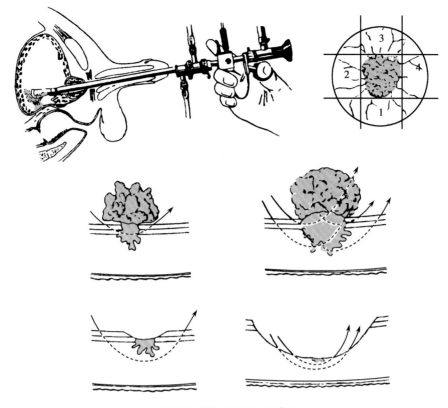

图 15-3-19 TURBt 示意图

肿瘤的切除范围包括瘤体、蒂、整个肿瘤、基底部和距肿瘤周围 0.5~1cm 的正常黏膜,应将肿瘤完全切除直至露出正常的膀胱壁深肌层(图 15-3-21A,B)。

非肌层浸润性膀胱癌电切术后,相当多的肿瘤复发是由于肿瘤残留造成的,特别是中、高分级的 T_1 期膀胱癌。文献报道,首次电切术后肿瘤残留率可以达到 33.8%~36%,此外,由于电切技术和送检肿瘤标本质量问题,首次电切还可以造成一部分肿瘤的病理分期偏差。因此,对非肌层浸润性膀胱癌在首次电切术后短期内进行二次 TUR,特别是对那些高风险的 T_1 期膀胱癌,可以降低术后肿瘤复发率和进展率,并且可以获得更准确的肿瘤病理分期。研究表明,二次 TUR 可以使 T_1 期膀胱癌患者术后的肿瘤复发率由 63.24% 降到 25.68%,肿瘤进展率由 11.76% 降到 4.05%。

符合以下情况者建议行二次 TUR:①首次 TURBt 不充分;②首次电切标本中没有肌层组织,T_aG_1(低级别)肿瘤和单纯原位癌除外;③T_1 期肿瘤;④G_3(高级别)肿瘤,单纯原位癌除外。

关于二次电切的时间和方案暂无一致的观点,大多数推荐术后 2~6 周行二次电切,手术中对原肿瘤部位需要再次切除。

2. **根治性膀胱切除术** 根治性膀胱切除术的基本手术指征为:①T_2~$T_{4a}N_{0~x}M_0$ 浸润性膀胱癌;②高危非肌层浸润性膀胱癌 T_1G_3(高级别)肿瘤;③BCG 或化学药物膀胱灌注治疗无效的 T_{is},或 T_{is} 侵犯前列腺尿道及远端尿道者;④反复复发的非肌层浸润性膀胱癌;⑤TUR 和膀胱灌注治疗无法控制的广泛乳头状病变及膀胱非尿路上皮癌。

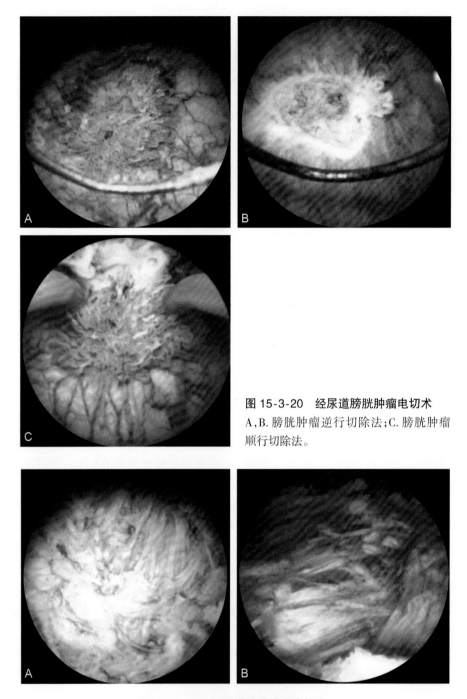

图 15-3-20　经尿道膀胱肿瘤电切术
A,B.膀胱肿瘤逆行切除法;C.膀胱肿瘤顺行切除法。

图 15-3-21　经尿道膀胱肿瘤电切术
A,B.切除深度达深肌层。

　　下列 NMIBC 高危情况可考虑行即刻根治性膀胱切除术:①多发复发高级别肿瘤;②高级别 T_1 期肿瘤;③高级别肿瘤合并有 T_{is}。有研究表明延期手术降低疾病特异性生存率。

　　3. **男性全尿道切除术(图 15-3-22A~D)**　文献报道,根治性膀胱全切除术后残留尿道内发生肿瘤的几率为 4%~18%,而实际发病率可能还要高于报道,残留尿道肿瘤是影响膀胱

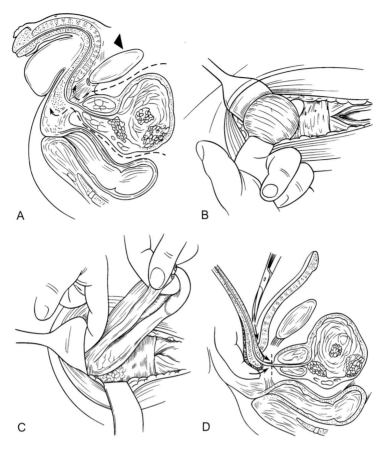

图 15-3-22　经耻骨前全尿道切除术
A. 经盆底朝尿道球部钝性分离尿道膜部；B. 游离阴茎体并带出切口；
C. 钝性加锐性分离尿道球部；D. 到达预计切断的水平面。

肿瘤预后的主要因素。患者有根治性膀胱全切除术适应证，并有下列情况者，应考虑做全尿道切除术：①多发性膀胱肿瘤，肿瘤细胞分化不良或原位癌者；②膀胱三角区、颈部以及前列腺尿道内有肿瘤者；③无远处转移和较大体积淋巴结转移的 $T_{2\sim3}$ 期膀胱肿瘤。

4. 其他治疗选择

（1）膀胱部分切除术：由于绝大部分非肌层浸润性膀胱肿瘤可通过 TURBt 切除，而且膀胱部分切除术后，肿瘤复发率高和高级别肿瘤进展率高，因此，除了极少数患者如孤立的、低级别的膀胱憩室内肿瘤外，不宜选择膀胱部分切除术。

（2）挽救性膀胱全切除术的指征包括：非手术治疗无效、保留膀胱治疗后肿瘤复发。

（三）复发肿瘤和转移的手术问题

临床上非常重要的是加强术后的预防措施，并定期随访复查，以便早期发现复发肿瘤，同时也要警惕远处转移的可能性。一旦发现肿瘤复发，应积极采取治疗措施。

膀胱肿瘤经 TURBt、肿瘤局部切除术或部分切除术后，仍有可能在膀胱范围内复发，或根治性膀胱切除术后残留尿道内发生肿瘤。此时，仍应根据肿瘤的部位、大小、浸润深度、细胞分化程度和 TNM 分期等综合考虑，能手术者应争取再次手术，包括 TURBt，其治疗原则应遵循膀胱初发肿瘤的治疗方案施行。

膀胱肿瘤的转移多以局部浸润和区域淋巴结转移常见,而远处转移则较少,主要转移部位为肺、肝等实质性脏器。对于较小的局限、孤立性远处转移灶可施行转移灶的切除;盆腔淋巴结转移应考虑行根治性膀胱切除术和盆腔淋巴结清扫。有全尿道切除适应证者,应考虑同时做全尿道切除术。对于无法手术切除的局部浸润性晚期膀胱肿瘤,可采用放疗以缓解疼痛症状,少数病例可能会延长生存时间。对于无法手术并且已有远处转移的晚期病例可以采取全身化疗方案进行化疗。介入治疗、光敏治疗及光动力学治疗也可作为晚期膀胱肿瘤的姑息治疗方法。

(四) 膀胱腔内灌注化疗/免疫治疗

膀胱肿瘤术后复发率较高,而浅表性肿瘤经 TURBt 后亦面临肿瘤复发的问题。文献报道,术后复发率一般为 40%~70%。10%~67% 的患者在 12 个月内复发,术后 5 年内 24%~84% 的患者复发,且以异位复发为主。复发的主要原因有:①原发肿瘤未切净或不彻底;②术中肿瘤细胞脱落种植;③来源于原已存在的尿路上皮增殖或非典型病变;④膀胱上皮继续受到尿内致癌物质的刺激。因此,为防止复发,所有的非肌层浸润性膀胱癌患者术后均应进行标准疗程的膀胱内灌注化学药物或免疫药物治疗。值得注意的是,药物应通过导尿管灌入膀胱,切勿将化疗药物或免疫药物直接经尿道推入,有可能导致尿道狭窄。

膀胱腔内灌注药物主要用于治疗和预防浅表性肿瘤复发,效果较好。在灌注前不要大量饮水、尽量排空尿液,以保持膀胱腔内药物的浓度。在药物灌注后,每 15 分钟变换体位一次(左侧卧位、右侧卧位、仰卧及俯卧位),要求药物在膀胱内至少保留 2 小时。

对于术中有膀胱穿孔,或多发膀胱肿瘤手术创面大的患者,为避免化疗药物吸收带来的不良反应,不主张即刻进行膀胱灌注化疗。

1. 膀胱腔内灌注化疗

膀胱灌注化疗常用的药物:包括丝裂霉素 C(MMC)、多柔比星(ADM)、羟喜树碱(HCPT)、表柔比星(EPI)等。

(1) MMC:MMC 的抗癌作用是抑制 DNA 合成。分子量为 329,故很少被膀胱黏膜吸收。40mg MMC+40ml 生理盐水,每周膀胱灌注 1 次,8 次后改为每月 1 次,持续 1 年。MMC 是最安全、最有效的化疗药物之一,复发率较低。由于其分子量大,一般不易被膀胱黏膜吸收,很少引起骨髓抑制。不足之处是长期应用可引起化学性膀胱炎、生殖器皮疹等副作用。化学性膀胱炎的程度与灌注剂量和频率相关,大多数病例在停止灌注后可以自行改善。

(2) ADM:40mg+40ml 生理盐水,每周膀胱灌注 1 次,4 次后改为每月 1 次,持续 6 个月。完全缓解(CR)不足 50%,部分缓解(PR)约 33%。主要副作用是心脏毒性,亦可引起白细胞降低及化学性膀胱炎,极少数可引起永久性膀胱挛缩。

(3) HCPT:该药是我国植物喜树中分离出来的生物碱,经羟基化后研制而成,是一种分子量为 348.46 的抗肿瘤复合物,作用于 DNA 拓扑异构酶,直接破坏 DNA,并抑制其合成,为细胞周期特异性药物。

20mg HCPT+40ml 生理盐水,膀胱内灌注,每周 1 次,10~12 次后改为每月 1 次,持续 1 年。1 年复发率为 50.65%,治疗期间要注意药物的不良反应。每次灌注前应测定白细胞。

2. 膀胱腔内灌注免疫治疗

(1) 卡介苗(BCG):BCG 为膀胱腔内灌注的常用生物制剂,为一种活的生物菌,具有一定的抗原性、致敏性和残余毒性,对表浅、无肌层浸润的膀胱肿瘤和原位癌效果较好。其抗肿瘤的机制仍不十分清楚,目前比较明确的有两点:①BCG 与膀胱黏膜接触后引起膀胱黏膜的炎症反应,从而激发局部的细胞免疫反应,形成有胶原纤维包绕的成纤维细胞、巨噬细胞、淋巴细胞团,干扰肿瘤细胞生长。②BCG 对黏膜上皮细胞及肿瘤细胞具有直接细胞毒作用。Michael 等(1991)通过体内外实验研究发现 BCG 黏附于移行上皮肿瘤细胞及体外培养的膀胱癌细胞株 T24、MBT22,并被这些细胞摄入,随后通过细菌增殖使细胞溶解,或生成某些有毒产物对细胞产生毒性作用。

BCG 膀胱灌注适合于高危非肌层浸润性膀胱癌的治疗,可以预防膀胱肿瘤的进展。但 BCG 不能改变低危非肌层浸润性膀胱癌的病程,而且由于 BCG 灌注的副作用发生率较高,对于低危非肌层浸润膀胱尿路上皮癌不建议行 BCG 灌注治疗。对于中危非肌层浸润膀胱尿路上皮癌而言,其术后肿瘤复发概率为 45%,而进展概率为 1.8%,因此,中危非肌层浸润膀胱尿路上皮癌膀胱灌注的主要目的是防止肿瘤复发,一般建议采用膀胱灌注化疗,某些情况也可以采用 BCG 灌注治疗。

BCG 膀胱灌注的剂量和疗程:BCG 治疗一般采用 6 周灌注诱导免疫应答,再加 3 周的灌注强化以维持良好的免疫反应。一般在 TURBt 术后 1~2 周采用常规剂量 120mg,溶于 40~50ml 生理盐水并充分摇匀;膀胱内灌注,每周 1 次,6 次后改为每 2 周 1 次,共 3 次;以后每月 1 次至 1 年。必要时每月 1 次再持续 1~2 年以巩固疗效。文献报道,BCG 维持膀胱灌注可以使膀胱肿瘤进展概率降低 37%,需维持 BCG 膀胱灌注 1~3 年(至少维持灌注 1 年)。因此,有学者建议在 3、6、12、18、24、36 个月时重复 BCG 膀胱灌注,以保持和强化疗效。

BCG 灌注用于治疗高危非肌层浸润膀胱尿路上皮癌时,一般采用大剂量(120~150mg)。用于预防非肌层浸润膀胱尿路上皮癌复发时,一般采用低剂量(60~75mg)。研究发现采用 1/4 剂量(30~40mg)BCG 灌注治疗中危非肌层浸润膀胱尿路上皮癌时,其疗效与全剂量疗效相同,副作用却明显降低。不同 BCG 菌株之间的疗效没有差别。

BCG 膀胱灌注的禁忌证:TURBt 术后 1 周内、明显肉眼血尿、创伤性尿道插管、BCG 过敏、泌尿系感染、妊娠及哺乳期、伴有活动性结核以及严重的慢性疾病(心、脑、血管疾病、慢性肾病)。以下情况慎用 BCG 膀胱灌注:①既往有结核病史;②先天性或获得性免疫缺陷综合征(AIDS)、器官移植患者或其他免疫力低下者;③近期有放射治疗或化疗史;④风湿热或人工瓣膜置换术后使用抗生素者;⑤正在进行免疫抑制治疗者;⑥儿童。

BCG 膀胱灌注的主要副作用为膀胱刺激症状和全身流感样症状,通常在膀胱灌注后 48 小时内发生。酌情给予解热镇痛药物对症处理即可,不必中止治疗;如果症状加重,则需要延长治疗间歇时间和/或减少膀胱灌注药物剂量。少见的副作用包括结核败血症、前列腺炎、附睾炎、肝炎等。

(2) OK-432:OK-432 是 1966 年 Okamoto 等人从人源 A 组溶血性链球菌 Su 株在 Bernheimer 氏基础培养基中培养,并经青霉素 G 与 45℃热处理后获得的冻干白色粉末制剂。国产药物沙培林,为细菌来源的生物应答调节剂(BRM),具有明显的免疫活性,主要机制是通过刺激膀胱黏膜局部的细胞免疫和体液免疫应答来起到间接杀伤肿瘤作用。美国国立癌症研究所(NCI)对比实验认为 OK-432 是已知作用最强的 BRM,而沙培林经过多年临床使用观察,其疗效及不良反应发生情况与 OK-432 相当,因此《新编药物学》14 版确认沙培林为 OK-432 的国产制剂。

文献报道,沙培林尚具有明确的杀伤肿瘤作用,沙培林单药膀胱灌注复发率仅为2.38%~16.6%,复发率与 BCG 相当甚至低于 BCG。沙培林同样具有预防肿瘤进展作用,临床报道沙培林灌注无效的病例经术后病理切片显示分期分级没有增高。患者于术后 1 周,尿液变清亮后,行首次药物灌注。首次灌注前需做青霉素皮试,阴性患者方可使用。单独用药时,沙培林 5KE 溶入 40ml 生理盐水;患者排空膀胱后经无菌尿管注入膀胱,每 15min 更换一次体位,药物至少保留 1h。每周 1 次,连续 8 次后,改为每个月 1 次,持续至术后 8 个月,对于膀胱内多发性肿瘤或其他复发风险较高的患者可以考虑延长至术后 18 个月。

(3) 干扰素(IFN):IFN 是一种糖蛋白,为膀胱内灌注常采用的生物制剂,能够上调宿主的免疫反应,具有抗病毒、抗增生及免疫调节等作用。膀胱内应用重组 IFN 可以通过增加免疫细胞在膀胱壁内的浸润而增加 NK 细胞和细胞毒性 T 淋巴细胞的细胞毒性作用,即既有增强全身免疫系统的功能,又有增强膀胱内局部免疫的功能。

目前,IFN-α 应用较为广泛。IFN-α2b $1 \times 10^7 IU/$次~1×10^8 IU/次,每周灌注一次,共 12 次后改为每月一次 ×12 次。膀胱灌注 IFN-α 黏膜吸收少,个别患者可出现轻微膀胱刺激症状。血尿、膀胱挛缩或纤维化十分少见。

(4) BCG+IL-2:膀胱肿瘤患者介导的免疫反应降低,与此同时伴随 T 细胞功能降低。IL-2 是一种 T 细胞产生的低分子蛋白,作为一种细胞因子,它能刺激细胞毒性 T 细胞的前体细胞的增殖,最终形成特异性 T 细胞。BCG 则可产生急性炎症反应,增强局部 T 细胞对肿瘤细胞的溶解。

BCG 60mg(3×10^7CFU)和 IL-2 3 500u 膀胱灌注,每周一次,连续治疗 6 周后,改间隔 1 月给药一次,持续 1 年。两者合用减少了 BCG 的用量,并发症较轻,总的反应率为 93%。

治疗期间并发症有尿频、尿急、血尿及发热等,持续 24 小时后即消失,患者可耐受。

(五) 激光治疗及光敏治疗

1. 经尿道激光手术　激光手术可以直接汽化肿瘤组织,也可以进行肿瘤整块或分块切割,其疗效及复发率与经尿道手术相近。激光汽化手术对于肿瘤分期有困难,一般适用于 T_a 和 T_1 非肌层浸润性膀胱肿瘤(浅表性膀胱肿瘤)、低级别乳头状膀胱肿瘤以及病史为低级别、低分期膀胱肿瘤,术前需进行肿瘤活检以便进行病理诊断。目前临床上常用的有钬激光、2μm 激光、1470nm 半导体激光和绿激光等。

2μm 激光为连续光,能量可为水高度吸收,汽化切割效应较好,组织穿透深度限制在 0.5mm,热弥散少,对周围组织的热损伤范围小,且止血效果明显,使手术操作几乎在无血视野下进行。其切割、汽化肿瘤过程中无电流产生,释放热量少,手术过程中可达到较精确解剖层次,可从肿瘤的基底部进行膀胱肿瘤整块切除(图 15-3-23)。切除肿瘤时,应先将肿瘤周围 1cm 范围黏膜及基底封闭,以减少术中肿瘤扩散的机会。

绿激光渗透组织深度仅 800μm,使热能被

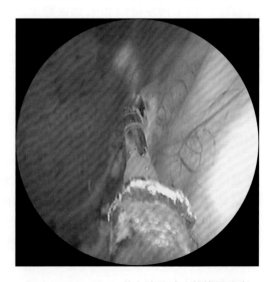

图 15-3-23　2μm 激光膀胱肿瘤整块切除术

限制在表浅组织中很小的范围内,组织汽化效果确切(组织温度达 100℃时,其内部会形成小气泡,气泡膨胀使组织基质分裂)。除汽化作用,激光束在留下的组织上产生一条很薄的凝固带,深 1~2mm,可限制热能向深层组织扩散,防止损伤深层组织。绿激光对组织的汽化切割、切开、止血同时完成,可达到非常精确的解剖层次。只要旋转光纤就可使侧向的绿激光光束从组织上扫过,因此创面或周围无焦灼样外观,创面新鲜,无意外损伤。同样 1 470nm 激光的侧射及直射光纤也能完成膀胱肿瘤的整块切除或汽化手术。

2. 光动力学治疗 光动力学治疗(photodynamic therapy,PDT)的机制是光照射后,光敏剂与分子氧反应,生成具有细胞毒性的自由基和活性单态氧,破坏细胞,并引起局部非特异性免疫反应和强烈的炎症反应,从而破坏肿瘤组织。PDT 主要适用于肿瘤多次复发,对化疗及免疫治疗无效的难治性膀胱癌及原位癌,或不能耐受手术行姑息治疗者。

最初用于膀胱癌光动力学治疗的光敏剂是血卟啉衍生物(hematoporphyrin derivatives,HPD),需做皮肤划痕试验,排泄较慢,易发生光毒反应,用药后须避光 1 个月以上。后来又有了 Porphines 等光敏剂,这些光敏剂均须经静脉或口服给药,无法克服皮肤光毒反应。新一代光敏剂 5-ALA 可膀胱局部灌注给药,避免皮肤光敏反应等副作用的出现。

5-ALA 膀胱灌注的肿瘤光动力学治疗方法:将浓度为 3% 的 5-ALA 溶液 50ml 经尿管注入膀胱,尽量保留较长时间(4h 以上),经尿道置入球形激光散射装置,激光功率设置为 3.9W,以波长为 633nm 激光行膀胱内照射 20min 左右。照射时一般采取全膀胱照射,以达到根治效果,必要时需辅助以 B 超来定位。为防止照射不均匀,还可用导光介质来充盈膀胱以使膀胱各区获得较一致的光量达到更好的治疗效果。照射过程中须保持膀胱容量的恒定及避免膀胱出血,否则容量改变及血液吸收激光均对照射量产生影响。在照射时可用激光测量器测量光的强度,总光量应为直射光量的 5 倍。膀胱照射后通常留置 Foley 导尿管,使膀胱松弛,有膀胱痉挛者可使用解痉药物。患者术后不需避光。

(六)放射治疗

肌层浸润性膀胱癌患者在某些情况下,为了保留膀胱不愿意接受根治性膀胱切除术,或患者全身条件不能耐受根治性膀胱切除手术,或根治性手术已不能彻底切除肿瘤以及肿瘤已不能切除时,可选用膀胱放射治疗或化疗 + 放射治疗。但对于肌层浸润性膀胱癌,单纯放疗有效率大约只有 20%~40%,患者的总生存期低于根治性膀胱切除术。

1. 根治性放疗 膀胱外照射方法包括常规外照射、三维适形放疗及强调适形放疗。单纯放射治疗靶区剂量通常为 60~66Gy,每天剂量通常为 1.8~2Gy,整个疗程不超过 6~7 周。目前常用的放疗日程为:①50~55Gy,分 25~28 次完成(>4 周);②64~66Gy,分 32~33 次完成(>6.5 周)。放疗的局部控制率约为 30%~50%,肌层浸润性膀胱癌患者 5 年总的生存率约为 40%~60%,肿瘤特异生存率为 35%~40%,局部复发约为 30%。

临床研究显示,基于顺铂的联合放化疗的反应率为 60%~80%,5 年生存率为 50%~60%,有 50% 的患者可能保留膀胱,但目前尚缺乏长期的随机研究结果。一项大规模的 II 期临床研究提示联合放化疗与单纯放疗相比能提高保留膀胱的可能性。对于保留膀胱的患者应密切随访,出现复发时应积极行补救性的膀胱根治性切除术。

文献报道,T_1/T_2 期小肿瘤患者可通过膀胱切开(行或未行膀胱部分切除)显露肿瘤后置入放射性碘、铱、钽或钴行组织内近距离照射,再联合外照射和保留膀胱的手术,从而达到治疗目的。根据肿瘤分期不同,5 年生存率可达 60%~80%。

2. 辅助性放疗　根治性膀胱切除术前放疗无明显优越性。膀胱全切或膀胱部分切除手术未切净的残存肿瘤或术后病理切缘阳性者，可行术后辅助放疗。

3. 姑息性放疗　通过短程放疗（7Gy×3 天；3~3.5Gy×10 天）可减轻因膀胱肿瘤巨大造成无法控制的症状，如血尿、尿急、疼痛等。但这种治疗可增加急性肠道并发症的危险，包括腹泻和腹部痉挛疼痛。

（七）化学治疗

浸润性膀胱癌可选择化学治疗，给药途径主要有经静脉化疗和动脉内灌注化疗。

1. 静脉化疗　适用于 T_4 膀胱肿瘤伴有转移者；对于 T_2、T_3 浸润性膀胱肿瘤，术前、术后也可辅助以全身化疗，以提高治疗效果。但应严格掌握适应证，选择适当病例。

2. 动脉内灌注化疗（IAC）　对 T_2 和 T_3 浸润性或难以切除的肿瘤，可通过放射介入方法或手术置入化疗泵的方法，从一侧或双侧髂内动脉间断或持续灌注化疗药物，使肿瘤部位达到较高的药物浓度，降低全身的毒性不良反应。该疗法亦是晚期膀胱肿瘤的姑息肿瘤措施之一，可进一步提高局部控制率。

应用 IAC 治疗浸润性膀胱肿瘤，2 年生存率为 84%~90%，3 年生存率为 75%~80%，5 年生存率为 70%~74%。

十一、预后

膀胱肿瘤的治疗效果与肿瘤的类型有关，最密切的是周围黏膜存在重度非典型增生及原位癌。膀胱原位癌恶性程度高，通常局灶性原位癌预后较好，一旦发生浸润，则患者的生存率明显下降；膀胱鳞状上皮细胞癌和腺癌均为广基肿瘤，恶性程度高，除手术治疗外，对化疗和放射治疗均不敏感，预后极差。

膀胱肿瘤的预后与肿瘤分级、分期，肿瘤的部位、大小、数目、肿瘤复发时间和频率以及是否存在原位癌等因素关系密切：①肿瘤的数目：肿瘤越多发，复发的概率越大；②既往曾复发或术后 3 个月内复发，则预后差；③肿瘤的大小：若肿瘤大于 3cm 则预后差；④肿瘤的病理分级越高，预后越差，肿瘤病理分级是最重要的预后因素；⑤TNM 分期高者预后差；⑥肿瘤的部位：高危区域如膀胱颈部、后壁、三角区及顶壁，复发率明显高于其他区域。对于这类肿瘤，可以通过一个综合肿瘤数目、大小、复发率、分级、分期和有无伴发原位癌等 6 项指标的评分系统来评估 TURBt 术后近期和远期复发及进展的概率（表 15-3-9~表 15-3-11）。其中肿瘤的病理分级和 TNM 分期是影响预后的重要因素（表 15-3-12）。

表 15-3-9　不同因素对非肌层浸润性膀胱癌复发与进展影响的评分

影响因子	复发影响评分	进展影响评分
肿瘤数目		
单发	0	0
2~7	3	3
≥8	6	3
肿瘤大小		
≤3cm	0	0
>3cm	3	3

续表

影响因子	复发影响评分	进展影响评分
既往复发率		
原发	0	0
≤1	2	2
>1	4	2
T 分期		
T_a	0	0
T_1	1	4
原位癌		
无	0	0
有	1	6
分级		
G_1	0	0
G_2	1	0
G_3	2	5
总分	0~17	0~23

表 15-3-10　不同评分肿瘤复发的可能性(%)

评分	1 年复发概率	5 年复发概率
0	15(10~19)	31(24~37)
1~4	24(21~26)	46(42~49)
5~9	38(35~41)	62(58~65)
10~17	61(55~67)	78(73~84)

表 15-3-11　不同评分肿瘤进展的可能性(%)

评分	1 年进展概率	5 年进展概率
0	0.2(0~0.7)	0.8(0~1.7)
2~6	1.0(0.4~1.6)	6.0(5.0~8.0)
7~13	5.0(4.0~7.0)	17(14~20)
14~23	17.0(10~24)	45(35~55)

表 15-3-12　膀胱肿瘤 TNM 分期和分级与预后

分期和分级	复发	转移和进展	5 年生存率
$T_{a\sim1}G_{1\sim2}N_0M_0$	40%~60%	0~5%	>90%
$T_{a\sim1}G_{1\sim3}N_0M_0$	>70%	>30%	60%~75%
$T_{2\sim3a}G_{1\sim3}N_0M_0$	—	20%~55%	35%~65%
$T_{3b\sim4}N_1M_1$	—	>60%	<20%

十二、随访

非浸润性膀胱肿瘤术后复发率约 40%~70%，其中 10%~20% 肿瘤复发时恶性程度和浸润深度增高。因此，非浸润性膀胱肿瘤术后的临床随访，在整个膀胱肿瘤治疗过程中具有重要意义（表 15-3-13）。

表 15-3-13　膀胱尿路上皮细胞肿瘤的随访方案

T_a 和 T_1,G_{1-2};TUR 术后	检查间隔时间		
	术后 1 年	术后 2 年	术后 3~5 年
全身检查	3 个月	6 个月	1 年
尿常规	3 个月	6 个月	1 年
FCM	3 个月	6 个月	1 年
膀胱尿道镜	3 个月	6 个月	1 年
T_1,G_3;≥T_2 附加下列检查			
实验室检查 *	3 个月	6 个月	1 年
胸部 X 线片	3 个月	6 个月	1 年
B 超	3 个月	6 个月	1 年
IVU	每年一次		
骨同位素	每年一次或 AKP 升高者		

*.包括血常规、尿常规、肌酐、尿素氮、碱性磷酸酶（AKP）等。

临床随访的目的是尽早发现局部复发和远处转移。如果随访中发现肿瘤复发，如果有适应证且有可能，应及早施行补救治疗。治疗后须重新按照上述随访方案继续进行定期随访检查。

1. **非浸润性膀胱肿瘤的随访**　膀胱镜检查目前仍然是金标准。同时，一旦发现异常则应常规作病理活检。B 超、FCM、IVU 和 CTU 等检查在浅表性膀胱肿瘤的随访中亦有一定价值，但均不能完全代替膀胱镜检的地位和作用。对可疑肿瘤复发的病例，如果膀胱镜检查未发现肿瘤病灶，可考虑作 FISH 检测。对 FISH 检测阳性者，则再次作膀胱镜检查。

T_a 非浸润性膀胱乳头状瘤，未浸润上皮下结缔组织，进展为浸润性癌 <5%，主张:①孤立性肿瘤或 G_{0-1} 肿瘤:治疗后 3~4 个月复查膀胱镜;12 个月后再次复查。如果仍未见肿瘤复发，停止随访检查，这类患者肿瘤复发的可能性极小;②多发性肿瘤或 G_{2-3} 肿瘤:易于复发，治疗后 3~4 个月首次复查;12 个月后再次复查;无肿瘤复发，改为 1 次/年，持续 3 年。如果仍无肿瘤复发，停止随访检查。

T_1 乳头状癌，浸润上皮下结缔组织，但尚未浸润肌层，其复发进展为浸润性癌的可能性达 46%，主张:①孤立性肿瘤或 G_{1-2} 肿瘤:治疗后 3~4 个月首次复查;1 次/6 个月，持续 1 年;1 次/年，持续 5 年，无肿瘤复发，停止随访检查;②多发性肿瘤或 G_3 肿瘤:治疗后 2~4 周首次复查，镜检同时须再次电切最初肿瘤区域。即使该区域没有明显肿瘤，3~4 个月后再次复查;1 次/6 个月，持续 1 年;1 次/年，持续 5 年。若无肿瘤复发，停止随访检查。

必须铭记:①在按照上述方案随访中,如果发现肿瘤复发,治疗后应重新进行分级、分期,再按相应的随访方案进行随访;如果肿瘤复发次数增加,且分级、分期升高,可考虑行根治性膀胱切除术;②首次复查时须随机活检,即使是正常的黏膜,也须随机活检以确定尿路上皮细胞的变异程度及是否存在原位癌。

2. 根治性膀胱切除术后的随访 膀胱癌患者接受根治性膀胱切除术和尿流改道术后必须进行长期随访,随访重点包括肿瘤复发和与尿流改道相关的并发症。

根治性膀胱切除术后肿瘤复发和进展的危险主要与组织病理学分期相关,局部复发和进展以及远处转移在手术后的前 24 个月内最高,24~36 个月时逐渐降低,36 个月后则相对较低。肿瘤复发通过定期的影像学检查很容易发现,但是间隔多长时间进行检查仍然存在着争论。有学者推荐 pT_1 期肿瘤患者每年进行一次体格检查、血液生化检查、胸部 X 线片检查和 B 超检查(包括肝、肾、腹膜后等);pT_2 期肿瘤患者 6 个月进行一次上述检查而 pT_3 期肿瘤患者每 3 个月进行一次。此外,对于 pT_3 期肿瘤患者应该每半年进行一次盆腔 CT 检查。需要特别指出的是,上尿路影像学检查对于排除输尿管狭窄和上尿路肿瘤的存在是有价值的,上尿路肿瘤虽然并不常见,但是一旦发现往往需要手术治疗。

根治性膀胱切除术后尿流改道患者的随访主要涉及手术相关并发症(如反流和狭窄)、替代物相关代谢问题(如维生素 B_{12} 缺乏所致贫血和外周神经病变)、尿液贮存相关代谢问题(水电解质紊乱)、泌尿道感染以及继发性肿瘤问题(如上尿路和肠道肿瘤)等方面。

(曾 进 陈 忠 庄乾元)

参 考 文 献

[1] HO PL,WILLIAMS SB,KAMAT AM.Immune therapies in non-muscle invasive bladder cancer [J]. Curr Treat Options Oncol,2015,16(2):5.

[2] PATEL SG,COHEN A,WEINER AB,et al. Intravesical therapy for bladder cancer [J]. Expert Opin Pharmacother,2015,16(6):889-901.

[3] NICKERSON ML,DANCIK GM,IM KM,et al.Concurrent alterations in TERT KD6A and the BRCA pathway in bladder cancer [J].Clin Cancer Res,2014,20(18):4935-4948.

[4] NEBELING K,KALB R,FLORL AR,et al.Disruption of the FA/BRCA pathway in bladder cance [J]. CYTOGENET GENOME RES,2007,118(2-4):166-176.

[5] DOBRUCH J,BORWKA A,HERR HW Clinical value of transurethral second resection of bladder tumor: systematic review [J]. Urology,2014,84(4):881-885.

[6] VAN LINGEN AV,ARENDS TJ,WITJES JA. Expert review:an update in current and developing intravesical therapies for non-muscle-invasive bladder cancer [J]. Expert Rev Anticancer Ther,2013,13(11): 1257-1268.

[7] VAN LINGEN AV,WITJES JA. Current intravesical therapy for non-muscle invasive bladder cancer [J]. Expert Opin Biol Ther,2013,13(10):1371-1385.

[8] LEOPARDO D,CECERE SC,DI NAPOLI M,et al. Intravesical chemo-immunotherapy in non muscle invasive bladder cancer [J]. Eur Rev Med Pharmacol Sci,2013,17(16):2145-2158.

[9] 管维,周四维.非肌层浸润性膀胱癌的诊治现状及进展[J].现代泌尿生殖肿瘤杂志,2014,6(3): 129-133.

第四节　异常发育膀胱肿瘤

一、膀胱憩室肿瘤

膀胱憩室内肿瘤临床较少见,分别占膀胱肿瘤和膀胱憩室的 7% 和 17.7%~18.2%。发病年龄多在 45 岁以上,男性多见,可能是 45 岁以上男性下尿路梗阻较常见之故。

本病确切病因尚不清楚。多认为首先是先天性膀胱壁肌纤维排列反常,局限性薄弱,加之下尿路梗阻,膀胱内压上升,膀胱壁自分离的逼尿肌束之间突出形成膀胱憩室;其次是由于憩室口周围膀胱壁肌束较肥厚,膀胱壁收缩时使憩室口狭窄导致尿液引流不畅,因而憩室内长期潴留尿液,发生感染和结石,慢性感染和结石又使膀胱黏膜发生鳞状或腺性化生,继而发生癌变形成膀胱憩室癌。

本病病理与一般膀胱癌不同,在一般膀胱癌中上皮肿瘤占 95% 以上,且多为尿路上皮癌,腺癌和鳞状上皮细胞癌所占比例甚低,但在憩室癌中腺癌和鳞状上皮细胞癌所占比例较高。

本病临床表现与一般膀胱癌大致相同。最常见症状是无痛性肉眼全程血尿,由于憩室形成与下尿路梗阻关系密切,故血尿常伴有排尿困难。个别患者由于憩室内尿液引流不畅,常并发感染或结石,可伴有脓尿。若憩室较大,可出现二次排尿。

尿脱落细胞学检查有助于肿瘤筛选,对诊断为膀胱憩室的患者,一旦尿中找到癌细胞要进一步检查。一般首选膀胱镜检查,可直接观察憩室的位置、形态、肿瘤大小及有无合并症等。若肿瘤较大,突出憩室外,则诊断可成立;若肿瘤较小,隐藏于憩室内,而憩室口又较大时,可直接进入憩室内观察。应尽可能取活检,以确定肿瘤性质,对单纯性憩室合并结石者,术中应对可疑黏膜进行活检,再视病检结果决定手术方案。B 超及 CT 可判断憩室内肿瘤浸润深度及范围,判断局部淋巴结有无转移,对 TNM 分期有重要意义(图 15-4-1)。静脉尿路造影仅能显示肾脏功能及憩室大小,对诊断憩室癌意义不大。膀胱造影对诊断有一定的价值。

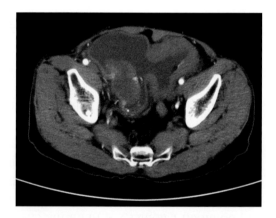

图 15-4-1　膀胱憩室内肿瘤
病理报告:浸润性尿路上皮癌肉瘤,变异型。

治疗取决于肿瘤位置及浸润深度,可行膀胱部分切除术或全切除术,同时解除下尿路梗阻。若有局部淋巴结转移,宜加行盆腔淋巴结清扫术。TUR 易造成膀胱憩室穿孔,一般不提倡。由于膀胱憩室壁薄,肌层发育不良或缺损,憩室癌恶变程度比较高,故肿瘤极易早期发生浸润、远处转移,其预后多不良。术后辅以放疗或化疗,可望提高 5 年生存率。

二、脐尿管肿瘤

脐尿管肿瘤罕见,多为恶性,1931 年由 Begg 首次报道。文献报道,其分别占膀胱肿瘤和脐尿管肿瘤的 0.34% 和 24%。本病可能与脐尿管上皮增生及其内覆尿路上皮腺性化生有关，占膀胱腺癌的 20%~39%。主要的临床症状为耻骨上的肿块伴有血尿，好发于 50~60 岁之间，多见于女性，也可以发生于年轻的群体。脐尿管腺癌只发生在膀胱顶部前壁，膀胱黏膜无腺性膀胱炎和囊性膀胱炎及肠上皮化生，肿瘤集中于膀胱壁，即肌间或更深层，而非黏膜层，可见脐尿管残留。脐尿管腺癌可浸润到膀胱壁深层、脐、Retzius 间隙及前腹壁。

脐尿管起源的恶性肿瘤，病理上具有以下特点：①肿瘤位于正常膀胱尿路上皮黏膜下，与周围相邻膀胱黏膜间有明显的分界；②肿瘤多位于肌层内，也可穿过肌层、黏膜层，向膀胱腔内突出，易与原发性膀胱癌混淆，此时患者尿液中可出现黏液；③肿瘤可侵犯膀胱前间隙，并扩散至前腹壁；④肿瘤位于残存脐尿管内，若近脐端未闭，在脐处或/和尿液中则可出现血性或黏液样物；若两端闭锁，中间一处或几处未闭，则可形成囊性黏液性肿瘤，在脐部出现可触及肿块；⑤多数脐尿管肿瘤在腹部平片上，脐区可出现点状钙化。

目前，脐尿管癌分期尚未统一标准，应用于临床的脐尿管癌分期系统主要是 Scheldon 分期和 Mayo 分期（表 15-4-1，表 15-4-2）。此两种系统均能良好地反映患者的肿瘤特异生存率。

表 15-4-1　脐尿管癌临床分期（Scheldon 分期）

肿瘤分期	定义
I	肿瘤局限于脐尿管黏膜
II	肿瘤局限于脐尿管内
III$_A$	肿瘤局部侵犯膀胱
III$_B$	肿瘤局部侵犯腹壁
III$_C$	肿瘤局部侵犯腹膜
III$_D$	肿瘤局部侵犯除膀胱以外的其他器官
IV	淋巴结转移
V	远处转移

表 15-4-2　脐尿管癌临床分期（Mayo 分期）

肿瘤分期	定义
I	肿瘤局限于脐尿管和/或膀胱
II	肿瘤侵犯脐尿管和/或膀胱肌层以外
III	区域淋巴结转移
IV	非区域淋巴结转移或远处转移

术前明确诊断较为困难。为提高术前确诊率及准确地指导其后的治疗，膀胱镜检的同时应行多点活组织检查。B 超和 CT 可以了解肿瘤的大小、膀胱壁和膀胱外浸润的范围，对准确判断肿瘤特别是脐尿管腺癌的临床分期具有重要的意义。CT 以及在 MRI 的矢状位成像上，肿瘤的范围清晰可见（图 15-4-2，图 15-4-3）。

脐尿管型腺癌临床诊断标准：①必须起源并定位于膀胱顶部前壁；②肿瘤必须集中于膀

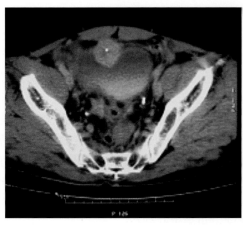
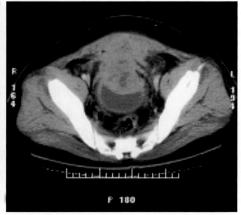

图 15-4-2　CT 显示脐尿管肿瘤
病理报告：脐尿管癌。

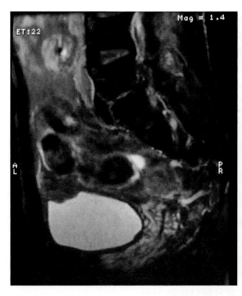
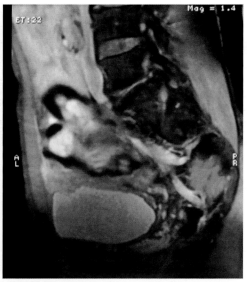

图 15-4-3　MRI 显示脐尿管肿瘤
病理报告：脐尿管癌。

胱壁，即肌间或深部而非黏膜层，肿瘤与正常黏膜上皮有明显的分界；③在膀胱其他部位没有腺囊性膀胱炎及肠上皮化生；④可见到脐尿管残余；⑤除外其他部位的原发病灶。

　　脐尿管腺癌的治疗主要为手术治疗，包括扩大性膀胱部分切除术和根治性膀胱切除术。放疗和化疗的效果不佳。近年来脐尿管腺癌采用扩大性膀胱部分切除术受到重视，手术应尽可能地整块切除膀胱顶、脐尿管和脐，切除范围包括部分腹直肌、腹直肌后鞘、腹膜及弓状线。术后复发和转移是治疗失败的主要原因，一般在术后 2 年内发生。常见的转移部位是骨、肺、肝和盆腔淋巴结。脐尿管腺癌诊断时往往分期较高，有较高的远处转移风险。脐尿管腺癌的预后比非脐尿管腺癌差。美国 M.D.Anderson 肿瘤中心的经验：切缘阴性与否和淋巴结情况是影响预后的重要因素，总体 5 年生存率为 40%，平均生存 46 个月。

术后应密切随访。

（陈 忠）

参 考 文 献

[1] 黄红星,余刚.膀胱憩室肿瘤的诊治体会[J].临床和实验医学杂志,2007,6(2):90-91.

[2] HU B,SATUNASIVAM R,SCHUCKMAN A,et al. Urothelial carcinoma in bladder diverticula:outcomes after radical cystectomy [J]. World J Urol,2015,33(10):1397-1402.

[3] DI PAOLO PL,VARGAS HA,KARLO CA,et al. Intradiverticular bladder cancer:CT imaging features and their association with clinical outcomes [J]. Clin Imaging,2015,39(1):94-98.

[4] WALKER NF,GAN C,OLSBURGH J,et al. Diagnosis and management of intradiverticular bladder tumours [J]. Nat Rev Urol,2014,11(7):383-390.

[5] 杨福江,赵耀瑞,王勇,等.脐尿管癌的临床特点及疗效观察[J].现代泌尿生殖肿瘤杂志,2014,6(5):268-272.

[6] 邵光军,蔡林,李学松,等.脐尿管癌:单中心30年经验总结[J].北京大学学报(医学版),2013,45(5):774-778.

[7] COTHREN C,FERUCCI P,HARKEN AH,et al. Urachal carcinoma:key points for the general surgeon [J]. Am Surg,2002,68(2):201-203.

第五节 膀胱小细胞癌

膀胱小细胞癌(small cell carcinoma of the bladder),是泌尿系统肿瘤中比较罕见的神经内分泌高度恶性肿瘤,发病率占所有膀胱恶性肿瘤的0.35%~0.7%。其临床和流行病学特征与膀胱尿路上皮癌有极大的相似性,而生物学行为却呈高度恶性,进展快、转移早、预后差。

发病年龄47~82岁,平均65岁。男性发病率明显高于女性,男女比例约为3.3~5.1:1。

(一) 组织学起源、基因改变

膀胱小细胞癌组织学起源有三种假说:①来自神经内分泌细胞恶变:在正常或化生的膀胱黏膜内见到神经内分泌细胞的存在;②起源于尿路上皮细胞的化生;③起源于膀胱内全能干细胞。目前一致认为,膀胱小细胞癌起源于膀胱壁黏膜下层的全能干细胞。

分子遗传学研究证实,膀胱小细胞癌和尿路上皮细胞癌起源于相同的组织细胞。Cheng等运用杂合性丢失(LOH)和X染色体失活对20例(男16例,女4例)膀胱小细胞癌合并尿路上皮癌患者肿瘤细胞群进行分析,检测了5个多态微卫星标志物,分别是D3S3050(位于3p25-26)、IFNA和D9S171(位于9p21)、D9S177(位于9p32-33)、TP53(位于17p13)。研究发现,所有病例中两种肿瘤几乎具有相同的等位基因丢失模式,其总的等位基因丢失频率为90%。其中有3例在某单一基因位点,两种肿瘤均表现出了不同的等位基因丢失模式,但LOH模式在其他位点是相同的。用同样的方法进一步对4例女性患者中两种肿瘤细胞内X染色体分别进行研究,发现两种肿瘤细胞呈现出相同的非随机X染色体失活模式。Soriano等报道,*p53*和*c-erbB2*基因表达分别占80%和50%。此外,有少数病例存在*CD44v6*基因杂合性缺失。

(二) 病理

肿瘤可发生于膀胱任何部位,多发生于膀胱两侧壁(57.1%),其次为顶部、后壁;直径常 <3cm。根据细胞形态膀胱小细胞癌可分为:①小细胞型(燕麦细胞型);②中间细胞型;③大细胞型和复合癌型(混有其他癌成分);④神经内分泌癌(类癌):是膀胱小细胞癌的特殊类型,肿瘤能产生内分泌激素引起高钙血症和低磷血症等,肿瘤细胞质含有神经内分泌颗粒,免疫组织化学染色可见神经元特异性烯醇化酶(neuron specific enolase,NSE)和嗜铬粒蛋白 A (chromogranin A,CgA)表达。病理检查肿瘤多为混合细胞型。

大体观察,常呈大的实性息肉样肿块,少数为无蒂的乳头状突起和溃疡形成(图 15-5-1)。

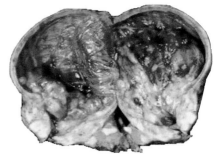

图 15-5-1　膀胱小细胞癌大体标本

显微镜下见肿瘤细胞小,常呈不规则巢状或弥漫片状排列,亦可见索状排列,偶有癌细胞围绕小血管排列成假菊形团结构。癌细胞呈短梭形或淋巴细胞样,界限不清,细胞间质稀少;核为圆形、椭圆形或梭形,核分裂多见,可见核重叠;染色质粗大,分布均匀,核仁不明显。镜下常见小细胞癌与尿路上皮细胞癌、腺癌或鳞癌等共存。相邻的肿瘤细胞缺乏巢状或腺状结构是其特征性表现。电镜下细胞排列紧密、胞浆稀少、细胞表面有细微突起,主要特征为胞浆内有为数不多的神经内分泌颗粒,直径约 80~300nm。目前,免疫组织化学用于临床的标记物有神经特异烯醇化酶(NSE)、嗜铬粒蛋白A(CgA)、突触素(Syn)等。在大多数膀胱小细胞癌病例中,至少有两个神经标记物阳性,最常见的是 NSE,出现在约 90% 的病例中,其次是 CgA、Syn 出现在约半数病例中。Iczkowski 等报道 CgA 对膀胱小细胞癌的特异性高达 97%,CgA、NSE 和 Syn 的特异性分别是 65%、93% 和 76%。

(三) TNM 分期

目前,膀胱小细胞癌普遍采用国际抗癌联盟(UICC)2009 年第 7 版膀胱癌 TNM 分期(见第十五章第三节膀胱上皮性肿瘤)。区域淋巴结为真正的盆腔淋巴结,包括髂总动脉周围淋巴结。单、双侧不影响 N 分期。

组织学分级采用 WHO2009 年第 7 版组织病理学分级:G_X 分化程度无法估计,G_1 高分化,G_2 中分化,$G_{3~4}$ 低分化/未分化。

诊断时大多数病例为肿瘤进展期(T_3~T_4/N^+/M^+),>95% 病例肿瘤侵犯肌层(≥T_2)。一组 88 例报道,诊断时 T_a/T_1 期 4.5%(n=4),T_2 期 40.1%(n=36),T_3~T_{4a}(stage Ⅲ)28.3%(n=25),T_{4b}~M^+(stage Ⅳ)26.1%(n=23)。

(四) 临床特点

无痛性肉眼血尿占绝大多数,78.2%~88% 的患者以血尿为首发症状;排尿困难占 12%;可有尿频、尿急、尿痛等膀胱刺激症状。膀胱小细胞癌虽属神经内分泌肿瘤,但出现副肿瘤综合征(paraneoplastic syndrome)的却很少。

膀胱小细胞癌患者就诊时几乎全部已是中晚期肿瘤,66% 的病例已发生淋巴结或远处转移。Siefker 和 Radtke 等报道 88 例患者中Ⅲ期及以上者占 96%。Choong 等报道的病例中,Ⅱ期 12 例(27.3%),Ⅲ期 13 例(29.6%),Ⅳ期 19 例(43.2%),其中盆内外淋巴结转移者占

28.6%。常见的转移部位是淋巴结（28.6%~53%）、肝（23.8%~47%）和骨（23.8%~33%），其次是脑（7.9%~16%）、肺（9.5%~13%）、皮肤和肾上腺（图 15-5-2）。

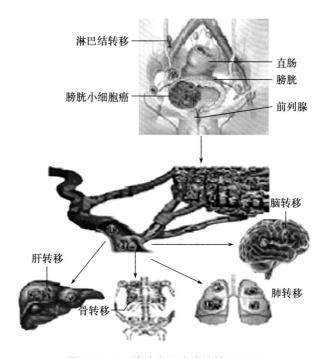

图 15-5-2　膀胱小细胞癌的转移途径

膀胱小细胞癌合并其他器官肿瘤是临床又一特点，临床上仅有 12%~32% 的病例为单纯小细胞癌。常见的并发肿瘤为尿路上皮癌（70%~75%），胰腺癌（8%~10%），鳞状细胞癌（约10%）。此外，还有肉瘤样上皮癌及 3 种类型的肿瘤发生于同一病例的报道。

（五）诊断和鉴别诊断

B 超、CT 和 MRI 能够发现膀胱占位性病变，可以了解肿瘤的大小、膀胱壁、膀胱外浸润的范围以及有否远处转移灶，有助于准确判断肿瘤的临床分期（图 15-5-3）。

膀胱小细胞癌术前明确诊断较为困难，确诊主要依靠膀胱镜活检和术后病理组织学检查，包括光镜、电镜以及免疫组织化学检查。

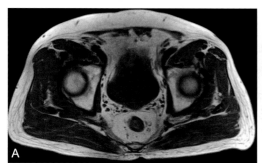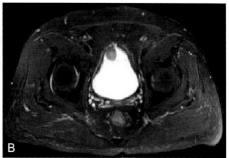

图 15-5-3　膀胱小细胞癌 MRI 图

A. T1；B. T2。

临床上需与膀胱小细胞癌鉴别的疾病有：前列腺小细胞癌、膀胱恶性淋巴瘤、恶性黑色素瘤、横纹肌肉瘤以及来源于肺小细胞癌的前列腺转移瘤等。

(六) 治疗和预后

1. 手术治疗　首选手术治疗，包括 TURBt、膀胱部分切除术和根治性膀胱切除术等。膀胱小细胞癌系高度恶性肿瘤，其标准治疗方式是根治性膀胱切除术，约占 60%~70%。术后辅助以放射治疗，化疗疗效不肯定。单纯 TURBt 治疗效果不佳，仅适用于小的浅表性肿瘤以及不能耐受开放性手术者。

2. 生物细胞免疫治疗　生物细胞免疫治疗是一种新兴的、具有显著疗效的肿瘤治疗模式，是一种自身免疫抗癌的新型治疗方法（图 15-5-4）。生物细胞免疫治疗从患者自身的免疫力着手，采用患者自身的体细胞抽取后进行培养，当免疫细胞大量增殖后，再回输入患者的体内。由于采用的是患者自身的免疫细胞，从而可以改善患者的免疫能力，并且没有任何排斥反应和毒副作用。此外，还会激活患者自身的免疫力，增强免疫系统的防御功能，进而杀灭癌细胞。然而，单纯生物免疫治疗难以对肿瘤细胞造成完全杀灭。通常仅作为手术、放射治疗或化疗的补充和辅助。

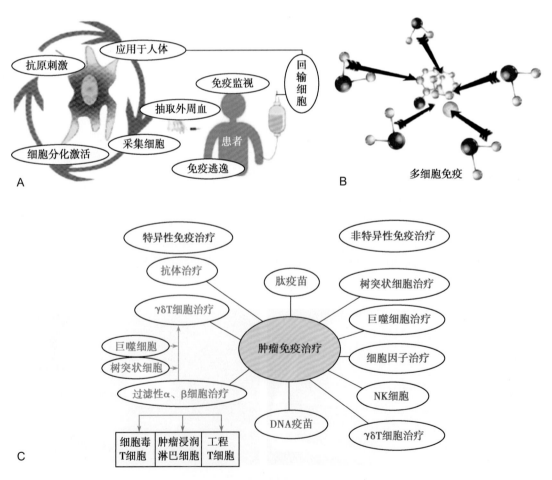

图 15-5-4　生物细胞免疫治疗示意图

（1）细胞分类（图15-5-5）：①DC细胞，即树突状细胞；②CIK细胞，即多种细胞因子诱导的杀伤细胞；③NK细胞，即自然杀伤细胞，它是人体防御体系的第一道屏障（图15-5-6）；④γδT细胞，介于特异性免疫与非特异性免疫之间的一种特殊类型的免疫细胞；⑤CD3AK，是抗CD3单克隆抗体和IL-2共同激活的杀伤细胞。目前，通常应用DC+CIK细胞免疫疗法。随着生物技术的进步，多细胞治疗主要通过DC细胞、CIK细胞、NK细胞、γδT细胞和CD3AK这5种细胞联合生物治疗肿瘤，效果非常明显。

（2）CIK细胞抗肿瘤作用机制主要通过以下四种途径（图15-5-7）：①CIK细胞能以不同的机制识别肿瘤细胞，通过直接的细胞质颗粒穿透封闭的肿瘤细胞膜，实现对肿瘤细胞

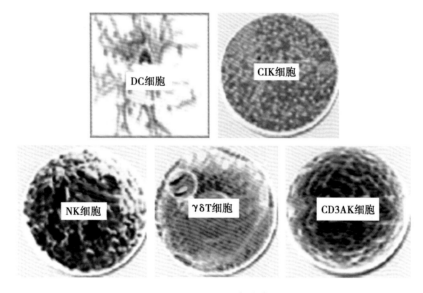

图15-5-5　细胞分类

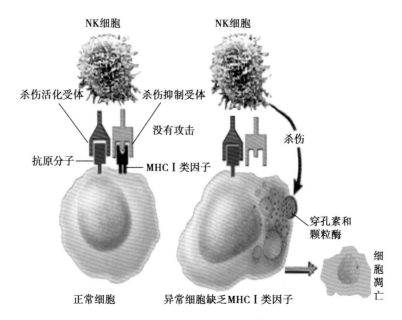

图15-5-6　NK细胞作用模式

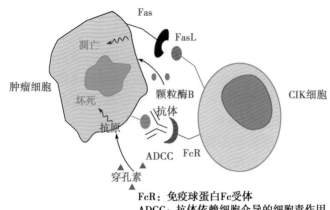

FcR：免疫球蛋白Fc受体
ADCC：抗体依赖细胞介导的细胞毒作用

图 15-5-7 CIK 细胞抗肿瘤作用机制示意图

的裂解；②通过诱导肿瘤细胞凋亡杀伤肿瘤细胞；③CIK 细胞分泌 IL-2、IL-6、IFN-γ 等多种抗肿瘤的细胞因子；④NK 细胞是抗体依赖细胞介导的细胞毒性作用（antibody-dependent cell-mediated cytotoxicity，ADCC）特异性抗肿瘤最主要的效应细胞，被证明是单克隆抗体临床治疗肿瘤的重要机制和手段，IgG 型抗体首先通过抗原结合部位与靶细胞（肿瘤细胞）结合，再由效应细胞上的 FcγR 识别其 Fc 段，介导 ADCC；⑤当 NK 细胞靠近靶细胞时，即发生脱颗粒，在与靶细胞相接处释放出穿孔素与颗粒酶 B。穿孔素在靶细胞膜上形成孔道并使之裂解。在细胞胞浆内，颗粒酶 B 能通过三种不同的途径诱导靶细胞凋亡，即首先激起 caspases 的连锁反应，引起靶细胞 DNA 降解活动，然后裂解；⑥CIK 细胞回输后可激活机体免疫系统，提高机体的免疫功能。

值得注意的是，生物免疫疗法可能会出现以下一些不良反应：①体外人为增殖的免疫细胞，如果实验室环节操控不好，会增加感染和细胞变异的风险；②体外培养的免疫细胞，在回输人体之后，容易遭到自身免疫细胞的排斥；③回输后的免疫细胞同样也有一个生命周期，过一段时间后，自身也会凋亡，需要每隔几天回输一次，治疗成本较高。此外，培养出来的免疫细胞未能达到精准杀伤癌细胞的阶段。

3. 膀胱小细胞癌靶向药物治疗 近年来，由于对恶性肿瘤的细胞生物学及遗传学的更深入了解，越来越多的抗肿瘤作用靶点被发现并研制了相关靶向药物。针对表皮生长因子（EGFR）、血管内皮生长因子（VEGF）等靶向药物已经进入临床，治疗非小细胞肺癌疗效显著，引起了国内外肿瘤界的普遍关注。

目前，临床上多种靶向药物应用于膀胱小细胞癌，如 bevacizumab（贝伐单抗）、sunitinib（舒尼替尼）、sorafenib（索拉非尼）、pazopanib（帕唑帕尼）、imatinib（伊马替尼）、cetuximab（西妥昔单抗）、erlotinib（埃罗替尼）、Gefitinib（吉非替尼）、lapatinib（拉帕替尼）、everolimus（依维莫司）、bortezomib（硼替佐米）等，可单独应用或联合应用，药物作用机制与 PI3K/AKT/mTOR 信号通路有关（图 15-5-8）。

膀胱小细胞癌多为晚期肿瘤，病情严重，预后差。但随着对疾病认识的逐步加深，预后亦随之逐渐改善。Cheng 等报道 64 例膀胱小细胞癌，1 年、18 个月、3 年、5 年生存率分别是 56%、41%、23%、16%。Soriano 等报道，肿瘤浸润肌层（pT_2，pT_{3a}）患者的 5 年生存率为 79%，P53 阴性者 5 年生存率分别为 79% 和 64%，P53 阳性者 5 年生存率分别为 30% 和 22%。多

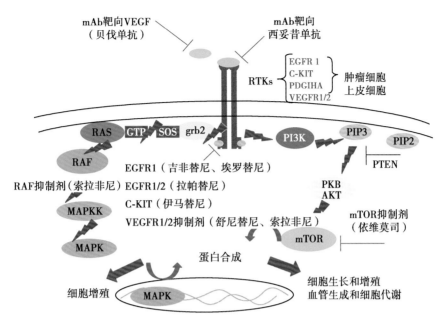

图 15-5-8 膀胱小细胞癌靶向药物作用信号通路

数研究认为,以手术为主的综合治疗可提高患者生存率,早期发现和及时治疗是提高生存率和延长生存时间的关键。

术后应定期检查,长期随访。

(曾 进 陈 忠)

参 考 文 献

［1］董圣芳,刘颖,杨建勋,等.膀胱小细胞癌1例报告并文献复习［J］.现代泌尿生殖肿瘤杂志,2013,5(5):283-287.

［2］CUESTA ALCALA JA,RIPA SALDIAS L,ALDAVE VILLANUEVA J,et al. Neurosecretory small cell carcinoma of the bladder［J］. Arch Esp Urol,2002,55(4):452-456.

［3］PASQUIER D,BARNEY B,SUNDAR S,et al. Small cell carcinoma of the urinary bladder:A retrospective,multicenter rare cancer network study of 107 patients［J］. Int J Radiat Oncol Biol Phys,2015,92(4):904-910.

［4］CALADO BN,MARON PE,VEDOVATO BC,et al. Small cell carcinoma of the bladder［J］. Einstein(Sao Paulo),2015,13(1):114-116.

［5］陆孝禹,肖立.膀胱小细胞神经内分泌复合癌1例报道及文献复习［J］.临床与实验病理学杂志,2004,15(2):124-126.

［6］王滨帅,刘晓强,王一,等.膀胱小细胞癌5例报告并文献复习［J］.中华泌尿外科杂志,2015,36(4):276-279.

［7］乔林邦,刘淑媛,郭明.生物免疫细胞治疗晚期恶性肿瘤临床应用价值［J］.肿瘤基础与临床,2013,26(5):443-444.

［8］CLARK PE,SPIESS PE,AGARWAL N,et al. NCCN guidelinesinsights bladder cancer,version 2.2016 featured updates to the NCCN guidelines［J］. J Natl Compr Canc Netw,2016,14(10):1213-1224.

第六节　膀胱恶性非上皮性肿瘤

膀胱非上皮性肿瘤罕见,分恶性、良性两大类,仅占膀胱肿瘤的 1%~5%,起源于膀胱间叶组织,主要来源于肌肉、血管、淋巴管、神经、胚胎的平滑肌组织。

一、膀胱平滑肌肉瘤

1. **病因、病理**　发生于输尿管、膀胱、尿道的平滑肌肉瘤文献上都有报道,其中以膀胱平滑肌肉瘤(leiomyosarcoma of bladder)报道最多,约占膀胱恶性肿瘤 0.5%,膀胱平滑肌肉瘤的发生与 Epstein-Barr 病毒感染有关,在 HIV 病毒感染和接受器官移植的患者中发病率较高。肿瘤好发于成年人,男女发病无明显差异。

膀胱平滑肌肉瘤可发生在膀胱内任何部位,但以膀胱顶部和侧壁及输尿管开口周围常见,也有发生在膀胱憩室内的报道。

肿瘤位于膀胱壁可突向腔内或壁外。瘤体大小不一,大者可达 10 余厘米。肿瘤切面呈鱼肉状,灰白或灰红、质韧,常见局灶性的出血或坏死。组织学表现为肿瘤细胞呈束状编织排列,有异型或核分裂象,偶见正常平滑肌过渡现象。

2. **临床表现**　多为肉眼血尿,排尿困难呈进行性加重,随膀胱容量的减少出现尿频。体检腹部可扪及表面不光滑、质硬、无压痛、界限不清、活动度差的实质性肿物。

3. **诊断**

可出现肉眼血尿或镜下血尿。B 超显示肿物外形不规则,内部呈不均匀偏低回声,可见液性暗区。CT 显示膀胱区实质性肿物,增强扫描显示明显强化(图 15-6-1)。膀胱镜检查为黏膜下结节性或溃疡性肿块,应常规进行活检。确定诊断主要依靠膀胱镜检查加活检以及切除后肿瘤标本病理组织学检查。

鉴别诊断上应与膀胱平滑肌瘤、肉瘤样癌、横纹肌肉瘤和膀胱炎性假瘤相鉴别。

4. **治疗和预后**　膀胱平滑肌肉瘤较小时可行膀胱部分切除术,范围以超越瘤体周围正常黏膜 4~5cm 为宜。肉瘤较大或呈浸润性生长时应施行根治性膀胱切除术。放射治疗和/或化疗均不敏感。

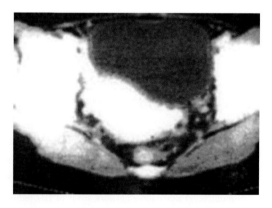

图 15-6-1　膀胱平滑肌肉瘤,膀胱右后壁肿块,密度不均

膀胱平滑肌肉瘤恶性程度高,预后与肿瘤细胞学分级密切相关。一般,肿瘤 <5cm、低分级、无转移,肿瘤切除完整,预后相对较好。高分期、高分级预后不佳,多在发病 3 年内死亡。文献报道,早期根治性膀胱切除术是首选方式,术后 5 年生存率可达 65%,尚有膀胱平滑肌肉瘤自发消退的报道。

二、膀胱横纹肌肉瘤

膀胱横纹肌肉瘤(rhabdomyosarcoma of bladder)在膀胱非上皮性恶性肿瘤中发病率最高,

约 35%。病因尚不清楚,可能与某些遗传因素有关。该病可发生于任何年龄,男女比例约为 2∶1,以儿童多见,70% 发生在 5 岁以内。

发病原因不清楚,可能与遗传因素、染色体异常、基因融合等因素有关。

肉眼观肿瘤呈半透明的葡萄状或息肉样,故有葡萄簇肉瘤之称。瘤体切面呈鱼肉状,可有坏死。肿瘤起源于未分化的间叶组织,能分化成黏液瘤样、纤维瘤样组织及不同成熟程度的横纹肌组织。表面常被覆尿路上皮,上皮下有数层与表面平行排列的未分化间叶组织,这是本病病理诊断的重要标志。

根据临床病理特点可分为三个亚型:①胚胎型:最常见于泌尿生殖道。肿瘤表面有正常黏膜上皮覆盖,上皮下有数层小圆形或短梭形与表面平行排列分化不良的横纹肌母细胞形成的密集带构成"形成层",核分裂易见;多发于 8 岁前儿童(平均年龄为 6 岁);②腺泡型:肿瘤细胞呈不规则的腺泡状排列,间隔以不等量的纤维结缔组织,腺泡腔内多数细胞为分化不良的小圆细胞,有时也可见呈花环状排列的多核巨细胞;多见于青春期儿童(平均年龄为 12 岁);③多形型:90% 以上发生在成人,由各种异型的横纹肌母细胞组成。

膀胱横纹肌肉瘤生长迅速,恶性程度高。可发生血行转移,淋巴结转移早且广泛(20%~40%),局部可有明显浸润性(图 15-6-2)。

1. 临床表现　血尿和排尿困难为主要表现,常伴尿痛、尿频,短期内可进展为尿潴留。体检于耻骨上可扪及包块,晚期出现贫血、肾积水。女性横纹肌肉瘤可自尿道口脱出。

2. 诊断和鉴别诊断

(1) 诊断:本病根据其发病特点、临床表现,再结合膀胱镜、CT、B 超等检查,一般诊断并不困难。临床上不易与其他膀胱肉瘤区别,确定诊断主要依靠膀胱镜活检或切除标本病理组织学检查。

1) 尿常规:可见到肉眼血尿或镜下血尿。

2) 膀胱镜检查:肿瘤最常见的部位是膀胱三角区和后尿道,呈水肿、质软的息肉块状物,常多灶性,呈葡萄状半透明突入膀胱腔,肿瘤可充满整个膀胱腔(图 15-6-3)。膀胱镜检可同时取活检并行病理组织学检查。

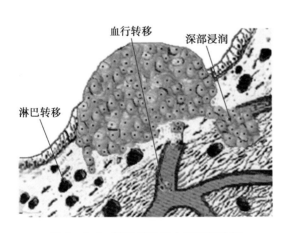

图 15-6-2　膀胱横纹肌肉瘤转移途径

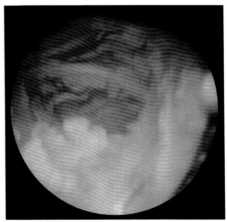

图 15-6-3　膀胱横纹肌肉瘤膀胱镜征象

3）影像学检查：B超、CT检查可明确膀胱占位性病变，并有利于肿瘤的临床分期。B超常显示膀胱内肿瘤为混合回声区；CT显示为混合密度簇状肿块，典型的为成串葡萄状。MRI可以帮助明确病变的存在、大小、部位以及与周围组织结构的关系，如肿瘤挤压，侵犯破坏邻近组织器官等，以协助诊断。

（2）鉴别诊断：

1）盆腔其他部位的横纹肌肉瘤：前列腺、精索、睾丸/子宫、阴道、盆腔肌肉等的横纹肌肉瘤均可以侵犯膀胱，根据原发病灶位于膀胱内可以确定膀胱横纹肌肉瘤的诊断。

2）膀胱平滑肌肉瘤：发生于非上皮组织的恶性肿瘤，青年患者多为平滑肌肉瘤，幼儿多为横纹肌肉瘤，两者鉴别主要根据病理组织学检查。

3. 治疗和预后　由于成人膀胱横纹肌肉瘤的发病率低，恶性程度高，对单纯的放、化疗不敏感，一直缺少有效的治疗方法，患者生存率很低。目前，以手术结合放疗和化疗为主的综合治疗成为该病的首选，综合治疗可使80%的患者获得局部控制。原则上，先化疗然后行手术治疗，彻底切除后再行放化疗，每年化疗3~4次。根据肿瘤的位置、大小及浸润范围可行局部肿瘤切除术，膀胱部分切除术或根治性膀胱切除术，术后配合放疗。由于局部肿瘤切除术治疗效果不好，应早期行包括前列腺在内的根治性膀胱切除术，其长期存活率可达40%。

化疗可作为术前、术后的辅助治疗，对于不能手术或姑息性手术者，化疗则成为主要的治疗手段。常用的药物有长春新碱、放线菌素D、多柔比星、环磷酰胺等，化疗可明显提高手术后的疗效。

放射治疗的作用不明确。有人主张大剂量放射治疗，但其并发症不可忽视，推荐剂量为40~60Gy，照射盆腔淋巴结所在区域。

膀胱横纹肌肉瘤恶性程度很高，预后极差。近年由于化疗和放射疗法的发展提高了患者的生存率，有肉眼肿瘤残余者辅以化疗和放射治疗长期存活率可达54%~75%。

术后应定期复查，长期随访。

三、膀胱恶性黑色素瘤

1. 发病情况　泌尿男性生殖系统恶性黑色素瘤较罕见，仅占所有黑色素瘤的1%以下。最常见的部位是尿道和阴茎，原发于膀胱者极为罕见，国内的报道均为个案报道。

发病年龄为46~81岁，平均年龄57岁，无性别差异。

膀胱恶性黑色素瘤的组织来源目前尚存争议，可能起源于异位的或胚胎残留的黑色素细胞、正常尿路上皮内的嗜银细胞或尿路上皮的化生。

近期文献报道，P53阳性表达与膀胱恶性黑色素瘤的转移密切相关。

2. 病理　膀胱恶性黑色素瘤的组织起源目前还不清楚，有人认为来源于神经嵴。该肿瘤多发生于膀胱三角区和颈部。肉眼观：上皮下囊性肿块，大小不一，切面囊实性，质地软，中央淡红，周围紫黑，为浸润性生长，广基无蒂，表面常有出血、坏死及溃疡；镜下观：大多数表现为经典的恶性黑色素瘤，细胞形态多样化，瘤细胞可呈梭形和多角形，异型性明显，内含黑色素颗粒，色素可多可少；电镜检查：肿瘤细胞排列松散，核异型性明显，核膜凹凸不平，胞质内见黑色素颗粒，部分肿瘤细胞内有较多的核糖体。免疫组织化学染色：S-100、HMB45和Melan-A高度特异性地表达于该肿瘤细胞中。

3. 临床表现和诊断　膀胱恶性黑色素瘤的临床症状缺乏特异性，最常见的症状为肉眼血尿,其次为尿频、排尿困难、尿潴留等。B 超、IVU 和 CT 检查可见肿瘤部位膀胱壁增厚、僵硬,周围浸润。常有淋巴结转移。

膀胱镜检查肿瘤多发生在膀胱三角区、颈部或前壁,浸润性生长,广基无蒂,表面常有出血、坏死和溃疡,但膀胱镜下不易与一般膀胱上皮性癌相鉴别,确定诊断主要依靠膀胱镜下活检或切除肿瘤标本病理检查。

诊断膀胱恶性黑色素瘤最重要的是判断原发或继发,1984 年 Stein 和 Kendall 提出了原发性膀胱恶性黑色素瘤的诊断标准:①无皮肤肿瘤病史;②用 Wood 灯详细检查全部体表皮肤,未发现退行性皮肤黑色素瘤;③未发现内脏原发性黑色素瘤病变;④具有膀胱原发性肿瘤扩散;⑤瘤结节附近的膀胱黏膜内必须有不典型黑色素细胞。当肿瘤细胞不含色素或表现为透明细胞时诊断较为困难,需要与以下疾病进行鉴别:①膀胱尿路上皮细胞癌:免疫组织化学 CK7 和 CK18 均为阳性,而 S-100、HMB45 均为阴性;②膀胱转移性恶性黑色素:主要通过膀胱,及对全身皮肤及全身系统进行检查,往往可以发现原发病灶,而且病灶多位于膀胱壁的肌层;③膀胱原发性透明细胞腺癌:当肿瘤细胞分化较好,呈管状、灶性乳头状排列时较易与原发性恶性黑色瘤鉴别;而肿瘤细胞呈实性片状时,需要进行免疫组织化学染色进一步鉴别诊断。其免疫组织化学 CK、CK7 和 EMA 均为阳性。而 S-100、HMB45 均为阴性;电镜细胞胞质内可见较为发达的粗面内质网及线粒体,而无黑色素小体;④平滑肌肉瘤:当肿瘤细胞为梭形时,需与梭形细胞黑色素瘤鉴别。通过免疫组织化学染色,actin、SMA、desmin 和 HMB45 可以鉴别。

4. 治疗和预后　治疗原则与浸润性膀胱癌相似,诊断明确后,应尽早施行手术治疗。若肿瘤局限在膀胱、无远处转移,治疗一般主张行根治性膀胱切除术。由于膀胱恶性黑色素肿瘤根治性术后复发率较高,术后须辅助以化疗、放射治疗以及免疫治疗。

膀胱恶性黑色素瘤恶性程度极高,病情进展迅速,预后极差,据文献报道,大多数患者于发病 3 年内死于全身转移。

术后应定期复查,长期随访。

四、膀胱癌肉瘤

膀胱癌肉瘤(carcinosarcoma of the urinary bladder)十分罕见。发病率约占膀胱恶性肿瘤的 0.5% 以下,以 60 岁以上男性多见。

病因尚不十分清楚。临床发现,某些膀胱癌肉瘤患者在肿瘤发生之前曾接受过放射治疗、化疗或者存在细胞异常增殖的情况。膀胱癌肉瘤的危险因素包括膀胱憩室、泌尿系统慢性炎症、膀胱结石、吸烟、男性、种族等。

目前,关于膀胱癌肉瘤的组织发生主要有下列五种学说:①胚胎残余:肿瘤起源于器官内残余的胚胎组织;②肿瘤碰撞:起源于两个不同胚层的原发癌和肉瘤相邻,在其生长、浸润进展过程中相遇后形成癌肉瘤;③间质诱导:癌的成分刺激或诱导其周围间质发生反应性增长并出现异型性;④多克隆:肿瘤起源于不同的干细胞,同时发生形成复合型肿瘤;⑤单克隆:肿瘤起源于具有多向分化潜能的全能干细胞,在肿瘤形成过程中形成含有不同胚层的多种组织成分。近年来,随着分子生物学技术的发展,大多数学者倾向于单克隆学说。

膀胱癌肉瘤的诊断主要依靠组织病理组织学检查,通常分为三种组织类型:①肿瘤为尿路上皮组织来源,形态上存在上皮与间叶的两种分化形式;②肿瘤同时含有尿路上皮组织来源的恶性成分和间叶组织来源的恶性成分;③肿瘤主要由一种尿路上皮来源的恶性成分组成,但同时伴有恶性转化的间叶成分。后两种被称为"真性癌肉瘤"(true carcinosarcom)。间叶成分通常是软骨肉瘤、骨肉瘤或平滑肌肉瘤,上皮成分可以是尿路上皮细胞癌、鳞状细胞癌、腺癌或未分化癌。

免疫组织化学检查对诊断膀胱癌肉瘤有重要价值。癌成分表达 Keratin 或 EMA,而肉瘤成分表达 vimentin 或肌分化标记物(肌动蛋白、肌纤蛋白)、骨分化标记(骨连接蛋白)等。一般认为,当同一切片中两种或几种恶性成分分别表达上皮与间叶组织标记物时,即可诊断为膀胱癌肉瘤。

常见的症状是盆腔肿块、无痛性血尿,或伴有尿频、尿急、尿痛、排尿困难等。亦可表现为腹部肿块、腰骶部疼痛、急性尿潴留等局部浸润转移症状。晚期可出现恶病质。

肿瘤多发生在膀胱侧壁、三角区。膀胱镜下大多为息肉状、结节状或乳头状增生,基底广,与其他膀胱肿瘤很难鉴别。因此,应常规作活检病理组织学检查。

B超表现为质地不均的实质性肿块,中等强度回声,向膀胱腔内突出。根据基底层黏膜的高回声和肌层低回声的清晰程度,可判断膀胱壁浸润的范围和程度。

CT可见膀胱内实质性占位性病变,表面多有钙化。CT还有助于观察肿瘤周围脂肪层变化、淋巴结肿大、盆腔转移、骨盆转移等,增强扫描肿块强化不明显(CT值增加6.3HU)。

膀胱癌肉瘤 MRI 的 T1WI 和 T2WI 均为低信号,但 CT、MRI 不易鉴别膀胱癌与膀胱癌肉瘤。

膀胱癌肉瘤不易与膀胱尿路上皮癌鉴别,某些膀胱癌显微镜下可见明显的梭形细胞成分,故有时称为肉瘤样癌,亦系恶性度高,预后差之肿瘤,与上述真性癌肉瘤不同,应予以鉴别。此外,应注意与膀胱假性肉瘤相鉴别。

由于膀胱癌肉瘤高度恶性,早期即可发生肌层浸润和淋巴结转移。因此,首选根治性膀胱切除术。单纯放射治疗、化疗均不敏感。

膀胱癌肉瘤具有浸润性生长的生物学特性,恶性程度高,预后不良,多在发病3年内死亡。术后应密切随访。

五、膀胱恶性淋巴瘤

膀胱淋巴瘤(bladder lymphoma)分为原发性和继发性。原发性膀胱淋巴瘤极为罕见,发病率约占膀胱肿瘤0.2%。

1985年,Eve 和 Chafly 首次报道膀胱淋巴瘤,发病年龄12~85岁,平均58岁,男女比例为1:6。

膀胱淋巴瘤的发生与长期慢性炎症刺激有关,原发性膀胱淋巴瘤患者中40%有慢性膀胱炎病史,女性患者高达64%。

通常,临床上将膀胱淋巴瘤分为三种类型:①原发淋巴瘤仅限于膀胱;②全身淋巴瘤以膀胱淋巴瘤为首发表现;③既往有淋巴瘤病史而表现膀胱有肿瘤侵犯。

临床表现缺乏特异性,与膀胱肿瘤的症状相似。常见的临床症状为血尿,可有尿频、尿急、排尿困难等症状,甚至尿潴留、尿失禁或盆腔肿物等。

肿瘤可发生于膀胱壁的任何部位,但好发于三角区、底部和侧壁。膀胱镜下见膀胱黏膜完整,膀胱内可见肿块样改变或广泛散在颗粒状多发结节;有时表面可见浅表性溃疡。

B超表现为膀胱壁粗糙和膀胱占位性病变。CT表现为膀胱壁弥漫性增厚,向膀胱内或外突出,增强扫描强化明显。MRI表现为膀胱壁不规则增厚,见多发性结节状突起。

本病诊断主要依靠膀胱镜及活检,确定诊断有赖于病理组织学检查。

治疗以手术为主,包括膀胱部分切除术、根治性膀胱切除术或TURBt,术后辅助以化疗和/或放射治疗。膀胱淋巴瘤对放射治疗敏感,对于不能手术或复发患者,可行放射治疗和/或化疗。

肿瘤多为单发,进展较慢,预后稍好。治疗后1年生存率约68%,5年生存率为27%。应注意定期复查,长期随访。

六、膀胱血管肉瘤

原发性膀胱血管肉瘤(angiosarcoma of the bladder)又称血管内皮肉瘤(hemangioendotheliosarcoma)极其罕见,起源于膀胱血管壁,从血管内皮细胞发生而来。国外文献报道约30例,且几乎都是个案报道。

发病年龄39~89岁,病理组织学,毛细血管内皮细胞呈乳头状突起、增生、血管通道扩张;肿瘤细胞肥大、异型性明显,核大,染色较淡。

本病的临床表现主要为血尿。

膀胱镜、B超、CT和MRI有助于诊断(图15-6-4~图15-6-6)。

确定诊断有赖于膀胱镜取材活检以及术后病理、免疫组织学检查。肿瘤较大者,酌情

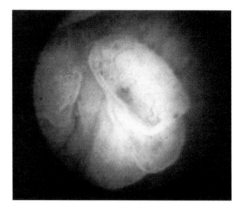

图 15-6-4 膀胱血管肉瘤膀胱镜征象

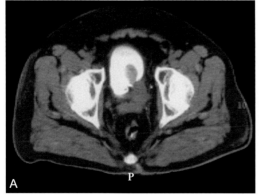
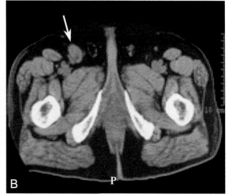

图 15-6-5 膀胱血管肉瘤
A. CT显示肿瘤约4.9cm,精囊侵犯;B. CT显示右侧腹股沟淋巴结转移。

考虑行 B 超引导下穿刺活检病理检查确诊。

膀胱血管肉瘤恶性程度高、侵袭性强，很容易发生血行转移。一旦诊断确立，应立即行根治性膀胱切除术，术后辅助以放射治疗和/或化疗。

预后极差，患者均在术后 3 年内死亡。

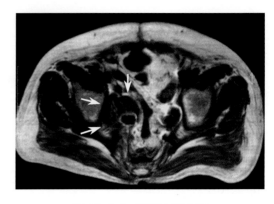

图 15-6-6　膀胱血管肉瘤
MRI 显示右侧闭孔处约 2.5cm × 4.5cm 和 4cm × 4cm（白色箭头）肿块。

七、膀胱类癌

膀胱类癌（carcinoid of the bladder）是罕见的神经内分泌恶性肿瘤，其恶性度高、侵袭性强，播散和转移较快。不典型类癌肿瘤细胞更具有侵袭性，较典型类癌更易出现远处转移。

本病起源和病因尚不清楚。

显微镜镜下细胞银染后胞质内出现嗜银性颗粒，细胞呈梭形，束状规则排列，核异型性少，很少有核分裂象。电镜下癌细胞形态较为一致，染色质均匀。细胞质内神经内分泌颗粒较多。免疫组织化学：嗜铬粒蛋白 A（+）、角质素（+）、NSE（+）。

临床上主要表现为无痛性血尿、尿痛或排尿困难等，面色潮红、心悸、腹泻等类癌综合征表现少见。

B 超和 CT 检查可提示膀胱内占位性病变，膀胱镜检查膀胱内可见息肉样新生物或菜花样新生物，尿脱落细胞检查癌细胞阳性或 FISH 检测阳性有助于诊断。

诊断主要依靠组织学检查，包括光镜、电镜及免疫组织化学检查。光镜下若出现一些类癌特征时应考虑做亲银和嗜银染色，膀胱典型类癌细胞质中有丰富的嗜银颗粒。若阴性应进一步作电镜检查，发现细胞质内致密颗粒是确诊类癌的可靠证据。通常，类癌的不典型增生和核分裂象均不明显，很难从细胞形态来判断其恶性程度。

首选手术治疗，手术切除原发病灶是最有效的治疗方法。术式包括经尿道肿瘤切除术、膀胱部分切除术、根治性膀胱切除术同时行盆腔淋巴结清扫术。手术范围取决于肿瘤的大小、部位、浸润深度和淋巴结转移情况。若有浸润表现，应行根治性膀胱切除术。对转移性膀胱类癌，如病灶局限，仍可手术切除。手术探查肿瘤时可促发类癌危象（突然出现严重而普遍的皮肤潮红，常持续数小时至数日；腹泻可明显加重并伴有腹痛；中枢神经系统症状常见，轻度头晕、眩晕至嗜睡和深度昏迷；常有心血管异常表现，如心动过速、心律紊乱、高血压或严重低血压。血 5-羟色胺（5-HT）和尿分泌型 5-羟吲哚乙酸（5-HIAA）明显增高、激发试验阳性，须注意手术操作时对肿瘤的挤压。

预后差。肿瘤分期、分级是决定预后的主要因素。

术后应定期复查，长期随访。

八、膀胱原始神经外胚叶瘤

（一）流行病学和分子生物学

原始神经外胚叶瘤（primitive neuroectodermal tumors）是一种小圆形细胞癌（small round cell sarcoma），2000 年 WHO 分类中将其归属于神经系统胚胎类肿瘤，组织学分级为Ⅳ级，生物学行为为高度恶性。在 WHO(2016 版)中枢神经系统肿瘤分类中,原始神经外胚叶瘤为一独立的类型。

原始神经外胚叶肿瘤是由原始神经上皮衍生的较原始的恶性肿瘤,根据发生部位不同原始神经外胚叶瘤分为两种类型:中枢型和外周型,将起源于外周神经系统的称为外周性原始神经外胚叶肿瘤(peripheral primitive neuroectodermal tumors)。肿瘤多发生于躯干,四肢和中轴软组织包括胸壁、脊柱旁和腹膜后腔等,少数患者发生于肾上腺、肾脏、输尿管、膀胱、脾、胰腺、肺、纵隔、前列腺、睾丸、精索、卵巢、阴道、子宫、消化道及大脑等。膀胱原始神经外胚叶瘤(primitive neuroectodermal tumors of the urinary bladder)非常罕见,约占所有膀胱肿瘤的 0.5%,文献上仅见个案报道。

发病年龄 15~81 岁,平均 47 岁。男性平均年龄 59 岁,女性平均年龄 37.4 岁。Okada Y 等报道,多见于 60 岁以上老年人。

膀胱原始神经外胚叶瘤的形态学呈低分化、免疫组织化学和分子遗传性特点与肾上腺和肾脏的原始神经外胚叶肿瘤相似,与 Ewing's 肉瘤和 Askin 瘤属于同一家族的相关肿瘤,均具有共同的特异性 *EWSR1* 基因特征,即 t(11;22)(q24q12)、t(21;22)(q22;q12)、t(7;22)(p22;q12)或 t(17;22)(q12;q12)易位和 *EWS/FLI-1* 基因融合(图 15-6-7)、*EWS/ERG*、*EWS/ETV1*、*EWSEIAF* 基因融合。分子遗传学研究还发现,膀胱原始神经外胚叶瘤存在

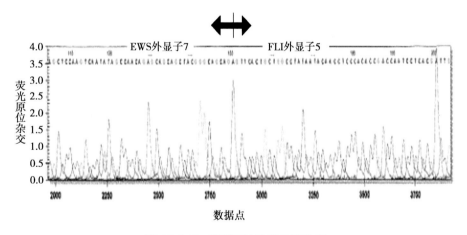

图 15-6-7 膀胱原始神经外胚叶瘤

EWS/FLI-1 基因融合转录因子外显子 7、外显子 5 嵌合在一起,在 22 号染色体上形成 *EWS/FLI-1* 融合基因。

其他一些染色体畸变,包括 3p、6、8q、12、17q 和 21q 获得。此外,尚存在 *MIC2* 基因突变,*EWS/FLI-1* 和 *MIC2* 基因产物 CD99 是特异性的基因标记物(图 15-6-7)。

（二）病理组织学

一般,肿瘤较大,呈圆形或类圆形,实性、大小不一。33% 肿瘤位于黏膜和黏膜下层,66.7% 肿瘤已浸润膀胱外。镜下见肿瘤由大小一致的小圆形细胞组成,核浓染,核分裂象多见;可见血管浸润、融合性或细丝网状坏死,常见 Homer-Wright 菊形团。

免疫组织化学显示 CD-99(*MIC2* 基因的产物)、NSE、Vimentin 和 S-100 阳性有助于诊断,其中 CD99 是最为可靠的指标(图 15-6-8)。

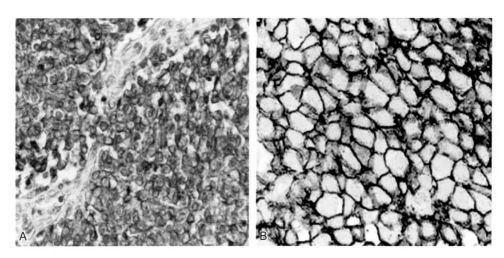

图 15-6-8　膀胱原始神经外胚叶瘤 *MIC2* 基因产物 CD99 强阳性

A. × 200；B. × 400。

膀胱"圆形细胞"瘤包括几种与众不同病理特征的肿瘤，如膀胱小细胞癌、膀胱淋巴瘤、膀胱横纹肌样瘤、膀胱神经母细胞瘤、膀胱滑膜肉瘤和膀胱骨外原始神经外胚叶肿瘤/尤文肉瘤（PNET/ES），病理诊断时应注意鉴别。膀胱原始神经外胚叶瘤 80% 的病例可检测到 *EWS/FLI-1* 基因的表达（图 15-6-9）。

（三）临床表现和诊断

最常见的症状是肉眼血尿（55.5%）、镜下血尿（22%）、下尿路梗阻症状（33%）、双肾积水（22%）。就诊时 55.5% 的患者已经发生远处转移，局限于膀胱者 44.5%。

局部转移部位为膀胱周围组织、直肠、前列腺、精囊和输尿管，远处转移部位为肺、盆腔淋巴结、主动脉旁淋巴结、下腔静脉癌栓形成。

24 小时尿脱落细胞学检查和 FISH 检查可有阳性发现。

膀胱镜检查膀胱内可见实质性圆形肿块（图 15-6-10）。

B 超、CT 和 MRI 等影像学检查对诊断有助于诊断（图 15-6-11，图 15-6-12）。

影像学检查无特异性，诊断有疑问时，酌情行 B 超或 CT 引导下的细针穿刺组织学检查。

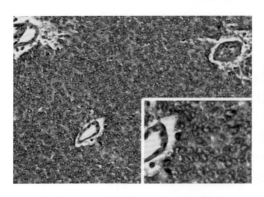

图 15-6-9　膀胱原始神经外胚叶瘤

小圆形细胞、大小一致，HE × 100 和 HE × 400。

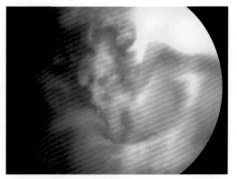

图 15-6-10　膀胱原始神经外胚叶瘤

膀胱镜显示膀胱壁右下方实质性肿块。

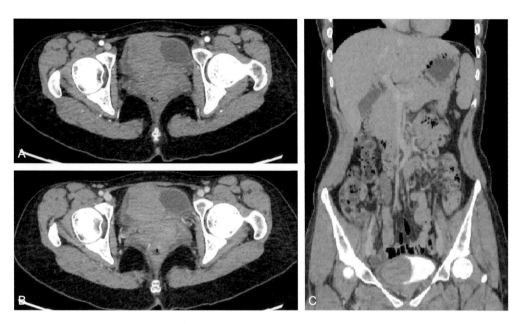

图 15-6-11 膀胱原始神经外胚叶瘤 CT 图

A. 动脉期；B. 静脉期；C. 延迟期。

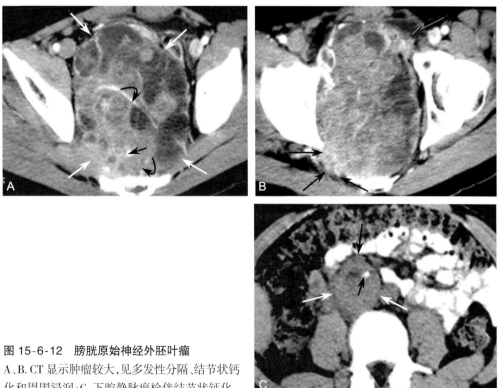

图 15-6-12 膀胱原始神经外胚叶瘤

A、B. CT 显示肿瘤较大，见多发性分隔、结节状钙化和周围浸润；C. 下腔静脉癌栓伴结节状钙化。

膀胱原始神经外胚叶瘤细胞分化程度差,多呈原始未分化状态,常规 HE 切片病理诊断有一定的困难,最终确诊需依靠免疫组织化学和基因检测。

（四）治疗和预后

目前,膀胱原始神经外胚叶瘤尚无标准的治疗指南。首选手术治疗,TUR、膀胱部分切除术、根治性膀胱切除术＋区域淋巴结清扫术。不能手术的患者可施行化疗、免疫治疗或分子靶向治疗。

膀胱原始神经外胚叶瘤预后较差,生存时间 2~36 个月。远处转移者生存时间 <2 个月。术后应长期密切随访。

（曾 进 胡志全 陈 忠）

参 考 文 献

[1] TAVORA F,KRYVENKO ON,EPSTEIN JI. Mesenchymal tumours of the bladder and prostate [J]. Pathology,2013,45(2):104-115.

[2] PRIYADARSHI V,GOGOI D,BERA MK,et al. Rhabdomyosarcoma of urinary bladder [J]. APSP J Case Rep,2014,5(2):24.

[3] VENYO AK. Lymphoma of the urinary bladder [J]. Advances in Urology,2014:327-917.

[4] SIMPSON WG,LOPEZ A,BABBAR P,et al. Primary bladder lymphoma,diffuse large B-cell type:Case report and literature review of 26 cases [J]. Urol Annals,2015,7(2):268-272.

[5] ZOZUMI M,NAKAI M,MATSUDA I,et al. Primary carcinoid tumor of the urinary bladder with prominent subnuclear eosinophilic granules [J]. Pathol Res Pract,2012,208(2):109-112.

[6] KAPLAN AL,MARGOLIS DJ,SAID J,et al. Primary carcinoid tumor of urinary bladder discoveredon pelvic magnetic resonance imaging [J]. Urol,2012,80(5):e53-57.

[7] BAYDAR DE,TASAR C. Carcinoid tumor in the urinary bladder:unreported features [J]. Am JSurg Pathol,2011,35(11):1754-1757.

[8] TRUONG H,SUNDI D,SOPKO N,et al, A case report of primary recurrent malignant melanoma of the urinary bladder [J]. Urology Case Reports,2013,1(1):2-4.

[9] LOUIS DN,PERRY A,REIGENBERGER G,et al. The 2016 World Health organization classification of tumors of the central nervous system:a summary [J]. Acta Neuropathol,2016,131(6):803-820.

第七节　膀胱良性非上皮性肿瘤

一、膀胱平滑肌瘤

1. 发病情况及病因　平滑肌瘤好发于子宫、胃肠道、皮肤及皮下软组织,发生于尿路的平滑肌瘤少见。1974 年 Farman 总结 7784 例平滑肌瘤,95% 发生在女性生殖系统,仅 5 例发生在膀胱。膀胱平滑肌瘤(leiomyoma of bladder)是膀胱良性非上皮性肿瘤中最常见的一种,约占 30%~50%。发病年龄为 1~75 岁,高发年龄为 50~70 岁,大多数年龄在 30~40 岁。常好发于女性,男女之比为 1∶1.5~2。

膀胱平滑肌瘤发生于间叶组织,约占膀胱肿瘤的 0.04%~0.50%。肿瘤在膀胱内各个部位均可发生,但以膀胱三角区及两侧壁多见。多为单发、广基,呈膨胀性生长。通常,肿瘤的大小差异很大,最小为 1g,最大达 3 200g,多数在 50g 以内。

膀胱平滑肌瘤的发病原因目前尚不清楚,可能与认为与炎症刺激或胚胎因素有关。由于膀胱平滑肌瘤好发于女性,发病年龄与子宫肌瘤相仿,其膀胱平滑肌瘤合并子宫肌瘤发生率达 10%,提示膀胱平滑肌瘤的发生似与内分泌因素有关。

膀胱平滑肌瘤是否发生恶性变的问题至今尚有争议,一般认为不会发生恶性变,但由于膀胱间叶肿瘤具有复杂的多源性,文献有恶性变的报道。

2. **病理** 根据肿瘤部位与膀胱壁的关系,膀胱平滑肌瘤在病理学上分为三型:①膀胱黏膜下型,占 63%;②膀胱浆膜下型,占 30%;③膀胱壁间型,占 7%。

肉眼观察肿瘤呈灰白色,圆形或卵圆形,包膜完整,质地坚韧有弹性,似鱼肉样。组织学上表现为肿瘤组织由成束的纵横交错的平滑肌纤维组成,呈编织状或漩涡状排列,有时在平滑肌纤维间可见不等量的纤维组织。肿瘤细胞分化成熟,呈梭形,胞浆丰富,边界清楚;无异型性,核细长,无核分裂象。

免疫组织化学:平滑肌肌动蛋白(SMA)(+)和 Desmin(+)。

3. **临床表现** 膀胱平滑肌瘤的临床表现与肿瘤类型和发生部位有关。黏膜下型肿瘤主要表现为肉眼血尿或镜下血尿,如果肿瘤较大或位于尿道内口附近时,可表现为尿频、排尿困难甚至可因肿瘤阻塞尿道或从尿道脱出而发生急性尿潴留。壁间型肿瘤早期无症状出现,肿瘤较大突入膀胱腔内时亦可引起尿频或排尿困难;肿瘤表面坏死或膀胱内合并感染时,可出现血尿或膀胱刺激症状。浆膜下型肿瘤则以盆腔肿块为主要临床表现。1994 年 Goluboff 等总结病例及文献后发现,临床症状主要表现为:尿路梗阻症状(49%)、尿路刺激症状(38%)、血尿(11%)、19% 没有任何症状。

4. **诊断** 诊断可以通过 B 超、IVU、CT、MRI、膀胱镜的检查 + 活检、结合临床体征确定。

(1) 尿常规:伴有血尿时可有红细胞。

(2) IVU:黏膜下型和壁间型常表现为膀胱内明显的充盈缺损,浆膜下型则不明显。可同时了解肾功能及上尿路情况。

(3) B 超:可判定肿瘤的大小、部位和范围,可经腹或直肠进行。通常表现为低回声肿块,边缘光整;肿瘤表面膀胱黏膜为强回声,肿块位于膀胱壁内(图 15-7-1)。

(4) CT:表现为膀胱壁的实质性肿瘤(图 15-7-2),CT 值在 30HU 左右,肿瘤较大时可见肿瘤中心有坏死区。肿块边界均清晰、完整、光滑,膀胱壁无浸润表现。增强扫描时,由于膀胱平滑肌瘤的血运丰富,肿块常有较明显的强化,部分病例增强扫描强化不明显。

(5) MRI:可通过横断面、冠状面和矢状面扫描确定肿瘤的大小、部位和范围,也可了解邻近脏器的情况。MRI 可显示突入膀胱的肿块和膀胱壁的局限性增厚,在 T1WI 上呈等或略高信号,T2WI 上呈低于尿液略高信号。

(6) 膀胱镜检查:典型的膀胱平滑肌瘤镜下表现为实性肿块,表面被覆正常黏膜、基底部宽。膀胱黏膜下型平滑肌瘤有时可形成似

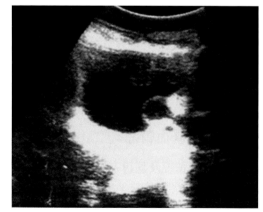

图 15-7-1 膀胱平滑肌瘤 B 超征象

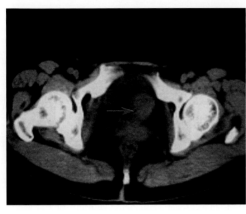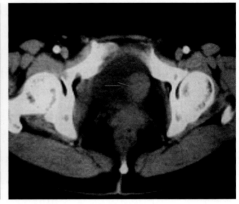

图 15-7-2　膀胱平滑肌瘤 CT 征象,密度均匀,增强后均匀强化

带蒂的膀胱肿瘤,或肿瘤表面坏死形成溃疡时,此时易于膀胱癌相混淆。因此,对肿瘤表面黏膜有异常改变的,应常规进行活检做病理检查。

5. 鉴别诊断

(1) 膀胱平滑肌肉瘤:男性多于女性,临床表现为肉眼血尿和排尿困难,以膀胱顶壁和侧壁多见,瘤体可达十余厘米,CT、B 超均显示不规则肿块,密度不均,膀胱镜检可明确诊断。活检或术中冷冻切片结合免疫组织化学对确定肿瘤性质至关重要。

(2) 膀胱癌:膀胱平滑肌瘤表面坏死或膀胱内合并感染时,需与膀胱癌鉴别。镜下发现被覆正常黏膜的膀胱壁内肿块应考虑到膀胱平滑肌瘤的可能。然而,仅靠膀胱镜难以确诊,活检或尿细胞学检查以及 FISH 检查有助于鉴别。

(3) 膀胱内翻性乳头状瘤:为良性尿路上皮细胞肿瘤,位于膀胱三角区,膀胱颈呈结节状突起或乳头状,有细蒂或无蒂,直径多 <3cm,表面亦覆盖无结节的正常黏膜,病理检查缺乏核分裂象。

(4) 膀胱嗜铬细胞瘤:临床少见,膀胱镜下也表现为正常黏膜下圆形或椭圆形肿瘤,大小不等;常伴有高血压,典型临床表现为排尿时出现阵发性高血压,排尿后数分钟症状缓解,半数以上可有间歇性肉眼血尿。内分泌检查有助于鉴别。

6. 治疗和预后　首选手术治疗。膀胱平滑肌瘤为良性肿瘤,治疗应以尽量保留膀胱为原则。肿瘤的大小和部位是选择手术方式的决定性因素。相对较小的肿瘤或带蒂的肿瘤可行 TURBt 治疗,肿瘤较大、壁间型或浆膜下型肿瘤可选择腹腔镜下肿瘤切除术、开放性肿瘤剜除或膀胱部分切除术。

预后良好,治疗后局部复发极为罕见。但术后也应密切随访、定期复查,以便及时发现有无肿瘤复发、恶变或并发其他泌尿系统恶性肿瘤。

二、膀胱血管瘤

1. 发病情况及病因　膀胱血管瘤(hemangioma of the bladder)是一种少见的膀胱良性肿瘤,发生率仅次于膀胱平滑肌瘤,约占膀胱良性非上皮性肿瘤的 26%~35%。一般认为膀胱血管瘤属先天性血管畸形。来源于不能发育成正常血管的单能性血管母细胞的胚胎性残余。大多数位于黏膜下,亦可侵及肌层,甚至膀胱壁外。自 1895 年 Arbuthout Lome 报道首例以来,迄今为止国内外报道尚未超过 200 例。膀胱血管瘤常见的病理类型为海绵状血管瘤、毛细血管瘤及静脉血管瘤，纤维血管瘤罕见。

膀胱血管瘤生长缓慢，可发生于任何年龄，好发于小儿及青年人，约 62% 发生于 15 岁以下，最小可见于婴幼儿。无性别差异。发病部位以膀胱前壁、颈部多见，亦可分布于膀胱各处。大多为单发，约 66%；多发性约 34%。血管瘤大小不一，有时体积很大，侵犯膀胱肌层，甚至累及膀胱周围组织。

2. **诊断**　间歇性无痛性肉眼血尿反复发作是膀胱血管瘤的唯一症状，约占 90% 以上；部分患者在血管瘤突然破裂时，表现为突发性膀胱大出血，甚至休克。个别病例以尿路梗阻为首发症状。血尿程度与瘤体大小无关。血管瘤侵及输尿管时还可以出现同侧肾绞痛。膀胱血管瘤约有 21% 并发皮肤或外生殖器血管瘤，故遇有血尿并伴有其他部位血管瘤时应考虑膀胱血管瘤的可能。

（1）膀胱镜检查：膀胱血管瘤诊断主要依据膀胱镜检查，大多数可通过膀胱镜发现。镜下观察，肿瘤边界清楚、无蒂、呈青紫色或暗红色，周围黏膜正常（图 15-7-3）。一般，拟诊为膀胱血管瘤时不宜作活检，以免引起膀胱大出血。

（2）影像学检查：较小的膀胱血管瘤，影像学检查诊断较为困难，因其很少向膀胱腔内突出，故 B 超、CT 常不易发现病变。血管瘤体较大时，B 超、CT 和 MRI 检查可了解血管瘤及其侵及膀胱壁的深度和范围。彩色多

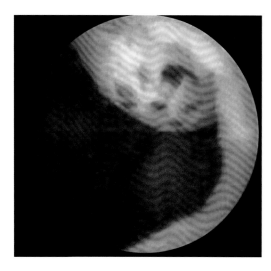

图 15-7-3　膀胱血管瘤膀胱镜征象，病理报告为膀胱海绵状血管瘤

普勒 B 超（CDFI）既能了解组织器官的解剖结构，又能够通过图像反映血液流速的频谱变化。膀胱血管瘤的 CDFI 图像为黏膜下形状不规则或圆形囊状或筛状低回声团块，与周围组织境界清晰或不清晰，或有局灶性回声增强区（毛细血管瘤或静脉瘤钙化）。血液流速显示静脉频谱速度为蓝色血流束。通常，遇有非突向膀胱腔内的、局限于黏膜及黏膜下的膀胱各种回声团块，应常规做 CDFI，以提高膀胱血管瘤的正确诊断率。

膀胱血管瘤的确诊主要依靠病理学检查。

3. **治疗**

（1）膀胱部分切除术：该手术是治疗膀胱血管瘤的最有效的方法，因其病灶可在直视下彻底地切除，且不易引起出血和复发。手术范围以超越瘤体周围正常黏膜为宜。此术式适用于瘤体较大且侵及肌层的膀胱血管瘤。

（2）瘤体局部切除术：该术式适用于未侵入肌层而瘤体较大或距离输尿管开口较近的血管瘤。血管瘤若侵及输尿管口，应行输尿管膀胱再植术，以防血管瘤残留复发。

（3）经尿道膀胱血管瘤电切术或气化术：适用于瘤体较小、复发、多发以及未侵及膀胱肌层、瘤体较硬不易出血者。该术式损伤小、恢复快，可反复施行。鉴于电切气化术的改进，即使瘤体侵及膀胱肌层出血亦较少。但须注意切割气化的深度和范围。

（4）Nd-YAG 激光：适用于各种类型的膀胱血管瘤，效果良好。无出血和复发。

（5）超选择性髂内动脉分支栓塞：适用于瘤体较大、侵及膀胱肌层甚至达浆膜外，估计手术难以切除彻底者，或者血管瘤破裂大出血者。此方法为膀胱血管瘤的治疗增加了一条新的途径，但应严格选择适应证。

（6）局部硬化剂注射：适用于瘤体 <1cm、未侵及膀胱肌层的血管瘤。在膀胱镜直视下向瘤体内注入硬化剂，应严格选择适应证、掌握硬化剂的剂量以及硬化剂不可外漏。目前，临床应用较少。

三、膀胱嗜铬细胞瘤/膀胱副神经节瘤

1. 发病情况及病因　嗜铬细胞瘤特指肾上腺嗜铬细胞瘤（pheochromocytoma，PHEO），而将传统概念的肾上腺外或异位嗜铬细胞瘤统称为副神经节瘤（paragangliomas，PGL），并按解剖部位加以命名。

膀胱嗜铬细胞瘤（pheochromocytoma of the bladder）即膀胱副神经节瘤，为膀胱非上皮性肿瘤，较少见。肿瘤可发生于膀胱壁的任何部位，起源于膀胱壁的副交感神经节。

1953 年，Zimmerman 首次报道膀胱副神经节瘤。发病率约占所有膀胱肿瘤的 0.06%~0.38%，约占嗜铬细胞瘤/副神经节瘤的 0.38%~1.56%，副神经节瘤的 1%。发病年龄可见于各年龄，高发年龄多为 20~40 岁。女性发病率高于男性，男：女之比为 1：3。

80% 以上膀胱副神经节瘤有内分泌功能，在膀胱逼尿肌收缩时，肿瘤受到挤压出现分泌作用，释放多量的儿茶酚胺类物质。

膀胱副神经节瘤起源于膀胱壁内的副神经节细胞。肿瘤可发生于膀胱壁的各个层次、任何部位，以膀胱前部、后壁及顶部多见。

发病病因与其他肿瘤一样尚不清楚，可能与遗传有关。10%~20% 有家族史，基因改变主要是 VHL、SDHB、SDHC、SDHD 基因位点的突变。此种突变也是散发性副神经节瘤的标记基因片段，可能与肿瘤发生的部位有相关性。通常，SDHB 基因位点突变者，肿瘤体积较大，与散发性副神经节瘤相比恶性倾向的可能性更大，且容易向周围组织和器官侵犯。

2. 病理　膀胱副神经节瘤多局限于膀胱壁或仅向壁外生长，90% 以上累及肌层，37% 可浸润膀胱全层或侵犯盆壁。肉眼见瘤体大多数直径 <4cm，个别病例最大可达 15cm。肿瘤呈结节状或息肉状，质地偏硬，与正常膀胱组织有明显界限，但邻近膀胱肌层大都被破坏，肿瘤表面黏膜可有溃疡。肿瘤切面呈均质状，外观呈褐色或黄褐色。

显微镜下可见较一致的多边形或圆形上皮样肿瘤细胞，排列成条索、小巢团及片状结构，形成特征性的 zellballen 结构，无包膜，在膀胱壁中浸润性生长；肿瘤间质富含薄壁血管，大部分血管呈血窦状、无显著扩张；大部分细胞较一致，散在少数胞体形状不规则、核大深染的瘤细胞；部分胞浆略呈嗜碱性，核分裂罕见，瘤巢周边见散在梭形细胞。电镜观察，细胞质中可见有致密核心的神经内分泌颗粒，细胞之间有细胞连接。免疫组织化学显示肿瘤细胞 CgA、Syn 阳性，增殖指数 Ki-67（+）1%~10% 不等，瘤巢周边梭形细胞 S-100 阳性。

膀胱副神经节瘤大部分为良性，10% 左右有恶性倾向且恶性程度很高，但病理上对良、恶性无法区别。免疫组织化学 S-100 染色和电镜观察发现支持细胞的存在提示肿瘤为良性；如果肿瘤浸润包膜、侵入血管、淋巴管及区域淋巴结转移，则应视为恶性。

3. 临床表现　膀胱副神经节瘤多具代谢活性，临床表现为高血压、血尿。高血压可为

持续性或发作性。其特点是膀胱胀满时出现阵发性高血压,脉搏加快、面色苍白、头痛、出汗等;典型表现为排尿过程中头痛、头晕、血压升高,可发生晕厥;排尿后,症状逐渐缓解。血尿多为无痛性、间歇性肉眼血尿,发生率约60%。肿瘤位于膀胱颈部时,可引起排尿困难;某些病例因肿瘤压迫输尿管膀胱入口处,可导致上尿路梗阻,引起患侧输尿管扩张或肾积水。无内分泌功能或静止期(sillent)的膀胱副神经节瘤可无任何症状,多为偶然发现。

4. **诊断** 检查方法包括定性(功能)和定位诊断。影像学检查和膀胱镜检查是定位诊断的主要方法,结合临床表现及实验室检查可以初步判定是否具有内分泌功能。

(1) 实验室检查:临床上主要通过测定血浆或尿中儿茶酚胺及其代谢产物进行定性诊断,包括血浆儿茶酚胺测定、尿儿茶酚胺测定、24小时尿中香草基扁桃酸(VMA)测定、血浆游离甲氧基肾上腺素测定等。但静止期阳性率低;酚妥拉明抑制试验阳性为重要的诊断依据。

(2) 影像学检查:B超可确定肿瘤大小、性状及与邻近组织器官的关系。

CT是膀胱副神经节瘤定位诊断中最具实用价值的影像学手段(图15-7-4)。CT平扫多表现为肿瘤实体部分为中等密度软组织,中央有不规则的低密度区,其内可见高密度出血灶及斑点状钙化。增强扫描肿瘤实体部分增强明显,而中央坏死区无增强。

MRI表现为在T1WI上呈低信号,常不均匀(图15-7-5)。在T2WI上呈高信号,其中央区常因坏死、囊变而呈更高信号。增强后,瘤体强化显著,肿瘤中央区无明显强化。但少数病例强化不明显,此与脂肪含量较高有关。

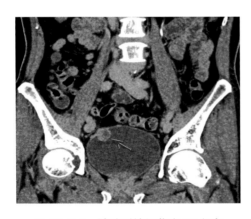

图 15-7-4 膀胱副神经节瘤 CT 征象

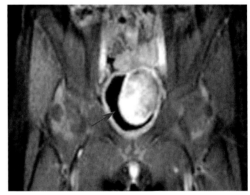

图 15-7-5 MRI T1 显示膀胱肿块

(3) 膀胱镜检查:膀胱镜检查约80%可见局部膀胱黏膜向内突出或外压性改变,呈基底广的半球状肿物,表面黏膜光整、充血;由于肿瘤位于膀胱壁内,故仅作黏膜活检阳性率低且易出血。膀胱副神经节瘤的诊断较为容易,除典型症状外,膀胱镜检查是定位诊断的依据。作膀胱镜检查时,血压有可能上升,预先应有预防措施。临床怀疑膀胱副神经节瘤的病例不宜进行活检,以免诱发反应,出现意外。

(4) 碘-131-间碘苄胍(^{131}I-MIBG)显像:具有很高的灵敏度和特异性,可以特异性定位。^{131}I-MIBG诊断膀胱副神经节瘤敏感性高于B超和CT。

5. **治疗和预后** 膀胱副神经节瘤的治疗以手术为主。可选择经尿道激光肿瘤剜除术、腹腔镜或开放性膀胱部分切除术。值得注意的是,单纯肿瘤切除术容易局部复发。若肿瘤范围广泛或浸润邻近组织、器官时,应行全膀胱切除术,酌情同时行盆腔淋巴结清扫术。由于术中可能会出现血压的剧烈波动,术前应常规按嗜铬细胞瘤进行准备,以免发生嗜铬细胞瘤危象。应用肾上腺素能受体阻滞药如酚苄明,扩充血容量,改善心功能,以预防术后可能出现的低血压和低血糖。对无法切除或广泛转移的恶性膀胱副神经节瘤,除予酚苄明或甲基对位酪胺缓解高血压外,可进行 ^{131}I-MIBG 内照射治疗。本病对化疗和放射治疗均不敏感。

膀胱副神经节瘤一般生长缓慢,成熟型神经节细胞瘤,预后良好。因其为潜在恶性肿瘤,术后应长期随访。随访内容包括监测血压、24h 尿 VMA、B 超声、膀胱镜检查。

四、其他膀胱良性非上皮性肿瘤

(一) 膀胱畸胎瘤

膀胱畸胎瘤(teratoid tumor of bladder)临床罕见,迄今膀胱畸胎瘤的个案报道仅见数例,且多为婴幼儿。其发病机制及来源尚不清楚。因病例数少,认为其发病机制及两者相互关系尚不能确定。

畸胎瘤可发生在全身各器官,来源于有多向分化潜能的生殖细胞肿瘤,分为成熟型及未成熟型,其中成熟型占 97% 以上。畸胎瘤多发生于成年女性,发生部位多为骶尾部、卵巢、纵隔等部位,发生于膀胱内畸胎瘤比较罕见。膀胱畸胎瘤属于膀胱非上皮性肿瘤,仅占膀胱肿瘤的 2%。大多为成熟型,膀胱实性不成熟型畸胎瘤临床罕见,与卵巢等器官不成熟畸胎瘤比较,无明显的神经管和脑组织,无软骨和骨成分,无囊性改变等。

临床上一般表现为膀胱刺激症状,尿线中断及血尿,可有排石史,极易误诊为膀胱结石。症状较典型者可表现为从尿路排出毛发或所排结石内含有毛发成分,X 线片上可见膀胱区密度不均的致密阴影。膀胱镜检查可以确定诊断。

综合以下几点有助于诊断:①有特征性排毛发史(要除外自尿道塞入者)或所排结石内有毛发者;②X 线片上往往可见致密影,因瘤体组织密度不一,且往往以软组织居多,所以,阴影密度常较低且不一致,有时其间可见到透光区,还常合并一个或多个致密结石影,两者有时不易区别,需借助于膀胱镜加以确诊。影像学检查有助于诊断,但最终需病理确诊。膀胱畸胎瘤应与膀胱结石相鉴别,前者在肿块内呈现牙齿样高密度钙化影,或无固定致密钙化影(部分为骨组织、牙齿所致);后者常表现为卵圆形,边缘清楚,密度均匀或呈分层现象的致密影,一般鉴别不难,确诊需病理组织活检。

治疗以手术为主,主要行膀胱部分切除术。其预后与肿瘤分化成熟程度有关。

(二) 膀胱神经纤维瘤

发生于膀胱的神经纤维瘤(neurofibroma)极为罕见,可发生于任何年龄,男性多于女性(约 3∶1),老年女性患者罕见。当神经纤维瘤患者出现泌尿系症状时,应高度怀疑膀胱神经纤维瘤(图 15-7-6)。

膀胱神经纤维瘤是一种非常少见的良性非上皮性肿瘤,肿瘤起源于膀胱壁的神经节纤维组织,有蒂可垂入膀胱颈口。肉眼观察肿瘤可单发或多发,肿瘤表面覆盖正常黏膜,多呈息肉样,瘤体多较小,至今发现最大者直径为 7cm。肿瘤界限清晰、呈白色,质地较硬,可表现为膀胱壁上孤立肿块,或者膀胱壁内弥漫性生长,此时相当于神经纤维瘤病的丛状型。显微镜下分为硬性和软性瘤,前者以纤维组织为主;后者细胞较丰富,可发生黏液变性。膀胱神经纤维瘤恶变为神经纤维肉瘤者罕见,恶变可能与年龄的增加或良性膀胱神经纤维瘤的切除有关。

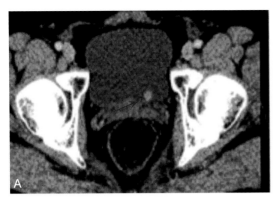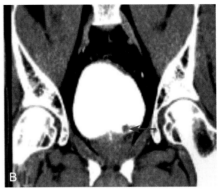

图 15-7-6 膀胱神经纤维瘤 CT 征象

膀胱神经纤维瘤是一种非常少见的良性非上皮性肿瘤。主要症状为下尿路症状（血尿、排尿困难、膀胱刺激症状），侧腹部痛，夜间遗尿或者尿失禁等。

该病术前不易诊断，主要靠病理学诊断确诊。纤维瘤病理诊断不难，典型的组织结构如波纹状的纤维细胞旋涡状、栅栏状排列，间质黏液变性，免疫组织化学：Vimentin（+）和 S-100（+）即可确诊。

该病目前无公认的治疗方案。鉴于膀胱部分切除肿瘤复发率高，建议行根治性切除。也有研究认为，除非出现上尿路扩张并肾积水，或者出现严重的膀胱容量减少，以致膀胱储尿功能下降，应采取保守治疗。对于无上尿路梗阻症状的患者，可采取经尿道切除或膀胱部分切除术；对于存在上尿路梗阻症状的患者，根治性手术可能是一个更好的选择。该病应密切随访，若出现上尿路梗阻，可能是恶变的信号；当肿瘤体积增大时，应采取手术切除。

（三）膀胱化学感受器瘤

膀胱化学感受器瘤（chemodectoma of the bladder）又称非嗜铬性副神经节瘤，本病极少见。化学感受器瘤 98% 发生于颈动脉体和颈静脉球体，发生于膀胱少见。本病病因不清，可能与感受器异位、感受器瘤多中心性发生及遗传有关。

化学感受器瘤起源于外胚层细胞与神经管之间的神经嵴（原始神经嵴的交感神经系统始基），其中一些细胞演变为嗜铬细胞组织，如果这些细胞发生肿瘤，其中不能分泌儿茶酚胺者则称为化学感受器瘤，发生于膀胱的化学感受器瘤称为膀胱非嗜铬性副神经节瘤。膀胱化学感受器瘤多为椭圆形肿物，有包膜，质地不等，切面灰红，可伴出血。镜检瘤细胞以上皮样细胞为主，排列成巢，胞浆丰富，淡染，有嗜铬细胞颗粒，嗜铬反应阴性；核圆形、椭圆形，核分裂象少见。巢索间为富于血管的间质。

大多数化学感受器瘤无内分泌功能，肿瘤组织嗜铬反应阴性。因缺乏特异性症状和体征，极易误诊。多因无痛性肉眼血尿、镜下血尿或伴有轻度尿路刺激症状而偶然发现。肿瘤较大或位于尿道内口附近时，可出现排尿困难。仅少数病例肿瘤能分泌肾上腺类物质，引起类似嗜铬细胞瘤的临床表现。

本病定性诊断较困难，确诊仍需病理检查。鉴别诊断：①膀胱平滑肌瘤，黏膜下型以血尿为主要表现；壁间型早期无症状，膀胱镜下表现为膀胱表面被覆正常黏膜，瘤基底部宽的实性肿块；②膀胱血管瘤，膀胱镜下表现为肿瘤边界清楚，无蒂，呈紫色，周围黏膜正常。

本病的治疗以保存膀胱为原则，小的肿瘤可以经尿道切除，肿瘤较大或浸润较深者可行肿瘤切除或膀胱部分切除。由于在手术探查和切除肿瘤时患者的血压、心率有发生突然变化的可能,尤其是术中有发生循环衰竭、心搏骤停、室颤高风险的患者,因此术中严密的监护是必不可少的,应尽量减少对肿瘤的刺激。多数瘤体生长缓慢,呈良性经过,即使多次复发,较晚才发生转移。因属良性肿瘤,预后良好。有人认为本瘤生物学行为特别,往往组织学上表现为良性而临床上已发生转移,故术后定期复查仍为必要。

（四）膀胱横纹肌瘤

膀胱横纹肌瘤是一种极为罕见的膀胱良性肿瘤,迄今为止,国内文献尚无报道,国外鲜有相关文献对其进行全面系统描述。该病多见于婴幼儿,临床表现以尿频、尿痛多见,确诊依赖于病检,该病的治疗目前还没有统一标准,预后不良。由于该病例极少,临床上需引起重视,有待于进一步研究。

（五）膀胱孤立性纤维瘤

1. 发病情况　原发性膀胱孤立性纤维瘤(solitary fibrous tumors of the bladder)罕见,为间质源性肿瘤。

好发年龄为 24~67 岁,男性多见。多为良性,膀胱恶性孤立性纤维瘤仅见个案报道。

2. 病理组织学　肿块包膜完整,切面呈灰白色,质硬。肿瘤直径 1~17cm,呈圆形或分叶状(图 15-7-7)。肿瘤细胞呈梭形或卵圆形,胞质少或不清,核染色质均匀,核仁不明显。电镜观察,聚集成束的成熟的胶原纤维中见梭形细胞及中小血管,细胞胞质中见丰富的线粒体及多量粗面内质网。

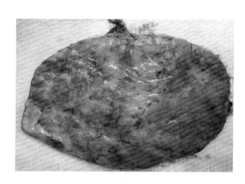

图 15-7-7　膀胱孤立性纤维瘤

3. 临床表现和诊断　初期无明显临床症状,随着肿瘤体积的增大出现相应的临床表现,如尿频、排尿不畅、排尿不尽,血尿等。

膀胱镜检查可见向膀胱内凸起肿物,无蒂,表面光滑;可见粗大血管。

B 超显示膀胱区圆形实质性肿物,回声均匀,边界清楚(图 15-7-8)。CT、MRI 有助于诊

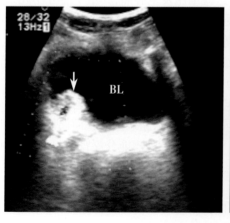
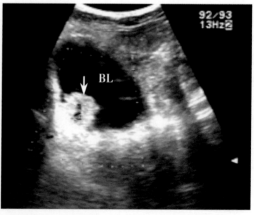

图 15-7-8　膀胱孤立性纤维瘤
B 超显示膀胱实质性占位性病变。

断(图 15-7-9,图 15-7-10)。应与膀胱炎性假瘤、血管外皮细胞瘤、神经鞘瘤、移行细胞癌肉瘤及平滑肌肉瘤等相鉴别。术前多诊断为膀胱占位性病变,B 超引导下的细针穿刺细胞学、组织学和超微结构学检查可以互补不足,提高诊断准确率,从而避免不必要的根治性手术。最终确诊依靠术后病理组织学及免疫组织化学检查(图 15-7-11)。

　　4. 治疗和预后　手术是其主要治疗方法,首选腹腔镜下膀胱部分切除术。

　　膀胱孤立性纤维瘤生物学行为取决于其组织学形态、肿块的大小及生长方式,预后良好,术后应长期随访。

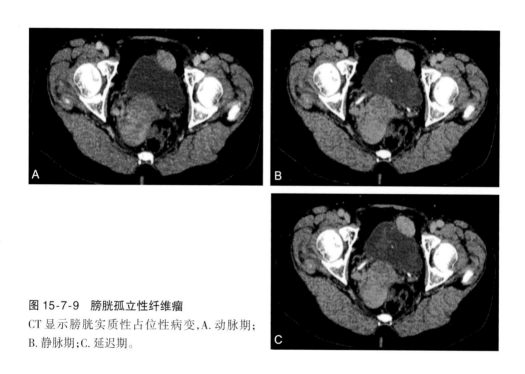

图 15-7-9　膀胱孤立性纤维瘤
CT 显示膀胱实质性占位性病变,A. 动脉期;
B. 静脉期;C. 延迟期。

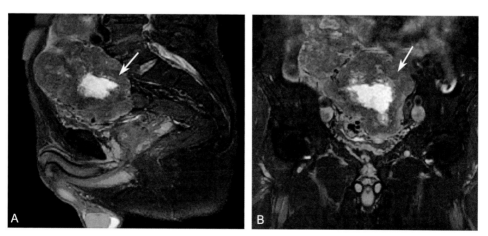

图 15-7-10　MRI 显示盆腔巨大分叶状软组织实体性肿块,囊性改变提示中心区域坏死

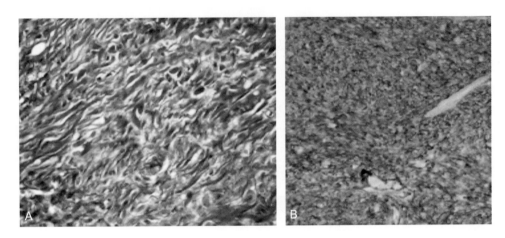

图 15-7-11 膀胱孤立性纤维瘤免疫组织化学
A. CD34 阳性（×100）；B. CD34 阳性。

（曾 进 胡志全 陈 忠）

参 考 文 献

［1］GOEL R,THUPILI CR. Bladder leiomyoma［J］. J Urol,2013,189(4):1536-1537.

［2］叶烈夫,许庆均,何延瑜,等. 膀胱副神经节瘤 4 例诊治分析及文献复习. 现代泌尿生殖肿瘤杂志［J］.2013,5(2):79-83.

［3］陈长选,刘书岭. 膀胱化学感受器瘤 2 例报告［J］. 四川医学,2006,27(11):1172-1173.

［4］CHENG SH,WANG SS,LEE CH,et al. solitary fibrous tumors of the urinary Bladder［J］. J Chinese Med Ass,2012,75(9):479-482.

［5］DOZIER J,JAMEEL Z,MCCAIN DA,et al. Massive malignant solitary fibrous tumors arising from the bladder serosa:a case report［J］. J Med Case Rep,2015,9:46-50.

第八节 膀胱神经鞘瘤

神经鞘瘤起源于周围神经髓鞘的施万细胞,中枢神经系统中不含有施万细胞,因此神经鞘瘤一般见于周围神经系统。该病属于神经系统肿瘤中较为常见的一种疾病,包括脑神经（除视神经和嗅神经）、脊神经和植物神经系统,在 1910 年 Verocay 首次将其描述为神经鞘瘤。除了可以在脑神经上生长,神经鞘瘤还可以生长在一切神经丰富的组织内,如椎管或和周围神经,可有严重的临床症状,甚至恶变,因而对神经鞘瘤的预防和诊断治疗显得尤为重要。目前认为恶性神经鞘瘤为周围神经来源的低分化梭形细胞肉瘤,极少由神经鞘瘤恶变而来,也有学者认为神经鞘瘤的发病机制可能与神经纤维瘤病 2 型（Neurofibromatosis type2,NF2）的基因突变或缺失有关。

神经鞘瘤的男女发病率在不同组织上有一定差异,不同组织的发病率也相差很大。膀胱的神经支配分别来自副交感神经的盆神经,交感神经的腹下神经,体神经的阴部神经。故膀胱的神经分布比较丰富,应是神经鞘瘤的好发部位,但有关神经鞘瘤发生在膀胱的报道极少,多为良性病变,但也有恶性神经鞘瘤的报道。膀胱神经鞘瘤和恶性周围神经鞘瘤分属于周围神经肿瘤的良性和恶性病变,由于周围神经肿瘤在临床表现、组织学形态等方面均与软组织肿瘤相似,且在鉴别诊断中常常涉及,因此国内仍将周围神经肿瘤纳入软组织肿瘤范畴,而 WHO 肿瘤分类之《神经系统肿瘤病理学和遗传学》中则将其纳入脑神经和外周神经肿瘤章节中讨论。

膀胱神经鞘瘤可发生于任何年龄,综述文献报道,多见于 32~57 岁的中青年,无明显性别差异。膀胱神经鞘瘤起源于膀胱壁神经节,好发于膀胱侧壁及顶部,多为单发,也可多发(图 15-8-1)。瘤体呈半球形向膀胱腔内突出生长,直径多 <10cm,平均为 3~4cm。膀胱神经鞘瘤临床表现以肉眼血尿为首发症状,出血原因主要是肿瘤表面扩张的血管破裂。偶有尿路刺激表现,无特异性症状,易误诊为膀胱常见肿瘤。恶变常表现为肿瘤突然迅速长大,局部侵犯,可有假包膜或包膜不完整。

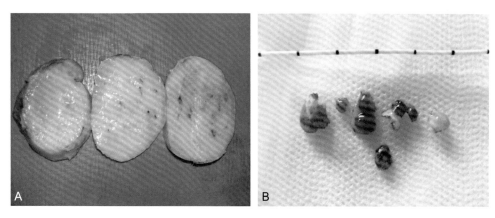

图 15-8-1 神经鞘瘤大体标本
A. 神经鞘瘤大体病理切片组织图片;B. 激光剜除的多发性小瘤体病灶。

本病诊断主要依靠组织病理学检查,光镜下细胞成分比较单一,神经纤维走行于肿瘤表面,包括栅状和旋涡状排列的束状区和散乱排列的网状区,主要有束状型(Antoni A 型)和网状型(Antoni B 型)两种结构,两型常同时出现于一个肿瘤中,以 Antoni A 型较多见(图15-8-2),其间有过渡形态。血管壁增厚和透明变性较为普遍,而典型的 Verocay 小体并不多见。躯体的神经鞘瘤,实质性多而囊性变少,出血也少,细胞核一致呈卵圆形或杆状,极少发生核异型性改变,若有核多形性,就要积极找核分裂象排除恶性变之疑。免疫组织化学检查S-100 蛋白、SOX10 蛋白和Ⅳ型胶原蛋白阳性(图 15-8-3),S-100 蛋白阳性反应定位于细胞核和细胞质。Vimentin、PGP9.5、Leu-7 常呈阳性反应,灶性 GFAP 阳性。

B 超表现为边界清楚均匀低回声结节状包块,病灶周边可有钙化(图 15-8-4)。CT 对神经鞘瘤鉴别诊断作用较大,表现为低密度、边界光滑的肿物,可有囊性变(图 15-8-5)。下列征象可作为诊断神经鞘瘤的较可靠证据:①肿瘤位于膀胱内,呈圆形边缘清楚的囊实性软组织肿块,囊变区多位于周围;②瘤块增强后实质强化明显,其中见散在小点状、针尖状强化血管影,囊变区边缘更清楚;③瘤块内常见有液化坏死,实性瘤块的 CT 值近似肌肉密度,并有明显的增强征象;④偶有肿瘤出血的征象。膀胱恶性周围神经鞘瘤的临床表现基本与膀胱神经鞘瘤相同,缺乏特异性,但影像学检查可提供一定的鉴别诊断信息,可表现为与周围神经界限不清,密度不均一的肿块,CT 增强后不均匀强化,外形不规则,可呈浸润性生长。MRI

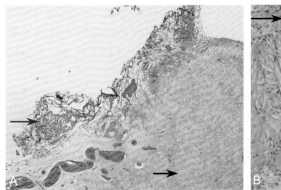 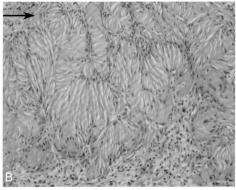

图 15-8-2 神经鞘瘤组织病理标本

A. HE 染色后 4 倍光镜下,可见膀胱肌层无明显浸润(红色箭头),肿瘤为梭形细胞,以呈现栅状和旋涡状排列的束状区为主(Antoni A 型,黑色箭头);B. 梭形肿瘤细胞,以呈现栅状和旋涡状排列的束状区为主(Antoni A 型,黑色箭头)。

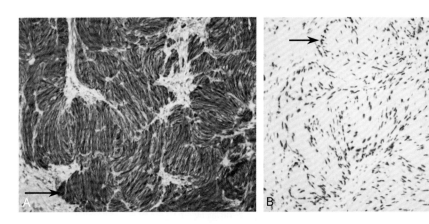

图 15-8-3 神经鞘瘤组织免疫组织化学染色标本

A. S-100 蛋白(+)免疫组织化学图(黑色箭头,放大 20 倍);B:SOX10 蛋白(+)免疫组织化学图(黑色箭头,放大 20 倍)。

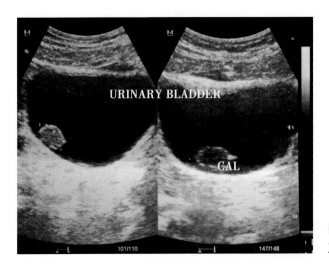

图 15-8-4 膀胱神经鞘瘤的超声影像

的诊断敏感性略高于 CT,但对鉴别良性神经鞘瘤还是恶性肿瘤仍十分困难,在 T1WI 相两者密度均与骨骼肌等密度,但在 T2WI 相密度稍高于骨骼肌(图 15-8-6)。

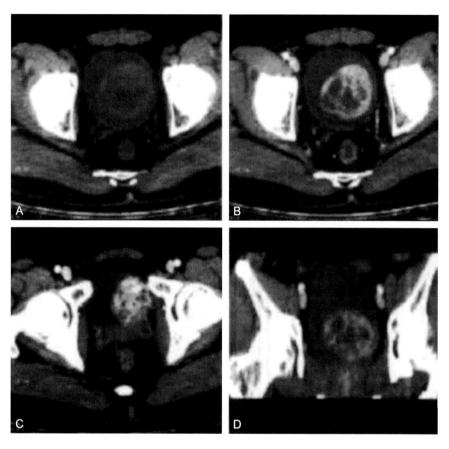

图 15-8-5　膀胱神经鞘瘤的 CT 影像

A.膀胱内圆形囊实性边缘光滑的肿块;B.肿瘤实质明显强化,囊变区边缘更清楚;C.肿瘤基底部实质内点状强化的血管;D.MPR 显示肿瘤与膀胱壁和前列腺的关系。

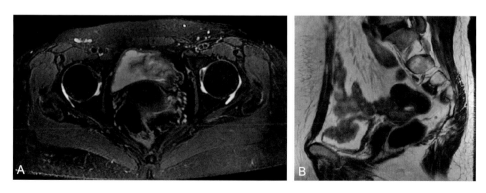

图 15-8-6　膀胱神经鞘瘤的 MRI 影像

A.横断面;B.矢状面。

在诊断方面主要与膀胱癌、膀胱副神经节瘤鉴别。①膀胱癌:CT 表现为沿膀胱壁向腔内生长的乳头状或局限性增厚的软组织肿块,平扫大多密度均匀,无明显囊变坏死,增强实质部分强化不明显,明显低于神经鞘瘤的强化。多次脱落细胞学检查可能查到癌细胞。②膀胱副神经节瘤:平扫可表现为膀胱内圆形、卵圆形较大囊实性肿块,增强后实质明显强化,强化实质区无点状、针尖状强化血管影;临床上可出现排尿性晕厥,阵发性高血压等表现。

由于膀胱神经鞘瘤病例临床少见,缺乏大样本、系统的研究统计,目前无统一的治疗方案。手术切除是目前首选的治疗方法,部分膀胱神经鞘瘤彻底切除可获得治愈。神经鞘瘤有完整包膜,特别是早期病例,彻底切除困难不大,且肿瘤边缘切除足以防止肿瘤复发。膀胱神经纤维瘤很少会发生恶性转化而成为神经纤维肉瘤,但仍建议行常规随访和复查,以便及时发现和处理局部复发和远处转移。

(徐　浩　陈　忠)

参 考 文 献

[1] SRINIVASA Y,BHAT S. Isolated primary schwannoma of urinary bladder [J]. JCDR,2016,10(5):PD12-3.

[2] SHETUNI BB,IRTAZA U,MELNYK J,et al. Rhabdoid carcinoma of anal canal:role of electron microscopy and immunohistochemistry in establishing lineage [J]. Ultrastructural pathology,2014,38(6):425-429.

[3] MOSIER AD,LEITMAN DA,KEYLOCK J,et al. Bladder schwannoma—a case presentation [J]. Journal of radiology case reports,2012,6(12):26-31.

[4] GAFSON I,ROSENBAUM T,KUBBA F,et al. Schwannoma of the bladder:A rare pelvic tumour [J]. Journal of obstetrics and gynaecology,2008,28(2):241-243.

[5] 唐正严,丁见,祖雄兵,等. 泌尿生殖系统神经鞘瘤(附 7 例报告)[J]. 临床泌尿外科杂志,2006,21(5):358-359.

[6] 徐国良,卜宏民,金家岩,等. 原发性膀胱神经鞘瘤 1 例报告并文献复习[J]. 现代泌尿生殖肿瘤杂志,2012,4(3):156-158.

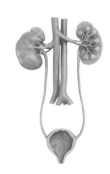

第十六章

尿道肿瘤

尿道肿瘤(tumors of the urethra),分为良性肿瘤与恶性肿瘤,上皮样肿瘤和非上皮样肿瘤(表 16-0-1,表 16-0-2)。随着人均寿命延长,老年人群比例增长,身体其他部位恶性肿瘤治疗后的长期生存,以及尖锐湿疣等疾病的广泛性传播,在临床上尿道肿瘤也变得越发常见,应当日益引起泌尿科医师的注意。

表 16-0-1　男性尿道肿瘤

Ⅰ良性肿瘤:血管瘤、囊肿、息肉、平滑肌瘤、乳头状瘤、尖锐湿疣
Ⅱ恶性肿瘤:鳞状上皮细胞癌、腺癌、移行上皮细胞癌
Ⅲ其他:黑色素瘤、肉瘤、转移癌

表 16-0-2　女性尿道肿瘤

Ⅰ良性肿瘤:肉阜、息肉、平滑肌瘤、乳头状瘤	
Ⅱ恶性肿瘤:鳞状上皮细胞癌	58%
尿路上皮细胞癌	16%
腺癌	17%
Ⅲ其他:黑色素瘤、肉瘤、未分化肿瘤、转移癌	9%

一、尿道上皮性肿瘤

尿道上皮性肿瘤较少见,良性上皮性肿瘤包括尿路上皮乳头状瘤、内翻性乳头状瘤、肾源性腺瘤等;恶性上皮性肿瘤多数是继发于膀胱、输尿管、肾盂的尿路上皮癌或前列腺癌、宫颈癌等。原发性尿道癌少见,国外报道恶性肿瘤中尿道癌发病率不足 1%。本节主要叙述尿道癌。

1. 流行病学及病因　尿道癌(carcinoma of the urethra)是一种少见的泌尿系统恶性肿瘤。以往的观点认为,女性尿道癌的发病率显著高于男性,且尿道癌是尿路肿瘤里女性发病率明显多于男性的唯一类型肿瘤。这可能因为女性尿道腺癌多起源于相当于男性前列腺的

Skene 腺，而男性尿道癌并不包括前列腺癌在内；其次女性尿道慢性炎症刺激和机械刺激明显多于男性也可能是女性尿道癌发病率较高的重要原因。但据美国国家癌症研究所最近的一项调查表明，美国男性尿道癌发病率显著高于女性，非裔美国人发病率高于美国白人。目前我国尿道癌的流行病学资料尚缺乏。

原发性尿道癌的病因目前尚不清楚，可能的致病因素包括：①尿道狭窄和尿道扩张。无论男性还是女性，均有报道尿道狭窄在长期反复的尿道扩张后发生局灶性尿道癌或全尿道癌；②人类乳头瘤病毒（HPV）：经 PCR 检查，约 59% 的尿道癌 HPV 阳性。尿道乳头状瘤、尖锐湿疣可以恶变，也与 HPV 有关；③良性肿瘤恶变：尿道息肉、尿道肉阜、尿道乳头状瘤、尖锐湿疣、黏膜白斑等；④其他：尿道憩室、尿道瘘、尿道结石、慢性尿道炎、频繁的尿道化学药物灌注、黏膜脱出等。

继发性尿道癌比原发性者更常见，其常见病因如下：

（1）膀胱癌：最常见于膀胱多发性肿瘤，或位于膀胱颈或三角区癌，以及原位癌、高分级、高分期和有淋巴结浸润的膀胱癌，其发生机制是：①淋巴扩散；②手术挤压，经尿道操作或排尿种植；③尿路上皮细胞多中心起源。

（2）前列腺癌尿道广泛转移。

（3）直肠腺癌、宫颈癌、阴茎癌等转移至尿道。

2. **病理**　正常尿道被覆上皮细胞，女性尿道远侧 2/3 为鳞状上皮细胞，近侧 1/3 为尿路上皮细胞。男性尿道舟状窝为鳞状上皮细胞，阴茎部、球膜部为假复层柱状上皮细胞，前列腺部为尿路上皮细胞。原发性尿道癌中鳞状上皮细胞癌占大多数，约占 60%~70%，尿路上皮癌约占 8%~16%，腺癌约占 7%~18%，恶性黑色素瘤约占 2%~4%，肉瘤和其他少见的肿瘤约占 2%。

尿路上皮癌与膀胱肿瘤极相似。鳞状上皮细胞癌也叫表皮样癌，起源于鳞状上皮细胞或鳞状化生，大多分化较低，可有少量角化或角化珠形成。腺癌起源于尿道腺如 Skene's 腺、Littre 腺、Cowper 腺，尿道旁管及其腺体，亦可从柱状或尿路上皮细胞化生而来。女性尿道周围腺-Skene 腺，相当于男性前列腺，因其前列腺特异性抗原（PSA）和酸性磷酸酶阳性。该处肿瘤有些则表现为肾源性透明细胞癌，但 PSA 亦为阳性。

继发性尿道癌细胞类型绝大多数为尿路上皮癌，少数可为鳞癌、腺癌，个别为透明细胞癌、基底细胞癌、子宫内膜样腺癌前尿道种植。

尿道癌的细胞类型与治疗和预后关系不大，而与肿瘤所在部位有密切关系，根据解剖部位，女性尿道癌可分为：①远段癌，位于尿道口至尿道前 1/3，约占半数；②近段癌，位于尿道近侧 2/3；③全段癌，多由近段癌扩展至全部尿道。男性尿道癌分为：①舟状窝和阴茎部尿道癌，约占 23%~36%；②球膜部尿道癌，约占 37%~58%；③前列腺部尿道癌，约占 6%~40%。一般尿道远侧端多为鳞癌，中间多为腺癌，近端多为尿路上皮癌。

肿瘤呈慢性持续性生长，可向尿道近、远端扩展以及向尿道周围浸润，如广泛浸润海绵体、前列腺或阴道壁和外阴等。

3. **临床分期**（表 16-0-3，表 16-0-4）　区域淋巴结转移为腹股沟和盆腔淋巴结，单、双侧不影响 N 分期。

4. **转移途径**　可局部浸润或经血行、淋巴转移，其中以局部浸润和淋巴转移为主，晚期可发生远处转移，常见的器官是肺、肝、骨、脑。

表 16-0-3　尿道肿瘤 TNM 分期（UICC）

T_X	对原发肿瘤不能作出估计
T_0	未发现原发肿瘤
尿道（男性和女性）癌	
T_{is}	原位癌
T_a	非侵袭性乳头状、息肉状或疣状癌
T_1	肿瘤侵犯黏膜上皮下结缔组织
T_2	肿瘤侵犯尿道海绵体、前列腺或尿道周围肌肉
T_3	肿瘤侵犯阴茎海绵体、超过前列腺包膜、阴道前壁、膀胱颈
T_4	肿瘤侵犯邻近器官
N_x	对区域淋巴结不能作出评估
N_0	未发现区域淋巴转移
N_1	单个淋巴结转移，最大直径≤2cm
N_2	单个或多个淋巴结转移，直径≤2cm
N_3	单个淋巴结，直径 >2cm，或多个淋巴结转移
M_x	对远处转移不能作出评估
M_0	未发现远处转移
M_1	远处转移

表 16-0-4　尿道癌分期（根据 Grabstald1966 年和 Guinan1979 年提出的分期）

女性尿道癌	男性尿道癌
O:肿瘤局限于黏膜	O:肿瘤局限于黏膜
A:肿瘤浸润固有层	A:肿瘤浸润固有层
B:肿瘤浸润肌层	B:肿瘤侵及海绵体或前列腺,但未穿透
C:肿瘤浸润尿道外组织(阴道、膀胱、阴唇、阴蒂)	C:肿瘤侵及海绵体外组织(阴茎海绵体、肌肉、脂肪、筋膜、皮肤、骨骼)
D_1:区域性转移(腹股沟淋巴结、盆腔)	D_1:区域性转移(腹股沟淋巴结、盆腔)
D_2:远处器官转移	D_2:远处器官转移

（1）局部浸润：尿道癌多由尿道黏膜向深层浸润。男性阴茎部及球膜部尿道癌常可蔓延至周围的尿道及尿道海绵体,继而侵犯白膜及皮肤,前列腺部尿道癌则可向前列腺腺体及膀胱扩散。

（2）淋巴转移：淋巴转移是主要途径,发生率约 50%。近端尿道癌和远侧尿道癌有所不同。近端尿道癌可扩散至髂外淋巴结、闭孔淋巴结和盆腔淋巴结;远端尿道癌则首先扩散至浅、深组腹股沟淋巴结,而后再沿着股动脉周围淋巴结向上转移(图 16-0-1)。

（3）血行转移：不常见,女性约占 14%。常见的转移器官是肺、肝、骨、脑。

5. **症状和诊断** 继发性尿道癌有膀胱癌等病史,膀胱全切除术未行原位复道者无排尿症状,其他则基本同原发性尿道癌。

原发性尿道癌多见于 50~70 岁老年,但可以在任何年龄发病,文献报道最小 4 岁女孩和 13 岁男孩,最大 91 岁。

早期尿道癌无明显临床表现,容易被忽略。临床统计表明,从起始症状到就诊平均半年左右,甚至可长达 5 年之久。男、女患者症状类似,排尿异常是最初症状,尿线分叉或喷洒状,或排尿困难,尿线细,滴沥状,甚至引起尿潴留,常易误诊为尿道狭窄。有时也可酷似良性尿道或膀胱疾病,如尿频、

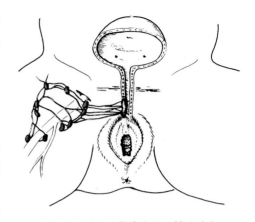

图 16-0-1 尿道肿瘤淋巴转移途径

尿急、尿痛、尿失禁、会阴痛、性交痛、运动痛、勃起痛。常见尿道溢出污秽、血性、恶臭分泌物、内裤血迹,或尿道出血,但血尿不常见。也有因海绵体浸润导致异常勃起或勃起功能障碍者。合并感染时,可有尿道周围脓肿、尿道会阴瘘、尿道阴道瘘、尿道直肠瘘。晚期全身症状有食欲减退、发热、贫血、消瘦等恶病质表现,严重者可出现尿毒症。

局部检查可见尿道口糜烂、溃疡、领状环形硬块或肿瘤从瘘口翻出呈菜花状。阴茎、会阴、阴道、直肠指诊可触及肿块,按压可见尿道口流出脓性或血性分泌物,双侧腹股沟可触及肿大淋巴结。

尿路梗阻或肿瘤坏死可继发感染,尿常规检查可发现脓尿、菌尿、镜下血尿。

尿道癌还可能引起异位甲状旁腺激素分泌而出现高钙血症。

尿道肿瘤少见,但尿道肿瘤误诊为尿道狭窄并不罕见,甚至长期反复尿道扩张,或尿道内切开。同时,尿道狭窄、反复行尿道扩张也是癌变的因素。因此,当新近尿道扩张后出现大量出血,经久不愈的尿道瘘或尿道周围脓肿,应警惕尿道癌的可能。在膀胱全切除术后出现尿道分泌物增多、出血等,应考虑继发性尿道癌之可能。此时,应做下列进一步检查:

(1) 尿道或瘘道分泌物、尿液沉渣、尿道冲洗液或刷取物行细胞学检查或 FCM-DNA 检查,有可能发现尿道癌。

(2) 排泄性尿路造影可能发现伴随的膀胱或上尿路病变,但尿道病变不易发现。逆行尿道造影可发现尿道狭窄、弯曲、充盈缺损或憩室,但当憩室口小时,造影不易成功,可在挤压排空其内容物后再注入对比剂,如能应用双囊导尿管堵塞尿道内外口后注入造影剂,则易显示憩室和肿瘤(图 16-0-2)。足背淋巴管造影可了解淋巴结转移情况。

(3) 膀胱尿道镜检查可见乳头、息肉、瘢痕样损害等(图 16-0-3),应活检行组织学检查。应当注意的是,有时微小病变或憩室不易发现,此时可将手指插入阴道或直肠向尿道按压,则可提高阳性发现,如尿道憩室,可见憩室内脓性分泌物或血性分泌物似挤牙膏样流出,甚至发现憩室内肿物。尿道口肿物可直接切取送病理检查。

(4) 尿道充液后经阴唇、会阴、阴道或直肠行 B 超检查,其阳性发现甚至高于其他影像学方法,CT、MRI 有助于了解盆腔淋巴结是否增大,膀胱内是否伴发肿瘤。

此外,前列腺特异性抗原和酸性磷酸酶在女性尿道腺癌时显著升高,癌肿切除后迅速下降,复发时又升高,不仅可以用于诊断,也可用于手术后随访及判断预后。PCR 技术可发现

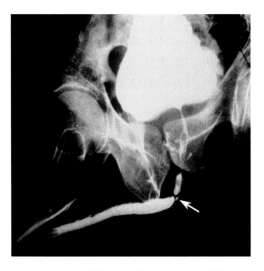

图 16-0-2 逆行尿道造影示球部尿道肿瘤

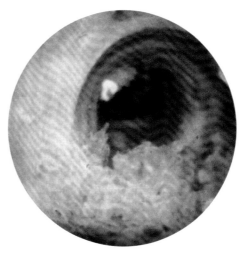

图 16-0-3 尿道乳头状瘤

癌基因或乳头瘤病毒基因,E-Cadherin 表达减弱见于分化较低或较晚期尿道癌。

鉴别诊断应除外前列腺增生症、前列腺癌、尿道狭窄、尿道息肉及其他尿道非上皮性肿瘤。在临床诊断为尿道肉阜的病例中,实际上有 2% 为尿道癌。此外晚期尿道癌侵犯阴道时,单凭体检也难鉴别肿瘤属于何者。

6. 治疗

(1)原发性尿道肿瘤:原发性尿道肿瘤的治疗同其他部位的肿瘤一样,应采取综合措施。由于其少见,故没有统一的治疗方案,目前仍以手术切除为主,辅以化疗、放疗、生物因子和中医中药治疗等。有报道尿道鳞状上皮细胞癌采取放疗加化疗可以代替手术而效果满意者。

1)手术治疗:手术方式或范围与尿道癌的部位以及临床分期有关。

$T_{a\sim1}$ 尿道肿瘤,可施行经尿道电切、激光、冷冻、腐蚀性药物局部应用,局部肿瘤切除术或尿道部分切除术。

$T_{2\sim4}$ 尿道肿瘤,如位于远端或阴茎部尿道,应行尿道全切除术,男性同时切除阴茎,女性则切除阴道前壁;如位于近端、全段或球膜部、前列腺部尿道,应行膀胱、全尿道、阴茎、阴囊切除术;女性同时将阴道、阴唇、子宫整块切除,甚至全部盆腔脏器、耻骨联合、部分坐骨、会阴切除;会阴缺损经盆腔转移腹直肌皮瓣修复。尿流复道或改道,根据不同手术方式,可采用尿道成形如膀胱壁瓣原位尿道成形术,永久性膀胱造瘘或造口术,回肠腹壁膀胱间位术或回肠膀胱术形成 kock 可控膀胱后自行导尿,或直肠膀胱、乙状结肠造瘘等。

此外,当膀胱癌并发尿道肿瘤的高危因素时,应行预防性全尿道切除术。

腹股沟淋巴结肿大者,应常规行腹股沟淋巴结活检,疑有转移者,施行淋巴结清扫术。一般,未确定腹股沟淋巴结有转移者,每 3 个月随访一次,发现可疑转移者,及时施行腹股沟淋巴结清扫术,皮肤缺损可用腹直肌皮瓣覆盖。近端尿道癌或晚期尿道癌,应行盆腔淋巴结清扫术。

预防性淋巴结清扫术的效果,目前尚有争论。应该指出的是,淋巴结清扫术不是常规,也不作为预防性措施,仅在有淋巴结转移时才施行。

2)放疗:尿道癌单纯放射治疗者,疗效不佳。目前放疗主要用于手术治疗的补充及有手术禁忌或拒绝手术治疗的患者。放疗效果,远端优于近端,女性优于男性,鳞状上皮细胞癌优于腺癌。手术后放疗多在术后 6 周进行,剂量为 5 000rad(1rad=0.01Gy),共 5 周,25 次。单纯外照射,可在活检切除或尿液转流后进行,剂量为 6 500rad,共 6 周半,还可继以组织间铱、镭、氡、金等放射治疗。阴茎部尿道癌放疗效果欠佳,只有大剂量才有效,但一般情况下,增加放疗剂量并不能相应增加疗效,但会增加并发症的发生率。

3) 化疗:单纯性化疗效果不佳。20 世纪末 Johson 及 Oberfield 等学者报道采用化-放协调疗法(co-ordinates chemo-radiotherapy)在治疗尿道鳞癌术前应用也取得了良好的疗效。常用化疗药物有甲氨蝶呤、长春新碱、顺铂、氟尿嘧啶(5-FU)、多柔比星等。常用化疗方案:M-VAC(甲氨蝶呤-长春新碱、多柔比星、顺铂)、顺铂+5-FU、5-FU+博来霉素+甲氨蝶呤、丝裂霉素 C+5-FU 等。

(2) 继发性尿道肿瘤:继发性尿道肿瘤的治疗可参见原发性尿道肿瘤。

当有远处器官转移时,可采用姑息性全身化疗或中医中药治疗及对症处理等。

7. **预后**　尿道癌预后与肿瘤的部位、类型及临床分期有关,远段尿道癌预后优于近段尿道癌。由于尿道癌就诊时很少属于早期,且有 1/3~1/2 病例早期发生淋巴结转移,尤其近段尿道癌,手术复杂或需尿流、粪流改道,故大多认为尿道癌预后很差。女性尿道癌 5 年生存率为 60%。多数报道,远段或阴茎部尿道癌,5 年生存率约 43%~50%;球膜部或近段尿道癌,5 年生存率约 8%,但当施行全盆脏器清除术后,5 年生存率明显提高。继发性尿道癌比原发性差,有报道 8 例均在尿道癌发生后 8 年内死亡。早期发生淋巴结转移者预后较差,5 年生存率仅 9%。尿道癌治疗后应定期复查,早期发现复发,及时予以处理。

二、尿道非上皮性肿瘤

在整个泌尿道肿瘤中,只有 2% 是非尿路上皮性起源,受影响的部位为:膀胱 79.2%,其次是尿道 12.7%,肾盂 4.9%,输尿管 3.2%。尿道非上皮细胞性肿瘤有良恶性之分。由于解剖方面的差别,在性别发生率方面也存在差异。

1. 尿道恶性非上皮性肿瘤

(1) 尿道肉瘤:尿道肉瘤(sarcomas of the urethra)极为罕见。板谷曾报道 6 例,其中平滑肌肉瘤 3 例,纤维肉瘤 2 例,横纹肌肉瘤 1 例,发病年龄 11 个月至 84 岁,平均 52 岁,男女发病率无差异。尿道非霍奇金 B 细胞淋巴瘤,迄今共报道 8 例,多为女性。尿道 Wilms 瘤,尿道癌肉瘤,尿道口 Kaposi 肉瘤,迄今各有 1 例报道。

尿道肉瘤可发生于尿道任何部位,临床表现为尿道或尿道口肿块、排尿困难、尿潴留、血尿等,主要依靠病理检查确立诊断。治疗为局部切除、根治性切除、放疗(组织内或组织外放射)或化疗等。除淋巴瘤效果较好外,其他生存时间平均不足 1 年。

(2) 尿道恶性黑色素瘤:原发性尿道恶性黑色素瘤(melanoma)罕见,占全身恶性黑色素瘤的 0.002%,多发生于女性。

肿瘤多发生于 50 岁以上。女性多生长于尿道口,男性多生长于舟状窝,也可位于后尿道,肿瘤位于阴茎悬垂部尿道迄今仅报道 1 例。肿瘤先水平生长,此时不播散,继之则垂直生长,播散也随之发生。

临床表现为尿道或尿道口肿块,尿道出血,尿路梗阻症状或膀胱刺激症状。女性患者局部检查可见黑褐色肿物,但也有无明显色素者,表面多有糜烂、坏死,临床易误诊为尿道肉阜合并感染。文献报道约 2/3 患者在肿瘤性质未明确前仅行肿瘤局部切除(与误诊为尿道肉阜有关),因此应立即送病理检查以明确诊断,并及时彻底治疗。单纯活检可促进播散。免疫组织化学染色在诊断中有重要的作用,对不含色素的恶性黑色素瘤,参照免疫组织化学 S-80 和/或 DOPA 反应阳性与否可与其他肿瘤相鉴别。

治疗应争取在黑色素瘤垂直生长前进行,全尿道切除、膀胱造瘘和双侧腹股沟淋巴结清扫术是基本的术式。术后应立即进行化疗,如达卡巴嗪、长春碱、环磷酰胺,或 IFN-α 治疗。行膀胱造瘘术者,2 年后可再行回肠膀胱腹壁间位术以控制排尿。当黑色素瘤厚度超过 3mm 上皮或广泛,多主张首选全盆腔脏器切除术和区域淋巴结清扫术。其他治疗可应用组织内放射,卡介苗瘤内注射等;也有报道对冷冻治疗较敏感,且可产生冷冻免疫反应。近年有报道认为重组人白细胞 IFN-α-2b 可使部分患者短期缓解。

影响预后的因素很多,如病程、肿瘤播散、细胞类型、色素深浅,有无卫星灶以及治疗方法等,但主要与肿瘤的厚度和侵犯平面以及治疗方案有密切关系。既往认为预后很差,5 年生存率小于 0.07%。迄今文献报道仅有 6 例存活超过 5 年。但有报道浸润 3mm 以上的黑色素瘤施行盆腔去脏术,如果盆腔淋巴结无转移,5 年生存率可达 50%。一般,恶性尿道黑色素瘤总的 5 年生存率为 15%,亦有报道恶性尿道黑色素瘤患者经综合治疗生存 8 年之久者。

2. 尿道良性非上皮性肿瘤 尿道良性非上皮性肿瘤包括平滑肌瘤、纤维瘤、息肉、尖锐湿疣、乳头状瘤、尿道肉阜、血管瘤、血管平滑肌瘤、血管外皮瘤、囊肿、尿道淋巴管瘤、尿道中肾残留、黏膜白斑等。

(1) 尿道平滑肌瘤:尿道平滑肌瘤(leiomyoma)多见于女性,女：男约为 3：1,迄今文献报道女性尿道平滑肌瘤约 18 例。多数认为雌激素与女性尿道平滑肌瘤的生长有关,因为其发病年龄与子宫肌瘤相当,且其生长与月经、妊娠有关,肿瘤本身也存在雌激素受体。发病年龄 19~77 岁,平均 38 岁,30~50 岁占 67%。

尿道平滑肌瘤是罕见的间充质源性肿瘤,发生于尿道平滑肌的环状纤维。显微镜下,肿瘤主要由平滑肌束或平滑肌和纤维组织混合而成。

主要症状为肿块(或排尿时肿块突出尿道口)、出血、疼痛、尿路感染、排尿困难、性交困难、尿失禁等。

局部体检或尿道镜检查可见肿块表面光滑,黏膜肥厚肿胀,大小约 1~4cm,圆形,广基,大者可带蒂,质硬,似有核样感觉,一般无触痛。肿瘤可位于尿道任何部位,男性多见于前列腺部和舟状窝,女性可位于尿道近端或外口,由于尿道前壁中央部位平滑肌丰富,因此肿瘤多位于尿道前壁。发生于后壁者不易与来自尿道阴道中隔或阴道前壁的平滑肌瘤相鉴别,故有学者称尿道后壁平滑肌瘤为尿道旁平滑肌瘤。

尿道平滑肌瘤无论临床表现如何特异,确诊有赖于组织学诊断,依靠活检与尿道癌、尿道肉阜以及其他肿瘤相鉴别。

治疗宜经尿道或阴道前壁行单纯肿瘤切除术。

预后良好,罕见复发,尚未见恶性变报道。

(2) 尿道纤维瘤:尿道纤维瘤(Urethral fibrous tumor)极少见,仅见于女性,多单发,质硬,直径一般小于 3cm,临床表现为尿道内或尿道口肿物,肿瘤表面可有溃烂或分泌物,可有下腹部坠胀等不适,也可有尿频、性交不适等症状。组织学表现为纤维组织。治疗以手术切除肿瘤为主,预后良好。

(3)尿道纤维息肉:尿道纤维息肉(fibrous polyp)又名孤立息肉、先天性息肉或良性息肉,很少见,但事实上可能比已经怀疑的更常见,因既往诊断比较困难。1913 年 Randall 首先报道,以男性婴幼儿多见,年龄在 4 月至 12 岁,平均 5.2 岁。也有少数在青年期出现。罕见于老年男性前列腺部。其发病原因,一般认为是先天性,但也有下列原因:尿道壁病态隆起、中肾衍化物、化生性上皮细胞改变、女性激素释放、感染反应。近有鼻孢子虫病致尿道息肉的报道。息肉生长在前列腺部尿道、精阜的附近,均是单个存在,细长而有蒂,呈阑尾状,或短蒂如气球状。直径约 0.3~0.5cm,长 0.4~3.0cm。表面为尿路上皮细胞覆盖,病程长者可有鳞状上皮细胞化生,中轴为结缔组织和血管,少数混有平滑肌,故又称纤维上皮细胞息肉。它的表面光滑,不呈乳头状,从而可与尿路上皮细胞乳头状瘤区别。

因息肉生长在前列腺部尿道的底部,细长有蒂,多与尿道平行,排尿时可发生屈曲,极似一活塞阻塞而影响排尿。Kearney 回顾 48 例该病的临床表现,发现尿道梗阻(48%)、肉眼血尿(27%)、尿潴留(25%)是最常见的病状,其次是感染(19%)、遗尿(6%)、氮质血症(8%);其他表现尚有尿频、血精、初段或终末血尿、镜下血尿、肾盂输尿管积水等,40% 可出现输尿管逆流。Goldstein 认为,血尿、血精等显著症状出现前,常有尿道、睾丸疼痛。偶有排尿灼热感,射精不适等。少数女孩尿道息肉表现为阴唇间肿块。

排尿性膀胱尿道造影显示后尿道有一可移动的充盈缺损影像,这可与其他尿道梗阻性疾病相鉴别,如阴性结石、异物体、后尿道瓣膜、尿道球腺导管囊肿、异位输尿管开口、尿道憩室、精阜肥大、尿道狭窄等。静脉肾盂造影时的膀胱造影片不能显示充盈缺损。尿道内镜检查十分必要,但有时息肉紧贴着尿道底部而误诊为粗大的尿道嵴。应该强调,尿道任何息肉样病变均应取活检以排除恶性病变,良性者无需内镜进一步追踪。

尿道纤维息肉属良性病变,无症状者无需治疗,也有人认为诊断确定者,宜早期手术。一般成人和儿童经尿道电切,婴儿经耻骨上切除,也有报道经会阴尿道为 3 周男性新生儿切除息肉者。息肉充分切除后很少复发,经尿道可准确窥视息肉蒂部,切除彻底,不易伤及射精管,效果满意。经耻骨上切除常不充分,需再次手术。术后置 Foley 导尿管一天,拔管后即可排尿。

(4)尿道腺瘤性息肉:腺瘤性息肉(adenomatous polyp)又名腺性息肉,也叫前列腺组织尿道异位、良性绒毛状息肉、前列腺肉阜等。Randall 首先将前列腺尿道息肉从组织学上分为纤维、腺体、绒毛三型。后二者酸性磷酸酶染色阳性,电镜下证实起源于前列腺呈指状肥大突入尿道腔,二型无实质差别,仅是同一结构的不同组织学表现形式(都含前列腺)。绒毛是开口于表面的相邻腺体的中隔,其发生率比纤维息肉高,可能实际发病率更高。

显微镜下,息肉内含有前列腺腺泡,曲张的毛细血管及纤维组织,表面覆盖着方形、柱状或移行上皮细胞。

此病中年居多,平均年龄 31 岁。主要症状是无痛性持续性血尿,大多数是肉眼血尿,少数为镜下血尿。有的有血精症,仔细询问病史,症状多在射精后发生,个别病例在饮酒后发生。可有尿急、尿频,但少见。

尿道镜下观察,息肉丛生呈绒毛状;有的为乳头状,无蒂,直径常小于 1.0cm,发生于前列腺部尿道的底面,精阜的周围,尿道充血。

无痛性血尿或血精应考虑到腺瘤性息肉的可能性,诊断依靠内镜及活组织检查。

经尿道电灼或电切,治疗效果满意。

(5) 尿道尖锐湿疣:生殖器尖锐湿疣(genital condyloma acuminatum)又名性病疣,当它生长在尿道黏膜上时,叫作尿道疣,是一种良性肿瘤。它是生殖器官尖锐湿疣的一部分,约占生殖疣的 0.57%~1%。男女均可发病,发病年龄多在 16~25 岁。

尿道尖锐湿疣的病原体是人类乳头瘤病毒(human papilloma virus,HPV),主要由性接触传染,常先有淋球菌性尿道炎,或同其他性病合并发生,或为艾滋病的先驱表现。潜伏期约 2 周至 8 个月,平均 3 个月。

尿道疣多位于舟状窝或尿道外口,也可发生在阴茎部、球膜部尿道或近端尿道,位于前列腺部尿道者较少。尖锐湿疣呈乳头状,尖针形,淡红色,甚至可见其下血管,质地柔软,尿道常有分泌物,有刺激感,排尿时灼疼。少数可发生出血,排尿困难,梗阻严重者可并发尿道积脓、脓毒血症而需行尿道切开。因为与生殖疣并存,故诊断多无困难,实验室检查可能发现血清抗体不高、淋巴细胞减少;免疫组织化学、核酸杂交、PCR 可能发现 HPV。尿道镜检查与乳头状瘤一样,活组织检查可明确诊断。显微镜下可见到增生的棘细胞层不全角化,皮突增厚延长,呈乳头瘤样增生,似鳞状上皮细胞癌,真皮水肿,毛细血管充血,炎性细胞浸润。

尖锐湿疣的治疗首选应该强调戒除不洁性活动,夫妻同治。因其可恶变,故治疗应彻底。布满全尿道的尖锐湿疣,治疗比较棘手,有施行尿道腹侧切开切除者,但多复发,且术后尿道闭锁。尖锐湿疣位于尿道口或深部少数散在者,可局部切除或经尿道电灼、冷冻、CO_2 激光等。药物外用可用氟尿嘧啶(5-Fu),普达菲伦素(鬼臼素),50%~90% 三氯醋酸等,但这些药物毒性大,可发生局部糜烂或吸收中毒,应予注意。也可用 5-FU 8~30mg 静脉注射,每周两次,总量 300mg,效果良好。也可用干扰素作全身性辅助治疗。噻替哌 60mg,溶于 8~15ml 无菌蒸馏水注入尿道,保留半小时,每周一次,适宜于深部尿道及分布广泛的多发性尿道疣,效果良好。

(6) 尿道乳头状瘤:尿道乳头状瘤(papilloma),多位于尿道内口或前列腺部尿道、精阜附近。其病理性质与膀胱乳头状瘤一致,也可与后者同时发生,单独讨论尿道乳头状瘤者近年未见报道。

肿瘤可单发,也可多发,大小不一,有细长蒂,末端分枝,呈乳头状突起,淡红或灰红色、质脆,易出血。血管及结缔组织由黏膜下经过蒂进入肿瘤的分枝,表面覆盖着移行上皮细胞,与尿道纤维息肉十分类似,但息肉没有分枝。

主要症状为初始或终末血尿,全程血尿少见。可以有尿频、尿痛等症状,很少发生梗阻。内镜检查可见末端分枝呈绒毛状,随冲洗液漂出。一般无溃疡,应活检确定有无恶变,且应同时检查膀胱,以免漏诊。尿道造影对诊断也有帮助。

治疗可经尿道电灼或电切等,也可经膀胱切除,在关闭膀胱之前,用噻替哌 30~90mg,溶于 90ml 无菌蒸馏水,冲洗膀胱和后尿道,对预防复发有一定作用。因可恶变,术后应定期随访检查。

(7) 尿道血管瘤:尿道血管瘤(hemangioma)极为罕见。Klotz1895 年首次报道以来,迄今约报道 40 例。各种年龄均可以发生,但以中年为多。男性多于女性。主要表现为尿道出血,尿道有血性分泌物。肿瘤可突出尿道口,有的在排尿时突出,排尿终了时又缩回尿道内。肿瘤呈深红色,扁平或隆起于黏膜面,光滑、质软,主要由毛细血管组成。治疗可经尿道切除、电灼、动脉栓塞硬化、激光、放疗、尿道切除等。病变广泛严重者,切开尿道,行镭放射治疗,以后再行尿道成形术。无论何种方法,治疗必须彻底,否则易复发。

(8)尿道囊肿:尿道囊肿(urethral cyst)罕见。发生原因有:①当尿道腺体的腺管发生梗阻后,分泌的液体积聚,即形成了囊肿。尿道腺、尿道球腺、前列腺均可发生。先天性者,在胚胎时,因腺管发育异常引起;后天性者,多因炎症引起,以先天性者居多;②胚胎时,异位的尿道黏膜上皮细胞团增殖,中心空泡化,但未能与尿道沟通,形成了囊肿;③在尿道的旁边,有尿道旁管开口于尿道口的边缘,当管口封闭时即形成了囊肿,位于尿道口旁,故叫尿道口旁囊肿,较为常见。尿道囊肿可发生在尿道各部,一般直径仅有数毫米,表面光滑,壁菲薄而透明,囊内含淡黄色液体,感染后可化脓,外伤后,因囊内出血而呈青紫色。个别有形成结石者。主要症状为排尿困难,尿道梗阻。深部者,一般可经内镜检查明确诊断。尿道口旁囊肿诊断容易。个别大型尿道球腺囊肿可在会阴部触及肿块。治疗需行手术切除,深部经尿道电灼。疗效很好。单纯穿刺或切开,容易复发,不宜采用。

(9)尿道黏膜白斑:在正常无角化的尿道黏膜上,发生角化或鳞状上皮细胞化生,称为尿道黏膜白斑。至1976年止,只有8例报道,近年未见报道。一般认为是慢性炎症刺激引起,多发生在后尿道、尿道外口或舟状窝,常合并有尿道外口狭窄或尿道狭窄。后尿道者,多有膀胱刺激症状;发生在尿道口者,有奇痒。内镜下见为菲薄的斑块突起,表面灰白色,见不到血管,呈皮革样。无特殊有效治疗。需定期随访检查,一旦癌变,早期手术。

(王少刚　杨为民)

参 考 文 献

[1] 朱晓斐,张凯,金杰,等.男性原发性尿道癌的临床分析[J].中华男科学杂志,2012,18(7):615-618.

[2] 刘富元,邹劲林,李艳芳,等.21例原发女性尿道癌临床分析[J].肿瘤学杂志,2001,7(5):294-296.

[3] Swartz MA,Porter MP,Lin DW,et al. Incidence of primary urethral carcinoma in the United States[J]. Urology,2006,68(6):1164-1168.

[4] PAPE D,ALTARAC S. Melanoma of the female urethra[J]. Med Oncol,2013,30(1):329-330.

[5] AHMAD NA.Abdominoperineal excision of male lower urinary tract for synchronous adenocarcinoma of urethra and urinary bladder[J].Urology,2005,65(3):591.

[6] KARNES RJ,BREAU RH,LIGHTNER DJ. Surgery for urethral cancer[J]. Urol Clin North Am,2010,37(3):445-457.

[7] DALBAGNI G,ZHANG ZF,LACOMBE L,et al. Male urethral carcinoma:Analysis of treatment outcome[J]. Urology,1999,53(6):1126-1132.

[8] COHEN MS,TRIACA V,BILLMEYER B,et al. Coordinatedchemoradiation therapy with genital preservation for the treatment of primary invasive carcinoma of the male urethra[J]. J Urol,2008,179(2):536-541.

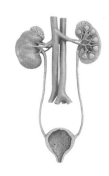

第十七章

前列腺肿瘤

第一节　前列腺解剖、生理和肿瘤分类

一、前列腺的形态及位置

前列腺是外形似倒锥体形的实质性器官(图 17-1-1),青年男性正常大小为左右径(宽)约 3.5cm,上下径(长)和前后径(高)约 2.5cm,内有尿道的前列腺部穿行。前列腺上端宽大,称前列腺底,向上邻接膀胱颈,并与精囊腺及输精管壶腹相接,向下逐渐变窄形成下端的前列腺尖部,其下方与尿生殖膈上筋膜相接,并与尿道相移行。尖部与底部之间为前列腺体部。射精管从前列腺底部后方邻近膀胱处穿入后斜行,开口于精阜中央的前列腺两侧。

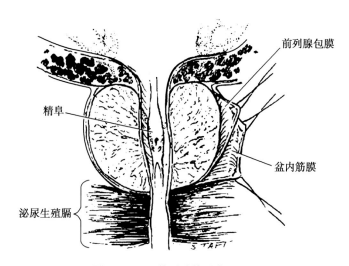

图 17-1-1　前列腺的形态和位置

二、前列腺血液供应、神经支配

1. 前列腺的血供及淋巴回流 前列腺的动脉主要来自膀胱下动脉,膀胱下动脉的分支分别供应精囊的下后方,膀胱底部和前列腺(图 17-1-2)。供应前列腺的动脉分别形成前列腺的两大血管组,即前列腺尿道组和前列腺包膜组。前列腺的静脉汇入前列腺静脉丛,与盆腔内其他静脉有广泛的交通,故任何分支静脉的破裂均可造成严重的出血。

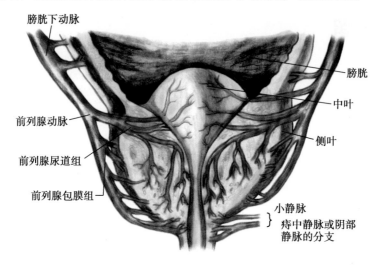

图 17-1-2 前列腺动脉供应

2. 前列腺的神经支配 前列腺的神经主要来自经前列腺神经丛的自主神经即副交感神经(胆碱能)和交感神经(去甲肾上腺素能),及盆腔神经丛。盆腔神经丛由来自 $S_2\sim S_4$ 副交感神经节前输出神经纤维和来自 $T_1\sim L_2$ 的交感神经纤维组成。这些神经分支进入前列腺神经丛,支配着前列腺的平滑肌和腺上皮。

前列腺包膜处血管被神经网广泛包裹,称为神经血管束,可作为识别由盆腔神经丛发出至阴茎海绵体分支的标志,临床上行保留性神经的前列腺癌根治术常指保留此血管神经束,应注意加以保护(图 17-1-3)。

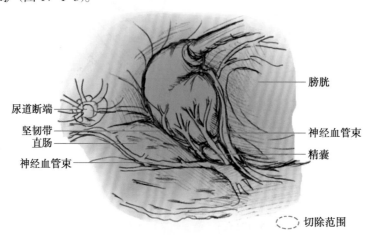

图 17-1-3 保留神经的根治性前列腺切除术

三、前列腺的组织学及生理

1. **前列腺的分叶** 前列腺由纤维肌性组织及腺体上皮组织组成,可以简单分为移行区、中央区和外周区(图 17-1-4)。移行区是良性前列腺增生的发生部位,外周区是前列腺癌的好发部位。前列腺近端和膀胱颈部有尿道内括约肌,在射精过程中起到关闭尿道的作用。

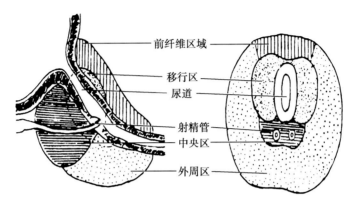

图 17-1-4 前列腺的组织结构

2. **前列腺的生理** 前列腺的生长受许多局部和全身激素调控,最重要的激素是睾酮。前列腺的分泌功能在人类生殖中的作用还不清楚,去势治疗后前列腺将逐渐萎缩。前列腺特异性抗原(prostate specific antigen,PSA)是一种丝氨酸蛋白酶,是前列腺疾病的一种标志物,正常上限约为 4ng/ml。PSA 是一种较好的前列腺癌血清肿瘤标记物,其异常增高可见于前列腺增生症或前列腺癌患者,但前者多在 10ng/ml 以下,局限性前列腺癌血清 PSA 水平常低于 15ng/ml。转移性前列腺癌患者,其水平常高于 30ng/ml,但在成功的去势治疗后下降到低水平。

四、精囊的解剖和生理

1. **精囊的解剖**(图 17-1-5) 精囊又称精囊腺,分泌淡黄色粘稠的液体,参与精子的成熟,对精子的代谢和活力意义重大。精囊是一对类似长椭圆形囊状器官,主要由迂曲的小管构成。上端游离,膨大处为精囊底。下端细直为排泄管末端,并与输精管末端汇合形成射精管。精囊中部为精囊体。

精囊位于输精管壶腹外侧,前列腺底部的后上方、膀胱底与直肠之间。前面与膀胱底部相接触,后面朝向直肠,之间有直肠膀胱筋膜相隔。精囊外侧有前列腺静脉丛。精囊底部伸向外上方并与输尿管下端接近。精囊的形态和位置多随直肠和膀胱的充盈程度而改变。

精囊的血运来自输精管动脉、膀胱下动脉

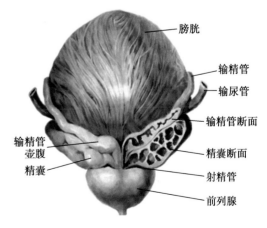

图 17-1-5 精囊的解剖和毗邻关系

和直肠下(或中)动脉的分支;其静脉汇集成精囊静脉丛,注入膀胱静脉丛,最后汇入髂内静脉。精囊的淋巴管很丰富,与血管伴行,最后汇入髂内淋巴结。精囊的神经来自由输精管神经丛发出的分支组成的精囊神经丛。

2. 精囊的生理　精囊的分泌物是构成精液的主要成分之一,占射出精液体积的50%~80%,具有营养和稀释精子的作用。

五、前列腺肿瘤分类(表17-1-1)

表 17-1-1　WHO 前列腺肿瘤组织学分类

良性肿瘤	恶性肿瘤
前列腺上皮内瘤	前列腺原位癌
前列腺增生症	前列腺癌
	前列腺导管肿瘤:前列腺导管癌、尿路上皮癌、鳞状上皮细胞癌
	前列腺基底细胞癌
	前列腺神经内分泌癌
	前列腺肉瘤样癌(癌肉瘤)
	前列腺间叶肿瘤:①肌肉瘤:横纹肌肉瘤、平滑肌肉瘤;②梭形细胞肉瘤、纤维肉瘤;③其他:黏液肉瘤、脂肪肉瘤、骨肉瘤、神经源性肉瘤、血管肉瘤、淋巴瘤等
	淋巴造血系统肿瘤
	前列腺继发性肿瘤

(陈　忠　王少刚)

第二节　良性前列腺增生症

良性前列腺增生(benign prostatic hyperplasia,BPH)又称为前列腺腺瘤(prostatic adenoma,PA),是老年男性最常见的泌尿系统疾病。主要表现为组织学上的前列腺间质和腺体成分增生、解剖学上的前列腺增大、尿动力学上的膀胱出口梗阻和以下尿路症状为主的临床症状。

在青春期,前列腺重量约20g。BPH 的组织学发病率常以尸检结果为依据,发病率随年龄增大而递增,但有增生病变时不一定有临床症状。文献报道,40~49 岁占 10%,50 岁以后约 50% 以上的男性出现前列腺增生,80 岁时 90% 有组织学增生证据。临床统计,在 50~60 岁年龄组表现出临床症状的仅占 7%,到 60~70 岁年龄组达 31%,70~80 岁可超过 43%,但在 80~90 岁年龄组有症状者却下降到 11% 左右。德国学者 Altwein、Rübben 和 Sökeland 认为,BPH 的发生形式与前列腺癌类似,两者均由双氢睾酮(dihydrotestosterone,DHT)介导,且随年龄增加发病率亦增加,在其所主编的教科书中将 BPH 归纳入前列腺肿瘤章节。

一、病因和发病机制

BPH 的病因仍不清楚,其发生可能与种族、遗传以及环境因素有关。雄激素及其与雌激素的相互作用、前列腺间质-腺上皮细胞的相互作用、生长因子、炎症细胞、神经递质等,均可能与 BPH 的发生有一定的关系。局部组织因素在 BPH 的发生中也起一定的作用。

BPH 的发病机制有多种假说,但尚未被证实。目前,比较赞同的是双氢睾酮(dihydrotestosterone,DHT)学说。

脑垂体释放的促性腺激素释放激素(gonadotropin-releasing hormone,GnRH)可诱导下丘脑产生促黄体生成素(LH),LH 再刺激睾丸间质细胞合成睾酮。进入血液的睾酮被运往作为雄激素靶器官的前列腺,并在 5α-还原酶的作用下转化为 DHT(图 17-2-1),DHT 与前列腺特异受体结合并转运到细胞核,作用于核内染色体而诱导特异的基因合成。在体液中,95%的睾酮是与性激素结合球蛋白(SHBG)及白蛋白以结合的形式存在,仅少量的游离睾酮能弥散到前列腺细胞并还原成 DHT。事实上,老年男性睾酮水平下降、DHT 升高(表 17-2-1)。而且,在 BPH 患者中发现 SHBG 含量增多,这样游离睾酮会更少,为何 BPH 患者 DHT 会升高呢? 这主要是因为老年男性 5α-还原酶活性增加。与正常前列腺相比,在增生腺体中,纤维、肌肉、基质增加数倍,腺体部分也增加近 2 倍,而 5α-还原酶主要存在于纤维、肌肉、基质中,其活性明显增高。研究还发现,BPH 组织中 DHT 含量比正常组织高 34 倍,在同一增生的前列腺腺体中,BPH 结节内的 DHT 含量高于正常部分,而 5α-还原酶缺乏者不会发生BPH。在正常雄激素水平下,前列腺组织中细胞增殖与凋亡保持平衡;当男性进入老年期,前列腺上皮细胞、基质细胞增殖和凋亡均呈增加趋势,而凋亡细胞数远低于增殖细胞数。由于上皮和间质细胞的增殖和细胞凋亡的平衡性破坏,最终导致前列腺增生。

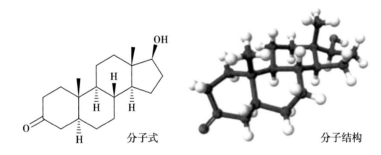

分子式　　　　　　　分子结构

图 17-2-1　DHT 的分子式和分子结构

表 17-2-1　更年期男性的激素水平 *

激素	<50 岁	>50 岁	单位
T	633 ± 25	415 ± 51	ng/100ml
MCR	640 ± 25	530 ± 35	1/24h
PR	6.6 ± 0.5	4 ± 0.6	ng/24h
LH	12.5(9.1~17.1)	22.5(15.8~31.7)	mlU/ml
FSH	6.8(5.1~9.2)	15(10.1~22.0)	mlU/ml
PRL	6.9 ± 3.7	4.8 ± 2.3	ng/ml
雌二醇	1.5(1.0~1.8)	2.2(1.7~2.6)	ng/100ml
雌激素总量	3.9(3.3~3.6)	5.3(4.5~6.2)	ng/100ml
DHT	49(33~74)	89(53~152)	ng/100ml

* MCR= 代谢清除率;PR= 生存率;PRL= 催乳素。

BPH 与双氢睾酮有着密切的关系。前列腺作为雄激素的依赖性器官,其生长、结构的维持及功能的完整均需要睾丸提供的循环雄激素的支持。睾酮在 5α-还原酶作用下转化为双氢睾酮,从而发挥雄激素对前列腺的刺激增长作用,导致前列腺增生。这就是双氢睾酮学说,DHT 是前列腺内雄激素的活性形式。

近年来研究发现,17β 雌二醇和雄甾烷二醇与前列腺增生有一定的关联。睾酮在芳香酶作用下可产生少量的 17β 雌二醇,雄甾烷二醇是 DHT 在 3α-还原酶作用下转变而来的。在 BPH 患者中可见前列腺纤维、肌肉、基质中高浓度的雄甾烷二醇及 17β 雌二醇。前列腺内类固醇的改变,可能主要参与纤维、肌肉、基质的病理增生,从而导致 5α-还原酶含量增多(图 17-2-2)。5α-还原酶活性增加,主要在基质。

二、病理生理

年轻男性前列腺可分为 4 个区:外周区、中央区(两者占腺体的 95%)、移行区和尿道周围腺体区(约占 5%)。腺体增生主要发生在尿道周围的移行区,腺体、结缔组织和平滑肌的增生呈多发结节;增生的腺体将外周带的腺体挤压,后者萎缩形成所谓前列腺“外科包膜”,与增生的腺体有明显界限。增生部分经手术切除后,遗留下受压腺体,故术后直肠指诊及影像学检查仍可以探及前列腺腺体。

前列腺两侧叶增生并压迫尿道,使得尿道变窄;中叶增生时,前列腺甚至可凸入膀胱内(图 17-2-3,图 17-2-4)。Schiebler 把 BPH 分为以下四种组织类型:①硬化型,由成纤维细胞构成;②肌纤维型,由平滑肌构成;③囊腺型;④混合型。

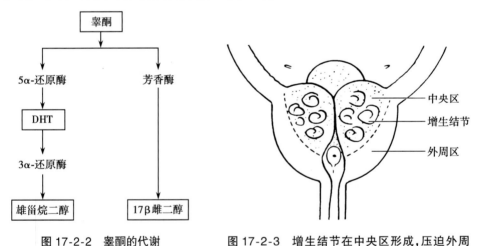

图 17-2-2　睾酮的代谢　　　图 17-2-3　增生结节在中央区形成,压迫外周区形成外科包膜

显微镜下观察,40 岁以上男性尿道周围的中央区几乎无一例外地都有结节样增生;50 岁左右开始,前列腺增长速度加快,持续至 80 岁左右速度变慢。在这 30 年中,这些结节不断地增大、融合,使得前列腺体积变大,从两侧或后侧压迫前列腺段尿道,引起膀胱出口的梗阻。由于排尿阻力的增加使膀胱逼尿肌代偿性肥厚,随着前列腺继续增大,排尿阻力亦逐渐增加,膀胱逼尿肌将失代偿,出现残余尿。有时膀胱内可见小梁及假性憩室。进一步失代偿,甚至使壁段输尿管失去阻止膀胱尿液反流的能力,残余尿及尿液反流使上尿路扩张,出现肾积水;这种状态的持续存在终将使肾皮质受压退变,导致肾积水和肾功能不全(图 17-2-5)。

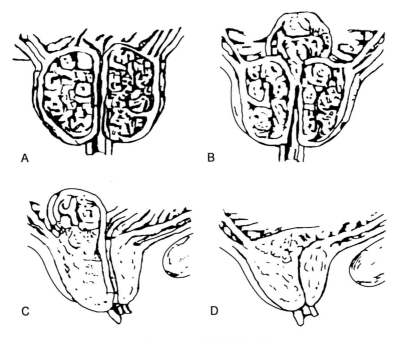

图 17-2-4 前列腺增生类型

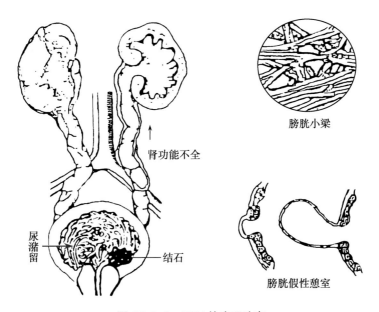

膀胱小梁

肾功能不全

尿潴留

结石

膀胱假性憩室

图 17-2-5 BPH 的病理改变

三、临床表现

临床上将 BPH 分为三期:

Ⅰ期:代偿期,可出现排尿困难,夜尿,此期尚无残余尿。

Ⅱ期:膀胱逼尿肌失代偿,出现残余尿达 100ml,除 Ⅰ 期症状外,还可表现尿频。

Ⅲ期:可出现充溢性尿失禁,肾积水,进行性肾功能不全。

尿潴留:急性尿潴留在各期都可发生。

BPH 多在 50 岁以后出现症状,临床症状与病理改变是平行的,但与前列腺体积大小不成正比,而取决于引起梗阻的程度、病变发展速度以及是否合并感染等,症状可时轻时重。通常,早期症状不明显,患者可表现正常排尿,尿液完全排空,这是由于膀胱逼尿肌代偿肥厚的缘故,但在直肠指诊时,可发现前列腺增大。

尿频是 BPH 患者最常见的早期症状,夜间更为明显。尿频的原因,早期是因增生的前列腺充血刺激引起;随着病情进展,梗阻加重,尿频是残余尿量增多所致。此外,梗阻诱发逼尿肌功能改变,膀胱顺应性降低或逼尿肌不稳定,尿频更为明显,同时伴有尿急。

排尿困难是 BPH 最重要的症状,病情发展缓慢。随着膀胱逼尿肌的劳损,排尿时逐渐出现尿射程缩短、排尿延缓、排尿踌躇、尿流细而无力、终末滴沥、排尿时间延长。膀胱残余尿的出现可导致尿频更为明显、夜尿明显增加。梗阻严重致膀胱残余尿较多时,常需要用力增加腹压帮助排尿,排尿终末排尿不尽感。病情的进一步发展,膀胱内压与尿路阻力趋于不平衡,在突然的交感神经兴奋时,可出现急性尿潴留(在各期均可发生),甚至为充溢性尿失禁。

由于尿路梗阻的存在,出现膀胱残余尿和/或膀胱假性憩室,有利于细菌生长而致尿路感染,出现膀胱刺激症状。同时,膀胱内细菌分解产物使尿液偏碱性,容易形成磷酸镁铵结石而出现相应症状。BPH 患者常因继发的下尿路感染,诱发附睾炎。

膀胱颈部黏膜下小静脉因前列腺充血而出现扩张,有时可破裂出血,出现肉眼血尿。在继发膀胱炎及膀胱结石时,也可有血尿。对于充血性 BPH 患者,常伴有血精或性交后血尿。BPH 引起的无痛性肉眼血尿,应与泌尿系统肿瘤引起的血尿鉴别。

持续的膀胱颈出口梗阻最终导致双肾积水、肾功能损害时,可出现慢性肾功能不全的胃肠道及神经系统症状,如恶心、呕吐、食欲减退、体重减轻、贫血、乏力等。当尿路感染向上蔓延而继发肾盂肾炎时,可出现发热、腰痛等症状。由于增大的腺体压迫会阴或 BPH 继发前列腺炎(43%)时,可出现下腹部疼痛、并向腹股沟及会阴部放射。长期排尿困难导致腹压增高者,可引起腹股沟疝、痔疮和脱肛。

此外,82% 的中老年男性存在性功能障碍,并且与下尿路症状的严重程度相关。

国际前列腺症状评分(IPSS,表 17-2-2):IPSS 是目前国际公认的判断 BPH 患者症状严重程度的最佳手段。IPSS 是 BPH 患者下尿路症状严重程度的主观反映,与最大尿流率、残余尿量以及前列腺体积无明显相关性。IPSS 总分为 0-35 分,根据症状将 BPH 分为轻、中、重度三种情况:轻度症状(0~7 分),仅表现为充血和排尿刺激症状;中度症状(8~19 分),有残余尿和梗阻症状;重度症状(20~35 分),表现为膀胱功能失调、肾功能不全。

生活质量指数(QOL,表 17-2-3)评分:QOL 评分(0~6 分)是了解患者对其目前 LUTS 水平的主观感受,其主要关心的是 BPH 患者受 LUTS 困扰的程度及是否能够忍受。因此,又叫困扰评分。

以上两种评分尽管不能完全概括下尿路症状对 BPH 患者生活质量的影响,但是它们提供了医师与患者之间交流的平台,能够使医师很好地了解患者的疾病状态。

表 17-2-2　国际前列腺症状评分（IPSS）

在最近一个月内,您是否有以下症状?	无	在五次中					症状评分
		少于一次	少于半数	大约半数	多于半数	几乎每次	
1. 是否经常有尿不尽感?	0	1	2	3	4	5	
2. 两次排尿间隔是否经常小于两小时?	0	1	2	3	4	5	
3. 是否曾经有间断性排尿?	0	1	2	3	4	5	
4. 是否有排尿不能等待现象?	0	1	2	3	4	5	
5. 是否有尿线变细现象?	0	1	2	3	4	5	
6. 是否需要用力及使劲才能开始排尿?	0	1	2	3	4	5	
7. 从入睡到早起一般需要起来排尿几次?	没有	1次	2次	3次	4次	5次	
	0	1	2	3	4	5	

症状总评分 =

表 17-2-3　生活质量指数（QOL）评分

	高兴	满意	大致满意	还可以	不太满意	苦恼	很糟
1. 如果在您今后的生活中始终伴有现在的排尿症状,您认为如何?	0	1	2	3	4	5	6

生活质量评分（QoL）=

四、诊断与鉴别诊断

(一) 诊断

根据典型的临床表现,BPH 的诊断并不困难,尤其对老年男性出现进行性排尿困难首先应考虑 BPH。

BPH 的诊断包括:全部症状叙述、详细完整病史、尿分析、尿培养、血分析、尿路影像学、膀胱残余尿测定、内镜检查以及尿流动力学检查。

1. **外生殖器检查**　排除尿道外口狭窄或畸形所致的排尿障碍。

2. **直肠指诊**（digital rectal examination,DRE）　DRE 为前列腺增生简单而重要的诊断方法,应在膀胱排空后进行。触诊时前列腺腺体可在长度或宽度上增大,表面光滑、边缘清楚、质韧、中央沟变浅或消失,即可作出初步诊断。指诊结束时,应注意肛门括约肌张力是否正常,有助于与神经源性膀胱功能障碍鉴别。

按增大程度可分为:Ⅰ度:较正常增大 1.5 倍,中央沟变浅,重量约 20~25g;Ⅱ度:较正常增大 2~3 倍,中央沟可能消失,重量约 25~50g;Ⅲ度:较正常增大 3~4 倍,中央沟消失,重量约 50~75g;Ⅳ度:较正常增大 4 倍以上,DRE 不能触及腺体底部,中央沟消失,重量在 75g 以上。DRE 估计前列腺的大小有一定的误差,如前列腺中叶突向膀胱,DRE 前列腺增大不明显。

直肠指诊还可了解是否存在前列腺癌。DRE 发现前列腺有硬结,应作前列腺穿刺活检,以明确诊断。临床研究证实,DRE 怀疑有异常的患者最后确诊为前列腺癌的有 26%~34%。

而且,其阳性率随着年龄的增加呈上升趋势。

3. 实验室检查

(1) 尿常规:尿常规可以确定下尿路症状患者是否有血尿、蛋白尿、脓尿及尿糖等。

(2) 前列腺特异性抗原(PSA):对排除前列腺癌,尤其是前列腺有结节或质地较硬时十分必要。血清 PSA 正常值为 0~4ng/ml,PSA 敏感性高,但特异性有限,许多因素都可影响 PSA 的测定值,如 BPH、前列腺上皮内瘤、前列腺炎都可使血清 PSA 升高。

(3) 肾功能:严重肾积水、肾功能不全时,血清尿素氮及肌酐值均明显增高。放射性核素肾图有助于了解上尿路有无梗阻及肾功能损害。

(4) 尿脱落细胞学检查:有血尿时,应作该项检查。当有严重尿频时,也应作尿脱落细胞学检查,因为原位癌有时是一个与 BPH 症状相似的疾病。

4. B 超　可经腹部、直肠途径进行。经腹部超声检查时需要充盈膀胱,可清晰显示前列腺大小,有无异常回声、前列腺是否突入膀胱及其程度。还可以了解膀胱有无结石,上尿路有无继发性积水或占位性病变。

经直肠超声检查(transrectal ultrasonography,TRUS)对增生的前列腺内部结构分辨得更为精确,目前已普遍被采用(图 17-2-6)。

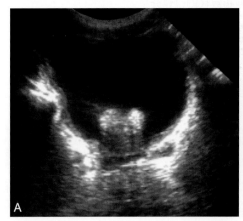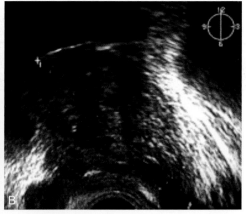

图 17-2-6　前列腺 B 超

A. 经腹部 B 超膀胱有较多残余尿,前列腺中叶突入膀胱;B. TRUS:前列腺增大,中叶突入膀胱。

通过超声检查可以精确计算出前列腺体积:前列腺体积=0.52× 前后径 × 左右径 × 上下径。

经腹部超声检查和 TRUS 均可进行残余尿量测定。当残余尿达 100ml 时,表明膀胱逼尿肌已处于失代偿状态。

5. 尿流率检查和尿动力学检查(urodynamics)　尿流率检查包括尿量、排尿时间、最大尿流率和平均尿流率等内容,其中最大尿流率最为重要。

尿流动力学检查对引起膀胱出口梗阻的原因有疑问或需要对膀胱功能进行评估时应进行此项检查,并结合其他相关检查以排除神经系统病变或糖尿病所致神经源性膀胱的可能。BPH 患者拟行手术或微创治疗前有以下情况者,需要进行尿流动力学检查:①尿量 ≤150ml/ 次;②50 岁以下或 80 岁以上;③残余尿 >300ml;④既往有尿潴留病史;⑤怀疑有神经系统病变或糖尿病所致神经源性膀胱;⑥双侧肾积水;⑦既往有盆腔或尿道的手术史。

6. **尿道膀胱镜检查**　该项检查有一定痛苦,易导致损伤。一般在 BPH 合并肉眼血尿时,为了排除膀胱肿瘤或经检查前列腺不是特别大,但梗阻症状较重,以了解下尿路梗阻原因时才做该项检查。尿道膀胱镜检查可了解以下情况:①前列腺中叶突入膀胱的程度,②膀胱颈后唇抬高的状况;③膀胱小梁及憩室的形成;④膀胱结石;⑤残余尿量测定;⑥有无膀胱肿瘤;⑦尿道狭窄的部位和程度。根据前列腺的大小和形态,有助于判断患者适合的手术方式。

7. **上尿路评估**　对于 BPH 患者了解上尿路情况是非常必要的。一般,对于初诊为 BPH 而无其他疾患的病例,对上尿路评估的检查为选择性的,有下列情况之一者进行 B 超、IVU 检查:①既往或现在有尿路感染者;②镜下或肉眼血尿者;③有尿石症病史者;④肾功能不全患者,宜选择 B 超检查。双肾 B 超检查可获知有无继发性结石、肾及输尿管积水,确定肾皮质减少程度。在有血尿的情况下,应选择 IVU 检查。BPH Ⅲ期可出现上尿路病理性变化,IVU 显示输尿管扩张、肾积水(图 17-2-7,图 17-2-8)。对于上尿路出现不对称的扩张,应考虑前列腺癌的可能。

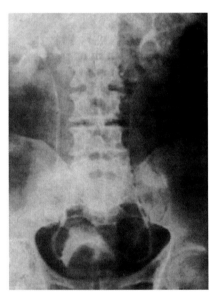 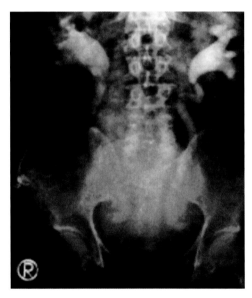

图 17-2-7　IVU 显示增大的前列腺　　　图 17-2-8　BPH 引起输尿管扩张、肾积水

(二) 鉴别诊断

BPH 引起的排尿困难,应与下列疾病鉴别:

1. **膀胱颈挛缩**　多为慢性炎症所致。膀胱颈因肌纤维代偿性增生、纤维化,而变得僵硬,使排尿受阻,出现排尿困难。

发病年龄较轻,多在 40~50 岁出现排尿不畅症状。DRE 前列腺不大,膀胱镜检查可以确诊。

2. **前列腺癌**　DRE 前列腺有结节,质地坚硬;血清 PSA 明显升高;TRUS 为前列腺外周带局限性低回声区,部分病例也可表现为高回声或等回声征象;IVU 有时见上尿路不对称改变。前列腺穿刺活组织检查有助于明确诊断。

3. **尿道狭窄** 多有尿道损伤及尿道炎病史,行 DRE、尿道外口检查、尿道镜检查或尿道造影检查,不难确诊。

4. **神经源性膀胱功能障碍** 临床表现与 BPH 相似,有排尿困难、残余尿增多、肾积水和肾功能不全,前列腺不增大,为动力性梗阻。患者常有中枢或周围神经系统的病史和体征,如有下肢感觉和运动障碍,会阴皮肤感觉及肛门括约肌张力减退或消失,膀胱充盈感觉缺乏等。IVU 常显示上尿路扩张、积水,膀胱常呈"圣诞树"形。尿流动力学检查可以明确诊断。

5. **膀胱结石** 下尿路梗阻常可导致膀胱内形成结石。膀胱结石阻塞膀胱颈出口时会使排尿中断,但改变体位后,因结石移动而又可继续排尿。行经腹部膀胱超声检查或 TRUS,可以明确诊断。

此外,尚需与精阜增生症、前列腺结核鉴别;血尿者需与膀胱肿瘤鉴别。

五、良性前列腺增生症的治疗

良性前列腺增生症(BPH)的治疗包括等待观察、药物治疗、手术治疗和微创治疗四大类。治疗目的是减轻症状,改善患者的生活质量,延缓疾病进展以及预防并发症发生,同时保护肾功能。

BPH 的治疗方案的选择应根据前列腺大小、下尿路症状、患者身体状况,对生存的期望值、IPSS 评分以及 BPH 的病期予以综合考虑,下尿路症状和生活质量的下降程度是治疗措施选择的重要依据。

BPH Ⅰ期:轻度下尿路症状(IPSS 评分≤7)的患者,以及中度以上症状(IPSS 评分≥8)、生活质量尚未受到明显影响的患者可选择等待观察或药物治疗。

此外,养成规律的大便习惯,戒酒及咖啡,下肢保暖和适当的身体锻炼也是必须的。但应每年进行复查 DRE、尿常规、肾功能、血清 PSA 测定、TRUS、膀胱残余尿测定等。并进行 IPSS 评分,以了解患者的症状发展以及是否发生了合并症。

BPH Ⅱ期:若无严重心血管和肺部疾病,可行手术治疗,否则宜行保守疗法。

BPH Ⅲ期:对已有肾功能不全的患者,宜先持续导尿或行耻骨上膀胱造瘘术。通过引流尿液、纠正水电解质平衡,待肾功能恢复正常后才能手术。引流时要预防及控制尿路感染,防止结石形成。导尿管及造瘘管应 4 周更换一次,注意无菌操作,必要时给予口服抗生素。

(一) 等待观察

BPH 患者若长期症状很轻,不影响生活和睡眠,一般无需治疗,可等待观察。但需密切随访,如果症状加重或出现手术绝对适应证,需及时改变治疗方案。

(二) 药物治疗

BPH 患者药物治疗的短期目标是缓解患者的下尿路症状,长期目标是延缓疾病的临床进展,预防合并症的发生。在减少药物治疗副作用的同时保持患者较高的生活质量是 BPH 药物治疗的总体目标。

1. **α-受体阻滞剂** 通过阻滞分布在前列腺和膀胱颈部平滑肌表面的肾上腺素能受体,松弛平滑肌,达到缓解膀胱出口动力性梗阻的作用。常用的 α-受体阻滞剂:特拉唑嗪、多沙唑嗪、萘哌地尔、坦索罗辛和赛洛多辛等。对症状较轻,前列腺增生体积较小的患者有良好的疗效。日尿和夜尿次数减少,大约 50% 的患者尿流率有一定程度改善。

常见的副作用包括头晕、头痛、鼻塞、乏力、困倦、体位性低血压、异常射精等。如果患者症状改善同时能够耐受药物的副作用,则继续该治疗。

2. 5α-还原酶抑制剂 在不影响血液循环睾酮情况下,通过抑制体内睾酮向双氢睾酮的转变,进而降低前列腺组织中的 DHT 水平,引起腺体组织的退化,达到缩小前列腺体积、改善排尿困难的治疗目的。常用的 5α-还原酶抑制剂:非那雄胺、度他雄胺等,适用于轻、中度无合并症的 BPH 患者。一般在服药 3 个月之后见效,停药后症状易复发,需长期用药。

常见的副作用包括勃起功能障碍、射精异常、性欲低下和其他如男性乳房女性化、乳腺痛等。

由于患者对药物反应存在个体差异,5α-还原酶抑制剂缩小前列腺体积的作用较慢,而 α-受体阻滞剂能即刻松弛平滑肌,因此两药联合应用疗效较好。而且,联合用药可以降低患者急性尿潴留或 BPH 需要接受手术治疗的风险,但副作用发生率高于单独药物治疗。

3. 植物制剂(phytotherapeutic agents) 沙芭特、普适泰等适用于 BPH 及相关下尿路症状的治疗,在许多国家被广泛应用。有研究结果提示其疗效和 5α-还原酶抑制剂及 $α_1$-受体阻滞剂相当,且没有明显副作用。然而,植物制剂的作用机制复杂,难以判断有效成分及其生物活性和疗效的相关性。

4. 中药 目前应用于 BPH 临床治疗的中药种类很多,取得了一定的临床疗效,可酌情选择应用。

5. 内分泌治疗 雌激素因对心血管系统副作用较大,不宜常规应用。

在患者症状没有加重,没有发展到具有手术绝对适应证的状况下,服药期间应定期复查直肠指诊、血清 PSA 测定、TRUS、膀胱残余尿测定,酌情作尿流动力学检查。

(三) 外科手术和微创治疗

外科治疗的目的:BPH 是一种进展性疾病,部分患者最终需要外科治疗来解除下尿路症状及其对生活质量所致的影响和并发症。

手术绝对适应证:①重度 BPH 或下尿路症状明显影响患者的生活质量,尤其是药物治疗效果不佳或拒绝接受药物治疗者;②反复尿潴留;③反复发生的严重血尿;④因 BPH 而引起肾功能不全;⑤伴发膀胱结石;⑥反复发作尿路感染;⑦并发大的膀胱憩室。对有手术绝对适应证的病例,应评估哪种术式较为合适,经尿道前列腺切除术、经尿道前列腺切开术、激光前列腺剜除或气化术,或者开放性手术。

1. 开放性前列腺切除术 常用术式有耻骨上经膀胱前列腺切除术和耻骨后前列腺切除术(图 17-2-9,图 17-2-10)。

手术适应证:①前列腺重量 >80g;②合并有大的膀胱憩室;③合并有多发性或大的膀胱结石。

开放性前列腺切除术是解除前列腺梗阻最有效的方法,并得到充分证实的标准手术,但手术风险较大,死亡率为 1.5%~2%。术中及术后并发症主要为出血、损伤前列腺包膜、切口感染、附睾炎、肺栓塞、肾功能不全及尿瘘等;晚期并发症为逆行射精(80%)、尿失禁(1%)、膀胱颈挛缩(1.8%)或尿道狭窄(2.6%)等。对勃起功能的影响可能与手术无关。

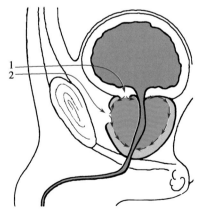

图 17-2-9 BPH 手术径路
1.耻骨上经膀胱径路;2.耻骨后径路。

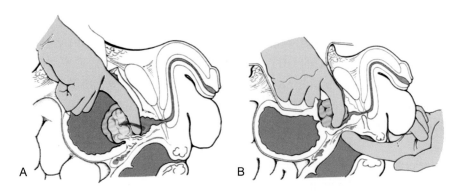

图 17-2-10 经腹部手术入路

A.经膀胱前列腺切除术;B.经耻骨后前列腺切除术。

（1）术中可能发生的问题和处理

1）出血:迅速剥离腺体,用盐水纱布填塞前列腺窝中压迫止血是减少出血的重要步骤。通常,腺窝内有一定的出血,但随着腺窝内压力的增高,血管收缩,出血可自行停止。亦可在腺体摘除后用止血纱布填塞前列腺窝。5~10分钟后取出纱布可起到辅助止血效果。

取出止血纱布后,在前列腺窝边缘迅速缝合结扎5和7点处的前列腺动脉是止血的关键。值得注意的是,少数病例经上述处理后仍有活动性出血,此时应考虑在前列腺包膜外膀胱前列腺连接处5和7点分别缝扎前列腺血管蒂,必要时结扎髂内动脉。此外,在摘除前列腺腺体前,预先缝扎膀胱前列腺连接处5和7点之前列腺血管蒂或结扎髂内动脉,可以有效地减少术中出血。

2）前列腺包膜损伤:少见。当腺体与包膜发生粘连时,偶然会撕裂前列腺包膜。

（2）术后并发症及处理

1）继发性出血:术后继发性出血一般发生在术后6~7天。

原因:①局部炎症或用力过度;②膀胱颈口肠线缝合松开脱落。

处理:①加强膀胱冲洗,保持引流管通畅;②气囊压迫膀胱颈;③应用止血药物;④对于出血量较大,血块堵塞引流管,在以上处理无效时,应及时用电切镜止血或开放手术止血。

2）感染:前列腺切除手术后的感染主要有以下三个方面:①泌尿道感染;②生殖道感染,主要为附睾炎;③耻骨炎。

泌尿道感染:由于前列腺增生后存在梗阻,残余尿和/或膀胱憩室,常常并发泌尿道感染;术前导尿、膀胱镜检查、膀胱尿道造影、前列腺手术以及膀胱造口管反复冲洗等因素,均可导致感染的发生。因此,严格执行无菌操作,减少不必要的检查,合理使用各种导管,密封冲洗系统以及术前、术后合理的应用抗生素,可以减少或控制泌尿道感染的发生。

3）附睾炎:逆行感染所致,未留置导尿管者极少发生。文献报道,施行前列腺切除术同时作输精管结扎术者,附睾炎发生率为3.7%~13.6%;未行输精管结扎术者,附睾炎发生率为19.4%~39%。因此,多主张施行前列腺切除术时常规进行输精管结扎术,可以预防或减少附睾炎的发生。

4）耻骨炎:大多发生在经耻骨后前列腺切除术者,较少见。治疗除应用抗生素外,可应用可的松短程治疗。亦可采用维生素 B₁ 和深部 X 线治疗。

5）尿瘘：在拔除膀胱造瘘管后 1~3 天内可能会出现造瘘口处漏尿，可插入导尿管引流数天即可治愈。尿瘘长期不愈合时要考虑有无下尿路梗阻，如膀胱颈挛缩、尿道狭窄等，应及时处理。

6）尿失禁：发生率为 1%。

暂时性的原因多为增大前列腺的压迫、前列腺外科包膜结缔组织和平滑肌长期过伸或萎缩、长期留置气囊导尿管压迫时间过长所致。可采用针灸、理疗等方法治疗，大多数患者于术后 1~2 周内可恢复，个别病例可延长至 6 个月或 1 年。

永久性或完全性尿失禁多为手术损伤尿道外括约肌所致。为了避免损伤尿道外括约肌，当腺体被分离后，于紧接其尖端处用拇指和食指捏断尿道，不可使用暴力用力拉断。如果尿道比较坚韧，则牵开腺体，显露清楚后，用弯剪将尿道剪断。一旦发生完全性尿失禁，其处理较为棘手。

7）膀胱颈挛缩或尿道狭窄：发生率约 19.4%。可用尿道扩张治疗，必要时行经尿道电切或直视下激光切开。

8）性功能障碍：前列腺手术后对性功能的影响主要表现为逆行射精、勃起无力以及缺乏性高潮。

2. 经尿道前列腺切除术（transurethral resection of the prostate，TURP） TURP 现已成为治疗 BPH 的标准手术方式（图 17-2-11）。目前，国内外 90%~95% 的 BPH 患者采用 TURP 治疗。死亡率约 1%~1.5%，较开放性前列腺手术死亡率低，尿流率平均提高 100%。

TURP 的基本要求：需切除所有增生的腺体组织，完整留下周边受压的腺体，即所谓的外科包膜。所以，TURP 与开放性手术所切除的组织在理论上是一致的（图 17-2-12A、B）。

3. 经尿道前列腺切开术（transurethral incision of the prostate，TUIP） 目前，主张施行 TUIP+ 膀胱颈后唇切除术，效果较好。

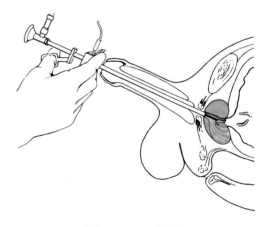

图 17-2-11 TURP

4. 经尿道前列腺电汽化术（transurethral electrovaporization of the prostate，TUVP） 手术操作方法与 TURP 相似，但它不是切割，是靠汽化电极与组织间产生高温（电火花），使组织汽化。因此，在手术中使电极与组织紧密接触，才能达到较好的效果（图 17-2-13）。其缺点是气化速度较慢，手术费时较长。目前这种治疗方法在临床上已经很少单独使用，使用较多的是汽化切除法。

TUVP 适用于凝血功能较差的和前列腺体积较小的 BPH 患者，是 TUIP 或 TURP 的另外一种选择。其止血效果更好，长期疗效对于改善症状，提高尿流率和生活质量评分方面与 TURP 相当；但术后尿路刺激症状，排尿困难和尿潴留的发生率略高于 TURP。远期并发症与 TURP 相似。

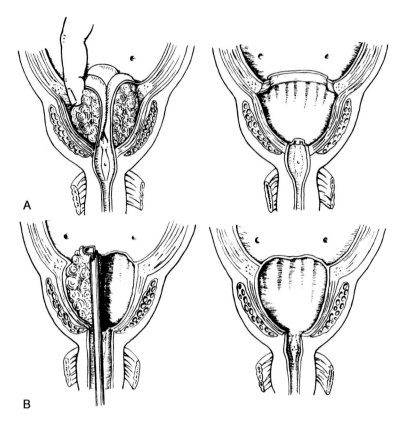

图 17-2-12 TURP 的组织切除范围应与开放前列腺切除手术相同

A. 开发手术范围；B. TURP 范围。

5. **经尿道前列腺等离子双极电切术**（transurethral bipolar plasma kinetic prostatectomy，TUPKP） TUPKP 是使用等离子双极电切系统，并以与单极 TURP 相似的方式进行经尿道前列腺切除手术。关键是采用生理盐水为术中冲洗液，很少发生经尿道电切综合征（transurethral resection syndrome，TURS）。术中、术后出血少，降低输血率和缩短术后导尿管留置时间和住院时间。远期并发症与 TURP 相似。

6. **经尿道等离子前列腺剜除术**（transurethral plasmakinetic enucleation of the prostate，TUKEP） TUKEP 通过改变 TUPKP 的切割方法，达到将前列腺于包膜内切除，更加符合前列腺解剖结构，具有切除前列腺增生组织更完整、术中出血少、术后复发率低等特点。对于体积大于 80ml 的 BPH 的患者也可应用。其治疗效果与 TURP 无明显差异，组织切除率高于 TURP，可增加前列腺偶发癌的检出率。

7. **前列腺的激光手术** 经过近 30 多年的发展，激光设备及操作技术有了长足的进步，

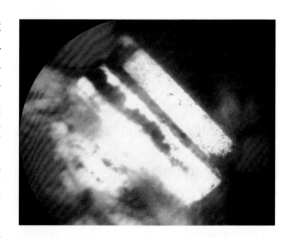

图 17-2-13 前列腺电气化

尤其以近年来为甚,为更加安全、微创进行前列腺手术提供可能;激光前列腺手术方法及技巧也进行了不断的总结和提高,各种激光前列腺手术对 TURP 的金标准地位提出强有力的挑战,如在加拿大激光手术占前列腺手术比例由 2007 年的 3.78% 增加到 2011 年的 7.56%,这种趋势还在发展中。以临床使用激光的波长不同(图 17-2-14),各种激光前列腺手术有各自特点。

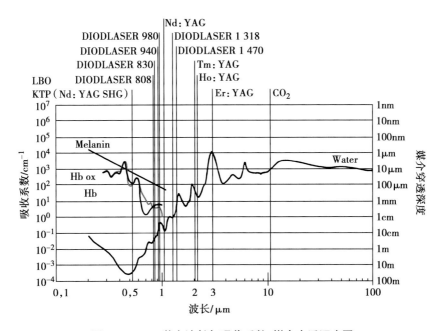

图 17-2-14 激光波长与吸收系数、媒介穿透深度图

(1)钕激光:又称钕-钇铝石榴石激光(Nd:YAG laser),为连续波的近红外光,波长为1 064nm,不被水或血红蛋白所吸收,主要被细胞蛋白质所吸收,因而吸收率不高而对组织的穿透深度深,约为 4~18mm。1985 年 Shanberg 将 Nd-YAG 激光应用于经尿道前列腺增生的手术,是第一个用腔内技术来治疗 BPH 的激光。钕激光照射腺体后可对一定深度的组织产生凝固效应,继而坏死吸收,使腺体体积变小。但由于其消融速度慢,术中照射深度不易控制,术后早期手术创面组织水肿、炎性反应明显,留置导尿管时间较长,对 BPH 的症状改善不及 TURP,目前临床上已经基本不再使用。

(2)绿激光:绿激光又名 KTP(kalium titanyl phosphate,KTP:Nd:YAG)激光、LBO(lithium borat,LBO:Nd:YAG)激光,是波长为 532nm 的绿色激光,特点是激光能量可以被组织中的血红蛋白选择性地吸收,激光穿透的深度约 800μm,极高的激光能量集中在非常表浅的组织层面上,产生非常有效的组织汽化效果,且辐射创面组织中的血管瞬间封闭,同时形成 1~2mm 的凝固带,周围组织损伤可能性小。由于绿激光是被组织中血红蛋白选择性吸收,而不是被水吸收,因此这种手术方式又称为选择性绿激光前列腺汽化术(photoselective laser vaporisation of prostate,PVP),增生的前列腺腺体血供较外科包膜丰富,当绿激光汽化至前列腺包膜时,汽化效率降低,可以降低包膜穿孔的发生率,进而大大降低了勃起神经受到损伤的可能。上世纪 90 年代末 60~80W 的绿激光开始用于前列腺增生症的治疗,而后不断有高功率的设备推出。2008 年推出 120W 的绿激光(绿光 HPS),使用新的光纤,有报道随访 3 年,术后效果与 TURP 疗效相似,安全性更高,而汽化速度增快。2012 年又推出了使用新型 MoXy 光纤的 180W XPS 激光,具有更高的能量应用和更快的汽化速度。

(3) 半导体激光(semi conductor laser):又称之为 Diode 激光。早期临床使用较多的是波长 980nm 的半导体激光,过深的组织灼烧深度影响了其临床应用,而随后出现的 1 470nm 激光改变了这一状况,后者是一种波长为 1 470nm 的近红外激光,在切割过程中激光被组织中的水分充分吸收,进行高精确度的汽化切割。1 470nm 激光的前列腺手术可以采用侧射光纤、弧形光纤和直射光纤,因此其临床使用范围更为灵活。针对前列腺手术的初学者,或小体积腺体,可以采用侧射光纤、弧形光纤进行前列腺汽化手术,而对大体积前列腺采用直射光纤进行前列腺分叶剜除术(图 17-2-15),再采用组织粉碎器取出切除组织。

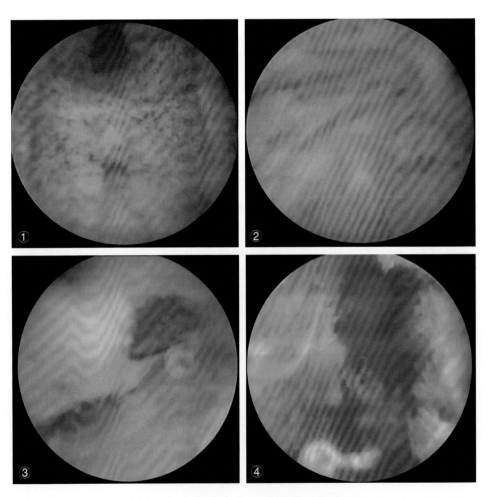

图 17-2-15　1 470nm 激光前列腺分叶剜除术

(①5 点处切开膀胱颈;②沿腺体与包膜间隙向膀胱颈方向掀起中叶腺体;③剜除左侧叶;④汽化修整前列腺尖部)

（4）钬激光（holmium laser）：又称为 Ho：YAG 激光，是一种固态脉冲式激光，发射波长 2 014nm，组织渗透深度为 0.40mm，接近于水对激光吸收峰值，可被组织内水迅速吸收。钬激光使用前出光纤，与目标组织作用更直接，作用面更小，能够产生组织汽化而几无深部组织坏死，可对组织进行有效的切割、止血、剜除等操作。1996 年 Gilling 第一次报道了使用钬激光行前列腺切除术（trans-urethral holmium laser resection of prostate，HoLRP）治疗 BPH 取得的初步疗效。在组织粉碎器技术改进的基础上，1998 年 Gilling 等又提出了钬激光前列腺剜除术（trans-urethral holmium laser enucleation of prostate，HoLEP）。与 TURP 相比，HoLEP 虽然在手术时间上不占优势，但术中出血量，术后置管时间，留院时间等临床指标均优于 TURP，而两者的疗效相仿。与其他激光相比，HoLEP 的主要缺陷是学习曲线较长。

（5）铥激光（thulium laser）：又称之为 2μm 激光、Tm：YAG 激光，其中心波长可在 1 750~2 220nm 间调节，该波长与水吸收峰值 1 920nm 相近，因此具有良好的水吸收性，由于其能量可以大量被水吸收，热损伤主要在表层组织中产生，组织穿透深度约为 0.25mm，故可对组织进行精确汽化切割。其特点是采用连续波方式工作，没有对组织的撕裂式过程，取而代之的是平顺的切割和汽化，使去除组织后的创面平滑，并具有非常好的止血效果。铥激光亦只能使用直出光纤，激光辐射范围小于顶端 2mm，能以多种方式进行前列腺手术，如前列腺汽化术（Tm：YAG vaporisation of the prostate，ThuVAP）、前列腺汽化切除术（Tm：YAG vaporesection；ThuVARP）和前列腺剜除术（Tm：YAG laser enucleation of the prostate，ThuLEP）等。

8. 其他治疗

（1）经尿道微波热疗（transurethral microwave thermotherapy，TUMT）：可部分缓解 BPH 患者的尿流率和 LUTS。适用于药物治疗无效（或不愿意长期服药）而又不愿意接受手术的患者，以及反复尿潴留而又不能接受外科手术的高危患者。5 年的再治疗率高达 84.4%；其中药物再治疗率达 46.7%，手术再治疗率为 37.7%。

（2）经尿道针刺消融术（transurethral needle ablation，TUNA）：是一种简单安全的治疗方法。适用于前列腺体积 <75ml，不能接受外科手术的高危患者。术后下尿路症状改善约 50%~60%，最大尿流率平均增加约 40%~70%，3 年需要接受 TURP 的患者约 20%。远期疗效有待进一步观察。

（3）前列腺支架（stents）：是通过内镜放置在前列腺部尿道的金属（或聚亚氨脂）装置。可以缓解 BPH 所致下尿路症状。仅适用于反复尿潴留又不能接受外科手术的高危患者，作为导尿的一种替代治疗方法。常见并发症有支架移位、钙化，支架闭塞、感染、慢性疼痛等。

9. 经尿道切除术的并发症　TUR 综合征（TURS）发生率约 2%，其危险因素包括：术中出血多、手术时间长和前列腺体积大等，需要输血的概率约 2%~5%。

术后各种并发症的发生率：尿失禁约 1%~2.2%，逆行射精约 65%~70%，膀胱颈挛缩约 4%，尿道狭窄约 3.8%。

性功能障碍：主要表现为逆行射精、勃起无力以及缺乏性高潮。

随着 TURP 技术的不断完善，手术彻底，前列腺增生复发再次手术率明显降低，每年仅 2%；术后 8 年再手术的可能性为 12%~15%。只要患者情况允许，应毫不犹豫地再次切除剩余或再增生腺体。

（四）TUR 术后膀胱痉挛收缩伴疼痛的处理

术后发生阵发性膀胱痉挛收缩,伴下腹部及耻骨前或会阴部疼痛,使本已转清的尿液又呈明显血色。发生原因:①逼尿肌部分去神经,神经生长因子增多,出现膀胱不自主收缩;非胆碱能非肾上腺素能神经(non-cholinergic non-adrenergic,NANC)部分去神经化,一氧化氮递质减少,降低神经阈,引起膀胱不自主收缩,其中去神经超敏现象可能是重要原因。②膀胱体主要分布 β3 受体,兴奋时逼尿肌松弛,以保持膀胱正常顺应性。实验证明,大鼠膀胱随年龄增加而增长,β 受体密度减少,兴奋后产生 cAMP 减少。这可能与老年人膀胱顺应性减低有关。肾上腺素能神经、胆碱能神经除在盆神经互相影响外,在突触前也可能相互影响,大鼠膀胱胆碱能神经末梢有 α1 受体。对下尿路梗阻,逼尿肌 β 受体密度减少而 α 受体密度明显增加。膀胱痉挛收缩痛的治疗比较困难。

处理:可酌情考虑下列治疗方法:①M 受体阻滞剂,如索利那新、托特罗定等;②β3 受体激动剂,如米拉贝隆;③抗组织胺药加钙离子通道阻滞剂(简称钙阻剂)+ 镇静剂;④α 受体阻滞剂 + 钙阻剂 + 镇静剂;⑤2% 利多卡因膀胱黏膜封闭 + 钙阻剂 + 镇静剂;⑥患者自控连续硬膜外镇痛。当某种治疗方法效果不明显时,更换另一种方法往往有一定的效果,但约有 20%~30% 的病例疗效甚微,可能与引起逼尿肌痉挛收缩的因素较多以及下尿路梗阻与内皮素受体、血管活性肠肽、Y 神经肽、P 物质、γ-氨基丁酸等多种递质改变有关。

（五）TUR 术后排尿困难的处理

TUR 术后拔除导尿管后不能排尿的原因:①外括约肌处于痉挛状态;②前列腺组织切除不够:通常是由于前列腺组织切除不够,残留组织在前列腺尖部尿道类似于瓣膜作用(图17-2-16);③慢性尿潴留所致的膀胱逼尿肌无力。具体处理方法为:

1. 拔除导尿管 2~3 小时后不能排尿,或有明显尿意时仍不能排尿,不应继续等待,应重新置入导尿管。留置 3~4 天后,可第二次拔除尿管。因外括约肌处于痉挛状态而不能排尿的患者,这时排尿一般都毫无困难。

2. 前列腺组织残留而又显著梗阻的患者,应再次手术切除剩余组织,实际上往往只能切下少许组织。

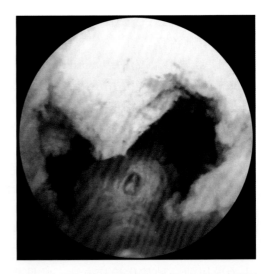

图 17-2-16 前列腺切除不彻底,术后影响排尿

3. 膀胱逼尿肌功能障碍是个难题。这些患者很少出现疼痛,但是很快又恢复到入院时的慢性尿潴留状态。一般,膀胱逼尿肌功能多在导尿管引流 4 周后恢复。1 个月后拔除导尿管,同时给予抗生素预防感染。

（六）尿潴留的处理

1. **急性尿潴留** 急性尿潴留每年的发生率为 6.8‰~12.3‰。在 BPH 的任何阶段,可因气候变化、劳累、饮酒、便秘、久坐等因素,使前列腺突然充血、水肿导致急性尿潴留,患者表现为不能排尿、膀胱胀满、下腹部疼痛难忍,常需要急诊处理。

BPH患者发生尿潴留时,应及时引流尿液。首先留置导尿管,留置导尿管失败者,行耻骨上膀胱穿刺造瘘术。通常,留置导尿管1周。同时肌内注射黄体酮20mg,每日两次,持续1周;并口服α-受体阻滞剂和植物制剂,同时应用抗生素预防感染。1周后拔管成功者,继续接受BPH药物治疗。拔管后再次发生尿潴留者,应择期进行手术治疗。

2. **慢性尿潴留**　BPH因长期膀胱出口梗阻、慢性尿潴留,导致输尿管扩张、肾积水甚至肾功能损害。肾功能正常者,可行手术治疗;若有肾功能不全,则留置导尿管或行耻骨上膀胱穿刺造瘘术引流膀胱尿液,待肾积水缓解,肾功能恢复正常或接近正常,膀胱逼尿肌功能以及全身情况明显改善后择期手术。

六、随访

在接受外科手术和微创治疗后,应在术后1个月时进行第一次随访。第一次随访的内容主要是了解患者术后总体恢复状况,术后早期可能出现的相关症状或并发症。术后随访期限为1年。

由于治疗方式的不同,其疗效和并发症可能不同,手术治疗后随访期限为第1个月、第3个月,然后每6个月一次至1年。

随访内容:尿常规、TRUS、膀胱残余尿测定、尿流率检查,酌情作尿液细菌培养+药物敏感试验。

（陈　忠　曾　进　庄乾元）

参 考 文 献

［1］杜传军,白福鼎,陈继民. 前列腺钬激光剜出术与电切术安全性及疗效比较[J]. 中华泌尿外科杂志,2004,25(9):627-630.

［2］陈忠,叶章群. 激光在良性前列腺增生症手术中的应用[J]. 临床泌尿外科杂志.2015,30(9):767-772.

［3］HUEBER PA,ZORN KC. Canadian trend in surgical management of benign prostatic hyperplasia and laser therapy from 2007-2008 to 2011-2012［J］. Can Urol Assoc J,2013,7(9-10):E582-586.

［4］HERRMANN TR,LIATSIKOS EN,NAGELE U,et al. EAU guidelines on laser technologies［J］. Eur Urol,2012,61(14):783-795.

［5］陈忠,马俊,杨竣,等. 1 470nm激光直出光纤TURP式前列腺气化剜除术治疗良性前列腺增生初步报告[J]. 现代泌尿生殖肿瘤杂志,2015,7(1):5-8.

［6］陈忠,叶章群,吴嘉,等. 1 470nm半导体激光气化术治疗良性前列腺增生的疗效及安全性研究[J]. 中华泌尿外科杂志,2015,36(2):113-116.

［7］LIANG JH,PAN YL,KANG J,et al. Influence of irrigation on incision and coagulation of 2.0-μm continuous-wave laser:an ex vivo study［J］. Surg Laparosc Endosc Percutan Tech,2012,22(3):e122-125.

［8］ZANG Y,XUE B,ZHANG Y,et al.Photoselective vaporization of the prostate with greenlight HPS 120-W laser for benign prostatic hyperplasia:36 months' follow-up［J］. Urol Int,2012,89(2):203-207.

［9］NETSCH C,BACH T,HERRMANN TR,et al. Evaluation of the learning curve for Thulium VapoEnucleation of the prostate(ThuVEP)using a mentor-based approach［J］. World J Urol,2013,31(5):1231-1238.

［10］KIM JW,KIM YJ,LEE YH,et al. An Analytical comparison of short-term effectiveness and safety between thulium:YAG Laser vaporesection of the prostate and bipolar transurethral resection of the postate in patients with benign prostatic hyperplasia［J］. Korean J Urol,2014,55(1):41-46.

第三节　前　列　腺　癌

一、流行病学

前列腺癌(prostate carcinoma)是男性生殖系常见的恶性肿瘤之一。发病率有明显的地理和种族差异,加勒比海及斯堪的纳维亚地区最高,中国、日本及前苏联国家最低。美国黑人前列腺癌发病率为全世界最高,目前在美国前列腺癌的发病率已经超过肺癌,成为危害男性健康第一位的肿瘤。根据 2012 年全球癌症流行病学(GLOBOCAN)统计数据,前列腺癌已经是男性中第二位常见的恶性肿瘤,是男性第五位肿瘤致死病因。在 2012 年新诊断的前列腺癌患者有 1 100 000 名被 GLOBOCAN 纳入调查,约占男性恶性肿瘤总数的 15%,其中有 30 700 患者死于前列腺癌。亚洲前列腺癌的发病率远远低于欧美国家,但近年来呈现上升趋势。中国 1993 年前列腺癌发生率为 1.71 人/10 万人口,死亡率为 1.2 人/10 万人口;1997 年发生率升高至 2.0 人/10 万人口,至 2000 年为 4.55 人/10 万男性人口。1979 年中国台湾地区仅有 98 位前列腺癌新病例;1995 年已上升至 884 位,年龄标准化发生率达 7.2 人/10 万人口,2000 年有 635 人死亡,死亡率为 5.59 人/10 万人口。同期新加坡和中国台湾、上海三个亚洲发达国家和地区的肿瘤发病率资料显示:近 20 年时间,三个地区前列腺癌的发病率分别增加了 4.8 倍、8.5 倍和 3.3 倍。目前新加坡和中国台湾的前列腺癌发病率都在 15/10 万以上,位列男性常见肿瘤的前 6 位。

前列腺癌患者主要是老年男性,新诊断患者中位年龄为 72 岁,高峰年龄为 75~79 岁。在美国,大于 70% 的前列腺癌患者年龄都超过 65 岁,50 岁以下男性很少见,但是大于 50 岁,发病率和死亡率就会呈指数增长。年龄小于 39 岁的个体,患前列腺癌的可能性为 0.005%,40~59 岁年龄段增至 2.2%(1/45),60~79 岁年龄段增至 13.7%(1/7)。

虽然美国和中国的前列腺癌发病率差异显著(高达 78 倍),但是前列腺癌死亡率的差别要小得多(16 倍)。由于 PSA 筛查和治疗手段的进步,1998~2002 年美国的前列腺癌死亡率为 30.3/10 万,并且仍处在下降趋势中。亚洲地区的死亡率变化趋势和发病率变化相接近,1978~1997 年新加坡华人的前列腺癌死亡率增加了 173.7%。死亡率和发病率的比值是反映肿瘤致死性的指标,虽然美国前列腺癌的发病率和死亡率都位居前列,但死亡率和发病率的比值低于亚洲国家且逐渐降低。

二、病因

前列腺癌的病因至今尚不完全清楚,可能与下列因素有关:

(一) 地理差异和种族因素

前列腺癌的发病情况与年龄密切相关,美国 70% 以上的前列腺癌患者年龄大于 65 岁。据美国癌症协会统计:39 岁以下的男性发生前列腺癌的概率为 0.01%,40~59 岁的概率为 2.58%(1/39),60~79 岁的概率达 14.76%(1/7)。国内也呈现高年龄组发病率高的分布,1997—1999 年上海 75 岁以上前列腺癌患者占总数的 51.2%。

不同种族的前列腺癌发病率的差异也很大。美国黑人前列腺癌的发病率最高,达到 185.7/10 万,是美国白人发病率(107.79/10 万)的 1.7 倍,比中国上海居民(2.97/10 万)高出几十倍。近来中国人特异前列腺癌易感基因遗传位点 9q31.2 和 19q13.4 的发现,提示不同人种在前列腺癌的遗传方面存在异质性。

(二) 年龄因素

年龄是前列腺癌主要的危险因素。临床发现,小于 45 岁的男性前列腺癌非常少见。随着年龄的增大,前列腺癌的发病率明显升高;绝大多数前列腺癌患者的年龄大于 65 岁。而且,40 岁以后年龄每增加 10 岁,前列腺癌的发病率成倍增加;50~59 岁男性患前列腺癌的危险性为 10%,而 80~89 岁男性患前列腺癌的危险性高达 70%。

(三) 遗传因素

前列腺癌具有遗传性,遗传是最重要的因素之一。如果一个直系亲属(兄弟或父亲)患有前列腺癌,其本人患前列腺癌的危险性会增加 1 倍。2 个或 2 个以上直系亲属患前列腺癌,相对危险性会增至 5~11 倍。表明前列腺癌的发生可能与体内的一个或一组基因相关,只是这些基因到目前还没有被科学家完全鉴定出来。

流行病学研究发现,有前列腺癌阳性家族史的患者比那些无家族史患者的确诊年龄大约早 6~7 年。前列腺癌患者群中一部分亚人群(大约 9%)为“真实遗传性前列腺癌”,指的是 3 个或 3 个以上亲属患病或至少 2 个为早期发病(55 岁以前)。近期研究发现,大约 9% 的前列腺癌和 45% 的 55 岁以下的前列腺癌是由于一种遗传性的致癌基因所致。

(四) 饮食因素

饮食因素会影响从所谓的潜伏型前列腺癌到临床型前列腺癌的进程,这些因素的确认仍然在讨论中。

高动物脂肪饮食是一个重要的危险因素,因为高动物脂肪食物中含有较多的饱和脂肪酸。从 32 个国家的研究结果发现,前列腺癌死亡率与总脂肪摄入量有关。而平时饮食中富含蔬菜和水果的人患病概率较低。

其他危险因素包括维生素 E、硒、木脂素类、异黄酮的低摄入。阳光暴露与前列腺癌发病率呈负相关,阳光可增加维生素 D 的水平,可能是前列腺癌的保护因子。在前列腺癌低发的亚洲地区,绿茶的饮用量相对较高,绿茶可能为前列腺癌的预防因子。

(五) 激素因素

雄激素在前列腺的发育和前列腺癌的进展过程中起关键作用,雄激素的调控失衡与前列腺癌发生有直接的关系。已知,青春期前切除睾丸者,不发生前列腺癌;前列腺癌患者手术或药物去势后,可以抑制或延缓其进展。在动物实验中,雄激素和双氢睾酮能够诱发前列腺癌。然而,流行病学研究并未肯定雄激素浓度在前列腺癌患者与对照人群之间存在显著差异。这可能是由于雄激素的致病作用是在肿瘤形成前数十年间所产生的,同时目前的研究忽略了复杂的激素网络的相互作用。

胰岛素和胰岛素样生长因子(IGF)也是前列腺癌发病的相关因素。国内的流行病学资料显示:按胰岛素浓度均分为四组,浓度最高组的人群患前列腺癌的危险为最低组的 2.6 倍。IGF-1 是一种多肽生长因子,参与调节肿瘤细胞的增殖、分化和凋亡。前瞻性研究显示:与 IGF-1 浓度最低的人群相比,最高组患前列腺癌的相对危险为 4.3 倍。研究发现,IGF-1 通路在病情恶化过程中起关键性的作用,IGF-1 通路基因的单核苷酸多态性(SNP)与前列腺癌风险有关。

（六）良性前列腺增生症（benign prostate hyperplasia，BPH）

BPH 和前列腺癌均为男性老年人的常见病，可同时或异时发生，前列腺癌合并 BPH 者占 83.3%，但没有因果关系。BPH 手术标本中的偶发癌，代表前列腺癌发病率的一个方面。欧美统计，TURP 及前列腺摘除手术标本中偶然发现的前列腺癌约占 8%~12%。在所有手术诊断为前列腺癌的病例中，约 50% 可通过 TURP 发现。BPH 术后随访，前列腺癌的发生率占 2.1%，而在前列腺癌患者中因 BPH 而手术者占 6%。

（七）前列腺上皮内瘤（prostatic intraepithelial neoplasia，PIN）

高级别 PIN 与前列腺癌的发生率密切相关，前列腺根治切除标本中高级别 PIN 的发现率为 85%~100%。一般认为，高级别 PIN 是前列腺癌的癌前病变。如果活检发现高级别 PIN，则提示有前列腺癌的可能，有必要进一步检查，以明确有无并存的前列腺癌。

研究认为，高级别 PIN、老龄、高血 PSA 水平这三个因素相加，高度提示有前列腺癌的存在，而以高级别 PIN 的危险系数最高。而且，前列腺的外周区是前列腺癌的高发区（70%），同时也是 PIN 最常见的发病部位。

（八）基因改变

前列腺癌的发生可能与基因的改变相关，如雄激素受体相关基因的改变会导致前列腺癌的患病风险增高，基因的改变也可能与饮食等环境因素相关。基因改变越多，患前列腺癌的危险越大。

目前发现，前列腺癌的最常见的基因改变为：①7 号染色体基因拷贝增加，特别是 7q31；8q 增加；②8p12-21、8p22、12pter-p12 和 10q11.2 的杂合性缺失；③10q、16q 和 18q 丢失；④1q124-25、20 q13 基因突变；⑤17q21-22 *HOXB13* 基因的突变；⑥染色体第 7、8、10、12 号和 8p24 的获得性改变；⑦ERG 蛋白表达以及 *PTEN* 基因的缺失等。这些区域肿瘤抑制基因的失活或基因的突变对前列腺癌的发生和发展起重要作用，其中 10 号染色体长臂上的杂合性缺失（LOH）是前列腺癌中常见的基因突变。研究还发现，8 号染色体增加与 Gleason 评分级别增高呈明显的正相关关系，提示 8 号染色体异常可能与前列腺癌的发生和进展有关。*p53* 基因的异常与高级别、高侵袭性的前列腺癌密切相关。

文献报道，从 150 名前列腺癌晚期患者的肿瘤组织中提取 DNA，分析后发现约 15% 患者的 *BRCA1* 基因或 *BRCA2* 基因发生突变，另外 5% 患者的类似功能的基因产生畸变。而且，具有 *BRCA1* 基因发生突变的男性患前列腺癌的危险性是无 *BRCA1* 基因突变男性的 3 倍，晚期前列腺癌患者携带 *BRCA2* 突变的概率比其他男性高 18 倍。

Gundem 等研究发现，*p53* 的两个拷贝及 *PTEN*、*RB1*、*CDKN1B21* 的一个拷贝在肿瘤进展早期失活，*PPP2R5A* 缺失或 *AR* 重复突变发生在转移性亚克隆中。而且，肿瘤抑制基因的同源性失活，是通过独立机制获得的。*PTEN* 基因的缺失为前列腺癌进展所必须，*PTEN* 缺失越严重肿瘤的侵袭性越强。

近期研究结果表明，通过特定的融合基因（*ERG*、*ETV1/4* 和 *FLI1*）或突变（*SPOP*、*FOXA1* 和 *IDH1*），可将前列腺癌定义为 7 个亚型，74% 的肿瘤可根据分子分类为其中的一种亚型。而且，表观遗传图谱（apparent genetic map）显示原发性前列腺癌具有显著的异质性，包括一种 *IDH1* 突变亚型具有甲基化表型特征。雄激素受体（AR）活性差异很大，呈一种亚型特异性方式，*SPOP* 和 *FOXA1* 突变肿瘤具有最高水平 AR 诱导转录物。25% 的前列腺癌 PI3K 或 MAPK 信号通路有着可靶向的病变，19% 的前列腺癌患者 DNA 修复基因失活。分析结果提示,原发性前列腺癌之间的分子存在异质性以及潜在可靶向的分子缺陷。在去势抵抗性转移性前列腺癌患者,发现了包括雄激素受体信号转导异常,DNA 修复和 PI3K 通路异常和 *p53*、*RB1*、*KMT2C* 及 *KMT2D* 等基因的突变和改变。众所周知,一些 DNA 修复基因的遗传性突变(比如 *BRCA1* 和 *BRCA2*)让人更容易患上前列腺癌。研究显示,超过 10% 的侵袭性前列腺癌男性患者,携带 DNA 修复基因的遗传性突变。这一比例是普通人的四倍多,是局限性前列腺癌患者的两倍多。值得注意的是,前列腺癌干细胞(prostate cancer stem cell)发生 DNA 重排可导致癌症复发。

新近发现,前列腺癌中抑癌基因 *HIC1* 的启动子(基因的一个组成部分,控制基因表达的起始时间和表达程度)呈现高度甲基化,可能导致其表达沉默而失去抑癌功能。此外,*FGFR1*、*PMP22* 和 *CDKN1A* 基因能够精确预测肿瘤的扩散。

(九)前列腺慢性炎症

很多因素综合在一起可能是导致前列腺慢性炎症的原因,其中有些因素具有靶向前列腺的能力,前列腺慢性炎症感染性因素和饮食因素可能是互相联合靶向前列腺并导致前列腺癌的原因。

增殖型炎症性萎缩(proliferative inflammatory atrophy,PIA)是一种增殖性病变,可能是慢性炎症致癌的病变基础。虽然 PIA 表面看上去皱缩不堪,但 PIA 损害的细胞增殖速度几乎与癌细胞一致。PIN 向来被看作是癌前病变,有时 PIA 细胞可与来自 PIN 的异常细胞相融合,同时 PIA 周围常会有一些慢性炎症,似乎是损害产生的原因(图 17-3-1)。

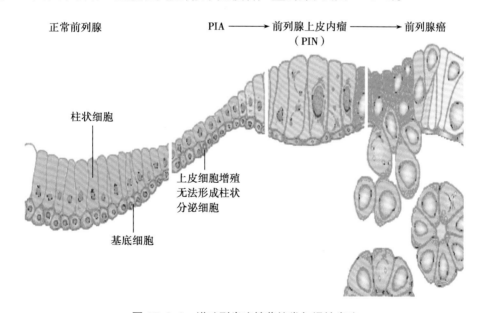

图 17-3-1 增殖型炎症性萎缩常与慢性炎症

总之,炎症是最初的表现,然后导致一系列损害的发生。炎症细胞能产生导致 DNA 损害的氧化物,并分泌一些传导信号的细胞因子,这些细胞因子对周围细胞的调节非常重要,能促进周边细胞增殖。通常,当存在氧化应激时,PIA、PIN 和炎症细胞混杂处存在遗传学不稳定性和失控的细胞增殖状态,这是导致癌症发生的第一步。PIA 可直接发展成前列腺癌,或经由高分级 PIN 间接进展成为癌。然而,并不是所有的炎症细胞都具有抗癌作用,只有部分炎症细胞能阻止癌前损害蔓延。巨噬细胞抑制细胞因子-1（MIC-1）通过调节巨噬细胞活性参与炎症反应的重要过程。在一定的条件下，MIC-1炎症相关基因发生变异可能导致前列腺癌的发生。

文献报道，约20%的人类前列腺癌是由前列腺的慢性感染和/或慢性炎症状态引起。前列腺腺体曾感染淋病、病毒或衣原体，前列腺炎的慢性炎症长期慢性刺激以及有性传播疾病或前列腺炎病史的男性的前列腺癌发病危险增高。并且，遗传流行病学提示前列腺癌高危基因是炎症反应的调控基因。然而，性传播细菌和原生菌并不是唯一可侵入前列腺的病原体，由于尿道通过前列腺，前列腺极有可能持续暴露于微生物。研究证实，生长分化因子（GDF-15）可能在炎症中起到开关作用，对前列腺具有一定保护作用，如果GDF-15受抑制，就会产生慢性炎症。通常，前列腺癌患者中的炎症现象较为常见，约占86%；侵袭性更强的高危前列腺癌患者中则占88%，说明前列腺癌与炎症之间确有联系。随着炎症水平的增高，患前列腺癌的风险亦增加，尤其是高危前列腺癌。研究发现，6%的PIA病变中，有 *GSTP1* 基因启动子和CpG岛甲基化，提示PIA是前列腺癌发生的早期病变基础，可能是前列腺癌发生的危险因素。

研究结果显示，炎症可能是前列腺癌的病因之一，但炎症和前列腺癌间的因果关系，迄今为止尚缺乏明确的临床证据。与许多未提及的危险因素一样，炎症的致癌机制仍有待进一步的研究验证。值得注意的是，全世界范围内的文献报道中还没有发现慢性前列腺炎能够导致前列腺癌发生的直接证据，流行病学调查尚未发现慢性前列腺炎患者人群中前列腺癌的发病率高于普通人群的报道。

（十）其他因素

镉与前列腺癌发生有一定的关系，对镉的接触增多，发生前列腺癌的危险性越大。有研究认为环境中镉污染严重地区的前列腺癌发病率明显高于其他地区。

三、病理

97%前列腺癌发生在前列腺腺体外周带腺泡腺管上，少数同时发生在外周及中心带。前列腺癌常有多个病灶，但不能肯定是多个再发病灶或是单一病灶的播散。前列腺瘤体大小不一，质地坚硬，边界不清，切面呈白色或灰白色，间有黄色细小斑点。一般分为三个病理类型：①潜伏型：原发病灶小且无症状，不出现转移，常见于尸检。尸检表明，50岁以上的男性至少30%患有潜在的显微镜下的前列腺癌；②临床型：有局部症状，局部浸润明显，但转移较晚；③隐蔽型：原发病灶小不易被发现，但早期即出现广泛转移。

前列腺偶发癌的病理特点：①偶发癌伴有前列腺增生经切除标本证实；②常为多个病灶，和前列腺增生的腺瘤样结节非常相似；③主要向尿道周围的各带扩展，并不向外周带扩散；④组织学检查非像像典型的前列腺腺性增生或非典型增生，有时组织学不易区分。

四、转移途径和转移扩散模式

前列腺癌可发生局部浸润、血行或淋巴途径转移。一般多发生于晚期，亦可早期发生转移。

（一）直接浸润

前列腺位于膀胱及精囊的下方，包绕尿道前列腺部及膜部。肿瘤穿破前列腺包膜向局部扩散，浸润邻近组织器官，首先侵犯精囊、膀胱、尿道、输精管、盆壁组织等。由于坚实的前列腺会阴筋膜将前列腺后部和直肠前壁分隔,故很少直接侵犯直肠。

(二)淋巴结转移

前列腺的淋巴引流途径有:①经精囊内侧的淋巴管引流至髂外组淋巴结;②沿中痔动脉引流至髂内组淋巴结;③经骶孔内侧淋巴结至骶岬前淋巴结;④沿内阴动脉引流至髂内组淋巴结。

闭孔内淋巴结和髂内淋巴结是最常见的单组淋巴结转移,髂外、髂总、腹膜后主动脉旁淋巴结转移也很常见,纵隔及锁骨上淋巴结亦可累及,个别病例可发生腹股沟淋巴结转移。肿瘤分化越差、体积越大者,越易发生淋巴结转移。

(三)血行转移

前列腺周围有丰富的静脉丛,与椎旁静脉丛相连,通过 Batson 前静脉丛向骨盆、腰椎转移、股骨和肋骨转移。血行转移十分多见,以骨转移占首位,尸检 25% 有肺转移,20% 肝转移;也可转移至肾上腺、胸膜、脑等器官。临床上,前列腺癌获得诊断时,80% 的病例已有转移,其中高达 50% 的病例有可疑骨转移;晚期则有超过 90% 的去势抵抗性前列腺癌患者伴有骨转移。

前列腺癌为何发生骨转移?研究发现,骨细胞分泌能刺激前列腺上皮生长的生长因子,而前列腺上皮也产生能刺激骨形成的生长因子,可以解释为什么前列腺癌能选择性地转移到骨骼。而且,EGFR 发生细胞核定位能够抑制肿瘤抑制因子 miR-1 的表达,从而促使前列腺癌骨转移。

(四)转移扩散模式

癌症的发生进展在单一原发肿瘤内往往有多个有竞争性的亚克隆,这种过程经过累积后可以形成转移,是 90% 癌症相关死亡的原因。近期研究发现,前列腺癌患者多个突变簇在多个转移灶中以亚克隆存在,在转移性前列腺癌中不同器官中多克隆种植是常见的现象(图 17-3-2)。

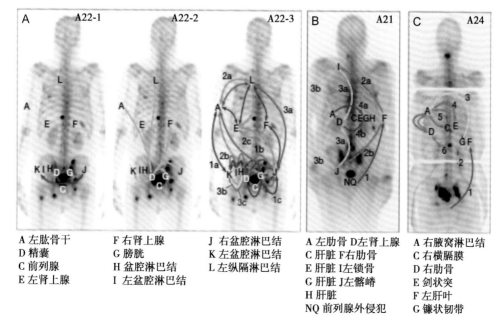

图 17-3-2　前列腺癌转移-转移的种植模式以线性传播或是以分支传播

具有生存优势的肿瘤细胞群不会受组织器官位置界限的局限,能成功地传播并种植于其他位置;多处转移灶相互之间的关系更密切,远超过转移灶与原发肿瘤的关系。转移位置间的确切关系揭示了每个转移灶都是转移-转移的种植模式,均为线性传播、分支传播或两者共存。从一个转移灶向另一个转移灶的扩散普遍存在,即既可以通过"播种"的方式,建立全新的转移灶,也可以通过不同转移灶之间的多个肿瘤细胞克隆交换来实现扩散。抑癌基因的表达损伤通常作为单一事件发生,但参与 AR 信号通路的基因发生突变在不同转移灶中比较常见。

Gundem 等对转移模式的研究阐明了转移性前列腺癌的基因进化。从最初的肿瘤发生到获得转移性潜能到出现去势抵抗,所有的肿瘤细胞均享有共同的遗传物质,即从一个位置传播到另一个位置时仍保留祖细胞的遗传特质。在最近的完全性的选择剔除发生前,转移通常在远处位置间发生传播,而不是原发肿瘤的再次侵袭。研究结果支持"种子与土壤"假说,认为在原发肿瘤中罕见形成具有转移潜能的亚克隆组,从一个位置到另一个位置的细胞转化相对常见,或是单克隆转移-转移种植或是多克隆种植。克隆多样化驱动不同的亚克隆朝向治疗拮抗的共同途径发展。而具有抵抗性的亚克隆不只局限于单一宿主位置,多个肿瘤克隆在宿主中竞争优势位置贯穿始终,而共同的遗传基因是转移灶的潜在致命弱点。

五、组织学分级

前列腺癌的组织学基本类型有四种,即高分化腺癌(13%)、低分化腺癌(55%)、筛状癌(2%)、未分化癌(30%)。前列腺癌恶性程度根据细胞核的分化和细胞的固有特征可分为下列四级(表 17-3-1):

表 17-3-1　前列腺癌细胞学分级及评分

G_X	病理分级不能评价	G_2	分化中等(中度异形)(Gleason 5~6)
G_1	分化良好(轻度异形)(Gleason 2~4)	$G_{3~4}$	分化差或未分化(重度异形)(Gleason 7~10)

前列腺癌的恶性程度可通过组织学分级进行评估,目前最常用的是 Gleason 评分系统。分级标准:

Gleason 1:极为罕见。其边界很清楚,膨胀型生长,几乎不侵犯基质,癌腺泡很简单,多为圆形,中度大小,紧密排列在一起,其胞浆和良性上皮细胞胞浆极为相近。

Gleason 2:很少见,多发生在前列腺移行区,癌肿边界不很清楚,癌腺泡被基质分开,呈简单圆形,大小可不同,可不规则,疏松排列在一起。

Gleason 3:最常见,多发生在前列腺外周区,最重要的特征是浸润性生长,癌腺泡大小不一,形状各异,核仁大而红,胞浆多呈碱性染色。

Gleason 4:分化差,肿瘤呈浸润性生长,癌腺泡不规则融合在一起,形成微小乳头状或筛状,核仁大而红,胞浆可为碱性或灰色反应。

Gleason 5:癌肿分化极差,边界可为规则圆形或不规则状,伴有浸润性生长,生长形式为片状单一细胞型或者是粉刺状癌型,伴有坏死,癌细胞核大,核仁大而红,胞浆染色可有变化。

依据前列腺癌组织中主要结构区和次要结构区的评分之和将前列腺癌的恶性程度划分

为 2~10 分,分化最好的是 1+1=2 分,最差的是 5+5=10 分。目前,WHO 推荐应用 2016 年版前列腺癌 Gleason 分级评分系统(表 17-3-2)。

表 17-3-2　2016 年版前列腺癌 Gleason 分级评分系统(WHO)

分级	Gleason 评分(分)	分级	Gleason 评分(分)
Gleason1	≤6	Gleason4	4+4=8;3+5=8;5+3=8
Gleason2	3+4=7	Gleason5	9~10
Gleason3	4+3=7		

六、TNM 分期

前列腺癌的分期方法很多,目前国际上常用的为 TNM 分期(图 17-3-3,表 17-3-3)。区域淋巴结为盆腔淋巴结,特别是髂总动脉分叉处以下盆腔淋巴结。单、双侧不影响 N 分期。

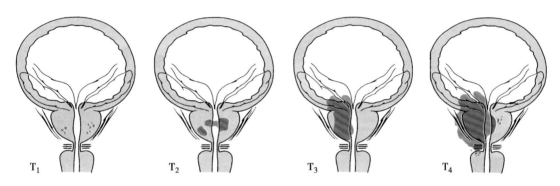

图 17-3-3　前列腺癌 T 分期

表 17-3-3　前列腺癌 TNM 分期(UICC)

T_X	原发肿瘤无法做出评估
T_0	无原发肿瘤证据
T_1	临床隐匿的肿瘤,既不能扪及,影像学也难以发现
T_{1a}	肿瘤组织≤前列腺组织的 5%
T_{1b}	肿瘤组织 > 前列腺组织组织的 5%
T_{1c}	穿刺活检证实
T_2	肿瘤局限于前列腺
T_{2a}	肿瘤累及前列腺一叶的 1/2 或更少
T_{2b}	肿瘤累及前列腺一叶的 1/2 以上
T_{2c}	肿瘤累及前列腺两侧叶
T_3	肿瘤进展穿透前列腺包膜
T_{3a}	肿瘤侵犯达包膜外
T_{3b}	肿瘤侵犯一侧或双侧精囊

续表

T_4	肿瘤固定或侵犯除精囊外的邻近器官:外括约肌、直肠、提肛肌、盆腔壁
N_X	区域淋巴结不能评估
N_0	无区域淋巴结转移
N_1	有区域淋巴结转移
M_X	远处转移不能评估
M_0	无远处转移
M_1	有远处转移
M_{1a}	非区域淋巴结转移
M_{1b}	骨转移
M_{1c}	其他部位转移

综合分期

分期	T	N	M
Ⅰ	T_{1a},T_{2a}	N_0	M_0
Ⅱ	T_{2b},T_{2c}	N_0	M_0
Ⅲ	T_3	N_0	M_0
Ⅳ	T_4	N_0	M_0
	任何 T	N_1	M_0
	任何 T	任何 N	M_1

七、前列腺癌分类及危险因素分析

(一)前列腺癌分类

目前,临床将前列腺癌分为下列四类:

1. **前列腺潜伏癌**　是指生前没有前列腺疾病的症状和体征,死后尸检中由病理学检查发现的原发于前列腺的腺癌。潜伏癌可发生在前列腺的任何部位,但以中心区和外周区多见,且常为分化好的腺癌。国外报道发病率为15%~50%,国内前列腺潜伏癌的发病率为34%。研究表明,前列腺潜伏癌的发病可能与环境及遗传因素有关。

2. **前列腺偶发癌**　临床以 BPH 为主要症状,在切除增生的前列腺组织中,组织学检查发现前列腺癌。其组织学表现为分化较好的腺癌,以管状腺癌和筛网状腺癌为主,少数为低分化腺癌,国外前列腺偶发癌的发病率为 10%~30%。国内发病率仅 5% 左右。

3. **前列腺隐匿癌**　患者无前列腺疾病的症状体征,但在淋巴结活检或骨穿的标本病理学检查证实为前列腺癌。并经前列腺穿刺活检进一步证实。这类患者血清前列腺特异抗原(PSA)和前列腺酸性磷酸酶(PAP)水平增高。活检组织 PSA 和/或 PAP 免疫组织化学染色为阳性。

4. **前列腺临床癌**　临床检查包括直肠指诊、超声、CT 或 MRI 等诊断为前列腺癌,并经活检证实。也可通过血清 PSA 和 PAP 升高来协助诊断。多数患者直肠指诊可摸到前列腺结节,超声检查提示前列腺结节外形不规整,回声不均匀且回声偏低。

（二）前列腺癌危险因素分析

根据血清 PSA、Gleason 评分和临床分期将前列腺癌分为低、中、高危三类（表 17-3-4），以便指导治疗和判断预后。

表 17-3-4　前列腺癌低、中、高危评价标准

	低危	中危	高危
PSA（ng/ml）	<10	10~20	>20
Gleason 评分	≤6	7	≥8
T 分期	≤T_{2a}	T_{2b}	≥T_{2c}

八、临床表现

（一）下尿路梗阻

当肿瘤发展长大使前列腺增大到一定体积，以致造成膀胱出口梗阻时才出现症状，表现为尿频、尿急、尿流缓慢、排尿困难，甚至发生尿潴留，与前列腺增生症症状相似。但前列腺癌患者的梗阻症状特点是病程短而快，且呈进行性快速加剧。偶有尿失禁，与癌肿侵犯尿道膜部有关。

（二）血尿

由于癌肿的主要原发部位为前列腺后侧包膜下腺体，即前列腺外周带，因此血尿不常见。一旦发生血尿，应考虑到是否为前列腺导管癌或尿路上皮细胞癌。

（三）直肠阻塞症状

癌肿向直肠腔内突出压迫或局部侵犯直肠，可出现排便困难或结肠梗阻，直肠指诊容易扪及。

（四）转移症状

临床上早期前列腺癌病变虽局限于前列腺内，但约 25% 的病例已发生盆腔淋巴结转移。癌细胞分化越差，淋巴结转移发生率越高。部分病例早期即出现转移症状，如肿瘤侵犯前列腺包膜及周围神经淋巴管，可引起会阴部疼痛或坐骨神经放射性疼痛；由于前列腺有丰富的血管、淋巴管及神经丛，因此骨转移最为常见。癌分化越差，骨转移发生率越高。转移部位多发生于腰椎、骨盆以及近端股骨。此外，约 30% 的病例可出现肺、肝或肾上腺转移而没有骨转移。

（五）其他

多为肿瘤转移病灶相应的症状，如下肢水肿、淋巴结肿大、肝大、病理性骨折、截瘫、贫血或脑转移症状等。

九、诊断

在前列腺癌诊断中临床症状和体征颇为重要。由于大多数前列腺癌患者早期无明显临床症状，常不易被发现。通常，在接受直肠指检、血清 PSA 检查、经直肠前列腺 B 超时才被发现。有些前列腺癌患者的早期症状，通常不是下尿路梗阻症状，而是局部扩散和骨转移引起。定期体检可以发现较小肿瘤病灶，若能及时处理，则可取得较好的治疗效果。

（一）直肠指诊（digital rectal examination，DRE）

DRE 是诊断前列腺癌的基本方法，70%~80% 的病例可获得诊断（图 17-3-4）。该方法快速且价廉，可在无症状时作出诊断，但对前列腺癌缺乏特异性。研究表明，前列腺癌的临床诊断过程取决于指诊的手感特点，其异常可在组织学证实之前。因此，对 50 岁以上男性患者前列腺任何部位的硬结，不论突出于腺体与否、是否规则，都应怀疑前列腺癌的可能性，并定期随诊观察。

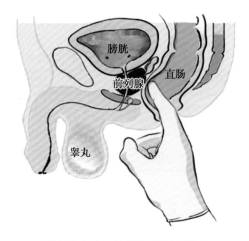

前列腺癌的指诊表现为腺体增大、大小不一的坚硬结节、高低不平、中央沟消失。如肿瘤侵及膀胱三角区、直肠前壁，则发生前列腺固定，直肠指诊时可触及盆底为一片癌肿浸润区"冰冻盆腔"。检查时须与非特异性肉芽肿性前列腺炎、前列腺结

图 17-3-4　前列腺癌直肠指诊

石、局灶性前列腺结核，前列腺平滑肌瘤以及结节型良性前列腺增生症鉴别。晚期前列腺癌可与直肠、膀胱或盆腔肿瘤侵犯前列腺而相混淆，应注意鉴别。

（二）经直肠前列腺 B 超（transrectal ultrasonography，TRUS）

TRUS 最具有诊断价值，其诊断符合率可达 91.2%（图 17-3-5）。近年来，TRUS 的探头已发展成三维聚焦的图像，为鉴别前列腺异常和进行前列腺癌诊断提供了更好的方法，可以明确显示癌肿位于前列腺中央带或外周带以及侵犯范围。典型的超声形态学征象为前列腺外周带局限性低回声区，部分病例也可表现为高回声或等回声征象，并可检测到直径 <5mm 的病变。TRUS 不仅可以发现癌肿的部位，还可观察到前列腺包膜有无包膜反射、包膜是否完整或光滑，癌肿有无浸润直肠、膀胱颈部，精囊有无变形、扩张、积液等，从而可作出较为准确的分期。研究发现，TURS 诊断前列腺癌比 DRE 更敏感，尤其是 DRE 不能发现的癌肿。TRUS 的另一个优点是能够鉴别精囊侵犯。

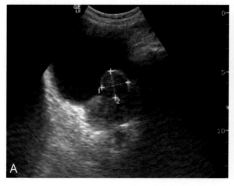
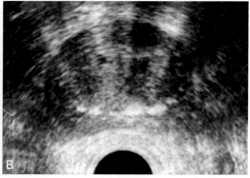

图 17-3-5　前列腺癌超声图像（红色箭头为前列腺癌结节）

（三）前列腺穿刺活检

前列腺细针穿刺活检是诊断前列腺癌最可靠的检查，有经直肠、会阴两种途径，其诊断准确率可达 90% 以上。经会阴的前列腺穿刺活检，目前临床可以结合前列腺核磁共振影像

进行,以提高穿刺准确性。近年来,用活检枪行 TRUS 引导的前列腺细针穿刺活检已在临床广泛应用(图 17-3-6)。

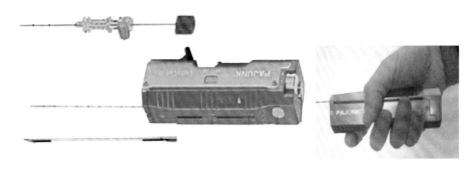

图 17-3-6　前列腺穿刺自动活检枪

前列腺穿刺因出血而影响影像学临床分期,故前列腺穿刺活检需在盆腔 CT 或 MRI 检查之后在 TRUS 引导下进行。

1. 前列腺穿刺指征　①直肠指检发现结节;②PSA>4ng/ml,尤其是 PSA>10ng/ml;③TRUS 发现前列腺低回声结节或 CT/MRI 发现异常信号。

2. 前列腺穿刺针数　指直肠指检或 TRUS 发现结节,应在 TRUS 引导下直接穿刺活检。没有结节则行系统穿刺活检,研究结果表明:10 针以上的阳性率明显高于 10 针以下,并不明显增加并发症。

3. 重复穿刺　第一次前列腺穿刺阴性,在以下情况需进行重复穿刺:①PSA>4ng/ml,仍无法排除前列腺癌;②直肠指检和 TRUS 异常发现;③穿刺结果为高级别前列腺上皮内瘤。

重复穿刺间隔时间尚有争议,目前多为 1~3 个月。对 2 次穿刺结果仍阴性,酌情进行 2 次以上穿刺。

前列腺穿刺的并发症:①出血:包括直肠出血、血尿、血便、血精等;②感染:包括发热、泌尿系感染、组织感染(前列腺炎或脓肿)、菌尿症及菌血症等;③疼痛:主要与直肠超声探头及穿刺针进入时括约肌痉挛有关;④排尿症状:尿频、尿急、尿痛及尿潴留等。⑤血管迷走神经反射:由于穿刺时患者紧张引起血管迷走神经兴奋及直肠扩张导致胃肠道血管扩张和大脑供血不足引起。轻度:出汗伴心动过缓,收缩压≥95mmHg;中度:收缩压 <95mmHg,需输液治疗;重度:出现惊厥、意识丧失等神经系统症状。

文献报道,首次穿刺活检引起的并发症中,血尿发生率为 0.7%~15.0%,血精为 3.0%~45.0%,直肠出血持续 2 天者为 2.0%~37.0%,发热为 0.8%~5.0%,尿潴留为 0.2%~7.0%。菌尿症与菌血症的发生率分别为 44% 和 16%,但患者多无症状。对于菌血症患者一旦出现高热,要考虑尿道热的可能,应及时处理,以防发生尿路败血症。

前列腺穿刺前灌肠、穿刺时局部麻醉和抗生素的应用可一定程度降低部分并发症的发生率。

活检通道上癌细胞种植极为罕见。

(四) X 线检查

1. 胸部及骨骼 X 线　前列腺癌骨转移的典型征象为成骨性破坏,有时也会有溶骨现象。任何骨骼均可被侵犯,但以骨盆、腰椎、胸椎、肋骨最为常见。成骨性最多,占79%;成骨及混合性占12%;溶骨性占4%。成骨性转移病灶表现为密度增高区域,常有明显的境界,骨小梁消失;溶骨性病变常呈骨质破坏,病灶可相互融合,无骨膜反应;混合型则兼有上述两种改变。

2. 计算机断层扫描(CT) 前列腺癌患者进行CT检查的目的主要是协助进行临床分期(图17-3-7)。对于肿瘤邻近组织和器官的侵犯及盆腔内转移性淋巴结肿大,CT的诊断敏感性与MRI相似。

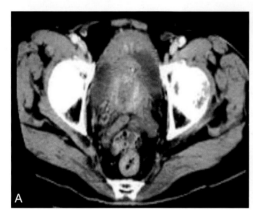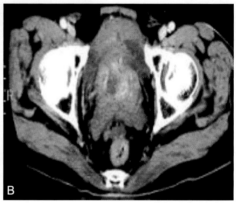

图17-3-7　前列腺周围区见不均匀强化结节,侵犯左侧精囊及膀胱前壁

肿瘤局限于前列腺包膜内时,CT可发现前列腺形态不一致。一般在精囊与膀胱后壁之间CT可见一层很薄的结缔组织间隙,若此间隙消失多为前列腺癌向包膜外浸润的早期征象。

肿瘤突破前列腺包膜时,CT主要表现为:前列腺边缘呈结节状隆起和边缘粗糙,前列腺局限性密度减低。间接征象有前列腺周围脂肪带变窄,精囊腺增大,不对称。形成软组织肿块,一侧膀胱壁增厚或形成软组织突入膀胱。有时还可明确显示盆腔淋巴结、肝、肺、脊椎等处的转移。Morgen报道,CT对前列腺癌的分期准确率可达75%。

(五)磁共振扫描(MRI)

MRI检查可以显示前列腺包膜的完整性、是否侵犯前列腺周围组织及器官,并可显示盆腔淋巴结转移的情况及骨转移的病灶(图17-3-8)。在临床分期上有较重要的作用。

但是,MRI检查在鉴别前列腺癌及伴钙化的前列腺炎、较大的良性前列腺增生、前列腺瘢痕、结核等病变时常无法明确诊断。因此影像学检查TRUS、CT、MRI等在前列腺癌的诊断方面都存在一定的局限性,最终明确诊断还需要前列腺穿刺活检取得组织学诊断。

(六)骨放射性核素扫描(emission computed tomography,ECT)

前列腺癌的最常见远处转移部位是骨骼,约有70%的病例出现骨转移(图17-3-9A~D)。

ECT是一种利用放射性核素的检查方法。常用于骨转移性肿瘤的检测,比X线片发现骨转移要早3~6个月,甚至早1~3年。

X线片显示骨转移病灶必须待骨转移癌破坏骨质的30%~50%,甚至70%后才能够显示。因此,对于判断前列腺癌有无骨转移应首选ECT。对于PSA>20ng/ml、Gleason评分>7的患者,有助于前列腺癌的准确临床分期。

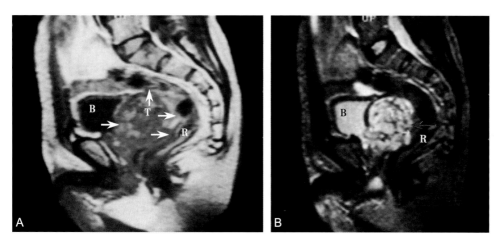

图 17-3-8 前列腺癌 MRI 图像

B. 膀胱；R. 直肠。

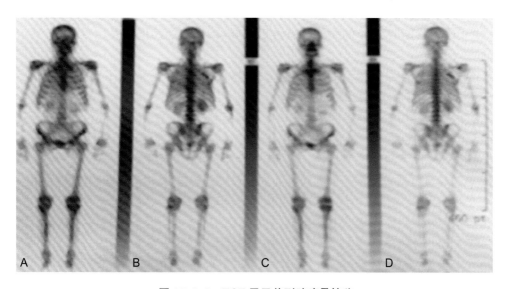

图 17-3-9 ECT 显示前列腺癌骨转移

（七）前列腺特异性抗原（prostate specific antigen，PSA）

PSA 作为单一检测指标，与 DRE、TRUS 比较，具有更高的前列腺癌阳性诊断预测率，同时可以提高局限性前列腺癌的诊断率，从而增加前列腺癌患者根治性治疗的机会。

1. **PSA 检查时机** 对 50 岁以上有下尿路症状的男性应常规行 PSA 和 DRE 检查。对于有前列腺癌家族史的男性人群，应该从 45 岁开始定期检查、随访。对 DRE 异常、有临床征象（如骨痛、骨折等）或影像学异常的男性应进行 PSA 检查。

为了反映患者 PSA 的真实情况，下列情况暂不宜作 PSA 检测：①前列腺按摩后 1 周内；②TRUS、直肠指检、膀胱镜检查、导尿等操作 48 小时以内；③射精 24 小时以内；④前列腺穿刺 1 个月以内；⑤无急性前列腺炎、尿潴留等疾病。

2. **前列腺癌 PSA 检出阳性率** 未转移者为 42.8%，转移者为 91.7%~100%，总的阳性检出率为 70%。对预测前列腺癌包膜外扩展的准确性，其阳性者 78%~83%，阴性者 61%。

3. PSA 值与前列腺癌、BPH 的关系 血清总 PSA（tPSA）<4.0ng/ml 时,绝大多数患者为 BPH,前列腺癌极少;对初次检测 PSA 异常者,应定期复查。文献报道,tPSA 介于 4~10ng/ml 时,发生前列腺癌的可能性大于 25% 左右。国内一组数据显示,tPSA 4~10ng/ml 时,前列腺癌穿刺阳性率为 15.9%;tPSA 在 11.3~22.8ng/ml 之间,前列腺癌占 39%,BPH 占 61%。tPSA>22.8ng/ml,可作为前列腺癌的诊断指标;若 tPSA>54.8ng/ml,则肯定诊断为前列腺癌。

十、治疗

（一）治疗方案的选择

前列腺癌的治疗,主要有手术治疗、内分泌治疗、化学治疗、放射治疗、免疫治疗等。研究发现,T_2 期 20%、T_3 期 50% 的患者已出现区域淋巴结转移,保守治疗难以达到治疗的目的。具体选用何种治疗方案,应视患者的年龄、全身情况以及 TNM 分期而定。一般认为,前列腺癌的治疗必须严格遵循肿瘤分期来确定。

1. $T_1N_0M_0$ 单个癌灶 G_1 前列腺癌,往往是因术前诊断为 BPH 行 TURP 或开放性前列腺切除术后经病理检查明确诊断,术后定期随访即可。低分化（$G_{2~3}$）多个癌灶的前列腺癌患者,由于确定诊断时 30% 的病例已有淋巴结转移,15% 的病例已发生骨转移,其治疗与 T_{2b} 相同。

2. $T_{2a}N_0M_0$ "小结节"癌前期病变是分化良好的 G_1 前列腺癌,可随访观察,暂不手术;但对于低分化肿瘤则按 T_{2b} 处理。

所有行根治性切除术的病例中,约 40% 术前穿刺检查的恶性程度与术后病理检查结果不一致,此与多灶性肿瘤生长有关。因此,术前必须多次进行穿刺检查,尽可能明确 G 分级。一般,对于 65 岁以下的 T_2 前列腺癌,应施行根治性前列腺切除术。

3. $T_{2b~c}N_0M_0$ 肿瘤局限于前列腺及前列腺包膜,应常规行根治性前列腺切除术。

4. $T_3N_xM_0$ 肿瘤侵犯包膜及精囊或膀胱颈,但尚未固定,可行根治性前列腺切除术。尤其是当术中发现此种情况,不应放弃根治性手术的机会。

5. $T_4N_xM_x$ 肿瘤侵犯包膜及精囊或膀胱颈且固定、或已浸润邻近其他器官的病例,目前在治疗上仍无突破,原则上按照已有远处转移前列腺癌的措施治疗。最好的方法是药物或手术去势 + 雄激素阻断治疗。

（二）手术治疗

1. 根治性前列腺切除术 根治性前列腺切除术是治疗局限性前列腺癌最有效的方法,有四种主要术式,即传统的经会阴、经耻骨后、近年发展的腹腔镜根治前列腺切除术和机器人辅助腹腔镜根治性前列腺切除术。一般认为,适合行根治性手术者仅占全部病例的 5%~10%。

通常,一旦确诊为前列腺癌并符合根治性手术条件者应施行根治性前列腺切除术。根治性手术的时机选择,一般认为经直肠前列腺穿刺活检者应等待 6~8 周,可降低手术难度和减少并发症;TURP 者应等待 12 周再行根治性手术。

根治性前列腺切除术的手术范围包括前列腺体、前列腺包膜、双侧精囊、双侧输精管壶腹段和膀胱颈部（图 17-3-10）。

（1）耻骨后保留神经的根治性前列腺切除术（图 17-3-11,图 17-3-12）:术野开阔,操作简便易行,可经同一入路完成盆腔淋巴结清扫术和根治性前列腺切除术。术前有勃起功能的低危局限性前列腺癌患者,可行保留神经的手术。

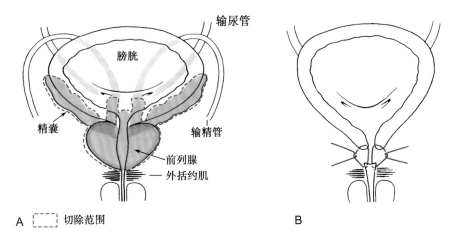

图 17-3-10　前列腺癌根治术示意图

A. 根治性前列腺切除术;B. 膀胱尿道吻合。

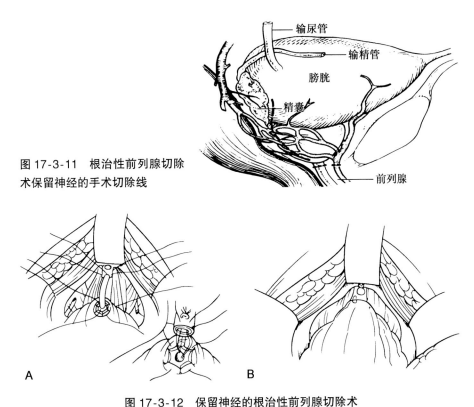

图 17-3-11　根治性前列腺切除术保留神经的手术切除线

图 17-3-12　保留神经的根治性前列腺切除术

A.1、5 和 7、11 点各放置一根吻合线;B. 无张力吻合膀胱颈尿道残端。

　　(2) 腹腔镜根治性前列腺切除术:腹腔镜根治性前列腺切除术的步骤和范围同开放性手术,其疗效与开放性手术类似。优点是损伤小、术野及解剖结构清晰,术中和术后并发症少。

　　(3) 机器人辅助腹腔镜根治性前列腺切除术(robot-assisted laparoscopic radical prostatectomy,RALP):手术视野更宽广、清晰,手术解剖更细致、出血少,手术缝合更精细、准确。前列腺癌患者只要符合手术适应证,选用机器人外科手术系统是最佳的治疗选择,有条件的可开展

RALP。RALP能够明显减少术中出血,降低输血率。目前,尚不能完全证明RALP在提高尿控率、保留勃起功能和降低切缘阳性率等方面较开放性手术或腹腔镜手术存在显著优势。

文献报道,切缘阳性约有50%发生在前列腺腺尖表面,不仅出现在尿道后方,也可出现在尿道前方。因此,手术应尽量减少前列腺尖部切缘阳性的发生率。

根治性前列腺切除术后常见的并发症为阴茎勃起功能障碍(100%),尿失禁(5%~20%)以及尿道狭窄(15%)。几乎每个患者术后都会出现性功能紊乱,也有不少患者性功能可恢复正常。由于手术技术的改进,如保留支配勃起功能的神经束,80% $T_2(PT_2)$前列腺癌患者术后可维持勃起功能。短暂性尿失禁较常见,永久性尿失禁的发生率为2%~25%不等。目前围手术期死亡率为0~2.1%。

2. 盆腔淋巴结清扫术(图17-3-13A、B) 适用于有淋巴结转移风险的中危和高危患者。盆腔淋巴结切除术主要有两种术式:①改良式:双侧髂总血管远端,髂内外血管的主干以及闭孔淋巴结;②扩大式:切除范围除常规盆腔淋巴结清扫范围外,还包括髂总血管全长范围和骶前及两侧。可疑淋巴结转移者应进行术中冷冻切片病理学检查。

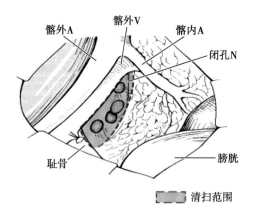
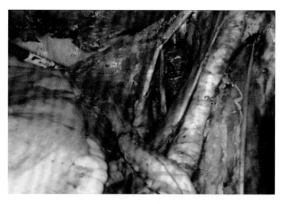

图17-3-13A 盆腔淋巴结清扫术的范围

图17-3-13B 盆腔淋巴结清扫术毕(右侧)局部结构示意图

3. 前列腺癌的TUR治疗(图17-3-14) 由于前列腺癌多发生在前列腺的外周带。因此,严格地讲,TUR不能作为治疗前列腺癌的手术措施,仅用于解除肿瘤所致的膀胱出口梗阻,以缓解因肿瘤增大、压迫而引起的排尿困难症状,预防因梗阻引起的尿毒症发生。手术常取得满意的效果,特别是在一些老年人,在减少痛苦、提高生活质量、延长生命等方面均有明显的效果。此外,TUR对患者打击较小。肿瘤复发时,随着肿瘤的不断增大,可多次反复施行TUR治疗。但是,如果切除范围过广或肿瘤浸润已穿透尿生殖膈,TUR往往可以引起尿失禁。无论如何,多年来TUR已显示了其治疗价值,认为是减轻肿瘤所致膀胱出口梗阻的最佳手术。前列腺癌的TUR治疗必须同时进行内分泌治疗。

(三)内分泌治疗

早在1941年,Huggins和Hodges发现了手术去势和雌激素可延缓转移性前列腺癌的进展,并首次证实了前列腺癌对雄激素去除的反应性。前列腺癌细胞在无雄激素刺激的状况下将会发生凋亡。任何抑制雄激素活性的治疗均可被称为雄激素去除治疗。雄激素去除主要通过以下策略:①抑制睾酮分泌:手术去势或药物去势(黄体生成素释放激素类似物,

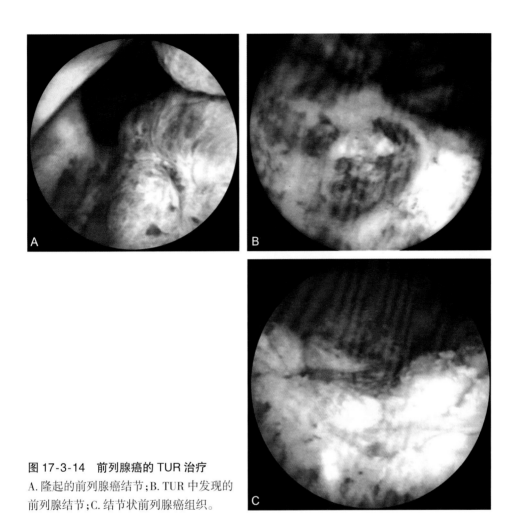

图 17-3-14　前列腺癌的 TUR 治疗

A. 隆起的前列腺癌结节；B. TUR 中发现的前列腺结节；C. 结节状前列腺癌组织。

LHRH-A)；②阻断雄激素与受体结合：应用抗雄激素药物竞争性封闭雄激素与前列腺细胞雄激素受体的结合。两者联合应用可达到最大限度雄激素阻断的目的。其他策略包括抑制肾上腺来源雄激素的合成，以及抑制睾酮转化为双氢睾酮等。

内分泌治疗的目的是降低体内雄激素浓度、抑制肾上腺来源雄激素的合成、抑制睾酮转化为双氢睾酮或阻断雄激素与其受体的结合，以抑制或控制前列腺癌细胞的生长。

内分泌治疗的方法包括：①雄激素剥夺治疗（androgen deprivation therapy，ADT）：药物或手术去势；②最大限度雄激素阻断；③间歇内分泌治疗；④根治性治疗前新辅助内分泌治疗；⑤辅助内分泌治疗。

适应证：①转移性前列腺癌，包括 N_1 和 M_1 期（去势、最大限度雄激素阻断、间歇内分泌治疗）；②局限早期前列腺癌或局部进展前列腺癌，无法行根治性前列腺切除术或放射治疗（去势、最大限度雄激素阻断、间歇内分泌治疗）；③根治性前列腺切除术或根治性放疗前的新辅助内分泌治疗（去势、最大限度雄激素阻断）；④配合放射治疗的辅助内分泌治疗（去势、最大限度雄激素阻断）；⑤治愈性治疗后局部复发，但无法再行局部治疗（去势、最大限度雄激素阻断、间歇内分泌治疗）；⑥治愈性治疗后远处转移（去势、最大限度雄激素阻断、间歇内分泌治疗）；⑦雄激素非依赖期的雄激素持续抑制（去势）。

1. 雄激素剥夺治疗

（1）手术去势（睾丸切除术）：手术去势可使睾酮迅速且持续下降至极低水平（去势水平）。主要的不良反应是对患者的心理影响。目前，临床上多应用成形睾丸切除术（图17-3-15）。切除睾丸内容物、创面彻底止血后，睾丸鞘膜内填充适量明胶海绵或止血纱布，逐层缝合切口。此手术可保持睾丸外形，以减轻患者的心理影响。

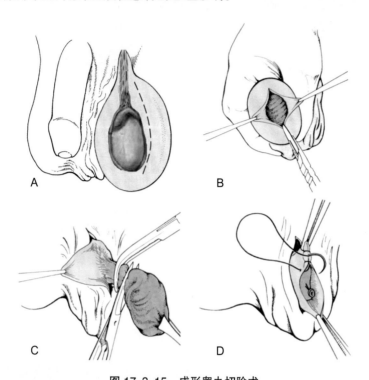

图17-3-15 成形睾丸切除术

A.阴囊切口；B.切开睾丸鞘膜；C.切除睾丸内容物；D.逐层缝合切口。

（2）药物去势：黄体生成素释放激素类似物（LHRH-a）是人工合成的黄体生成素释放激素，已上市的制品有：亮丙瑞林（leuprorelin）、戈舍瑞林（goserelin）、曲普瑞林（triptorelin）等。缓释剂型为1、2、3或6个月注射一次。在注射LHRH-a后，睾酮水平逐渐升高，在1周时达到最高点（睾酮一过性升高），然后逐渐下降，至3~4周时可达到去势水平，但有10%的患者睾酮不能达到去势水平。LHRH-a已成为雄激素去除的标准治疗方法之一。

由于初次注射LHRH-a时有睾酮一过性升高，故应在注射前2周或当日开始，给予抗雄激素药物至注射后2周，以对抗睾酮一过性升高所导致的病情加剧。对于已有骨转移脊髓压迫的患者，应慎用LHRH-a，可酌情选择迅速降低睾酮水平的手术去势。

2. 药物治疗

（1）雌激素：雌激素作用于前列腺的机制包括：下调LHRH的分泌，抑制雄激素活性，直接抑制睾丸Leydig细胞功能，以及对前列腺细胞的直接毒性。

最常见的雌激素是己烯雌酚，目前临床很少应用。

（2）最大雄激素阻断（maximal androgen blockade，MAB）：同时去除或阻断睾丸来源和肾上腺来源的雄激素，也称之为联合内分泌治疗（combined endocrine therapy，CAB）。

常用的方法为去势加抗雄激素药物。抗雄激素药物主要有两大类:一类是类固醇类药物,其代表为醋酸甲地孕酮(临床很少应用);另一类是非类固醇药物(非甾体类抗雄激素药物),临床常用的有:比卡鲁胺(bicalutamide,康士德)和氟他胺(flutamide,缓退瘤、福至尔)。

去势加非类固醇类抗雄激素药物的 MAB 方法,与单纯去势治疗相比可延长总生存期 3~6 个月,平均 5 年生存率提高 2.9%。对于局限性前列腺癌,联合应用 MAB 疗法时间越长,PSA 复发率越低,相对于单独去势可使死亡风险降低 20%。

3. 根治性前列腺切除术前新辅助内分泌治疗(neoadjuvant hormonal therapy, NHT) 在根治性前列腺切除术前,对前列腺癌患者进行一定时间的内分泌治疗,以缩小肿瘤体积、降低临床分期、降低前列腺切缘肿瘤阳性率,进而提高生存率。适合于 T_2、T_{3a} 期前列腺癌。

采用 LHRH-a+MAB,也可单用 LHRH-a、抗雄激素药物或雌二醇氮芥,但 LHRH-a+MAB 方法疗效更为可靠。时间 3~9 个月。

新辅助治疗可能降低临床分期,降低前列腺切缘肿瘤的阳性率,降低局部复发率,但不能减少淋巴结和精囊的浸润。>3 个月的治疗可以延长无 PSA 复发的存活期,而对总的生存率的效果需更长时间的随访。

4. 间歇内分泌治疗(intermittent hormonal therapy, IHT)

适应证:①局限前列腺癌,无法行根治性手术或放疗;②局部晚期患者(T_3、T_4 期);③转移前列腺癌;根治术后病理切缘阳性;④根治性术后或局部放疗后复发。

在雄激素缺如或低水平状态下,能够存活的前列腺癌细胞通过补充的雄激素获得抗凋亡潜能而继续生长,从而延长进展到激素非依赖的时间。IHT 的优点包括提高患者生活质量,可能延长雄激素依赖时间,可能有生存优势,降低治疗成本。IHT 的临床研究表明,在脱离治疗期间患者生活质量明显提高,如性欲恢复等。可使肿瘤细胞对雄激素依赖时间延长,而对病变进展或生存时间无大的负面影响。IHT 更适于局限性病灶及经过治疗局部复发者。

多采用 MAB 方法;也可用 LHRH-a,如戈舍瑞林、亮丙瑞林,等,停药标准为 PSA≤0.2ng/ml 后,持续 36 个月。

间歇治疗后重新开始治疗的标准:当 PSA>4ng/ml 后开始新一轮治疗。

IHT 的意义在于可能保持前列腺癌细胞的激素依赖性,延缓前列腺癌细胞进展到非激素依赖性的进程,从而可能延长患者的生存期。

5. 辅助内分泌治疗(adjuvant hormonal therapy, AHT) AHT 是指前列腺癌根治性切除术后或根治性放疗后,即刻开始 AHT。目的是治疗切缘残余病灶、残余的阳性淋巴结、微小转移病灶,提高长期存活率。

适应证:①根治术后病理切缘阳性;②术后病理淋巴结阳性(pN^+);③术后病理证实为 T_3 期(pT_3)或 ≤T_2 期但伴高危因素(Gleason>7,PSA>20ng/ml);④局限前列腺癌伴高危因素(Gleason>7,PSA>20ng/ml),根治性放疗后 AHT;⑤局部晚期前列腺癌放疗后 AHT。

AHT 的方式:①最大限度雄激素全阻断;②药物去势;③抗雄激素(anti-androgens):包括甾体类和非甾体类;④手术去势。

总之,AHT 治疗主要针对切缘阳性,pT_3、pN^+ 及 ≤pT_2 期伴高危因素的患者。大多数文献报道能延缓肿瘤进展,但能否提高患者的生存率尚无一致结论。

（四）化学治疗

前列腺癌被视为"化疗抗拒性肿瘤"，化疗后肿瘤缓解率仅 25%，因此，化疗仅仅只能作为晚期前列腺癌的辅助治疗。所谓辅助治疗，是指临床上已行手术或放射治疗局部肿瘤已消除的病例，应用化疗药物消除潜在的、目前尚无法检测到的小病灶。然而，化疗药物单独应用不可能治愈原发病灶，但辅助以化疗可以延长患者术后的生存时间。

磷酸雌二醇氮芥（EMP，艾去适、依立通）：EMP 是雌激素与细胞毒药物化合的产物，具有激素和细胞毒性双重药理作用。在体内的主要代谢产物雌二醇和雌酮氮芥对前列腺具有特殊的亲和力，对前列腺上皮细胞具有直接细胞毒作用，能抑制前列腺癌癌细胞的增殖，导致前列腺癌细胞死亡。

最近的研究发现，EMP 还可通过改变某些基因的表达而控制细胞存活及其生物学行为，从而达到抑制前列腺癌细胞增殖及转移的作用。

口服：2~3 粒/次，2 次/d，饭前 1 小时或饭后 2 小时服用。

血浆半衰期为 10~12 日，适用于治疗晚期前列腺癌。由于其副作用较多，限制了其在治疗前列腺癌中的应用。

（五）放射治疗

前列腺癌患者的放射治疗具有疗效好、适应证广、并发症少等优点，适用于各期患者。早期患者（$T_{1~2}N_0M_0$）行根治性放射治疗，其局部控制率和 10 年无瘤生存率与前列腺癌根治术相似。局部晚期前列腺癌（$T_{3~4}N_0M_0$）治疗原则以辅助性放疗和内分泌治疗为主。转移性癌可行姑息性放疗，以减轻症状、改善生活质量。

近年三维适形放射治疗（three-dimensional conformal radiotherapy，3D-CRT）和调强放射治疗（intensity-modulated radiotherapy，IMRT）等技术逐渐应用于前列腺癌治疗并成为放射治疗的主流技术。

根据 TNM 分期、Gleason 评分、PSA 水平、年龄、放疗方式、照射野大小及剂量不同，其副作用、疗效等也各不相同。

放射治疗的并发症十分严重，并发症包括短期并发症和长期并发症。通常，将 1 年内发生的并发症定义为短期并发症，1 年以后发生的并发症定义为长期并发症。这些并发症主要涉及尿路、直肠和性功能等方面。短期并发症：尿频、尿急及尿痛等尿路刺激症状，排尿困难和夜尿增多。大便次数增多及里急后重等直肠刺激症状、直肠炎（轻度便血、肠溃疡甚至于前列腺直肠瘘）等。长期并发症以慢性尿潴留、尿道狭窄、尿失禁、出血性膀胱炎较为常见。放射治疗后性功能障碍发生率低于根治性手术患者。

（六）冷冻治疗（cryotherapy）

适用于局限性前列腺癌：①预期寿命 <10 年的局限性前列腺癌患者，或由于其他原因不适合行外科手术治疗的局限性前列腺癌患者；②血清 PSA<20ng/ml；③Gleason 评分 <7。④前列腺体积 ≤40ml（以保证有效的冷冻范围）。前列腺体积 >40ml 者，先行新辅助内分泌治疗使腺体缩小。

目前认为，冷冻治疗前列腺癌的机制可能是通过化学和形态方面的改变实现的（图17-3-16）。优点在于：①操作简单、易掌握，患者易接受；②可反复多次应用，一般间隔 1~6个月可重复治疗；③可促进患者的免疫功能，使骨、肺转移灶消退；④增强放射治疗效果；⑤与其他手术分开单独进行，互不干扰。

对于已发生转移的前列腺癌患者,姑息性局部治疗以控制局部肿瘤的发展,缓解由其引起的症状。也可用于前列腺癌放疗后局部复发的治疗。

与放射治疗相比较,其优点是无放射危险、直肠损伤率较低。早期文献报道治疗后排尿功能障碍和阴茎勃起功能障碍的发生率较高,但随着技术和经验的不断改进,并发症发生率明显降低。

常见的并发症包括性功能障碍、组织脱落、尿失禁、盆腔疼痛、尿潴留、直肠瘘、膀胱出口梗阻等。

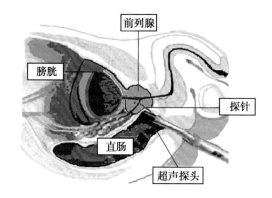

图 17-3-16　前列腺癌冷冻治疗

（七）高强度聚焦超声治疗（high-intensity focused ultrasound,HIFU）

HIFU 是利用压电晶体或声透镜等超声发生器,体外发射高能超声波,并在体内将超声波能量聚焦在选定的脏器组织区域内。文献报道,HIFU 对局限前列腺癌有较好的控制率。该治疗多用于年龄较大、预期寿命小于 10 年的局限前列腺癌。

HIFU 的并发症包括尿潴留、尿失禁、勃起功能障碍等。

（八）组织内肿瘤射频消融（radiofrequency interstitial tissue ablation,RITA）

RITA 是将针状电极直接刺入肿瘤部位,通过射频消融仪测控单元和计算机控制,将大功率射频能量通过消融电极传送到肿瘤组织内,利用肿瘤组织中的导电离子和极化分子按射频交变电流的方向作快速变化,使肿瘤组织本身产生摩擦热(图 17-3-17)。当温度达到 60℃以上时,肿瘤组织产生不可逆的凝固性坏死,以达到治疗目的。

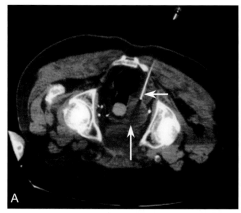 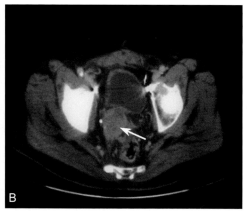

图 17-3-17　前列腺癌经皮射频消融（RFA）治疗

A. CT 显示探针的位置;B. 治疗 8 个月后,CT 显示肿瘤未增大。

迄今为止,仅有小样本的 I/II 期临床试验探讨了 RITA 治疗前列腺癌的可行性和安全性,初步的结果显示对前列腺癌有治疗作用。

（九）前列腺癌术后复发的治疗

临床上 27%~53% 施行根治性前列腺切除术的患者,术后 10 年内发生肿瘤局部复发或远处转移。局部复发的可能性在以下几种情况时大于 80%:①术后 3 年才发生 PSA 上升;②Gleason 评分≤6;③病理分期≤pT$_{3a}$。广泛转移的可能性在以下几种情况时大于 80%:①术后 1 年内发生 PSA 上升;②Gleason 评分在 8~10 分;③病理分期≥pT$_{3b}$。

局部复发应选用挽救性放疗,广泛转移可能性大者可选用内分泌治疗。

1. 挽救性放疗　接受挽救性放疗患者的条件:①预期寿命 >10 年;②身体一般情况好;③无临床复发或转移;或④前列腺窝局部复发。

2. 内分泌治疗　广泛转移倾向的患者应尽早采用内分泌治疗。如果患者已发生转移或根治术前 PSA>20ng/ml、Gleason 评分 >7、广泛手术切缘阳性或肿瘤有包膜外侵犯,应尽早采用内分泌治疗。可采用最大限度雄激素阻断、间歇性内分泌治疗、单纯去势或抗雄激素药物治疗。

3. 挽救性根治性前列腺切除术　适应于预期寿命 >10 年、复发时≤T$_2$ 期、活检 Gleason 评分 <7 分、挽救术前 PSA<10ng/ml 的患者。由于放疗引起的纤维化、粘连及组织平面的闭塞,挽救性根治性前列腺切除术难度较大。是否同时行盆腔淋巴结清扫术,目前尚有争论,多主张常规行盆腔淋巴结清扫术。

4. 挽救性冷冻治疗　对放疗后的局部复发,冷冻治疗后活检阳性率为 14%~37%。目前冷冻治疗尚缺乏足够的经验,不作为常规的治疗手段。

（十）激素非依赖性前列腺癌的治疗

1. 经过持续内分泌治疗后复发、进展的前列腺癌,包括雄激素非依赖性前列腺癌(androgen-independent prostate cancer,AIPC)和激素难治性前列腺癌(hormone-refractory prostate cancer,HRPC),内分泌治疗是目前前列腺癌的主要治疗方法。大多数患者起初都对内分泌治疗有反应,但经过中位时间 14~30 个月后,几乎所有患者都将逐渐发展为激素非依赖前列腺癌。在激素非依赖发生的早期有些患者对二线内分泌治疗仍有反应,称为雄激素非依赖性前列腺癌(AIPC),而对二线内分泌治疗无反应或二线内分泌治疗过程中肿瘤继续发展的则称为激素难治性前列腺癌(HRPC)。

HRPC 应同时具备以下各点:①血清睾酮达去势水平(<50ng/dl);②间隔 2 周连续 3 次 PSA 升高;③抗雄激素撤退治疗 4 周以上;④二线内分泌治疗期间 PSA 进展;⑤骨或软组织转移病灶有进展。

疗效评估:①PSA 下降≥50% 保持 8 周与较好的预后显著相关;②骨或软组织转移病灶是否有改善;③临床症状的改善。

2. 治疗选择

(1) 维持睾酮去势水平:持续药物去势治疗或行手术去势。

(2) 二线内分泌治疗:适应于雄激素非依赖性前列腺癌(AIPC),对二线内分泌治疗仍有反应的患者。

1) 加用抗雄激素药物:对于采用单一去势(手术或药物)治疗的患者,加用抗雄激素药物,约 60%~80% 的患者 PSA 下降 >50%,平均有效时间为 4~6 个月。

2) 停用抗雄激素药物:对于采用联合雄激素阻断治疗的患者,停用抗雄激素药物 4~6 周后,约 1/3 的患者出现"抗雄激素撤退综合征",PSA 下降 >50%,平均有效时间 4 个月。

3）抗雄激素药物互换：氟他胺与比卡鲁胺相互替换，对少数患者仍有效。

4）肾上腺雄激素抑制剂：如酮康唑、氨基苯乙哌啶酮、皮质激素（氢化可的松、泼尼松、地塞米松），临床较少应用。

5）低剂量的雌激素药物：雌二醇、甲地孕酮等，临床较少应用。

3. 化学治疗

对于激素难治性前列腺癌（HRPC）目前有以下化疗方案可供选择：

1）以多烯紫杉醇（docetaxel）为基础的化疗方案：多烯紫杉醇，75mg/m²，每 3 周 1 次，静脉用药，加用泼尼松 5mg，2 次/日，口服，共 10 个周期。

2）以米托蒽醌（mitoxantrone）为基础的化疗方案：米托蒽醌，12mg/m²，每 3 周一次，静脉用药，同时联合泼尼松治疗，可在一定程度控制疾病进展，提高生活质量，特别是减轻疼痛。

3）酌情选择应用磷酸雌二醇氮芥。

（十一）激素非依赖前列腺癌骨转移的治疗

骨转移是去势抵抗前列腺癌（castration resistant prostate cancer，CRPC）患者进展过程中的一个关键性事件。骨骼是多数转移性前列腺癌患者的主要或唯一远处转移部位。大多数因前列腺癌死亡的患者均存在骨转移，而出现骨转移的 CRPC 的患者中位生存时间约为 1.5 至 2 年。CRPC 的定义：经过初次持续性内分泌治疗后疾病依然进展的前列腺癌，且同时具备：①血清睾酮达到去势水平（小于 50ng/dl 或小于 1.7nmol/L）；②间隔一周，连续 3 次 PSA 上升，较最低值升高 50% 以上。对于未出现转移的 CRPC 患者，PSA 基线绝对水平及 PSA 动力学特征与病情进展及死亡风险有关。因此，对于有骨转移的激素非依赖前列腺癌的治疗目的主要是缓解骨痛，预防和降低骨相关事件（skeletal related events，SREs）的发生，提高生活质量，提高生存率。

1. 双膦酸盐类药物　分为下列两类：①不含氮类，如固令、帕米膦酸；②含氮类，如伊班膦酸、唑来膦酸等双膦酸盐类药物用于有骨转移的激素敏感性前列腺癌对改善患者症状，对预防和治疗骨质疏松有益，但其到底是否能延长这类患者的生存期尚不清楚。

固令每日口服用药 800mg。具有持续缓解骨痛、降低骨相关事件的发生率、延缓骨并发症发生时间的作用。是目前治疗激素非依赖前列腺癌骨转移且肾功能正常患者的首选药物。用药期间，应对血细胞数、肾脏和肝功能进行监测。该药的某些不良反应，如下颌骨坏死需引起临床重视。

2. 卡巴他赛（tasquinimod）　是 MET 和 VEGF2 受体的新型口服血管生成抑制剂。对 CRPC 患者具有抗肿瘤效应，能减轻转移性骨痛。但需关注该药的毒副作用，尤其对于老年患者，需密切监测白细胞计数，及时给予升白细胞治疗等。

3. 地诺单抗（Denosumab、狄诺塞麦，图 17-3-18）　是一种特异性靶向核因子-κB 受体激活蛋白配体（receptor activator of NF-κB ligand，RANKL）的完全人源化单克隆抗体（IgG_2 单抗），可阻止 RANKL 的活化、阻止 RANKL 与其受体物质结合。具有高选择性抑制破骨细胞活化和发展，减少骨吸收、增加骨密度，从而抑制破骨细胞介导的骨破坏，且具有较好的安全性和有效性。

剂量和给药方法：在上臂，大腿上部，或腹部皮下注射，120mg，每 4 周 1 次。若与化疗或放疗联合应用，可产生协同作用。其耐受性较好，安全性较高，不良反应少，但对于长期使用

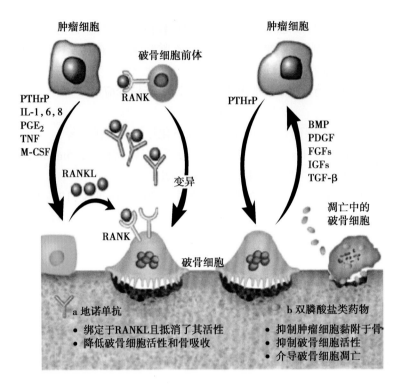

图 17-3-18 地诺单抗靶向作用机制示意图

者,应注意监测和预防严重不良反应的发生,尤其是低钙血症和颌骨坏死。

4. 放射治疗 体外放射治疗可改善局部和弥漫性骨痛。因前列腺癌患者发生多处骨转移的机会较高,因此体外放射治疗的范围和剂量越大,副作用越大。放射性核素对前列腺癌骨转移导致的多灶性骨痛有一定疗效。锶和钐是常用的放射性核素,锶比钐发出的 β 射线能量高,但半衰期短。临床研究显示,单独应用锶或钐可以显著减少新发骨转移灶,降低骨痛症状,减少止痛药用量。最常见的副作用为骨髓抑制。

5. 镇痛药物治疗 前列腺癌骨转移疼痛患者,镇痛治疗必须按照世界卫生组织(WHO)制定的疼痛治疗指南规律服药,按阶梯服药:从非阿片类药物至弱阿片类,再至强阿片类药物的逐级上升,还要进行适当的辅助治疗(包括神经抑制剂、放疗、化疗、手术等)。

(十二) 肿瘤疫苗免疫治疗

在前列腺癌进展过程中,晚期有超过 90% 的去势抵抗性前列腺癌(CRPC)患者伴有骨转移,其治疗最大的难题是如何防止肿瘤细胞的扩散。目前,已经有一系列的前列腺癌肿瘤疫苗相继进入临床研究和应用阶段,并取得了一定的疗效。如 Prostvac、Provenge (Sipuleucel-T、APC8015)、地诺单抗、个体化多肽疫苗等。临床研究证明,肿瘤疫苗免疫治疗可以延长传统方法失效的晚期前列腺癌患者的生存期,改善其生存状况,且安全可靠,这无疑为晚期前列腺癌患者带来了新的希望。

十一、预后

前列腺癌的预后与 G 分级、TNM 分期有关(表 17-3-5,表 17-3-6)。流式细胞仪(FCM)技术在判定前列腺预后因素方面作用很大。Tribukait 对一组病例应用 FCM 和定量荧光成像技术及常规病理学研究,发现预后与细胞倍体类型密切相关(表 17-3-7)。二倍体患者95% 可生存 4 年以上,四倍体或异倍体者生存 4 年以上仅 25%。

表 17-3-5　前列腺癌 G 分级与预后的关系

G 分级	3 年生存率	5 年生存率	G 分级	3 年生存率	5 年生存率
G_1/G_2	53%	20%	G_4	15%	4%
G_3	44%	19%			

表 17-3-6　前列腺癌 TNM 分期、转移与预后的关系

肿瘤	TNM 分期	局部转移	远处转移	5 年生存率
局限前列腺	$T_{1\sim2}N_0M_0$	0~10%	0~2%	80%~90%
局部浸润、扩散	$T_3N_0M_0$	15%~50%	15%~35%	60%~80%
区域淋巴结转移	$T_{1\sim4}N_{1\sim2}M_0$	100%	40%~80%	30%~40%
远处转移	$T_{1\sim4}N_3M_1$	100%	100%	<30%

表 17-3-7　前列腺癌 G 分级与倍体类型的关系

G 分级	二倍体		异倍体		四倍体		多细胞谱系	
	N	%	n	%	n	%	n	%
G_1	70	61	44	34	6	3	0	—
G_2	42	21	104	55	34	18	12	6
$G_{3\sim4}$	2	3	23	32	31	44	15	21

十二、随访

前列腺癌术后或内分泌治疗后应定期进行随访追踪,以便早期发现局部复发、转移,根据检查的结果采取适当的治疗措施(表 17-3-8)。

表 17-3-8　前列腺癌的随访方案

检查时间(月)	1 年	2 年	3~5 年	5 年以后
体格检查				
实验室检查(血常规、尿常规、肌酐、肝功能、AKP、PSA)	3	6	2	12
TRUS、B 超				
胸片、ECT		每年检查一次和 PSA 升高时		

直肠指诊(DRE):DRE 被用于判断是否存在前列腺癌局部复发。在治愈性治疗后,如果前列腺区有新出现的结节应该怀疑局部复发。PSA 和 DRE 是根治性前列腺切除术和放疗后随访中的一线检查方法。

实验室检查:在肿瘤进展中监测肌酐可以发现上尿路梗阻。血红蛋白、肝功能的监测可以显示肿瘤进展和非类固醇类抗雄激素药物的肝毒性。内分泌治疗可使血清碱性磷酸酶(AKP)升高。血清 PSA 水平的检测为常规随访方法,在治疗后前 2 年之内随访应该每 3 个月进行一次,2 年后每 6 个月随访一次,3 年后每年随访一次。根治性前列腺切除术后 PSA 持续升高说明体内有产生 PSA 的组织,即残留的前列腺癌病灶。

TRUS 检查的目的是发现局部复发。前列腺活检不作为常规的随访手段。胸片、ECT 检查目的是发现前列腺癌的转移灶。PSA 正常的无症状患者,不需要作胸片、ECT 检查。PSA 值大于 20ng/ml,有骨骼症状者可进行 ECT;即使 PSA 值在正常范围,如果患者有骨骼疼痛,亦应常规作 ECT 检查。

(曾　进　宋晓东　袁慧星)

参 考 文 献

[1] GUNDEM G,VAN LOO P,KREMEYER B,et al. Evolutionary history of lethal metastatic prostate cance [J]. Nature,2015,520(7547):353-357.

[2] IRSHAD S,BANSAL M,CASTILLO-MARTIN M,et al. A molecular signature predictive of indolent prostate cance [J]r. Sci TranslMed,2013,5(202):1-12.

[3] FREEDLAND and SJ,HUMPHREYS EB,MANGOLD LA,et al. Risk of prostate cancer-specific mortality following biochemical recurrence after radical prostatectomy [J]. JAMA,2005,294(4):433-439.

[4] L CHUNG-MAN,L SUNG-CHOU,C TING-WEN,et al. Comprehensive microRNA of Prostate cancer cell after ionizing radiation treatment. Oncology Reports [J],2014,31(3):1067-1078.

[5] ABESHOUSE A,AHN J,AKBANI R,et al. The Molecular taxonomy of prostate Cancer[J]. Cell,2015,163(4):1011-1025.

[6] JIANFENG XU,ZENGNAN MO,DINGWEI YE,et al. Genome-wide association study in Chinese men identifies two new prostate cancer risk loci at 9q31.2 and 19q13.4 [J]. Nature Genetics,2012,44(11):1231-1235.

[7] ARMSTRONG AJ,HAGGMAN M,STADLER WM,et al. Long-term survival and biomarker correlates of tasquinimod efficacy in a multicenter randomized study of men with minimally symptomatic metastatic castration-resistant prostate cancer[J]. Clinical Cancer Research,2013,19(24):6891-6901.

[8] 曾进,陈忠. 前列腺癌肿瘤疫苗靶向治疗进展[J]. 现代泌尿生殖杂志,2016,8(6):321-323.

第四节　前列腺肉瘤

一、发病情况

前列腺肉瘤(sarcoma of prostate)临床少见。在欧美,前列腺肉瘤占前列腺恶性肿瘤的0.1%~0.3%,中国为 2.7%~7.5%。这种显著差异可能与西方国家前列腺癌发病率高而国内前列腺癌发病率低有关。通常,前列腺肉瘤在任何年龄均可发病,但多见于青年人及儿童,约 30% 发生于 10 岁以内,75% 发生于 40 岁以内。前列腺肉瘤起源于生殖束之中胚层,包括午菲氏管及米勒管之终末部分,并可来自尿生殖窦的环肌层。一般认为,前列腺肉瘤的病因可能与胚胎发生、发育畸形、前列腺炎有关。前列腺癌病灶接受放射治疗和雄激素撤退治疗有可能是引起前列腺肉瘤的一种诱因。激发因素迄今尚未阐明。

二、病理分类和分期

根据病理细胞学形态,前列腺肉瘤的病理主要分为下列三类:①肌肉瘤(myosarcoma):包括横纹肌样肉瘤(rhabdomyosarcoma)和平滑肌肉瘤(leiomyosarcoma);②梭形细胞肉瘤(spindle cell sarcoma)及纤维肉瘤(fibrosarcoma);③其他:包括黏液肉瘤、脂肪肉瘤、骨肉瘤、神经源性肉瘤、淋巴肉瘤、血管肉瘤和恶性纤维组织细胞瘤(未分化多形性肉瘤)等。成人最常见的是平滑肌肉瘤和纤维肉瘤。梭形细胞肉瘤及横纹肌样肉瘤多见于儿童。

Ghavimi 分期:根据肿瘤范围及是否能被切除分为 4 期:

Ⅰ期:肿瘤局限,能完全切除,区域淋巴结阴性(Ⅰa 切缘镜检阴性;Ⅰb 切缘镜检阳性)。

Ⅱ期:肿瘤浸润邻近器官或组织,不能完全切除,但区域淋巴结阴性。

Ⅲ期:肿瘤扩散到邻近器官或组织,不能完全切除,区域淋巴结阳性。

Ⅳ期:远处转移。

三、临床表现和体征

前列腺肉瘤病情发展快,病程较短,肉瘤生长迅速,很少有在 5cm 以内者,最大为 20cm,可填满整个骨盆腔。本病早期常无症状,出现症状时多数已属晚期,此时肿瘤已相当大,可填满整个盆腔,肿瘤常环绕膀胱颈部,易发生尿潴留。

肿瘤较大时,腹部可隆起,膀胱区可触及肿块。压迫下段输尿管时,可引起肾、输尿管积水致肾功能损害和尿路感染。若压迫直肠引起便秘或排便困难。压迫静脉、淋巴管或神经时,可引起下肢水肿和疼痛。晚期侵犯骨盆可引起溶骨性破坏,疼痛较为剧烈,可放射至骶部,并可压迫坐骨神经或扩散至腰部及会阴部。常可引起局部淋巴结转移,通过血行播散也可转移至肺、肝、骨、淋巴结等处。约 20% 患者在确诊时已有远处转移,因转移症状就诊。75% 的病例可局部扩散至尿道、膀胱、精囊、输尿管等。小儿横纹肌肉瘤进展极快,常有急性尿潴留和便秘。成人平滑肌肉瘤和纤维肉瘤发展则较缓慢,常因局部浸润或远处转移出现症状时而就诊。一般,早期症状是由于肿瘤压迫膀胱底或侵犯尿道引起膀胱颈梗阻所致,明显的症状是尿频、尿痛及进行性排尿困难。肉眼血尿较少见,瘤体坏死时才出现血尿。随着肿瘤的发展,全身症状表现为明显消瘦、贫血、恶病质病状。

直肠指诊前列腺明显增大,但质地柔韧而具弹性,有囊性波动感,表面较为光滑,或可扪及分叶或结节。

四、诊断

1. 实验室检查

(1) 梗阻合并感染时尿常规检查可发现白细胞或红细胞尿。

(2) 血常规检查大部分在正常范围,晚期可有贫血。

(3) 血沉增快。

(4) PSA、AKP 测定:前列腺肉瘤患者血清 PSA、AKP 正常。但 PSA、AKP 值在正常范围有助于与前列腺癌相鉴别。

(5) 肾积水患者,肾功能损害时血尿素氮、肌酐升高。

2. 影像学检查

（1）经直肠前列腺超声（transrectal ultrasonography，TRUS）：可见前列腺弥漫性增大、形态不规则、前列腺体积增大向膀胱内突出、包膜不光滑或中断、内部可见不均匀低回声伴中心不规则无回声区（图 17-4-1）。TRUS 还有助于确定瘤体与邻近正常组织的关系，也可用于发现出血及坏死。

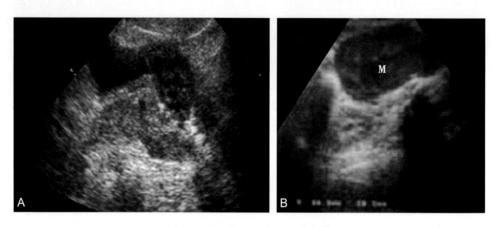

图 17-4-1 前列腺肉瘤超声图像

TRUS 引导下的前列腺穿刺活检可获病理确定诊断。苏木素—伊红染色光镜下前列腺肉瘤的基本特征是肿瘤实质和间质混淆，难以区分，与前列腺癌的实质和间质泾渭分明的组织结构特征是截然不同的。

（2）CT：前列腺肉瘤与前列腺密度一致，增强 CT 可显示均匀强化的肿瘤，可有结节状增强，部分可见内有大片的坏死液化区。晚期病例可见膀胱、直肠、盆腔肌肉受累征象。

（3）MRI：在肿瘤分期上用途较大，有较好的对比分辨力和空间分辨力。能从不同角度及平面进一步明确肿瘤与周围组织的关系以及对邻近结构的侵犯情况（图 17-4-2，图 17-4-3），尤其是在诊断前列腺肉瘤侵犯精囊有一定的优势。

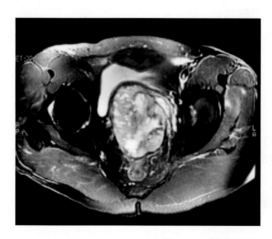

图 17-4-2 前列腺肉瘤 MRI 图像

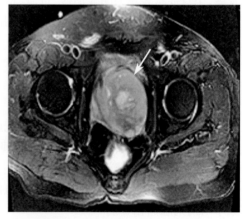

图 17-4-3 前列腺肉瘤 MRI 图像

TRUS、CT 和 MRI 检查均有助于前列腺肉瘤的诊断和分期。

(4) X 线:在肿瘤有转移时 X 线平片检查显示有骨破损病变。前列腺肉瘤骨转移不同于前列腺癌的骨转移,肉瘤骨转移较前列腺癌更为广泛,为溶骨性破坏,而前列腺癌的骨转移常为成骨性破坏。此外,还可提示肺、纵隔等区域的转移情况。

膀胱尿道造影检查显示膀胱和尿道受压、变形、移位,膀胱颈部有巨大的突向膀胱内的充盈缺损影。

多数患者 IVU 常无明显异常,若双输尿管下端受肿瘤压迫,向上移位,则 IVU 表现为双输尿管、肾盂扩张积液,输尿管向上返折呈钩状。

(5) 膀胱镜:可显示增大的前列腺压迫膀胱(外压性肿块),同时伴有后尿道的位置变形。

(6) ECT:为了尽早发现骨转移,首选 ECT 检查。针对骨转移的部位进行 X 线、CT 或 MRI 检查,以确定骨转移的程度和性质。

五、鉴别诊断

出现下列情况时,应高度怀疑前列腺肉瘤:①任何年龄,特别是儿童或 40 岁以下年轻患者有排尿困难者;②较早出现尿潴留,尤其是合并有明显便秘或排便困难者;③直肠指诊时发现无压痛的前列腺肿块且体积较大,并有囊性波动感。临床上须与下列疾病鉴别:

1. **前列腺脓肿** 首先应与前列腺脓肿相鉴别。前列腺脓肿直肠指诊除可触及有波动感的肿块外,常伴有剧烈的前列腺触痛或压痛。前列腺液镜检有较多脓细胞,培养可发现致病菌。前列腺穿刺活检有助于诊断。

2. **前列腺癌** 好发于老年患者,且前列腺肿块质硬,血 PSA 升高。前列腺癌若有骨转移,常为成骨性破坏,而前列腺肉瘤的骨转移则为溶骨性破坏病变。

3. **前列腺增生** 前列腺肉瘤早期即出现下尿路梗阻症状,因此对诊断前列腺增生的 50 岁以上的患者,药物治疗无效且症状加重,直肠指诊前列腺增大、且质软者,应考虑本病的可能性。一般,前列腺肉瘤发病年龄较轻、病程进展快,尿潴留出现早,前列腺肿块大且软,往往容易鉴别。TRUS 和前列腺穿刺活检有助于鉴别。

4. **前列腺囊肿** 须与较大的前列腺囊肿鉴别。直肠指检前列腺增大有囊性感;TRUS 检查有圆形或椭圆形的透声区,边界整齐。穿刺时可抽出囊液。

5. **精囊肿瘤** 精囊恶性肿瘤少见,主要为腺癌。发病年龄为 24~90 岁,平均 62 岁,40% 在 40 岁以前发病。症状有血精、排尿中有稠厚胶样物、间歇性血尿(尤其是性交后)、尿频及排尿困难等。直肠指诊在前列腺上方触及不规则硬块,与前列腺融合而分界不清。静脉尿路造影显示一侧或双侧输尿管梗阻。膀胱镜检见三角区或颈部抬起。精囊造影时可见精囊阻塞、变形或充盈缺损。精囊肿瘤超声图像表现为精囊增大、形态失常,内部条状回声消失。CT 及 MRI 显示精囊区占位病变,并可显示肿瘤范围及淋巴结转移。

6. **直肠肿瘤**:前列腺肉瘤常伴排便困难,但常继发于尿路症状之后。直肠指诊和 TRUS 有助于诊断。

此外,还需与前列腺结核、米勒管囊肿、包囊虫病、膀胱后腹腔肿瘤以及腹膜后肿瘤进行鉴别,前列腺穿刺活检有助于鉴别诊断。

六、治疗

前列腺肉瘤的治疗方法有手术治疗、放疗、化疗和综合治疗。

1. 治疗原则　①Ⅰ期:肿瘤局限于前列腺包膜,尚未向外浸润时,宜行根治性膀胱前列腺切除术,同时行盆腔淋巴结清扫术;②Ⅱ期:肿瘤仅局部扩展到膀胱或直肠,尚无远处转移者可行盆腔淋巴结清扫术,并进行全盆腔脏器切除术+化疗或放疗。但这种方法效果较差,术后可能加速肿瘤细胞扩散;③Ⅲ、Ⅳ期:肿瘤已不能切除者,必须切除肿瘤组织块作病理检查。姑息性手术可缓解症状,包括 TURP 或单纯膀胱造瘘术+化疗或放疗;④无法进行手术的患者,放射治疗仅对少数淋巴肉瘤和网织细胞肉瘤敏感,对平滑肌肉瘤亦有一定效果。对横纹肌肉瘤进行放射治疗,有可能引起肿瘤的进展。

2. 治疗方案的选择　目前,前列腺肉瘤确切有效的治疗方案仍是以手术切除为主的综合治疗。但对于手术和放射治疗不能达到治愈目的的病例,化疗成为重要的治疗措施。儿童前列腺肉瘤在明确诊断后,术前化疗用 VAC 方案(长春新碱、放线菌素 D 和环磷酰胺)治疗后,施行手术切除,术后放疗(有肿瘤残存时)及周期性预防化疗。一般,多数患儿需要切除膀胱和行尿流改道,但应尽一切努力保留直肠。近年来,有对儿童患者可先化疗,再放疗,而后行保留膀胱的手术,效果较好。

大多数学者认为,最好的治疗方案是术前化疗、外科手术切除、术后放射治疗(有肿瘤残存时)以及术后预防性化疗,可明显改善患者的预后。然而,类似的治疗方案用于成人患者,生存率未见明显提高,故对成人前列腺肉瘤患者宜采用下列治疗方案:术前选用多柔比星化疗,接着做前列腺和盆腔部放射治疗,然后行根治性膀胱前列腺切除术和盆腔淋巴结清扫术,术后选用多柔比星和甲氮咪胺进行周期性化疗,患者复发和死亡率均有明显下降。

纤维肉瘤唯一可能有效的治疗手段为手术根治。放疗对平滑肌肉瘤、淋巴肉瘤较横纹肌样瘤和纤维肉瘤敏感(剂量为 40~60Gy)。术前或术后可配合应用,术前放疗可减小肿瘤体积,利于手术切除。放线菌素 D 与放疗联合应用有协同作用,可提高疗效。化疗对儿童横纹肌样瘤较成人横纹肌样瘤效果好。常用的化疗药物包括氮烯咪胺、长春新碱、环磷酰胺和多柔比星等。联合应用多柔比星和顺铂可引起原发肿瘤的坏死。青少年患者应用 VAC 方案(长春新碱、放线菌素 D 和环磷酰胺)化疗后手术,术后行放疗或周期性化疗,疗效较好。

七、预后

前列腺肉瘤早期确诊困难,且病程发展极快、肿瘤生长迅速,预后不佳,1、3、5 年生存率分别为 81%、43%、38%。横纹肌肉瘤几乎都在 1 年内死亡,出现症状平均存活 6.5 个月。平滑肌肉瘤预后稍好,20 岁以上平均生存时间 2~3 年,20 岁以下则为 2.5 年。

影响预后的因素包括年龄,切缘阳性率,肿瘤病理类型,肿瘤分期,有无远处转移,治疗方式的选择等。青少年患者预后远比成人差,病程进展也快,一旦确诊已近晚期,很少有生存期超过 1 年者。

儿童患者预后尤差,明确诊断后,大多数病例生存不超过一年。横纹肌样肉瘤恶性程度极高,生长速度最快,几乎皆在一年内死亡;平滑肌肉瘤及纤维肉瘤生长较慢,预后稍好,平均生存为 2~3 年。婴幼儿前列腺肉瘤进展及转移较成年人迅速而广泛,从出现症状到死亡,10 岁以下儿童平均为 3 个月。近年来,由于采用手术、放疗和化疗等治疗措施,儿童横纹肌样肉瘤的预后有所改善,病变局限者,术后辅助进行 2 年化疗,其无瘤存活率可达 54%。

总之,前列腺肉瘤患者的长期存活有赖于早期诊断和根治性切除,并辅以化疗、放疗、免疫治疗、肿瘤生物细胞免疫治疗、肿瘤疫苗免疫治疗以及中医中药等综合治疗,可明显提高疗效。尤其是患者无法耐受手术或手术无法进行时,综合治疗可作为重要的治疗措施。当出现转移或局部浸润固定时,可行姑息性手术以缓解症状。

(曾 进　胡志全　宋晓东)

参 考 文 献

[1] MUKOUYAMA H,SUGAYA K,OGAWA Y,et al. Poorly differentiated sarcoma of the prostate causing obstructive acute renal failure:a case report[J]. Int J Urol,1999,6(12):615-619.

[2] SEXTON WJ,LANCE RE,REYES AO,et al. Adult prostate sarcoma:the M.D. Anderson Cancer Center Experience[J]. J Urol,2004,166(2):521-525.

第五节　前列腺导管肿瘤

一、前列腺导管癌

(一) 前列腺导管腺癌

前列腺导管腺癌(ductal adenocarcinoma of the prostate),是一类比较罕见的前列腺癌病理亚型。主要是发生在前列腺导管和前列腺尿道内的乳头状恶性肿瘤。其发病率较低,约占前列腺癌的 1%~1.3%,在组织学上与女性的子宫内膜癌很相似,起源于与子宫内膜结构相似的前列腺,具有前列腺组织化学和超微结构的特征,故有男性子宫内膜癌之称。早期多因缺乏前列腺质硬结节或前列腺特异性抗原升高等典型表现,临床上易被忽略,确诊时肿瘤分期较晚。

原发性导管癌呈乳头状结构,浸润性生长,腺体多排列拥挤,常伴囊性扩张并内衬扁平的细胞。所有腺体均无基底细胞的存在。

主要见于老年人,常见的临床表现为排尿困难,严重的肉眼血尿。如果前列腺基质尚未发生浸润,直肠指诊前列腺可能是正常的。

膀胱镜下见,尿道内表现为息肉状或绒毛状病灶。

继发性前列腺导管癌组织病理学上具有多中心病灶的特点,肿瘤呈粉刺样或筛状,基质浸润较为常见。直肠指诊,前列腺增大,质地坚硬。

前列腺导管癌保守治疗预后极差,主要治疗方法包括经尿道电切术、根治性前列腺切除术、激素治疗和放疗,以及以上方法的联合应用。比较多的采用经尿道电切+激素和/或放疗,而根治性切除术较少。继发性前列腺导管癌内分泌治疗的反应较原发性前列腺导管癌差。

应密切随访。

(二) 前列腺导管内癌

前列腺导管内癌(intraductal carcinoma of the prostate,IDC-P)是一种比较罕见的前列腺腺癌病理组织学类型。定义为腺泡内和/或导管内上皮的肿瘤性增生,具有部分高级别前列腺上皮内瘤(HGPIN)的特征,但其组织学和/或细胞学的异型性更高,并与高级别、高分期的前列腺腺癌的发生显著相关。

IDC-P 的基因改变与 Gleason 4 级的腺癌相似,表现为基因杂合性缺失如 *ERG* 重排(75%),*PTEN*(76%)表达的缺失,*TMPRSS2- ERG* 基因融合(70%)以及 *BRCA2* 基因突变。

IDC-P 的组织学特征:肿瘤细胞跨过或填充腺体腔,却保留完整基底层结构,主要出现在 HGPIN。最常见的结构是致密的筛状结构,其次是实性结构,或疏松的筛状结构或微乳头结构伴有核异型性明显(细胞核的体积≥正常核的 6 倍)或粉刺样坏死。若 HE 无法明确浸润成分的存在,须标记基底细胞来鉴别导管内癌和浸润性高级别前列腺癌(图 17-5-1)。然而,尿路上皮癌也可表现为导管内生长,须注意鉴别。

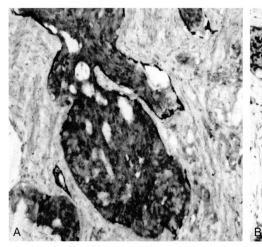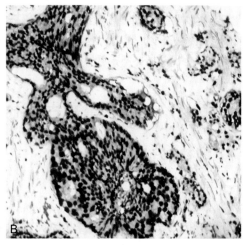

图 17-5-1　IDC-P 免疫组织化学

A. 基底细胞存在 P63/CK34β12/AMACR 阳性表达,×200;B. IDC-P 和浸润成分两者 ERG 阳性,×200。

IDC-P 患者多伴有高级别的前列腺腺癌,并与高 Gleason 评分、高分期和较大的肿瘤体积有关。因此,应酌情考虑进行第二次活检以排除浸润性癌的可能。2016 年,WHO 明确指出 Gleason 评分不适用于前列腺导管内癌。

IDC-P 的治疗方法包括经尿道电切术、根治性前列腺切除术、激素治疗、放疗、靶向药物治疗、肿瘤疫苗免疫治疗。

IDC-P 的存在是前列腺癌患者预后不良的病理参数,是一个独立的预后因子。而且,IDC-P 与其他几种提示预后不良的病理参数存在明显的相关性,包括较高的 Gleason 评分、较大的肿瘤体积、较高比例的前列腺外扩散、精囊腺侵犯和淋巴结转移。即使在无浸润性癌的情况下,IDC-P 的存在也与侵袭性临床进程有关。此外,IDC-P 与患者无肿瘤进展生存期降低和术后 PSA 生物学复发有关。

应长期密切随访。

二、前列腺尿路上皮癌

(一)发病情况、病因及分类

前列腺尿路上皮癌(urothelial carcinoma of the urothelial carcinoma of the prostate)少见,

又称为泌尿上皮细胞癌，约占前列腺肿瘤的 1%~4%，多数伴有膀胱肿瘤。1952 年 Melicow 等首先描述了伴有膀胱癌的前列腺尿道原位癌，称为 Browen 病，以后又有学者将其命名为 Paget 病；对于累及前列腺导管者，则有表皮内癌和混合癌之称；直到 70 年代中期，正式命名为前列腺尿路上皮癌，原发性前列腺尿路上皮癌罕见。

前列腺尿路上皮细胞癌的主要病因有以下两种：①前列腺尿道及导管上皮原位癌；②大部分是由膀胱癌经尿道累及前列腺，成为尿路上皮多器官肿瘤的一部分。

Cheville 等根据前列腺尿路上皮癌的临床和病理特征，将此病分为五类：①前列腺部尿道的原位尿路上皮；②前列腺腺管和腺泡的原位癌；③前列腺尿路上皮癌并有基质侵犯；④前列腺尿路上皮癌侵犯前列腺包膜外和/或侵犯精囊；⑤并发有淋巴结的转移。该分类方法对判断患者的预后具有重要意义。与前列腺原位癌相比，其余 4 种类型的生存率明显降低。

（二）病理和临床分期

在胚胎发育中，前列腺与下尿路诸器官同源，虽为生殖腺但参与尿道的形成，与膀胱颈部没有解剖学分割。前列腺导管开口于精阜两侧，其柱状上皮与尿道尿路上皮相连接，在炎症等外界因素的刺激下，导管上皮常可发生尿路上皮细胞化生，这些化生的细胞来自导管内有分化潜能的幼稚细胞。在以尿路上皮为靶器官的致癌因素影响下，这些细胞可发生恶变。前列腺尿路上皮癌的生长方式与膀胱尿路上皮癌有所不同，极少呈乳头状生长，而以浸润生长为主并常先累及前列腺导管。一般，前列腺尿路上皮癌呈实性团块充满导管管腔并扩散蔓延，进而突破基底膜浸润周围间质；细胞分化差者，位于中心部位的细胞常有坏死，类似乳腺的粉刺样癌，常早期浸润间质。

前列腺尿路上皮癌与膀胱肿瘤的组织病理学关系有以下四个方面：①前列腺尿路上皮癌与膀胱肿瘤可同时或先后发生。但有些前列腺尿路上皮癌并非膀胱肿瘤直接浸润所致，因为引起膀胱肿瘤的致癌因素也可作用于前列腺尿道或导管上皮，前列腺导管内尿路上皮细胞非典型增生常与前列腺尿路上皮癌并存或有移行关系，这是前列腺尿路上皮癌和膀胱肿瘤同时或先后发生的直接证据。有的病例表现为膀胱鳞状上皮细胞癌，而前列腺部却为尿路上皮癌；有的病例膀胱颈部甚至尿道部未发现肿瘤，但前列腺却有导管尿路上皮癌存在。目前认为，膀胱原位癌，尤其是多发性膀胱肿瘤患者发生前列腺尿路上皮癌的可能性最大；②膀胱肿瘤经尿道扩散浸润：肿瘤侵入尿道后极易扩散至前列腺导管，即使在膀胱肿瘤早期，只要膀胱颈及后尿道有肿瘤存在，就有可能发生前列腺尿路上皮癌。Mahadevia 等认为肿瘤细胞可沿导管上皮及基底细胞间浸润或在上皮细胞间扩散浸润。大多数情况下，导管内腺上皮为尿路上皮癌细胞破坏而取代，并向尿道浸润。有时肿瘤细胞可浸润至末梢腺泡，此时多伴有间质浸润癌。膀胱肿瘤累及尿道后，虽可直接向黏膜下间质浸润，但常不如导管浸润癌所累及的范围广泛；③尿道创伤后膀胱肿瘤继发性种植：动物试验证实，创伤后的尿道黏膜容易成为膀胱肿瘤种植的温床。研究发现，膀胱肿瘤在前列腺尿道的种植是两者同时发病的原因之一。而且，膀胱肿瘤患者施行经尿道膀胱肿瘤切除术（transurethral resection of bladder tumor，TURBt）其前列腺尿路上皮癌的发病率明显高于膀胱部分切除术者，且前者的前列腺尿路上皮癌多为浸润癌；④膀胱肿瘤经肌层直接浸润前列腺：膀胱肿瘤经肌层直接浸润前列腺其临床分期一般为 pT_{4a}，均为晚期膀胱肿瘤，故相对少见。肿瘤穿透膀胱壁后，先浸润前列腺间质，而后累及前列腺导管，形成以间质浸润为主的浸润癌，这与经尿道扩散形成的以黏膜内癌和导管癌为主的情况有所不同，在病理诊断上有鉴别意义。

前列腺尿路上皮癌起始于前列腺尿道上皮,继而进展经导管浸润至前列腺基质;前列腺癌则是起源于外周带腺体,后期可浸润至尿道,故不能采用前列腺癌的分期法对前列腺尿路上皮癌进行分期。Hardeman 等将前列腺移行上皮细胞癌分为三期:

Ⅰ期:尿道原位前列腺尿路上皮癌,即肿瘤位于前列腺尿道,尚未发生浸润;

Ⅱ期:肿瘤浸润前列腺导管和腺泡;

Ⅲ期:肿瘤浸润前列腺间质。

目前,临床上多采用 UICC 发布的 TNM 分期(表 17-5-1)。

表 17-5-1　前列腺尿路上皮癌 TNM 分期

T_x	对原发肿瘤不能作出评估
T_0	未发现原发性肿瘤
$T_{is}(pu)$	原位癌,前列腺段尿道
$T_{is}(pd)$	原位癌,前列腺导管
T_1	肿瘤侵及黏膜上皮下结缔组织
T_2	肿瘤侵及前列腺基质,尿道海绵体、尿道周围肌肉
T_3	肿瘤侵犯尿道海绵体、超过前列腺被膜、膀胱颈(前列腺外部受侵)
T_4	肿瘤侵犯其他邻近器官(如浸润至膀胱)
N_X	无法确定区域淋巴结转移
N_0	无区域淋巴结转移
N_1	单个淋巴结转移≤2cm
N_2	单个淋巴结转移 >2cm,或多个淋巴结转移
M_X	无法确定远处转移
M_0	无远处转移
M_1	远处转移

(三) 诊断

前列腺尿路上皮癌的临床表现与膀胱肿瘤相似,主要为无痛性血尿、排尿困难。尿路梗阻症状不常见,如有梗阻症状存在,说明间质有浸润。通常,前列腺尿路上皮癌易被膀胱肿瘤的症状所掩盖而忽略,多在膀胱肿瘤根治手术后的标本偶然发现或病理切片检查证实。直肠指诊很少有阳性发现,若间质有浸润,前列腺增大或有硬结。经直肠前列腺 B 超可发现间质有浸润的前列腺尿路上皮癌,但前列腺尿道及导管的原位癌不易发现。经直肠穿刺、B超引导下的细针穿刺活检或经尿道前列腺活检有助于诊断,较为有价值的方法是经尿道前列腺活检,诊断正确率可达 90%,尤其是细胞分化程度较低者以及多发性膀胱肿瘤包括原位癌,均应作此项检查。

(四) 治疗

Maszkin 等对伴有前列腺尿路上皮癌之膀胱肿瘤的治疗提出了较为详细的治疗方案。一般,对伴有浅表性或高分化膀胱肿瘤先作诊断性 TUR 手术,根据病理切片有无间质浸润决定膀胱内灌注化疗或根治性手术,即全膀胱切除术加全尿道切除术,内分泌治疗对其无效;对前列腺导管尿路上皮细胞癌,因很难除外有无间质浸润,应行根治性手术;伴有 T_{2-3} 期膀胱肿瘤或肿瘤较大者,应按膀胱肿瘤的治疗原则选择治疗方案。

随着浅表性膀胱肿瘤保留器官手术治疗的进展,可能会改变下尿路上皮性肿瘤的自然病史。由于前列腺尿道上皮持续暴露于致癌因子而又难以为灌注的化疗药物所作用,致使恶变率增高,因此宜先切除膀胱颈部或行 TUR 以去除对前列腺的屏障作用,术后再行膀胱灌注化疗,可能有一定的效果。如果前列腺尿路上皮癌为浸润性或以导管癌为主,则不宜采用保留器官的手术和术后膀胱灌注化疗的方案,而应行根治性手术。前列腺间质浸润为主的浸润癌易发生转移,术后还应辅助以化疗。放射治疗没有预防效果。

（五）预后

预后与病理分期有关。研究证实,前列腺尿路上皮癌如为间质浸润癌,合并的膀胱肿瘤即使为低分期,细胞分化好,其预后相对较差;若为导管癌或尿道原位癌则对膀胱肿瘤的预后影响不大。

（袁晓奕　陈志强）

参 考 文 献

［1］MOCH H,HUMPHREY PA,ULBRIGHT TM,et al. WHO classification of tumours of the urinary system and male genital organ［M］. Lyon:IARC Press,2016.

［2］EPSTEIN JI,EGEVAD L,AMIN MB,et al. The 2014 International Society of Urological Pathology(ISUP) consensus conference on Gleason grading of prostatic carcinoma:definition of grading patterns and proposal for a new grading system［J］. Am J Surg Pathol,2016,40(2):244-252.

［3］MONTIRONI R,CHENG L,SCARPELLI M,et al. Pathology and genetics:tumours of the urinary system and male genital system:clinical implications of the 4th edition of the WHO classification and beyond［J］. Eur Urol,2016,70(1):120-123.

［4］CHEN N and ZHOU Q. Intraductal carcinoma of prostate(IDC-P):From obscure to significant［J］. Chin J Cancer Res,2016,28(1):99-106.

［5］程亮,赵明. 前列腺导管内癌的诊断标准及鉴别诊断［J］. 中华病理学杂志,2014,43(3):199-202.

［6］SAMARATUGA H,DELAHUNT B.Ductal adenocarcinoma of the prostate:current opinion and ontroversies［J］. Anal Quant Cytol Histol,2008,30(4):237-246.

［7］HSIEH K,ALBERTSEN PC.Populations at high risk for prostate cancer［J］. Urol Clin North Am,2003,30(4):669-676.

［8］EBLE JL,SAUTER G,EPSTEIN JI,et al. Pathology and genetics of the urinary system and male genital organs:WHO classification of tumours［M］. Lyon:IARC press,2004,338.

［9］曾进,陈忠. 前列腺癌肿瘤疫苗靶向治疗进展［J］. 现代泌尿生殖肿瘤杂志,2016,8(6):321-323.

第六节　前列腺上皮内瘤

前列腺上皮内瘤(prostatic intraepithelial neoplasia,PIN)是前列腺导管、小管和腺泡上皮细胞的异常增生并发生瘤变,这种瘤变局限于上皮细胞内,故称为前列腺上皮内瘤,可分为低级别 PIN 和高级别前列腺上皮内瘤(high grade prostatic intraepithelial neoplasm,HGPIN)。一般而言,低级别 PIN 不应出现在病理报告中,因为低级别 PIN 与良性前列腺组织难以区分且无临床意义。目前,高级别 PIN 被视为前列腺癌的癌前病变,在形态学、遗传学和分子生物学特点上和前列腺癌有许多相似之处。如果活检发现高级别PIN,则提示有前列腺癌的可能,有必要进一步检查,以明确有无并存的前列腺癌。文献报道,在前列腺癌病例中,约85%同时伴有PIN。

一、发病情况

因为研究人群及地域的不同,高级别PIN的检出率也不同。在对各种人种的前列腺穿刺活检的研究报道中,高级别PIN的发病率为7.6%~31%。研究表明,在前列腺癌的根治标本中,多灶性高级别PIN的发病率为70%,且常在癌结节周围2mm范围内。其中高级别PIN在中央区的发病率为21%,移行区为18%~31%;大多数高级别PIN的病灶仅位于外周区,或同时分布于外周区和移行区,少数患者仅位于移行区。

文献报道,前列腺穿刺活检标本中高级别PIN的发现率各不相同,可能与以下因素有关:①人口学因素(少数民族,参与筛查/早期检查的普遍性);②由于观察者不同,其在应用诊断标准及确立诊断时的客观程度不同;③切片的技术质量(固定、切片厚度及染色质量);④取材范围,如穿刺活检的针数。近年来,有关前列腺穿刺活检标本的大样本量研究中,高级别PIN的发现率为4%~6%。

经尿道前列腺电切(TURP)前列腺标本中高级别PIN的发现率相对较少,仅有2篇文献报道,分别为2.3%和2.8%。高级别PIN与前列腺癌的发生率密切相关。前列腺根治切除标本中高级别PIN的发现率为85%~100%。Troncoso等对100例前列腺切除标本的研究发现,高级别PIN及前列腺癌的发生率分别为49%和61%。Weley等在48名因其他非前列腺癌疾病而进行前列腺切除的男性患者的前列腺组织中,发现高级别PIN及偶发癌的比例分别为83%和46%。该研究表明,高级别PIN越广泛,前列腺癌的发现率越高。高级别PIN与前列腺癌的形态学相关性有以下几点:①两种病变的发生率及病变的广泛程度均随年龄增长而增加;②在有前列腺癌的标本中高级别PIN的发生率、严重程度及病变的广泛程度均较高;③高级别PIN与前列腺癌均呈多灶性,且主要分布于外周区;④现已发现高级别PIN与前列腺癌在形态学上有移行关系;⑤高级别PIN与前列腺癌的分子遗传学特征有相同之处。此特点在高级别PIN与前列腺癌之间具有显著相关性。有关高级别PIN的发生与广泛程度与前列腺癌病理分期之间的相关性研究较少。有报道,随着前列腺癌病理分期的增加,高级别PIN的总体积增加,高级别PIN体积与有转移癌的淋巴结数目显著相关。高级别PIN与前列腺癌的分子遗传学相关性大量研究表明,高级别PIN的遗传学异常谱及生物标记物表达谱与前列腺癌的相关性比与良性前列腺上皮细胞的相关性更密切。大多数情况下,前列腺癌直接由高级别PIN演变而来,并有多个基因改变的参与,通过免疫组织化学染色P504S、P63、34βE12蛋白表达,有助于前列腺上皮内瘤和前列腺癌相鉴别。

二、病理组织学

低级别与高级别PIN的区别在于组织结构的复杂程度和细胞异常的程度不同,其中后者更重要。低级别PIN的特点是细胞核肿大、大小不一,核内染色质正常或轻度增多,核仁小或不明显,基底细胞层完整。高级别PIN的特点是分泌上皮细胞核均匀增大,核内染色质增多且分布不均匀,核仁明显,与前列腺癌细胞的核仁大小类似。核仁增大是诊断高级别PIN的最主要的形态学标志。与前列腺癌不同的是,PIN可保存完整的或部分的基底细胞层,而前列腺癌缺乏基底细胞层(图17-6-1)。

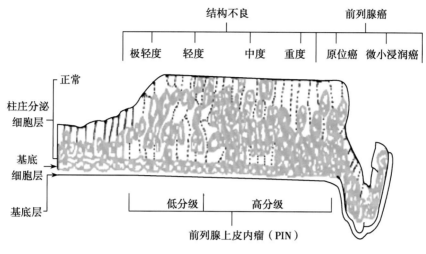

图 17-6-1　PIN 细胞结构特征

高级别 PIN 的组织结构主要有 4 种类型:簇状型、平坦型、微乳头型和筛状型。其中以簇状型最常见,约占高级别 PIN 的 97%,但大多数病例为多种类型混合存在。

平坦型:核具有非典型性,组织结构无明显改变;簇状型:细胞核堆积更明显,使细胞聚集呈波浪状;微乳头型:非典型上皮细胞呈柱状排列,典型者缺乏纤维血管轴;筛状型:结构更复杂,可见 Roman 桥和筛状结构。筛状型高级别 PIN 和原位导管癌的区别尚有争议。在高级别 PIN,靠近腺体中心位置的细胞核与位于腺体周边的细胞核相比,非典型性较小。一般认为,微乳头型和筛状型高级别 PIN 更易进展为前列腺癌。其他变异型包括印戒细胞型、小细胞型、黏液型、泡沫腺体型、内翻型和高级别 PIN 伴鳞状细胞分化。

高级别 PIN 以 3 种不同的方式沿前列腺导管扩散,这一点与前列腺癌非常相似。第一种方式:肿瘤细胞取代管腔分泌性腺上皮细胞,保留基底细胞层和基底膜。因此,局灶性高级别 PIN 在普通光镜下通常很难与腺管内扩散的前列腺癌相鉴别。第二种方式:瘤细胞侵及腺管或腺泡壁,基底细胞层破坏。第三种方式:瘤细胞位于基底细胞层与圆柱状分泌细胞层之间,并在该层内扩散(pagetoid spread)。

目前,不同组织结构类型的高级别 PIN 仅有病理诊断价值,其临床意义尚不清楚。

三、前列腺上皮内瘤与前列腺癌的关系

一般认为,高级别 PIN 是前列腺癌的癌前病变:①在含有前列腺癌的前列腺中,高级别 PIN 病灶的大小及数目均比无前列腺癌的前列腺中的高级别 PIN 要多得多;②高级别 PIN 与前列腺癌均易发生于前列腺的外周带,两者的生物学标记和分子生物学改变也相近。但是,高级别 PIN 的出现并不代表前列腺癌将会发生。低级别前列腺癌,尤其是前列腺移行区的癌与高级别 PIN 并无紧密的相关性。

为了证实高级别 PIN 与前列腺癌的关系,Davidson 等进行了回顾性研究,分析了 100 例活检证实为高级别 PIN 的病例和 112 例活检未发现 PIN 的病例,并同时比较年龄、血 PSA 等因素,发现活检证实为 PIN 的病例,36% 的病例进一步检查证实有前列腺癌;而活检无 PIN 的病例,仅 13% 的病例发生前列腺癌。PIN 活检阳性患者,随着时间的推移,其前列腺

癌的发生率进一步增加:1 年以内前列腺癌发生率为 32%,1 年以上前列腺癌发生率为 38%。高级别 PIN、老龄、高血 PSA 水平这 3 个因素相加,高度提示有前列腺癌的存在,而以高级别 PIN 的危险系数最高。Zlotta 等认为,低级别 PIN 本身不能视为前列腺癌发生的高危因素。除非同时有其他因素,如 PSA 水平升高时才提示有前列腺癌发生的可能;对于无其他危险因素的低级别 PIN 患者,宜进行随访。

PIN 的发病率及恶性程度随着年龄增加而升高。有学者进行了一项尸检研究,对老龄男性整个前列腺标本进行连续切片,发现 PIN 与前列腺癌的发生随年龄的增加而增加,而且 PIN 的发生比前列腺癌早 5 年。对年轻人进行的类似研究发现,PIN 最早可见于 20 岁,20~29 岁发病率为 9%,30~39 岁为 22%,比前列腺癌的发病大约早 10 年。青年人发生的 PIN 多为低级别类型;随着年龄的增长,高级别 PIN 的发生率升高,而且高级别 PIN 的体积也会增大。临床资料表明,高级别 PIN 的发病年龄至少比前列腺癌的发病年龄早 5 年。

50 岁以上的前列腺癌患者,高级别 PIN 的检出率大于同年龄组正常对照人群,分别为 82% 和 43%。有人还研究证实,在前列腺癌的癌周腺体组织中,检出 PIN 的非典型程度较高。前列腺癌的癌周腺体组织中,PIN 的平均体积为 1.2/ml;病理级别、Gleason 分级越高,PIN 的体积越大;有前列腺包膜和周围组织侵犯时,PIN 的体积也越大,表明 PIN 与前列腺癌之间有密切的联系。

PIN 和前列腺癌通常为多灶性。前列腺癌患者行根治性前列腺切除术后,病理检查发现 72% 的 PIN 为多灶性,其中侵及非移行区者占 63%,侵及移行区者占 7%,还有 2% 的病例在每个区都有单发的一个病灶。前列腺的外周区是前列腺癌的高发区(70%),同时也是 PIN 最常见的发病部位。

四、基因改变

PIN 是一种在表型和基因型上介于正常前列腺上皮和前列腺癌的临界状态的病变,如果正常的细胞分化或生长调控进一步被破坏,则导致前列腺癌的发生。在前列腺癌的发生过程中,一些标志着细胞具有分泌功能的特征性标记物逐步丢失,包括 PSA、分泌蛋白、细胞骨架蛋白和糖蛋白。有些标记物的表达提示病变进一步恶化,包括 c-erbB-2 癌蛋白、Bcl-2 癌蛋白、表皮生长因子和表皮生长因子受体、Ⅳ型胶原酶、lewis Y 抗原、TGF-α、凋亡小体、有丝分裂指数、PCNA 表达、非整倍体和基因异常。

高级别 PIN 具有与前列腺癌相类似的基因改变,最常见的基因型改变为:①染色体第 7、8、10、12 号和 8p24 的获得性改变,特别是 7q31、8q;②10q、16q 和 18q 丢失;③8p12-21、8p22、12pter-p12 和 10q11.2 的杂合性缺失;④*ERG* 基因重排以及 *PTEN* 基因的缺失等,这些区域肿瘤抑制基因的失活或基因的突变可能与前列腺癌的发生发展有关。

多数情况下前列腺癌直接由高级别 PIN 演变而来,并有多个基因改变的参与。

五、诊断

高级别 PIN 在直肠指诊时无异常表现。TRUS 检查时,某些高级别 PIN 病例表现为低回声病变,与前列腺癌无法区分。高级别 PIN 本身,不会导致血清 PSA 水平升高。因此,对 PSA 水平升高不明显的病例,TRUS 检查也难以确立诊断,明确诊断的唯一方法是组织活检。文献报道,在前列腺活检的病例中,PIN 检出率占 10%。值得注意的是,对可疑病灶须进行连续切片,使用抗角蛋白抗体对切片染色,以辨别基底细胞层是否存在,这有助于区分 PIN 与前列腺癌。遗憾的是,细针穿刺常不能发现小的可疑灶及深层病灶,因而限制了进一步的鉴别诊断。

大多数研究表明,穿刺活检组织中的高级别 PIN 是随后检出前列腺癌的高危因素。在穿刺活检诊断了高级别 PIN 后的二次活检中,前列腺癌的检出率约为 30%。相比之下,在诊断为良性前列腺组织后的二次活检中,前列腺癌的检出率为 20%;在诊断为低级别 PIN 后的二次活检中,前列腺癌的检出率为 16%。在诊断高级别 PIN 后,80%~90% 的前列腺癌在随后的第一次重复活检中被检出。重复活检可在 5%~43% 的病例中再次检出高级别 PIN。与仅有的高级别 PIN 相比,邻近部位有非典型腺体的高级别 PIN,随后诊断前列腺癌的危险性更大,前列腺癌的平均检出率为 53%。因此,有此病变的所有男性均应进行再次活检。再次活检时,至少应对整个前列腺进行系统性 6 点活检。

目前,对于多灶性的高级别 PIN 患者不论血 PSA 值、直肠指诊及 TRUS 检查结果如何,1 年内再次进行 6 点活检。孤立性高级别 PIN 患者,若无其他临床指征,1 年内无需再次进行活检。一项研究表明,若仅对有高级别 PIN 一侧的前列腺进行再次活检,其前列腺癌的漏诊率为 35%。在诊断高级别 PIN 后检出前列腺癌而进行根治性前列腺切除的标本中,前列腺癌大多局限于前列腺内,平均 Gleason 总分为 6(范围为 5~7)。

总之,临床上直肠指诊、TRUS 检查以及实验室检查对高级别 PIN 诊断帮助不大,其诊断有赖于前列腺穿刺活检和手术切除组织的病理学检查。免疫组织化学染色应用 P504S、P63、34βE12 则有助于与前列腺癌相鉴别。

六、鉴别诊断

鉴别诊断包括:①良性病变,如小叶萎缩、萎缩后增生、非典型基底细胞增生、筛状增生以及辐射、梗死和前列腺炎引起的化生性改变。这些病变在组织结构和细胞形态上可表现出一定程度的非典型性,包括细胞核增大等,在标本量不足、电灼标本或病史资料不全的情况下作出诊断一定要慎重;②恶性病变,包括前列腺导管内癌、尿路上皮癌的前列腺导管内扩展。

七、雄激素阻断的治疗效果

前列腺是雄激素依赖器官,在正常的前列腺上皮,管腔分泌细胞比基底细胞层对雄激素的缺乏更敏感。通过雄激素阻断治疗,高级别 PIN 在发生概率和病变程度上都有明显的下降趋势,而这种下降伴随着上皮的增生、胞浆变淡、明显的腺体萎缩、腺体基质比减小。这些发现表明,结构不良的前列腺上皮也是激素依赖性的。雄激素阻断治疗后,正常的、增生的、结构不良的前列腺上皮都会萎缩,其机制可能是细胞迅速凋亡,随后死亡上皮碎屑脱落到腺腔。

PIN 为化疗预防前列腺癌提供了良好的模型,因为高级别 PIN 为前列腺癌的癌前病变。由于前列腺癌发展缓慢,无论是动物模型还是人体研究,对其进行随访观察应花很长时间。

八、预后及影响因素

一般认为,有高级别 PIN 在前列腺广泛分布是前列腺癌高危指标,但前列腺癌的预后与组织结构无明显相关性。文献报道,前列腺癌伴高级别 PIN 患者,预后与术前 PSA 水平和患者年龄相关,与术后切缘阳性率、包膜外病变、精囊侵犯和淋巴结转移等无相关性;肿瘤病灶并发的高级别 PIN 与肿瘤的侵袭性无关,对肿瘤预后无预测价值。Cha 等报道,与单纯性前列腺癌相比,前列腺癌伴高级别 PIN 患者的淋巴和血管侵犯及淋巴结转移更少、肿瘤体积更小、Gleason 评分更低、死亡率低、术后生存期长。而且,对肿瘤分期、分级和 5 年无生化复发率均无影响。由此可见,前列腺癌患者的预后还是应取决于确诊的肿瘤病灶本身的生物学特性。

九、随访

虽然,高级别 PIN 病程进展缓慢,但遗传线索可以解释高级别 PIN 进展到前列腺癌存在较长潜伏期,故应密切监视和随访,警惕发生前列腺癌的可能。随访的内容包括直肠指诊、血 PSA、TRUS 等,前列腺活检不作为常规的随访手段。一般,6~12 个月随访复查一次。若无异常发现,每年随访复查一次,至少坚持 5 年。

(曾　进　袁晓奕)

参 考 文 献

[1] 曾进,梅伟.前列腺上皮内瘤与前列腺癌的相关性及诊治[J].临床泌尿外科杂志,2000,15(12):533-534.

[2] 曾进,陈忠.高级别前列腺上皮内瘤临床研究进展[J].中华泌尿外科杂志,2017,38(1):75-78.

[3] 郑素琴,程亮.高级别前列腺上皮内瘤变及其他癌前病变的病理特点[J].中华病理学杂志,2008,37(5):289-293.

[4] 吴振权.前列腺上皮内瘤研究进展.国际泌尿系统杂志,2008,28(5):650-652.

[5] SAN FRANCISCO IF,OLUMI AF and KAO J,et al.Clinical management of Prostatic intraepithelial neoplasia as diagnosed by extended needle biopsies [J].BJU Int,2003,91(4):350-354.

[6] 林洋,原劲杨,安瑞华.高级别前列腺上皮内瘤(HGPIN)的研究新进展[J].现代生物医学进展,2014,14(6):1188-1190.

[7] JUNG SH,SHIN S,KIM MS,et al. Genetic progression of high grade prostatic Intraepithelial neoplasia prostate cancer [J]. Eur Urol,2016,69(5):823-830.

第七节　其他前列腺恶性肿瘤

一、前列腺基底细胞癌

(一)发病情况

前列腺基底细胞癌(basal cell carcinoma of the prostate)是一种罕见的前列腺低度恶性肿瘤,起源于基底细胞(图 17-7-1)。肿瘤进展较慢,约占所有前列腺恶性肿瘤的 0.11%~0.2%。最早报道于 1984 年,1990 年以后被逐渐认识。最初该瘤称之为腺样囊性癌、基底细胞癌、腺样/基底细胞癌等,2004 年 WHO 将形态类似于基底细胞癌和腺样囊性癌的恶性基底细胞癌命名为基底细胞癌。患者发病年龄均较大,28~89 岁,平均年龄 50 岁。

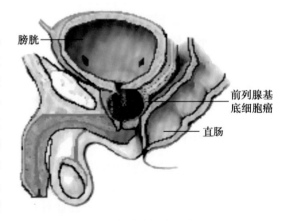

图 17-7-1　前列腺基底细胞癌示意图

前列腺基底细胞癌具有广泛的生物学谱系,但生物学行为尚有争议。肿瘤组织发生学方面有 2 种看法,一种认为前列腺基底细胞来自前列腺腺泡基底细胞,细胞 34βEl2、PSA 及 PAP 染色均呈阳性表达,组织学构型可呈腺样、实体和筛状构型,甚至腺样囊性型。另一种则认为前列腺基底细胞来自前列腺尿道或大导管移行上皮的基底细胞,细胞 34βEl2 呈强阳性表达,而 PSA、PAP 为阴性表达。通常认为,基底细胞中的部分细胞是前列腺上皮细胞的干细胞,可发生从基底细胞增生到基底细胞癌一系列增殖性病变。

前列腺基底细胞癌是一种潜在的侵袭性肿瘤,以局部浸润为主,而较晚发生淋巴和血行转移。与一般的前列腺腺癌常转移至骨组织不同,肝脏、肺以及直肠是前列腺基底细胞癌常见的转移部位。同时伴发前列腺腺癌时,肿瘤侵袭和转移能力均增强。

（二）病理组织学

大体检查,前列腺基底细胞癌肉眼观切面呈实性、为灰白色且肉质化,不同于前列腺腺癌呈灰黄色。组织学有多种构型:①腺样囊样构型;②实性巢伴巢周围细胞栅栏状排列构型;③基底细胞增生样构型;④小管状构型。镜下见前列腺基底细胞癌细胞排列成筛孔状或实性巢状最为多见,细胞体积较小,核大并呈卵圆形,大小一致,胞质少,可见坏死和核分裂象。免疫组织化学对于鉴别前列腺基底细胞癌和其他前列腺肿瘤有重要的价值(图 17-7-2,图 17-7-3)。

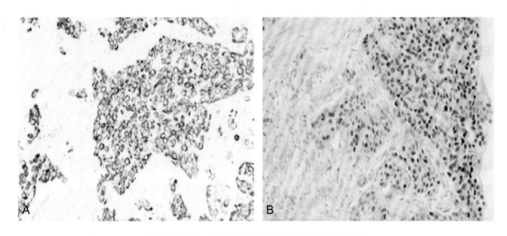

图 17-7-2　前列腺基底细胞癌免疫组织化学
A. 基底细胞标记物 34βEl2 强阳性;B. p63 强阳性。

（三）临床表现和诊断

前列腺基底细胞癌的临床表现无特异性,可出现尿频、血尿、进行性排尿困难、尿路梗阻等症状。

B 超或直肠指检无异于一般前列腺腺癌。CT 检查有局限性,早期敏感性较低。MRI 较 CT 敏感,T1WI 肿瘤呈等信号;T2WI 外周带内肿瘤呈低信号缺损区(图 17-7-4)。[18]F-FDG PET/CT 对诊断有一定的临床价值(图 17-7-5,图 17-7-6)。

PSA 是检测前列腺腺癌的特异性标志物,而前列腺基底细胞癌并无特异性血清学标志物,血清 PSA 不升高或仅轻微升高。

（四）治疗和预后

目前,前列腺基底细胞癌无统一治疗标准可资借鉴,大多采用普通前列腺腺癌的治疗方

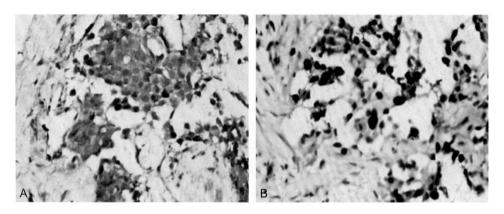

图 17-7-3　前列腺基底细胞癌免疫组织化学
A. Bcl-2 阳性（×400）；B. Ki-67 阳性（约 70% 的肿瘤细胞表达），×400。

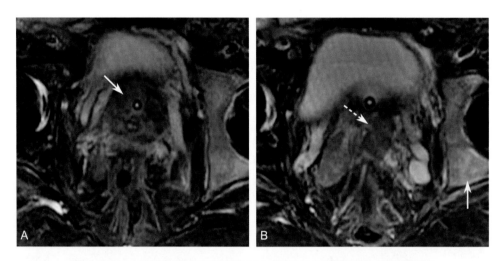

图 17-7-4　MRI 显示前列腺肿瘤不均匀强化，左侧精囊浸润，伴有骨转移

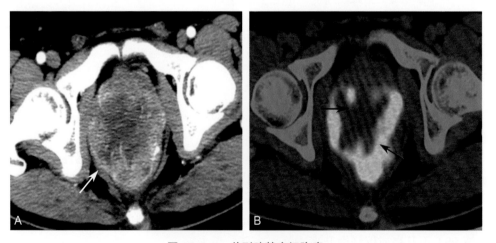

图 17-7-5　前列腺基底细胞癌
A. CT 显示肿瘤边界清楚，增强后不均匀强化；B. ^{18}FDG PET/CT 显示肿瘤周围 FDG 高摄取，SUV
值 =14.1；由于坏死的缘故，肿瘤中心 FDG 低摄取。

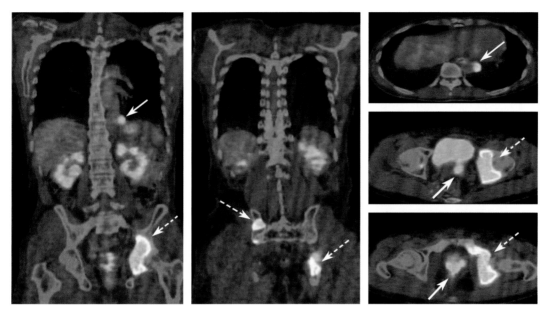

图 17-7-6 前列腺基底细胞癌
[18]FDG PET/CT 显示前列腺、精囊 FDG 浓聚，纵隔淋巴结和髂骨多处转移。

案。若病变为早期，可行根治性前列腺切除术；对失去根治手术机会者、接受 TURP 或前列腺摘除术者、偶然发现的病例或术后复发者，可采用抗雄激素治疗，但其效果目前尚无大宗病例研究报道。由于本病为非分泌细胞肿瘤，对去势治疗可能无效。部分病例抗雄激素治疗甚至外放射治疗可取得较好的疗效，相对存活率亦较高。

预后较好，预后与 TNM 分期、组织学分级有关。肿瘤有侵袭和转移的潜能，T_1/T_2 患者 5 年潜在转移发生率约 5%~10%，T_3/T_4 患者 5 年潜在转移发生率约 50%~85%。

应长期随访。

二、前列腺神经内分泌癌

（一）发病情况

原发性前列腺神经内分泌癌（primary neuroendocrine carcinoma of the prostate）由 1977 年 Wenk 等首次报道，属于罕见类型的前列腺恶性肿瘤。2010 年 WHO 肿瘤病理学将神经内分泌肿瘤进行分类，包括：①神经内分泌肿瘤 G_1 类癌；②G_2 神经内分泌癌（小细胞或大细胞癌）；③混合性神经内分泌癌；④部位特异性和功能特异性神经内分泌肿瘤。前列腺 G_1 类癌属于高分化肿瘤，低度恶性；小细胞癌属于低分化肿瘤，约占前列腺恶性肿瘤的 0.5%~2%。

2016 版 WHO 将前列腺癌伴神经内分泌分化分为 5 种类型：①普通腺癌伴神经内分泌分化；②腺癌伴帕内特细胞（Paneth's cell）神经内分泌分化；③类癌；④小细胞神经内分泌癌；⑤大细胞神经内分泌癌。前列腺小细胞神经内分泌癌的形态与肺小细胞癌类似，50%~60%的病例表现为单纯的小细胞神经内分泌癌，其余病例多与低分化的前列腺腺泡腺癌（85% 的 Gleason 评分 >8 分）并存。

文献报道，*TMPRSS2-ERG* 基因融合在前列腺小细胞癌中的发生率约为 50%，与普通型前列腺腺癌的发生率相似，提示两者具有相同的克隆起源，为确定原发灶不明的转移性小细胞癌的鉴别诊断提供了依据。

（二）病理组织学

正常的前列腺上皮由基底细胞、外分泌细胞和神经内分泌细胞组成。神经内分泌细胞多见于移行区，来源于前列腺内的上皮干细胞，不进行有丝分裂，可分泌多种神经内分泌性产物，包括 CgA、CgB、NSE、甲状旁腺素相关肽、降钙素、胃泌素等等。该细胞可通过免疫组织化学方法经 CgA、Syn、NSE 标记识别（图 17-7-7）。PSA、PSAP 和 P501S 是经典前列腺腺癌的肿瘤标志物，即使是在低分化腺癌中也有广泛表达，而绝大多数神经内分泌癌不表达上述蛋白，仅在少数特殊病例中有局灶性表达。

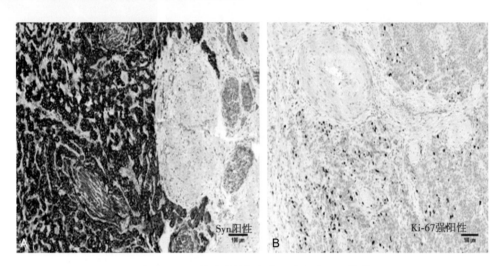

图 17-7-7　前列腺神经内分泌癌免疫组织化学

A. Syn 阳性；B. Ki-67 强阳性。

（三）临床分期、病理组织学分级和 Gleason 评分

前列腺神经内分泌癌的临床 TNM 分期、病理组织学分级和 Gleason 评分同前列腺癌（见第十七章第三节）。

（四）临床表现和诊断

前列腺神经内分泌癌的临床表现不典型，可表现为尿频、排尿困难等下尿路梗阻症状，类似良性前列腺增生的临床表现；也可表现为会阴部胀痛不适，肛门坠胀等非特异性症状。但部分病例可出现特殊的内分泌症状，如皮质醇增多症、高钙血症、或重症肌无力等。部分患者因体检偶然发现转移病灶就诊。有些病例首先表现为前列腺外转移灶症状，如骨痛、血尿等。而且，肿瘤容易转移至远处器官，如肝脏、骨骼、肺脏、盆腔淋巴结等，亦可直接侵犯直肠和膀胱。

CT、MRI 和 ^{18}F-FDG PET/CT 对诊断有一定的帮助（图 17-7-8~图 17-7-10）。TRUS 细

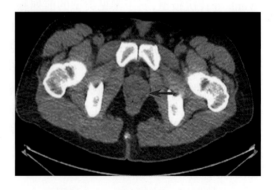

图 17-7-8　前列腺神经内分泌癌

CT 显示前列腺肿瘤呈低密度、不均匀。

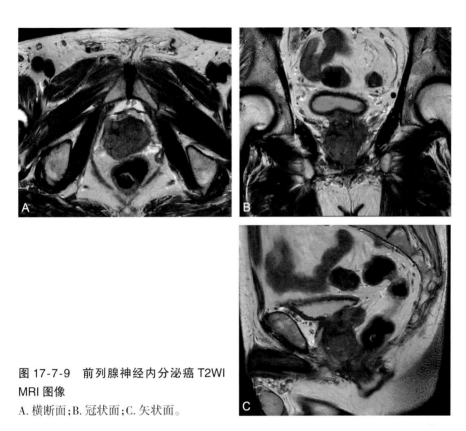

图 17-7-9 前列腺神经内分泌癌 T2WI
MRI 图像
A. 横断面；B. 冠状面；C. 矢状面。

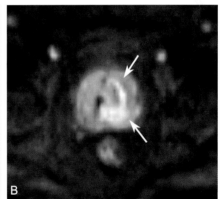

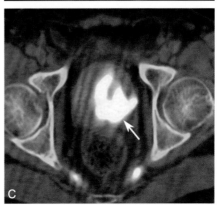

图 17-7-10 前列腺神经内分泌癌 [18]F-
FDG PET/CT 图像
FDG 高摄取。

针穿刺活检组织学检查有助于明确诊断,最终诊断有赖于病理和免疫组织化学检查。

（五）治疗和预后

前列腺小细胞神经内分泌癌对放疗不敏感,内分泌治疗效果不佳。早期施行根治性切除术仍是最有效的方法,即使有局部浸润,也应采取根治性切除或姑息性切除术。但该病起病隐匿,绝大部分患者诊断时因远处转移而失去手术机会。因此,对不能接受手术的患者,提倡对前列腺小细胞神经内分泌癌应用化疗结合内分泌治疗。如果肿瘤分泌儿茶酚胺、降钙素等导致高血压等症状,宜对症处理,以提高患者的生活质量。前列腺小细胞神经内分泌癌（SCPCa）和肺小细胞癌属同类型的肿瘤,因此根据肺小细胞癌的治疗经验,治疗小细胞肺癌的细胞毒性铂类化合物同样适用于前列腺神经内分泌癌,最常用顺铂联合依托泊苷或伊立替康的组合。放疗对于局限性的前列腺神经内分泌癌是有效的,可有效控制转移性前列腺神经内分泌癌患者的局部症状。

晚期肿瘤没有统一的治疗标准,主要依靠分子靶向药物治疗,如贝伐珠单抗、舒尼替尼等,多种药物联合应用常可以取得较好的疗效。

预后差,前列腺小细胞神经内分泌癌患者的平均生存期不到1年。前列腺纯小细胞癌患者的平均生存期仅5个月。文献报道,纯小细胞癌与混合型神经内分泌癌的生存期没有差别。

三、前列腺肉瘤样癌

（一）发病情况

前列腺肉瘤样癌（primary prostatic sarcomatoid carcinoma）,又称为癌肉瘤（carcinosarcoma）是前列腺癌的一种罕见特殊组织学类型。2016年,WHO将具有梭形细胞分化的癌命名为肉瘤样癌。

前列腺肉瘤样癌是由癌和肉瘤样组织混合于一个瘤体内的恶性肿瘤,即一个肿瘤中既有癌的结构,又有肉瘤的结构,具有癌与肉瘤样成分相结合的特征。文献报道,腺鳞癌和肉瘤样混合性前列腺癌更为罕见,且肿瘤进展快速。在《阿克曼外科病理学》中将前列腺肉瘤样癌归为前列腺癌的其他组织学类型,可能是周围导管和腺泡腺癌的变型。在WHO（2004）泌尿系统和男性生殖器官肿瘤分类中,归为腺上皮肿瘤、梭形细胞分化型癌。目前认为,前列腺肉瘤样癌主要由前列腺癌分化成前列腺肉瘤样癌,肉瘤样成分只不过是癌细胞的化生,肿瘤组织中无明确的异源性肉瘤成分。肿瘤分化差,比前列腺癌更具侵袭性。

前列腺肉瘤样癌与前列腺癌可同时发生和异时发生,发病率约占所有前列腺恶性肿瘤<1%。患者年龄49~88岁,平均70.8岁。起初诊断为前列腺癌与前列腺肉瘤样癌的间隔时间为9个月~20年,平均8.3年。异时发生的病例中66%~78%有前列腺癌病史,Gleason评分<6分占52%,Gleason评分>6分占48%。同时发生的病例占79%,Gleason评分7~8分占36%,9~10占64%。前列腺肉瘤样癌PSA免疫染色,阳性率为0,阴性占91%,局灶阳性占9%。而且,复发癌中大多数为高级别腺癌。近来研究发现,前列腺肉瘤样癌和邻近腺癌成分存在成红细胞特异性转化相关基因（*ERG*）杂合性缺失,并确定来源自前列腺上皮。

（二）病理组织学

前列腺肉瘤样癌可在最初送检的病理标本中检出（同时出现）,或患者可有接受放疗和/或激素治疗的前列腺腺癌病史。前列腺肉瘤样癌是具有梭形分化的癌,形态学特征为恶性上皮和肉瘤样成分的混合,由恶性上皮和恶性梭形细胞和/或间叶 2 种成分组成,之间可见移行区过渡。肉瘤样癌包含 Gleason 评分高低不等的腺性成分,肉瘤样成分往往由非特异性的恶性增生梭形细胞组成。特异性的间叶成分包括:骨肉瘤、软骨肉瘤、横纹肌肉瘤、平滑肌肉瘤、脂肪肉瘤、血管肉瘤和多种类型的异源性分化成分。

外观大体特征类似于前列腺肉瘤,肿瘤较大,突入膀胱。切面呈灰白色、质韧、鱼肉状。镜下见肿瘤细胞排列紊乱呈梭形、核大、深染、胞质轻度嗜酸性、可见小核仁、奇异核,多核及核分裂象多见。肉瘤样癌应与伴有间质良性化生性骨或软骨的少见类型癌鉴别。

免疫组织化学:2 种成分中上皮成分和/或细胞角蛋白(Cytokeratin,CK)阳性、而梭形细胞成分中组织肿瘤标记阳性,有时也表达细胞角蛋白。可同时行分子生物学检查(图17-7-11~图 17-7-13)。

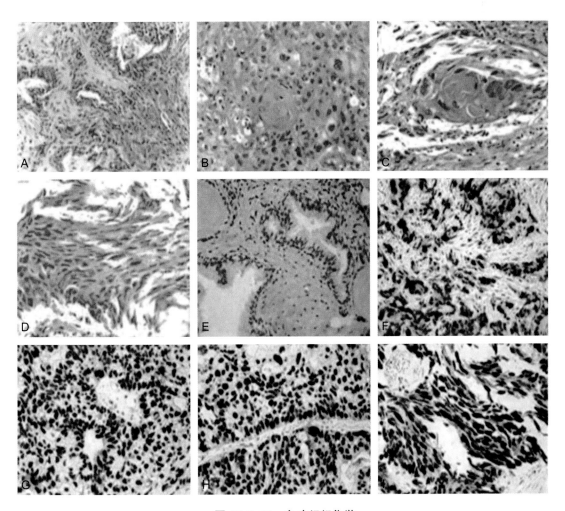

图 17-7-11　免疫组织化学

A. 腺癌(×200);B. 腺癌(×400);C. 鳞癌,存在角蛋白珠形成特征(图片中心 ×400);D. 肉瘤样癌,低分化梭形细胞,核大、浓染(×400);E. 腺区 P53 表达(×200);F. 间质区 P53 弱表达(×200);G. 腺癌 P53 表达明显(×400);H. 腺鳞癌 P53 表达明显(×400);I. 肉瘤样癌 P53 表达明显(×400)。

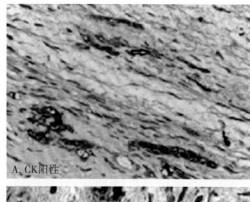

A. CK 阳性

图 17-7-12　前列腺肉瘤样癌

A. 梭形细胞成分 CK 阳性(×400);B. 上皮成分 CK 强阳性(×400);C. 瘤细胞显示 PSA 局灶阳性(×400)。

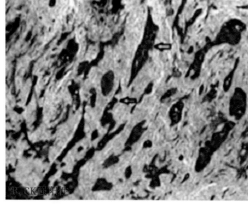

B. CK 阳性

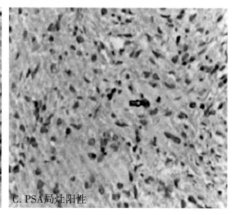

C. PSA 局灶阳性

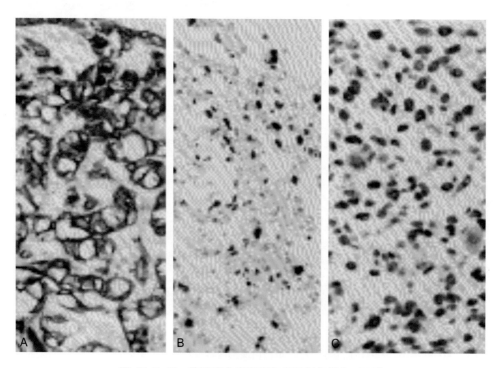

图 17-7-13　前列腺肉瘤样癌免疫组织化学(×200)

A. CK 阳性;B. Ki-67 阳性;C. P63 阳性。

（三）临床表现和诊断

临床表现无特异性，通常表现为下尿路梗阻症状，如尿频、尿急和夜尿增多。少见的症状为血尿、体重减轻或转移引起的下腹部和下腰背部疼痛。直肠指诊前列腺明显增大，但质地柔韧而具弹性，表面较光滑，或可扪及结节。大多数病例，血清 PSA 水平在正常范围，临床常诊断为 BPH。确诊时已有区域淋巴结和远处器官转移，骨转移最为常见。

影像学检查有助于诊断（图 17-7-14，图 17-7-15）。B 超检查示低回声块。CT 和 MRI 显示前列腺肿块密度不均、弥漫性增大、常浸润膀胱、精囊或直肠。

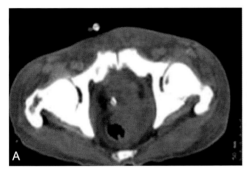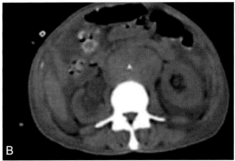

图 17-7-14　前列腺肉瘤样癌
A. CT 显示肿瘤浸润直肠；B. CT 显示肾盂积水、腹膜后淋巴结转移和腹水。

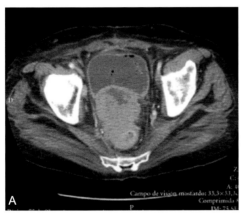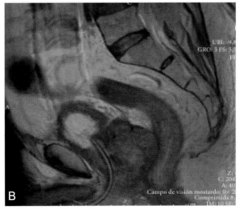

图 17-7-15　前列腺肉瘤样癌
A. CT 显示前列腺局部坏死征象；B. MRI 显示包膜外浸润。

诊断有疑问时，可行 TRUS 穿刺活检组织学检查。

病理及临床诊断较为困难，与前列腺癌很难鉴别，术前诊断主要依靠经直肠细针穿刺活检组织学检查。由于病理成分的复杂性，肉瘤样癌的大体表现往往类似于肉瘤，主要与前列腺间叶肿瘤相鉴别：①横纹肌肉瘤：常发生于婴儿到青少年，诊断时平均年龄为 5 岁。多数前列腺横纹肌肉瘤是胚胎性横纹肌肉瘤。免疫组织化学 myoglobin、myogenin、Myo-D1、Vim 阳性，CK、EMA 阴性；②平滑肌肉瘤：最常累及成人前列腺，免疫组织化学 SMA、desmin 和 h-caldesmon 阳性，EMA、CD34、S-100 和角蛋白局灶阳性，CD117、CK 阴性；③其他前列腺间叶肿瘤：较罕见，主要有恶性外周神经鞘瘤、血管内皮瘤、血管周细胞瘤和恶性纤维组织细胞瘤。最终确诊仍需依赖术后病理及免疫组织化学检查。

（四）治疗和预后

目前，前列腺肉瘤样癌尚无标准的治疗方案，总体的治疗效果差。局限于前列腺包膜内而尚未浸润时，宜行根治性前列腺切除术，当出现转移或局部浸润固定时，可行姑息性手术或射频、冷冻消融治疗以缓解症状。术后辅助局部放疗，内分泌治疗往往无效。由于肉瘤样癌分化较差，约55.5%的患者对化疗不敏感。无法耐受手术和/或有淋巴结转移的患者，除考虑经直肠射频、冷冻消融治疗或给予适当的化疗外，可酌情选择分子靶向药物治疗，有助于提高疗效。

前列腺肉瘤样癌侵袭性强，预后不良。影响患者预后的主要因素包括临床分期、组织学分级、手术范围、肿瘤大小、淋巴结是否受累。P53异常表达与预后密切相关。术后容易复发和转移。大部分病例因肿块体积较大，侵袭性强要比普通前列腺癌预后差，5年生存率不足40%，大多数患者在2年内死亡。Hansel等报道的42例患者中，20%患者平均生存2.3年，20%患者于明确诊断后1年内死亡，50%的患者1年内发展为转移性癌。

应长期密切随访。

四、前列腺淋巴瘤

（一）发病情况

原发于泌尿和男性生殖系统淋巴瘤罕见，以睾丸原发性淋巴瘤最多见。据不同医学中心的报道，7%~62%的淋巴瘤可继发累及泌尿和男性生殖系统，被累及的机会依次是肾、睾丸、膀胱、前列腺，累及肾上腺、输尿管、附睾、尿道者极罕见。前列腺恶性淋巴瘤无论原发和继发均少见，但原发性前列腺恶性淋巴瘤要比继发性更为少见，二者发病率之比为35%：65%，大多数病例的确诊是通过尸检检出。

原发性前列腺淋巴瘤（primary lymphoma of the prostate）是指单独发生于前列腺内的淋巴样组织起源的肿瘤，而非系统性发生的淋巴瘤累及前列腺（图17-7-16）。该病罕见，约占结外淋巴瘤0.2%~0.8%，所有非霍奇金淋巴瘤的0.1%，占全部前列腺肿瘤的0.09%~0.1%。

发病年龄32~89岁，中位年龄66岁，继发性前列腺淋巴瘤较原发性前列腺淋巴瘤患者的平均年龄小6岁。

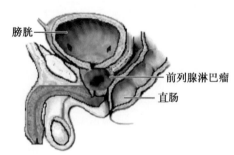

图17-7-16　原发性前列腺淋巴瘤示意图

（二）病理特征

前列腺淋巴瘤的病理类型与其他部位淋巴瘤类型相同，包括弥漫性大B细胞淋巴瘤、滤泡性淋巴瘤、慢性淋巴细胞白血病/小淋巴细胞性淋巴瘤、T细胞淋巴瘤、黏膜相关淋巴组织结外边缘区淋巴瘤和罕见的B型结外NK/T细胞淋巴瘤。原发性前列腺淋巴瘤大多数病例为B细胞源性的弥漫性大核裂细胞型和小核裂细胞型，少数为混合细胞型，而T细胞淋巴瘤多见于继发性前列腺淋巴瘤。明确前列腺淋巴瘤的诊断之后，还要判断是原发性还是继发性肿瘤，因为这两个类型在治疗和预后上有所不同，因此这两类肿瘤的鉴别显得尤为重要。

1951 年,KING 等在前列腺淋巴肉瘤的研究中明确提出了诊断原发性前列腺淋巴瘤的 2 个标准:①肿瘤局限于前列腺和周围软组织;②缺乏淋巴结累及。1985 年,Bostwick 等对这一诊断标准进行了重要的补充,提出要诊断原发性淋巴瘤至少间隔 1 个月没有发现系统性淋巴瘤。到目前为止,上述这三个标准已经成为前列腺原发性淋巴瘤公认的诊断标准。继发性淋巴瘤可以来自淋巴结、脾、肝、膀胱、骨、胃肠道等部位,其中以淋巴结最常见,如寻找到原发病变部位,即可确定诊断。总之,诊断标准及免疫组织化学均与其他部位的淋巴瘤一致。

(三) 临床特征和诊断和鉴别诊断

1. 临床特征　前列腺淋巴瘤的临床症状很难与其他前列腺疾病引起的下尿路梗阻症状区别。常见尿急、尿频、夜尿增多、排尿困难、急性尿潴留等,较少见血尿、尿路梗阻,常与前列腺增生、前列腺炎或前列腺癌合并发生,故上述症状常常因归因于前列腺增生或前列腺癌而延误了本病的诊断。与淋巴瘤相符的症状如发热,盗汗和体重减轻等全身症状很少出现,除非患者伴有全身性淋巴瘤。

直肠指诊前列腺体积增大,质地较韧,有纤维弹性,中央沟消失,可触及结节等,直肠指诊诊断缺乏特异性。

血清前列腺特异性抗原通常不升高,通常在正常范围内(平均 3.5ng/ml);约 20% 的病例 PSA 升高。其他实验室检查如淋巴细胞计数在原发性肿瘤中可以没有变化,但是在继发性肿瘤中常有不同程度的变化。

原发性前列腺淋巴瘤早期的症状和体征与其他病变无明显差异,对诊断帮助不大。晚期病变以及继发性淋巴瘤可以出现发热,体重减轻和贫血等全身症状,对诊断有一定提示作用。

2. 影像学检查　经直肠超声检查和经腹部超声学检查可能会有所帮助,CT 和 MRI 和 ^{18}F-FDG PET/CT 可以发现前列腺肿瘤的存在。可以显示肿瘤侵犯膀胱基底部及前列腺周围组织,对于继发性肿瘤可以帮助寻找原发病灶。尤其是 ^{18}F-FDG PET/CT 能够发现继发性淋巴瘤的其他系统性病灶,对前列腺淋巴瘤的诊断和鉴别诊断有一定的帮助(图 17-7-17~图 17-7-20)。对可疑病例,可以通过经直肠穿刺活检或经尿道前列腺切除术获得的标本进行病理学检查确诊。

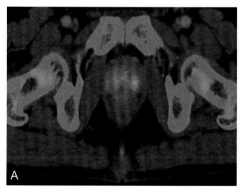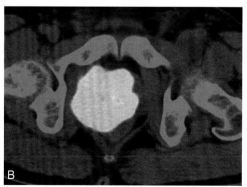

图 17-7-17　原发性前列腺淋巴瘤 ^{18}F-FDG PET/CT 图像

A. 显示前列腺 FDG 弥漫性浓聚,SUV 值 =4.1;B. 原发性前列腺大 B 细胞淋巴瘤,SUV 值 =29.4

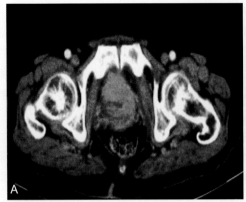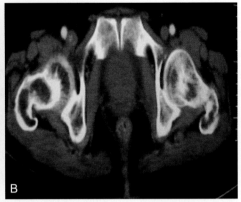

图 17-7-18　原发性前列腺淋巴瘤 CT 图像
A.肿瘤浸润;B.放射治疗后缓解。

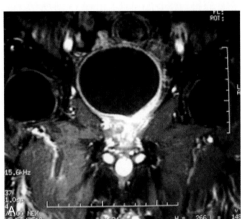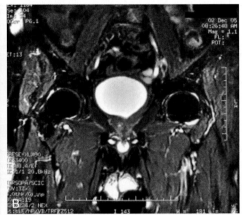

图 17-7-19　原发性前列腺淋巴瘤 MRI 图像
A. T1 加权显示前列腺和膀胱异常强化;B. T1 加权显示前列腺肿瘤侵犯膀胱。

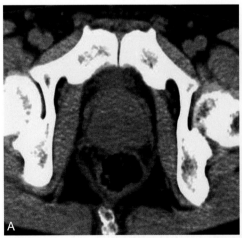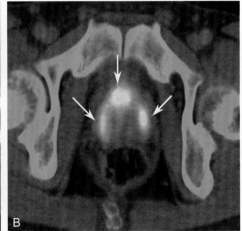

图 17-7-20　慢性前列腺炎 ^{18}F-FDG PET/CT 图像
A. CT 显示前列腺结构正常;B. FDG PET/CT 显示 FDG 摄取,SUV 值 4.7。

3. **鉴别诊断** 在鉴别诊断方面,前列腺淋巴瘤首先要与前列腺原发病变进行鉴别,其中最重要的两个病变是前列腺炎和低分化前列腺癌。非滤泡性低级别 B 细胞淋巴瘤通常表现为片状的间质浸润,与慢性前列腺炎相似。恶性淋巴瘤细胞通常均匀一致,常伴有腺体破坏。相反在慢性前列腺炎中,浸润细胞为多种细胞(小 B 细胞、小 T 细胞、活化的大 B 细胞、浆细胞和组织细胞)的混杂,并且以推挤的方式形成结节。另外,前列腺淋巴瘤与前列腺炎不同的是,不但可以浸润周围的腺体成分,还可以浸润前列腺平滑肌间质。然而,存在慢性前列腺炎并不能完全排除恶性淋巴瘤,尤其是结外边缘区 B 细胞淋巴瘤,因为这个肿瘤常常伴有慢性前列腺炎。高级别前列腺癌可以存在单个浸润性细胞,并且没有腺泡形成,与淋巴瘤相似。这种情况下,免疫组织化学染色是必不可少的辅助诊断工具,免疫组织化学 LCA 阳性,而 PSA 和 PAP 阴性支持淋巴瘤的诊断。缺乏 CK 的免疫活性也可以排除前列腺外来源的肿瘤(如膀胱癌),这些肿瘤可以浸润或转移到前列腺。

(四) 治疗和预后

本病发病率低,病例数少,目前对于前列腺淋巴瘤的治疗尚无一致意见,治疗方法各式各样,包括前列腺切除术、放疗、化疗或放疗加化疗,如果局限的病变,也可以采用前列腺切除术,甚至是膀胱前列腺切除手术。据 Mayo 医院的经验,化疗、放疗、化疗加放疗者的生存期无明显差别。

预后与年龄无明显关联,而与组织学分类、肿瘤临床分期和治疗方法有关。Bostwick 等报道,62 例原发性前列腺淋巴瘤中 47% 的患者死于淋巴瘤,73% 的患者明确诊断后因肿瘤进展生存期为 1~59 个月。62 例中 43 例原发性前列腺淋巴瘤平均生存时间为 34 个月(1~276 个月),1 年生存率为 64%,2 年 50%,5 年 33%,10 年 33%,15 年 16%。全部原发性前列腺淋巴瘤平均生存期为 23 个月(2~30 个月)。

五、继发性前列腺肿瘤

继发性前列腺肿瘤(secondary tumours involving the prostate)指前列腺外发生的肿瘤通过直接播散或者远处转移至前列腺者(图 17-7-21,图 17-7-22)。发生于前列腺邻近部位的其他盆腔肿瘤直接扩散至前列腺者,不属于转移。继发性前列腺肿瘤通常是在尸解时偶然发现,但也有在术中偶然发现的。文献报道,转移到前列腺最常见的肿瘤是白血病、淋巴瘤和恶性黑色素瘤,其次是胰腺癌和肺癌等。Zein 在 1985 年报道一组在 Roswell Park Memorial 学院死于各种恶性疾病的回顾性尸解资料,6 991 例男性尸解资料中,469 例(7.8%)为原发性前列腺癌,328 例(5.6%)为继发性前列腺癌,后者 143 例为邻近器官肿瘤侵犯所致,包括膀胱癌、尿道癌、结直肠或肛管癌等,另外 185 例为转移性前列腺肿瘤,其中白血病是继发侵犯前列腺最常见的疾患,占男性白血病尸解的 10%,其次为非霍奇金淋巴瘤(8%)、恶性黑色素瘤(5.9%),极少数的病例有胰腺癌(2.6%)、肺癌(2.5%)、甲状腺癌(1.5%)、胃癌(1.2%)、肾癌(0.9%)等。一般认为,转移性前列腺癌多为肿瘤细胞经动脉播散到前列腺,但也有学者发现前列腺周围静脉被侵犯,发生静脉播散的现象。

继发性前列腺肿瘤的临床症状仍以原发病为主,若不是由于前列腺直接侵犯所引起,几乎都伴有多个器官的转移,并表现出相应的症状。受累的前列腺体积增大若压迫尿道,可能会出现下尿路梗阻症状。根据临床特点、形态学特征,PSA 和 PSAP 的免疫组织化学定位可明确转移癌的诊断。肿瘤转移至前列腺,表明疾病已经进展至晚期。

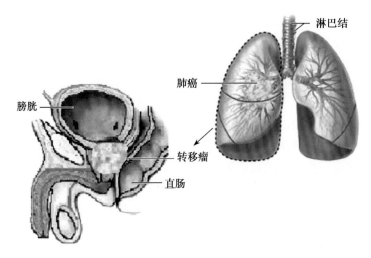

图 17-7-21　肺癌前列腺转移瘤示意图

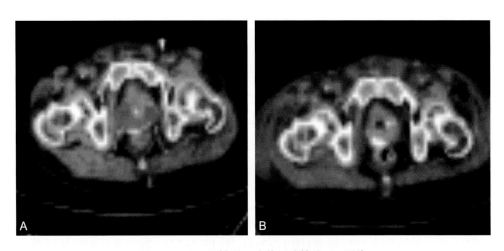

图 17-7-22　恶性淋巴瘤前列腺转移 CT 图像

　　治疗上以原发性肿瘤的治疗为主,并针对前列腺情况对症处理。射频、冷冻消融术是一种治疗局部肿瘤的方法,对不能切除的前列腺转移瘤晚期病例,可作为综合性治疗中的一部分。

(曾　进　陈　忠　王少刚)

参 考 文 献

[1] 王瑜,郭鹏,刘清松,等.前列腺基底细胞癌 5 例临床病理特征分析并文献复习[J].中华男科学杂志, 2014,20(2):160-164.

[2] 房彤.29 例原发性前列腺恶性淋巴瘤的临床分析[J].中国肿瘤临床,2007,34(10):582-584.

[3] 王功伟,陈定宝,沈丹华.前列腺淋巴瘤临床病理学特征[J].中华临床医师杂志(电子版),2011,5(5): 1393-1396.

[4] WEI JC,ZHENG XP,LI LX,et al. Rapid progression of mixed neuroendocrine carcinoma-acinar adenocarcinoma

of the prostate:a case report [J]. Oncol Lett,2016,12(2):1019-1022.

[5] DONG A,BAI Y,WANG Y,et al. Spectrum of the prostate lesions with increased FDG uptake on[18]F-FDG PET/CT [J]. Abdominal Imag,2014,39(4):908-921.

[6] CHANG K,DAI B,KONG Y,et al. Basal cell carcinoma of the prostate:clinicopathologic analysis of three cases and a review of the literature [J]. World J Surg Oncol,2013,11(1):193-198.

[7] KOIE T,YAMAMOTO H,HATAKEYAMA S,et al. Basal cell carcinoma with concomitant insignificant adenocarcinoma of the prostate [J]. Int Can Conf J,2013,2(1):27-29.

[8] ZHANG Z F,WANG Y D,ZHAO Q,et al. Mixed adenocarcinoma,sarcomatoid carcinoma and adenosquamous carcinoma of the prostate:a case report [J]. Oncol,2014,8(5):2325-2357.

[9] MARKOWSKI M C,EISENBERGER M A,ZAHURAK M,et al. Sarcomatoid carcinoma of the prostate: retrospective review of a case series from the Johns Hopkins Hospital [J]. Urol,2015,86(3)539-543.

第十八章

精囊肿瘤

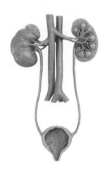

原发性精囊肿瘤罕见,继发性精囊肿瘤常为前列腺、膀胱、直肠及周围组织肿瘤的直接浸润或上腹部肿瘤种植于直肠膀胱陷凹而发生。

一、精囊良性肿瘤

(一)发病情况及病因

精囊良性肿瘤有精囊囊肿、精囊混合性上皮和间质瘤包括精囊囊腺瘤、纤维腺瘤、腺肌瘤、叶状肿瘤(phyllodes tumour)、乳头状腺瘤、平滑肌瘤和血管瘤等,均少见。精囊良性肿瘤可见于 15~80 岁男性,其中以精囊囊肿和精囊囊腺瘤较为多见。

1. **精囊囊肿**(seminal vesicle cyst) 少见,但在精囊良性肿瘤中以精囊囊肿最为多见,好发于 20~30 岁,多见于性功能旺盛期。

1872 年 Smith 首次报道本病。多为先天性,其发生来源可分为两类:①起源于精囊本身;②起源于直肠膀胱陷凹精囊邻近的组织。男性胚胎在发育过程中中肾旁管、中肾管以及存留的一些中肾小管衍变成有用结构,或退化成无用结构。它们的某些部分常形成一些管状或泡状残余结构,存留在睾丸附睾或精囊的组织中,有的形成囊肿。后天系由各种原因导致的射精管梗阻引起精囊内压上升而形成囊肿,如炎症或经尿道电切术后致射精管开口阻塞所致,亦称为滞留型囊肿。或在出生后的长期生活中因某些因素引起精囊组织异常增生而形成囊肿。精囊囊肿可同时伴有肾、输尿管、输精管的畸形、异位或缺如以及精囊发育不良。

1914 年 Zinner 首先报道精囊囊肿合并同侧肾发育不全,占 22.7%。Varney 认为此类囊肿相当于短缩的输尿管或认为是残留的输尿管芽发展成的一囊肿样憩室,故有人称之为"假性精囊囊肿"。近来文献报道,精囊囊肿的发生与常染色体显性遗传的成人多囊肾病(adult polcystic kidney disease, APKD)有关。因此,对精囊囊肿患者应行肾脏影像学检查排除多囊肾。

囊肿位于直肠和膀胱之间,前列腺上方,多为单发、大小不等。囊壁为胶原性结缔组织,内衬上皮,可有炎性反应。囊内液常为血性,含有精子。个别病例射精管狭窄或闭塞可并发感染结石等。巨大精囊囊肿可压迫输尿管导致梗阻。

2. 精囊混合性上皮间质瘤（phyliodes tumour of the seminal vesicle）　罕见，好发于39~66岁。

肿瘤大体表现为囊实性，大小为3~15cm，分为叶状和/或裂隙样改变。上皮间质瘤的组织学诊断标准如下：①源于精囊腺且肿瘤内无正常精囊腺组织，肿瘤常不侵犯前列腺（仅有1例报道除外）；②间质成分较少且间质中细胞较少；③前列腺标记物及CEA免疫组织化学染色呈阴性。

(1) 精囊囊腺瘤（seminal vesicle cystadenoma）：少见的良性上皮间质肿瘤。肿瘤呈囊实性。肿瘤境界清楚，由大小不等的分支状腺性结构组成，其间由梭形细胞间质的囊性结构构成。间质局部可见密集的细胞成分，并常在变形的腺体周围更密集。腺性成分可组成不清晰的小叶状结构，腺腔内含有淡染分泌物，被覆一层或两层立方至局部复层的上皮细胞。肿瘤细胞无核分裂象及坏死。

(2) 精囊叶状肿瘤：是一种特殊类型的上皮间质瘤，根据组织形态和生物学行为分为良性、交界性和恶性三类。交界性肿瘤（borderline tumor）是指一种低度潜在恶性肿瘤，特征处于良性和恶性之间，所以称为交界性肿瘤。表现形式有三种：①肿瘤细胞的形态（显微镜下所见）介于良性、恶性肿瘤之间；②肿瘤细胞的形态上属于良性，但呈浸润性生长，切除后易复发，多次复发后有的可出现转移；③肿瘤细胞的形态符合恶性。良性上皮间质瘤与低级别恶性上皮间质瘤的区别在于其间质不活跃，且核分裂象不显著。恶性上皮间质瘤根据核分裂象的多少及坏死程度将其分为低级别和高级别两类，发生于50~60岁的男性。

(二) 临床表现、诊断和鉴别诊断

1. 临床表现　常见症状为血精、血尿、射精障碍以及不育，可伴有尿频、尿痛或排尿困难，伴或不伴有下腹部肿块；囊肿较大时可出现下腹部、腰骶部及会阴部不适。亦可无症状或影像学偶然发现。个别病例可合并精囊结石，一般认为与射精管狭窄或闭塞，精囊液滞留，代谢紊乱，无机盐结晶附着在脱落上皮细胞和炎性渗出物有关。

2. 直肠指检　精囊区界限不清，饱满、质地稍硬。

3. 膀胱镜检查　可见膀胱三角区和后壁隆起。

4. 影像学检查　常规作IVU可发现有无肾、输尿管先天性异常，有助于诊断。进一步作B超、CT或MRI扫描不仅可显示膀胱后结构的轮廓，且能区分实质性与囊性结构。

(1) 精囊囊腺瘤：B超检查前列腺区可见边界清晰的囊实性肿块，其内可见分隔（图18-0-1）。CT平扫示膀胱后方囊实性包块，包膜完整，其基底与前列腺后上方相延续。增强扫描囊腺瘤内分隔和实性部分强化，与毗邻器官界限清晰（图18-0-2）。MRI扫描显示前列腺后可见囊实性类圆形异常信号，边界较清，形态尚规则，边缘可见低信号包膜，其内呈多房状结构，并可见低信号分隔；T1WI呈稍低及稍高信号，T2WI及SPIR呈稍高及高信号，病灶内信号不均，邻近组织受压、移位；前列腺周围脂肪间隙显示清晰，病灶与直肠分界较清（图18-0-3）。精囊囊腺瘤需与精囊囊肿鉴别，精囊囊肿影像多表现为单房性囊性肿块，体积大小不一、壁薄，边界清晰。

影像学检查无特异性，B超、CT、MRI常提示盆腔或前列腺内占位性病变。TRUS引导下穿刺活检有助于定位和定性诊断。

(2) 精囊囊肿：经尿道或经输精管精囊造影可清楚地显示囊腔。B超和CT检查前列腺

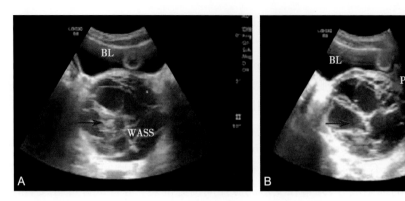

图 18-0-1 精囊囊腺瘤

B 超显示膀胱后方、前列腺上方类圆形肿块,分隔呈多房型。

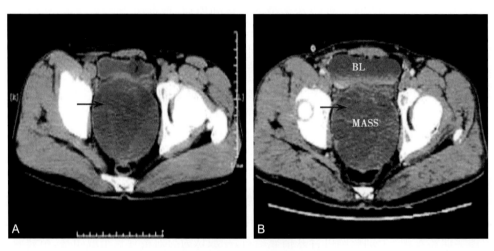

图 18-0-2 精囊囊腺瘤

CT 示膀胱后方囊实性肿块,囊腺瘤内分隔和实性部分可见强化。

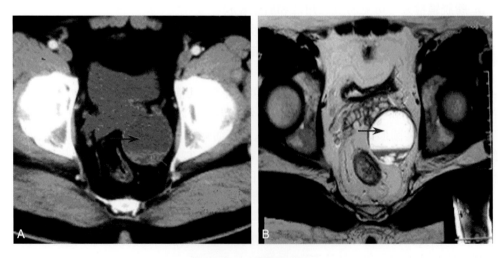

图 18-0-3 精囊囊腺瘤

MRI 显示左侧精囊囊腺瘤呈囊实性类圆形异常信号,外及后侧内可见低信号分隔。增强扫描可见强化。

区可见边界清晰的囊性肿块(图 18-0-4)。MRI 扫描有助于精囊囊肿的显示,在 T2WI 像最宜显示精囊的卷曲及低信号强度的囊肿,作增强检查时也可见于 T1 像上。近年来,经尿道精囊镜技术在诊治精道疾病方面得到越来越多的应用,通过精囊镜可直视下对精囊及射精管疾病进行检查、诊断和治疗。

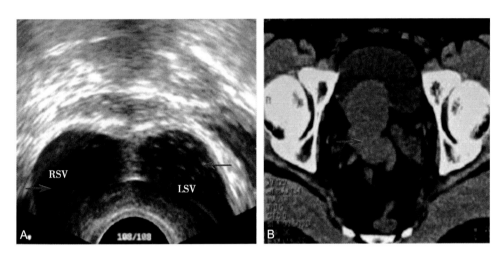

图 18-0-4　精囊囊肿

A. B 超显示双侧精囊囊肿;B. CT 显示右侧精囊囊肿。

5. **鉴别诊断**　由于精囊解剖部位深,症状变化较大,易误诊。精囊囊肿须与前列腺囊肿、Muller 氏管囊肿、包虫性囊肿、膀胱憩室鉴别,囊液内无精子,精道造影及尿道膀胱镜检查有助于鉴别。精囊囊腺瘤、精囊囊肿与精囊腺癌的关系密切,应仔细鉴别,经直肠指诊、B超和 CT 扫描常能区分。较大的囊肿可误诊为膀胱膨胀或尿潴留,直肠指诊可确定该区域的囊性肿块。值得注意的是,精囊囊腺瘤容易诊断为精囊上皮-间质瘤、精囊囊肿,恶性腹膜假性黏液瘤易误诊为精囊囊肿。确诊需依靠病理诊断。

(三) 治疗

对于囊肿较小、症状轻、年轻患者以保守治疗为宜,如定期按摩等,但应注意定期随访。对有继发性结石、囊肿较大、症状明显且难以治愈者应行精囊切除术或采用 TRUS 引导下的经会阴穿刺囊肿注入无水酒精或四环素,可获得一定效果。

许多学者报道了采用腔内技术治疗精囊囊肿:经尿道精囊镜术、经尿道精囊囊肿去顶减压术、经尿道射精管切开术等。以上方法如疗效不佳,则需行开放性手术或腹腔镜手术。开放性手术以经耻骨上经膀胱后壁膨隆处切开膀胱后壁切除囊肿较方便,经会阴手术对性功能影响较小。近年来,机器人辅助腹腔镜精囊囊肿切除术亦取得了满意的临床效果。若仅行囊肿去顶术,术毕采用明胶海绵填塞囊腔,避免术后复发。

较大精囊囊腺瘤最有效的治疗是手术完整切除,应完整切除肿瘤和同侧精囊,腹腔镜或机器人辅助腹腔镜手术安全、可靠、出血少(图 18-0-5,图 18-0-6)。手术要点:经腹置入腹腔镜后,暴露膀胱直肠后间隙,于膀胱后壁腹膜折返处横行切开,沿输精管向精囊方向分离。完全游离输精管壶腹及精囊,于精囊颈处结扎,完整切除精囊及其肿瘤或囊肿,

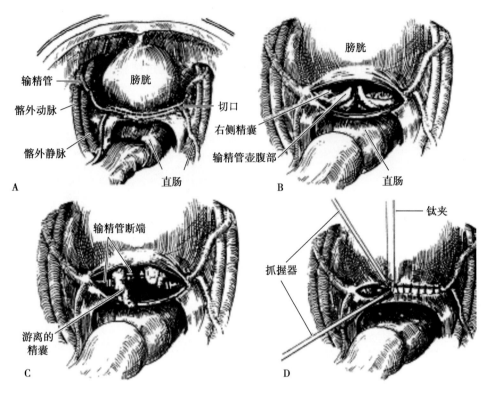

图 18-0-5　腹腔镜精囊切除术模式图

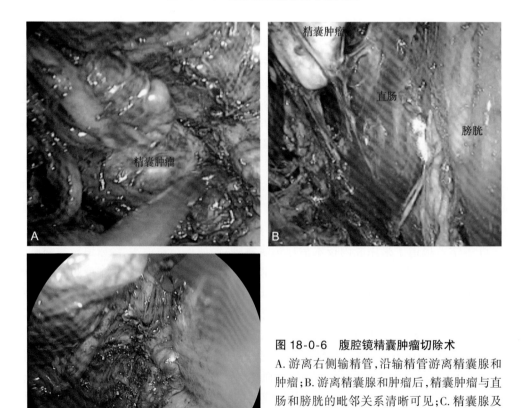

图 18-0-6　腹腔镜精囊肿瘤切除术

A.游离右侧输精管,沿输精管游离精囊腺和肿瘤;B.游离精囊腺和肿瘤后,精囊肿瘤与直肠和膀胱的毗邻关系清晰可见;C.精囊腺及肿瘤切除后局部结构。

必要时可切除输精管壶腹。术后留置盆腔引流。术后常见并发症包括肠管损伤、膀胱损伤及输尿管损伤。

精囊位置隐蔽，术中不易暴露。近十余年来，随着腹腔镜技术的飞速发展，经腹腔镜精囊肿瘤切除术与传统开放手术相比，不仅能提供良好的手术视野，而且手术时间短，术后并发症少，已逐渐成为精囊良性肿瘤切除的主要手术方式（图18-0-5）。

精囊良性肿瘤的预后良好，但精囊上皮-间质瘤组织遗传学尚有待于病例数的积累，对精囊腺交界性叶状瘤应密切随访。

二、精囊其他良性肿瘤-精囊施万细胞瘤

(一) 发病情况

精囊施万细胞瘤（schwannoma）又称为精囊神经鞘瘤，罕见，且均为实性，神经鞘瘤囊性变更为罕见（仅见1例报道）。该瘤起源于神经鞘细胞，是由分化良好的Schwann细胞构成的一种良性外周神经肿瘤，可发生于周围神经的任何部位，多见于躯干、四肢、头颈、后纵隔和腹膜后等部位。泌尿生殖系统神经鞘瘤少见。

常见于青、中年人群，好发年龄为20~40岁。

(二) 病理

大体肉眼所见，肿瘤为灰黄色，大小不一，包膜完整。切面呈灰黄色，实性，质脆（图18-0-7）。神经鞘瘤囊性变囊肿内容物为黄色囊液，囊壁较厚，部分隆起（图18-0-8）。镜下见瘤细胞核小，卵圆，无明显的细胞突起，为梭形细胞肿瘤。免疫组织化学:S-100、Vimentin阳性,CD34部分阳性。

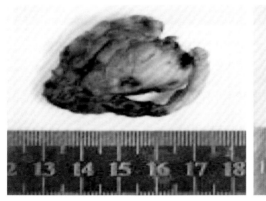
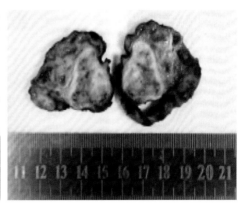

图18-0-7　精囊施万细胞瘤手术切除标本和剖面

(三) 临床表现诊断

早期无自觉临床症状，多在体检或者瘤体增大压迫周围组织产生相应症状时发现。部分病例可表现为右下腹痛、夜尿增多、尿频或血精。

通常，盆腔B超结合直肠指诊是有效的筛查手段。经直肠B超显示精囊区肿块图像，形状呈圆形或椭圆形，低回声，不均匀（图18-0-10）;彩色多普勒显示肿块内部可见少许点状血流信号，精囊囊性施万细胞瘤则无血流信号。

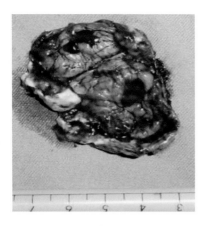

图 18-0-8　神经鞘瘤囊性变

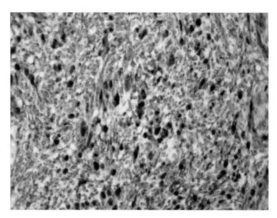

图 18-0-9　精囊施万细胞瘤

S-100 阳性，×400。

CT 和 MRI 可用于进一步评估肿瘤的大小、位置及与毗邻脏器情况，但 CT 和 MRI 很难确定精囊肿瘤的性质（图 18-0-11）。然而，神经纤维瘤的病理组织学和 CT 表现具有一定特征，故当 CT 检查发现精囊肿瘤且影像学呈良性表现时，应考虑精囊施万细胞瘤的可能。诊断有疑问时，酌情进行 TRUS 引导下穿刺活检病理组织学检查。

（四）治疗和预后

目前，对于精囊施万细胞瘤尚无标准的治疗指南。精囊施万细胞瘤虽

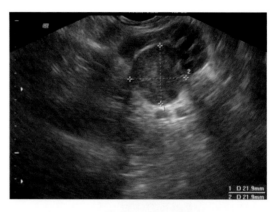

图 18-0-10　精囊施万细胞瘤 B 超图像

经直肠 B 超显示左侧精囊区肿块，约 2.1cm×2.1cm。

为良性肿瘤，但因精囊位置深在，其手术难度较大，有损伤性神经导致术后勃起功能障碍的

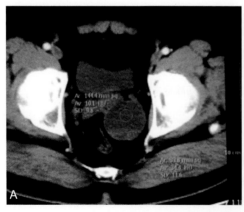

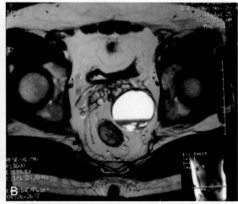

图 18-0-11　精囊囊性施万细胞瘤 B 超图像

A. CT 示左侧精囊区一 4.7cm×4.5cm 的囊性肿物；B. MRI 示左侧精囊腺区占位。

可能。因此,治疗方案的选择需综合考虑肿瘤体积和患者的意愿。在穿刺确诊精囊神经鞘瘤后,可选择等待观察,观察期间定期作直肠指诊和 B 超、CT、MRI 等影像学检查,动态监测肿瘤的大小以及患者的症状变化。临床研究发现,35% 的患者在等待观察过程中需要接受手术治疗,而且这部分患者与最初直接选择手术治疗的患者相比,治疗效果没有差别。

手术有开放和腹腔镜两种术式,精囊位于盆腔深部,开放手术术野暴露不佳,创伤大,时间长,易并发直肠、膀胱及输尿管等副损伤。宜首选安全、微创的腹腔镜或机器人辅助腹腔镜手术,可克服开放手术的不足,利用腹腔镜的放大优势,使局部解剖层次显露得清晰,手术操作更为精细,降低术中出血、脏器损伤等并发症的发生率(图 18-0-12)。

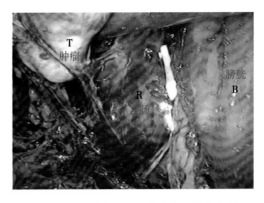

图 18-0-12　精囊施万细胞瘤腹腔镜术中所见

精囊施万细胞瘤预后良好。

三、精囊恶性肿瘤

(一) 精囊腺癌

原发性精囊腺癌(primary carcinoma of seminal vesicle)罕见。

发病年龄为 24~90 岁,平均 62 岁,多发生于 50 岁以上的老年人。单侧多见,但常侵犯对侧精囊。

原发性精囊恶性肿瘤罕见,继发于膀胱肿瘤、前列腺腺癌、淋巴瘤或直肠癌的精囊肿瘤较为常见。1871 年由 Berger 首次报道本病。以 60 岁左右居多。组织学上,原发性精囊恶性肿瘤多为乳头状腺癌和肉瘤。

病理类型包括精囊腺癌、囊腺癌、恶性间质肿瘤,其中精囊腺癌是最常见的精囊恶性肿瘤。

原发性精囊癌主要扩散方式为局部浸润,约有 50% 以上病例确诊时已出现肿瘤浸润周围邻近脏器,而淋巴转移和血行转移相对少见。原发性精囊腺癌常常侵犯的毗邻脏器包括前列腺和膀胱,其次是输尿管和直肠。

大体见肿瘤呈囊实状,灰褐色、边界规则、包膜清晰或不完整。切面呈囊实性,实性区灰黄色,囊内有淡黄色胶冻样物。肿瘤细胞分化不良,多形性,核大,染色质深染;胞浆色淡,嗜酸性染色。原发性精囊癌的严格诊断要求在除外前列腺癌、膀胱癌和直肠癌时才能诊断。

常见的症状是血精、尿中有稠厚胶样物、间歇性血尿、尿频、尿痛及排尿困难,甚至发生尿潴留。腹股沟区或睾丸疼痛亦较常见。癌肿增大后可浸润或压迫直肠而出现疼痛、便秘、便血。晚期患者可有体重减轻、贫血等恶病质病状。早期患者直肠指诊在前列腺上方可扪及精囊区纺锤状肿块,呈结节状,质地坚硬;有时与前列腺融合而分界不清。晚期病变累及全精囊、前列腺、直肠等处。

肿瘤标记物:血前列腺特异性抗原(prostatic specific antigen,PSA)、前列腺酸性磷酸酶(prostatic acid phosphatase,PAP)及癌胚抗原 CEA 阴性;癌抗原 125(cancer antigen 125,CA-125)升高提示原发性精囊癌的可能。

膀胱镜检查显示膀胱颈梗阻,三角区和膀胱后壁高低不平,输尿管口显示不清。IVU 可见一侧或双侧输尿管梗阻。精囊造影可见精囊阻塞、变形或充盈缺损,并可确定肿块与精囊、膀胱及前列腺的关系。动脉造影时肿瘤处有造影剂外渗、成池及动静脉瘘。经直肠 B 超、CT 和 MRI 可显示肿瘤范围及淋巴结转移(图 18-0-13,图 18-0-14)。精囊镜检查能直接发现精囊内新生物,并可取活检行病理检查来明确病变性质。TRUS 简便实用,分辨率高,可以实时观察,血流信号定位准确。TRUS 引导下行精囊肿瘤组织穿刺活检,可明确病变性质和来源,为临床诊断提供相关依据,提高精囊癌的诊断率。

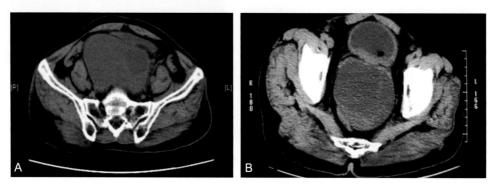

图 18-0-13　精囊腺癌
A. 膀胱后方囊实性肿块;B. 增强后强化并侵犯膀胱。

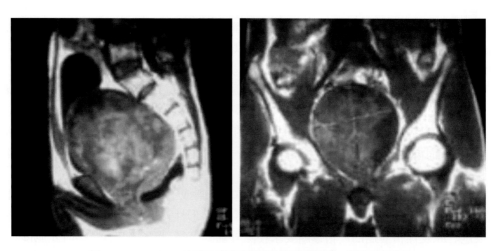

图 18-0-14　MRI 精囊腺癌(膀胱后方囊实性肿块,增强后强化)

大多数患者就诊时病变已至晚期,以致临床或病理检查均难以确定肿瘤是否起源于精囊,或者来自前列腺或直肠。诊断精囊腺癌的标准为:①肿瘤必须局限于精囊内;②无其他部位的原发肿瘤;③病理证实为乳头状腺癌。如果属于未分化癌,应有黏液形成。免疫组织化学染色,前列腺特异性酸性磷酸酶(PAP)、前列腺特异性抗原(PSA)阴性而癌胚抗原(CEA)、癌抗原 125(CA125)阳性时,有助于与前列腺癌相鉴别。肿瘤的病理组织学分级与病程常不一致,可局部侵犯邻近器官如对侧精囊、前列腺或膀胱底部;经淋巴或血行引起全身转移。通常骨转移为溶骨性改变。

首选治疗方式为根治性切除手术,强调早期手术的重要性。经直肠 B 超(transrectal ultrasound,TRUS)引导下经直肠穿刺活检或精囊镜取活检有助于明确肿瘤的病理性质,一旦病理证实为精囊恶性肿瘤,应果断地施行根治性切除术,包括两侧精囊、前列腺、膀胱、盆腔淋巴结组织,甚至下段输尿管、直肠、乙状结肠一并切除,术后辅助以放射治疗或放射菌素 D 化疗。晚期患者应放射治疗或联合化疗。雌激素内分泌治疗有一定的作用。去势或者抗雄激素治疗,对于延缓肿瘤进展有一定的效果。随着对肿瘤基因分子机制的研究进一步深入,分子靶向治疗必将成为原发性精囊癌术后和晚期患者越来越重要的手段。

目前,无论何种治疗,预后均较差,95% 的患者生存期 <3 年。

(二) 精囊恶性间质(间叶性)肿瘤

精囊恶性间质(间叶性)肿瘤(mesenchymal tumours of the the seminal vesicle),多在 50 岁以前发生。

病理类型包括:

1. **原发性精囊肉瘤**(primary seminal vesicle sarcoma) 罕见,发生率依次为平滑肌肉瘤、血管肉瘤、脂肪肉瘤和尤文肉瘤等。

2. **血管周细胞瘤**(hemangiopericytoma,HPC) 1942 年由 Stoul 和 Murray 首先报道。由周细胞衍生的软组织肿瘤,较罕见。由于其他软组织肿瘤也有大量血管和呈血管周细胞瘤样外观,因而诊断较困难。

3. **精囊恶性孤立性纤维瘤** 孤立性纤维性肿瘤是一种起源于 CD34 抗原阳性树突状间质细胞的罕见梭形细胞软组织肿瘤,多见于浆膜器官如胸膜、腹膜等,原发于精囊者极为少见,临床表现不典型,诊断多依赖相关影像学检查。

4. **其他** 绒毛膜上皮癌、精原细胞瘤、高分化神经内分泌肿瘤/类癌、淋巴瘤等。

早期可有间歇性血精、尿频、尿痛,随病情发展可出现排尿困难、尿潴留。直肠指诊可在前列腺上方触及一半球形肿块,肿块上缘常不能触及,肿块两侧超越直肠壁半圈,固定,表面光滑有触痛,呈实质感。B 超检查示膀胱底部、前列腺上方有多房性蜂窝状实性肿块,形态不规则,其内部回声不均匀,与前列腺界限不清。彩色多普勒显示肿瘤的血流信号极其丰富,可见较粗大动脉血管伸入肿瘤。MRI 显示精囊区形状不规则肿块,信号不均匀;前列腺受压变形;增强后呈明显不均匀强化。

初期常无症状或症状不典型,早期诊断困难易误诊,发现时大多为肿瘤晚期。CT 平扫显示盆腔内可见哑铃状肿块,密度不均,内见多发片状低密度区及不规则略高密度影,边缘见多发点状钙化影。肿块部分边缘与周边结构分界不清,前腹壁间脂肪间隙消失,腹壁肌肉变模糊;向下与前列腺分界不清,向后与直肠关系密切。膀胱受压时被推向前方,其部分边界与肿块难以分清。免疫组织化学染色 PSA、PAP 阴性而 CEA 阳性,据此有助于与前列腺癌鉴别。

原发性精囊肉瘤症状缺乏特异性,易与前列腺、膀胱等邻近组织器官的肿瘤相混淆。所以早期诊断极为困难,发现时多属晚期。由于邻近器官的恶性肿瘤容易侵犯精囊,临床上很难依靠术前检查确定精囊肉瘤是否为精囊原发。确诊必须依靠明确的解剖部位,有赖于 TRUS 穿刺病理检查方可明确病变性质。但毗邻器官受累时,则难以确认其原发部位。但精囊腺来源的肿瘤 PAX8、PAX2、高相对分子质量 CK(34βE12)和 p63 阳性,而 AMACR 和 PSA

表达阴性,有助于与继发/转移性肿瘤相鉴别。

由于原发性精囊肉瘤病例较少,目前尚无标准的治疗方案。可行根治性切除术或部分切除术,术后可辅助放射治疗、化疗或雌激素内分泌治疗,可延长患者生命。近年来,抗肿瘤靶向药物作为新的治疗手段,成功地应用于多种类型肿瘤的治疗当中,分子靶向药物有限的临床研究为原发性精囊肉瘤的治疗带来了新的曙光。

原发性精囊肉瘤发现时多属于晚期,预后不良。

（曾　进　王　涛　王少刚）

参 考 文 献

［1］赵宇阳,赵杨,申兴斌.精囊叶状肿瘤1例［J］.中国肿瘤临床,2010,37(24):1482.

［2］彭竞锋,王逸民,张宇,等.精囊间质瘤1例报道［J］.中华男科学杂志,2012,18(12):1119-1122.

［3］WANG H,YE H,XU C,et al. Transurethral seminal vesiculoscopy using a 6F vesiculoscope for ejaculatory duct obstruction:initial experience［J］.J Androl,2012,33(4):637-643.

［4］ZHANG DX,LI XG,GAO Y,et al. Transperitoneal laparoscopic excision of seminal vesicle cyst:a single-center experience［J］.J Endourol,2012,26(9):1153-1158.

［5］DONGXU Z.Transperitoneal laparoscopic excision of primary seminal vesicle benign tumors:surgical techniques and follow-up outcomes［J］.Urol,2013,82(1):237-241.

［6］ZHANG DX,LI Y,LI XG,et al. Transperitoneal laparoscopic excision of primary seminal vesicle benign tumors:surgical techniques and follow-up outcomes［J］.Urol,2013,82(1):237-241.

［7］YANG RX,L XS,HE ZS,et al. Cystic schwannoma of aseminal vesicle［J］.J Androl,2012,33(5):798-800.

［8］BERGERON M,BOLDUE S,LABONTE S,et al. Intrascrotal extratesticular schwannoma:a first pediatric case［J］.Can Urol Assoc J,2014,8(3-4):279-281.

［9］宋志刚,余春开,田侠,等.原发性双侧精囊腺黏液腺癌临床病理观察.诊断病理学杂志［J］,2015,22(1):34-37.

第十九章

睾丸肿瘤

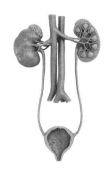

第一节　睾丸、附睾解剖和肿瘤分类

一、睾丸解剖

(一) 睾丸的形态和结构

1. **睾丸**(testis)　睾丸属男性内生殖器官。在胚胎发育过程中,睾丸从腹膜后生殖嵴的位置经过腹股沟管下降至阴囊。正常情况下,胎儿在子宫内发育的后期,睾丸即降入阴囊内,随性成熟迅速发育。

　　睾丸位于阴囊内,左、右各一,呈扁椭圆形,表面光滑。内、外侧面较平坦,外侧面较凸。前缘游离,后缘有系膜连接附睾,又叫系膜缘,有血管、神经、淋巴管出入。上端有附睾头附着,下端游离(图 19-1-1)。

　　睾丸表面有一层坚厚的纤维膜,称为白膜,沿睾丸后缘白膜增厚,凸入睾丸内形成睾丸纵隔。从纵隔发出许多结缔组织小隔,将睾丸实质分成许多睾丸小叶,共约 100~200 个,每个小叶内有 2-4 条迂曲的精曲小管(图 19-1-2A、B)。精曲小管壁的上皮细胞分裂增殖,发育形成精子。精曲小管间的结缔组织内含间质细胞,能分泌雄激素。精曲小管逐渐向睾丸纵隔集中,形成

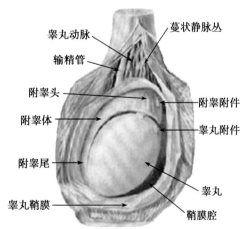

图 19-1-1　睾丸局部解剖

精直小管,进入睾丸纵隔并互相交织成睾丸网,最后汇集成 15~20 条睾丸输出小管,在睾丸后缘的上部,汇成附睾管。

　　睾丸的功能是产生精子和分泌男性激素。

2. **附睾**(epididymis)　附着于睾丸上端和后缘,呈新月形。附睾分为三部分:①附睾头:

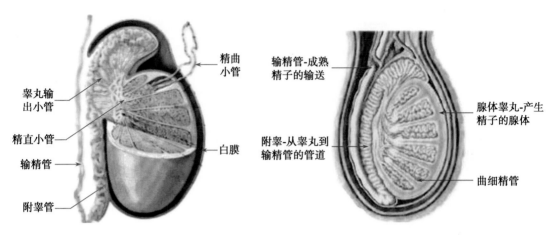

图 19-1-2A　睾丸内部结构模式图　　　　　图 19-1-2B　睾丸内部结构模式图

上端膨大的部分,由睾丸输出小管弯曲盘绕形成,末端汇合成一条附睾管;②附睾体:占中部大部分,内有附睾管盘曲;③附睾尾:下部变细的部分,向内上弯曲移行为输精管。

附睾的功能是储存精子,分泌物营养精子,并促进精子成熟。

(二) 睾丸、附睾的血管

营养睾丸及附睾的动脉有三,即精索内动脉(睾丸动脉)、精索外动脉(提睾肌动脉)及输精管动脉(图 19-1-3):①精索内动脉(睾丸动脉):为睾丸的主要营养动脉,其在肾动脉稍下方起自腹主动脉,偶有起自附近的其他动脉如肾动脉、肠系膜上动脉等。此动脉穿出腹股沟管内环(深环)后,伴随精索其他组成部分进入阴囊,首先发出一分支至附睾头,然后穿过睾丸纵隔,分成许多小支进入睾丸;②精索外动脉(提睾肌动脉):来自腹壁下动脉,是髂外动脉的分支,主要营养提睾肌及其筋膜,在外环水平与输精管动脉吻合,共同供应睾丸下部及附睾尾;

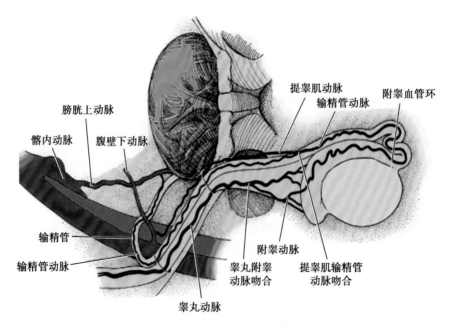

图 19-1-3　睾丸的侧支动脉

③输精管动脉:亦发自腹壁下动脉,主要营养输精管,附睾尾体及睾丸下部,以及睾丸鞘膜。

睾丸静脉和附睾静脉分别离开睾丸和附睾,在精索合成蔓状静脉丛,包绕睾丸动脉和输精管。蔓状静脉丛可分为三群:①前群由精索内静脉组成,在腹股沟管内逐渐形成一条主干达后腹壁。左侧精索内静脉绝大多数注入左肾静脉,常与肾静脉形成直角;右侧则注入下腔静脉;②中群为输精管静脉,回流至膀胱静脉丛;③后群为精索外静脉,在腹股沟管外环处离开精索回流到腹壁下静脉。上述静脉之间有广泛的吻合支,甚至与对侧静脉也有吻合。

（三）睾丸淋巴网和引流途径

睾丸淋巴网分深、浅两组:①深组淋巴网引自睾丸实质和附睾,集成 4~6 条淋巴管,沿精索上行通过腹股沟管到达腹膜后,顺腰大肌上行至第 4 腰椎水平跨过输尿管;再分支向上,向内注入腹主动脉旁淋巴结、下腔静脉旁淋巴结。左侧睾丸淋巴回流终止于左肾动脉、腹主动脉与左输尿管之间的淋巴结。右侧睾丸淋巴回流终止于右肾动脉之下、腹主动脉与下腔静脉之间的淋巴结;左右两侧的淋巴管互相交通;②浅组淋巴网为睾丸鞘膜和阴囊皮肤的淋巴引流,汇集于腹股沟淋巴结后,经髂淋巴链上行（图 19-1-4）。

腰淋巴结数目较多（30~50 个）,位于腹主动脉和下腔静脉周围,收纳腹后壁成对的泌尿生殖器官的淋巴管,还接受汇总下肢和盆部淋巴的髂总淋巴结的输出管。腰淋巴结的输出管形成左、右腰淋巴干,注入乳糜池。

睾丸肿瘤沿上述淋巴引流途径转移,经精索转移到肾蒂淋巴结和腹主动脉、下腔静脉前、旁、间淋巴结。这些淋巴组织受累后,淋巴管被肿瘤阻塞,可沿侧支或逆行淋巴扩散,转移至主动脉、腔静脉后淋巴结、对侧腰淋巴结及髂淋巴结。睾丸肿瘤腹膜后淋巴结转移的分布主要集中在胸 1 至腰 4 水平。

（四）交感神经起源和走行

腰交感干（lumbar sympathetic trunk）由 4~5 对腰交感节和节间支构成。位于腰椎体的前外侧,腰大肌的内侧缘,右侧前方有下腔静脉,左侧则循腹主动脉左缘下行,两干间有横行纤维连结。向下经髂总、静脉的后方与骶交感神经干连结,腰交感神经节较小,位置越靠下两侧的神经节越靠近（图 19-1-5）。

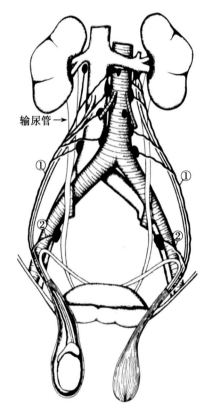

输尿管 →

图 19-1-4　睾丸的淋巴回流途径
①睾丸淋巴管、腹膜后淋巴结;②髂淋巴结。

在骶前两侧交感神经链常交叉连结,但于第 5 腰椎水平上方则很少有交叉连结。分布于男性生殖系统的神经纤维是来自位于靠近第 12 胸椎和 1~3 腰椎的交感神经链的分支,此节段的神经链含有 2~6 个（通常 4 或 5 个）圆形或梭形、直径 1~10mm 的神经节。

从腰链来的许多神经向内前方走行,组成覆盖主动脉的神经纤维网以及三个由神经纤维和神经节组成的神经丛。肠系膜上、下神经丛位于主动脉前神经丛附近,腹下神经丛则位于主动脉交叉处。没有恒定的肠系膜内神经纤维和神经丛相连结。左、右腹下神经起自腹下神经丛,进入盆腔深部支配男性生殖系统。

　　睾丸、附睾和输精管的神经,由精索内神经丛支配。此丛由三组神经组成,即精索上神经、精索中神经和精索下神经。此外,生殖股神经的生殖支支配提睾肌及睾丸的被膜。

(五) 睾丸、附睾的生理

　　睾丸由曲细精管与间质细胞组成。曲细精管上皮又由生精细胞和支持细胞构成,生精细胞可发育成为精子,具体过程为:精原细胞→初级精母细胞→次级精母细胞→精子细胞→精子。支持细胞为各级生殖细胞提供营养,并起着保护与支持作用。间质细胞产生雄激素,与男性第二性征、生理功能等密切相关。

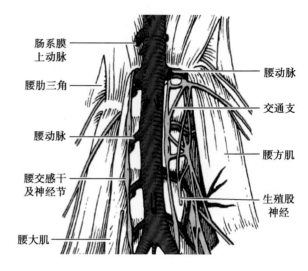

图 19-1-5　交感神经解剖图

　　附睾管除贮存精子外还能分泌附睾液,其中含有某些激素、酶和特异的营养物质,它们有助于精子的成熟。

二、睾丸肿瘤分类

　　睾丸肿瘤分为生殖细胞肿瘤和非生殖细胞肿瘤两大类(表 19-1-1)。

　　生殖细胞肿瘤约占睾丸肿瘤的 95%;非生殖细胞肿瘤少见,约占睾丸肿瘤的 5%(表 19-1-2)。

表 19-1-1　睾丸肿瘤分类(WHO,2004)

1. 生殖细胞肿瘤
　　曲细精管内生殖细胞肿瘤
　　精原细胞瘤(包括伴有合体滋养层细胞者)
　　精母细胞型精原细胞瘤(注意精母细胞型精原细胞瘤伴有肉瘤样成分)
　　胚胎癌
　　卵黄囊瘤(内胚窦瘤)
　　绒毛膜上皮癌
　　畸胎瘤(成熟畸胎瘤、不成熟畸胎瘤以及畸胎瘤伴有恶性成分)
　　一种以上组织类型肿瘤(混合型)
2. 性索、性腺间质肿瘤
　　间质细胞瘤
　　恶性间质细胞瘤
　　支持细胞瘤
　　　－富含脂质型
　　　－硬化型
　　　－大细胞钙化型
　　恶性支持细胞瘤
　　颗粒细胞瘤
　　　－成人型

续表

　　　－ 幼年型

泡沫细胞瘤/纤维细胞瘤膜

其他性索、性腺间质肿瘤

　　　－ 未完全分化型

　　　－ 混合型

包含生殖细胞和性索、性腺间质肿瘤(性腺母细胞瘤)

3. 其他非特异性间质肿瘤

卵巢上皮类型肿瘤

集合管和睾丸网肿瘤

非特异间质肿瘤(良性和恶性)

表 19-1-2　睾丸肿瘤分类(Altwein,1991,Deutschland)

睾丸生殖细胞肿瘤		
Collins 和 Pugh	比例	Dixson 和 Moore
Ⅰ精原细胞瘤	40%	精原细胞瘤
Ⅱ畸胎瘤	40%	畸胎瘤
分化好的畸胎瘤	1%	成熟畸胎瘤
恶性畸胎瘤,中间型	23%	畸胎癌
恶性畸胎瘤,间变型	15%	胚胎癌
恶性畸胎瘤,滋养层型	1%	绒毛膜上皮癌(单纯型、混合型)
Ⅲ卵黄囊肿型	2%	
Ⅰ+Ⅱ精原细胞瘤 + 畸胎瘤	14%	
睾丸非生殖细胞肿瘤		
1) 性腺基质肿瘤		
Leydig 细胞瘤		
Sertoli 细胞瘤		
2) 其他类型肿瘤		
性腺胚细胞瘤		
睾丸腺癌		
肾上腺残余肿瘤		
类癌		
继发性肿瘤:恶性淋巴瘤		
转移性肿瘤:前列腺癌、阴茎癌、直肠癌、胃癌		
黑色素瘤		

(曾 进　陈 忠)

参 考 文 献

[1] ALTWEIN JE und RUBBEN H.Urologie[M]. Auflage. Stuttgart:Enke,1993,209-209.

[2] 那彦群,叶章群,孙颖浩,等.2014 版中国泌尿外科疾病诊断治疗指南[M].北京:人民卫生出版社,
　　2013,91.

第二节　生殖细胞肿瘤

一、流行病学和病因

睾丸肿瘤占男性生殖系肿瘤的 3%~9%,男性全身恶性肿瘤的 1%。发病率有明显的地区和种族差异,瑞士人群中发病率较高,为 8.1~9.9/10 万;其次为丹麦,为 7.2~8.0/10 万;德国为 1.0~4.0/10 万;中国较低,为 1/10 万;波多黎各和牙买加最低,分别为 0.5/10 万和 0.6/10 万。黑人的发病率要比白人少 2/3。

睾丸肿瘤的死亡率较高,70 年代以后,由于睾丸肿瘤治疗的突破性进展,死亡率从 50% 降至 10% 左右。在 15~34 岁年龄组中,仍占所有恶性肿瘤死亡率的 11%~13%。

睾丸肿瘤是最常见的恶性肿瘤之一,且有增加的趋势。在德国 20~30 岁年龄组中,睾丸肿瘤的发病率居首位,占此年龄组恶性肿瘤的 42%;其次为白血病及霍奇金病,分别为 8.6% 和 7.5%。一组资料表明,睾丸肿瘤的发病年龄以 20~40 岁为多,占 50% 以上,19 岁以下约占 8.9%(表 19-2-1)。

表 19-2-1　睾丸肿瘤的年龄分布

年龄(岁)	发病率(%)	年龄(岁)	发病率(%)
<15	1.6	30~39	12.7
15~19	7.3	40~49	14.6
20~29	38.3	≥50	7.2

睾丸肿瘤的病因尚不清楚。虽然许多资料提示睾丸肿瘤的发生可能与睾丸外伤、内分泌障碍、遗传以及诸多因素有关,但均缺乏足够的证据。目前认为,睾丸下降不全(隐睾)是引起睾丸肿瘤的危险因素。文献报道,3%~7.9% 的睾丸肿瘤发生于隐睾。隐睾恶变率比正常下降的睾丸高 15~40 倍。中国的隐睾发生率:青春期为 1%,成年时占 0.3%;单侧隐睾占 80%~90%,双侧隐睾占 10%~20%;腹股沟型隐睾占 70%,腹腔内型占 30%;隐睾肿瘤约占睾丸肿瘤的 20%~30%,国内隐睾肿瘤的比例明显高于国外。国外资料显示,腹腔内型隐睾其睾丸肿瘤发生率为 22.7%,而腹股沟型仅 6.8%。隐睾恶变的原因不仅在于睾丸本身生殖细胞异常,局部温度升高、内分泌功能失调和性腺发育不全等因素亦有一定的关系。因此,在 6 岁以前施行睾丸下降固定术是预防隐睾恶变的有效措施,并已取得了显著的效果。

二、分子生物学

睾丸肿瘤的发生与基因变异密切相关。染色体畸形在组织恶变过程中起关键作用。特定染色体或其片段的丢失对组织恶性变的产生有重要意义,可能与肿瘤抑制基因、相关的分化基因丢失有关。12 号染色体畸变、短臂异位在睾丸生殖细胞肿瘤中被认为是最具有特异性的变化,p53 基因的改变与睾丸肿瘤的发生具有相关性。研究发现,位于 5 号、6 号和 12 号染色体内的 3 个基因,无论哪一个发生变异,患睾丸肿瘤的风险都会显著增加。如果 3 个基因均发生变异,患睾丸肿瘤的风险是健康男性的 4 倍。在所有可能诱发睾丸癌的因素中,遗传占 49%。遗传风险主要来自 DNA 序列上的大量微小变异体,而不是来自某个基因的严重的变异。基因突变只占睾丸癌风险的 9.1%,且大量的引发睾丸癌的基因变异体目前尚未得到鉴定。

家族性睾丸肿瘤是指家族一级亲属中有两位或者两位以上患有睾丸肿瘤。家族性睾丸肿瘤有多发和双侧多发的倾向,双侧发病率可高达 9.8%;散发睾丸肿瘤中双侧发病率仅为 1.3%。文献报道,家族性睾丸肿瘤 11.1% 同时有隐睾,8.3% 有腹股沟疝,2.8% 有肾脏发育不良。对家族性睾丸肿瘤患者风险评估分析显示,兄弟间发生睾丸肿瘤相对风险度为 7.8~12.7 倍,父子间为 3.4~3.8 倍。兄弟间发生率高于父子间,表明家族性睾丸肿瘤遗传模式是隐性遗传或 X 染色体易感性,位于 Xq27 染色体上的 TGCT1 基因、KIT 基因的突变和家族性睾丸肿瘤以及双侧病变关系密切。家族性睾丸肿瘤,预后相对于散发睾丸肿瘤略差。对于睾丸发育不全综合征、多发和双侧发病患者及家庭成员,应该严密随访。对患者一级亲属可进行筛选检查,携带 TGCT1 基因和 KIT 基因突变家庭成员应严密观察。新近发现,SNP 与睾丸肿瘤的发生有密切联系,SNP 能激活一种称为 KIT 配体(KITLG)的蛋白产生。研究表明,KITLG 被 P53 激活后可以促进细胞的增殖。而 SNP 能显著提高 p53 基因调控各种细胞中 KITLG 的能力,睾丸干细胞中的特殊 SNP 突变能帮助其在出现了 DNA 损伤的情况下继续生长。在正常细胞中,这种损害可能会导致癌症。近来研究显示,在耐铂类化疗患者中 DNA 修复基因 XRCC2 副本有缺陷,表明 XRCC2 基因突变与铂类治疗耐药性睾丸肿瘤之间存在密切的关系。

研究显示,所有的恶性生殖细胞肿瘤中都含有大量的 LIN28 蛋白,该蛋白增多会降低 let-7 调节分子的水平;反之,let-7 调节分子水平降低,也会增加细胞中多种促癌蛋白的含量,其中就包括 LIN28 蛋白。LIN28 蛋白在恶性生殖细胞肿瘤的形成过程中起着重要作用,在这个恶性循环过程中,LIN28 蛋白起着关键作用,是这一恶性循环的"开关",会影响着癌细胞的多种属性,是促发癌症的关键"开关"。LIN28 蛋白的"开关"效应存在于所有的恶性生殖细胞肿瘤之中,因而这种蛋白将是一个十分重要的治疗标靶。即通过降低细胞内 LIN28 蛋白含量,或者直接增加 let-7 分子水平,有可能逆转这种恶性循环,从而降低促癌蛋白的水平,抑制癌细胞生长。

三、病理组织学和临床分类

(一) 组织发生

关于睾丸肿瘤的组织发生,一般认为睾丸生殖细胞肿瘤都是同一来源。当生殖细胞受致癌因素作用发生癌变时,若该细胞只向原有形态变化,则形成精原细胞瘤;若向全能性方向分化并产生一系列如胚胎发育的变化,则形成胚胎癌;若继续沿胚胎外组织分化,则形成卵黄囊肿瘤;如果沿胚胎分化,即组织向三层方向分化,则形成畸胎瘤。如果致癌因素不仅促使生殖细胞向全能性方向,而且也向原有形态变化,则在一个睾丸肿瘤中同时出现两种以上成分的混合瘤(图 19-2-1)。

(二) 组织学分类和生物学特性

生殖细胞肿瘤约占睾丸肿瘤的 95%,包括精原细胞瘤、畸胎瘤、胚胎癌和绒毛膜上皮癌 4 个基本组织类型,分单纯型和混合型两大类:单纯型占 60%,仅一种成分;混合型占 40%,含有两种或两种以上肿瘤成分(图 19-2-2)。

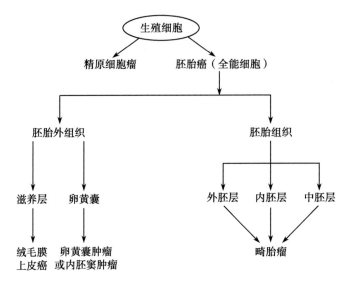

图 19-2-1 睾丸肿瘤的组织发生

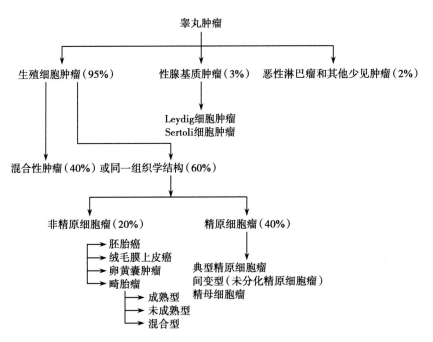

图 19-2-2 睾丸生殖细胞肿瘤组织学分类示意图

1. **精原细胞瘤** 占睾丸肿瘤的 40%,发病高峰在 30~49 岁,罕见于儿童。其中 85% 的患者睾丸明显肿大,肿瘤界限清楚,肿瘤局部侵犯少见。精原细胞瘤进展缓慢,一般早期转移至腹膜后淋巴结,后期可发生广泛血行转移。确定诊断时,临床 I 期病例占 60%~80%,有人报道为 17%~38%。精原细胞瘤分为三个亚型:①典型精原细胞瘤,占精原细胞瘤的 80%,发病年龄多在 40 岁左右,儿童或 60 岁以上者少见,肿瘤生长缓慢,预后好;②间变型即未分化精原细胞瘤,约占 10%,发病年龄与典型精原细胞瘤相同,恶性程度高,较易发生转移,预后不良;③精母细胞精原细胞瘤,约占 10%,多见于 50 岁以上患者;另一特点为双侧性,约占精母细胞精原细胞瘤的 6%;该型从不发生于隐睾患者,预后比典型精原细胞瘤好。

2. **畸胎瘤** 占睾丸肿瘤的 40%,根据细胞分化程度分为三个亚型:①成熟型;②未成熟型;③混合型。可发生于任何年龄,但多见于 40 岁以下。原发肿瘤体积很大,常与精原细胞瘤、胚胎癌和绒毛膜上皮癌合并存在。由于畸胎瘤约 30% 的病例最终死于远处转移,因此即使组织学呈良性表现,亦应按照恶性肿瘤处理。通常,幼儿和儿童畸胎瘤细胞成熟成分较多,预后较佳(表 19-2-2)。

表 19-2-2 睾丸肿瘤分类

睾丸生殖细胞肿瘤		
Collins 和 Pugh	比例	Dixson 和 Moore
Ⅰ精原细胞瘤	40%	精原细胞瘤
Ⅱ畸胎瘤	40%	畸胎瘤
分化好的畸胎瘤	1%	成熟畸胎瘤
恶性畸胎瘤,中间型	23%	畸胎瘤
恶性畸胎瘤,间变型	15%	胚胎癌
恶性畸胎瘤,滋养层型	1%	绒毛膜上皮癌(单纯型、混合型)
Ⅲ卵黄囊肿型	2%	
Ⅰ+Ⅱ精原细胞瘤 + 畸胎瘤	14%	

3. **胚胎癌**:占睾丸肿瘤的 15%,好发于 20~30 岁。原发肿瘤体积小,但恶性程度高,局部浸润力强,易早期发生腹膜后淋巴结转移和血行转移,预后不良。婴儿胚胎癌大多发生在18 个月以内的婴儿,预后较成人胚胎癌好。

4. **绒毛膜上皮癌** 约占睾丸肿瘤的 1%,常发生于 10~29 岁,偶见于老年患者。原发肿瘤体常与胚胎癌、畸胎瘤、精原细胞瘤混合存在,恶性程度高,易早期发生血行转移,预后差。

四、TNM 分期、临床分期与转移

1. **TNM 分期、临床分期** 准确的分期有利于了解肿瘤扩散的程度和转移的范围,并根据分期来制定相应的治疗方案以及估计预后。目前,最常采用的分期方法为 TNM 分期和临床分期,主要是根据临床、影像学(胸片、B 超、CT、MRI 以及淋巴造影)检查来确定(图19-2-3,表 19-2-3A、B)。

区域淋巴结包括腹主动脉旁(主动脉周围)、腹主动脉前、腹主动脉后、腹主动脉与下腔静脉间淋巴结,下腔静脉旁、下腔静脉前、下腔静脉后淋巴结。沿精索静脉的淋巴结被认为是区域淋巴结。单、双侧不影响 N 分期。阴囊和腹股沟手术后的睾丸肿瘤患者的盆腔淋巴结和腹股沟淋巴结也被认为是区域淋巴结。

2. **睾丸肿瘤淋巴转移途径** 睾丸白膜是坚韧屏障,睾丸肿瘤局部膨胀性生长被局限于白膜,肿瘤细胞很少穿透白膜侵犯阴囊。1% 的病例肿瘤可浸润附睾或精索,故腹股沟淋巴结转移罕见。因此,对可疑睾丸肿瘤绝对禁忌经阴囊穿刺活检或经阴囊切口切除肿瘤睾丸,否则会改变深组、浅组淋巴引流途径而引起腹股沟淋巴转移。睾丸肿瘤常见的转移途径是经睾丸淋巴管及髂淋巴结转移至腹主动脉旁淋巴结,此为第一转移站(图 19-2-4)。

表 19-2-3A　睾丸肿瘤 TNM 分期（UICC）

T_x　对原发肿瘤不能作出评估

T_0　未发现原发性肿瘤

T_{is}　导管内生殖细胞瘤（原位癌）

T_1　肿瘤局限于睾丸和附睾,无血管/淋巴侵犯,肿瘤可能侵犯白膜,但未累及睾丸鞘膜

T_2　肿瘤局限于睾丸和附睾,伴有血管/淋巴侵犯,或累及睾丸鞘膜

T_3　肿瘤侵犯精索

T_4　肿瘤侵犯阴囊

N_x　对区域淋巴结转移无法作出评估

N_0　无区域淋巴结转移

N_1　单个淋巴结转移或多个淋巴结转移,最大直径≤2cm

N_2　单个或多个淋巴结转移,最大直径2>cm,但≤5cm

N_3　单个淋巴结转移,最大直径>5cm

M_x　对远处转移无法作出评估

M_0　无远处转移

M_1　有远处转移

M_{1a}　非区域淋巴结或肺转移

M_{1b}　非区域淋巴结或肺转移以外的远处转移

临床分期

Ⅰ期　没有淋巴结转移

Ⅱ期　腹膜后淋巴结转移

　　A　单个腹膜后淋巴结转移,直径2≤cm

　　B　单个或多个腹膜后淋巴结转移,直径2>cm,但≤5cm

　　C　单个或多个腹膜后淋巴结转移,直径>5cm

Ⅲ期　横膈以上淋巴结转移或远处转移(肝、脑、肺、骨)

血清肿瘤标记物（S）:

S_x　无法评估标记物无法获得

S_0　血清标记物检测水平在正常范围

	LDH	β-HCG（IU/L）	α-FP（ng/ml）
S_1	<1.5×N	和<5 000	和<1 000
S_2	1.5~10×N	或 5 000~10 000	或 1 000~10 000
S_3	>10×N	或 >50 000	或 >10 000

注:N 表示 LDH 正常值的上限;mIU/ml=IU/L。

表 19-2-3B 睾丸肿瘤临床分期

0 期	pT$_{is}$	N$_0$	M$_0$	S$_0$,S$_X$
I 期	pT$_1$~T$_4$	N$_0$	M$_0$	S$_X$
I$_A$ 期	pT$_1$	N$_0$	M$_0$	S$_0$
I$_B$ 期	pT$_2$~T$_4$	N$_0$	M$_0$	S$_0$
I$_C$ 期	任何 pT/T$_X$	N$_0$	M$_0$	S$_1$~S$_3$
II 期	任何 pT/T$_X$	N$_1$~N$_3$	M$_0$	S$_X$
II$_A$ 期	任何 pT/T$_X$	N$_1$	M$_0$	S$_0$
	任何 pT/T$_X$	N$_1$	M$_0$	S$_1$
II$_B$ 期	任何 pT/T$_X$	N$_2$	M$_0$	S$_0$
	任何 pT/T$_X$	N$_2$	M$_0$	S$_1$
II$_C$ 期	任何 pT/T$_X$	N$_3$	M$_0$	S$_0$
	任何 pT/T$_X$	N$_3$	M$_0$	S$_1$
III 期	任何 pT/T$_X$	任何 N	M$_{1a}$	S$_X$
III$_A$ 期	任何 pT/T$_X$	任何 N	M$_{1a}$	S$_0$
	任何 pT/T$_X$	任何 N	M$_{1a}$	S$_1$
III$_B$ 期	任何 pT/T$_X$	N$_1$~N$_3$	M$_0$	S$_2$
	任何 pT/T$_X$	任何 N	M$_{1a}$	S$_2$
III$_C$ 期	任何 pT/T$_X$	N$_1$~N$_3$	M$_0$	S$_3$
	任何 pT/T$_X$	任何 N	M$_{1a}$	S$_3$
	任何 pT/T$_X$	任何 N	M$_{1a}$	任何 S

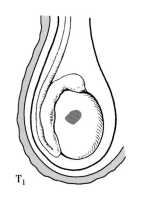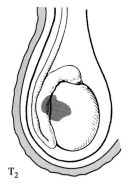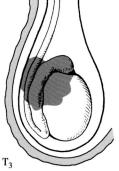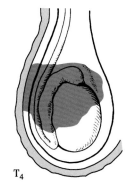

T$_1$ T$_2$ T$_3$ T$_4$

图 19-2-3 睾丸肿瘤 T 分期

第二转移站为纵隔和静脉角,向上转移则引起纵隔或左侧锁骨上淋巴结转移。如果睾丸肿瘤已直接侵犯精索或阴囊,则腹股沟和髂外淋巴结转移的机会增加。

淋巴结以外转移途径:肿瘤可直接侵入血管或瘤栓从淋巴静脉吻合处扩散,大多数血行转移发生在淋巴转移之后,转移常见的部位为肺和肝。

精原细胞瘤转移较迟缓,且较少浸润,其转移绝大多数位于腹膜后的淋巴结,转移到远处或实质性器官较少。一般认为,精原细胞瘤少于10%为其他成分转移,而有其他成分转移者约占单纯精原细胞死亡病例的30%~45%。畸胎瘤与精原细胞瘤截然不同,早期就能发生转移且迅速,浸润和局部进展性生长。绒毛膜上皮癌除腹膜后淋巴结转移外,尚可血行转移到肺、肝、骨和其他器官。一般,睾丸肿瘤的大小与转移无明显关系,有时肿瘤很小却已有远处转移。

通常,在初诊时所有病例中,约40%~50%的患者已发生转移。精原细胞瘤在经过有效的治疗后,2~10年复发;而非精原细胞瘤治疗无效者,85%于2年内死亡,其余在3年以内死亡。

五、临床表现

睾丸肿瘤多发生于20~40岁青壮年,虽然婴幼儿和老年人亦可发生,但较少见。精原细胞瘤患者的发病年龄比畸胎瘤患者要大。典型症状是偶然发现的患侧阴囊内无痛性肿块,85%没有疼痛,常有睾丸沉重感。15%的患者可同时出现类似急性睾丸炎或附睾炎的症状,经抗炎治疗后炎症虽已控制,但肿块仍然不消失,此时应警惕睾丸肿瘤的可能(表19-2-4)。

若为隐睾患者,当异位睾丸发生恶性变时,常于盆腔内或腹股沟部位出现逐渐增大的肿块,体格检查时发现同侧睾丸缺如。

睾丸肿瘤偶尔可引起内分泌失调的症状,约7%的睾丸肿瘤患者表现为男性乳房增大,出现男性女乳症(gynaecomastia)(图19-2-5)。多发生于下列睾丸肿瘤:Sertoli细胞瘤占30%,Leydig细胞瘤占20%~25%,胚胎瘤占4%,精原细胞瘤占1%。此外,Leydig细胞瘤可产生雄激素,导致青春期性早熟。

少数患者以男性不育就诊或因外伤后随访而意外发现。

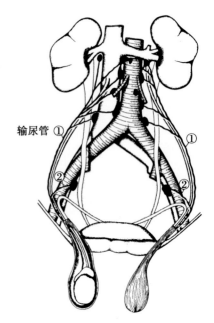

图 19-2-4 睾丸肿瘤淋巴转移途径
①睾丸淋巴管、腹膜后淋巴结;②髂淋巴结。

输尿管①

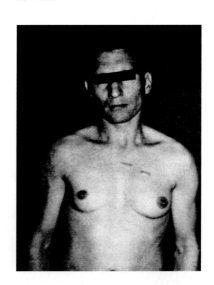

图 19-2-5 男性女乳症

表 19-2-4 1 058 例睾丸肿瘤初次诊断时的转移部位

转移部位	精原细胞瘤		非精原细胞	
	N	比例	N	比例
淋巴结				
主动脉旁	121	22%	192	38%
髂血管旁	19	3.4%	40	8.0%

续表

转移部位	精原细胞瘤		非精原细胞	
	N	比例	N	比例
纵隔	9	1.6%	6	1.2%
锁骨上	9	1.6%	20	4.0%
肺	6	1.1%	78	15.6%
肝	2	0.4%	14	2.8%
胸膜	3	0.5%	5	1.0%
骨	1	0.2%	2	0.4%
脑	—	—	6	1.2%
其他	1	0.2%	11	2.2%

5%~10%睾丸肿瘤患者的最初症状常为肿瘤转移的相关表现,如颈部肿块,肺转移而出现咳嗽、呼吸困难等呼吸系统症状,腹膜后转移肿块压迫引起输尿管梗阻可出现腰痛,腹膜后淋巴结转移融合成团块压迫邻近组织和神经而引起腹部及腰背部的疼痛或外周神经系统异常以及单侧或双侧的下肢水肿,或因食欲减退、恶心、呕吐和消化道出血等胃肠道症状而就诊,亦可因睾丸肿瘤纵隔转移压迫食管而误诊为食管癌者。

全身体格检查包括检查锁骨上、胸部、腹部、腹股沟和乳腺有无异常,以检查睾丸最为重要。睾丸检查应从健侧开始,对比双侧睾丸大小、硬度和轮廓。通常,肿瘤不像正常睾丸组织的感觉,有明显的沉重感,质地坚硬,正常弹性消失,一般多无压痛;附睾界限清楚,鞘膜和阴囊无粘连,常无积液,透光试验阴性,无波动感。但有少数病例由于肿瘤对鞘膜的影响,可并发睾丸鞘膜积液或肿瘤出血而形成血肿。精原细胞瘤常在睾丸内发展成大而沉重的肿物,但仍保持睾丸的外形。胚胎癌或睾丸转移癌常表现为睾丸组织内的不规则肿物。

六、诊断

由于睾丸肿瘤的早期诊断甚为重要,凡青壮年男性自诉有阴囊内或腹股沟部位有肿块,尤其是一侧睾丸缺如者,应怀疑睾丸肿瘤的可能性。详细而完整的病史,细致的体格检查仍是重要的诊断手段,以便发现可能存在的远处转移(表19-2-5)。

表 19-2-5 睾丸肿瘤的诊断

检查项目	参数
实验室检查	β-HCG、α-FP、LDH、PLAP
放射学检查	CT扫描或MRI(胸、腹部)、胸片、选择性足背淋巴造影
B超检查	阴囊内容物、腹膜后淋巴结、肝脏

(一)肿瘤标记物(tumor marker)

血清肿瘤标记物对睾丸肿瘤的诊断、分期和预后有重要作用,主要包括:β-人绒毛膜促性腺激素(β-human chorionic gonadotropin,β-HCG)、甲胎蛋白(α-fetoprotein,α-FP)、乳酸脱氢酶(lactate dehydrogenase,LDH)、胎盘碱性磷酸酶(placental alkaline phosphatase,PLAP)。

1. β-HCG　β-HCG 是一种多肽链糖蛋白,分子量 3.8 万,半衰期 24~36 小时。β-HCG 是诊断非精原细胞瘤有价值的肿瘤标记物。对于诊断精原细胞瘤的病例中,约 15% β-HCG 升高,常提示该肿瘤含有非精原细胞瘤成分;绒毛膜上皮癌患者 100% 升高,胚胎癌 73% 升高。

2. α-FP　α-FP 是一种单链糖蛋白,分子量 7 万左右,半衰期 5~7 天,胚胎时期由卵黄囊细胞和肝脏产生。通常 50%~70% 的睾丸非精原细胞瘤患者血清 α-FP 升高,其中卵黄囊瘤患者血清 α-FP 几乎 100% 升高,70% 胚胎癌和 50% 畸胎癌患者血清 α-FP 也会升高,而绒癌和纯精原细胞瘤的血清 α-FP 一般是正常的。因此,一旦纯精原细胞瘤 α-FP 升高,则意味着极有可能该肿瘤中含有胚胎癌等非精原细胞成分。

文献报道,精原细胞瘤肿瘤标记物升高者约为 30%。非精原细胞瘤一项或两项肿瘤标记物升高者高达 90%,其中 α-FP 升高约 50%~70%,β-HCG 升高约 40%~60%。由此可见,肿瘤标记物在睾丸肿瘤的诊断中具有重要价值。值得注意的是,肿瘤标记物正常的患者,亦不能完全除外睾丸肿瘤的可能性。

β-HCG 和 α-FP 升高,提示肿瘤在进展,比出现临床症状和体征要早几个月。其值升高不仅与肿瘤的组织学类型有关,而且其特异性取决于转移淋巴结的大小及细胞活性(表 19-2-6)。手术前后连续测定 β-HCG 和 α-FP,若持续升高提示手术不彻底或已有转移存在。此外,该两种标记物不仅是睾丸肿瘤的肿瘤标记物,在其他恶性肿瘤亦相当重要。引起 α-FP 升高的恶性肿瘤有肝癌、胰腺癌、胃癌、肺细胞瘤以及睾丸肿瘤,导致 β-HCG 升高的恶性肿瘤见表 19-2-7。

表 19-2-6　肿瘤标记物预测睾丸肿瘤淋巴结转移的敏感性

N 分期	α-FP 升高		β-HCG 升高		α-FP 和 β-HCG	
	N	%	N	%	N	%
N₁(<2cm)	16	44%	13	23%	20	40%
N₂(2~5cm)	11	55%	11	64%	15	60%
N₃(>5cm)	6	100%	4	100%	6	100%

表 19-2-7　α-FP/β-HCG 升高的恶性肿瘤

恶性肿瘤	百分比	恶性肿瘤	百分比
葡萄胎	97%	肺癌	0~12%
胰腺癌	11%~50%	卵巢癌	18%~41%
胰岛细胞癌	22%~50%	乳腺癌	7%~50%
胃癌	0~23%	肾细胞癌	10%
小肠癌	13%	睾丸肿瘤	—
结肠癌	0~20%	非精原细胞瘤	48%~100%
肝细胞癌	17%~21%	精原细胞瘤	10%~22%

3. LDH　有 5 中同工酶,分子量 13.4 万。LDH 普遍存在于不同组织的细胞中,故特异性较低,易出现假阳性。生殖细胞肿瘤也常升高,并与肿瘤大小有关,可作为临床分期的参

考：Ⅰ期患者 LDH 升高占 8%，Ⅱ期 32%，Ⅲ期 81%。LDH 也可用于提示预后，Ⅰ~Ⅱ治疗前 LDH 升高者，治疗后复发率可达 77%；治疗前 LDH 正常者其复发率仅 40%。此外，晚期精原细胞瘤患者 LDH 多数升高，故可作为晚期精原细胞瘤的监视。在进展性睾丸肿瘤的病例中约 80% 升高，可用于转移性睾丸肿瘤的检查。

4. 胎盘碱性磷酸酶（placental alkaline phosphatase，PALP） 有人认为，纯精原细胞瘤能够分泌 PALP。研究证实，PALP 特异性为 57%~90%。95% 精原细胞瘤患者 PALP 升高，而非精原细胞瘤仅为 10%~60%。PALP 对精原细胞瘤的分期也有一定的参考价值，Ⅰ期精原细胞瘤升高者 30%，Ⅱ期患者可达 59%。正常吸烟者 PALP 正常值为 100μ/L，半衰期 24 小时。吸烟的精原细胞瘤患者 PALP 缺乏特异性，故应注意假阳性。

一般，手术前至少要测定 2 次肿瘤标记物，以校正误差。在所有确诊的睾丸肿瘤中，约 51% 的病例肿瘤标志物升高。

（二）影像学检查

1. **B 超** 对阴囊内疾病的诊断有重要价值，是睾丸肿瘤的首选检查，诊断正确率可达 97%，能直接而准确地测定睾丸肿瘤的大小和形态（图 19-2-6）。对于睾丸内不能触及肿块，而出现腹膜后或腹腔内脏器肿块、α-FP/β-HCG 升高、因不育就诊的年轻患者应进行超声检查。此外，B 超检查对睾丸肿瘤有无腹膜后淋巴结转移、腹腔脏器转移或输尿管梗阻有诊断价值。发现腹膜后淋巴结转移的敏感性约 80%，直径 1cm 的淋巴结亦能准确显示，有助于术前睾丸肿瘤分期和术后的疗效判断。

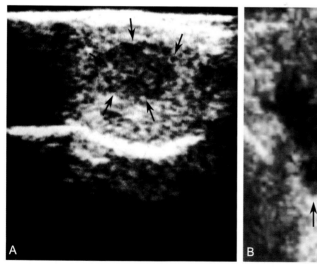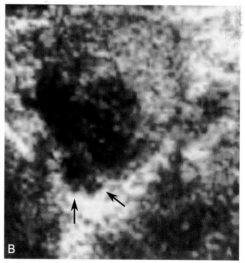

图 19-2-6 超声图像显示睾丸实质内肿块

2. **胸部 X 线** 是睾丸肿瘤的常规检查之一，包括胸部 X 线透视、胸部平片及断层摄影。可以发现 1cm 以上的肺部转移灶，并可了解纵隔有无肿瘤转移。

3. **IVU** 可观察输尿管有无梗阻或肾积水，从而间接了解肾蒂以及腹膜后淋巴结转移情况（图 19-12-7）。

4. **CT** 目前，腹部和盆腔 CT 被认为是腹膜后淋巴结转移的最佳检查方法，可以发现直

径 <1.5cm 的腹膜后淋巴结转移灶,正确诊断率约 85%(图 19-2-8,表 19-2-8)。对睾丸肿瘤、腹股沟淋巴结转移也能清晰地显示(图 19-2-9,图 19-2-10)。

5. 足背淋巴造影 可观察腹膜后、纵隔及锁骨上有无淋巴结转移,有助于设计放射治疗部位,确定腹膜后淋巴结切除的范围并观察其治疗效果。诊断正确率为 70%,假阴性 25%,假阳性 <5%。在 24~36 小时内,油栓减低肺功能 10%。目前,临床较少应用。

6. MRI(图 19-2-11) 正常睾丸组织的 MRI 影像在 T1 和 T2 加权上为均质信号,肿瘤组织在 T2 加权上表现为低信号。MRI 的诊断敏感性为 100%,特异性为 95%~100%,明显优于 B 超检查。

此外,PET(positron emission tomography)作为一种高新检查手段在睾丸肿瘤腹膜后淋巴结转移方面也有应用,与 CT 相比并没有明显的优势。因其价格较贵,不宜作为常规检查。

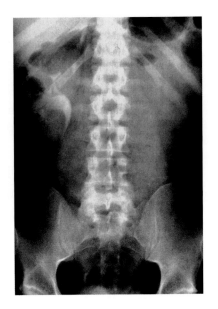

图 19-2-7 腹膜后转移左肾积水

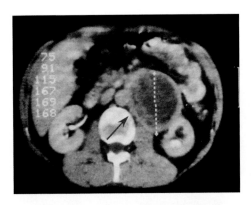

图 19-2-8 睾丸肿瘤腹膜后转移

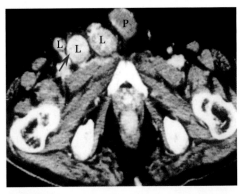

图 19-2-9 右睾丸肿瘤腹股沟淋巴结转移
(L-腹股沟淋巴结转移;P-阴茎)

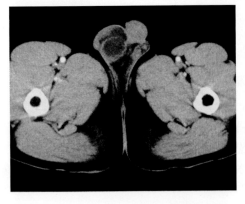

图 19-2-10 右睾丸肿瘤,增强后肿瘤边缘强化

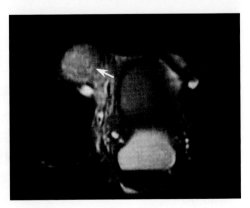

图 19-2-11 右睾丸肿瘤 T1 加权像

表 19-2-8　睾丸肿瘤腹膜后转移淋巴结大小与 CT 诊断价值的关系

淋巴结大小	阳性发现率	敏感性	特异性
≥5mm	62%	88%	44%
≥10mm	66%	73%	60%
≥15mm	71%	58%	76%
≥20mm	86%	46%	92%
≥25mm	100%	35%	100%

为了准确地判断腹膜后转移情况,以决定治疗方案,可酌情行下腔静脉造影、选择性肾动脉造影、骨骼 X 线或核素 ECT 等检查。

七、鉴别诊断

睾丸肿瘤主要应与下列疾病鉴别(表 19-2-9):①附睾结核:主要侵犯附睾尾部,常伴有输精管串珠状结节或伴有肺结核病史;②睾丸鞘膜积液或附睾精液囊肿:通过透光试验,尤其是 B 超检查,容易鉴别囊性或实质性肿块;但睾丸肿瘤约 2%~5% 的病例出现睾丸鞘膜积液,应特别注意;③睾丸炎或附睾炎:起病较急,多有发热及明显的压痛,或疼痛剧烈,经积极抗炎治疗后,短期内可明显缓解;若无变化或继续发展者,应考虑睾丸肿瘤的可能;④其他:睾丸梅毒:睾丸较小,肿块光滑、坚硬,但无明显沉重感,病史和康华氏反应有助于鉴别。

表 19-2-9　睾丸肿瘤的鉴别诊断

附睾结核睾丸	血肿或血性囊肿
睾丸鞘膜积液	睾丸扭转
附睾精液囊肿	腹股沟疝
附睾炎	精索静脉曲张
睾丸附睾炎	附睾头囊肿
睾丸梅毒	

对可疑睾丸肿瘤绝对禁忌经阴囊穿刺活检或已明确诊断经阴囊切口切除肿瘤睾丸,如此会改变深组、浅组淋巴引流途径而引起腹股沟淋巴结转移(图 19-2-9)。

八、治疗

睾丸肿瘤的治疗方法很多,手术、放射治疗以及化疗均占有一定的地位,但应根据睾丸肿瘤的临床分期和组织学类型而制定治疗方案。

(一)原发性肿瘤的处理

1. 根治性睾丸切除术(radical orchiectomy)　任何组织类型睾丸肿瘤应先行经腹股沟途径的根治性睾丸切除术,而后根据病理检查结果和临床分期选择治疗方案。

手术采用腹股沟斜形切口,达阴囊上方。为了防止肿瘤细胞扩散,先游离精索,在腹股沟内环处将精索用血管钳钳夹,阻断血运。在钳夹的上方离断精索,然后切断睾丸系带,整体切除睾丸及肿瘤组织(图 19-2-12)。根治性睾丸切除术足以控制肿瘤扩散和阴囊内局部复发,且腹股沟淋巴结转移罕见,即使精索已受侵犯也不影响预后。对术中仍不能明确诊断者,可切取可疑部位睾丸组织快速冰冻活检;对腹膜后转移患者则在新辅助化疗病情稳定后进行根治性睾丸切除术。

注意事项:①应先结扎精索血管以及输精管;②切除精索时,其位置越高越好;③不触摸技术非常重要,以避免挤压肿瘤引起扩散;④绝对禁忌经阴囊切口切除肿瘤睾丸,避免为今后的进一步治疗带来一定的隐患。

切除的肿瘤标本应作详细的病理检查,最好行节段切片(0.5~1μm),以了解肿瘤性质,尤其是精原细胞瘤是单纯型或混合型,其治疗有相当大的差异。如果单纯型精原细胞瘤无腹膜后淋巴结转移而已有肺、肝转移灶,应考虑有非精原细胞瘤的成分。

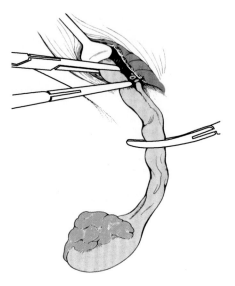

图 19-2-12 根治性睾丸切除术

2. **保留睾丸组织手术**(organ preserving surgery) 即睾丸部分切除术 由于诊断和手术技术的提高,如超声显像可以发现直径仅 2cm 的肿瘤。术中采取局部低温,采用显微外科技术,以及对原位癌认识的加深,目前对某些同时或异时发生的双侧睾丸肿瘤或孤独睾丸肿瘤,若睾酮分泌水平正常且肿瘤体积小于睾丸体积的 30%,并有生育需求者,可考虑行保留睾丸组织的手术。切口宜经腹股沟途径,沿肿瘤假包膜小心切除部分睾丸组织,完整切除睾丸肿瘤。然而,此手术有肿瘤复发和扩散的危险性,术后发生睾丸原位癌(carcinoma in situ of the testis)的几率高达 82%。由于术后辅助放射治疗会导致不育症,若患者有生育需求时,应暂缓放射治疗。总之,须严格选择病例,术后应加强随访。

(二)Ⅰ-ⅡA/B 期精原细胞瘤的治疗

1. **临床ⅠA/ⅠB 期单纯型精原细胞瘤的治疗** 在根治性睾丸切除术后应行主动脉旁和下腔静脉旁淋巴结放射治疗(图 19-2-13)。精原细胞瘤对放射线高度敏感,其效果明显,特异性生存率达到了 99%。术后须进行严密监视、随访。

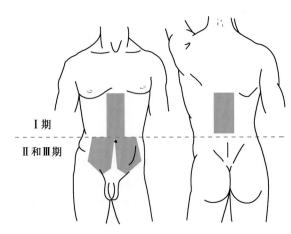

图 19-2-13 精原细胞瘤Ⅰ期和Ⅱ期、Ⅲ期放射野

睾丸肿瘤已行经阴囊穿刺活检,或已明确诊断经阴囊切口切除肿瘤睾丸者,或曾施行同侧盆腔手术(股疝手术、隐睾下降固定术等)会改变睾丸的淋巴回流途径,对此类患者应额外增加同侧髂血管和腹股沟淋巴结区域以及原手术瘢痕位置的放疗。

2. **ⅡA/ⅡB期单纯型精原细胞瘤的治疗** 标准治疗仍然是放射治疗,放射剂量分别是30Gy和36Gy。标准的放射野与Ⅰ期相比,从主动脉旁扩展到同侧的髂血管旁区域。Ⅱb期放射野边界应包括转移淋巴结周围1.0~1.5cm范围。ⅡA/ⅡB期放疗后6年无瘤生存率可分别达到95%和89%。对于不愿意接受放射治疗的ⅡB期患者可以实施3个疗程BEP或4个疗程的EP化疗(见第七章化学药物治疗)。

(三)Ⅰ—ⅡA/B期非精原细胞瘤的治疗(图19-2-14,图19-2-15)

混合型睾丸肿瘤和α-FP或β-HCG阳性精原细胞瘤的治疗同非精原细胞瘤。

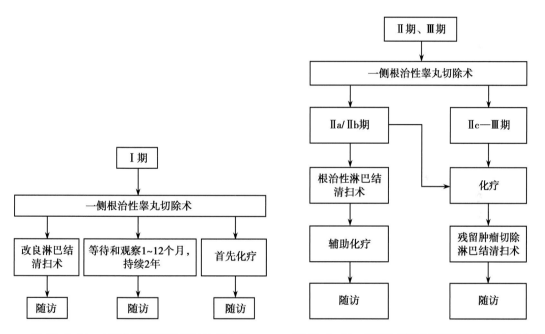

图 19-2-14 Ⅰ期非精原细胞瘤的治疗方案　　图 19-2-15 Ⅱ期和Ⅲ期非精原细胞瘤的治疗方案

1. **Ⅰ期非精原细胞瘤的治疗** 临床Ⅰ期非精原细胞瘤行根治性睾丸切除术后立即施行保留神经的改良腹膜后淋巴结清扫术,“等待和观察”或首先化疗的密切随访治疗方案(图19-2-14)。Ⅰ期非精原细胞瘤中约30%存在腹膜后淋巴结转移(病理分期Ⅱ期)。通常,术后证实存在腹膜后转移淋巴结,则应行辅助化疗。若无转移淋巴结(病理分期Ⅰ期),无须进一步治疗。值得注意的是,有资料显示大约10%的病理Ⅰ期患者会出现远处转移。

目前,主张实施“等待和观察”治疗方案的理论根据为:①非精原细胞瘤肿瘤标记物敏感性高,CT扫描监视随访易查出早期复发病变;②一旦有复发迹象立即用有效的化疗补救,采用顺铂为主的联合化疗方案如BEP方案,对局灶性肿瘤的治愈率可达到100%。必须强调的是,该方案的实施应具有严格的条件:①经过专门培训的临床、放射诊断和检验科医师的密切合作,以监视早期复发迹象,并根据其诊断制定相应的治疗方案;②患者应坚定信心予以密切合作。

此方案不适宜有高危因素的病例。高危因素是指存在隐匿腹膜后淋巴结转移的危险性和/或根治性睾丸切除术后有复发可能的因素,包括:α-FP>1 000ng/ml 或 β-HCG>5 000mIU/L,原发肿瘤中有血管侵犯、淋巴管侵犯、组织病理类型以及高病理分期。

临床Ⅰ期非精原细胞瘤患者,只要选择适当的治疗措施,长期存活率接近 100%。有无血管和淋巴管浸润是重要预测指标,有血管和淋巴管浸润的患者发生转移性肿瘤的风险是48%,而没有血管和淋巴管浸润的患者其复发风险仅为 14%~22%。

2. ⅡA/ⅡB 期非精原细胞瘤的治疗　此期属于小体积淋巴结转移,在根治性睾丸切除术后立即行腹膜后根治性淋巴结清扫术或保留神经的改良腹膜后淋巴结清扫术。术后进行 2个疗程的 BEP 辅助化疗,95%~98% 的病例可达到完全缓解(图 19-2-15)。

(四) ⅡC—Ⅲ期精原细胞瘤和非精原细胞瘤的治疗(图 19-2-15)

腹膜后转移淋巴结直径 >5cm,腹部可摸到肿块,属于大体积淋巴结转移。一般,大体积淋巴结转移和内脏转移不能手术切除者,应先进行 3 或 4 个疗程的 BEP 联合化疗,肿块缩小后再行残留肿瘤切除术和腹膜后淋巴结清扫术(图 19-2-16)。临床发现,约 1/3 的患者经化疗后残留肿瘤为尚有活力的癌组织(20%),纤维化瘢痕(40%)或成熟畸胎瘤(40%)。因此,对残留癌组织及残留成熟畸胎瘤者必须施行腹膜后淋巴结清扫术,手术对转移病灶的完整切除比术后化疗更为重要。此外,残留癌组织存在说明对化疗虽然有效,但未彻底,术后须再次重复化疗;残留肿瘤不能完全切除或肿瘤标记物升高者,要进行第二个疗程化疗。如果肿瘤标记物仍持续升高,则考虑采用新的化疗方案。治疗后肿瘤标志物稳定,无论是否达到完全缓解均需监视随访,若发现肿瘤标记物明显升高,需再次进行补救性化疗(salvage chemotherapy)。成熟畸胎瘤则无须再次化疗。纤维化瘢痕可自行消退,不必进一步治疗。

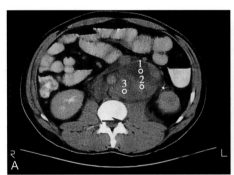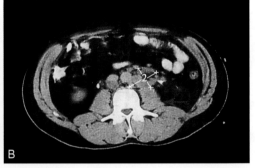

图 19-2-16　睾丸肿瘤腹膜后转移化疗前后 CT 征象

(五) 腹膜后淋巴结清扫术(retroperitoneal lymph node dissection,RPLND)

目前,多采用经自剑突至耻骨联合正中切口的 RPLND,其优点是:①可以充分显露双侧腹膜后以及肾蒂水平以上的部分;②手术在直视下进行操作;③肾蒂和大血管及其周围组织均能充分显露,有利于彻底清扫淋巴结。

RPLND 适应证:①Ⅰ期非精原细胞瘤;②ⅡA/ⅡB 期非精原细胞瘤;③ⅡC—Ⅲ期精原细胞瘤和非精原细胞瘤,先行化疗,肿块缩小后再行 RPLND;④N_1 和 N_2 未分化精原细胞瘤。

1. 根治性 RPLND　淋巴结清扫范围包括:上界在双侧肾蒂平面上 2cm、腹主动脉和下腔静脉周围至髂血管交叉和病变侧髂血管的上 1/3 部分,两侧界为双侧输尿管,并将精索残端一并切除(图 19-2-17)。应用最广的是腹正中切口(从剑突至耻骨联合)。

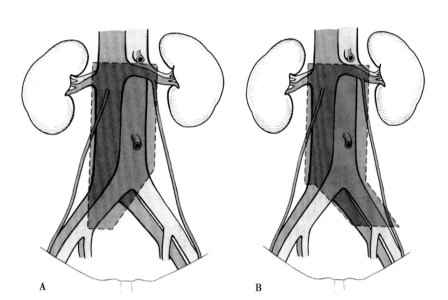

图 19-2-17　睾丸肿瘤根治性腹膜后淋巴结清扫术范围

注意事项：①打开腹腔后应先探查肝、脾、胰腺以及腹膜后区域，注意有无转移或淋巴结肿大；②在大血管旁剥离脂肪、淋巴结等组织有一定的危险性，手术时应特别谨慎轻巧，以免损伤大血管；③清扫肾血管下的中央乳糜池时，应小心提起肾血管，乳糜池残端应予以结扎，以防术后淋巴瘘引起乳糜腹；④游离输尿管时，应注意保护其伴行血管，以防输尿管游离过长而致供血不足引起坏死。

并发症：一般并发症包括切口感染、切口裂开、切口疝、肺炎、肺不张、血栓性静脉炎、淋巴管囊肿、乳糜腹、胰腺炎、应激性溃疡、肠粘连、肠梗阻等，发生率为 12%，肿瘤复发率为 15%。此外，可能会出现射精功能障碍之不良并发症即逆行射精或不射精，虽然不影响阴茎勃起和性交快感，但可引起不育。

射精功能受脊髓和交感神经的控制，后者起自胸 12 交感神经节，向下连至腰部和骶部。右侧的交感神经节和神经链是匍行在下腔静脉的后壁，故行根治性 RPLND 不易损伤；左侧的交感神经节和神经链在腹主动脉外侧缘即左脊柱旁沟，下行至腹主动脉分支处髂总动脉的上方，肠系膜下动脉的下方，两侧交感神经纤维相互交融于腹主动脉的前壁，成为腹下神经丛。行根治性 RPLND 时，该神经丛正位于清扫范围内，故易损伤神经，90% 的患者术后可发生射精功能障碍。应用拟交感神经药物如盐酸米多君可以改善射精功能，对不育症者可利用术前冷冻保存精液，供日后人工授精。

2. **改良 RPLND**　研究证实，肾门以上区域淋巴结和肿瘤对侧整个腹膜后区域淋巴结均无阳性发现。改良 RPLND 的清扫范围仅限于肿瘤同侧肾门以下至髂血管分支以上区域淋巴结，包括肠系膜下动脉以下的主动脉前区域（图 19-2-18）。因此，手术范围缩小，可避免损伤神经。80% 以上的病例可保持射精功能和生育能力。而且，不影响手术效果或增加肿瘤复发率。术后一般并发症发生率为 10%，肿瘤复发率为 17%。

3. **保留神经的 RPLND**　目前，多采用保留神经的腹膜后淋巴结清扫术（nerve-sparing retroperitoneal lymph node dissection，NS-RPLND），术后肿瘤复发率 <10%，95% 的患者可保持射精功能。

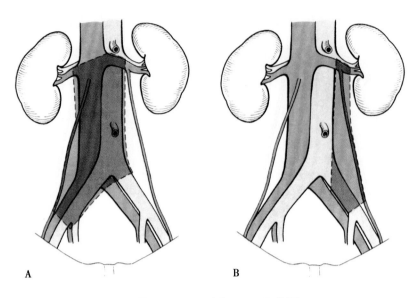

图 19-2-18　改良 RPLND 范围

（1）右侧 NS-RPLND 清扫范围：上达右肾静脉上缘，下达同侧髂内和髂总动脉分叉处，右侧达输尿管内缘，左侧达主动脉前中部，至肾下极稍下方水平（图 19-2-19）。

（2）左侧 NS-RPLND 清扫范围：上达左肾静脉上缘，下达左髂总动脉下段，左侧至输尿管内缘，右侧达下腔静脉前方至肾下极稍下方水平，以及肠系膜下动脉以下的腹主动脉、髂总动脉前外侧（图 19-2-19）。术中剥离时注意保护肠系膜下神经节周围和沿主动脉下行的主要内脏神经，在清扫淋巴组织的同时尽量保护交感神经支干（图 19-2-20A，B）。

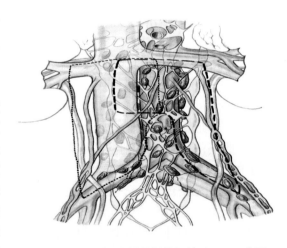

图 19-2-19　右、左侧保留神经的 RPLND 范围

近年来，应用腹腔镜或机器人辅助腹腔镜技术进行 NS-RPLND 的治疗效果逐渐得到肯定。

（六）睾丸肿瘤脑转移的治疗

通常，睾丸肿瘤脑转移是全身转移的一部分，单纯脑转移者少见。初次诊断时已有脑转移者长期生存率较低，复发病例出现脑转移 5 年生存率仅 2%~5%。脑转移的治疗宜首选化疗，对化疗有完全反应者也应选择联合放射治疗。对持续存在的孤立性脑转移灶，综合全身情况、睾丸肿瘤的病理类型和转移灶的部位，可考虑手术治疗，术后实施化疗联合放射治疗。

九、预后

睾丸生殖细胞肿瘤经化疗、放射治疗以及手术治疗，可使预后获得明显改善，预后与

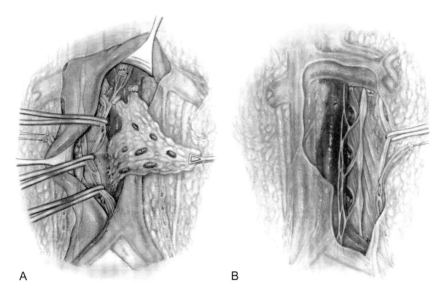

图 19-2-20　交感神经清晰可见

TNM 分期有关（表 19-2-10）。

表 19-2-10　睾丸生殖细胞肿瘤

肿瘤	TNM 分期	腹膜后复发率	远处转移	5 年生存率
精原细胞瘤	$T_{1\sim4}N_0M_0$	3%	1%	99%
	$T_{1\sim4}N_{1\sim2}M_0$	<5%	<5%	92%
	$T_{1\sim4}N_3M_1$	—	—	40%~60%
非精原细胞瘤	$T_{1\sim4}N_0M_0$	<5%	15%	98%
	$T_{1\sim4}N_{1\sim2}M_0$	<5%	<5%	88%
	$T_{1\sim4}N_3M_1$	—	—	40%~60%

　　重要的预后因素包括下列几个方面：①原发肿瘤中血管侵犯和/或淋巴管侵犯，由于很难区分血管或淋巴管而统称为血管侵犯。血管侵犯预示有高复发和/或转移的可能，有血管侵犯者转移率为 86%，无血管侵犯者仅 19%；②原发肿瘤滋养层的成分：一般肿瘤中含有胚胎性成分预示高复发和/或转移。如果原发肿瘤为未分化癌或缺乏卵黄囊成分时，预示有高的复发率；③原发肿瘤高病理分期：原发肿瘤病理分期越高则复发和/或转移的可能性越大。约 10%~15% 病例扩散至附睾或精索，预后不良；④肿瘤标记物：α-FP 和 β-HCG 升高为高危因素之一，有重要的预后价值。此外，经阴囊途径手术亦为复发的重要因素。

　　根据肿瘤的组织类型，病理分期以及肿瘤标志物的水平等，分为预后良好、预后中等以及预后差三个等级进行预后的判断（表 19-2-11）。

表 19-2-11　国际生殖细胞癌协作组预后因素分期系统

预后分组	非精原细胞瘤	精原细胞瘤
预后良好	睾丸或腹膜后原发;无肺外器官转移;α-FP<1 000ng/ml,HCG<5 000IU/L,LDH< 正常值上限的 1.5 倍;5 年无进展生存率 89%,5 年生存率 92%	任何部位原发;无肺外器官转移;α-FP正常;β-HCG 可以为任意值;5 年无进展生存率 82%;5 年生存率 86%
预后中等	睾丸或腹膜后原发;无肺外器官转移;有下列之一者:α-FP 1 000~10 000ng/ml,或 β-HCG 5 000~50 000IU/L,或 LDH 高于正常值上限的 1.5~10 倍;5 年无进展生存率 75%;5 年生存率 80%	任何部位原发;肺外器官转移;α-FP 正常;β-HCG 和 LDH 可以为任意值;5 年无进展生存率 67%;5 年生存率 72%
预后不良	纵隔原发;或肺外器官转移;或 α-FP>10 000ng/ml;或 β-HCG>50 000IU/L;或 LDH> 正常值上限的 10 倍;5 年无进展生存率 41%;5 年生存率 48%	无

注:1. 1997 年,国际生殖细胞癌协作组(IGCCCG)制定。

　　2. 该分期系统用于转移性睾丸肿瘤,包括非精原细胞瘤和部分精原细胞瘤。

十、随访

睾丸肿瘤在经过有效的治疗后,有规律的定期复查有助于早期发现延迟转移或肿瘤复发。复发部位主要在腹膜后、盆腔、纵隔、腹股沟和左侧锁骨上淋巴结。远处转移首先是肺,其次是肝、脑及骨骼等。临床Ⅰ期非精原细胞瘤复发多在 1 年内,若 2 年不复发可视为治愈。大多数睾丸肿瘤在治疗后 2 年内复发,应密切监测;尤其是对根治性睾丸切除术后实施"等待和观察"方案者,更应密切严密随访。

随访的目的:①发现复发的病灶:资料表明 50% 复发的睾丸生殖细胞肿瘤患者仍可治愈,主要取决于复发形式和分期。晚期复发(完全缓解 2 年后复发)的患者,对化疗耐药性较高,预后差。研究表明,通过监测血清肿瘤标志物以及影像学检查可以较好地监测睾丸生殖细胞肿瘤的复发。血清肿瘤标志物(α-FP 和/或 β-HCG)在大约 2/3 的非精原细胞瘤复发患者以及约 1/3 的精原细胞瘤复发患者中会升高。LDH 是预测肿瘤转移的重要指标,但用于预测复发尚有争议;②发现第二原发肿瘤病灶:目前,对侧睾丸原发肿瘤的监测还缺乏特异性的监测指标。危险因素有:睾丸下降不全、睾丸萎缩、不育症、睾丸微小结石、发病年龄轻等。由于睾丸萎缩是第二原发病灶的主要危险因素,所以当睾丸体积小于 12ml 时可作对侧睾丸活检(化疗前或化疗结束 2 年后);③监测化疗或/和放射治疗的毒副反应;④监测远期心理健康:睾丸肿瘤的治疗可能会对性功能有一定的影响,随访可帮助这些患者重建信心。

随访原则上包括临床体格检查、影像学检查以及肿瘤标记物的测定等(表 19-2-12)。

表 19-2-12　睾丸肿瘤的随访方案

检查项目	检查期限/月		
	1~2 年	3~5 年	6~10 年
全身体检			
实验室检查:血常规、肾功能、α-FP、β-HCG、LDH、PALP	3	6	12
胸片			
B 超检查(腹部、睾丸)			
腹部、盆腔 CT(B 超检查不能确定时)	6	12	
头部 CT/核素骨扫描仅限于Ⅲ期($T_{1~4}N_{1~3}M_0$)患者治疗结束			

（曾　进　郭小林）

参 考 文 献

[1] 刘卓炜,丘少鹏,周芳坚,等.保留神经腹膜后淋巴结清除术治疗睾丸肿瘤.[J]中华泌尿外科杂志, 2005,26(7):4911-493.

[2] MARTIN JM,PANZARELLA T,ZWAHLEN DR,et al. Evidence based guidelines for following stage 1 seminoma [J].Cancer,2007,109(11):2248-2256.

[3] CHANG SS.ROTH B.Treatment of clinical stage I germ cell tumors [J].Urology,2002,59(2):173-179.

[4] CHIA VM,LI Y,GOLDIN LR,et al. Risk of cancer in first- and second-degree relatives of testicular germ cell tumor cases and controls [J]. Int.J Cancer,2009,124(4),952-957.

[5] CHUNG CC,KANETSKY PA,NATHANSON KL,et al. Meta-analysis identifies four new loci associated with testicular germ cell tumor [J]. Nat Genet.2013,45(6):680-685.

[6] MURRAY MJ,SAINI HK,SIEGLER CA,et al. LIN28 expression in malignant germ cell tumors downregulates let-7 and increases oncogene levels [J]. Cancer Res,2013,73(15):4872-4874.

第三节　睾丸非生殖细胞肿瘤

睾丸非生殖细胞肿瘤较少见,约占全部睾丸肿瘤的 5%,较主要的类型有:①性腺基质肿瘤,主要包括间质细胞瘤及支持细胞瘤等;②性腺胚细胞瘤;③其他类型如睾丸网腺癌、睾丸类癌等。

一、间质细胞瘤

2004 年世界卫生组织 WHO《泌尿系统及男性生殖器官肿瘤病理学和遗传学》中将其分为间质细胞瘤和恶性间质细胞瘤。

间质细胞瘤(Leydig's cell tumor)由正常发育和演化的间质细胞构成,是最常见的非生殖细胞肿瘤,占睾丸肿瘤的 1%~3%,任何年龄均可发病,多见于 5~9 岁及 25~35 岁这两个年龄段,20%~25% 为儿童。绝大多数为良性病变,97% 为单侧病变,恶性者约占 10%,且多数为老年人,可发生转移,最常见转移部位是腹膜后及腹股沟淋巴结,其次为肝、肺、骨等。

该病病因尚不清楚,但与隐睾不相关,有学者认为下丘脑-垂体-睾丸轴的紊乱引起黄体生成素增加,导致Leydig细胞受到过度的刺激可能是其形成的原因之一。病理检查肿瘤色黄,表面光滑,体积较小,可伴出血及坏死(图19-3-1)。镜下见肿瘤主要由间质细胞构成,成团或条索状排列,细胞呈多角形,胞浆嗜伊红,颗粒状,内含脂性空泡,核大而圆有核仁。间质细胞瘤特征性的病理表现是胞浆内含 Reinks 结晶(嗜酸性棒状结晶),但检出率约40%~50%,故不能作为诊断的必要条件。

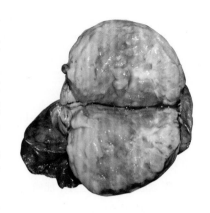

图 19-3-1 睾丸间质细胞瘤大体型态图切面呈灰青黄色,中间可见局灶坏死

本病常表现为阴囊内无痛性肿块,体积较大。由于间质细胞具有分泌功能,可产生睾酮、雌激素、黄体酮和皮质类固醇,故常有内分泌紊乱的症状。青春期前的患者可出现性早熟症状,如阴茎、阴毛的生长,骨骼和肌肉加速增长及骨龄提前等;成年患者多数没有雄性内分泌特征,其中乳腺发育的发生率约占 20%~25%,此外还可因间质细胞过度凋亡、雄激素分泌减少,导致性欲下降、勃起功能障碍、睾丸萎缩、甚至不育等。

实验室检查血及尿中雌激素水平可增高,血清中雄激素、雌激素受体、孕酮、黄体生成素和卵泡刺激素等也可升高,但均不具有特异性;B 超和 CT 扫描等影像学检查无特异性诊断价值。

诊断依靠病理检查,但在区分良恶性时病检与临床不尽一致。目前认为除明确有转移可肯定为恶性之外,有以下表现表明恶性的可能性较大:①肿瘤≥5cm;②细胞具有明显的多形性;③可见到较多的病理性核有丝分裂象;④有血管、淋巴管浸润或精索浸润;⑤细胞周期相关核抗原 Ki67 的表达增加;⑥DNA 非整倍体。另外 17-KS 类固醇的水平有助于区分良恶性。恶性肿瘤患者 17-KS 类固醇的水平比正常升高 10~30 倍,而良性者升高程度较小。

治疗应选择根治性睾丸切除术。良性肿瘤预后良好,术后内分泌紊乱的症状可完全消失或部分缓解,但由于良恶性区分困难,术后应密切随访。对恶性肿瘤应辅以放疗或化疗,必要时行腹膜后淋巴结清扫术。但不论放疗、化疗或手术,其效果均不理想,预后较差,约2/3 的恶性肿瘤患者在确定诊断后 2 年之内死亡。

二、支持细胞瘤

支持细胞瘤(Serotoli's cell tumor)又名男性母细胞瘤,很少见,约占睾丸肿瘤的 1%。一般认为起源于生殖嵴的原始性腺间质或颗粒细胞,即生殖腺内生殖细胞的支持成分。可发生于任何年龄,多见于 1 岁以下的婴儿及 20~45 岁的成人,绝大多数为良性病变,约 10% 的病例可发生转移。

病理检查肿瘤切面呈黄色或灰白色,有沙砾感,有点状出血或坏死区域,常有囊性变。镜下见其组织成分主要是上皮小管与间质,也可混有精原细胞瘤,绒毛膜上皮癌及畸胎瘤等成分。根据镜下表现可分为三型:①非特殊型支持细胞瘤:大多数睾丸支持细胞瘤属于此型,胞质常透明淡染。②硬化型支持细胞瘤:肉眼观为实性、白色或黄白色的结节;镜下见肿瘤呈条索状、实性癌巢或筛状分布于致密的胶原结缔组织之间。③大细胞钙化型支持细胞瘤：肉眼观为灰白色或淡黄色结节，呈多灶性；镜下见黏液样或胶原性的间质中，肿瘤细胞呈巢状或条索状分布，胞质丰富，呈嗜酸性，间质呈钙化或骨化。如见到肿瘤细胞分裂象异常活跃则提示恶性的可能性大。

本病好发于隐睾及假两性畸形者，主要临床表现为睾丸肿块，圆形或卵圆形，多为单发，生长缓慢，质地韧，部分伴有疼痛不适感。青春期前患者偶有性早熟，成人患者中约30%可出现乳腺发育。

实验室检查尿中雌、雄激素水平可升高，但也可能正常。

诊断依靠病理检查，典型的支持细胞瘤镜下呈实性管状排列，间质为纤维组织。发现转移灶可确诊为恶性肿瘤，而在未发现转移的患者中，肿瘤细胞分裂象异常活跃也提示有恶性变的可能。

治疗应选择根治性睾丸切除术。良性者预后良好，肿大的乳腺可很快消失。术后应定期随访，如果有转移应按睾丸生殖细胞肿瘤处理，选用化疗、放疗或腹膜后淋巴结清扫术。一般，化疗对恶性支持细胞瘤的疗效较好。

三、性腺胚细胞瘤

性腺胚细胞瘤是一种比较罕见的肿瘤，与性腺发育不全有关，占睾丸肿瘤的0.5%。自婴儿到70岁以上均可发病，但以30岁以下较为多见，其中20%表现为男性型，80%表现为女性型。双侧同时发病率为50%。

肿瘤大小不一，有的需要镜下才可见到，有的则可大到直径20cm以上，多为圆形，切面呈黄色或灰白色。镜下可见到三种成分：间质细胞、支持细胞以及生殖细胞，三者比例在不同病例中相差颇大。

临床表现除睾丸肿块之外，常有性腺发育不全，外阴及性腺畸形。表现为男性型者常有隐睾，尿道下裂；表现为女性型者则有停经等。

目前对性腺胚细胞瘤的性质尚有不同见解，一般认为不发生转移，但若混有其他生殖细胞瘤的成分则应仔细检查有无转移。

治疗应选择根治性睾丸切除术，由于双侧同时发病高达50%，故对性腺发育不全者建议同时行双侧睾丸切除术，如混有精原细胞瘤或其他生殖细胞瘤成分则应按生殖细胞瘤的类型选用进一步的治疗方案。本病预后较好。

四、睾丸网腺癌

睾丸网腺癌是一种少见的高度恶性肿瘤，可发生于成人任何年龄（17~91岁），发病高峰70岁。病理检查病灶位于睾丸纵隔的睾丸网上皮管道内，呈灰白至灰褐色；镜下表现为多发性囊性乳头状或管状腺癌，核大胞质少的癌细胞可见核分裂。临床表现主要为无痛性阴囊肿块。可累及睾丸、附睾和精索，主要通过淋巴道和血行播散，淋巴道播散主要侵及主动脉旁的髂淋巴结；血行播散主要转移至肺、骨、肝、皮肤、肾、肾上腺和胸膜等。

治疗应选择根治性睾丸切除术，对有腹膜后或腹股沟淋巴结转移者行腹膜后淋巴结清扫术。术后辅以化疗与放疗，但治疗效果不佳。该病预后较差，常在1年内死亡，肿瘤的大小对预后影响最大。

五、睾丸类癌

睾丸类癌是一种少见的低度恶性肿瘤,约占睾丸肿瘤的1%。多发于中老年人,以40~60岁为多见。左侧发病较右侧多见。继发性为胃、肠等处类癌转移所致,占10%。原发性者约占90%,按组织成分可分为单纯型(75%)及伴有畸胎瘤的混合型(25%)两类;根据肿瘤细胞是否具有分泌功能,又可分为功能性与非功能性肿瘤,前者主要分泌5-羟色胺(5-HT)等物质,以非功能性肿瘤较为多见。

睾丸类癌的组织学来源尚有争议。一般认为类癌起源于畸胎瘤中某种成分的过度增长或源于睾丸本身的嗜银细胞。近来多数学者认为是小细胞癌前驱细胞瘤(APUD)系统的一类肿瘤,病理表现与其他部位的类癌相似,肿瘤为圆形或卵圆形,剖面呈黄色或褐色。镜下见肿瘤细胞较小,核小而圆,核仁细小,分裂象少见。细胞呈团巢状或带状排列,具有嗜银性特点。

临床主要表现为无痛性睾丸肿块,生长缓慢。功能性肿瘤可出现类癌综合征症状,如面部潮红、心悸、腹泻、支气管痉挛等,但发生率较低,其原因可能为:①分泌的物质无活性;②浓度不够高,③迅速被灭活。原发性睾丸类癌中约11%可出现其他部位转移,提示转移可能的征象有:①肿瘤较大,平均7cm左右,无转移者平均直径约3cm;②出现类癌综合征,功能性肿瘤患者血中5-HT及尿中5-羟吲哚乙酸(5-HIAA)的水平可能升高。

诊断除病理检查之外,还需进行其他部位如胃、肠等处的检查以确定是否为原发性或有无转移。

对继发性睾丸类癌除选择根治性睾丸切除术外,亦应切除原发病灶,不能切除者应加用化疗。对原发性单纯型睾丸类癌,行根治性睾丸切除术即可,对混合型者则应按畸胎瘤的方案进行治疗。

原发单纯型睾丸类癌预后良好,混合型的预后取决于畸胎瘤的成分及肿瘤分期,继发性或有转移者预后稍差。

六、睾丸恶性淋巴瘤

1. **流行病学**　睾丸恶性淋巴瘤罕见,几乎所有的恶性淋巴瘤都是非霍奇金淋巴瘤。Curling 和 Malassez 于 1877 年首先描述本病。睾丸恶性淋巴瘤约占睾丸肿瘤的 1%~7%,占结外淋巴瘤的 1.6%~1.8%。

睾丸恶性淋巴瘤的病因不明,属原发性还是继发性肿瘤尚有争议。现在认为凡以睾丸病变为首发症状,同时其他部位无淋巴瘤征象,且以前未患淋巴瘤者即可诊断为睾丸原发性恶性淋巴瘤。

睾丸恶性淋巴瘤可发生于任何年龄,多发生于 50 岁以上,高发年龄组在 60 岁以上。左右睾丸发病率侧并无差异,双侧发病者约为 50%,可同时或先后出现。可以是全身淋巴瘤的局部表现,亦可为原发性即所谓结外恶性淋巴瘤。

2. **组织病理学**　病理检查肿瘤切面呈灰白色或浅黄色,均为非霍奇金淋巴瘤。免疫学分型为 B 细胞型者占绝大多数。根据 Rappaport 分类,Doll 和 Weiss 将 170 例睾丸恶性淋巴瘤分为四型,组织学分型以弥漫性组织细胞型多见(表 19-3-1)。镜下可见肿瘤细胞较小,核深染,分裂象多见;肿瘤细胞弥漫性浸润于曲细精管之间,使曲细精管分离、萎缩,甚至破坏、消失,残存的曲细精管无生精现象。网状纤维染色可见网状纤维增多并围绕曲细精管呈同心圆分布,肿瘤细胞侵入网状纤维间而产生疏松散开的管周网状纤维。侵犯睾丸静脉血管常见,受累的睾丸静脉壁平滑肌间可见弥漫性肿瘤细胞浸润,常穿入内膜使血管内皮细胞向腔内突起,不伴静脉腔内血栓形成及明显的纤维增生,故不同于癌性静脉侵犯。

表 19-3-1　170 例睾丸恶性淋巴瘤病理分类

组织类型	病例数	百分比
弥漫性组织细胞型	129	76%
低分化淋巴细胞型	23	14%
混合细胞型	6	3%
其他	12	7%

3. 临床表现　临床主要表现为无痛性睾丸肿大,可迅速发展或缓慢增大,少数伴有坠胀或疼痛。睾丸质地坚硬,表面光滑或有结节,无压痛。常伴贫血、消瘦、厌食、发热等症状。晚期可累及附睾及精索。若为继发性则有原发病灶的相应症状。原发肿瘤易浸润血管而引起血行扩散,晚期可局部浸润或淋巴转移。常受累的部位为皮肤、中枢神经系统、walderyer淋巴环、邻近器官、肺及其他脏器。

4. 诊断　睾丸恶性淋巴瘤的发生,常与睾丸全能生殖细胞受致瘤因素影响向多能性方向分化及异常增生有关。睾丸恶性淋巴瘤不宜行局部活检,但多数在其分化与增生过程中有非生理性蛋白标记物表达,因此检测不同时期的标记物有利于睾丸恶性淋巴瘤的诊断。另外,超声显像操作简便,可重复,对术前睾丸恶性淋巴瘤的诊断有一定价值;CT 与 MRI 可清晰显示腹膜后淋巴结的大小及邻近组织的关系,能及早发现较小的睾丸恶性淋巴瘤及转移病灶。因此,影像学检查结合肿瘤标记物是临床上术前诊断睾丸恶性淋巴瘤的重要手段。但明确诊断有赖于手术后病理检查,但对鉴别原发或继发性价值不大,主要依靠随访。

5. 鉴别诊断　睾丸淋巴瘤常常被误诊为精原细胞瘤,有时也被误诊为胚胎癌,误诊率可高达 30%~35%。由于治疗的方法不同,正确区别睾丸生殖细胞瘤与睾丸恶性淋巴瘤尤为重要。

Gowing 认为睾丸恶性淋巴瘤通常有下列特征:①细胞较小且胞质少,核/质比例高;②细胞浆内糖原含量少(精原细胞瘤胞质内糖原含量很高);③弥漫性小管间侵犯,可见到残留的小管,即使深埋在肿瘤中,仍可见残存小管;④网状纤维染色,小管周围被网织层所包绕,出现特有的形态;⑤静脉壁特征性侵犯;⑥睾丸周围无管内播散;⑦缺乏间质肉芽肿反应;⑧老年人胚胎癌具有上皮样特征,通常形成肉芽、乳头或小管结构。而且,在一些患者中 α-FP和/或 hCG 水平升高,测定这些肿瘤标记物有助于鉴别诊断。

此外,还需与肉芽肿性睾丸炎,假性淋巴瘤、浆细胞瘤和横纹肌样肉瘤相鉴别。

6. 治疗　治疗主要是行根治性睾丸切除术,术后辅以放疗或化疗,一般不需行腹膜后淋巴结清扫术。治疗效果较差,多数患者 2 年内死于全身扩散,约 10% 的病例较长期生存。

七、继发性睾丸肿瘤

1. 白血病性睾丸肿瘤　临床上所见的白血病性睾丸肿瘤常继发于急性白血病的患儿,

在急性淋巴细胞白血病患儿中受累率可达 8%,实际上白血病累及睾丸的发生率更高,因无临床症状而未能在生前作出诊断。尸检表明死于急淋的患者睾丸受累率为 27%~92%,而非急淋患者的睾丸受累率亦可达 20%~90%。约 50% 病例为双侧睾丸同时受累,常伴有阴囊颜色改变。

病理检查见白血病主要侵犯睾丸间质,白细胞浸润破坏曲细精管。

常见的临床表现为睾丸肿块。值得重视的是在全身性白血病获得良好控制的时候,睾丸常成为肿瘤细胞的庇护所或首先复发的部位。

诊断方法中由于穿刺活检技术及经验的积累其准确率已不亚于睾丸切除术加病检,而且睾丸切除术不是主要的治疗方法,故近年来穿刺活检已成为主要的诊断方法。

本病的治疗首先应行双侧放疗,剂量为 20~25GY,必要时可辅以化疗。预后取决于白血病的控制程度,资料表明睾丸受累者其预后较差,平均 9 个月左右死亡。

2. 其他转移性肿瘤　很少见,多为尸检时偶然发现。最常见的原发肿瘤灶为前列腺,其次为肺、胃肠道、肾和肾上腺肿瘤以及恶性黑色素瘤等。典型的病理表现为间质中有肿瘤细胞,曲细精管相对减少,肿瘤细胞的特征与原发肿瘤相同。

临床上发现的病例症状多出现于原发肿瘤发现之后,极少数患者症状出现于原发肿瘤发现之前或不能找到原发灶。诊断主要依靠病理检查,治疗应服从于原发肿瘤的治疗,必要时可行根治性睾丸切除术。

（袁晓奕　宋晓东）

参 考 文 献

[1] CHEAH C Y, WIRTH A, SEYMOUR J F. Primary testicular lymphoma [J]. Blood. 2014, 123(4):486-493.

[2] WERTHER M, SCHMELZ H U, SCHWERER M, et al. Sclerosing Sertoli cell tumor of the testis: a rare tumor. Case report and review of the literature on the subtypes of Sertoli cell tumor [J]. Urologe A, 2007, 46(11): 1551-1556.

[3] 张建伟, 苟新敏, 李智, 等. 睾丸大细胞钙化性支持细胞瘤一例[J]. 中华病理学杂志, 2007, 36(4): 281-282.

[4] SHIRAISHI Y, NISHIYAMA H, OKUBO K, et al. Testicular Leydig cell tumor presenting as male infertility: a case report [J]. Hinyokika Kiyo, 2009, 55(12):777-781.

[5] 杨宪法, 赵耀瑞, 王勇, 等. 睾丸间质细胞瘤 2 例报告并文献复习. 现代泌尿生殖肿瘤杂志[J]. 2015, 6 (3):161-163.

第二十章

阴茎癌

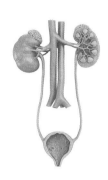

一、流行病和病因学

阴茎癌（penile carcinoma）是阴茎最常见的恶性肿瘤，占阴茎恶性肿瘤的90%~97.4%，但在男性恶性肿瘤发病率中所占比例较低。由于国家、民族、地区、文化、宗教、卫生等因素，阴茎癌的发病率很不一致。欧美国家、信奉伊斯兰教的穆斯林国家及犹太民族发病率较低，亚洲、非洲、拉丁美洲及黑人种族发病率相对较高。据统计，欧美地区的发病率<1/10万，且随年龄增长而增加。发病高峰年龄为60岁，年轻男性也有发生。在南美、东南亚和非洲部分地区，阴茎癌发病率较高，占男性恶性肿瘤的1%~2%。在美国，发病率从1973年0.84/10万降到2002年的0.58/10万。阴茎癌发病率有种族差异，其中西班牙裔美国人最高，以色列犹太人阴茎癌发病率最低（0.3/10万）。欧洲的发病率较平稳，但丹麦和英国发病率有所上升。我国50年代以前，是阴茎癌的高发地区之一，随着生活条件的改善、人民生活水平的提高，阴茎癌有明显下降的趋势。据上海市恶性肿瘤发病率的统计，1982年的阴茎癌的发病率为1.09/10万，占男性恶性肿瘤的0.39%；1988年发病率降至0.34/10万，仅占男性恶性肿瘤的0.07%。新生儿包皮环切术可降低阴茎癌的发病率，而成人包皮环切术则不能降低阴茎癌的发病率。

阴茎癌的发病年龄多为40岁以上，平均年龄50岁。儿童、青少年患者也有报道，但极其少见。其病因至今仍不十分清楚，国内外学者做了大量的研究，提出包茎、包皮过长、包皮垢和遗传、创伤、炎症、病毒、免疫抑制等学说。目前以包茎、包皮过长、包皮垢学说较为公认，其证据有：①青春期前行包皮环切术阴茎癌的发生率明显降低，疾病发生率不足1%。文献报道。信奉犹太教民族，男婴生后8天一律行包皮环切术（割礼），几乎不患阴茎癌。信奉穆斯林教、伊斯兰教民族，4~10岁男童常规行包皮环切术者，只有极少数人患阴茎癌。而基督教、印度教徒不行包皮环切术者，阴茎癌相对常见；②阴茎癌患者70%~90%以上有包茎、包皮过长病史；③包皮垢有致癌作用。包皮垢是一种化学致癌物质，为细菌与脱屑的表皮细胞发生作用形成，沉积在包皮囊内。其致癌性有许多实验研究证实，将马的包皮垢接种于小鼠皮下，可使小鼠发生癌变；人的包皮垢涂于小鼠宫颈及阴道上壁，可诱发鼠的子宫颈癌。由此可见，阴茎癌的发生肯定与包茎、包皮过长及包皮垢的刺激有关。此外，增殖性红斑是阴茎原位癌、阴茎角、阴茎黏膜白斑、巨大尖锐湿疣等是阴茎癌前病变。

在人类乳头瘤病毒(HPV)流行的地区,阴茎癌发病较多。这一现象说明,HPV可能是导致这一地理差异的原因。三分之一的病例归因于HPV相关的致癌作用。目前尚无数据表明阴茎癌与人类免疫缺陷病毒(HIV)或艾滋病(AIDS)有关。30%~40%病例的阴茎癌组织中可检测出HPV的DNA,且在不同组织学亚型中不同:基底细胞样鳞状细胞癌,76%阳性;湿疣样-基底细胞样混合亚型鳞状细胞癌,82%阳性;湿疣样癌,39%阳性。疣状阴茎鳞状细胞癌则为HPV阴性。HPV可能是某些阴茎鳞癌亚型的共同致癌因素。

阴茎癌的发生与病毒感染亦有关。据报道,在巴西发现18例阴茎癌患者中,7例找到HPV DNA18型。阴茎鳞状细胞癌中最常见的HPV类型是HPV16(72%)、HPV6(9%)和HPV18(6%)。尖锐湿疣患者患阴茎癌的风险更高。HPV阳性对比HPV阴性病例后发现,前者有更高的肿瘤特异性生存率(93%∶78%),但结果并不一致:阴茎癌发病率与宫颈癌无明显相关。

包茎与阴茎癌发病明显相关(比值比:11.4),其他流行病学危险因素包括:吸烟(发病风险增加4.5倍)、受教育程度低和社会经济状况差。阴茎癌病例中硬化性苔藓(干燥闭塞性龟头炎)发生率相对较高。其他因素如阴茎创伤或包皮环切术后皮肤瘢痕形成、肾移植患者长期使用免疫抑制剂等与阴茎癌有关,但仅见个案报道。现一般认为这些因素在阴茎癌的发生中无直接作用。

二、分子生物学

目前,对于阴茎癌患者的基因突变了解还十分有限。

少量的数据将阴茎鳞状细胞癌的染色体畸变与生物学行为相联系。阴茎鳞癌DNA拷贝数的改变与其他组织鳞癌相似。低拷贝数变化与低存活率相关。位于8q24位点的基因改变起重要作用。

目前已发现CpG岛上*CDKN2A*甲基化导致的表观遗传学改变,它编码了两种肿瘤抑制蛋白(p16INK4A和p14ARF)。62%侵袭性阴茎癌有*p16*等位基因的缺失,可能与尖锐湿疣的癌变有关,并与淋巴结转移和预后有关;*p53*等位基因缺失则在42%的侵袭性阴茎癌病例中出现,且提示预后不良。

研究发现,在所有分级和分期肿瘤中都发现*PIK3CA*基因突变,但仅在较大和晚期肿瘤中发现*HRAS*和*KRAS*基因突变。这些基因突变存在相互排斥现象,提示任何一条通路的调节异常都足以导致阴茎癌的发生和发展。

三、肿瘤特征

(一) 病理分型

阴茎癌好发于阴茎头、冠状沟、包皮内板等处,阴茎干上很少发生。起病初病灶一般较小,为丘疹状、湿疹状结节或疣赘物。由于阴茎癌绝大多数发生在包茎或包皮过长的患者,所以早期一般不易察觉,随着肿瘤生长,病变逐渐增大扩散到整个阴茎头、冠状沟,甚至阴茎干,形成典型的乳头状(菜花型)癌或浸润型(溃疡型)癌。所以阴茎癌大体形态上分为乳头状癌,浸润型癌。

1. 乳头状(菜花型)癌　好发于包皮内板、阴茎头、冠状沟等处,多由丘疹状结节或疣赘物开始。随着肿瘤生长,主要是外生性生长,最终形成大的菜花状新生物。由于尿液浸渍,肿瘤表面常破溃、感染,脓性物渗出具有特殊臭味。此型瘤体积巨大,但一般较局限,浸润程度不深,常可活动。淋巴转移较少见。

2. **浸润型(溃疡型)癌** 以冠状沟处较多见,其他部位亦可发生,可由湿疹或白斑样病变开始。此型主要是浸润性生长,向肿瘤基底部组织浸润,破坏 Buck 氏筋膜、白膜,并深入阴茎海绵体,肿瘤在海绵体血运丰富处迅速生长,且很快发生淋巴转移。肿瘤外观一般体积较小,表面呈结节状,质硬,灰白色,有浅表溃疡、脓性或血性渗出物覆盖。由于肿瘤向周边组织浸润生长,无明显界限,肿瘤多较固定不易推动。阴茎癌在早期,不论哪一型,很少侵及尿道,可能是尿道海绵体白膜较为坚韧,有抵御肿瘤侵犯的作用。阴茎癌发展到晚期,不但可侵犯尿道,引起尿道口受压、变形、尿瘘,且可破坏整个阴茎而发生阴茎自截。

(二) 组织学表现

阴茎癌多属鳞状上皮细胞癌,不论哪种类型,仅分化程度不同而已。乳头状癌一般浸润表浅、分化程度较高,恶性程度较低,癌细胞大,呈多边形,异型性较轻,癌巢呈不规则乳头状或团块状。浸润型癌皮下浸润程度深,分化程度低甚至未分化,恶性程度高,癌细胞异型性明显,癌巢呈不规则条索状或团状。

(三) 转移

阴茎癌的转移主要是经淋巴途径。腹股沟、髂淋巴结是阴茎癌最早的转移区域。包皮、包皮系带及皮下组织淋巴液主要流向腹股沟浅淋巴结,再由该处与腹股沟深淋巴结相通。阴茎头、冠状沟、海绵体及尿道的淋巴液一部分流向腹股沟深部淋巴结,另一部分流向耻骨联合处淋巴结,再由此流向腹股沟深淋巴结。腹股沟深淋巴结与髂外淋巴结相通,继而再流向髂总和腹主动脉旁淋巴结。阴茎淋巴管造影提示,阴茎淋巴引流由浅至深至髂淋巴结,无跳跃引流,在各级引流之间存在横向交通支,阴茎淋巴引流是双侧的。发生区域淋巴转移时,淋巴结可肿大,渐渐导致皮肤坏死,慢性感染,腐蚀性股血管出血,败血症,最终死亡。

阴茎癌发生血行转移较少见,一般不超过 15%,且多发生在晚期病例,常见的转移部位为肝、肺、脑、骨等。

四、TNM 分期

准确估计阴茎癌病变程度,判断腹股沟淋巴结和远处有无转移,与选择治疗方案、评价治疗效果有密切的关系。目前临床上最常用的是国际抗癌联盟(UICC,2009)的 TNM 分期。区域淋巴结包括腹股沟浅表、腹股沟深部及盆腔淋巴结。

(一) TNM 分期(图 20-0-1)

限于阴茎癌必须有病理证实;区域淋巴结指腹股沟淋巴结;有三个解剖分区即包皮、阴茎头、阴茎。pTNM 病理学分期与 TNM 分期方法相同(表 20-0-1)。

(二) TNM 分期的最低诊断标准

1. **原发肿瘤(T)** ①临床检查;②局部切除或取材活检,确定肿瘤分级和浸润程度。

2. **局部淋巴结(N)** ①临床检查;②CT 扫描;③腹股沟可疑淋巴结切除病检,确定肿瘤分级或浸润性;④淋巴管造影或选择性淋巴结穿刺细胞学检查。

3. **远处转移(M)** ①临床检查;②胸片、CT;③MRI、选择性骨扫描;④生化检查:肝、肾功能、血钙等。

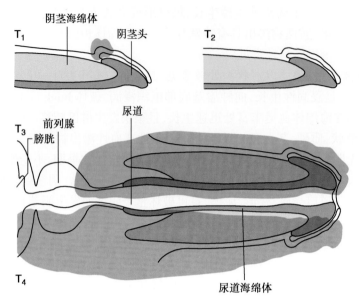

图 20-0-1　阴茎癌 T 分期

表 20-0-1　阴茎癌 TNM 分期

T_x	对原发肿瘤不能作出评估
T_0	无原发肿瘤的证据
T_{is}	原位癌
T_a	非侵袭性疣状癌(疣状癌不伴浸润)
T_1	肿瘤侵犯皮下结缔组织
T_{1a}	肿瘤侵犯皮下结缔组织,但无淋巴管侵犯,且为高分化肿瘤
T_{1b}	肿瘤侵犯皮下结缔组织,伴有淋巴管侵犯,低分化或未分化肿瘤
T_2	肿瘤侵犯尿道海绵体或阴茎海绵体
T_3	肿瘤侵犯尿道
T_4	肿瘤侵犯其他邻近结构
N_x	对区域淋巴结转移不能确定
N_0	无可触及或可见的增大腹股沟淋巴结
N_1	可触及活动的单侧腹股沟淋巴结
N_2	可触及活动的多个或双侧腹股沟淋巴结
N_3	腹股沟淋巴结固定或单侧或双侧盆腔淋巴结肿大
M_x	对远处转移不能确定
M_0	无远处转移
M_1	远处转移

续表

综合分期	T	N	M
0	T_{is}	N_0	M_0
	T_a	N_0	M_0
I	T_{1a}	N_0	M_0
II	T_{1b}	N_1	M_0
	T_2	N_0, N_1	M_0
	T_3	N_0	M_0
III$_A$	$T_{1\sim3}$	N_1	M_0
III$_B$	$T_{1\sim3}$	N_2	M_0
IV	T_4	任何 N	M_0
	任何 T	N_3	M_0
	任何 T	任何 N	M_1

阴茎鳞状细胞癌包括 Broders 和 Maiche 两种分级系统, Broders 分级简单常用(表 2-0-2), Maiche 分级更为准确(表 20-0-3)。

表 20-0-2 阴茎鳞状细胞癌 Broders 分级

分级	组织学特征
1. 高分化	明显的细胞间桥, 明显的角化珠形成, 细胞核轻度异形, 核分裂象少
2/3. 中分化	偶见细胞间桥, 少数角化珠, 细胞核中度异形, 核分裂象增多
4. 低分化	细胞核明显多形性, 大量核分裂象, 肿瘤坏死, 无角化珠

表 20-0-3 阴茎鳞状细胞癌 Maiche 分级

角化程度	0 分:无角化珠。角化细胞 <25%
	1 分:无角化珠。角化细胞 25%~50%
	2 分:不完整的角化珠或角化细胞占 50%~75%
	3 分:角化珠形成或角化细胞 >75%
核分裂象(每高倍视野)	0 分:≥10 个核分裂象
	1 分:6~9 个核分裂象
	2 分:3~5 个核分裂象
	3 分:0~2 个核分裂象
细胞非典型增生	0 分:所有细胞非典型增生
	1 分:多数非典型细胞/每高倍视野
	2 分:中等量非典型细胞/每高倍视野
	3 分:少数非典型细胞/每高倍视野
炎细胞渗出	0 分:无炎细胞出现
	1 分:炎细胞(淋巴细胞)出现

续表

细胞分化 1 级	8~10 分
细胞分化 2 级	5~7 分
细胞分化 3 级	3~4 分
细胞分化 4 级	0~2 分

五、临床表现

阴茎癌初起时为小的硬结、红斑、脓疱、疣状或丘疹状突起,也可是基底部浅的或深的难治性溃疡,溃疡边缘隆起或卷起。有包茎者可能遮掩病变而遭到忽视,渐渐地肿瘤糜烂穿过包皮,有血性恶臭分泌物流出而就诊。偶尔阴茎癌肿块体积较小,隐伏在包茎、包皮囊内。已发生腹股沟淋巴结转移者,腹股沟区出现较大肿块,可溃破形成溃疡,局部皮肤坏死、脓性物渗出,腐蚀性出血。阴茎局部疼痛一般较轻。当肿瘤侵犯尿道时,可使尿道移位、尿线变细、排尿困难、血尿。疾病发展到晚期时,可出现全身症状,如消瘦、贫血、食欲减退、恶病质、终至全身衰竭。阴茎癌的病程长短不一,作出诊断后未经治疗者大多在 2 年内死亡,肿瘤自然消失未见报道,长期存活罕见。从发病至就诊时间常为 1~2 年,此时病变已相当严重。文献报道约 15%~50% 患者延迟就诊一年以上,阴茎癌较之其他癌更易延迟就诊,可能是个人忽视、害羞、内疚、害怕、愚昧等原因所致。

根据病史及临床表现,一般诊断并不困难,尤其是晚期阴茎癌有菜花状之肿瘤并具有特殊恶臭之分泌物;或大部阴茎体已被破坏呈自截状;或腹股沟淋巴结肿大质硬,甚至有溃烂时,则诊断可确立(图 20-0-2)。此时应检查阴茎根部、阴囊底部估计这些部位是否受侵犯。但对某些早期阴茎癌患者诊断则较难,因包茎不能翻转,不能直接检查阴茎头部,常只能隔着包皮触及可疑肿块,与包皮垢不易区别。对这些患者应行包皮环切术,若包皮与阴茎头粘连则应尽量剥离以显露冠状沟处,仔细检查包皮内板、冠状沟、阴茎头及系带等处,有无溃疡、肿瘤等异常情况,如发现有可疑病变,应立即作病

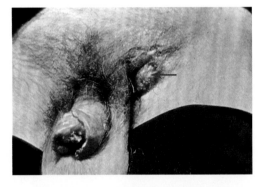

图 20-0-2　阴茎癌腹股沟淋巴结转移

理检查或细胞学检查,以利早期诊断。对包皮过长的患者,应将包皮翻转进行同样检查,最好行包皮环切术,包皮组织送病理检查。

有时在阴茎癌起病的某个时期,与阴茎良性肿瘤或炎症表现很相似,或者是这些疾病恶变而来,因此阴茎癌应与阴茎乳头状瘤、阴茎黏膜白斑,增殖性红斑,尖锐湿疣、巨大尖锐湿疣、阴茎角、阴茎头炎、阴茎结核及性病等鉴别,局部取材活检是必须的。

阴茎癌诊断一旦确立,要尽可能准确估计病变大小、部位、活动度及浸润程度,尽可能明确腹股沟及盆腔淋巴结有无转移等。仔细检查耻骨联合上区和双侧腹股沟等部位有无肿块,以及肿块的硬度、大小和数目。若耻骨上或腹股沟淋巴结肿大、直径大于 1.5cm,质地较硬,短期抗炎无好转,则肿瘤转移的可能性大,应做活检或穿刺细胞学检查。此时直肠双合诊,

可了解会阴或盆腔有无肿瘤侵犯。由于阴茎癌局部淋巴结炎或转移阻碍淋巴引流,所以用淋巴管造影来确定淋巴结转移的范围,价值不大。腹股沟及盆腔 B 超、CT、MRI 可了解局部淋巴结转移范围和大小。尤其是 MRI T1 加权,能准确估计阴茎癌浸润的程度、范围及局部淋巴结转移等,对准确 TNM 分期有重要价值。最后必须综合上述结果对阴茎癌作出 TNM 分期评估,对治疗选择有重要意义。

六、治疗

1. 治疗方案的选择

(1) $T_{is}/T_1N_0M_0$:原发肿瘤小、表浅,外生性生长癌肿不侵犯或仅侵犯皮下结缔组织,无深部浸润,若局部淋巴结不肿大时,转移少见,不超过 10%。治疗前可行癌肿活检确定恶性程度和浸润深度,治疗可选择激光、电灼、局部切除或阴茎部分切除术等。在原发灶治疗后,应密切随访至少 5 年,仔细检查腹股沟淋巴结有无肿大。嘱咐患者如何自我检查,以利早期发现。若随访中发现淋巴结肿大,抗炎无效者应行阴茎部分切除或全切除术,并行双侧腹股沟淋巴结清扫术。

(2) $T_{2~3}N_0M_0$:原发肿瘤局限在阴茎头或阴茎干但癌肿已浸润 Buck 氏筋膜、白膜和海绵体,镜下腹股沟淋巴结转移率明显增加,可达 30%~40%。治疗可选择阴茎部分切除或全切除术及预防性腹股沟淋巴结清扫术。病理证实为低分化或未分化型鳞状上皮细胞癌,腹股沟淋巴结转移者,可考虑加行腹腔镜盆腔淋巴结清扫术。

(3) $T_{1~3}N_{1~3}M_0$:腹股沟淋巴结明显肿大,活动或固定。原发灶应立即行阴茎部分切除或全切除术,待原发灶切口愈合,肿大淋巴结经用抗生素治疗 2~6 周后,再行腹股沟淋巴结清扫术,能明显降低切口感染、败血症的发生率。是否行盆腔淋巴结清扫术,可根据原发灶病理分级(低分化或未分化)及 TNM 分期(T_3)酌情考虑。

(4) $T_{1~4}N_{1~3}M_1$(已不能切除):原发瘤已广泛浸润邻近组织,腹股沟淋巴结肿大,固定,且不能手术切除,已有远处转移。治疗原则强调综合治疗,放疗、化疗两者联合可减少患者痛苦,提高生活质量,延长生存时间。部分患者,如果一般情况较好,肺、肝等远处转移灶较小能切除时,放疗和/或化疗后,可考虑行原发灶、局部淋巴结及远处转移灶的分期手术治疗,可提高生存率。

2. 原发肿瘤的治疗

阴茎部分切除或全切除术是治疗阴茎癌的有效方法,但阴茎切除后,外形毁损、性功能丧失,许多学者提出了保留性器官的手术:①阴茎癌为体表肿瘤,完全可达到早期发现,早期诊断,早期治疗;②有些高分化阴茎癌,恶性程度低,淋巴结转移较晚,但少见。只要早期原发灶治疗彻底,是可以长期存活的,这些方法主要有肿瘤局部切除术、Mohs 手术、激光切除术、放射治疗或液氮冷冻等。

(1) 手术治疗

1) 局部切除术:适用于瘤体小(≤1cm)且浸润不深的肿瘤,对局限于包皮者尤为适宜,手术时可在瘤缘外 0.5~1.0cm 处切除。此种手术因病变范围局限,切缘距离肿瘤太近,易于复发,因此术后应密切随访,一旦复发,应行彻底手术。

2) 阴茎部分切除术:适用于肿瘤局限于阴茎头或冠状沟而未累及阴茎干者,若肿瘤明显表浅,也应行阴茎部分切除。切缘应在离瘤缘近端 2cm 以上,切缘近端应深处取材快速冰冻切片证实切缘为无瘤缘,术后残端鲜见复发。如果患者无腹股沟淋巴结转移,阴茎癌局部切除术后肿瘤局部复发率约 0~8%,5 年生存率可达 70%~80%。阴茎残端能直立排尿,多能完成性活动。

3) 阴茎全切除术 + 尿道会阴造口术:适用于肿瘤累及阴茎干,或者估计阴茎部分切除术后留下的残端短,不能直立排尿、完成性活动者。

当肿瘤未侵犯阴囊时,无需切除阴囊和睾丸,保留阴囊和睾丸对维持男性化的特征和以后行阴茎重建有帮助。当肿瘤侵犯阴囊(T_4 期),阴囊、睾丸切除术和阴茎全切术同时进行。

特殊病例如阴茎干皮肤癌只侵犯阴茎表皮,无皮下浸润,可袖形切除阴茎皮肤、皮下组织,保留阴茎。更晚期患者,如肿瘤局部侵犯到耻骨,或者腹股沟淋巴结肿大固定,无远处转移,可结合化疗放疗,选择性地行半骨盆切除术。

(2) Mohs 手术(mohs micrographie surgery,MMS):MMS 是连续切除皮肤癌变组织,切缘愈远离癌灶、切除组织愈薄,然后对所切除标本进行编号,染色,快速冰冻切片,再镜检并比较染色图谱,直到切除干净,找不到癌细胞为止。此种方法,若患者选择得当(最好肿瘤≤1cm),治愈率极高,复发率甚低。肿瘤病变直径 <1cm 者治愈率为 100%,直径 >3cm 治愈率仅为 50%,总的五年治愈率为 74%。但较传统的保留组织的外科手术费时、费力、且价格昂贵。因此,应用较少。

(3) 激光治疗:激光疗法的优点是能破坏病变组织,保留正常组织的结构和功能,但激光渗透的深度很难估计,因此其应用受到限制。在行激光治疗之前,最好行肿瘤深部活检,以确定浸润程度。目前阴茎癌激光治疗主要用于原位癌,T_1~T_2 期肿瘤或早期浸润表浅的肿瘤。原位癌激光治疗能完全根除,T_1~T_2 期肿瘤部分病例可局部复发,应密切随访活检。

激光治疗复发率为 10%~48%。完全或部分阴茎头表皮重建的局部复发率为 0~6%,阴茎头切除术则为 7%~8%。

3. **腹股沟淋巴结清扫术(图 20-0-3)** 阴茎癌患者出现局部淋巴结转移时,病情常迅速恶化,淋巴结转移比肿瘤分级及恶性程度更影响预后。淋巴结转移大多与肿瘤分化及浸润程度有关。目前关于区域淋巴结的手术治疗尚有争论,区域淋巴结清扫可以治愈 80% 的微转移病例,焦点在于手术时间的选择和手术切除的范围。

(1) 原发肿瘤切除后,腹股沟肿大的淋巴结经 4~6 周抗生素治疗变小,是否行淋巴结清扫术?

回答是肯定的。一组资料显示肿大淋巴结行清扫术后,病理证实淋巴结转移率为 86%,5 年生存率为 82%。未行淋巴结清扫术者,经观察等待、出现淋巴结转移时再行淋巴结清扫术,5 年生存率只有 30%~40%。大多数患者存活不超过 5 年,且多在原发灶手术后 2 年内死亡。有时,即使抗生素治疗后淋巴结明显变小,部分病例也有可能短期内淋巴结转移。所以,不论肿大淋巴结转移与否,应行预防性淋巴结清扫术。一般,有下列情况之一者须行淋巴结清扫术:①阴茎癌为低分化;②阴茎癌 G_3 级及以上;③T_2 期及

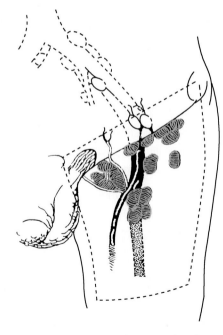

图 20-0-3 腹股沟淋巴结清扫术

以上；④肿瘤伴有血管及淋巴管浸润。

（2）原发肿瘤术前或术后，腹股沟淋巴结活检或临床检查阴性，是否行预防性腹股沟淋巴结清扫术？

由于约半数患者不存在转移，而且淋巴结清扫术后可引起伤口感染、皮肤坏死、肺栓塞、下肢静脉炎、淋巴管炎及淋巴水肿等并发症，给患者带来不必要的痛苦，因此是否行淋巴结清扫术，观点尚不一致。近 10 年来，随着显微外科的发展，手术方式及淋巴结切除方式的改进，术后并发症已大大减少，并能完全治愈。

临床观察证实阴茎癌浸润穿过皮肤基底膜，即很可能引起淋巴转移，原发肿瘤分化程度也能提供淋巴结转移的信息。目前认为，低分化、浸润型原发肿瘤，约 50% 以上的病例可发生淋巴结转移；即使穿刺活检或临床检查提示无淋巴结转移，但也有 30%~40% 的病例存在单个淋巴结镜下转移瘤，故预防性淋巴结清扫术，较之术后施行监视方案，怀疑淋巴结有临床转移时再行淋巴结清扫术，其 5 年生存率大大提高；原发肿瘤分化良好或中度分化、非浸润型或浸润表浅者，淋巴结转移的可能性小，约为 5%，可暂不施行预防性淋巴结清扫术，但应密切随访监视。

（3）如果一侧腹股沟淋巴结肿大，是否行双侧腹股沟淋巴结清扫术？

双侧腹股沟淋巴结之间有横向交通支，存在淋巴液横向引流，因此如果一侧淋巴结肿大，宜行同侧腹股沟浅深层淋巴结清扫术；另一侧如果浅层淋巴结活检阴性，则该侧淋巴结清扫可限制在阔筋膜上的浅层区域。

（4）腹股沟区淋巴结转移行清扫术，范围是否应扩大到盆腔淋巴结？

由于 B 超、CT、MRI 等对盆腔淋巴结转移的检出率还很低，而且盆腔淋巴结清扫术要施行剖腹术，加之大范围的淋巴结清扫术疗效还不能肯定，因此并不提倡行盆腔淋巴结清扫术。

自腹腔镜外科开展以来，国外一些学者对 $T_3N_{1~2}M_0$、低分化、浸润型鳞状上皮细胞癌，在施行阴茎全切除术及腹股沟淋巴结清扫术后，认为行腹腔镜盆腔淋巴结清扫术，有助于提高生存率。

髂腹股沟淋巴结清扫术常见的手术并发症包括淋巴瘘、下肢及阴囊水肿、皮瓣坏死和伤口感染等，发生率高达 30%~70%。近期的研究显示，在有经验的外科医师操作下，并发症有下降趋势。

4. 放射治疗 阴茎癌局部放射治疗是有效的，有报道可超过手术的疗效，但是，放射治疗是首选还是辅助、姑息，目前是有争论的。反对首选放射治疗的人认为：①鳞状上皮细胞癌是抗放射线的，大剂量放射线渗透阴茎肿瘤及正常组织，常导致尿道瘘、尿道狭窄、阴茎水肿或坏死，而需要再行阴茎切除术；②阴茎癌常合并炎症，使放疗效果明显降低，阴茎组织放射性损害的敏感性增加，炎症加剧；③肿瘤放疗后发生放射性溃疡、瘢痕及纤维化，与可能复发的肿瘤难以区别，常需要重复活检；④放疗后肿瘤复发率高。文献报道，2 年复发率为 63%，5 年为 18%，放疗后须密切随访。

腹股沟区淋巴结转移灶，单纯行放射治疗，5 年生存率为 25%；而行局部淋巴结清扫术，生存率为 50%。如果腹股沟淋巴结无转移，行预防性放射治疗，约 25% 的病例仍可发生淋巴结转移，而且局部放射治疗后，并发症明显增多，增加以后手术治疗的困难。一般多主张仅当局部淋巴结切除不可能时，选择放射治疗，能达到辅助或姑息治疗的效果或减轻症状的作用。

因此,放射治疗的应用受到很大限制。目前,放射治疗适宜于不能耐受手术或晚期阴茎癌患者。

5. **化学药物治疗** 阴茎癌多属高分化鳞状上皮细胞癌,对化疗药物大多不敏感,疗效甚差,仅用于区域性淋巴结广泛转移或远处转移,原发肿瘤不能手术切除晚期患者的姑息性治疗。亦可配合原发灶的放射和手术治疗。常用的药物有博来霉素、顺铂、甲氨蝶呤、长春新碱等。近年来资料表明,部分中晚期阴茎癌患者,实行序贯药物化疗,淋巴结转移性肿大明显消退,应答反应良好,再配合区域淋巴结清扫术,可提高5年生存率。

6. **远处转移和复发** 阴茎癌的远处转移并不常见,发生率为1%~10%。转移的部位包括肺、肝、骨、脑或纵隔。一般采用手术治疗远处转移灶,术后辅助放疗和/或化疗。

原发灶局部的复发和腹股沟淋巴结转移会因治疗手段的不同而有很大的变化,保留器官者术后原发灶局部复发率2年内高达27%,部分阴茎切除术的原发灶局部复发率为4%~5%。保守治疗者腹股沟淋巴结转移为9%,淋巴结受侵犯但淋巴结病理检查阴性的病例中仅2.3%。对有疑问的病例,涂片、穿刺细胞学检查或超声检查可提高原发灶局部复发和腹股沟淋巴结转移的诊断率。对于淋巴结阳性行腹股沟淋巴结清扫术、术后未施行辅助治疗的病例,腹股沟淋巴结复发率为19%。

七、预后

阴茎癌是一种恶性程度较低、早期治疗预后较好的恶性肿瘤,预后与肿瘤TNM分期有关(表20-0-4)。一般,肿瘤局限者的术后5年生存率可达70%~100%。但若发展到晚期,特别是有区域淋巴结转移或远处转移时,5年生存率明显下降。当出现单个腹股沟淋巴结转移时,5年生存率降低到80%,出现多个腹股沟淋巴结转移时,5年生存率降低到50%。Skinner等报道,无区域淋巴结转移者的5年生存率为75%;有区域淋巴结转移者,5年生存率仅20%(表20-0-5)。由此可见,区域淋巴结有无转移、转移程度、能否根治性切除是影响生存率的决定因素。

表20-0-4 阴茎癌的预后与肿瘤分期的关系

肿瘤	TNM 分期	局部淋巴结转移	远处转移	5 年生存率
肿瘤局限	$T_1N_0M_0$	0~30%	0~15%	70%~100%
局部进展	$T_{2\sim3}N_0M_0$	25%~50%	15%~40%	60%~80%
转移	$T_{1\sim3}N_{1\sim3}M_1$	100%	100%	<35%

此外,预后与转移的淋巴结数量、大小以及是否双侧发生转移有关。

八、随访

治疗后两年内的密切随访极有必要,随后至少应再随访五年,之后也应继续随访。通过随访,可以早期发现复发并继续给予相应的治疗。

对于淋巴结阴性患者,随访应包括阴茎和腹股沟体检。激光治疗或局部化疗后,需获取组织学结果以确定无瘤状态。随访过程中若发现可触及的腹股沟淋巴结,表明100%存在转移。

阴茎癌无论采用哪种方法进行治疗,均应定期随访(表 20-0-6)。

表 20-0-5 阴茎癌的 5 年生存率与淋巴结转移的关系

N 分期	病例数	5 年生存率
N_0	24	75%
N^+	10	20%

表 20-0-6 阴茎癌的随访计划

检查项目	检查时间(月)			
	1 年	2 年	3~5 年	5 年以后
体格检查 实验室检查 (血常规、肌酐、PAP) 尿常规 胸片 超声检查	3	6	12	12
盆腔 CT	超声检查不能确定时			

(余 虓 刘继红)

参 考 文 献

[1] CHRISTODOULIDOU M,SAHDEV V,HOUSSEIN S,et al. Epidemiology of penile cancer [J].Curr Probl Cancer,2015,39(3):126-136.

[2] 那彦群,叶章群,孙颖浩,等.2014 版中国泌尿外科疾病诊断治疗指南(2014 版)[M].北京:人民卫生出版社,2014,115-128.

[3] 朱耀,叶定伟.阴茎癌诊治规范与进展[J].现代泌尿生殖肿瘤杂志,2013,5(6):375-377.

[4] 周清华,孙燕主译.恶性肿瘤 TNM 分期[M].天津:天津科技翻译出版社,2012,237-240.

[5] SHARMA P,ZARGAR-SHOSHTARI K,SPIESS P E.Current surgical management of penile cancer [J].Curr Probl Cancer,2015,39(3):147-157.

[6] 李再尚,韩辉,邹子君,等.阴茎癌根治术淋巴结清除数目和密度对预后预测意义分析[J].中华肿瘤防治杂志,2014,21(6):458-463.

第二十一章

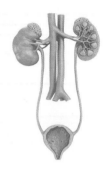

精索肿瘤

阴囊内肿瘤大多数来源于睾丸,其次为精索肿瘤和附睾肿瘤。精索肿瘤(tumor of the spermatic cord)多见于40~50岁,最大为80岁,最小为5岁。凡阴囊内、睾丸外的肿瘤(paratesticular tumor)72%来自精索,其中90%发生于中胚层。精索肿瘤中良性肿瘤约占70%,来自结缔组织,以脂肪瘤和纤维瘤最常见,血管瘤、平滑肌瘤、淋巴管瘤均罕见。精索恶性肿瘤约占20%~50%,以肉瘤最为常见,其中婴幼儿或20岁以下者多为胚胎性横纹肌肉瘤,成人多为平滑肌肉瘤、脂肪肉瘤、纤维肉瘤等。文献已有200例以上精索恶性肿瘤与19种类型的肉瘤报道。由于精索包含输精管、横纹肌、筋膜、神经和血管等组织,故都可发生精索肿瘤。精索肿瘤分为良性和恶性两类(表21-0-1)。

表 21-0-1　精索肿瘤分类

良性:	脂肪瘤、纤维瘤、皮样囊肿,淋巴管瘤、平滑肌瘤、黏液纤维瘤、畸胎瘤、血管瘤、神经纤维瘤、副神经节细胞瘤、梭形细胞脂肪瘤等
恶性:	肉瘤、纤维肉瘤、横纹肌肉瘤、脂肪肉瘤、间皮瘤、腺癌、恶性纤维组织细胞瘤、恶性间叶瘤、精原细胞瘤等

精索肿瘤大部分为原发性。继发性精索肿瘤多为前列腺、肾、胃、肺等部位的恶性肿瘤经输精管、淋巴管或血性转移而来,通常同时伴有睾丸、附睾等处的转移病灶。

精索恶性肿瘤的转移有三种途径:①局部浸润,沿输精管、阴囊、腹股沟管、盆腔等处扩散;②转移至盆腔或主动脉旁淋巴结,如肿瘤侵及阴囊皮肤,亦可转移到腹股沟淋巴结;③血行转移,如肺等处。

一、精索良性肿瘤

(一) 精索脂肪瘤

精索脂肪瘤是最为常见的精索良性肿瘤,约占42%。肿瘤起源于精索鞘膜内脂肪组织,有别于腹股沟区皮下或腹股沟管内及腹膜突顶部脂肪组织起源的脂肪瘤。精索脂肪瘤血液供应来源于精索血管,表面有完整的鞘膜,围绕精索生长,向上可延伸至腹股沟管,甚至和腹膜脂肪组织相连,向下可至附睾或睾丸。一般肿瘤不大,亦有报道重达 6 540g。由于肿瘤使腹股沟管扩大及重力牵拉使腹膜成漏斗状,易发生腹股沟斜疝或脂肪性疝;后者亦可具有腹股沟斜疝的症状和特征。低位精索脂肪瘤可误诊为鞘膜积液或睾丸肿瘤。

发病年龄多在 50 岁左右,绝大多数为单侧单发,部分病例为单侧多发,偶有双侧发病者。肿瘤生长缓慢,除肿瘤较大或伴有腹股沟斜疝者外,一般多无明显症状。偶有恶性变为脂肪肉瘤。

治疗为手术切除肿瘤,合并有腹股沟斜疝者应同时施行疝修补术。

(二) 精索纤维瘤

亦是常见的精索良性肿瘤之一,约占 28%。可为纯纤维瘤或混合性纤维瘤,以纯纤维瘤多见。起源于精索内结缔组织。好发于近附睾部精索。纯纤维瘤多较小,呈圆形,表面光滑,质硬。混合性纤维瘤可长得很大。

治疗为肿瘤切除术。

(三) 精索平滑肌瘤

精索平滑肌瘤罕见。起源于提睾肌内平滑肌纤维或附睾与输精管连接处的肌纤维,有别于附睾和输精管的平滑肌瘤。肿瘤多位于精索近附睾段,多为单侧单发,偶有双侧发病者。任何年龄均可发病。因肿瘤较小,一般无症状;触摸呈实性感,表面光滑,无压痛。

治疗为肿瘤切除。由于平滑肌瘤可恶性变为平滑肌肉瘤,故对近期增长较快或组织学提示细胞分裂活跃,且细胞分化不良者应按平滑肌肉瘤治疗。

(四) 精索皮样囊肿

发生于精索的皮样囊肿罕见。一般认为起源于原始的外胚层细胞的移位细胞,在胚胎期从腰部延伸至 Wolffian 体并随其延至精索。也有人认为起源于腹膜,腹膜细胞经过化生可形成鳞状上皮细胞。囊肿内壁衬覆一层上皮,囊内常含有发迹和髓胶状物质。

精索皮样囊肿多位于腹股沟区,体积不大,生长缓慢,表面光滑,柔软呈囊性感。须与鞘膜积液、腹股沟斜疝相鉴别。

治疗是完整切除囊肿。

(五) 精索黏液瘤

精索黏液瘤是罕见的良性肿瘤,常为混合性。肿瘤内含有纤维、肌肉等成分。手术切除效果良好。

(六) 精索血管外皮瘤

血管外皮瘤较为少见,身体各部位均可发生,约 5% 位于组织或横纹肌组织,发生于精索部位者罕见。各年龄组均可发病。一般肿瘤生长较为缓慢,多为无痛性肿块;肿瘤体积大小不等,超过 10cm 者甚少。肿瘤界限清楚,包膜完整,切面呈暗红色,局部有出血。显微镜下可见大量血管之间紧贴血管壁有高度增生的外皮细胞,均匀一致,呈梭形或圆形,肿瘤细胞围绕血管呈放射状排列,肿瘤细胞和血管内皮细胞之间有网状纤维分隔。电镜观察可证实肿瘤来源于血管壁的血管外皮细胞。

治疗为手术切除肿瘤,术后应密切随访观察。

(七) 精索施万细胞瘤

精索施万细胞瘤(schwannoma)又称为精索神经鞘瘤,罕见,且均为实性,是神经鞘膜发生的良性肿瘤。施万细胞瘤可发生于全身各处的神经组织。颈神经和外周神经的神经干是好发部位,最好发于四肢屈侧、胃肠道、腹膜后和后纵隔等处,肾脏、膀胱前列腺等器官也可发生。

肿瘤多数为单发,大小不一,呈圆形或类圆形,结节状,有包膜。免疫组织化学显示S-100强阳性,是重要的诊断依据,并可借此与其他肿瘤相鉴别(图21-0-1)。

一般无自觉症状,多为偶然发现阴囊内肿块就诊。

B超检查:阴囊内睾丸外肿块,边界清晰,实质性不均匀低回声,可见包膜回声(图21-0-2)。

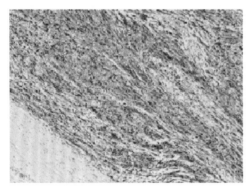

图21-0-1　精索施万细胞瘤

S-100强阳性。

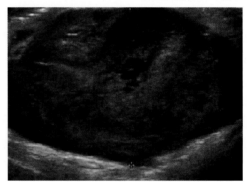

图21-0-2　精索施万细胞瘤

B超显示阴囊内睾丸外肿块位于阴茎根部。

手术切除是主要的治疗方法。由于神经鞘瘤具有完整的包膜,手术切除相对容易。彻底切除肿瘤后,预后良好。该瘤术后有局部复发和恶性的潜能,应进行长期随访。

二、精索恶性肿瘤

(一) 精索肉瘤

精索肉瘤分为三类:①高度恶性肿瘤,如胚胎性肉瘤、横纹肌肉瘤等,多发生于幼儿或少年;②低度恶性肉瘤,如脂肪肉瘤、纤维肉瘤、平滑肌肉瘤等,多发生于中老年人;③其他类型的精索肉瘤,如黏液肉瘤及组织细胞肉瘤均罕见。

临床分期根据原发肿瘤、局部淋巴结及有无远处转移而定(表21-0-2)。

表21-0-2　精索肉瘤临床分期

I	
I$_A$	肿瘤局限于原发器官,可完整切除,无区域淋巴结转移
I$_B$	肿瘤有局部浸润,可完整切除,无区域淋巴结转移
II	
II$_A$	无淋巴结转移,肿瘤可完整切除,但有显微镜下残留
II$_B$	邻近器官侵犯及区域淋巴结转移,可完整切除,但有显微镜下残留
III	肿瘤未能完整切除,肉眼残留肿瘤
IV	远处转移

1. **精索横纹肌肉瘤** 约占精索肉瘤的 20%。常见于儿童,亦可在其他年龄发病,其中 4 岁及 17 岁为两个高峰发病年龄。精索横纹肌肉瘤不仅可发生于提睾肌,亦可起源于附睾、睾丸鞘膜及阴囊肉膜,其发生机制不明。一般认为是由未分化的间质演变而来。病理与其他部位的横纹肌肉瘤相同。阴囊内睾旁横纹肌肉瘤多来自精索,约占 90%,由于肿瘤发展快,故其组织来源常难以确定。肿瘤可局部侵犯、经淋巴或血行转移,经淋巴途径常转移至腹膜后淋巴结。如肿瘤已侵及内环附近或阴囊,或过去有阴囊、腹股沟区手术史者,则肿瘤可同时转移至盆腔及腹股沟淋巴结。

症状为阴囊内无痛性肿块,有时肿块可静止多年而突然增大。

治疗为根治性睾丸切除术,包括阴囊内精索肿块,精索内、外筋膜提睾肌,同侧睾丸及附睾切除术(图 21-0-3)。已累及阴囊者,应行病变整块切除。多数学者主张在无血行转移时应行腹膜后淋巴结清扫术,必要时清扫范围可包括盆腔及腹股沟淋巴结。

放射治疗适用于不能手术切除的肿瘤。对于不能切除的肿瘤,有时经放射治疗后可以再次手术切除。照射范围应包括腹膜后、同侧盆腔及腹股沟。常规剂量为 40~60Gy(4 000~6 000rad)。

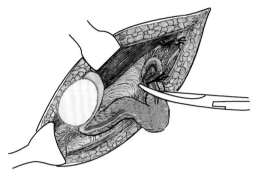

图 21-0-3 根治性睾丸切除术
高位切断精索,连同肿瘤、同侧睾丸、附睾一并切除。

联合化疗有助于提高生存率。以长春碱、放线菌素 D、环磷酰胺三者联合用药效果较好。

2. **精索纤维肉瘤** 约占精索肉瘤的 15%。多见于成年人,恶性程度较低。肿瘤生长缓慢,多经淋巴途径转移至腹膜后淋巴结。精索纤维肉瘤透明变性伴输精管乳头状瘤者,位于精索的近附睾端。表现为复发的阴囊内肿块,沉重感,质地不均。

治疗应行根治性手术,包括阴囊内精索肿块,精索内、外筋膜提睾肌,同侧睾丸及附睾切除术。如无远处器官的转移,应行腹膜后淋巴结清扫术。已发生远处转移者,可行化学药物治疗或放射治疗。

预后较好。文献报道,有术后生存达 18~24 年者。不适当或不彻底的切除很容易导致局部复发。

3. **精索平滑肌肉瘤** 发病率较低,约占精索肉瘤的 15%,可发生于各年龄组。组织学起源部位尚不清楚。解剖学提示起源于原始间质细胞或血管壁。主要经血行途径转移。

治疗以根治性睾丸切除术为主,术后辅助以化学药物治疗。不宜行腹膜后淋巴结清扫术。5 年生存率为 25%~30%。

4. **精索脂肪肉瘤** 精索脂肪肉瘤罕见,约占睾丸旁肉瘤 5%~7%。发病年龄 24~73 岁。阴囊内的肿块逐渐长大,质地不均,与阴囊皮肤无粘连。肿瘤完整包膜,表面有较软的脂肪组织和较硬的纤维组织(图 21-0-4)。外环以上的精索正常粗细,质不硬。睾丸及附睾无异常,鞘膜囊完整,常合并腹股沟疝。透光试验阴性。B 超和 CT 有助于诊断(图 21-0-5),确定诊断依靠病理检查。

治疗行根治性睾丸切除术,高位精索切断,连同肿瘤、同侧睾丸、附睾、阴囊部分皮肤及周围软组织一并切除。若有局部淋巴结转移,则应加做腹膜后淋巴结及同侧腹股沟淋巴结

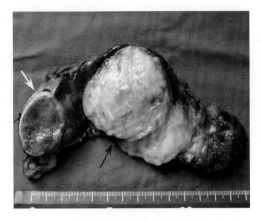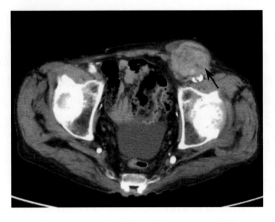

图 21-0-4　左侧精索脂肪肉瘤手术切除标本，包膜清晰

图 21-0-5　左侧精索脂肪肉瘤 CT 图像

清扫术,术后辅助以放射治疗或化疗。

(二) 精索恶性纤维组织细胞瘤

罕见,多发生于皮下浅层组织。发生于精索的恶性纤维组织细胞瘤(malignant fibrous histiocytoma of the spermatic cord)更为罕见。良、恶性的区别很困难,电镜检查有助于确定组织成分,但良、恶性的区别主要取决于有无转移的发生。肿瘤的大小、局部浸润、细胞的有丝分裂率及细胞分化程度与预后无明显关系。

临床可表现为阴囊内肿块大小不等,无痛,可在一年左右迅速增大至新生儿头大小。B超提示肿块为非均质性,内部回声强弱不一,但多以弱回声为主。CT 检查对诊断有一定的帮助,可明确肿瘤的包膜是否完整与周围组织的关系、有无淋巴结转移等(图 21-0-6)。术中可见阴囊部及腹股沟部精索粗大,质硬,表面静脉充盈,与周围组织粘连严重,睾丸和附睾被挤压在一旁。转移途径主要是局部直接浸润和血性转移。局部复发率为 44%;远处转移率为 42%,其中 82% 肺转移,32% 淋巴结转移。

治疗为根治性睾丸切除术,高位切断精索,连同肿瘤、同侧睾丸、附睾及部分阴囊皮肤一

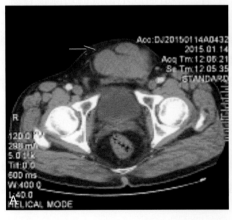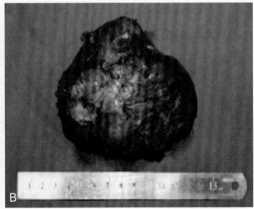

图 21-0-6　精索恶性纤维组织细胞瘤

A. 盆腔 CT:左侧精索软组织肿块影;B. 精索恶性纤维组织细胞肿瘤标本。

并切除;同时行腹股沟淋巴结清扫术。

腹膜后淋巴结清扫术,化学药物治疗以及放射治疗的疗效尚有争议。

恶性程度很高,明确诊断后平均生存时间约一年半。

(三) 精索恶性间叶瘤

精索下段可扪及大小不一的圆形肿块,于附睾尾部延续。包膜完整,表面光滑。肿瘤切面呈灰黄色、鱼肉状。显微镜下见肿瘤细胞形态多样,呈腺泡状、巢状或片状排列;核深染,呈圆形或短梭状,可见核分裂象;部分胞浆深伊红色似横纹肌母细胞,部分胞浆空泡、透明;间质为疏松结缔组织,部分区域有黏液改变。

治疗应行高位切断精索的根治性睾丸切除术。术后辅助以长春新碱、环磷酰胺、放线菌素 D 化疗。

预后不良,文献报道有生存 4 年者。

精索恶性肿瘤的诊断非常困难,常误诊为腹股沟斜疝、鞘膜积液、精液囊肿、睾丸肿瘤、睾丸结核、睾丸梅毒等。精索肿块增长迅速或短期内变化较快,表面不光滑,边界不清楚,透光试验等均提示恶性肿瘤的可能。最后确诊依靠病理组织学检查。一旦怀疑为精索恶性肿瘤,即应早期施行根治性睾丸切除术。根据不同的组织学类型选择腹膜后淋巴结清扫术,术后辅助以化疗或放射治疗。

(四) 精索精原细胞瘤

原发性精索生殖细胞肿瘤(primary germ cell tumor of the spermatic cord)罕见。可在精索上扪及小肿块,活动,无触痛。肿块逐渐长大。一般,同侧睾丸、附睾无肿块存在。影像学检查有助于腹膜后精索转移和淋巴结转移的诊断(图 21-0-7A、B)。最终诊断依靠病理检查,同侧睾丸的连续病理切片必须是正常的。

治疗以外科手术治疗为主,切除范围包括同侧精索、睾丸及附睾(图 21-0-8)。术后应作同侧睾丸、附睾的病理切片检查。术后辅助预防性放射治疗有助于提高生存率,亦可酌情应用分子靶向治疗。

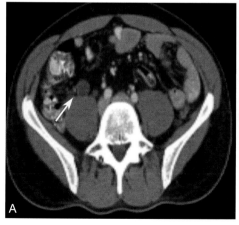
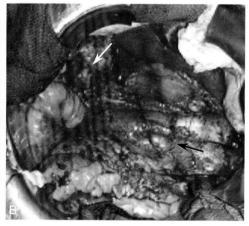

图 21-0-7　精索精原细胞瘤

A. 右侧精索畸胎瘤术后 16 个月 CT 检查显示右侧腰大肌上方肿块,约 1.7cm(箭头所示);B. 腹膜后淋巴结清扫术中所见:精索转移(白色箭头)和主动脉旁淋巴结转移(黑色箭头)。

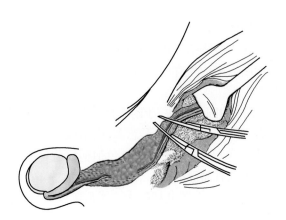

图 21-0-8　原发性精索生殖细胞肿瘤根治性切除术

（杨　竣　杨为民）

参 考 文 献

［1］马治国,李德纯,陈旭东,等.原发性精索恶性肿瘤三例报告［J］.临床泌尿外科杂志,1995,10(6):333.

［2］徐立奇,方建军,蔡雅富,等.精索良性肿瘤 15 例及文献复习［J］.现代泌尿生殖肿瘤杂志,2011,3(2):111.

［3］GKIKAS C,RAM M and TSAFRAKIDIS P Latent progression pediatric scrotal schwannoma. A Case Report［J］. Oncology,2016,6:21-23.

［4］BERGERON M,BOLDUE S,LABONTE S,et al. Intrascrotal extratesticular schwannoma:a first pediatric case［J］. Can Urol Assoc J,2014,8(3-4):279-281.

［5］MAJDOUB W,NFOUSSI H,RHOUMA SB,et al. Paraganglioma of spermatic cord［J］. ProgUrol,2013,23(7):486-488.

［6］LOCOCO F,CAFAROTTI S,TREGLIA G. Is 18F-FDG-PET/CT really able to differentiate between malignant and benign solitary fibrous tumor of the pleura［J］. Clin Imaging,2013,37(5):976.

［7］SUBRAMANIAN VS,GILLIGAN T and KLEIN EA. A case of spermatic cord teratoma in low-stage testicular cancer managed by surveillance［J］. Nat Clin Pract Urol,2008,5(4):220-223.

［8］WILLIAM LONDEREE and TAMIE KERNS. Liposarcoma of the Spermatic Cord Masquerading as an Inguinal Hernia［J］. Case Reports Med,2014:735380.

［9］HSU YF,CHOU YY and CHENG YH. Spermatic cord myxoid liposarcoma presenting as an incarcerated inguinal hernia:report of a case and review of literatures［J］. Hernia,2012,16(6):719-722.

［10］OU SM,LEE SS,PENG YJ,et al. Production of beta-HCG by spermatic cord leiomyosarcoma:a paraneoplastic syndrome?［J］. J Androl,2006,27(5):643-644.

第二十二章

阴囊肿瘤

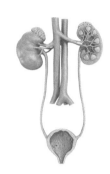

　　阴囊肿瘤少见,与其他部位的皮肤肿瘤相似,分为良性和恶性两类。良性肿瘤包括发生于皮脂腺的皮脂腺瘤或囊肿、各种类型的血管瘤,发生于支持组织的脂肪瘤、黏液瘤、纤维瘤及平滑肌瘤等。恶性肿瘤可来自皮肤、阴囊内正常组织或胚胎性组织,如阴囊鳞状细胞癌、阴囊基底细胞癌、阴囊炎性癌等。

一、阴囊良性肿瘤

　　1. 阴囊皮脂腺囊肿　阴囊皮脂腺囊肿为非真性肿瘤,主要是由于皮脂腺排泄受阻所形成的潴留性囊肿。囊肿呈圆形或椭圆形,与皮肤粘连,有时表面可见皮脂腺开口受阻的小黑点。单发或多发、大小不一,亦可数个融合在一起。囊内为皮脂与表皮角化物积聚的油脂样豆渣物,易合并感染伴奇臭,局部发红、疼痛;从细小的排泄管口处有黄色或白色的分泌物流出,分泌物中含有胆固醇结晶以及变性的上皮细胞。

　　较小的阴囊皮脂腺囊肿无需治疗,合并感染时全身应用抗生素,感染控制后或较大的囊肿应行手术切除治疗。

　　2. 阴囊血管瘤　各种类型的血管瘤都可以发生于阴囊。按其结构分为三类,临床过程及预后各不相同。

　　(1) 阴囊毛细血管瘤:瘤体境界清楚,压之可稍褪色,释手后恢复红色。毛细血管瘤可发生纤维化,管腔变小或几乎消失,出现吞噬细胞,成为硬化性血管瘤。

　　阴囊血管角质瘤也较常见,表现为 1~2mm 之结节,红色或紫色,轻微损伤后易出血。组织学表现为扩张的小血管壁由单层上皮细胞和中度发育不良的上皮组成,有时上皮增生活跃。

　　早期瘤体较小时容易治疗,施行手术切除、激光治疗或液氮冷冻治疗,效果均良好。瘤体增大时可手术、激光或冷冻治疗。亦可用 ^{32}磷敷贴或 X 线照射,使毛细血管栓塞,瘤体萎缩。对于个别生长范围较广的毛细血管瘤,可试用泼尼松全身治疗,有可能限制其扩展。但用药过程中应注意防治感染。

　　(2) 阴囊海绵状血管瘤:一般由小静脉和脂肪组织构成,多位于阴囊皮下组织内。局部轻微隆起,皮肤正常或有毛细血管扩张,或呈青紫色。肿块质地软而境界不太清,有的稍有压缩性,可有钙化结节,可有触痛。

治疗应及早施行血管瘤切除术,以免增长范围过大而增加治疗的困难性。术前须充分估计病变范围,术中要注意控制出血和尽量彻底切除病变组织。辅助治疗可在局部注射血管硬化剂,如 5% 鱼肝油酸钠或 40% 尿素等。

3. 阴囊蔓状血管瘤 由较粗的迂曲血管构成,大多数为静脉,也可有动脉或动静脉瘘。血管瘤可由纤维组织分隔成小叶,小叶中毛细血管密集,几乎皆为横断面,无一定的排列方向。毛细血管由单层内皮细胞、网状纤维膜和断续的外皮细胞构成;管腔规则,腔内常见一些血液。血管之间为少量疏松纤维组织。

阴囊蔓状血管瘤范围较大,可累及阴茎、会阴部及大腿内侧。血管瘤外观常见蜿蜒的血管,有明显的压缩性和膨胀性。有的可听到血管杂音,合并血栓和血管周围炎症者可触及硬结。

治疗应争取手术切除血管瘤或行阴囊成形术。术前须充分估计病变范围,设计好治疗方案,术中需注意控制出血和尽量彻底切除血管瘤组织。

二、阴囊恶性肿瘤

阴囊恶性肿瘤和身体其他部位的皮肤肿瘤相似,包括阴囊鳞状细胞癌、基底细胞癌、炎性癌,其他尚有 Bowen 病、Buschke-Löwenstein 瘤、恶性黑色素瘤、恶性血管瘤等。

1. 阴囊鳞状细胞癌

(1) 发病情况及病因:阴囊鳞状细胞癌(简称阴囊癌)是阴囊最常见的恶性肿瘤,病因尚不十分清楚。1775 年 Percival Pott 首先发现从事扫烟囱职业的工人中发病率较高,因此有"扫烟囱者癌"之称。这些工人经常接触烟煤,可能是一种致癌因素。此后,陆续在从事石油、化工、焦油、沥青等职业的工人中发现。以往由于缺乏劳动保护知识,加之劳动保护措施简陋,从事上述职业的工人阴囊、阴茎、会阴等处的皮肤易被各种油质侵及,长期慢性刺激,从而促使癌肿发生。因阴囊皮肤对致癌性刺激物较敏感,易引起癌变。所以此病的发生与职业因素有密切的关系,并与接受刺激的时间和程度有关。发病年限可以很长,潜伏期可长达10~20 年,因此大部分病例年龄都在 50~70 岁。

通常,确定诊断时约 1/2~1/3 的病例腹股沟淋巴结肿大,其中 1/2 为癌转移。从治疗原发病到腹股沟淋巴结转移的时间一般为 6~12 个月,最短 4 个月,最长 10 年以上。

多发性原发肿瘤是阴囊癌的一个特点,Dean 报道为 30%,Ray 等报道达 47%。常见的有皮肤癌、肺癌、舌癌、膀胱癌、结肠癌、肾及肾上腺皮质癌等,多和阴囊癌同时出现或异时出现,其中部分肿瘤的病因和阴囊癌相同,但都不是癌转移。

(2) 病理与临床分期:阴囊恶性肿瘤的病程、生物学特性和其他部位皮肤的恶性肿瘤相同。早期为疣状增生或溃疡,逐渐增大。表面呈菜花状,质硬,边缘隆起不规则,底部凹凸不平,易出血,常伴感染致恶臭。阴囊癌的转移途径与阴茎癌相似,可直接浸润周围组织及区域淋巴结转移。

显微镜下见,未分化或低分化鳞状细胞与周围组织有分界,为散在小细胞,彼此的体积和形态差异较大;胞浆很少;核染色质较丰富,颗粒稍细、深染、分布均匀,核膜和核仁均不清楚。未分化癌细胞排列杂乱,细胞之间无嗜银纤维。已分化的癌细胞呈多边形,短梭形或不规则形;浸润性生长,构成不规则支突,在切面上呈不规则条索状团块;胞浆丰富,核有不同程度异型性及较多核分裂象。阴囊癌分为四期(表 22-0-1)。

表 22-0-1 阴囊癌的临床分期

I		
	I_A	癌肿局限于阴囊
	I_B	癌肿浸润周围组织如阴茎、会阴、睾丸、附睾、耻骨,但无区域淋巴结转移
II		腹股沟淋巴结转移,能够切除
III		腹股沟淋巴结转移,已固定
IV		深部腹股沟、盆腔淋巴结转移或腹膜后淋巴结转移;远处转移,常转移至肺等处

(3)临床表现:在初期,阴囊皮肤出现无痛性疣状物或丘疹状隆起,逐渐增大,质地变硬,中央可凹陷形成溃疡伴出血、坏死及脓性分泌物,有臭味,局部有疼痛。约 1/2~3/4 的病例就诊时已有腹股沟淋巴结肿大。全身症状不明显。

(4)诊断:一般诊断不难。但应注意有的患者出现皮疹前可有数月至数年的局限性瘙痒或烧灼感。局部组织活检可明确诊断。虽然阴囊癌引起腹膜后淋巴结转移少见,但术前应作有关相应的检查,以除外这种可能性。

(5)治疗:手术治疗为主。原发肿瘤的治疗应行局部广泛切除,切除范围应距肿瘤边缘 2~3cm。除阴囊内容物受到浸润或阴囊皮肤累及大半者外,一般应保留阴囊内容物。

区域淋巴结应行清扫术,一般在原发肿瘤切除术后 2~6 周进行。放疗较敏感,对确定有淋巴结转移或手术切除不彻底的病例,可采用深部 X 线照射。

(6)预后:术后局部复发率为 12%,复发时间在术后 1~10 年不等。

阴囊癌患者的生存时间与淋巴结有无转移有关。一般,就诊时无淋巴结转移者,5 年生存率可达 50% 以上;已有淋巴结转移者,5 年生存率仅 25% 左右。早期发现,及时妥善的治疗可明显提高生存率。

2. 阴囊基底细胞癌 阴囊基底细胞癌罕见,多发生于老年人。来源于皮肤或附件基底细胞,发展缓慢,呈浸润性生长,很少有血行或淋巴道转移。

本病有几种临床类型:结节溃疡型最为常见,往往局部先形成一个丘疹,不断扩大成结节,以后可溃破形成侵蚀性溃疡。硬化型基底细胞癌如纽扣状或硬斑病的斑块。浅型基底细胞癌发生于表皮内或紧贴表皮,犹如扁平瘢痕一样,可以是多发性。亦可同时伴色素增多,呈黑色,称色素性基底细胞癌,临床上易误为恶性黑色素瘤。

肿瘤外观表面呈蜡状,质较硬;破溃者呈鼠咬状溃疡边缘。阴囊基底细胞癌病理上以真皮内边界明显的肿瘤细胞群为特征。肿瘤细胞群的最外层由柱状细胞排列成栅状,内部是染色较深而似基底细胞核的卵圆形细胞核,没有细胞膜,也没有细胞间桥,似很多细胞核密布在浆液中。

对放射线敏感,故可行放疗,X 线的剂量需根据肿瘤的深度和大小而定;也可手术切除,切除的范围应超过所见到的肿瘤边缘,因为肿瘤浸润的范围较肉眼所见到的要大。

3. 阴囊 Paget 病 阴囊 Paget 病又称阴囊炎性癌或湿疹样癌,较少见。阴囊炎性癌属老年性恶性肿瘤,一般多在 50~60 岁以后发病,肿瘤发展缓慢,可经历数年或十几年的病程。

（1）病因：乳房外 Paget 病的组织发生目前尚不清楚，组织化学和免疫组织化学研究发现，本病的组织发生可能起源于多潜能原始上皮的胚芽组织。有人认为乳房外 Paget 病可能有以下几种来源：①大多数病例来自表皮本身，有可能是表皮基底层的原始多能干细胞；②部分病例来自大汗腺肿瘤；③来源于表皮内汗腺管；④极少数病例来自邻近器官肿瘤。

（2）病理：阴囊炎性癌的病理特点是在表皮的基底层或棘层下部找到 Paget 细胞。Paget 细胞呈条索状、巢状、岛屿状弥漫性分布，细胞较大，呈圆形，无细胞间桥，细胞浆染色较淡，核大而不规则，可含有多个核仁或巨大核仁，常见核有丝分裂。晚期 Paget 细胞增多，但不进入真皮，出现于表皮下方的 Paget 细胞常由细胞层与真皮隔开，真皮内可有炎性浸润。

阴囊 Paget 病常同时伴有局部大汗腺癌。

（3）临床表现：初期为小水泡状皮疹，因搔抓溃破而出现渗液，数月或数年后，病变逐渐扩大，累及阴茎根部、会阴部等处，病变局部附有恶臭的分泌物，肿块的周边与正常皮肤分界清楚，由于局部表现为发红及颗粒状的慢性炎症硬结，故称炎性癌。又由于阴囊皮肤可出现瘙痒、糜烂、渗液结痂等湿疹样损害，故又称湿疹样癌。

约 1/2 患者就诊时可在其一侧或双侧腹股沟触及肿大的淋巴结。

（4）诊断：根据阴囊皮肤损害的特点及活检其诊断不难，但需与湿疹、阴囊癣或阴囊皮肤原位癌相鉴别。因此，对反复发作的阴囊湿疹或久治不愈的皮肤损害者，应早做活组织检查。

（5）治疗：早期手术切除是首选的治疗方法，切除的深度包括表皮层、真皮层、睾丸鞘膜等；范围应包括肿瘤外至少 2cm 以上的正常皮肤，睾丸鞘膜受累者，应同时切除睾丸。对病灶切除创面较大，尤其是肿瘤累及阴茎皮肤者，可采用剩余阴囊皮肤进行修补整形或植皮术，肿大的淋巴结不一定是转移，可能是慢性炎症所致。因此，如果淋巴结病理检查阴性，可不行淋巴结清扫术；病理检查阳性者，则需行包括睾丸、精索、腹股沟或髂腹股沟淋巴结在内的根治性手术。

（6）预后：治疗效果很大程度上取决于真皮是否受累。早期病变局限于表皮及附件，如果手术彻底，一般可获得良好的效果。若病变累及真皮，甚至已侵犯区域淋巴结，则预后不良，术后生存时间很少超过 5 年。

（詹鹰）

参 考 文 献

［1］鲁功成，熊旭林．阴囊及其内容物疾病//吴阶平．泌尿外科［M］．济南：山东科学技术出版社，2004，1024-1034．

［2］贾炜莹，李文录，杨德辰，等．阴囊 Paget 病（附 9 例报告）［J］．中国肿瘤临床，1994，21（6）：55．

［3］LOPEZ ALCINA E，RODRIGO ALIAGA M，MORERA MARTINES J，et al. Scrotal verrucous carcinoma［J］. Actas Urol Esp，1995，19（2）：169-173．

第二十三章

附睾肿瘤

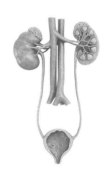

附睾肿瘤（tumor of the epididymis）极为少见，原发附睾肿瘤多为良性，约占附睾肿瘤的70%~80%；原发性附睾恶性肿瘤罕见，约占20%~30%。继发性附睾肿瘤可为精索肿瘤或者睾丸及鞘膜肿瘤直接浸润、前列腺癌的逆行转移、恶性淋巴瘤、肝癌、肺癌、肾癌、胃肠道肿瘤等全身扩散所致。附睾肿瘤分类见表23-0-1。

表23-0-1　附睾肿瘤分类

良性肿瘤	恶性肿瘤	继发性肿瘤
腺样瘤（间皮瘤）平滑肌瘤、乳头状囊腺瘤、畸胎瘤、纤维瘤、血管瘤、脂肪瘤、浆液性囊腺瘤、皮样囊肿、神经纤维瘤、硬胆脂瘤	附睾癌、平滑肌肉瘤、横纹肌肉瘤、淋巴肉瘤、恶性黑色素瘤	转移性肿瘤

附睾肿瘤的组织发生学，目前意见尚不一致。一般认为，发生于间皮、中肾管、米勒管的残余组织，或胚胎组织、附睾固有组织及其他一般组织。

附睾肿瘤多有以下特征：①可发生于任何年龄，但一般多见于40~50岁；②肿瘤体积小，生长缓慢，症状轻微或缺如，不易引起患者注意，故容易误诊。因此，从发病到发现肿块直至接受治疗，往往要经过相当长的时间；③发病侧别并无明显差异，多为单侧，双侧多为附睾平滑肌肿瘤；④肿瘤多发生于尾部，其次为头部；常为单发，直径一般在2cm左右；⑤附睾良性肿瘤呈球形或卵圆形，表面光滑，境界清楚，实质感，无明显压痛；⑥附睾恶性肿瘤表面不光滑，结节状，界限不清，质地坚硬，生长迅速，与周围组织粘连，常侵及睾丸和精索。

一、附睾良性肿瘤

1. **附睾间皮瘤**　附睾间皮瘤是最常见的附睾良性肿瘤，约占附睾肿瘤的50%以上，其组织发生学及命名尚有争议。Evans根据组织学研究发现附睾间皮瘤内腺样结构的衬里上皮可与腹膜的间皮细胞连在一起，认为肿瘤起源于鞘膜的间质。Broth等用胶铁染色方法证实肿瘤细胞内含有与间皮细胞相类似的物质酸性黏多糖，故认为其来源于间皮组织，电镜检查也支持这一学说。间皮组织来源于中胚层，由此可发生于附睾、睾丸鞘膜浆膜面，文献报道的附睾腺样瘤或腺瘤样瘤、囊腺瘤、混合性平滑肌瘤、淋巴管瘤以及淋巴内皮瘤均属此类。然而,Jackson 认为肿瘤起源于米勒管的残余组织。Longo 等根据该组织的病理特征,倾向来源于上皮。有些学者认为起源于内皮细胞、中肾管组织。

肿瘤组织结构有多种形式,间质的量不等。细胞呈圆柱状或立方形,有些呈实性细胞索排列,细胞索之间有大小不等的间隙,间隙内可衬有扁平细胞。肿瘤细胞胞浆嗜酸性,常有空泡。肿瘤无真正的包膜。免疫组织化学瘤细胞表达角蛋白 Keratin 和上皮膜抗原 EMA,对 FⅧ和 CEA 反应阴性。虽然偶有恶性变的报道,但大多数认为附睾间皮瘤为良性肿瘤。而其他部位的间皮瘤则常为恶性。

肿瘤通常为低回声包块,圆形类圆形多见,边界较清,血流多较丰富(图 23-0-1)。

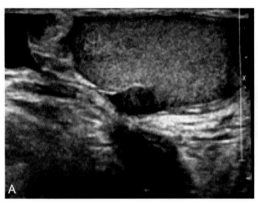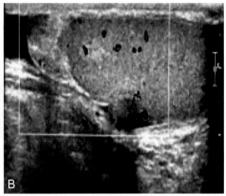

图 23-0-1　附睾体部腺瘤样瘤

2. **附睾平滑肌瘤**　Longo 报道约占附睾良性肿瘤的 10%。国内报道占 32%~60%,较国外发生率高。关于附睾平滑肌瘤的发生,Tablokow 认为起源于附睾的平滑肌组织,Rubaschow 认为由中肾管的迷走(错位)而引起,为真性肿瘤。Oberndorfer 提出炎性假瘤学说,其依据为:①病史中常有炎症性病史;②组织学表现为平滑肌纤维排列方向不规则,纤维束间可见玻璃样结缔组织。肿瘤常被灰白色的纤维被膜包裹,大小为 1~4cm,呈球状,约 50%的病例伴有鞘膜积液。由于瘤体常与睾丸粘连,术前不易判断其良、恶性。平滑肌瘤的发病年龄为 4~90 岁,平均 51 岁。发生在左侧、右侧或双侧的概率相等。

附睾平滑肌瘤的诊断应注意和附睾结核、非特异性炎症、精液囊肿及附睾恶性肿瘤鉴别。

3. **附睾浆液性囊腺瘤**　附睾浆液性囊腺瘤是发生于附睾上皮组织的良性肿瘤,较少见。根据胚胎发育、组织病理学的研究以及电镜观察,附睾上皮与米勒管起源相同,属于附睾上皮性肿瘤的浆液性囊腺瘤可能来源于附睾表面上皮的包涵性囊肿。囊肿上皮为立方上皮或柱状上皮,常有纤毛,极少数病例可见到黏液上皮。上皮增生并有分泌功能,可能使小囊变大,增大明显时则形成囊腺瘤。

该肿瘤多发生于年轻人,其原因可能是胚胎时期,附睾残留的部分细胞处于静止状态,但仍具有潜在性生长能力。在青春期内分泌激素作用下或应用甾体激素治疗时,残留的部分细胞由静止变为活跃,逐渐发展成为肿瘤。

肿瘤生长部位常不一致,生长缓慢,呈花生或核桃大小。肿瘤呈囊性,多为单房、壁薄,上皮生长活跃,核稍大。染色深。

诊断须与单纯性附睾囊肿(精液囊肿)相鉴别(图23-0-2)。

4. 附睾乳头状囊腺瘤　1956年由Sherrick首先报道。发生于一侧或者双侧,有家族发生的倾向,可作为von Hippel-Lindau综合征的一个组成部分。多发生在附睾头部,亦有发生于精索和睾丸的报道。临床表现为无痛性阴囊肿块,病程进程缓慢,部分患者合并von Hippel-Lindau综合征,肿块直径1~5cm,囊性或实性,境界清楚,部分有包膜。镜下以乳头表面衬以丰富透明胞浆的柱状细胞为特征,颇似肾透明细胞癌组织。免疫组织化学,瘤细胞表达Keratin,对大豆凝集素(Soybean agglutinin)反应阴性。而肾透明细胞癌对大豆凝集素反应阳性,可资鉴别。

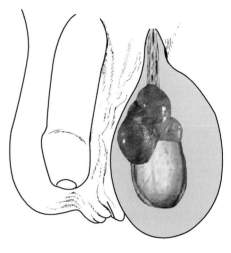

图23-0-2　附睾囊肿

5. 治疗及预后　附睾良性肿瘤的治疗以早期手术切除肿瘤为宜。一般行单纯肿瘤切除术或附睾切除术。如未生育者,建议待生育后再手术,因为肿瘤或附睾切除后,一侧睾丸产生的精子可能无法排出,从而影响生育。

附睾良性肿瘤预后良好。

二、附睾恶性肿瘤

1. 附睾恶性肿瘤常见类型　有附睾黏液腺瘤、附睾平滑肌肉瘤、附睾横纹肌肉瘤、附睾淋巴肉瘤和附睾恶性黑色素瘤等。

(1) 附睾黏液腺瘤:极少见。起源于胚胎时期附睾残留的一部分米勒管,该管能引起生殖系肿瘤,诸如浆液性囊腺瘤等,并可在此基础上发生恶变。

(2) 附睾平滑肌肉瘤:附睾平滑肌肉瘤约占非淋巴网状组织肉瘤的4%。一般起始即为平滑肌肉瘤,经血行途径转移至肺、肝、骨等部位。组织病理学分为未分化或分化良好两种类型,前者肿瘤细胞小,呈圆形,胞浆少;核呈圆形,大小和形态较一致,核仁和核膜不清楚;后者肿瘤细胞呈梭形,胞浆丰富,边界清楚,色粉红,有时可见平行的肌原纤维。

(3) 附睾横纹肌肉瘤:罕见。外观睾丸鞘膜内有较多量的血性胶冻样液。附睾呈肿瘤样生长,色黑红,表面有小结节,质地坚硬,基底部与睾丸黏附。肿瘤切面呈实性,灰白或红褐色。镜下见肿瘤细胞形态为多形性,多呈梭形,亦可呈带状、蝌蚪或圆形等。胞浆丰富,嗜伊红染色,部分细胞浆染色淡或完全透明。巨核细胞较多,亦可呈多形性改变,核分裂多见。肿瘤细胞无一定排列,大部分区域间质少,而部分区域有较多的胶原纤维。

(4) 附睾淋巴肉瘤:极为罕见。外观肿瘤呈灰白色。剖开肿瘤可见睾丸组织,有散在结节包围睾丸,周围为灰白色致密组织,两者之间无明显包膜。镜下显示淋巴细胞密集,大小相似。细胞浆不明显,核为圆形,直径约4~6微米,核质呈颗粒状,核分裂象多;未见附睾管,仅见散在的平滑肌束、小血管和淋巴管断面。在肿瘤与睾丸交界处,除可见上述改变外,并可见被压迫的附睾小管,管腔呈不规则曲折形;在其一边有众多的曲细精管,管腔内未见成熟的精子。

(5) 附睾恶性黑色素瘤:是一种恶性程度极高的肿瘤,可发生皮肤和内脏,发生在附睾者罕见。病理学特征为瘤体切面呈暗红色,透过外膜可见附睾尾部内有黑色附睾管。病程发展快,早期极易发生局部浸润或淋巴转移,晚期可引起黑血症,黑尿症及恶病质。治疗宜早期行根治性睾丸切除术及局部扩大软组织切除术。

2. 诊断　附睾恶性肿瘤以附睾癌和肉瘤多见。通常,病情发展快,多于3个月内就诊。主要表现为患侧阴囊持续性疼痛,坠胀及腹股沟区胀痛不适。部分患者局部疼痛、肿胀、压痛或低热,患侧阴囊增大、下垂,皮肤可有轻度肿胀,表浅静脉扩张,酷似亚急性或慢性炎症表现。一般附睾肿块大于3cm,个别病例可达新生儿头部大小。附睾表面不光滑,呈结节状,质地硬,有压痛。肿瘤可累及整个睾丸,晚期浸润周围组织、阴囊皮肤,与睾丸分界不清楚。约21%~50%的病例可并发睾丸鞘膜积液,常在局部出现肿块后迅速发展;积液多为血性胶冻样液体,透光试验阴性。晚期病例可发生肺、肝及腹膜后等部位的远处转移。

3. 鉴别诊断　早期诊断困难,附睾肿瘤需与附睾炎性肿块、附睾囊肿、附睾附件扭转、附睾结核、睾丸鞘膜积液、精液囊肿、鞘膜积液、睾丸肿瘤、创伤后血肿以及各种类型的附睾肉芽肿相鉴别。最后确诊有赖于病理检查。

(1) 附睾结核:患者多数有泌尿系结核病史,附睾肿胀结节以附睾尾部多见,无疼痛。但结核结节局部不规则,与周围界限不清,质硬有触痛,输精管增粗变硬呈串珠样,病变常为双侧,阴囊部可有窦道形成。抗结核治疗有效。

(2) 慢性附睾炎:附睾增大,有硬结伴输精管增粗,常并发慢性前列腺炎。尿常规及前列腺液常规检查可发现较多白细胞或脓细胞。触诊附睾尾部轻度肿大,呈正常形态。病理检查见小管上皮肿胀,管腔内有渗出物,间质内有炎细胞浸润。

(3) 附睾囊肿(精液囊肿):附睾囊肿为位于附睾头部的球形或类球形肿块,表面光滑,波动感明显,透光试验阳性。B超检查附睾头部有圆形透声区,大小一般在1~2cm(图23-0-3)。诊断性穿刺可抽出乳白色的液体,镜检可见精子。

(4) 睾丸鞘膜积液:睾丸鞘膜积液呈球形或卵圆形,表面光滑,有弹性和囊样感,无压痛,触不到睾丸和附睾,阴囊有坠胀感和牵扯感,透光试验阳性,B超呈液性暗区。

(5) 睾丸肿瘤:睾丸呈弥漫性增大,为实质性肿块,质地坚硬,失去弹性,托起睾丸有沉重感,掂量时如秤砣。附睾、输精管常无异常。α-FP和β-HCG可升高。

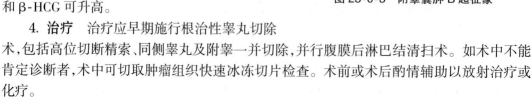

图 23-0-3　附睾囊肿 B 超征象

4. 治疗　治疗应早期施行根治性睾丸切除术,包括高位切断精索、同侧睾丸及附睾一并切除,并行腹膜后淋巴结清扫术。如术中不能肯定诊断者,术中可切取肿瘤组织快速冰冻切片检查。术前或术后酌情辅助以放射治疗或化疗。

5. **预后** 附睾恶性肿瘤的恶性程度较高,预后不良,多数患者在 2 年内死亡。施行根治性睾丸切除术并行腹膜后淋巴结清扫术者,适当予以放射治疗或化疗,其生存时间可达 5 年。附睾平滑肌肉瘤 5 年生存率为 40%。

(蓝儒竹　叶章群)

参 考 文 献

[1] 吴宏飞.精道外科学[M].南京:东南大学出版社,2008,270-278.

[2] 龚以榜,吴雄飞.阴茎阴囊外科[M].北京:人民卫生出版社,2009:323-326.

[3] 汪东亚,钱伟庆,孙忠全,等.原发性附睾肿瘤的诊断与治疗[J].临床泌尿外科杂志,2005,20(6):349-351.

[4] 俞增福,蒋振华,方丹波,等.原发性附睾肿瘤(附 32 例报告)[J].中国男科学杂志,2005,19(1):13-44.

[5] 方建军,蔡雅富,任胜强,等.原发性附睾肿瘤的诊断和治疗(附 16 例报告)[J].现代泌尿生殖肿瘤杂志,2010,2(3):151-154.

[6] 傅强,王法成,李善军,等.原发性附睾肿瘤的诊断和治疗(附 27 例报告)[J].中国肿瘤临床,2007,34(9):519-520.

[7] 杨文增,崔振宇,张伟,等.原发性附睾肿瘤的诊断与治疗(附 35 例报告)[J].中华男科学杂志,2010,16(6):527-530.

第二十四章

原发性腹膜后肿瘤

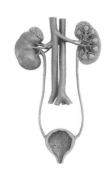

腹膜后间隙是指腹后壁腹膜外与腹后筋膜之间的区域,从膈肌直达盆腔,向两侧移行于腹前外侧壁。原发性腹膜后肿瘤(primary retroperitoneal tumor,PRT)是存在于腹膜后间隙的肿瘤,主要来源包括脂肪、疏松结缔组织、筋膜、肌肉、血管、神经、淋巴组织及胚胎残留组织,不包括胰腺、肾脏、肾上腺等腹膜后实质性脏器和大血管。

一、流行病学及病因学

PRT 临床上少见,约占全身所有肿瘤的 0.07%~0.20%。目前国内尚无确切的发病率统计报道,国内外多数统计资料表明男女发病大致相等。PRT 可发生于任何年龄,高发于 10 岁以下儿童及 50~60 岁年龄组,一般年龄越大其恶性程度越低。约 80% 的肿瘤为恶性肿瘤,以软组织肉瘤所占比例最大,约占 60%。

PRT 与地区性或种族的关系尚无分析报道。研究发现,射线照射可增加 PRT 发生的概率,恶性纤维组织细胞瘤、淋巴肉瘤、血管肉瘤常在经放疗的患者中被发现。一些除草剂或消毒剂如苯氧基醋酸,一氯乙烯以及烷基化物被认为与腹膜后肿瘤的发生有关。遗传学方面的改变在某些腹膜后肿瘤的发生过程中也被证实,如黏液样脂肪肉瘤、脂肪瘤常伴随染色体(t12,16)以及(q13,p11)易位。

二、组织来源

腹膜后间隙的组织非常丰富,腹膜后肿瘤大体可有以下四种组织来源:

1. **间叶组织** 间叶组织发生的肿瘤占腹膜后肿瘤的半数以上,良性肿瘤极少,多属恶性肿瘤,以脂肪肉瘤发病率最高(31%),其次为平滑肌肉瘤(22%)、纤维肉瘤(12%)、横纹肌肉瘤(6%)、混合型肉瘤(3%),淋巴肉瘤和血管肉瘤分别占 2%,其他如恶性纤维组织细胞瘤、间皮肉瘤、滑膜肉瘤、腺泡状软组织肉瘤、间叶性软骨肉瘤及相当一部分未能分类的软组织肉瘤约占 23%。一般肿瘤体积较大,最大可达数十厘米,小者也多在 10cm 以上。

2. **胚胎泌尿生殖残留组织** 在胚胎期,如果生殖细胞在移动过程中停留或迷走到背中线的其他部位继续生长,向胚内结构分化者则会形成三胚层组织的畸胎瘤;向胚外结构分化者则可发生绒毛膜上皮瘤或内胚窦瘤。这些肿瘤可为良性或恶性、肿瘤大多位于盆腔腹膜后骶尾部前方,多见于女性儿童,来自中肾体残留组织多演变成浆液性囊肿和黏液性囊腺瘤。未退化的 Mullerian 组织则会形成孤立的子宫内膜瘤及囊肿。原始的脊索残留组织可发生脊索瘤,好发于骶尾部的神经骶骨交界处,可引起溶骨性破坏,虽属低度恶性,但由于手术难以彻底切除,术后复发率很高。原发性腹膜后精原细胞瘤多因隐睾发生,好发于腹膜后间隙中上部,较少见。

3. **神经组织**　由腹膜后的脊椎神经发生,最多的是良性神经鞘瘤,其次为恶性神经鞘瘤,前者发病率高,肿瘤有完整的包膜,可多发、呈哑铃状,肿瘤供血丰富,手术却易钝性剥离;后者包膜不完整,易侵犯大血管。X 线摄片往往可见腰大肌阴影被推向外侧,肿瘤可沿其原发的神经纵轴向神经根侵犯,压迫脊椎神经总干并破坏椎体骨质,引起剧痛或截瘫,术后极易复发。

在交感神经细胞胚发育过程中,一些细胞脱落进入肾上腺髓部与其结为一体,另一些细胞可演变为神经母细胞,继而变为交感神经节,如发生肿瘤则为神经母细胞瘤或神经节细胞瘤;还有一些细胞则演变为嗜铬细胞组织,一旦这些细胞发生肿瘤,则为嗜铬细胞瘤,能分泌升压物质儿茶酚胺。神经母细胞瘤多见于儿童,也有分泌儿茶酚胺的功能。嗜铬细胞瘤有良、恶性之分,其鉴别是依据有无转移。

4. **组织来源不明**　还有一些腹膜后肿瘤,如原发性腺癌,可能与肠源性囊肿有关,另一些不能辨明来源的恶性肿瘤和良性囊肿,在临床上也可见到,有待进一步研究探索。

三、病理分类及命名

PRT 在病理学上同样分为良、恶性。国内外文献报道恶性者居多,约占 60%~80%,其中恶性纤维组织细胞瘤、脂肪肉瘤、纤维肉瘤及平滑肌肉瘤约占腹膜后恶性肿瘤的 75%~90%。腹膜后间隙的范围颇广,它上达横膈,下至盆膈。肿瘤可来源于其中的脂肪、结缔组织、筋膜、肌肉、血管、神经、淋巴管和胚胎残留组织,2/3 为恶性肿瘤。因此,肿瘤的病理分类甚多。腹膜后肿瘤以往命名较为混乱,如恶性纤维组织细胞瘤即被认为是纤维肉瘤。世界卫生组织(WHO)1987 年对腹膜后软组织肿瘤按组织类型进行了统一分类命名(表 24-0-1)。

表 24-0-1　腹膜后肿瘤病理分类

来源	良性肿瘤	恶性肿瘤
间叶组织	脂肪瘤	脂肪肉瘤
	平滑肌瘤	平滑肌肉瘤
	纤维瘤	纤维肉瘤
	横纹肌瘤	横纹肌肉瘤
	血管瘤	血管肉瘤
	血管外皮瘤	恶性纤维组织细胞瘤
		淋巴肉瘤
		恶性间质瘤
		类上皮细胞肉瘤

续表

来源	良性肿瘤	恶性肿瘤
		骨外软骨肉瘤
		骨外骨肉瘤
		恶性血管外皮细胞瘤
		滑膜肉瘤
		Kaposi 肉瘤
淋巴组织	假性淋巴瘤	恶性淋巴瘤
神经组织	神经鞘瘤	恶性神经鞘瘤
	神经纤维瘤	神经纤维肉瘤
	神经节细胞瘤	神经母细胞瘤
	肾上腺嗜铬细胞瘤	恶性嗜铬细胞瘤
胚胎泌尿	畸胎瘤	恶性畸胎瘤
生殖残留	皮样囊肿	恶性脊索瘤
组织	脊索瘤	Wilms 瘤
		精原细胞瘤
		内胚窦瘤
组织来源	囊肿	未分化癌
不明		原发性腺癌
		黏液囊腺癌
		不能分类的恶性肿瘤

四、肿瘤分期、分级

通常腹膜后肿瘤按 TNM 进行分期。细胞学分级按肿瘤组织类型标准,如细胞数量、多形性、有丝分裂数、有无坏死以及细胞内物质如胶原、类黏液缺乏等,UICC 建议把它们作为肿瘤分化程度的有利证据。由于腹膜后肿瘤组织类型繁多,肿瘤的分期和分级尚不能为预后和治疗提供依据。

五、临床表现

早期和体积较小的腹膜后肿瘤,因其位置深,缺乏特有的临床症状,除少数内分泌功能性肿瘤外,一般没有任何症状。直至肿瘤侵及、压迫、阻塞邻近脏器时,才会出现相应的临床表现。

1. 压迫性表现

（1）腹痛:约 70% 的患者会出现腹部压迫感及腹痛,其中大部分为慢性隐痛,少数可出现急性腹痛,是大多数 PRT 患者最早出现和最常见的临床症状之一。

（2）胃肠道症状:由于胃肠道受压或移位,出现排便困难,大便变形,里急后重,约 1/4 的患者可有食欲减退、腹胀、恶心、呕吐及排便习惯的改变。

（3）腰痛及下肢痛：少数患者由于腹膜后腰交感干受挤压或推移可引起腰背痛，若累及腹腔、盆腔神经丛可出现下肢痛。

（4）泌尿系统症状：腹膜后肿瘤有时可压迫或侵犯输尿管及膀胱引起尿路梗阻、尿路感染而出现排尿困难、尿频、尿急、甚至血尿，若累及双侧输尿管还可出现无尿。

（5）其他：肿瘤压迫静脉及淋巴管可引起回流障碍，出现腹壁及下肢静脉曲张、阴囊及下肢水肿，若肿瘤压迫肝门，可能出现黄疸及腹水。

2. 占位性表现

（1）腹部包块：约80%的患者可扪及腹部包块，多为无意中发现，有时因肿瘤压迫引起不适或就医体检时发现；在儿童多为其父母或体检时发现。

（2）腹部变形：由于肿瘤突向腹腔或向背后突出引起占位症状，如腹部胀满，腹部常不对称，上腹巨大肿瘤可压迫膈肌影响呼吸。

3. 全身性表现　肿瘤细胞和坏死组织所产生的大量毒素被吸收后，会引起全身反应，表现为发热、纳差及消瘦等，同时肿瘤大量消耗机体营养，最终可出现恶病质，导致患者极度衰弱。

4. 其他　有内分泌功能的嗜铬细胞瘤，可出现阵发性高血压、头痛、多汗症、高血糖症、代谢亢进症的症状。另有一种可分泌胰岛素类物质的纤维组织肿瘤，可引起低血糖症状。

六、诊断与鉴别诊断

根据临床表现及体检发现腹部包块并不能简单作出 PRT 的诊断，要进行鉴别：①是腹腔内肿瘤，还是腹膜后肿瘤？②是否为腹膜后脏器肿瘤？③是原发性腹膜后肿瘤还是继发转移来的腹膜后肿瘤？因此，确诊腹膜后肿瘤还需更进一步体格检查及辅助检查。

1. 体格检查　检查者立于患侧一边，一手托在肿块的后方，另一手压在肿块的前方，两手互相轻压肿块，前后推动；也可一手略施压力向前顶托，另一手放松，如后方的手有饱满感并受到肿块的冲击力，则应诊断为腹膜后肿瘤，相反，如后方的手感空虚，仅前手能触到肿块，则为腹膜内肿瘤。采取膝胸位检查时腹腔内肿瘤比较活动，而腹膜后肿瘤则较固定，判断盆腔腹膜后肿瘤需常规作直肠指诊。

2. 辅助检查

（1）X 线检查：对于腹部包块的患者，钡餐、钡灌肠结合静脉肾盂造影可基本确定肿瘤来源于腹膜后，同时又可了解胃肠道及肾、输尿管受压情况。腹部平片可发现肿瘤有无钙化及骨骼牙齿等，为畸胎瘤的诊断提供依据（图 24-0-1）。因腹膜后有较多脂肪组织衬托，CT 扫描可使图像更清晰，能明确定位并显示出肿瘤与其毗邻结构的关系，提供肿瘤的部位、大小、数目及肿瘤的侵犯、压迫周围脏器的程度，对部分肿瘤能提供组织来源，尤其可显示是否有腹膜后淋巴结肿大，有助于肿瘤的诊断、治疗方案的设计，同时对治疗后复发的早期发现也有意义，亦有助于腹膜后肿瘤与腹腔内脏器肿块的区别。虽然国外有资料认为，CT 在判断腹膜后良、恶性肿瘤的精确性仅为 43%，但对于不太强调定性诊断的腹膜后肿瘤，CT 扫描对于手术有重要参考价值。螺旋 CT 进行薄层（1~5mm）扫描，能够获得优质的三维重建图像，清晰显示病灶，提高了 CT 的定位诊断率。随着 DSA 技术的发展，腹主动脉造影及选择性腹腔动脉造影等已用于腹膜后肿瘤的诊断，不仅可清楚显示肿瘤血管的来源及分布，而且还可

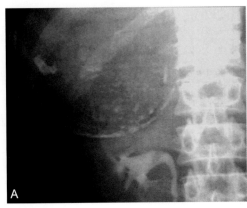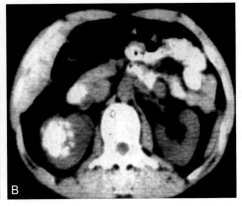

图 24-0-1　腹膜后畸胎瘤

A. 右肾上方肿块内有钙化,肾盂、肾盏受压;B. 右肾上方低密度肿块,不规则钙化影。

通过选择性动脉栓塞,阻断肿瘤血管,既起到治疗作用,也可减少术中出血。

(2) 超声诊断:B 超检查安全、廉价、无创、方便、可靠等优点,是首选方法,诊断符合率达 80%。它可了解肿瘤的数目、大小、部位,与周围脏器的关系,肿瘤是实质性、囊性或是混合性,腹腔内大血管与肿瘤的关系,可鉴别腹腔内肿瘤与腹膜后肿瘤,可显示临床上尚不能触及的肿瘤,对手术有一定参考价值。由于腹膜后肿瘤术后有高复发的特点,B 超适用于术后定期随访,对于肿瘤复发早期诊断有帮助。

(3) 磁共振(MRI):自 20 世纪 80 年代后期开始应用于临床,发展很快。MRI 能发现更微小的肿瘤,可对病灶进行横断面、冠状面等任意方位的扫描成像,定位较准确,不同类型的 PRT 在 MRI 上的信号不同,有助于肿瘤的定性诊断。磁共振血管造影(MRA)更能直观地反映肿瘤侵犯腹腔大血管的情况,有助于指导手术方式。

(4) 穿刺细胞学检查及手术活检:PRT80% 以上为恶性,良性肿瘤也有潜在恶变的可能,原则上一经诊断即可手术切除。但是,对于不能耐受手术的患者,为了判断预后,又由于有些肿瘤对化疗敏感,如淋巴瘤和精原细胞瘤等。因此,组织学类型的诊断非常重要。

(5) 细胞学检查:可在 B 超定位下经皮穿刺行肿瘤细胞学检查,能够提供足够准确的标本,对明确肿瘤性质有价值。Layfield 报道用此方法对腹膜后肿瘤的诊断正确率为 74%。Cafferty 对腹膜后肿大淋巴结行穿刺细胞学检查,阳性率仅为 66%。

(6) 经腹腔镜和腹膜后镜活检:Salky 对 19 例经 CT 证实为腹膜后肿瘤的患者进行腹腔镜活检,16 例在组织学上与术后病检结果一致,Wurtz 用腹膜后镜活检也获得类似的结果。

(7) 诊断性经腹肿瘤切除术:由于以上创伤性较小的检查在敏感性方面有一定局限性,以及这些检查有导致肿瘤扩散的危险,因此可选择诊断性经腹肿瘤切除术。其缺点是肿瘤复发率较高,且常因等待切口愈合而延误化疗。

3. 实验室检查　判断胚胎泌尿生殖来源的肿瘤测定血清 α-FP、β-HCG、PALP 及 LDH 可能有诊断价值。而鉴别腹膜后内分泌功能性肿瘤,如嗜铬细胞瘤、神经母细胞瘤,测定尿中 VMA,如高于正常有鉴别诊断意义。另外,对巨大腹膜后肿瘤,需测定患者的尿糖及血糖,因为这些患者往往有低血糖表现,如及时给予控制,有利于患者术后的恢复。对疑为继发性腹膜后肿瘤者,应寻找原发病灶。

七、治疗

PRT 的治疗应遵循早期治疗,完全切除,复发再切除,术后综合治疗的原则。

1. 手术治疗　早期、彻底手术切除是目前治疗 PRT 最主要的手段。完整切除的 PRT 患者 5 年生存率与部分切除或切取活检者有明显差异,因此应争取完整切除。PRT 累及大血管则是制约肿瘤完全切除的重要原因,近年来由于血管外科技术及血管腔内移植物的发展,现多采用肿瘤合并大血管切除及血管重建。随着腹腔镜技术的成熟,通过腹腔镜手术治疗腹膜后肿瘤成为可能,Walz 等曾报道过 9 例腹膜后副神经节瘤,通过腹腔镜手术切除,无 1 例中转开腹,无手术死亡,并发症发生率较低。腹膜后肿瘤术后 5 年复发很高,可达 61%,但大部分为局部复发,仍有再切除的可能。只要患者全身情况好,无远处或腹部广泛转移,均应进行积极手术治疗。由于腹膜后肿瘤大多为巨大肿瘤,手术难度较大,因此在术前应有周密的治疗计划。

（1）手术适应证和禁忌证

适应证:因术前难以判定肿瘤是否恶性,因此对诊断明确的腹膜后肿瘤,不论初发还是再发,均应尽可能施行剖腹探查术。禁忌证:①高龄、严重心肺疾患不能耐受手术者;②出现恶病质,大量癌性腹水或胸腔积液者;③有远处转移者。

（2）术前准备

1）纠正凝血功能障碍、贫血、低蛋白、高血糖、高血压等术前一般情况。

2）由于肿瘤可能浸润周围脏器,要求血管外科、泌外、普外、骨外、妇产科及麻醉科协同制定术前计划。

3）腹膜后肿瘤的手术出血量难以估计,须有大出血的思想准备,因此要准备足够的血,以新鲜血为宜,术中应建立两个大口径的输液通道,并监测中心静脉压。

4）肿瘤可能使输尿管移位,需插入输尿管导管支撑以防误伤输尿管。

5）通常,约 20% 以上的患者需行肠部分切除,因此术前肠道准备应列为常规。

6）术前常规行 IVU 或 ECT 检查了解双肾功能,因术中有可能行患侧肾切除。

7）要做好修补或移植血管的准备。

8）心肺功能、肝功能、泌尿系统功能检查,对手术耐受程度作出评估。

（3）手术径路:切口的选择根据肿瘤的体积大小和生长部位而异,不论采取何种切口,以充分暴露肿瘤,便于解剖,易于止血以及减少肿瘤细胞扩散和避免创面污染为原则。腹部正中切口为最常用的切口,依肿瘤大小可上、下延长,也可侧面补充横、斜切口,呈 T 形或 Y 形或选用"Chevron-Typ 切口",其优点是易于处理肿瘤周围血管及切除被侵犯的有关脏器,但肿瘤细胞易在腹腔内播散是其不足之处。

胸腹联合切口适用于左上腹部的巨大肿瘤,处理脾脏血管极为方便,也较易于处理胃短血管和结肠脾曲,但这种切口不太适合右上腹巨大腹膜后肿瘤,较为适宜的是上腹部弧形横切口。

腹膜外切口适用于下腹外侧未跨过中线的肿瘤,因不打开腹膜,减少了肿瘤细胞在腹腔种植的机会,但由于不易处理腹腔内的血管和被侵犯的脏器。因此,选择病例要适当。

经腹、骶尾部切口适用于盆腔腹膜后骶尾部前区的恶性肿瘤,以及已有骶骨破坏甚至侵犯直肠的肿瘤,此种手术并发症较多,如切口久不愈合,膀胱收缩无力,性功能减退,小便失禁及下肢活动障碍等。

(4) 手术操作原则及应急措施:完全切除术对恶性腹膜后肿瘤治疗是唯一有效的形式,应尽可能完整切除。一般的解剖程序是先找到肿瘤的假包膜,在包膜内进行手术不致损伤大血管。应从容易分离的部位开始,逐步深入。仔细地用锐性分离和钝性分离的手法剥离肿瘤,尽量不要打开肿瘤,否则有肿瘤复发和种植的危险。手术过程中发现肿瘤已浸润邻近脏器,应放在最后与肿瘤整块切除。如遇大出血,可先用干纱布垫填压全部创面,快速输血,迅速在包膜内钝性剜除肿瘤,再即刻用干纱布垫填塞肿瘤床,待患者稳定后,慢慢取走纱布垫,做到一边拉纱垫一边缝扎出血点。如发现还有肿瘤残留,再连同假包膜补充切除。术中可采取快速切片诊断来决定手术方式。是否需做腹膜后淋巴结清扫术尚无定论。一般认为局部复发可能与没有清扫的转移淋巴结有关,在有条件的情况下应积极行腹膜后淋巴结清扫术。

(5) 手术并发症:主要手术并发症为弥散性出血,约在 35% 的病例中出现。术后并发症如切口愈合障碍 10%、呼吸困难 10%、肠麻痹 8% 等。

2. 放射治疗　放疗包括术前、术后外照射和术中放疗(intraoperative radiation,IORT)。目前除了恶性淋巴瘤及生殖源性肿瘤外,大多数 PRT 对放疗不敏感。因为肿瘤切除术后肿瘤床面积大(平均约 $250cm^2$),不能完全切除的残存肿瘤体积也多超过 1 000ml,故要求放疗的剂量大。通常,腹腔内或腹膜后脏器常不能耐受大剂量射线照射,放射最大剂量一般只能在 50Gy~60Gy,这大概就是放疗效果不理想的原因。

术前外照射一般从术前 4~8 周开始,外照射的剂量越高,局部肿瘤控制的效果越好,但由于较高的照射剂量可以引起严重的并发症,如放射性腹盆腔炎、放射性直肠结肠炎等,因此外照射剂量需以放疗后毒性反应的大小而进行调整。术后外照射则通过术中在肿瘤床上安置钛夹或其他定位装置,术后根据影像学定位进行放疗。Jones 等比较了 46 例原发性和复发性腹膜后肉瘤患者采用术前、术后外照射患者的耐受程度和不良反应,认为术前外照射对患者的耐受性较好而且毒性反应较小,术后外照射在 PRT 的实际治疗中应用较少。IORT愈来愈多地运用到对腹膜后肿瘤的治疗中,根据术后肿瘤残留情况而确定 IORT 的照射剂量,一般认为相当于外照射常规剂量的 2~3 倍,IORT 可达到局部高剂量照射而并发症减少的效果,有极好地预防局部复发和延长无瘤生存期的作用。

3. 化疗　化疗包括静脉化疗、介入化疗、腹腔内化疗以及新辅助化疗。目前缺乏敏感和特异性的化疗药物,常用的药物有长春新碱、环磷酰胺、多柔比星等一些对软组织肿瘤相对敏感的药物,对恶性淋巴瘤则多采用经典的 CHOP 方案。对有转移的腹膜后肿瘤,化疗是唯一的治疗手段,对完全或部分切除的患者,也可行辅助化疗。临床研究证实,胚胎源性肿瘤、淋巴瘤、恶性组织细胞瘤以及横纹肌肉瘤对化疗敏感,而血管肉瘤和平滑肌肉瘤对化疗低度敏感。以一种药物单独化疗效果不理想,缓解时间很少超过 6 个月,在化疗方案中,常采用联合化疗方案,所有方案均以多柔比星为基础。1975 年,Cottlieb 采用 CYVADIC 方案缓解率可达 60%,而以后类似的方案均未达到此结果。

辅助化疗的目的是对完全切除术后可能残留的肿瘤组织进行清除。对于腹膜后肿瘤,由于腹膜后肿瘤特性的多样性,以及不同组织来源肿瘤对化疗敏感性差别很大,因而对辅助化疗的评价,目前尚缺乏大样本深入的临床研究,辅助化疗还不能作为常规的治疗手段。

八、预后和随访

尽管腹膜后肿瘤转移相对少见,但由于常延误诊断以及肿瘤的高复发率,因此预后较差。一般认为,PRT 的预后与手术方式有关。约半数腹膜后恶性肿瘤患者可行完全切除术,良性肿瘤者比例要高,手术死亡率为 3%~13%。根治性手术术后 5 年生存率和 10 年生存率分别为 50%~70%,22%~58%。行部分切除术者仅少数病例生存时间超过 2 年,个别报道 5 年生存率为 4%(表 24-0-2)。行肿瘤部分切除的患者术后采取放疗或化疗也不一定能改善预后。

表 24-0-2　恶性腹膜后肿瘤手术切除的结果

作者	根治性切除术	生存率		生存率	
		根治性切除术		部分切除术	
		5 年	10 年	5 年	手术死亡
Bengmark et al. (1980)	14/15	8/14[a]	—	—	2/15
Bryant et al. (1982)	9/16	3/9	—	平均 6 个月	2/16
Adam (1984)	9/12	6/9	—	—	1/12
Serio et al. (1989)	35/52	24/35	—	0/14	1/52
Zhang et al. (1989)	42/62	24/42	0/20	—	
Pinson et al. (1989)	—	24/56	—	—	
Dalton et al. (1989)	63/116	40%[b]	22%[b]	—	
Salvadori et al. (1986)	16/43	5/16	—	0/27	
Frilling et al. (1986)	2/73	9%[b]	—	—	8/73
McGrath et al. (1984)	18/47	70%	58%	4%	2/47
Kujath et al. (1983)	35/96	7/71[b]	—	—	2/96

a:年生存率;b:根治性切除术和部分切除术总的生存率。

腹膜后肿瘤术后复发率高,完全切除术后肿瘤复发率为 35%~68%,且多在治疗后 3 年内复发,个别报道平均为 5 年。复发肿瘤再次手术效果不佳,因术中不好区分肿瘤组织和瘢痕组织(表 24-0-3)。Dariels 报道 11 例复发患者,除 1 例再次手术切除肿瘤存活 8 年外,其他病例术后生存时间均很短,且 11 例最终再次复发。亦有资料指出,第一次复发的病例,完全切除率可达 55%,复发 2 次以上的病例,44% 可以完全切除。因此术后应定期随访复查 B 超、CT 或 MRI,以便早发现肿瘤的复发和转移并及时处理。对于多次复发的病例,如无手术禁忌证,应采取积极的态度争取再次手术探查,有助于提高生存率。从整体来看,早期诊断,努力切除肿瘤,不仅能减少肿瘤复发,而且有助于提高生存率。

表 24-0-3　恶性腹膜后肿瘤全切除术后的复发率

作者	复发率	百分比	复发时间
Bengmark et al.(1980)	5/14	35 %	—
Serio et al.(1989)	12/34	35%	—
Zhang et al.(1989)	19/42	45%	<3 年
Pinson et al.(1989)	25/81	31%	—
Dalton et al.(1989)	43/63	68%	<3 年
Salvadori et al.(1986)	7/15	47%	—
McGrath et al.(1984)	11/18	61%	平均 5 年
Kujath et al.(1983)	12/35	35%	—

（袁晓奕　宋晓东）

参 考 文 献

［1］FERRARIO T,KARAKOUSIS CP. Retroperitoneal sarcomas:grade and survival［J］. Arch Surg,2003,138(3):248-251.

［2］肖波,潘小季,易旭华. 原发性腹膜后肿瘤的临床分析［J］.中国普通外科杂志,2009,18(5):547-549.

［3］GOCKEL I,OBERHOLZER K,GONNER U,et al. Retroperitoneal sarcomas:diagnostic and therapy［J］. Zentralbl Chir,2006,131(3):223-229.

［4］SCHWARZBACH MH,HOHENBERGER P. Current concepts in the management of retroperitoneal soft tissue sarcoma［J］. Recent Results Cancer Res,2009,179:301-319.

［5］DALEN TV,PLOOIJ JM,COEVORDEN FV,et al. Long-term Prognosis of primary retroperitoneal sofe tissue sarcoma［J］. Eur J Surg Oncal,2007,33(2):234-238.

［6］AVANCES C,MOTTET N,MAHATMAT A,et al. Prognostic factors for first recurrence in patients with retroperitoneal sarcom［J］. Urol Oncol,2006,24(2):94-96.

［7］AN JY,HEO JS,NOH JH,et al. Primary malignant retroperitoneal tumors:analysis of a single institutional experience［J］. Eur J Surg Oncol,2007,33(3):376-382.

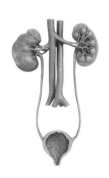

第二十五章

儿童和青少年的恶性肿瘤

第一节 概　　述

恶性肿瘤在儿童和青少年亦很常见,近年来发病率有逐渐上升的趋势。随着感染性疾病的死亡率下降和先天性畸形的治愈率上升,恶性肿瘤已成为小儿主要死亡原因之一。与成年人相比,儿童及青少年恶性肿瘤在发病率、组织学诊断、转移行为和化疗敏感性等方面均有很大的不同。

儿童和青少年恶性肿瘤好发组织多集中在造血系统、中枢和交感神经系统、软组织、骨和肾脏,均属非上皮组织起源(表 25-1-1)。大多数来源于胚胎残留组织和中胚层,从未成熟的细胞发生,故以胚胎性肿瘤和肉瘤为主。多发生于软组织、骶尾部、腹膜后间隙等处,其结构与胚胎器官初形成时相似,细胞分化不完全,扩展迅速。特点为恶性程度高,生长快,转移早,预后差。

表 25-1-1　12 798 例 15 岁以下儿童的肿瘤诊断

肿瘤	发生率	肿瘤	发生率
白血病	35%	其他的软组织肉瘤	3%
淋巴瘤和其他腹膜后肿瘤	14%	视网膜细胞瘤	3%
脑肿瘤	16%	骨肉瘤	3%
交感神经系统肿瘤	8%	Ewing 肉瘤	2%
Wilms 瘤	6%	肝脏肿瘤	1%
生殖细胞肿瘤和其他的性腺肿瘤	4%	其他的上皮性新生物	1%
胚胎性横纹肌肉瘤	4%		

一般,儿童的恶性肿瘤生长速度很快,较常见的恶性肿瘤细胞以二倍的速度增殖。如胚胎性肿瘤在生长期增殖细胞所占比例明显增大,肿瘤体积在很短的时间内迅速增大。目前

分子生物学正在研究胚胎性肿瘤细胞突然改变其生长速度或突然开始增殖的原因。

　　肿瘤转移行为与细胞的分化速度密切相关。约 80% 的恶性肿瘤患儿在诊断时肿瘤已超过器官区域或已变成全身性疾病。较快的增长速度和早期易转移的特点使多数儿童和青少年恶性肿瘤疾病处于急症状态，因而要尽早诊断和治疗。

　　化疗敏感性与肿瘤细胞增生程度密切相关，化疗是肿瘤外科治疗和放射治疗的补充。目前对恶性肿瘤的治疗以外科手术、化学药物疗法、放射疗法和免疫疗法为主，基因疗法还限于实验阶段，在不远的将来随着分子生物学的研究和发展，将其应用于临床肿瘤的治疗成为可能。儿童和青少年处于生长发育期，对恶性肿瘤的治疗方案，特别要考虑到既要挽救生命，又要保护正常生长和发育的能力。实体瘤的主要疗法仍为手术治疗。力求达到安全，保存器官的功能和根治性切除肿瘤（表 25-1-2）。为提高实体瘤的治愈率，必须多种治疗方法相结合，制订适于各期肿瘤的综合治疗方案。一般局限病变者仍以手术为主，已超过局部范围则手术与化疗并用。瘤体巨大者可先行化疗，待瘤体缩小后再手术切除，即延期一期手术，或在第 1 次手术时切除部分瘤体或活检，化疗后再行二期探查手术，晚期病例将原发灶切除后结合其他疗法，也可提高疗效。

表 25-1-2　部分儿童恶性肿瘤Ⅰ期和/或Ⅳ期单纯根治性手术的治愈率

肿瘤	分期	治愈率
Wilms 瘤	Ⅰ期	10%~35%
	Ⅳ期	0
神经母细胞瘤	Ⅰ期	99%
	Ⅳ期	0
软组织肿瘤	Ⅰ期	10%~20%
	Ⅳ期	0
骨肉瘤		20%
Ewing 肉瘤		8%
恶性生殖细胞瘤	Ⅰ期	73%
	Ⅳ期	5%

　　身体不同部位和不同器官恶性肿瘤的发病率亦不相同。儿童泌尿男性生殖系统的原发性恶性肿瘤，在考虑其总发病率的同时，也要区分各个器官相对常见的和少见的肿瘤（表 25-1-3）。

表 25-1-3　泌尿生殖系和腹膜后的恶性肿瘤

部位	常见肿瘤	少见肿瘤
肾	Wilms 瘤	透明细胞癌
		非霍奇金淋巴瘤
		软组织肉瘤

部位	常见肿瘤	少见肿瘤
肾上腺	神经母细胞瘤	恶性嗜铬细胞瘤
		NNR 瘤
		神经纤维瘤
腹膜后	神经母细胞瘤	软组织肉瘤
		生殖细胞肿瘤
		恶性嗜铬细胞瘤
		非霍奇金淋巴瘤
		肾外 Wilms 瘤
输尿管	软组织肉瘤	—
膀胱	软组织肉瘤	—
尿道	软组织肉瘤	—
睾丸	软组织肉瘤	非 Hodgkin 淋巴瘤
	生殖细胞肿瘤	神经母细胞瘤
		Sertoil 细胞瘤或 Leydig 细胞瘤
附睾	软组织肉瘤	—
阴囊	软组织肉瘤	—

第二节　生殖细胞肿瘤

一、发病情况

生殖细胞肿瘤起源于脊柱中线旁的原始生殖细胞,其在儿童及青少年的发病情况见表25-1-3,表25-2-1。卵巢和睾丸肿瘤的发病率大致相同,所以生殖腺生殖细胞肿瘤占40%以上,成为较为常见的肿瘤。其他发病的重要部位有骶尾部和松果体区域,因为该处的解剖位置关系使治疗成为一大问题。腹腔内、腹膜以及阴道发生肿瘤的机会则很少,所以介绍的治疗方法主要是针对生殖腺和生殖腺外的生殖细胞肿瘤。

表 25-2-1　儿童和青少年生殖细胞肿瘤的分布

部位	发病率	部位	发病率
颅内	12%	膀胱后	2%
纵隔	4%	骶尾部	24%
腹腔内和腹膜后	3%	睾丸	22%
卵巢	30%	其他	3%

小儿睾丸生殖细胞肿瘤占小儿恶性肿瘤的3.6%,其中大多数为卵黄囊瘤,其发病高峰年龄在1岁,以后逐渐减少到5岁,到青春期前又明显增多,后维持30年。

二、肿瘤分期

儿童生殖细胞肿瘤像成年人一样,按照相同的标准进行分期。而生殖腺外肿瘤的分期则按软组织瘤分期标准进行。

三、诊断

生殖细胞肿瘤的诊断主要依赖于病史、临床资料、实验室检查以及影像学检查的资料。病史包括是否存在或已经治疗过的隐睾手术如睾丸鞘膜穿刺术或翻转术。

1. 临床表现和体征 多为睾丸无痛性肿大或肿块,往往无特别的症状。肿大的睾丸坚实沉重,不透光,须与鞘膜积液、睾丸炎等相鉴别。

同时,应对腹膜沟区域的淋巴结进行检查。小骨盆或腹部的肿瘤要仔细进行直肠检查,有时双合诊可扪及包块。

2. 实验室检查 除了检查血液和临床生化方面的一些参数外,还必须检测一些重要的肿瘤标记物,如 α-FP 和 β-HCG。如果上述一个或两个肿瘤标记物均明显升高,再加上临床上特征性阳性体征,则恶性生殖细胞肿瘤的诊断可以成立。β-HCG 升高特别明显,要警惕儿童和青少年少见的绒毛膜上皮癌。在畸胎瘤时 β-HCG 可轻度升高,但亦可见于儿童和青少年少见的精原细胞瘤,但后者的碱性磷酸酶也升高,所以多检测几种肿瘤标记物可作为鉴别的依据。血清 α-FP 成倍增加,临床上应高度怀疑卵黄囊瘤,且能增加肿瘤临床分期的准确性,但在未成熟的畸胎瘤有时也可轻度升高。

3. 影像学检查 睾丸肿块的超声检查,肿瘤为实质性肿块。腹部超声是初诊时的常规手段和治疗检测手段,肝脏是其主要的检查器官,因为腹腔内生殖细胞肿瘤常常出现肝转移。CT 和 MRI 检查可探测腹膜后有无转移病灶,可以避免作淋巴造影。X 线摄片观察有无钙化影,以鉴别畸胎瘤。

如果患者适于行化学治疗,则须检查肺和肾功能,因为儿童生殖细胞肿瘤进行药物治疗时特别容易损伤这两个器官的功能。此外还需检测儿童的听觉功能。

四、治疗

1. 治疗方案的选择

(1)睾丸精原细胞瘤的治疗方案(图 25-2-1):凡睾丸肿块均应以恶性对待,特别要强调不要行睾丸穿刺或经阴囊睾丸活检。确诊为肿瘤后行根治性睾丸切除术,腹股沟部高位切口,在内环处结扎阻断精索,探查睾丸。

恶性生殖细胞肿瘤和高于 I 期的肿瘤以及所有绒毛膜癌的患者术后需用 2 个疗程化疗。经此治疗后肿瘤标记物继续升高或影像学检查提示残余肿瘤时,需施行剖腹探查和 2 个疗程的化疗。

儿童精原细胞瘤应像其他高度恶性的生殖细胞肿瘤那样进行相同的化疗。因为放疗能引起不育和生长障碍。所以放疗只用于对化疗不够敏感的病例。

(2)睾丸非精原细胞瘤的治疗方案(图 25-2-1)

临床怀疑肿瘤且肿瘤标记物正常时手术治疗有重要意义。依据升高的相关肿瘤标记物作出睾丸非精原细胞瘤的诊断,还需借助影像学方法来判断肿瘤是局限性还是已超过器官。

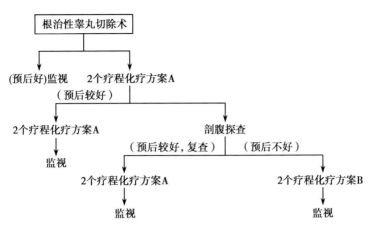

图 25-2-1 儿童生殖细胞肿瘤治疗和预后流程图

对于局限性肿瘤应争取行根治性睾丸切除术。而对超过器官本身的肿瘤应进行化疗。一方面应避免手术所致残留肿瘤,另一方面应争取通过术前化疗扩大完全切除肿瘤的比例。化疗期限主要根据肿瘤的部位和肿瘤分期而分为 3 个危险期。

在睾丸非精原细胞瘤中,胚胎癌的预后不好,所以对此类肿瘤应相应地按下一级高分期肿瘤治疗标准加强化疗。

2. **化疗** 多年来儿童生殖细胞肿瘤治疗主要用长春新碱、放线菌素 D 和环磷酰胺治疗。联合应用只在相对好的情况下如低分期肿瘤。根治性睾丸切除术等能达到肿瘤持续消失的目的。随着药物的更新,联合化疗的效果在不断提高。近年来采用的有 PVB 化疗方案和 BEP 化疗方案,可以选择其一或选用 MAHO 和 MAKEI 方案(表 25-2-2,表 25-2-3)。MAHO 多用于睾丸恶性肿瘤。MAKEI 用于治疗非睾丸生殖细胞肿瘤。治疗过程中进行 α-FP 监测,降至正常值后每 2~4 周复查,如持续不降或有升高提示肿瘤残留或复发,还需加强治疗,并作定期超声检测随访。

表 25-2-2 睾丸肿瘤的化疗方案(A)

MAHO(A)化疗方案	
长春新碱	$3mg/m^2$,1~2 天,静脉推注
博来霉素	$15mg/m^2$,1~3 天,持续静脉滴注
顺铂	$20mg/m^2$,4~9 天,短时输注

表 25-2-3 睾丸肿瘤的化疗方案(B)

MAKEI(B)化疗方案	
依托泊苷	$100mg/m^2$,1~3 天,短时输注
异环磷酰胺	$1.5g/m^2$,1~5 天,短时输注
顺铂	$20mg/m^2$,1~5 天,短时输注

联合应用长春新碱、博来霉素和顺铂效果很好,但有时增加儿童致死性肺病的危险性,主要原因是儿童对博来霉素的敏感性升高,限制了博来霉素的清除或博来霉素增加儿童肺

脏的损伤。所以应用博来霉素尽量在 3 天内持续静脉滴注,以避免出现高峰值。另外,原则上 1 岁的小孩最好不用而 2 岁的小孩给半量的博来霉素,但实践证明并不影响治疗效果,临床上有逐渐放弃应用博来霉素来治疗儿童和青少年的生殖细胞肿瘤的趋势。

联合应用依托泊苷、异环磷酰胺和顺铂明显比上述 3 种药物联合应用优越,但也出现明显的骨髓毒性和由此引起的感染增加的危险。

3. **手术治疗**　睾丸生殖细胞肿瘤施行根治性睾丸切除术。切除组织送病检,根据病理性质制订方案。一般通过根治性睾丸切除术达到局部控制肿瘤。手术也是进展期睾丸肿瘤的最初处理措施,过去的治疗措施为同时行腹膜后淋巴结清除术。近年来,通过对腹膜后淋巴结清扫术的病理检查,发现淋巴结转移率仅为 4%~14%,远低于成人型胚胎癌的转移率(50%~60%),而且腹膜后淋巴结转移通过影像学检查和监测肿瘤标记物足够作出判断。所以目前对术前未发现转移的病例,多采用根治性睾丸切除术,而不施行腹膜后淋巴结清除术。术后联合用药进行化疗。

五、预后因素和标准

预后主要与肿瘤的组织学、肿瘤部位和分期决定(表 25-2-4,表 25-2-5,图 25-2-2)。在研究条件下,不考虑肿瘤分期时儿童和青少年睾丸生殖细胞肿瘤的预后明显比纵隔、卵巢和骶骨区域的肿瘤要好。由于颅内生殖细胞肿瘤能根治切除的机会不多,有时根本不可能手术,所以有颅内生殖细胞肿瘤转移的患者预后差。

表 25-2-4　睾丸生殖细胞肿瘤的预后

肿瘤类型	预后标准
成熟或不成熟畸胎瘤	很好
单纯卵黄囊瘤 I_a 期	好
精原细胞瘤 I_a 期	好
单纯卵黄囊瘤 > I_a 期	较好
α-FP 正常,超声/CT 无异常	较好
剖腹探测时无活性肿瘤	复查,较好
α-FP 异常和/或无活性肿瘤	不好

表 25-2-5　非睾丸生殖细胞肿瘤的预后

肿瘤类型	预后标准
分化畸胎瘤	很好
未成熟畸胎瘤(G_1+G_2)	好
未成熟畸胎瘤(G_3)	较好
生殖腺外肿瘤	不好

年龄因素对骶尾部和睾丸的肿瘤预后有较大影响。骶骨畸胎瘤大多在出生时即可被诊断,组织学检查常含有分化的或未成熟的组织。如果该肿瘤没有完全被切除,或原位保留骶

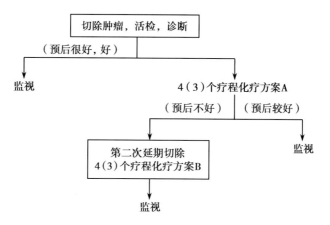

图 25-2-2 儿童生殖细胞肿瘤预后流程图

骨,则在 1 岁或在 2 岁即可局部复发。除了畸胎瘤结构外,大多还含有卵黄囊瘤或少见的胚胎癌成分,另外要特别注意的是骶尾部生殖细胞肿瘤多在 2~4 岁之间被诊断且几乎总是高度恶性,于 6 岁以后也会散在出现未分化或未成熟的尾骨畸胎瘤。

年龄因素对睾丸生殖细胞肿瘤的组织学结构影响较少,更多地与肿瘤分期有关。儿童卵黄囊瘤预后比较好,大部分患儿就诊时没有明显症状、体征,只是由于其它原因做腹部影像学检查偶然发现。大部分是 I 期或者 II 期,真正晚期远处转移的患儿比较少,经过手术能够完整地切除,术后给予化疗,并且密切观察、随访,大部分患儿几乎都能够长期存活。

有局部转移者,也就是 II 期、III 期的患儿,经过规范的治疗,长期无病的生存率也在 90% 以上。有远处转移的患儿,如果能够规范的给予新辅助化疗、手术,术后继续给予化疗,并且能够严密监测肿瘤标志物,也有 80% 的患儿有可能长期存活。

生殖腺外生长的肿瘤常常含有卵黄囊瘤,在诊断时常已超越器官向外生长,在诊断和治疗时要特别注意这类特殊肿瘤。

第三节　肾母细胞瘤

一、流行病学及病因

肾母细胞瘤(nephroblastoma)是小儿最常见的恶性肾脏肿瘤(图 25-3-1,图 25-3-2)。1899 年德国医师 Wilms 在其儿童肾肿瘤专著中首次详细地叙述了肾母细胞瘤的特点,故又称之为 Wilms 瘤,从此对该肿瘤的研究工作不断深入。迄今为止,除 Hodykin 病外,Wilms 瘤可称得上是研究最透彻的儿童恶性疾病,是治愈率第二高的局部疾病。尽管如此,对其诊断和治疗的最佳方案还需完善,进展期 Wilms 瘤和伴有肺转移的 Wilms 瘤的治愈率还有待提高。

每年 15 岁以下儿童的发病率为 5~9.5/10 万,占同期小儿泌尿男性生殖系统恶性肿瘤的 80% 以上,约占小儿实体瘤的 8%。男女性别发病数及左右侧发病率相差不多,大多数 Wilms 瘤 3 岁时出现,70% 可在 6 岁之前诊断,很少见于成年人。通过联合应用手术,放疗和化疗可使 80% 以上的患儿达到无瘤生存。目前临床的主要任务在于对特定的个体选择

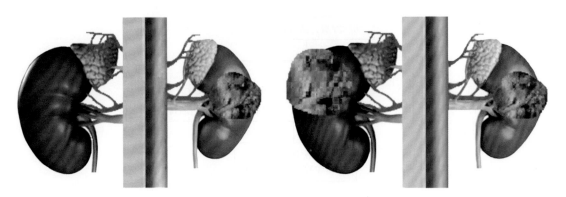

图 25-3-1　左侧肾母细胞瘤示意图　　　图 25-3-2　两侧肾母细胞瘤示意图

何种治疗强度来达到治疗目的,同时尽量少出现并发症。Wilms 瘤最重要的预后因素是诊断时肿瘤分期和组织学分级,并由它们决定治疗强度。

　　Wilms 瘤可转移至局部淋巴结,转移至肺可引起肺出血。但透明细胞型肿瘤除外,它常原发性转移至骨骼系统。由于肿瘤的大小可相差很大,故肿瘤的生长亦不一致。如果肿瘤较大,延伸至器官外,则要考虑该肿瘤可能浸润生长至邻近器官。

　　Wilms 瘤常与很少见的先天畸形或泌尿男性生殖系统畸形一起出现(表 25-3-1),更引起人们对遗传学和生物学的研究。

表 25-3-1　伴随 Wilms 瘤出现的泌尿男性生殖系统畸形

无虹膜,约 30%
单侧肢体肥大
EMG 综合征(脐疝、巨舌、巨人症)
大血管色素斑
偶尔增多的有:尿道下裂、隐睾、蹄铁肾

二、遗传学和组织学

　　流行病学调查提示,以下因素可能是 Wilms 瘤的高危因素:父亲从事辐射性职业和年龄,母亲怀孕期间吸烟、饮咖啡、茶、口服避孕药、使用染发剂、产道感染、母亲患有高血压以及出生时超体重婴儿等。Wilms 瘤可能起源于后肾胚基,起源于突变的具有分泌功能的肾脏干细胞,是泌尿系典型的遗传型肿瘤。也可以非遗传的形式出现。若属于遗传形式,则具有常染色体显性、早发、双侧特点,也有散发型。*WT1* 基因是第三个已知的抑癌基因,它紧邻无虹膜基因,定位于 UPB。Wilms 瘤伴发无虹膜、泌尿男性生殖系统异常和智力低下,称为 WAGR 综合征。*WT1* 基因编码一种 DNA 结合蛋白,与肾胚细胞的生长、分化有关,因此该基因缺失可促使肿瘤的发生。现已发现 Wilms 瘤的发生是很复杂的,至少有三个染色体位点(UP13,UP15,16q1)和 *WT1* 基因有关。肿瘤常伴随着先期的损伤,亦提示 *WT1* 基因改变是一多步骤过程;另外,Wilms 瘤常伴随着胚胎基因的重排,包括 *IGF-II* 和 *N-MYC*。

　　Mawrer1979 年研究了双胞胎小儿的 Wilms 瘤。结果表明,先天性基因可以遗传,使其处于向 Wilms 瘤发展的状态。

肿瘤来源于间叶组织,主要由间质、胚芽和上皮构成。因为组织细胞分化程度与预后有重要关系。因此,将其分为两种类型:①预后好的组织结构,如典型肾母细胞瘤,囊性部分分化肾母细胞瘤;②预后差的组织结构,如未分化型肾母细胞瘤,骨转移的透明细胞肉瘤,亦有脑转移的恶性横纹肌样瘤。表 25-3-2 是北美 Bockwith 和 Palmer 以及欧洲 Schmidt 等各自根据肿瘤的组织学分级将 Wilms 瘤分为低、中、高度恶性三组。

表 25-3-2　Wilms 瘤组织级别分 a 低、b 中、c 高度恶性三组

Bockwith 和 Palmer(1978)		Schmidt 等(1982)
混合型	a) 无间变 b) 局灶性间变 c) 弥漫性间变	a) 先天性中胚叶肾瘤 　胚胎性横纹肌样肾母细胞瘤 　部分分化好的肾母细胞瘤
上皮型 (>65%)	a) 无间变 b) 局灶性间变 c) 弥漫性间变	b) 伴有"标准危险"肾母细胞瘤 　(常见三相肾母细胞瘤)
胚芽型 (>65%)	a) 无间变 b) 局灶性间变 c) 弥漫性间变	c) 局灶性或弥漫性间变肾母细胞瘤 　基质肉瘤样肾母细胞瘤 　(透明细胞肾母细胞瘤;横纹肌样瘤)
间质型 (>65%)	a) 非肉瘤 b) 肉瘤	横纹肌肉瘤样肾母细胞瘤
不能分类的 Wilms 瘤		

三、病理

Wilms 瘤是一边界清晰,有包膜的单个实体瘤。可发生于肾脏的任何部位。瘤体大小不一,切面均匀呈鱼肉状,灰白色,伴有出血、坏死和假囊性变。少数病例肿瘤切面呈现多个薄壁囊肿,可能是多部位起源所致。10%~15% 的病例有钙化。

镜下可见未分化的上皮性和间质性的混合组织。间质组织占肿瘤的大部分,可演变为横纹肌、平滑肌、结缔组织、黏液组织、神经纤维、脂肪、软骨等成分。上皮分化不规则,呈腺样结构或形似肾小球的团状结构。Beckwith 和 Palmer 分析了 NTWS 分期的病例,结果显示组织学分化与患者预后明显相关。组织学表现为胎儿横纹肌瘤者含有高比例的骨骼肌纤维和畸胎瘤组织,预后较好。

Wilms 瘤可侵入肾静脉、下腔静脉,有的甚至到达右心房。另外,肿瘤侵入肾盂和输尿管,则引起肾盂肾盏变形,导致血尿和梗阻。

四、临床分期

肿瘤的预后及治疗是由肿瘤分期、组织学类型和患儿的年龄决定的。目前使用最广泛的是 NWTS 分期和 pTNM 分期,是较为理想的临床分期方法(表 25-3-3,表 25-3-4)。

五、临床表现

肾母细胞瘤可以较长时间无症状而不被发现。腹部肿块,疼痛,血尿和发热是首发症状。

腹部肿块是最常见的症状,约 95% 的病例在第 1 次就诊时即可被扪及,约 10% 的病例是在偶尔检查时被发现。腹部疼痛,可因局部浸润、肿瘤出血和坏死,肿瘤压迫周围组织脏器而引起。个别病例因病理性肾破裂而表现为急性腹痛。表 25-3-5 是常见的主要症状,按其出现的频率排列。因为多个症状可同时出现,故其结果总和超过 100%。

表 25-3-3　Wilms 瘤 NWTS 分期

Ⅰ期	肿瘤限于肾脏,可完整切除(肿瘤包膜完整,没有破裂)
Ⅱ期	肿瘤扩散超越肾脏以外,可完全切除(肿瘤包膜破裂,肾外血管浸润)
Ⅱ$_a$	主动脉旁淋巴结无转移
Ⅱ$_b$	主动脉旁淋巴结转移
Ⅲ期	腹部有非血源性残留肿瘤,术前或术中肿瘤破裂;肾门和主动脉旁淋巴结转移
Ⅳ期	远处转移,如肺、肝、骨、脑
Ⅴ期	双侧 Wilms 瘤

表 25-3-4　Wilms 瘤 pTNM 分期

pT$_x$	术后对原发肿瘤不能作出组织病理学估计	pN$_x$	术后对区域淋巴结无法作出组织病理学估计
pT$_{oa}$	术后组织病理学检查未发现原发肿瘤		
pT$_{ob}$	肾内肿瘤,经术前治疗肿瘤完全坏死或纤维化	pN$_0a$	区域淋巴结阴性
pT$_{1a}$	肾内肿瘤,肾脏轮廓完整	PN$_0b$	区域淋巴结坏死,可能有淋巴结浸润
pT$_{1b}$	被膜完整。肿瘤完全切除,组织学切缘无肿瘤		
pT$_2$	肿瘤浸润超越被膜外	pN$_1$	区域淋巴结转移
pT$_{2a}$	肿瘤浸润肾门或肾周围脂肪	pN$_{1a}$	转移的区域淋巴结完全切除
pT$_{2b}$	肿瘤侵犯肾外血管	pN$_{1b}$	转移的区域淋巴结未完全切除
pT$_{2c}$	肿瘤浸润输尿管		
pT$_3$	术前/术时肿瘤已破裂	pM$_x$	对远处转移无法作出估计
	肿瘤不能完全切除(镜下残留肿瘤、肉眼可见残留肿瘤、有恶性腹水、肿瘤不适宜手术)	pM$_0$	未发现远处转移
		pM$_1$	远处转移
pT$_4$	双侧肿瘤		A)其他器官
			B)区域淋巴结以外的淋巴结转移

表 25-3-5　Wilms 瘤的主要症状

症状	百分比	症状	百分比
偶然扪及的肿块	60%	尿路感染/发烧	3%
血尿	25%	腹泻	3%
体重不增或减少	4%	腹痛	3%
便秘	4%		

如果首发症状是血尿,表明肿瘤已侵入肾盂或肾盏系统,因而常被早期发现。一般,血尿作为首发症状的 Wilms 瘤的预后较好。

六、诊断与鉴别诊断

收集病史时特别要注意恶性肿瘤,尤其是肾脏肿瘤。此外,还要注意 Wilms 瘤的伴随症状,应详细查体,如有无虹膜、单侧肢体肥大、泌尿男性生殖系统异常、智力障碍等。实验室检查还包括血细胞计数、尿液分析、血尿素氮、血肌酐、凝血功能等。获得性 von Willebrand 病与 Wilms 肿瘤有关,如果凝血异常或有出血症状,应进行 von Willebrand 病检查。

1. B 超检查　最常用的影像学诊断是 B 超,可发现腹部肿块。超声可以明确肿块的位置、大小,分辨是实体性或囊性病变,肾内或肾外生长,也可以检出下腔静脉是否有癌栓。下腔静脉癌栓的发生率约 4%。同时须检查对侧肾脏,因为 4.4%Wilms 瘤是双侧同时发生的。收集 24 小时尿液测定儿茶酚胺的排泄,可以与神经母细胞瘤鉴别,同时可了解肾功能和判断血尿。

2. X 线检查　胸片可了解有否肺转移。IVU 可以显示肿块的位置,约 2/3 患儿患侧肾盂肾盏系统被挤压,移位,拉长变形或破坏。1/3 患侧肾脏不显影或只有少许造影剂进入肾集合系统。同时,可了解对侧肾脏的形态及功能。腹部平片上偶见散在或线状钙化影。

3. CT 和 MRI 检查

可判断原发肿瘤的侵犯范围及与周围组织脏器的关系,有无肝、局部淋巴结转移以及肿块的性质(图 25-3-3)。由于与骨转移的肾脏透明细胞肉瘤不易区别,对疑有骨转移的患者应尽量进行骨 X 线摄片或骨同位素扫描。双侧肾脏 Wilms 瘤术前应作选择性肾动脉造影,以明确肿块的大小、范围和血管供应情况。

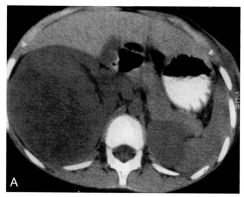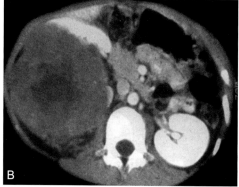

图 25-3-3　右肾母细胞瘤(病理诊断),增强后肿瘤呈分叶状,实质部分强化

表 25-3-6 为腹部肿块与 Wilms 瘤的鉴别。

表 25-3-6　腹部肿块与 Wilms 瘤的鉴别诊断

恶性肿块	良性肿块	恶性肿块	良性肿块
肾细胞癌	肾脏炎性假瘤	杆状细胞肉瘤	肾积水
肾脏肉瘤	肾囊肿	肝母细胞瘤	肾上腺出血
神经母细胞瘤	多囊肾	原发性生殖腺外睾丸肿瘤	肾静脉血栓形成

七、治疗

1. 治疗方案的选择　手术、放疗和化疗是肾母细胞瘤的 3 个重要治疗方式。迄今为止，肾母细胞瘤能取得高于 80% 的生存率就是因为按照一定方案很好地应用这 3 种治疗方法的结果。目前国际上常采用两种不同的治疗方案。NWTS 提倡治疗开始就施行根治性肾切除术。即肾脂肪囊外先结扎肾动脉，而后结扎肾静脉，将肿瘤肾脏连同肾脂肪囊完整切除，尽量避免肿瘤破裂，并同时行区域淋巴结清扫术。合并有肾静脉或下腔静脉癌栓者，应在阻断下腔静脉或低温体外循环的条件下切除或摘除癌栓，术后再进行放疗和化疗。SIOP 则提倡术前先进行化疗，其优缺点为表 25-3-7 所示。

表 25-3-7　术前化疗的优点与缺点的比较

优点	1. 降低术中肿瘤破溃率，从 30% 降低到 5%
	2. 高分期肿瘤明显减少，而 I 期肿瘤相对增加，可避免术后放疗
	3. 肿瘤组织学检查以了解术前化疗的效果，从而为制订治疗方案提供依据
缺点	1. 良性肿瘤被当作恶性肿瘤治疗
	2. 其他没有确切组织学分类的恶性肿瘤被当作肾母细胞瘤而化疗
	3. 术前化疗将影响肿瘤准确的分期或组织学分级

　　NTTS 研究结果表明，对于预后较好的肿瘤组织类型，I 期术后没有必要进行化疗。主要药物有长春新碱、放线菌素 D 和多柔比星等，化疗首选长春新碱和放线菌素 D，多柔比星和放线菌素 D 不适宜用于年龄小的儿童。多个疗程联合应用长春新碱和放线菌素 D，比单用其中任何一种药物在相同的时间范围内无瘤生存率高。联合应用多柔比星、放线菌素 D 和长春新碱能明显减少 II、III 期病例的肿瘤转移，且能改善预后差的组织结构肿瘤患者的治疗效果。

　　上述结果在 SIOP 研究中亦被证实。在 SIOP 的研究中，随机对原发性肿瘤切除与术前用 20Gy 放疗的患者进行比较，结果术前放疗组肿瘤破溃减少，低分期肿瘤增多，根据术中确定的分期而进行下一步治疗亦取得较高的无瘤生存率。进一步的研究表明，术前放疗加用放线菌素 D 化疗，随机地与术前用长春新碱和放线菌素 D 化疗进行比较，两种治疗方法在术中肿瘤破溃和增加低分期肿瘤患者的数量以及长期无瘤生存率等方面效果相同。

　　在德国，儿科肿瘤及血液协会（GPO）从 1980 年起开展肾母细胞瘤的研究工作。如果肿瘤不大立即手术切除肿瘤。当肿瘤较大（>300ml）时，则术前先进行化疗。根据组织学结构和肿瘤分期进行治疗，在所有登记治疗的病例中 90% 可达到无瘤生存。与 SIOP 和 NWTS 治疗研究相比，在所有各期的肿瘤中，其治疗强度均明显增大。1989 年 GPO 与 SIOP 联合进行 Wilms 瘤的治疗研究，对 I、II、III 期肾母细胞瘤病例按照统一的方案治疗，同时也介绍其他临床各期的治疗方法（表 25-3-8）。

　　2. 双侧 Wilms 瘤的处理　双侧同时发生 Wilms 瘤的发生率为 4.4%。通常患儿的年龄要小些，且表现为预后好的组织结构，它相当于 NWTS 的 IV 期。根据病例选择最佳治疗方案，目的是保留更多的肾组织。原则上肿瘤较大侧作根治性肾切除术，对侧作活检或部分切除

表 25-3-8 SIOP/GPO 治疗方案

临床诊断	原发肿瘤治疗	术后治疗
<6 个月	手术	
V 期	化疗	
IV期	化疗:AVA(6 周)接着手术 $\left\{\begin{array}{l}\text{M−:VA(33 周)± RT}\\ \text{M+:IVA(26 周)± RT}\end{array}\right.$	
I、II、III期	化疗:VA	

(4 周)— 手术 —
$\left\{\begin{array}{l}\text{预后好的组织结构停止治疗}\\ \text{预后差的组织结构 VAIA(39 周)+RT(30Gy)}\\ \text{标准组织结构}\left\{\begin{array}{l}\text{I 期:VA(18 周)}\\ \text{II 期 N—:AVA(28 周)}\\ \text{+RT(15Gy 肿瘤部位}\\ \text{15~20Gy 受累区域)}\end{array}\right.\end{array}\right.$

* RT:放疗;VA:长春新碱 + 放线菌素 D;AVA:多柔比星 + 长春新碱 + 放线菌素 D;IVA:异环磷酰胺 + 长春新碱 + 放线菌素 D;AVIA:长春新碱 + 放线菌素 D+ 异环磷酰胺 + 多柔比星。

术;或施行双侧肾部分切除术。术后根据肿瘤分期,组织学结构和年龄进行化疗和放疗。双侧 Wilms 瘤同时行两侧根治性肾切除术,透析后施行肾移植术,但效果较差。一般主张首次手术时尽可能进行活检或摘除每个可疑的淋巴结,以便对肿瘤进行准确分期,为术后进一步治疗打下基础。

目前,对不同的标准外科治疗方案进行前瞻性随机研究还没有开展。但术前化疗可以缩小肿瘤的体积,使大多数病例能施行保留肾脏的治疗。对术前不进行活检的双侧肿瘤患儿常规施行术前化疗有误诊的可能,须引起注意。

八、预后

Wilms 瘤预后良好。诊断时患儿的年龄亦是一重要预后因素,年龄小于 3 岁和大于 3 岁的生存率分别为 86% 和 57%($P \leqslant 0.001$)。局部肿瘤扩散、组织学结构和淋巴结转移是影响预后的重要因素,淋巴结转移或没有转移的病例 3 年生存率分别为 58% 和 85%,而手术治疗的方式和范围对生存时间似乎没有影响。由于预后差的组织结构与肿瘤的大小不相关,所以术中有必要对小的可疑区域进行活检以避免误诊。

NWTS 回顾性研究了 185 例双侧 Wilms 瘤,I 期 4 年生存率为 96.5%,II 期为 92.2%,III 期为 86.9%,IV 期为 73%。总的 2、5、10 年生存率分别为 83%、73% 和 70%。Mclorie 报道,一侧 Wilms 瘤行部分肾切除术者,89% 的病例可生存 24.5 个月。

第四节 软组织肉瘤

一、发病情况和病因

软组织肉瘤又称软组织恶性肿瘤,发病率低。国外报道 15 岁以下儿童每年软组织肉瘤的发病率为 6~8/10 万。在儿童期发病率仅次于白血病,脑肿瘤和淋巴瘤,居第四位。它有两个发病高峰期,2~5 岁为第一个发病高峰期。

软组织肉瘤是一个异质性恶性肿瘤,形成于结缔组织区域(表 25-4-1)。大多数含有结缔组织和滋养组织,少数也起源于神经组织。所以,多发于肢体、躯干和腹膜后。在儿童和青少年期间除上述部位外,还多见于头颈、眼眶周围、外耳道、鼻腔以及前列腺、膀胱、阴道和子宫等泌尿生殖系统,且多为横纹肌肉瘤、平滑肌肉瘤及纤维肉瘤。国外资料报道儿童和青少年期间横纹肌肉瘤的发病率最高,约占 2/3,其次是滑膜肉瘤、纤维肉瘤、骨外 Ewing 肉瘤。软组织肉瘤的鉴别要通过免疫组织学来确证。

表 25-4-1　软组织肉瘤的发病率

肿瘤	百分比	肿瘤	百分比
横纹肌肉瘤	69%	恶性神经鞘瘤	2.2%
滑膜肉瘤	10.2%	平滑肌肉瘤	1.1%
纤维肉瘤	4%	其他肉瘤	9.4%
骨外 Ewing 肉瘤	3.6%		

软组织肉瘤的具体病因还不清楚,包括先天性畸形、家族性遗传、异物刺激、化学物质刺激、病毒因素、内分泌因素以及放射线因素等,但流行病学调查研究表明,遗传因素起着重要作用。如患有横纹肌肉瘤的儿童常出现泌尿生殖系统和中枢神经系统先天畸形,有时也与其他的先天性疾病伴发,如神经纤维瘤病或胚胎酒精综合征。此外,统计学研究发现,儿童和青少年的软组织肉瘤与其母亲及其近亲的乳腺癌发病之间有一定的联系。

近几年开展了分子遗传学和分子生物学的研究,发现不同类型的软组织肉瘤各有其特征性的染色体易位。腺泡型横纹肌肉瘤经常可检测到[t(2,13)(q35,q14)]染色体易位,其结果改变了 2q35 带的 *PAX3* 基因和 13q14 带的 *FKHR* 基因,而 *PAX3* 基因可能是胚胎发生时转录调节蛋白,被认为在间质前体扩展成肌细胞过程中是重要的。另外胚胎型则为 11 号染色体短臂区域杂合性丢失,它表明 11p 区域有一个或多个基因变成恶性。Ewing 肉瘤和外周原始神经外胚叶瘤的细胞遗传学发生改变,染色体发生易位[t(11,22)(q24,q12)]。

二、原发部位和临床表现

软组织肉瘤可发生于全身各部位的软组织内,但在机体不同区域出现的概率是不同的(表 25-4-2)。

表 25-4-2　334 例儿童横纹肌肉瘤原发部位分布

部位	百分比	部位	百分比
眼眶	7%	泌尿生殖道,非膀胱/前列腺	13%
头颈区(脑膜旁区)	18%	四肢	25%
头颈区(非脑膜旁)	6%	其他	23%
泌尿生殖道,膀胱/前列腺	8%		

首发症状与肿瘤生长的原发部位和肿瘤对邻近器官的作用有关,所以各种类型的肿瘤所产生的临床表现也不相同。肿瘤的病程也很不一致。这与肿瘤的生长速度,出现的症状,患者的耐受性及其对肿瘤的认识和警惕性有关。有的病程很短,仅数日或十余天。有的是因肿瘤转移出现症状而确诊,其病程就很长。泌尿生殖系的主要症状有血尿,尿潴留,阴道息肉状衍生物,外阴增厚或阴囊区域无痛性肿块。

膀胱横纹肌肉瘤主要见于小男孩,起源于膀胱底,向膀胱腔内生长。前列腺肉瘤的损害则是破坏性的,肿瘤常浸润到膀胱颈,尿道,且早期易转移到肺部。由于膀胱和前列腺解剖关系紧密,所以当肿瘤较小时,判断原发性肿瘤起源于膀胱还是前列腺则较为困难。

横纹肌肉瘤的破坏性很大,多直接侵犯周围组织和器官,并以血行转移为主,亦可经淋巴转移。约20%的病例诊断时临床上已有远处转移,大多转移到肺、淋巴结、骨骼和骨髓,肝和脑转移少见。淋巴转移最常见于泌尿生殖系肿瘤和腹膜后肿瘤,约占24%。

准确判断肿瘤的局部扩散和谨慎诊断肿瘤有无远处转移对治疗有决定性意义。目前尚无检测各种软组织肉瘤的特异性生物学标记物,仅依靠组织学来确诊。大多于手术中活检或细针穿刺活检确定诊断,但分型有困难且高度恶性肉瘤禁忌上述操作,因为它易促使肿瘤扩散,所以只限于晚期肿瘤病例才考虑应用。开放性活检和细针穿刺活检除能够帮助完成组织学诊断外,所取得的肿瘤组织还可用于分子遗传学和细胞遗传学检查,以及体外耐药实验。有的病例在光镜下很难与其他的软组织肉瘤鉴别,但可采用电镜来确诊,亦可采用免疫组织化学方法,对各种软组织肉瘤进行组织抗体标记检测,来弥补肿瘤病理形态学诊断的不足(表25-4-3)。另外,应用FCM检测软组织肉瘤细胞核的DNA含量可以鉴别良性及恶性程度,从而更好地指导治疗。临床上诊断性检查还包括:X线检查,B超,MRI,发射计算机断层扫描检查(ECT),数字减影血管造影检查(DSA)等。肿瘤的大小可以通过CT、MRI或超声显像测定。腹腔和肺的CT扫描对了解肿瘤转移是必需的。放射性核素^{99m}Tc扫描可发现骨,肝脏等部位的转移灶。脑积液检查可能找到肿瘤细胞,对决定是否行蛛网膜下腔鞘内化疗有意义。

表25-4-3 软组织肉瘤的免疫组织化学

诊断	免疫学标记物					
	结蛋白	波形蛋白	肌红蛋白	角蛋白	S-100抗体	烯醇化酶
胚胎型						
横纹肌肉瘤	+	(+)	(+)	–	–	β
腺泡型						
横纹肌肉瘤	+	(+)	(+)	–	–	β
滑膜肉瘤						
单倍体	–	+	–	(+)	–	0
双倍体	–	+	–	+	–	0
纤维肉瘤	–	+	–	–	–	0
恶性神经鞘瘤	–	+	–	–	(+)	0
平滑肌肉瘤	+	–	–	–	–	0
骨外Ewing肿瘤	–	+	–	–	–	–
Askin肿瘤	–	(+)	–	–	(+)	NSE

*+.所有细胞阳性;(+).少数细胞阳性;–.阴性反应;β.烯醇化酶型;NSE.神经元特异性烯醇化酶;0.未检查。

三、TNM 分期

目前尚无统一的分期方法。美国联合协会软组织肉瘤研究小组提出的在 TNM 分期法基础上,同时考虑软组织肉瘤细胞的恶性程度 G,构成的 4 部分 GTNM 分期方法因过于繁琐而很少使用。近年来,经 Enneking 修改后提出的 GTM 分期亦尚未被广泛采用。表 25-4-4 中列出了软组织肉瘤 TNM 分期和术后病理分期方法。

表 25-4-4　软组织肉瘤的 TNM 分期和术后病理分期

TNM 分期	
T_1	肿瘤局限于原发器官或组织内
T_{1a}	原发肿瘤最大直径 ≤5cm
T_{1b}	原发肿瘤最大直径 >5cm
T_2	肿瘤侵犯一个或多个邻近器官或组织和/或不伴恶性积液
T_{2a}	原发肿瘤最大直径 ≤5cm
T_{2b}	原发肿瘤最大直径 >5cm
N_0	无区域性淋巴结转移(经临床检查或影像学检查证实,无组织学证实的必要)
N_1	区域性淋巴结转移(经临床检查或影像学检查诊断)
M_0	没有证实远处转移(经临床检查、影像学检查或骨同位素扫描证实)
M_1	远处转移
术后病理分期	
Ⅰ 期	肿瘤完整被切除(肉眼和镜检),区域淋巴结无转移
ⅡA 期	肿瘤切除,镜检有残余肿瘤,区域淋巴结无转移
ⅡB 期	肿瘤已切除,有或无残余肿瘤,有区域淋巴结转移,已被切除
Ⅲ 期	肿瘤不完全切除,伴或不伴区域淋巴结转移,邻近肿瘤的体腔有恶性积液
Ⅳ 期	远处转移,区域淋巴结以外转移包括淋巴结转移、肉眼可见残余肿瘤

两种分期方法各有独特的好处。TNM 分期有助于确立治疗措施,如术前化疗或原发肿瘤切除。其基础是详细了解原发肿瘤及其局部扩散情况,包括通过临床和放射科的检查技术来判断区域淋巴结有否转移或是否存在远处转移,有助于不同研究所或协作单位之间进行治疗结果比较分析。

横纹肌肉瘤有不同的组织学亚型,最常见的是胚胎型横纹肌肉瘤,占总数的 73%。第二种组织学亚型是腺泡状横纹肌肉瘤,在泌尿生殖系不常见,预后不良,易远处转移。第三种亚型为多形性横纹肌肉瘤,几乎仅发生于成人,很少侵犯泌尿生殖系统。

术后病理分期的优点是能非常准确地判断病理扩散阶段,以致能根据组织学来调整治疗。将 TNM 分期和术后病理分期方法结合起来意义更大。

四、治疗

治疗软组织肉瘤的关键是早期发现和早期治疗。而获得理想效果则取决于首次治疗的正确性和彻底性。只有这样才能控制其局部复发和远处转移,并能最大限度地保存其机体的功能,这是目前治疗软组织肉瘤的原则。

1. 术前化疗　由于儿童横纹肌肉瘤对化疗敏感性好,可使瘤体明显缩小,提高肿瘤切除率,所以,手术治疗对儿童的破坏性比成年人小,原发性肿瘤的切除只在能根治性切除肿瘤而不损伤器官的功能时才进行。一般,手术均在术前化疗后施行,故原发性肿瘤的手术应限制在需要进行活检的病例。

延期手术切除肿瘤的效果主要视手术进行的可能性、肿瘤的部位和对治疗的临床反应而定。文献报道,根据术中的情况对临床反应和病理反应的判断很不一致,临床诊断的肿瘤完全消失的Ⅲ期患者在第二次手术时仍有 12% 残余肿瘤存在,46% 的Ⅲ期患者并不显示残余肿瘤存在,另 28% 的患者通过切除残余肿瘤可达到完全消失。这些报道表明术前化疗对保留器官功能、第二次手术后的化疗效果以及提高生存率均有重要的影响。

2. 术后化疗　化疗被广泛应用于各种恶性肿瘤的术后辅助治疗。对于恶性程度较高的软组织肉瘤,应在术后短期内立即进行化疗,但应根据术后的病理检查分期给药。化疗有可能减少远处转移,提高生存率。研究发现,放线菌素 D、长春新碱、环磷酰胺、VP-l6 对恶性程度较高的软组织肉瘤均有效,且联合用药效果更好。

3. 放射治疗　放射治疗儿童横纹肌肉瘤,增加放射剂量达 60~65Gy,且扩大照射野,可使 90% 的肿瘤得到局部控制。临床研究表明,由于晚期发病率较高,即使减少放射治疗量也不影响生存率。Ⅰ期患者进行根治性肿瘤切除后不进行放疗同样有较高的生存率,但这并不适合于预后差的组织类型、四肢肿瘤病例以及分期较高的肿瘤,因为不进行放疗,肿瘤局部复发率较高。

研究发现,年龄≤6 岁,肿瘤直径大于 5cm 的病例用 40Gy 放疗剂量,肿瘤的复发率很高。一般,肿瘤切除后镜下残余肿瘤的病例接受 40Gy 放射剂量照射肿瘤床边缘 3~5cm 即可,而肉瘤患者则需 50Gy 的剂量才能控制。对较大的残余肿瘤,脑膜旁区或严重的骨髓损害的患者较高剂量的放射可导致难以耐受的副作用。研究证实,每天的放射剂量分 2 次或多次进行能增加治疗效果且降低晚期发病率。当每天总放射量为 200~250Gy,分两次,每次 100~125Gy 照射时,能加强治疗效果降低局部复发率,同时可减少晚期效应。分次照射的作用在于使正常组织得到保护,使肿瘤组织破坏增大。

对泌尿生殖系的软组织肿瘤要尽量避免切除膀胱和减少所需的照射剂量。应定期检查判断首次化疗的效果。通常,放疗区域的大小及放疗剂量,一般是根据术前化疗的效果和姑息性肿瘤切除后的病理分级来确定。

睾丸旁肿瘤的治疗效果较好。首先行根治性睾丸切除术,如果影像学检查疑有肿瘤转移时,则进行剖腹探查了解腹膜后有无区域性淋巴结转移。诊断时已发现淋巴结有转移,在经过术前化疗后再进行腹膜后淋巴结清扫术,以更好地确定放疗的强度。

4. 晚期效应　外周性神经炎和麻痹性肠梗阻出现于应用长春新碱的强化治疗中,而不育和出血性膀胱炎则主要是由异环磷酰胺引起。出血性膀胱炎在膀胱放疗后特别严重。大剂量特别是单一大剂量的多柔比星常引起伴心律失常的心肌损害或心肌病。异环磷酰胺剂量大时易出现肾病。另外不可逆转的并发症有佝偻病、骨软化和生长障碍。

五、预后因素

根据现代研究结果证明,有许多危险因素对软组织肉瘤预后有重要意义。

1. **组织学分类**　根据细胞结构横纹肌肉瘤可分为胚胎型,葡萄簇型,腺泡型和多形细胞型。最近的治疗结果表明,分为低分级和高分级横纹肌肉瘤,而低分级横纹肌肉瘤包括胚胎型和葡萄簇型以及多形细胞型。多形细胞型横纹肌肉瘤常发生在睾丸旁和颈部区域。高分级软组织肉瘤是指腺泡型肉瘤及其变异体。区分高低分级横纹肌肉瘤只能在同样治疗条件下进行。

2. **原发部位**　除膀胱或前列腺肿瘤外,其余各部位的肿瘤有较好的预后,其3年无瘤生存率达90%以上。而膀胱和前列腺处泌尿生殖系肿瘤患者的3年生存率约为70%,脑膜旁肿瘤仅有50%能生存。5年生存率,不同研究机构的治疗结果比较见表25-4-5。

表25-4-5　有关软组织肉瘤原发部位的5年生存率的比较

部位	研究机构				
	IRSⅡ	SIOP-75	SIOP-84	CWS-81	ICS-79
眼眶	91%	81%	95%	73%	100%
头/颈(非脑膜旁区)	88%	49%	63%	88%	63%
头/颈脑膜旁区	65%	33%	58%	47%	47%
泌尿生殖(膀胱、前列腺)	67%	54%	81%	63%	75%
泌尿生殖(非膀胱、前列腺)	94%	88%	85%	96%	100%
四肢	78%	46%	69%	68%	67%
其他	57%	36%	45%	61%	28%

3. **肿瘤分期**　肿瘤分期是最重要的预后因素。Ⅰ期肿瘤患者长期生存率大于90%,Ⅱ期在80%~90%之间,Ⅲ期在50%~70%之间,而Ⅳ期仅为20%,所以对Ⅳ期患者应采取其他治疗方法。如骨髓移植,有较大的应用前景。此外多元分析结果表明,肿瘤大小也是一重要的预后因素,相反肿瘤浸润生长则不然。

4. **对术前化疗的反应**　肿瘤对7周内化疗的起始反应也是一重要的预后因素。

第五节　神经母细胞瘤

一、发病情况及病因

　　神经母细胞瘤是小儿最常见的颅外恶性实体瘤,约占新生儿恶性肿瘤的50%。由于肿瘤发生部位较隐匿,且无明显症状,所以早期难以诊断。该肿瘤的恶性程度高,易发生转移,从而影响其预后。神经母细胞瘤人群中的发病率每年约1/10万。发病高峰年龄是1.5岁,确定诊断时的年龄平均为21个月。50%的患儿可长期生存,肿瘤出现转移时,患儿仅出生一年多。由于婴儿的神经母细胞瘤自发消退率很高,故将该组患者列为自发肿瘤期(4s)。细胞遗传学检查表明,神经母细胞瘤与先天性畸形无关,有些病例有家族史,可能与遗传因素有关。70%的肿瘤1号染色体结构或数量异常,包括1p有时还伴有1q染色体丢失或重组,其次是17号染色体异常。进一步检查发现典型条带丢失染色体的显色是均匀的,而该处亦是基因扩增的地方。分子生物学检查表明,诊断时患儿年龄不超过18个月,多二倍体神经母细胞瘤的治疗效果比二倍体的好。进展期神经母细胞瘤常有 *N-myc* 基因扩增,所以基因中 *N-myc* 拷贝数多者比单一拷贝基因者的预后差。胎儿酒精综合征和乙内酰脲综合征患儿常易患神经母细胞瘤。

二、病理与生物学特性

起源于交感神经胚细胞—神经嵴的肿瘤主要有 3 种:①交感神经系统肿瘤(神经母细胞瘤等);②副交感神经系统的肿瘤(嗜铬细胞瘤);③神经胶质系统肿瘤(神经鞘瘤等)。交感神经系统肿瘤是由非嗜铬性的交感神经系统细胞发生的肿瘤。恶性神经母细胞瘤和良性神经节细胞瘤可能是"成熟"过程中的不同表现。而神经母细胞瘤—神经节细胞瘤是混合性肿瘤,内含分化成熟的和不成熟的细胞,是半恶性肿瘤。神经母细胞瘤来源于未分化的交感神经细胞,凡有胚胎性交感神经节细胞的部位,都可能患原发瘤。肿瘤主要沿交感神经解剖部位分布,故原发灶多位于腹膜后及纵隔:50% 位于肾上腺,28% 在腹膜后其他部位,13% 位于胸腔,5% 位于颈部,1% 是多发,3% 原发灶不明。

神经母细胞瘤是一种恶性程度较高的实体瘤,呈结节状,为丰富的结缔组织假被膜覆盖。切面呈灰白色髓样组织,间有出血、坏死和钙化。镜下见肿瘤细胞约有 20~30 个呈放射状排列,形成菊形团,是神经母细胞瘤的病理特征之一。此外,小的、圆形的、过度染色的施万细胞及带有中枢胶原核心的巨大玫瑰花结亦是本病的病理特征之一,并依此与嗜铬细胞瘤鉴别。根据肿瘤细胞的分化程度及胞浆内颗粒的多少,可分为原始未分化、低分化、中等分化和高分化四个阶段。神经母细胞瘤的超微结构既具有神经元的特征,又具有肿瘤细胞的异形性。细胞内有轴突和树突,并有轴突间连接,还可观察到微管和中间微丝。神经母细胞瘤组织过碘酸—雪夫染色(pexiodic acid-schiff,PAS)阴性,胆碱脂酶阳性,可以用于鉴别。肿瘤细胞及神经胞突中发现神经分泌颗粒。颗粒的数量随细胞分化而依次递增。肿瘤组织中发现神经分泌颗粒是诊断神经母细胞瘤的特征之一,这些颗粒与儿茶酚胺的储存、释放有关。

与其他的肿瘤一样,神经母细胞亦有继发性损害。因肿瘤恶性度高发展迅速,常于短期内突破被膜,扩散至周围组织及器官。常见的转移部位为骨骼系统、骨髓和淋巴结,较少的有肝、皮肤、肺或脑。新生儿及婴儿常见骨转移,特别是颅骨、脊柱及长骨。神经母细胞瘤有自然消退的倾向,或转化为良性神经节细胞瘤。此外,肿瘤发生出血、坏死、纤维化、钙化和营养障碍,可使部分肿瘤溶解,甚至无肿瘤细胞痕迹。

三、肿瘤分期

通常惯用 1971 年 Evans 制订的分期方法。在考虑临床、放射学及组织学的检查标准后在 Evans 的分期基础上制订的神经母细胞瘤国际分期以及 UICC 制定的 TNM 分期(见第十一章第九节　神经母细胞瘤和神经节细胞瘤)。Ⅳs 期患儿多在六个月龄以下,有小的原发灶转移限于肝、皮下或骨髓,无影像学可见的骨转移。肿瘤可自行消失,预后较好。

四、临床表现

1. **一般症状**　神经母细胞瘤初期症状很不典型。常见的症状有发热,食欲减退,呕吐,消瘦,体重减轻,苍白,贫血,易激动,疼痛等。

2. 肿瘤压迫或侵入周围器官的症状　根据肿瘤的原发部位产生不同的症状。颈部肿瘤发展到一定程度引起 Horner 综合征。腹部肿瘤呈节状或圆球形,坚硬固定。压迫症状有消化道功能障碍,食欲减退,呕吐。盆腔肿瘤压迫直肠或膀胱引起便秘或尿潴留。

3. 转移症状　转移至眼眶可致眼球突出及失明。骨转移有骨痛,关节痛,四肢痛,甚至出现病理性骨折。骨髓转移表现为难治性贫血、出血及血小板减少。其他症状有淋巴结肿大,肝大,皮下结节等。

4. 其他症状　儿茶酚胺代谢异常可引起血压升高,多汗,心悸,脉频。肿瘤分泌血管活性肠肽可致腹泻、低钾血症等。

五、诊断

根据患儿的症状和体征,结合超声和 CT 检查可对肿瘤进行定位诊断。放射性核素骨扫描和 X 线检查对肿瘤分期有帮助。尿儿茶酚胺代谢产物测定,骨髓穿刺活检可对肿瘤进行定性诊断(表 25-5-1)。

表 25-5-1　神经母细胞瘤的诊断

诊断项目	检查项目
定位诊断	X 线(胸部、腹部、IVU、血管造影)、CT、MRI、B 超、核素显像
定性诊断	尿 VMA、HVA、NSE、铁蛋白、LDH、C 反应蛋白(CRP)、单克隆抗体、$N\text{-}myc$ 基因

1. 放射线检查

(1) X 射线摄片:显示原发肿瘤的大小、位置、邻近脏器压迫及有无骨骼或肺的转移,病理性骨折及继发性脑积水。

(2) 腹部平片:肿瘤部位常显示旧砂状钙化。

(3) IVU:能显示肿瘤与肾脏关系及输尿管受压推移现象。

(4) 动脉造影:可显示供给肿瘤的血管。

(5) CT:可早期发现肿瘤的位置与周围的关系

2. MRI　能更好地提高诊断水平。

3. 超声诊断　腹膜后肿瘤可见边界不清的肿块,内部以不均匀回声为主,钙化部分有相应的强回声灶,伴声影;若有出血、坏死则有液性暗区。肿瘤挤压脏器可致移位和变形。彩色超声多普勒显像对肾脏和肾上腺区域的肿瘤有较高的诊断价值。

4. 放射性核素显像　可显示骨髓区域性转移扫描图像,对骨及骨髓转移而骨髓穿刺阴性者敏感性高。

5. 儿茶酚胺代谢产物的测定　尿香草扁桃酸(VMA)、高香草酸(HVA)和其前体物质 3-甲氧基 4-羟基苯乙二醇(MHPG)、3-甲氧基-4-羟基乳酸(VLA)的测定,可使诊断率达 100%。此外,通过尿 VMA/肌酐(μg/mg)测定,能确切地衡量代谢水平,其值升高,有诊断价值。

6. 骨髓穿刺涂片　是诊断神经母细胞瘤的常规方法,常能看到典型的肿瘤细胞。对神经母细胞瘤的诊断快速而可靠,但因转移呈区域性故易漏诊。

7. 其他检查　本病血中神经元特异性烯醇化酶(neuron specific enolase,NSE)普遍增高,较尿 VMA、HVA 更为敏感,尤其对皮下神经母细胞瘤的阳性率更高,但不能鉴别良、恶性交感源性肿瘤;S-100 抗体阳性具有组织学分型及预后意义。免疫组织化学检查是在组织学检查不明确时的一种有力的诊断依据。目前,神经母细胞瘤特异性抗血清试剂及人的神经母细胞瘤培养制备单克隆抗体已用于临床,可用于早期转移性肿瘤的检测,具有特异、敏感、可靠的诊断价值。

六、治疗

手术切除原发肿瘤几乎对所有局部的和大多数转移的神经母细胞瘤患者是可行的。借此可以准确进行病理分期,获得足够的肿瘤组织来进行组织学和分子遗传学检查,而首次手术很少引起患儿的危险。对患儿预后最重要的是尽可能完整切除原发性肿瘤,而不是手术的时间。术前化疗至少有利于部分患儿肿瘤的切除,而不增加并发症的发生率。为了方便放疗,可在没有完全切除的肿瘤床上安放银夹定位。首次手术没有成功者,应行活检明确诊断,经化疗后再行二次手术。Hold 根据肿瘤分期和新分的危险组而制定了不同的治疗方式。

1. **I 期**　完整切除原发肿瘤,术后不需加用化疗,但需详细进行严密的术后监视。

2. **II_a 期、II_b 期、III期危险组 A 和 B**　原发性肿瘤不完全切除(II_a 和/II_b);肿瘤越过中线(III期)危险组 A、B 术后统一进行 4 个疗程治疗。经过化疗再施行二次手术有时能达到肿瘤完全消失的目的。治疗可以结束,局部放疗不需要。患者经过化疗和二次手术治疗后,肿瘤没有消失,则要修改原始危险因素评定,患者长期生存率小于 50%。进一步的治疗按照 III期危险组 C、D 进行。骨髓剥离疗法和自体造血干细胞移植(autologous hematopoietic stem cell transplantation,AHSCT)不适于该组患者。

3. **III期危险组 C 和 D、IV期**　肿瘤超越中线(III期)并有不利的危险因素(危险组 C 和 D)的肿瘤治疗如同发生转移性神经母细胞瘤的治疗一样进行 8 个疗程的化疗,肿瘤全部或部分缓解的人数亦增加。

在患者骨髓达到无瘤细胞或少瘤细胞时要尽可能早地取出骨髓并冷藏为以后进行 AKMT。采取骨髓的常规时间在第 4 至第 5 次阻断化疗之间。

在完成 8 次阻断化疗后,完全缓解或绝大部分缓解的IV期肿瘤患者进行一年时间低剂量维持治疗或 AKMT 交替治疗;IIIC、D 组患者和IV期患者在 8 次阻断化疗后仅达到部分缓解者不能进行维持治疗。

由于肿瘤有较高的局部复发危险,所以切除原发肿瘤非常重要。利用一切手术机会(即使 2 次或 3 次手术),对局部肿瘤床进行放射治疗。骨髓转移的病例,在第 3 次、第 4 次阻断治疗的同时进行局部治疗。

4. **IVs 期**　IVs 期肿瘤显示不同的生物学行为,治疗的目的是努力达到肿瘤自发缓解。大多数婴儿(危险组 A、B)无需治疗或很少治疗。诊断时因肿瘤所致一般情况较差的病例(危险组 C)可因肝转移病灶迅速肿大而引起致命的并发症。进展期肿瘤应进行放疗和化疗。延期切除原发肿瘤是必要的。手术的时间一般在诊断治疗后 8 个月。

5. **副作用的治疗**　主要的副作用表现在细胞功能抑制方面,某些神经母细胞瘤患儿表现的共济失调-斜视眼阵挛-肌阵挛等临床表现可随肿瘤切除而症状消失。有些患者可有长期的小脑症状和精神运动性障碍。通过联合应用不同作用的化疗药物可以使单一药物的蓄积量减少,因而可减轻器官损害的发生(如听力障碍、神经病变、心肌病、肾功能不良等)。

　　维持治疗由于治疗时间长,可引起严重的骨髓功能不良和治疗间期延长。原则上患者出现严重的并发症时可以用骨髓去除法和自体骨髓移植进行治疗,但这种疗法的死亡率较高,为 7%~20%。

七、预后和随访

　　神经母细胞瘤的预后决定于患儿的年龄、肿瘤分期和组织类型。年龄更为重要,发病年龄越小,预后越好。1岁以内婴儿的预后最好,即使肿瘤不能切除通过化疗也有很多治愈者。Ⅰ、Ⅱ期患儿预后较好,Ⅳs期自然消退与治愈率最高。Ⅳ期有骨转移者预后最差。神经母细胞瘤的两年生存率Ⅰ、Ⅱ期可达到 80%,Ⅲ期为 35%~81%,Ⅳ期为 26%~54%。Ⅳs期 >80%。

　　肿瘤分期和危险因素:估计 Berthold 1990 年用多元分析对进展期神经母细胞瘤患儿进行复发危险因素分组研究,以此来制定治疗计划。危险因素估计是根据切除肿瘤分期、组织学分类、LDH 及诊断时患儿的年龄及一般身体状况进行的。因为一般情况下Ⅰ期和Ⅱ期患儿的预后很好,所以危险因素分组没有考虑在内,Ⅲ、Ⅳ和Ⅳs期不同危险因素组的预后见表 25-5-2。

表 25-5-2　神经母细胞瘤Ⅲ、Ⅳ和Ⅳs期患儿不同危险因素的无瘤生存率和总生存率

分组	定义	预后 >6 年 无瘤生存率/%	总生存率/%
Ⅲ-A	无危险因素	90 ± 9	90 ± 9
Ⅲ-B	1 个危险因素 [a]	76 ± 7	85 ± 6
Ⅲ-C	2 个危险因素 [a]	48 ± 9	56 ± 9
Ⅲ-D	3 个危险因素 [a]	22 ± 14	22 ± 14
Ⅳ-A	LDH 正常	37 ± 12	48 ± 12
Ⅳ-B	LDH 升高,无其他危险因素 [b]	18 ± 10	13 ± 11
Ⅳ-C	LDH 升高,1~3 个其他危险因素 [b]	8 ± 3	9 ± 3
ⅣS-A	原发肿瘤完全切除 (起始一般状况无预后意义)	89 ± 6	96 ± 4
ⅣS-B	原发肿瘤未完全切除 (起始一般状况,无危险因素)	72 ± 9	71 ± 14
ⅣS-C	原发肿瘤未完全切除 (起始一般状况危急)	0	0

　　危险因素:a. LDH 升高,原发肿瘤仅能活检,诊断时年龄 ≤9 个月;b. 原发肿瘤不能完全切除,白细胞减少,组织分化差。

　　在治疗后 2 年内应定期随访。X 线胸片检查,腹部 B 超或 CT 扫描;并测定各种肿瘤标

记物,以确定疗效和有无复发。一般,2 年完全缓解后复发率在 4% 以下,5 年后复发率在 1% 以下。

（胡志全）

参 考 文 献

［1］WRIGHT KD,GREEN DM,DAW NC. Late effects of treatment for wilms tumor［J］. Pediatr Hematol Oncol, 2009,26(6):407-413.

［2］TAYLOR AJ,WINTER DL,PRITCHARD-JONES K,et al. Second primary neoplasms in survivors of Wilms' tumor—a population-based cohort study from the British Childhood Cancer Survivor Study［J］. Int J Cancer, 2008,122(9):2085-2093.

［3］KAZANOWSKA B,JELEN M,REICH A,et al. The role of nuclear morphometry in prediction of prognosis for rhabdomyosarcoma in children［J］. Histopathology,2004,45(4):352-359.

［4］PAPPO AS,SHAPIRO DN,CRIST WM,et al. Biology and therapy of pediatric rhabdomyosarcoma［J］. J Clin Oncol,1995,13(8):2123-2139.

［5］RANEY B,ANDERSON J,BRENEMAN J,et al. Results in patients with cranial parameningeal sarcoma and metastases(Stage 4)treated on Intergroup Rhabdomyosarcoma Study Group(IRSG)Protocols Ⅱ-Ⅳ, 1978-1997:report from the Children's Oncology Group［J］. Pediatr Blood Cancer,2008,51(1):17-22.

［6］DRIMEL O,KRAFT K,HEMMER J. DNA ploidy and proliferative activity in salivary gland tumors［J］. Mund Kiefer Gesichtschir,2007,11(3):139-144.

［7］MASTRANGELO S,RUGINI V,RUGGIERO A,et al. Treatment of advanced neuroblastoma in children over 1 year of age:the critical role of ^{131}I-metaiodobenzylguanidine combined with chemotherapy in a rapid induction regimen［J］. Pediatr Blood Cancer,2011,56(7):1032-1040.

［8］KUSHNER BH,KRAMER K,LAQUAGLIA MP,et al. Reduction from seven to five cycles of intensive induction chemotherapy in children with high-risk neuroblastoma［J］. J Clin Oncol,2004,22(24):4888-4892.

［9］MONCLAIR T,BRODEUR GM,AMBROS PF,et al. The International neuroblastoma risk group(INRG) staging system:an INRG task force report［J］. J Clin Oncol,2009,27(2):298-303.

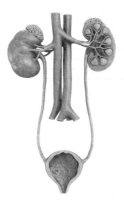

索引